U0741804

护理综合实训

主　编　周谊霞

副主编　李　媛　邱泽安

编　者　（以姓氏笔画为序）

王芸芸（贵州医科大学护理学院）

王艳娇（昆明医科大学附属第一医院）

刘　霖（安顺职业技术学院）

杨　芳（毕节医学高等专科学校）

李　媛（安徽中医药高等专科学校）

邱泽安（贵阳护理职业学院）

周谊霞（贵州医科大学附属医院，贵州医科大学护理学院）

孟　露（贵州医科大学护理学院）

中国医药科技出版社

内容提要

本书共两部分，第一部分是护理基本技能实训指导；第二部分是专科护理综合实训指导，分为十篇，主要介绍了健康评估、急危重症、内科、外科、妇产科、儿科、五官科、疼痛科、精神科、社区和老年等各科相关护理的实训内容。

本书可供高等医学院校护理及助产类专业的本科、专科和成人教育等各层次学生用作教材，也可作为临床护理人员日常工作的参考书。

图书在版编目（CIP）数据

护理综合实训／周谊霞主编．—北京：中国医药科技出版社，2015.8

ISBN 978-7-5067-7489-5

Ⅰ．①护…　Ⅱ．①周…　Ⅲ．①护理学-高等职业教育-教材　Ⅳ．①R47

中国版本图书馆 CIP 数据核字（2015）第 173964 号

美术编辑　陈君杞

版式设计　郭小平

出版　中国医药科技出版社

地址　北京市海淀区文慧园北路甲 22 号

邮编　100082

电话　发行：010-62227427　邮购：010-62236938

网址　www.cmstp.com

规格　787×1092mm 1/16

印张　31 1/4

字数　632 千字

版次　2015 年 8 月第 1 版

印次　2017 年 7 月第 2 次印刷

印刷　三河市腾飞印务有限公司

经销　全国各地新华书店

书号　ISBN 978-7-5067-7489-5

定价　68.00 元

全国高职高专护理类专业规划教材
建设指导委员会

出版说明

全国高职高专护理类专业规划教材，是根据《国务院关于加快发展现代职业教育的决定》及《现代职业教育体系建设规划（2014～2020年）》等文件精神，在教育部、国家食品药品监督管理总局、国家卫生和计划生育委员会的领导和指导下，在全国卫生职业教育教学指导委员会相关专家指导下，由全国高职高专护理类专业规划教材建设指导委员会、中国医药科技出版社，组织全国30余所高职高专院校近300名教学经验丰富的专家教师精心编撰而成。

本套教材在编写过程中，一直以“五个坚持”为原则。一是坚持以高职高专护理类专业人才培养目标和教学标准为依据、以培养职业能力为根本的原则，充分体现高职高专教育特色，力求满足专业岗位需要、教学需要和社会需要，着力提高护理类专业学生的临床操作能力；二是坚持“三基”“五性”“三特定”的原则，并强调教材内容的针对性、实用性、先进性和条理性；三是坚持理论知识“必需、够用”为度，强调基本技能的培养；四是坚持体现教考结合、密切联系护士执业资格考试的要求；五是坚持注重吸收护理行业发展的新知识、新技术、新方法，体现学科发展前沿，并适当拓展知识面，为学生后续发展奠定必要的基础。

在做到以上“五个坚持”的基础上，使此套教材的内容体现以下六个方面的特点：

1. 创新教材模式 本套教材为了更好地适应现代职业教育发展要求，以案例教学为特色，突出实践教学环节及特点。《护理药理学》《基础护理与技术》《护理心理学》《护理临床思维及技能综合应用》等课程用了创新的任务引领编写方式。专业课程教材均在书后附实训内容。

2. 紧密联系双纲 紧密联系新颁布的教学标准及护士执业资格考试大纲要求。对于护士执业资格考试相关科目，将护士执业资格考试考点与真题分类体现于每门教材中，使教材更具有实用性。

3. 充实编写队伍 每门教材尤其是专业技能课教材，在由教学一线经验丰富的老师组成编写团队的基础上，吸纳了多位具有丰富临床经验的医护人员参与编写，满足培养应用型人才的需要。

4. 科学整合内容 特别注重相近课程、前期课程与后续课程内容之间的交叉衔接，科学整合内容知识，避免知识点的遗漏、重复，保证整套教材知识模块体系构架系统、完整。

5. 活泼体例格式 教材使用形式活泼的编写模块和小栏目如“要点导航”“知识链接”“案例”“考点”“目标检测”等，以及尽量增加图表如操作步骤的流程图、示例图，从而更好地适应高职高专学生的认知特点，增强教材的可读性。

6. 配套数字化平台增值服务 为适应当前教育信息化发展的需要，加快推进“互联网+医药教育”，提升教学效率，在出版纸质教材的同时，免费为师生搭建与纸质教材配套的“中国医药科技出版社在线学习平台”（含数字教材、教学课件、图片、视频、动画及练习题等），从而使教学资源更加多样化、立体化，更好地实现教学信息发布、师生答疑交流、学生在线测试、教学资源拓展等功能，促进学生自主学习。

本套规划教材（27种）及公共课程规划教材（6种），适合全国高职高专护理、助产及相关专业师生教学使用（公共课程教材适合医药类所有专业教学使用），也可供医药行业从业人员继续教育和培训使用。

编写出版本套高质量的全国高职高专护理类专业规划教材，得到了护理学专家的精心指导，以及全国各有关院校领导和编者的大力支持，在此一并表示衷心感谢。希望本套教材的出版，将会受到全国高职高专院校护理类专业广大师生的欢迎，对促进我国高职高专护理类专业教育教学改革和护理类专业人才培养做出积极贡献。希望广大师生教学中积极使用本套教材，并提出宝贵意见，以便修订完善，共同打造精品教材。

全国高职高专护理类专业规划教材建设指导委员会

中国医药科技出版社

2015年7月

全国高职高专公共课程规划教材

（供医药类专业使用）

序号	名 称	主 编	书 号
1	大学生心理健康教育*	郑开梅	978-7-5067-7531-1
2	应用文写作	金秀英	978-7-5067-7529-8
3	医药信息技术基础*	金 艳 庞 津	978-7-5067-7534-2
4	体育与健康	杜金蕊 尹 航	978-7-5067-7533-5
5	大学生就业指导	陈兰云 王 凯	978-7-5067-7530-4
6	公共关系基础	沈小美 谭 宏	978-7-5067-7532-8

全国高职高专护理类专业规划教材

（供护理及助产类专业使用）

序号	名 称	主 编	书 号
1	人体解剖学与组织胚胎学*	滕少康 汲 军	978-7-5067-7467-3
2	生理学	张 健 张 敏	978-7-5067-7468-0
3	病原生物与免疫学	曹元应 徐香兰	978-7-5067-7469-7
4	病理学与病理生理学	唐忠辉 甘 萍	978-7-5067-7470-3
5	护理药理学	张 庆 陈淑瑜	978-7-5067-7471-0
6	预防医学	朱 霖 林斌松	978-7-5067-7472-7
7	护理礼仪与人际沟通*	王亚宁 洪玉兰	978-7-5067-7473-4
8	基础护理与技术	李丽娟 付能荣	978-7-5067-7474-1
9	健康评估	陈瑄瑄 钟云龙	978-7-5067-7475-8
10	护理心理学	李正姐	978-7-5067-7476-5
11	护理伦理与法规	陈秋云	978-7-5067-7477-2
12	社区护理学*	郑翠红 刘 勇	978-7-5067-7478-9
13	老年护理学	王春霞 汪芝碧	978-7-5067-7479-6
14	中医护理学	郭宝云 张亚军	978-7-5067-7480-2
15	内科护理学*	陈宽林 王 刚	978-7-5067-7481-9
16	外科护理学*	陈玉喜 张 德	978-7-5067-7482-6
17	妇产科护理学*	尹 红 杨小玉	978-7-5067-7483-3
18	儿科护理学	兰 萌 王晓菊	978-7-5067-7484-0
19	急危重症护理	张 荣 李钟峰	978-7-5067-7485-7
20	康复护理学	谭 工 邱 波	978-7-5067-7486-4
21	护理管理学	郭彩云 刘耀辉	978-7-5067-7487-1
22	传染病护理学*	李大权	978-7-5067-7488-8
23	护理综合实训*	周谊霞	978-7-5067-7489-5
24	助产学	杨 峥	978-7-5067-7490-1
25	五官科护理学*	王珊珊 庞 燕	978-7-5067-7491-8
26	妇科护理学*	陈顺萍 谭 严	978-7-5067-7492-5
27	护理临床思维及技能综合应用*	薛 梅	978-7-5067-7466-6

“*”示本教材配套有“中国医药科技出版社在线学习平台”。

前言 preface

为更好地适应社会对护理专业人才的需求，强化学生的综合能力、创新能力和动手能力的培养，本编写组凝聚了优秀的编写团队共同编写了《护理综合实训》，为培养实用型、创新型的护理人才做出努力。

本书的设计理念为：①基于工作过程的任务引领模块化课程。紧密结合临床，与岗位“零距离”接口；充分发挥实际任务对技能教学的引领作用，即对职业行动进行总结、分析、系统化和结构化，形成行动领域，以行动导向原则，进行编写，形成本书的学习领域，对学习领域具体化，形成学习情境，最终培养学生的职业行动能力。②设计模式：实践反思模式。随着职业教育的理念不断更新，我国职业教育已由知识模式发展为技能模式，但社会不断发展，技能模式已不能适应社会及职业对学生的需要，为能使学生在职场中可持续发展，本书运用了情景实践模式，本模式已成为国际职业教育体系中的重要发展趋势。③学生可持续发展职业能力体现。教材中充分体现培养学生可持续发展能力的目标。在方法及评价等方面体现培养学生安全意识、人文关怀意识的同时，注重培养学生主动学习、反思、应变、解决问题及团队合作等可持续发展的能力，使之成为具有创新性的高素质应用型护理人才，塑造护理专业发展的核心竞争力。

本书的内容选择遵循以下原则：①项目引领、任务驱动。内容选择不是单一的实训任务，而是综合的具有临床实践特征的鲜活的情景模式，最大限度地把临床综合实景以模块方式体现于教材中，以实战项目设计课程内容，与行业需求同步，使学生在实训练习中充分体验临床实景。②以案例为主，案例全部来自临床一线，及时引入临床及学科发展的最新成果。提供了科学、实用的内容，体现了整体护理的观点。③注重与护士执业资格考试的内容结合，有配套的网络增值服务。可采用案例分析、情景模拟、小组探究、现场教学的方法，注重考核体系多样化。

本书从形式上进行了积极的创新：①注重可操作性、可读性、图文并茂，便于学习。②有简要流程和综合评价表，便于自我测评，测评中除了操作技能评价外，还包括沟通能力、人文关怀及应变能力等综合评价。

由于编者的水平有限，不妥之处恳请广大师生、读者和护理同仁谅察并惠予指正，以期日臻完善！

编者

2015 年 5 月

目录 contents

第一部分　护理基本技能实训指导

第二部分　专科护理综合实训指导

第一部分　护理基本技能实训指导>>>

任务一　手卫生

要点导航

1. 能说出洗手的目的和注意事项。
2. 能说出在护理工作中必须洗手的情况。
3. 能正确进行洗手操作。

任务导入

王某，男，64 岁，冠心病 14 年，活动后胸闷入院。入院后予以行冠状动脉造影术，医嘱：0.9% NaCl 溶液 250ml+单硝酸异山梨酯 25mg，ivgtt，qd。护士行静脉输液前洗手。

任务描述

有效洗手可清除手部皮肤污垢和暂住菌，预防医院感染的传播。

任务实施

【护理评估】

1. 护士　双手有无伤口、污染程度和污染范围。

2. 环境　环境清洁。

3. 用物　洗手池设备、常温流动自来水、洗手液、擦手纸。

【操作流程】

"您好！我是您的责任护士小李，能告诉我您的名字吗？""我是王××。""您好！王大爷，一会我要来给您输液，您先休息一下，我现在去准备用物。"

准备——
1. 护士：服装、鞋帽整洁；修剪指甲，取下饰物，卷袖过肘
2. 物品：合格、完好
3. 环境：整洁，安静
4. 患者：了解目的及方法，愿意合作

洗手——
1. 湿润双手
2. 取洗手液于掌心，揉搓
3. 按七步洗手法揉搓双手（每步至少15s）
（1）洗手掌：掌心相对，手指并拢相互揉搓（图1-1）
（2）洗手背侧指缝：掌心对手背沿指缝相互揉搓，左右交换（图1-2）
（3）洗手掌侧指缝：掌心相对，双手交叉指缝相互揉搓（图1-3）
（4）洗指关节：弯曲手指使关节在另一掌心旋转揉搓，左右交换（图1-4）
（5）洗拇指：一手握另一手大拇指旋转揉搓，左右交换（图1-5）
（6）洗指尖：五个手指尖并拢在另一掌心中旋转揉搓，左右交换（图1-6）
（7）洗手腕：揉搓手腕至腕上10cm，左右交换（图1-7）
4. 流动水下冲净双手（图1-8）
5. 用纸巾擦干双手

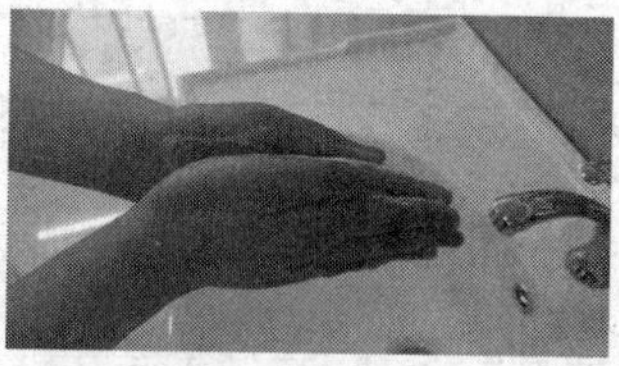
图1-1　洗手掌

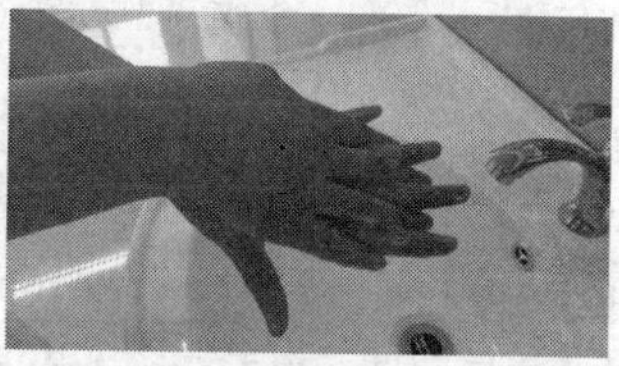
图1-2　洗手背侧指缝

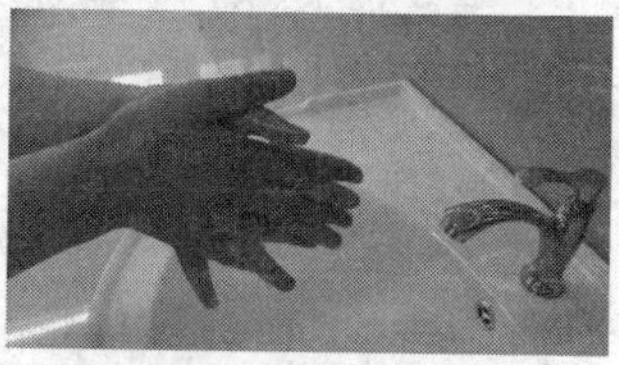
图1-3　洗手掌侧指缝

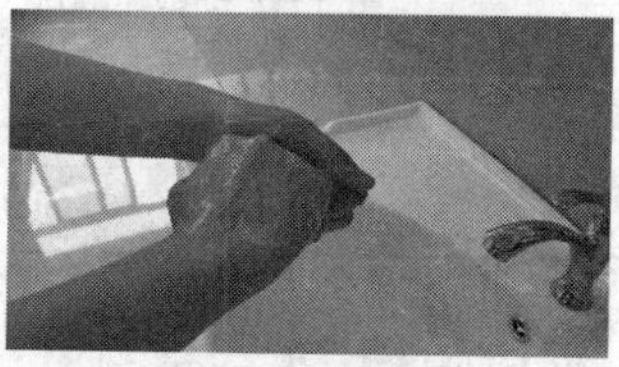
图1-4　洗指关节

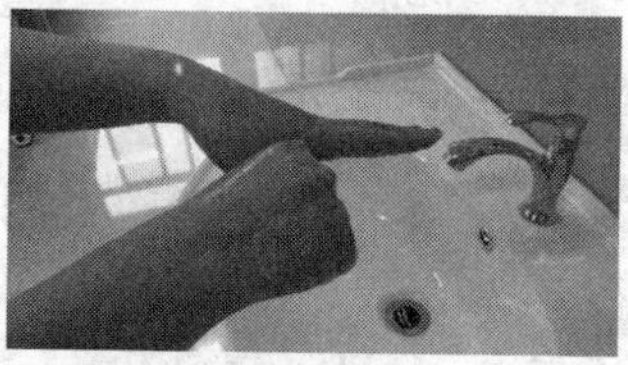
图1-5　洗拇指

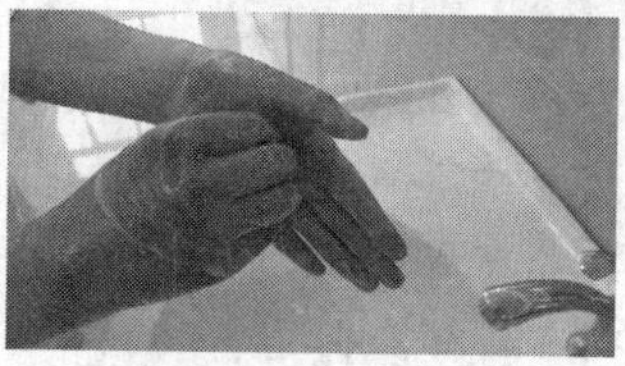
图1-6　洗指尖

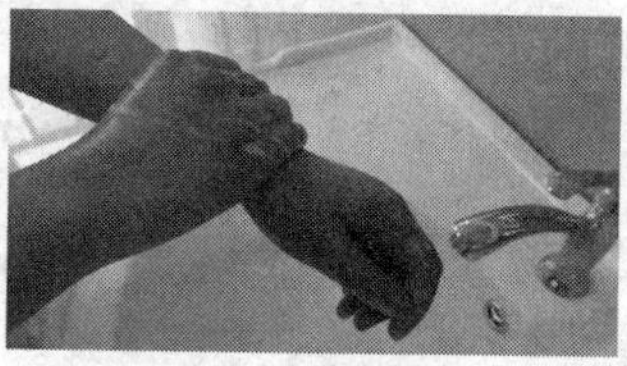
图1-7　洗手腕

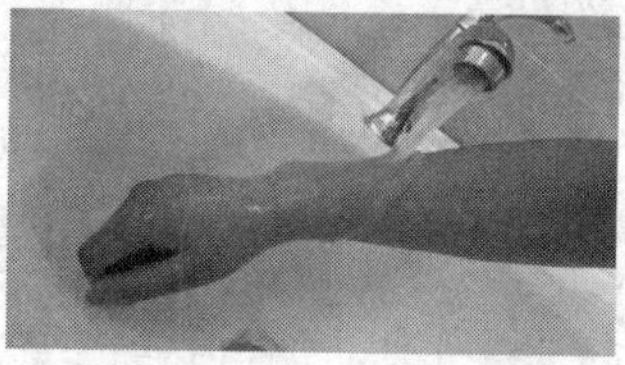
图1-8　冲手

【操作评价】

操作项目	操作内容	标准分	得分
操作准备	准备：仪表端庄，着装整洁	2	
	用物准备：洗手液或肥皂、毛巾/纸巾/暖风吹手设备、流动自来水设备、盛污物容器	8 缺1项扣1分	
操作步骤	(1) 洗手前取下手表，卷袖过肘，用肘或适宜方法打开水龙头，湿润双手，涂洗手液或肥皂	6	
	(2) 洗掌心：掌心相对，手指并拢相互揉搓	7	
	(3) 洗手背侧指缝：掌心对手背沿指缝相互揉搓	7	
	(4) 洗手掌侧指缝：掌心相对，双手交叉指缝相互揉搓	7	
	(5) 洗指关节：弯曲手指使关节在另一掌心旋转揉搓	7	
	(6) 洗拇指：一手握另一手大拇指旋转揉搓	7	
	(7) 洗指尖：五个手指尖并拢在另一掌心中旋转揉搓	7	
	(8) 洗手腕：螺旋式擦洗手腕，交替进行（腕上10cm）	7	
	(9) 流动水冲洗干净	6	
	(10) 关闭水龙头，用肘或适宜方法关闭水龙头，防止手再次污染	5	
	(11) 用毛巾/一次性纸巾/暖风吹手设备擦/吹干双手	4	
评价	按消毒技术要求处理用物	5	
	全过程动作熟练、规范符合操作原则	5	
	能说出洗手的注意事项、目的	10	

知识拓展

洗手指征：

1. 直接接触每个患者前后，从同一患者身体的污染部位移动到清洁部位时。
2. 进行无菌操作、接触清洁、无菌物品之前。
3. 穿脱隔离衣前后，脱手套后。
4. 处理药物或配餐前。
5. 接触患者周围环境及物品后。
6. 接触患者黏膜、破损皮肤或伤口前后，接触患者的血液、体液、分泌物、排泄物、伤口敷料等之后。

任务二　无菌技术

要点导航

1. 能说出无菌技术操作的原则。
2. 操作中能正确应用无菌技术原则。
3. 能熟练地进行常用无菌技术操作。

任务导入

李某，男，30 岁，工人。从梯子摔下致右小腿伤，有血痂。查体：T 36.8℃，P 75 次/分，R 20 次/分，BP 128/84mmHg。医嘱：清创包扎。请护士按无菌方法进行用物准备，并协助包扎。

任务描述

无菌技术是预防医院感染的一项基本而重要的技术，其基本操作方法根据科学原则制定，任何一个环节都不能违反，每个医务人员都必须熟练掌握并严格遵守。

任务实施

【护理评估】

1. 患者　评估患者的年龄、病情、意识、治疗情况、心理状态和合作程度。

2. 护士　双手有无伤口、污染程度和污染范围。

3. 用物　治疗盘、无菌持物钳或镊放于无菌罐内、无菌溶液、无菌包、无菌容器及物品、无菌手套、弯盘、75%酒精、无菌纱布和棉球（图 1–9）。

【操作流程】

“您好！我是您的责任护士小王，能告诉我您的名字吗？”“我是李××。”“您好！李先生，您的伤口虽然已经不流血了，但我们要给您清创重新包扎，预防感染，清创过程会有一点疼，请您忍耐一下，现在我去准备物品，您稍微等一下。”

准备 —
1. 护士：服装、鞋帽整洁；修剪指甲，取下饰物，已洗手
2. 物品：合格、完好、手套规格合适
3. 环境：整洁，安静，半小时前无打扫
4. 患者：了解目的及方法，愿意合作

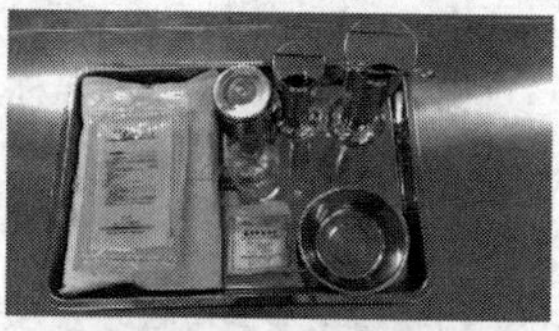

图1–9　用物准备

操作 —
1. 无菌持物钳的使用——用于取放和传递无菌物品
（1）检查：检查有效期
（2）开盖：将容器盖打开
（3）取钳：手持无菌持物钳上1/3，闭合钳端，将钳移至容器中央，垂直取出，关闭容器盖（图1–10）
（4）使用：保持钳端向下，在腰部以上视线范围活动，不可倒转向上（图1–11）
（5）放钳：用后闭合钳端，打开容器盖，快速垂直放回容器，松开关节，关闭容器盖

2. 无菌包的使用
（1）检查：无菌包的名称、灭菌日期、灭菌指示胶带，检查有无潮湿或破损
（2）解开封口胶带（系带）：将无菌包平放在清洁、干燥、平坦的操作台上，解开系带
（3）取物——部分物品

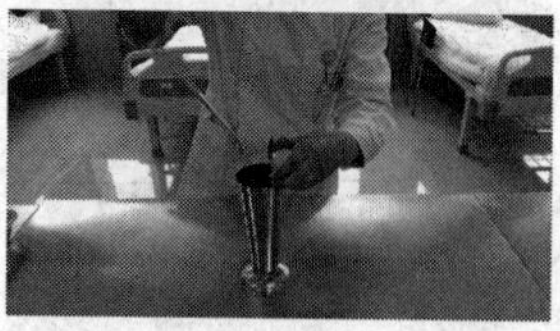

图1–10　取无菌持物钳

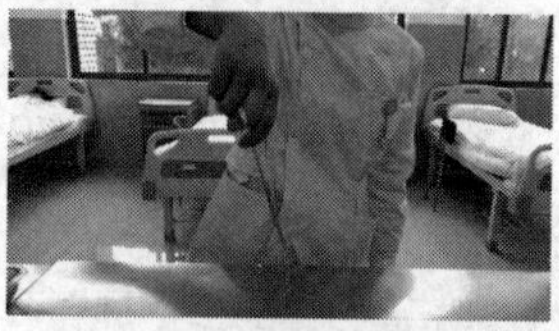

图1–11　无菌持物钳使用

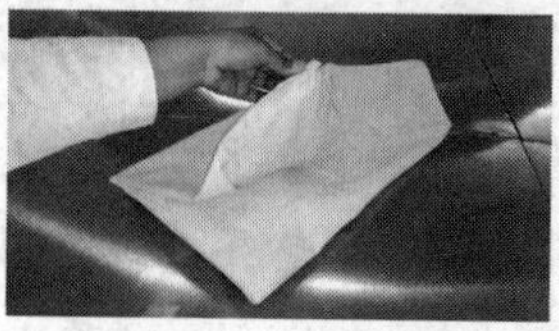

图1–12　打开无菌包

①开包：将系带卷放于包布下，按顺序逐层打开无菌包（图1–12）

②取物：用无菌钳夹取所需物品，放在准备好的无菌区内（图1–13）

③回包：按原折痕包好，系带横向扎好，并注明开包日期及时间；若包内无物品，将包皮折叠放妥即可（图1–14）

（4）取物——全部物品

①开包：将系带卷放妥当，将包布托在手上，系带夹于指缝，另一手打开包布其余三角，并将四角抓住（图1–15）

②放物：稳妥地将包内物品放在无菌区内，投放时，无菌面朝向无菌区域

③将包皮折叠放妥

3. 铺无菌盘

（1）检查：无菌包的名称、灭菌日期、灭菌指示胶带，检查有无潮湿或破损

（2）开包：打开无菌包，用无菌持物钳取一块治疗巾放在治疗盘内

（3）铺盘——单层底铺盘法

①铺巾：双手捏住无菌巾一边外面两角，轻轻抖开，双折铺于治疗盘上，将上层折成扇形，边缘向外（图1–16）

②放入无菌物品

③覆盖：拉开扇形折叠层遮盖于物品上，将开口处向上折两次，两侧边缘分别向下折一次，露出治疗盘边缘（图1–17）

④记录：铺盘名称、时间，签名

4. 无菌容器的使用

（1）检查：检查无菌容器名称、灭菌日期

（2）开盖：取物时，打开容器盖，内面向上置于稳妥处或拿在手中（图1–18）

（3）取物：用无菌持物钳从无菌容器内夹取无菌物品

（4）关盖：取物后，立即将盖盖严

（5）手持容器：手持无菌容器时，应托住底部

5. 取用无菌溶液

（1）清洁：擦净瓶外灰尘

（2）查对：核对瓶签上的药名、剂量、浓度和有效期，检查瓶盖有无松动，瓶身有无裂缝；检查溶液有无沉淀、浑浊和变色

（3）开瓶塞：用启瓶器撬开瓶盖，用拇指与食指或双手拇指将瓶塞边缘向上翻起，一手食指和中指夹住瓶塞将其拉出

（4）倒溶液：另一手拿溶液瓶，瓶签朝向掌心，倒出少许溶液旋转冲洗瓶口，再由原处倒出溶液至无菌容器中（图1–19）

（5）盖瓶塞：倒毕，塞进瓶塞，消毒后盖好

（6）记录：在瓶签上注明开瓶日期、时间、放回原处，签名

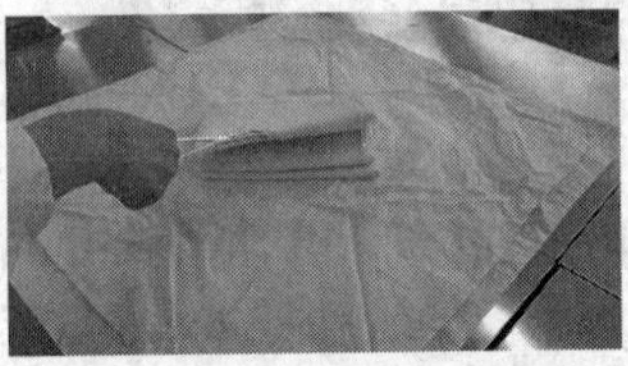

图1–13　从无菌包内取物品

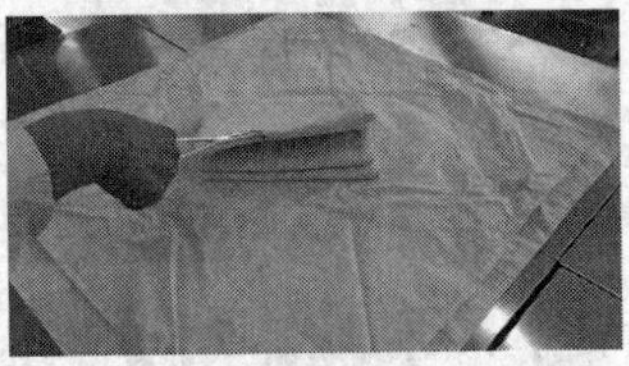

图1–14　回无菌包

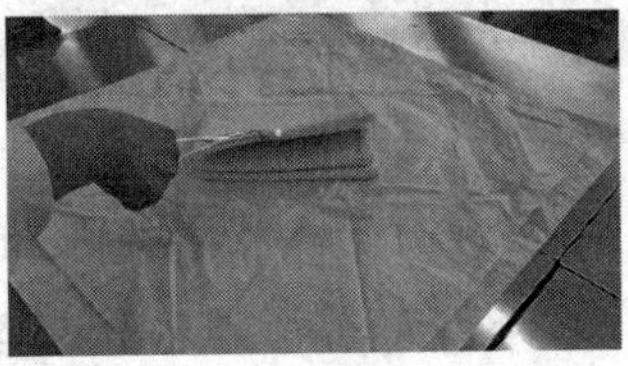

图1–15　从无菌包内取全部物品

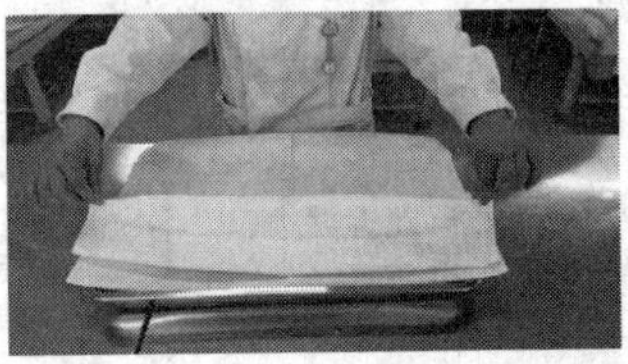

图1–16　铺无菌盘

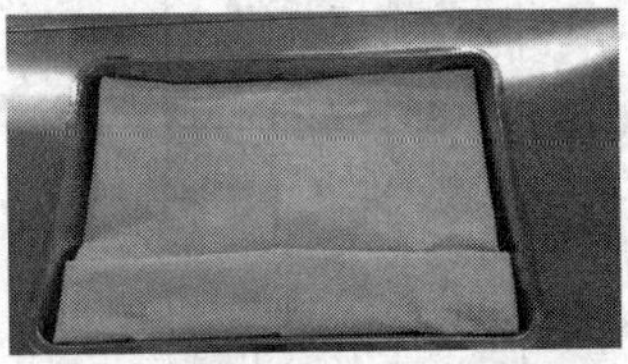

图1–17　覆盖

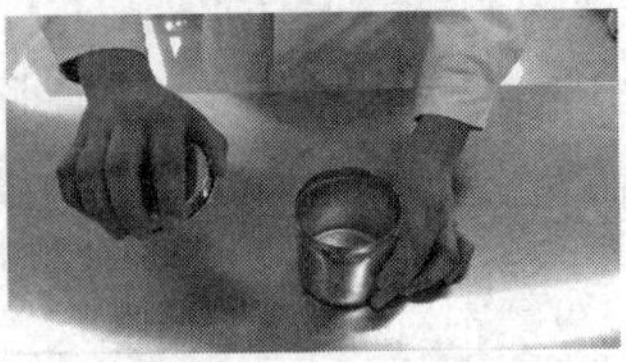

图1–18　打开无菌容器

6. 戴、脱无菌手套

（1）检查：手套外的号码、灭菌日期、有无潮湿和破损

（2）打开手套袋：将手套袋平放于清洁、干燥的桌面上打开

（3）戴手套（一次性取手套法）

①两手同时掀开手套袋开口处，分别捏住两只手套的翻折部分，取出手套（图1-20）

②将两手套五指对准，先戴一只手。再以戴好手套的手指插入另一只手套的反摺内面，同法戴好另一只手（图1-21）

（4）调整：双手调整手套位置，将手套的翻边扣套在工作服衣袖外面

（5）脱手套：一手捏住另一手套腕部外面，翻转脱下；再将脱下手套的手插入另一手套内，将其往下翻转脱下（图1-22）

（6）处置：用过的手套放入医疗垃圾袋内按医疗废物处理

（7）清洁双手

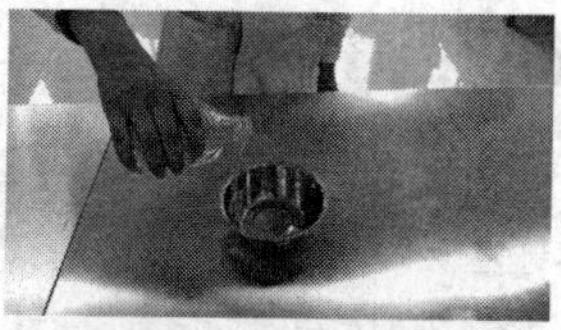

图1-19　倒无菌溶液

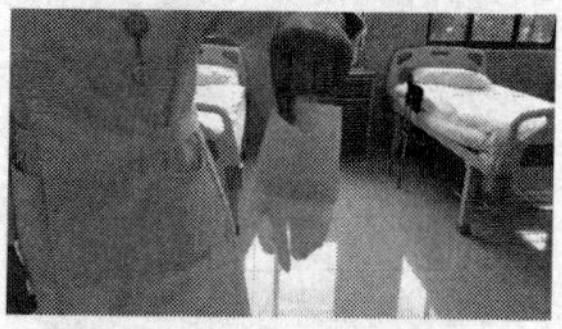

图1-20　取无菌手套

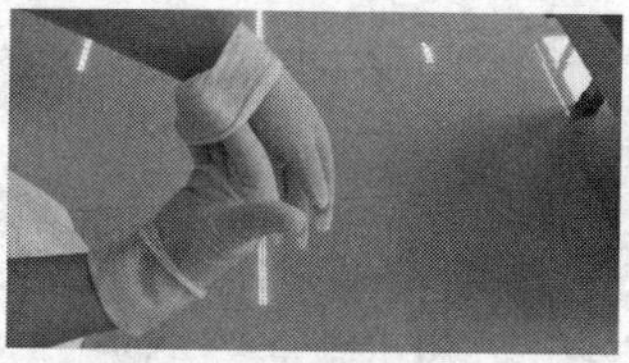

图1-21　戴无菌手套

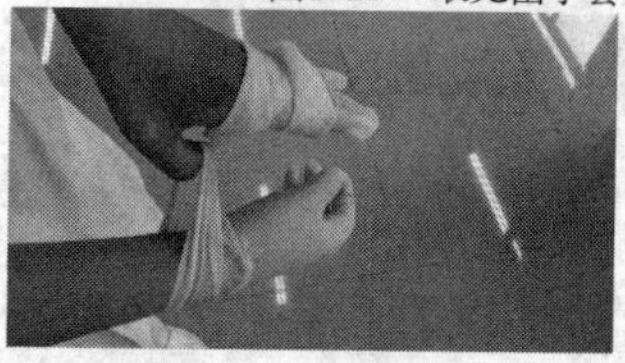

图1-22　脱手套

【操作评价】

操作项目	操作内容	标准分	得分
操作准备	准备：着装整洁规范，仪表端庄大方	5	
	评估患者并解释：①评估：患者的年龄、病情、意识、治疗情况、心理状态及合作程度；②解释无菌操作的目的：保持无菌物品、无菌区域不被污染，防止一切微生物侵入机体，避免给患者带来不应有的损失和危害	9 缺1项扣1分	
	操作用物：①治疗盘；②无菌持物钳或镊放于无菌罐内；③无菌溶液；④无菌包；⑤无菌容器及物品；⑥无菌手套；⑦弯盘；⑧75%酒精；⑨无菌纱布；⑩棉球	10 缺1项扣1分	
操作步骤	（1）洗手，戴口罩；准备用物	4	
	（2）铺无菌巾：打开无菌包、用无菌持物钳取一块治疗巾放在治疗盘内；若包内治疗巾未用完，按原折痕包好，注明开包日期、时间。双手捏住无菌巾一侧两角外面轻轻抖开，由近及远将治疗巾一半铺于治疗盘上，将上下对齐后上层扇形折三次，开口外边向外，使治疗巾内面构成一无菌区	12	
	（3）夹取物品：打开无菌包，无菌棉球、纱布罐，夹取所需的无菌物品放入无菌巾内；倒取无菌溶液	8	
	（4）标注整理：无菌盘如不及时使用，在卡片上注明物品名称及时间，放于铺好的治疗盘上，整理好其他用物	6	
	（5）戴无菌手套：检查手套，打开手套，一手持手套翻折部分（手套内面）取出，另一手对准五指戴上，将戴好的手套的手指插入另一只手套的翻折面，同法将手套戴好；将手套翻转处套在工作服袖外，戴手套时手套外无菌面不可触及手套内面及非无菌物品或区域，操作中如发现手套破损或不慎污染，应立即更换	12	
	（6）脱手套：脱手套前洗净血渍、污渍，戴手套的手捏住手套口翻转脱下，将脱下手套的手插入手套内口，向外翻转脱下，置于医疗垃圾桶内，将用物推至处置室分类处理	10	
评价	仪表端庄，帽子、口罩符合要求，态度认真	6	
	无菌观念强，无菌物品无污染	8	
	操作程序正确，动作熟练	10	
总分		100	

知识拓展

医院污物主要指：①医疗垃圾：在诊疗、卫生处理过程中产生的废弃物，包括感染性废物、病理性废物、损伤性废物、药物性废物、化学性废物等五类；②生活垃圾：指患者生活过程中产生的排泄物及垃圾，包括剩余饭菜、果皮、果核、罐头盒、饮料瓶、手纸、各种包装纸、粪、尿等排泄物。

任务三　生命体征监测

要点导航

1. 能说出测量生命体征的目的和注意事项。
2. 能说出体温、脉搏、呼吸、血压的正常范围。
3. 能正确进行生命体征的测量。
4. 在操作过程能与患者进行良好的沟通，并能解释出现异常值可能的原因。

任务导入

陈先生，30岁，因车祸入院，于今日上午10：00在全麻下行左臂植入骨钢板内固定术，手术顺利，术后安全返回病房，护士给予生命体征测量。

任务描述

生命体征是体温、脉搏、呼吸、血压的总称。正常人的生命体征在一定范围内相对稳定，变化很小且相互之间存在内在联系。在病理情况下，其变化敏感。护士通过认真仔细地观察生命体征，可以获得患者生理状态的基本资料，了解疾病发生、发展及转归，为预防、诊断、治疗和护理提供依据。

任务实施

【护理评估】

1. 患者　评估患者的年龄、病情、意识、治疗情况、心理状态和合作程度；30min内无运动、进食、冷热饮、冷热敷、洗澡、坐浴、灌肠、情绪激动等。

2. 环境　环境清洁。

3. 用物　治疗盘内：体温计（读数甩到35℃以下）、血压计、听诊器、秒表、生命体征记录单（图 1–23）。

【操作流程】

“您好！我是您的责任护士小李，能告诉我您的名字吗？”
“我是陈××。”
“您好！陈先生，手术顺利，现在您已经回到病房了，等会儿我要给您测量体温、脉搏、呼吸、血压，了解一下您目前的情况，希望您能配合，谢谢！”

准备 —
1. 护士：服装、鞋帽整洁；仪态大方，举止端庄
2. 物品：合格、完好
3. 环境：整洁，安静
4. 患者：了解目的及方法，愿意合作，取平卧位

↓

核对 — 三查八对

↓

“您好！陈先生，我现在要给您测量体温了，把体温计夹到您左腋窝下。”

测体温 —
1. 口温：口表水银端放于舌下，紧闭口唇，用鼻呼吸，测量3min，取出擦拭读数
2. 腋温：擦干汗液，腋表水银端放于腋窝深处，屈臂过胸夹紧，测量10min，取出擦拭读数(图1–24)
3. 肛温：露臀，润滑肛表前端，插入肛门3~4cm，测量3min，取出，擦拭肛门，擦拭肛表读数

↓

“您好！请把您的手腕伸展，我给您测脉搏。”

测脉搏 — 患者手臂放松，手臂向上，护士将食指、中指、无名指的指端放在患者的桡动脉表面，计数30s，乘2（图1–25）

↓

测呼吸 — 测量脉搏后手仍然按在病人的手腕上，观察患者的腹部或胸部的起伏，一呼一吸为一次，计数为30s，乘2

↓

“您好！我现在要给您测血压了，充气时您会感觉手臂有点胀，不要紧，一会儿就会好的。”

测血压 —
1. 患者左侧手臂与心脏同一水平（被测肢体的肱动脉、心脏、血压及零点处于同一水平位置，坐位时平第四肋，卧位时平腋中线）
2. 打开血压计开关，驱尽袖带内空气，正确捆绑袖带于测量部位（袖带下缘距肘窝上2~3cm；袖带松紧度，以可以放进一指为宜），听诊器胸件置于肱动脉搏动处，轻加压（操作者蹲下，使目光与水银柱平行）（图1–26）

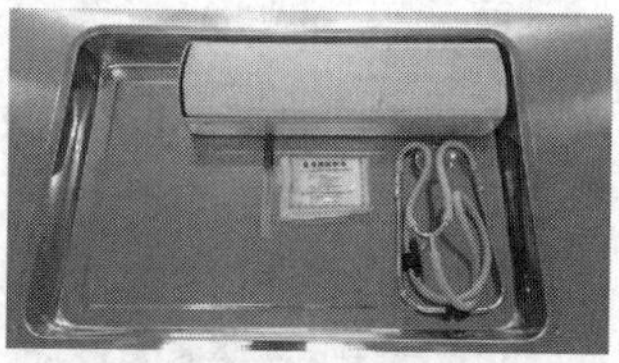

图1–23　用物准备

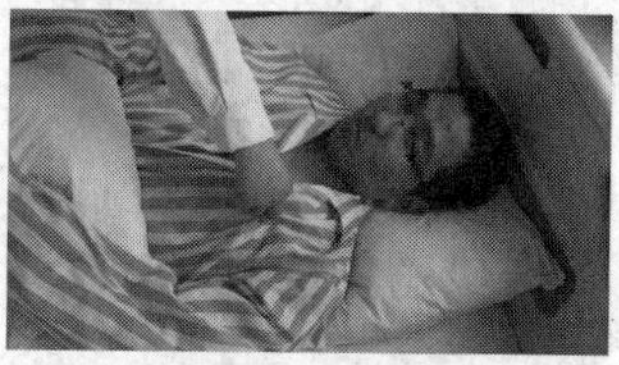

图1–24　测腋温

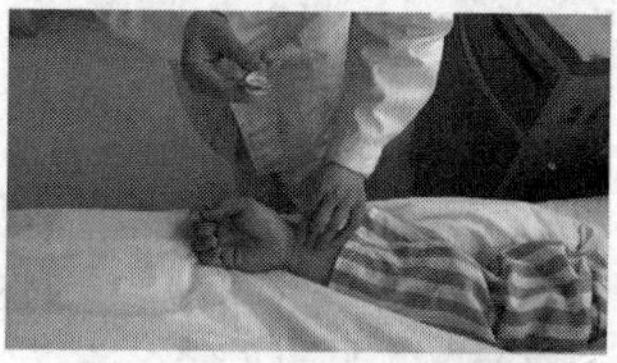

图1–25　测脉搏

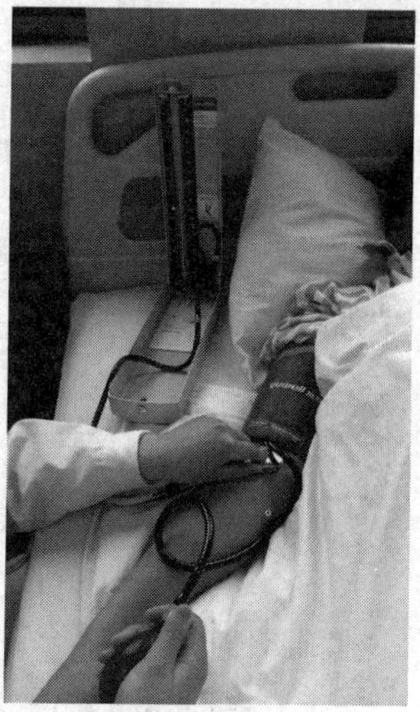

图1–26　测血压

3. 关闭气门，加压致肱动脉搏动消失再升高20~30mmHg松开气门匀速缓慢放气，速度以4mmHg为宜，同时听搏动音并双眼平视水银柱下降所指刻度，当听到第一声搏动，所指刻度数值为收缩压，继续放气当听到声音突然减弱或消失时，所指的刻度为舒张压

4. 取下听诊器，取下袖带，驱尽袖带余气，关闭气门，血压计盒盖右倾45°，关闭水银槽开关（图1-27）

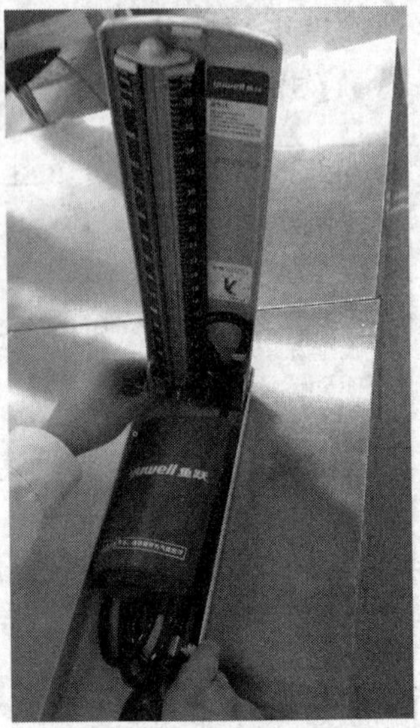

图1-27　整理血压计

"陈先生，我给您测完了，您的体温是×，脉搏是×，呼吸是×，血压是×，都在正常范围内，您好好休息，如果您有什么需要请按床铃，我们也会随时巡视病房，谢谢您的配合！"

测体温——
1. 整理床单位
2. 记录

【操作评价】

操作项目	操作内容	标准分	得分
操作准备	准备：着装整洁规范，仪表端庄大方	5	
	评估患者并解释：①评估：患者的年龄、病情、意识、治疗情况、心理状态及合作程度；30min内无运动、进食、冷热饮、冷热敷、洗澡、坐浴、灌肠、情绪激动等；②解释测量生命体征目的：为治疗和护理提供依据	15 缺1项扣1分	
	操作用物：①体温计（读数甩到35℃以下）；②血压计；③听诊器；④秒表；⑤生命体征记录单	5 缺1项扣1分	
操作流程	（1）两人核对医嘱	2	
	（2）洗手，戴口罩；准备用物	3	
	（3）核对患者床号、姓名、住院号（呼唤患者、核对床头卡及腕带），协助患者取舒适体位	4	
	（4）测体温：根据患者的病情、年龄等因素，选择合适的测量方法 ①测口温：将口表水银端斜放于舌下（舌系带两侧）3min，嘱患者闭唇含住口表，用鼻呼吸，勿用牙咬 ②测腋温：擦干腋下的汗液，将体温计水银端放于腋窝深处并紧贴皮肤，屈臂过胸10min，必要时托扶患者手臂 ③测肛温：患者侧卧、屈膝仰卧或俯卧位，露出臀部，在肛表水银端涂润滑剂，将肛温计的水银端轻轻插入肛门3～4cm，测量3min	10 不说明注意事项扣3分 ①放置位置不当扣5分时间不足扣2分 ②不擦干腋下扣2分，不屈臂过胸、不紧贴皮肤各扣2分，时间不足扣2分 ③卧位不当扣2分，未涂润滑剂扣3分，插入深度不准确扣3分，时间不足扣2分	

续表

操作项目	操作内容	标准分	得分
操作流程	（5）测脉搏 ①协助患者采取舒适的姿势，手臂轻松置于床上或桌面 ②以示指、中指、无名指的指端按压桡动脉，力度适中，以能感觉到脉搏搏动为宜。一般患者可以测量30s，脉搏异常的患者，测量1min	10	
	（6）测呼吸 ①观察患者的胸腹部，一起一伏为一次呼吸，测量30s ②危重患者呼吸不易观察时，用少许棉絮置于患者鼻孔前，观察棉花吹动情况，计数1min	10	
	（7）测血压 ①将衣袖卷至肩部露出上臂，伸直肘部，手掌向上外展15°，保持血压计零点、肱动脉与心脏同一水平 ②放平血压计，排尽袖带内空气，平整无折地缠于上臂中部，下缘距肘窝2～3cm，松紧以能放入一指为宜；打开水银槽开关 ③戴好听诊器，将听诊器胸件紧贴肱动脉处，打气至肱动脉搏动音消失，再上升20～30mmHg；然后以每秒4mmHg的速度慢慢放气，准确测量收缩压、舒张压的数值 ④测量完毕，排尽袖带余气，将血压计右倾45°关闭水银槽开关，整理妥善	15 姿式不正确（坐位时肱动脉平第四肋软骨、卧位时肱动脉平腋中线）上臂暴露不充分，卷袖口过紧各扣2分；不检查血压计、袖带不平整、松紧不符合要求、部位不正确各扣2分；充气过快扣2分；数值误差扣5分（误差>4mmHg）；气未排尽、袖带不平整、装盒不符合要求扣5分	
	（8）记录并解释：记录体温、脉搏、呼吸、血压的数值并向患者作简要解释	10 不记录扣5分 不解释扣5分	
	（9）整理并离开：清理用物，整理床单位，交待注意事项，确认患者无其他需要后离开病室	5	
评价	关心、体贴患者，态度亲切，体现人文关怀	6	
总分		100	

知识拓展

1. 生命体征的正常范围

（1）体温：口腔温度37℃左右，直肠温度比口腔温度高0.5℃左右，腋下温度比口腔温度低0.5℃左右。

（2）脉搏：每分钟60～100次。

（3）呼吸：每分钟16～20次。

（4）血压：收缩压为12～18.7kPa（90～139mmHg），舒张压为8～12kPa（60～90mmHg），脉压为4～5.3kPa（30～40mmHg）。

2. 脉搏短绌

（1）概念：脉搏短绌即在同一单位时间内，脉率少于心率。其特点为心律完全不规则，心率快慢不一，心音强弱不等。发生机制是由于心肌收缩力强弱不等，有些心输出量少的搏动只发生心间，但不能引起周围血管的搏动，因而造成脉率低于心率，这种现象称为“脉搏短绌”或“绌脉”。见于心房纤维颤动的患者。脉搏短绌越多，心律失常越严重，当病情好转，“绌脉”可能消失。若遇此患者，应同时测心率与脉率。

（2）测量方法：由两名护士一人测脉搏，一人测心率，测心率护士看表发出“开始”指令，测量1min。脉搏短绌者以分数式记录，记录方式为：心率/脉率/分。

任务四　口 腔 护 理

要点导航

1. 能说出口腔护理的目的和注意事项。
2. 能正确评估患者口腔卫生状况，并能根据评估选择适当的口腔护理液。
3. 能正确进行口腔护理操作。
4. 在操作过程中动作轻柔，能与患者进行良好的沟通。

任务导入

王某，男，64 岁，工人，脑血栓，患者已度过危险期，意识清醒，说话不清，右侧肢体偏瘫。医嘱：口腔护理，bid。

任务描述

口腔的温、湿度以及食物残渣适宜微生物的生长繁殖，故口腔中经常存在非致病菌群和（或）致病菌群。当个人处于健康状态时，机体具有一定抵抗力，且通过刷牙和漱口等可以减少和清除致病菌，因而不会出现口腔异常。当个体处于疾病状态时，机体防御功能下降，并可能伴有因进食或饮水障碍等造成的自我清洁能力下降，导致口腔内致病菌大量繁殖，引起口腔卫生不洁，甚至出现口腔局部炎症和溃疡等。因此，护士应认真评估患者的口腔卫生状况，根据其病情和自理能力，协助完成口腔护理。

任务实施

【护理评估】

1. 患者　评估患者的年龄、病情、意识、治疗情况、心理状态和合作程度；口唇有无干裂、出血，牙龈、口腔黏膜及舌有无水疱、溃疡、肿胀或出血，有无口臭，有无活动义齿。

2. 环境　环境清洁。

3. 用物　口腔护理包、生理盐水、压舌板、手电筒、棉签、石蜡油、口腔外用药（按需备用，常用的有口腔溃疡膏、锡类散等），开口器（必要时）（图 1–28）。

【操作流程】

“您好！我是您的责任护士小李，能告诉我您的名字吗？”“我是王××。”
“您好！王大爷，这几天您自己也不能刷牙，为了保持口腔清洁、预防感染，同时让您吃饭更香点，等会我来给您做口腔护理。您有假牙吗？”“没有。”“好的，我知道了，谢谢！”

准备——
1. 护士：服装、鞋帽整洁；修剪指甲，仪态大方，举止端庄
2. 物品：合格、完好
3. 环境：整洁，安静
4. 患者：了解目的及方法，愿意合作

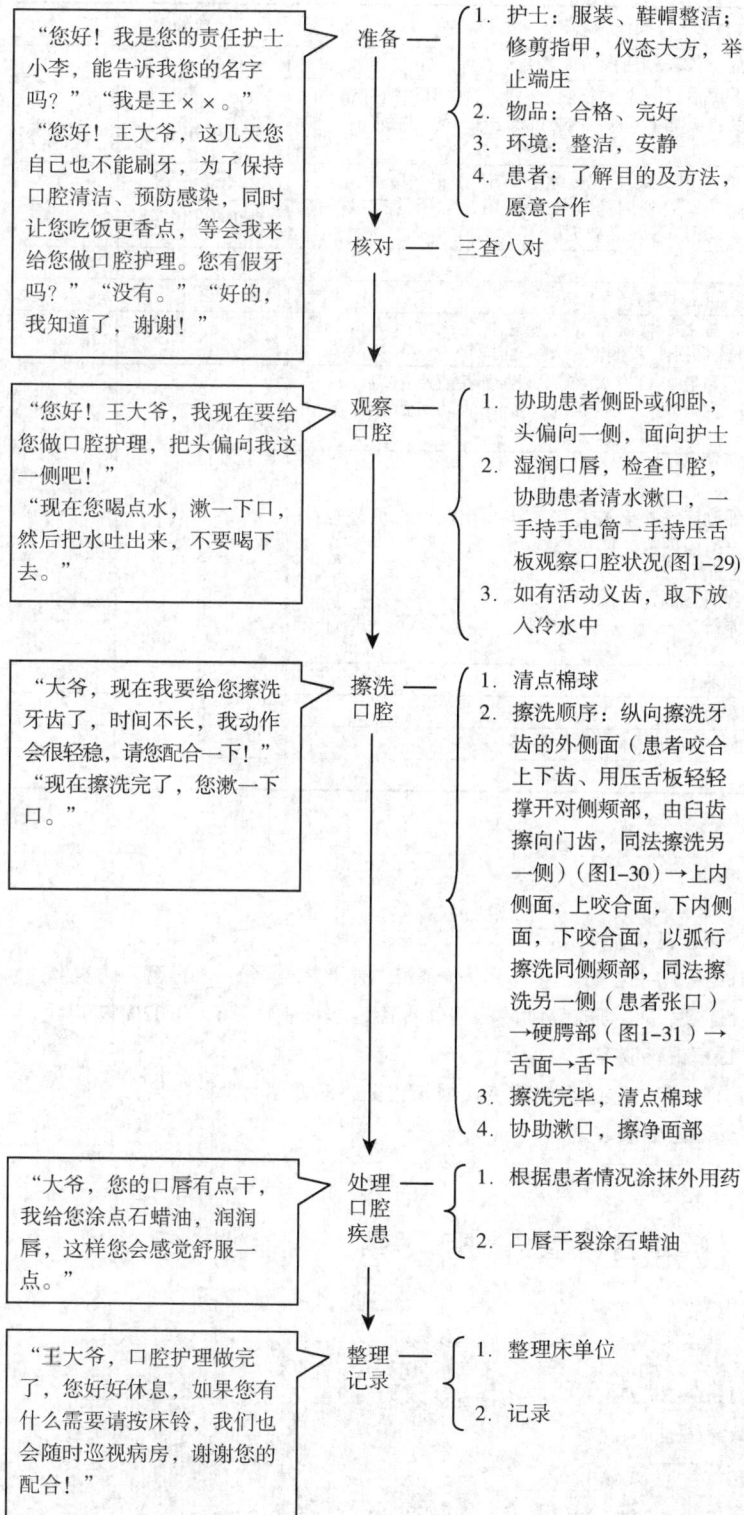

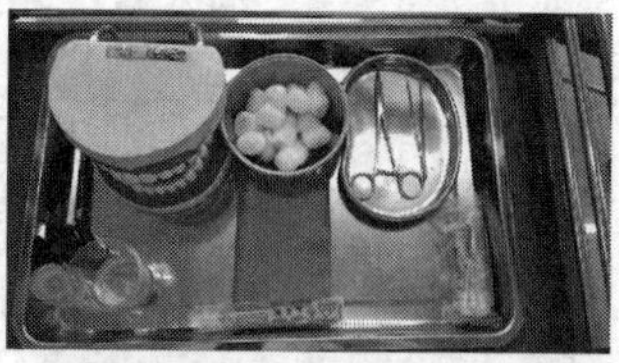

图1-28 用物准备

↓

核对——三查八对

↓

“您好！王大爷，我现在要给您做口腔护理，把头偏向我这一侧吧！”
“现在您喝点水，漱一下口，然后把水吐出来，不要喝下去。”

观察口腔——
1. 协助患者侧卧或仰卧，头偏向一侧，面向护士
2. 湿润口唇，检查口腔，协助患者清水漱口，一手持手电筒一手持压舌板观察口腔状况(图1–29)
3. 如有活动义齿，取下放入冷水中

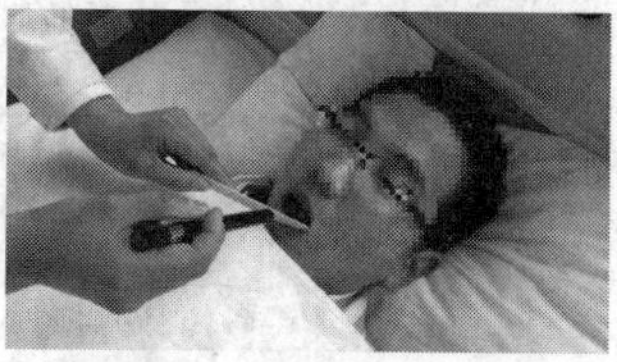

图1–29 观察口腔

↓

“大爷，现在我要给您擦洗牙齿了，时间不长，我动作会很轻稳，请您配合一下！”
“现在擦洗完了，您漱一下口。”

擦洗口腔——
1. 清点棉球
2. 擦洗顺序：纵向擦洗牙齿的外侧面（患者咬合上下齿、用压舌板轻轻撑开对侧颊部，由臼齿擦向门齿，同法擦洗另一侧）（图1–30）→上内侧面，上咬合面，下内侧面，下咬合面，以弧行擦洗同侧颊部，同法擦洗另一侧（患者张口）→硬腭部（图1–31）→舌面→舌下
3. 擦洗完毕，清点棉球
4. 协助漱口，擦净面部

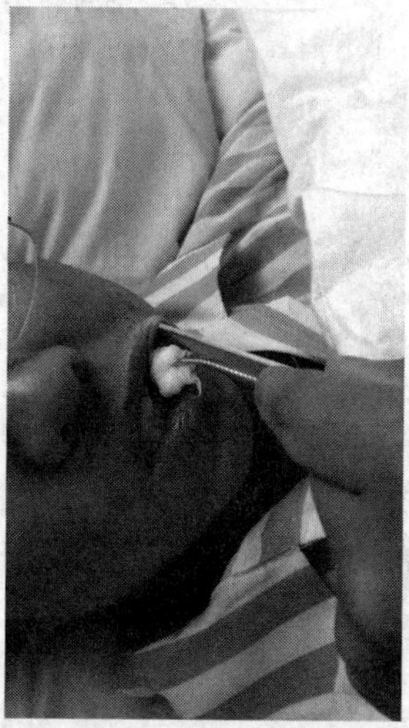

图1–30 擦洗牙齿的外侧面

↓

“大爷，您的口唇有点干，我给您涂点石蜡油，润润唇，这样您会感觉舒服一点。”

处理口腔疾患——
1. 根据患者情况涂抹外用药
2. 口唇干裂涂石蜡油

↓

“王大爷，口腔护理做完了，您好好休息，如果您有什么需要请按床铃，我们也会随时巡视病房，谢谢您的配合！”

整理记录——
1. 整理床单位
2. 记录

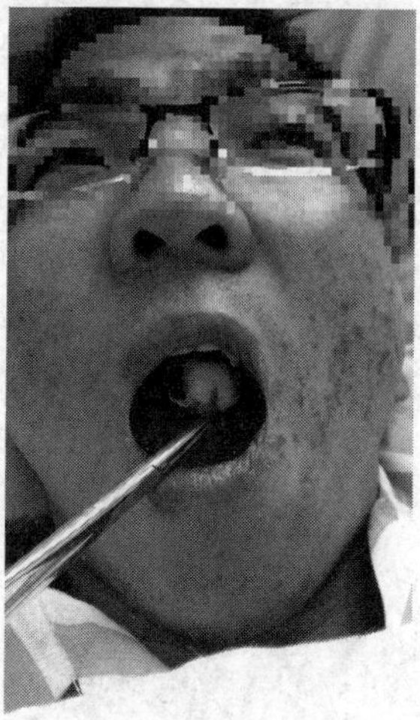

图1–31 擦洗硬腭部

【操作评价】

操作项目	操作内容	标准分	得分
操作准备	准备：着装整洁规范，仪表端庄大方	6	
	评估患者并解释：①评估：患者的年龄、病情、意识、治疗情况、心理状态及合作程度；②解释口腔护理目的：保持口腔清洁、预防感染、促进舒适	9 缺1项扣1分	
	操作用物：①口腔护理包；②生理盐水；③压舌板；④手电筒；⑤棉签；⑥石蜡油；⑦口腔外用药（按需备用，常用的有口腔溃疡膏、锡类散等）；⑧开口器（必要时）	8 缺1项扣1分	
操作过程	(1) 两人核对医嘱	4	
	(2) 洗手，戴口罩；准备用物	3	
	(3) 核对患者床号、姓名、住院号（呼唤患者、核对床头卡及腕带），协助患者侧卧或仰卧，头偏向一侧，面向护士	8	
	(4) 观察口腔：湿润口唇，检查口腔，协助患者清水漱口，一手持手电筒，一手持压舌板观察口腔状况，如有活动义齿，取下放入冷水中	10	
	(5) 擦洗口腔 ①清点棉球 ②纵向擦洗牙齿的外侧面（患者咬合上下齿、用压；舌板轻轻撑开对侧颊部，由臼齿擦向门齿，同法擦洗另一侧） ③上内侧面，上咬合面 ④下内侧面，下咬合面，以弧形擦洗 ⑤同侧颊部，同法擦洗另一侧（患者张口）→硬腭部→舌面→舌下	5 5 5 5 10	
	(6) 擦洗完毕，清点棉球	8	
	(7) 协助漱口，擦净面部	6	
评价	关心、体贴患者，态度亲切，体现人文关怀	8	
总分		100	

知识拓展

口腔护理常用溶液：

1. 一般护理采用：清水、生理盐水、朵贝氏液。

2. 口腔糜烂、口臭用：1% ~3% 过氧化氢（遇有机物时放出氧分子，有防腐、防臭作用），2% ~3%硼酸溶液（酸性防腐药，可改变细菌的酸碱平衡，起抑制作用）、0.02%呋喃西林（有广谱抗菌作用），以及甘草银花液等。

3. 酸中毒、霉菌感染用：1% ~4%碳酸氢钠溶液（属碱性药，对霉菌有抑菌作用）。

4. 绿脓杆菌感染用：0.1%醋酸溶液。

任务五 鼻 饲 法

要点导航

1. 能说出鼻饲的目的和注意事项。
2. 能正确进行鼻胃管插入。
3. 能正确判断胃管是否插入胃内。
4. 能正确说出常用鼻饲液的量、温度及鼻饲间隔时间要求。
5. 在操作过程中动作轻柔，能与患者进行良好的沟通。

任务导入

张某，男，68 岁，右侧肢体偏瘫，口角歪斜，神志清楚，进食呛咳，存在吞咽困难。医嘱：鼻饲流质饮食。

任务描述

鼻饲法是将导管经鼻腔插入胃内，从管内灌注流质食物、水分和药物的方法。用于对不能自行经口进食的患者，如昏迷患者，以维持患者营养和治疗的需要。

任务实施

【护理评估】

1. 患者　评估患者的年龄、病情、意识、治疗情况、心理状态和合作程度；鼻腔是否通畅，鼻腔黏膜有无肿胀、炎症、鼻中隔有无偏曲、息肉等既往有无鼻部疾患等；有无义齿。

2. 环境　环境清洁。

3. 用物　鼻饲包（治疗碗、压舌板、镊子、纱布、治疗巾、碗盘）、一次性胃管、50ml 注射器、听诊器、流质饮食（量 200ml，温度为 38 ~40℃）、手电筒、棉签、温开水、石蜡棉球、别针、胶布（图 1–32）。

【操作流程】

"您好！我是您的责任护士小李，能告诉我您的名字吗？""我是张 × ×。""您好！张大爷，这几天您自己吃不了东西，医生建议给您插胃管，就是把一根细管从鼻子插到胃内，通过细管把食物灌入胃里。在插管时会有点恶心，这是正常现象，您只要张口呼吸或做吞咽动作就可以缓解。您有假牙吗？""没有。""好的，我知道了，您现在稍休息一下，我去准备用物。谢谢！"

准备 ——
1. 护士：服装、鞋帽整洁；修剪指甲，仪态大方，举止端庄
2. 物品：合格、完好
3. 环境：整洁，安静
4. 患者：了解目的及方法，愿意合作

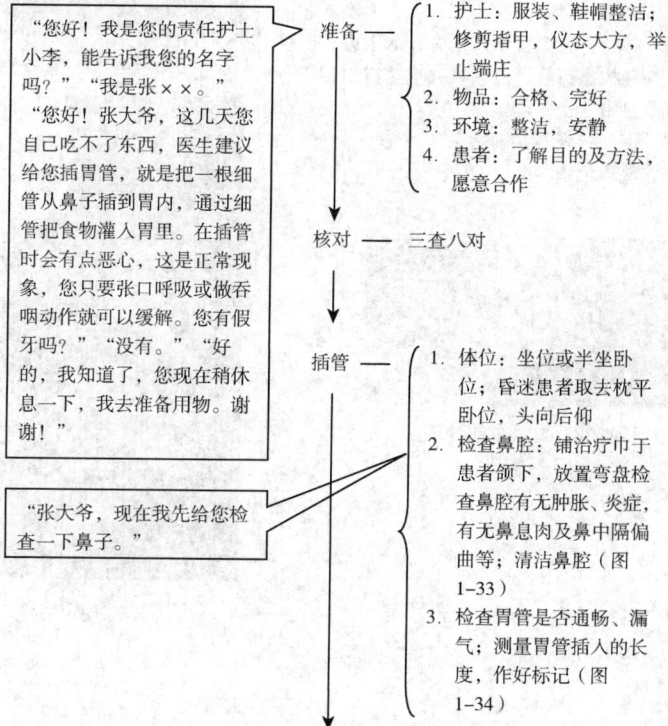

↓

核对 —— 三查八对

↓

插管 ——
1. 体位：坐位或半坐卧位；昏迷患者取去枕平卧位，头向后仰
2. 检查鼻腔：铺治疗巾于患者颌下，放置弯盘检查鼻腔有无肿胀、炎症，有无鼻息肉及鼻中隔偏曲等；清洁鼻腔（图 1–33）
3. 检查胃管是否通畅、漏气；测量胃管插入的长度，作好标记（图 1–34）

"张大爷，现在我先给您检查一下鼻子。"

↓

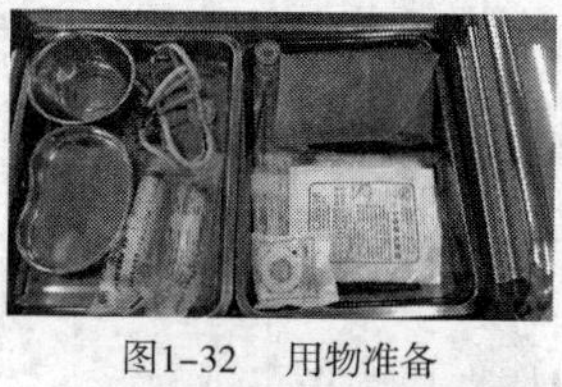

图1–32　用物准备

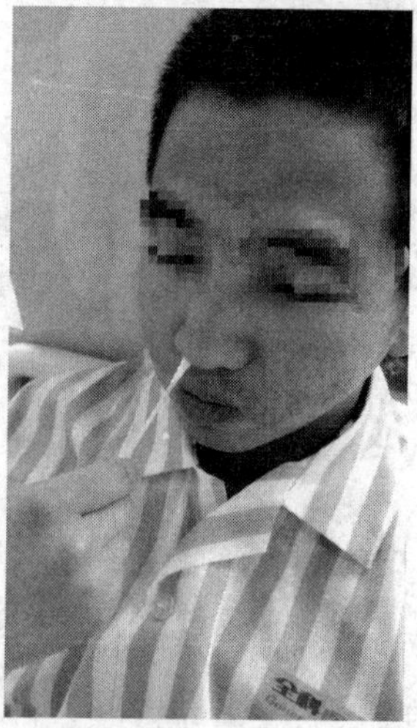

图1–33　清洁鼻腔

"大爷，现在我给您插管了，我动作会很轻稳，请您配合一下！"
插到约10cm时，"大爷，现在请您吞咽几下，像吞口水那样。"

4．插管：用镊子取液体石蜡油棉球润滑胃管前端，左手持纱布托住胃管，右手用镊子持胃管，沿选定鼻腔轻轻插入，当胃管插入10～15cm处时，嘱患者做吞咽动作，顺势将胃管推进，插入胃管45～55cm（图1–35）

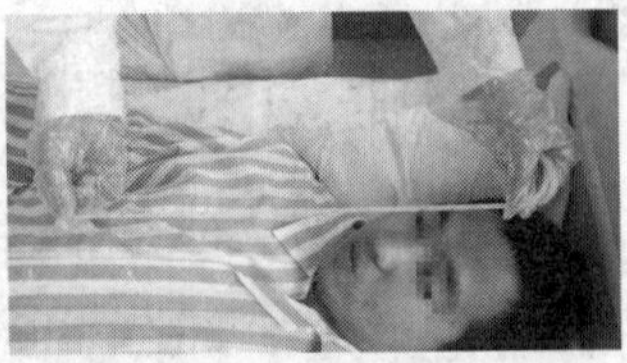
图1–34　测量胃管长度

确认固定

1．确定胃管是否在胃内：
（1）用注射器抽吸胃液（图1–36）
（2）注入5～10ml空气，用听诊器听胃部有无其过水声
（3）将胃管末端浸入温水碗内，观察有无气泡逸出
2．固定：确定胃管在胃内后，用胶布固定于鼻梁及颊部（图1–37）

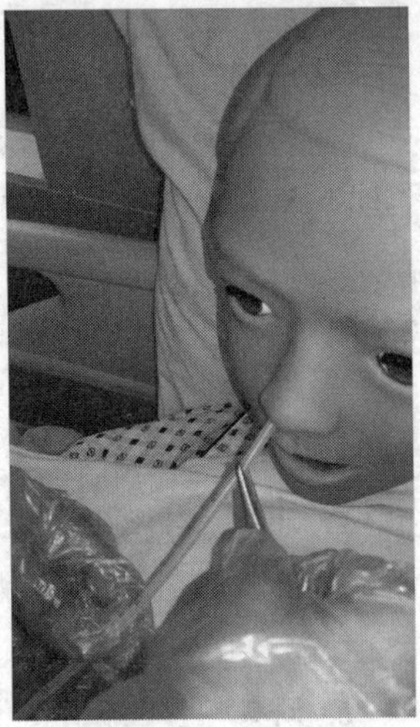
图1–35　插胃管

"张大爷，胃管已经插进去了，给您注入了200ml的营养液，请您尽量保持现在这个体位20min，以防止食物反流。您好好休息，如果您有什么需要请按床铃，我们也会随时巡视病房，谢谢您的配合！"

灌注

1．灌注：注射器缓缓注入10～20ml温开水，再灌注鼻饲流质或药液，每次量不超过200ml，间隔时间不少于2h，灌注完毕后，再注入20～50ml温开水，冲净胃管
2．胃管末端处理：胃管末端反折用纱布包好或盖上塞子，用胶布缠紧，别针固定胃管于枕头或床单上（图1–38）

整理记录

1．协助患者清洁面部，整理床单位，使患者维持半卧位或坐位20～30min
2．记录

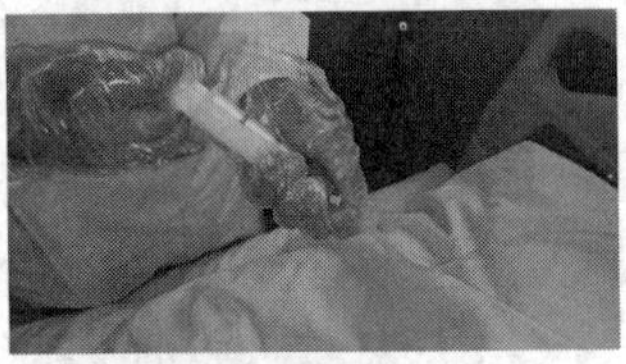
图1–36　确定胃管在胃内法

2周后，患者进食饮水不再呛咳，无吞咽困难。医嘱：停止鼻饲饮食。
"您好！我是您的责任护士小李，能告诉我您的名字吗？"
"我是张××。"
"您好！张大爷，现在您能自己吃饭喝水了，医生根据您的情况认为可以拔管了，拔掉后您也会感觉舒服点。在拔管时请您深呼吸，谢谢您的配合！"

拔管

1．三查八对
2．拔管：弯盘置于口角旁，取下胶布，轻稳拔出胃管，过咽喉处快速拔出置于弯盘中
3．询问：观察、询问患者感受
4．整理记录

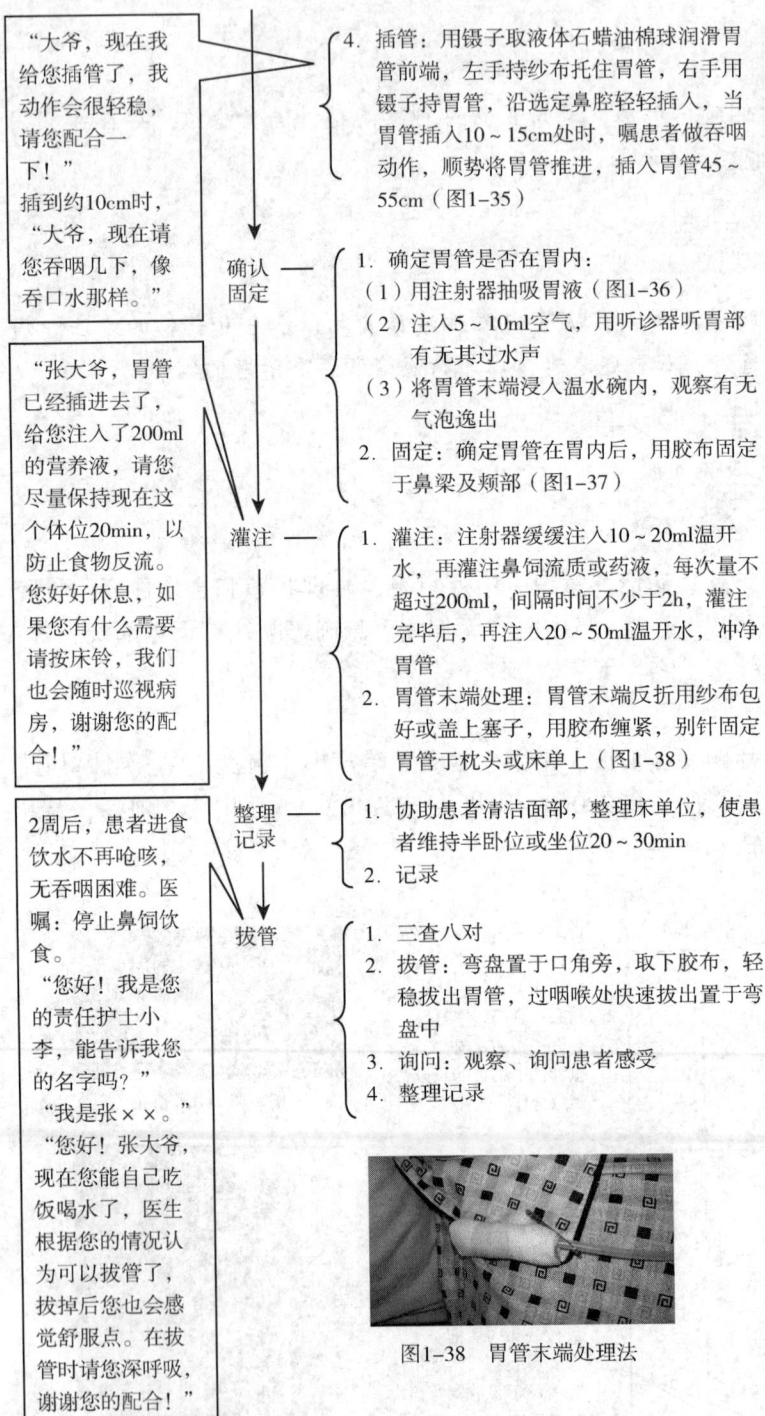

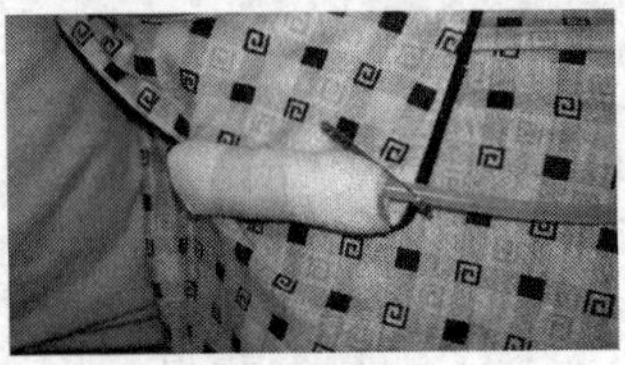
图1–38　胃管末端处理法

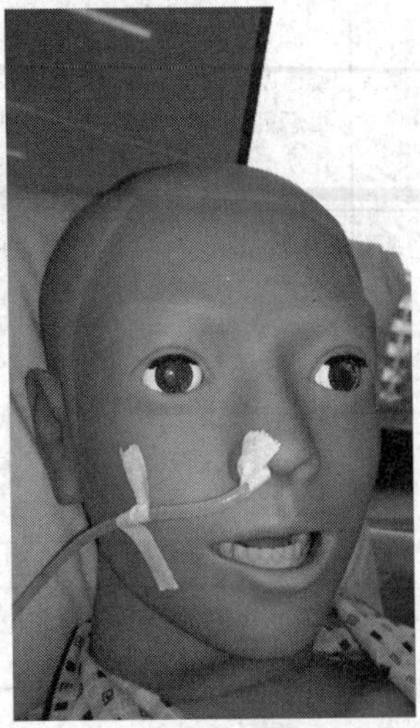
图1–37　固定胃管

【操作评价】

操作项目	操作内容	标准分	得分
操作准备	准备：着装整洁规范，仪表端庄大方	4	
	评估患者并解释：①评估：患者的年龄、病情、意识、治疗情况、心理状态及合作程度；②解释插胃管的目的：为不能自行经口进食患者以鼻胃管供给食物和药物，以维持患者营养和治疗的需要	6 缺1项扣1分	
	操作用物：①治疗盘；②一次性胃管；③水温计；④无菌石蜡油棉球；⑤一次性治疗巾；⑥压舌板；⑦一次性弯盘；⑧无菌纱布（一块）；⑨棉签；⑩胶布；⑪别针；⑫橡皮筋；⑬手电筒；⑭听诊器；⑮20ml 注射器；⑯50ml 注射器；⑰鼻饲流质（38～40℃）；⑱无菌治疗碗；⑲温水杯（盛有温开水）	10 缺1项扣0.5分	
操作过程	（1）体位：根据病情取舒适体位	3	
	（2）核对医嘱（三查八对）	4	
	（3）床旁核对床头卡、床号、姓名并向患者解释	3	
	（4）清洁鼻腔	2	
	（5）颌下铺巾、弯盘放置合理	2	
	（6）检查胃管，润滑胃管，测量胃管插入的长度，并标记	5	
	（7）插管方法正确，深度适宜	10	
	（8）处理插管中出现的情况	5	
	（9）正确判断胃管的位置	5	
	（10）胃管固定牢固、美观、舒适	3	
	（11）注食步骤正确，速度、温度、食量适宜	6	
	（12）操作中观察患者的反应	3	
	（13）注食完毕用温水冲洗管腔，正确处理胃管	5	
	（14）拔管方法正确	5	
	（15）妥善安置患者，整理床单位	2	
	（16）用物处理正确，记录签全名	2	
评价	（1）执行查对制度，操作方法正确、熟练、轻巧	3	
	（2）掌握昏迷患者插管技巧	4	
	（3）灌食前确定胃管位置，掌握灌注量、间隔时间	3	
	（4）沟通有效恰当，态度和蔼	5	
总分		100	

知识拓展

鼻饲法的适应证：

1. 昏迷患者。
2. 口腔疾患或口腔手术患者，上消化道肿瘤引起吞咽困难患者。
3. 不能张口的患者，如破伤风患者。
4. 其他患者，如早产儿、病情危重者、拒绝进食者等。

任务六　氧气吸入法

要点导航

1. 能说出氧气吸入技术适应证和注意事项。
2. 能正确实施氧气吸入技术。
3. 能与患者进行良好的沟通交流，能正确指导患者。

任务导入

王某，男，64岁，咳嗽、咳大量浓痰，伴气促、发绀，T 38.5℃，P102次/分，R 24次/分，BP 130/88mmHg，医嘱：吸氧st。

任务描述

氧气吸入技术是指通过给氧，提高动脉氧分压（PaO_2）和动脉血氧饱和度（SaO_2），增加动脉血氧含量（CaO_2），纠正各种原因造成的缺氧状态，维持机体生命活动的一种治疗方法。

任务实施

【护理评估】

1. 患者　评估患者的年龄、病情、意识、治疗情况、心理状态和合作程度。

2. 环境　环境清洁。

3. 用物　治疗碗（内盛冷开水），纱布，弯盘，鼻氧管，氧气装置，湿化瓶，棉签，胶布，用氧记录单。

【操作流程】

“您好！我是您的责任护士小李，能告诉我您的名字吗？”“我是王××。”“您好！王大爷，您最近总感觉上不来气，喘得不行，医生建议给您吸氧，提高您的动脉血氧分压。您的鼻子有没有不舒服的地方，没有是吗？我现在准备给您吸氧。”

准备 ——
1. 护士：服装、鞋帽整洁；仪态大方，举止端庄
2. 物品：合格、完好
3. 环境：整洁，安静，安全
4. 患者：了解目的及方法，愿意合作，合适体位

↓

核对 —— 三查八对

↓

“大爷，现在已经给您吸上氧了，请您不要随意调节大小，有探视人员来时请注意不要吸烟，要远离火。”

吸氧 ——
1. 选择鼻腔并湿润
2. 安装氧气装置（图1-39）
3. 连接鼻氧管、调节氧流量（图1-40）
4. 插管并固定
5. 观察并记录

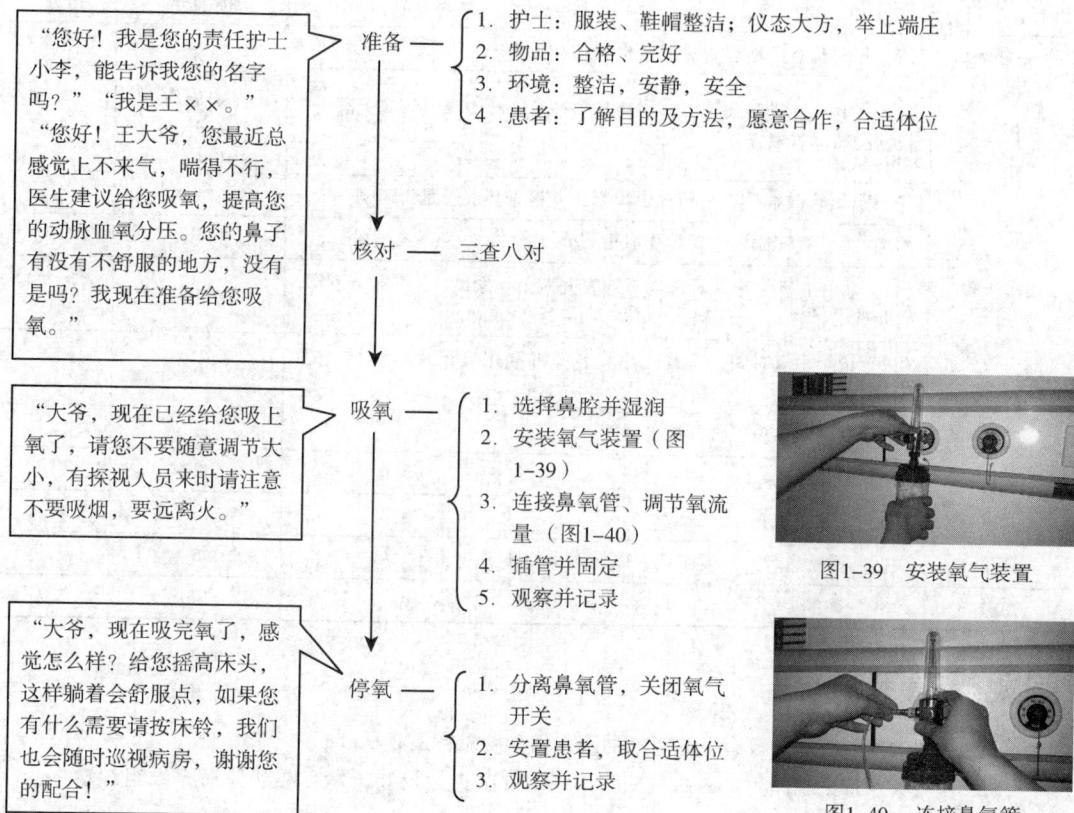

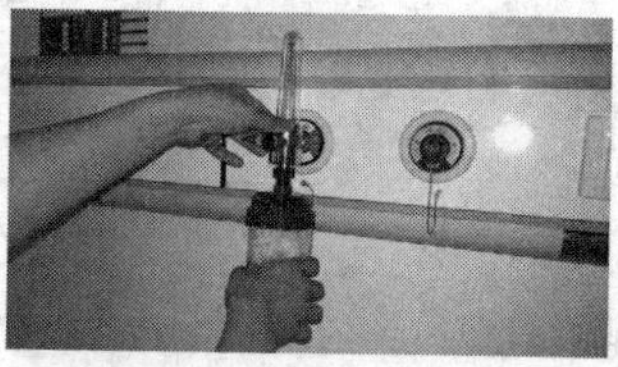

图1-39　安装氧气装置

↓

“大爷，现在吸完氧了，感觉怎么样？给您摇高床头，这样躺着会舒服点，如果您有什么需要请按床铃，我们也会随时巡视病房，谢谢您的配合！”

停氧 ——
1. 分离鼻氧管，关闭氧气开关
2. 安置患者，取合适体位
3. 观察并记录

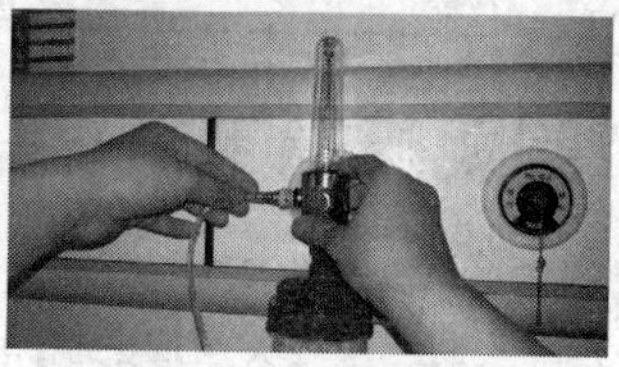

图1-40　连接鼻氧管

【护理评价】

操作项目	操作内容	标准分	得分
操作准备	准备：着装整洁规范，仪表端庄大方	5	
	评估患者并解释：①评估：患者的年龄、病情、意识、治疗情况、心理状态及合作程度；②解释吸氧目的：纠正缺氧状态，提高动脉血氧分压和动脉血氧饱和度	9 缺1项扣1分	
	操作用物：①氧气筒及架；②氧气压力表装置；③湿化瓶，内盛1/3～1/2冷开水或蒸馏水；④扳手；⑤一次性鼻氧管；⑥小药杯，内盛冷开水；⑦棉签；⑧别针；⑨手电筒；⑩用氧记录单；⑪笔；⑫快速手消毒液	12 缺1项扣1分	
操作步骤	（1）两人核对医嘱	4	
	（2）洗手，戴口罩；准备用物	3	
	（3）核对患者床号、姓名、住院号（呼唤患者、核对床头卡及腕带），协助患者取舒适体位	6	
	（4）检查氧气筒是否处于备用状态（有“四防”及“满”的标记），氧气架是否牢固	4	
	（5）打开总开关，使小量气体从气门流出，随即迅速关上；安装氧气表；连接通气导管；安装湿化瓶	8	
	（6）检查氧气是否通畅，全套装置有无漏气，关闭流量开关	3	

续表

操作项目	操作内容	标准分	得分
	（7）用湿棉签清洁患者鼻腔并检查	4	
	（8）连接一次性鼻氧管，打开流量表开关，检查鼻氧管有无漏气，根据医嘱调节氧流量	8 （未调到 1～2L/min 范围扣5分）	
	（9）鼻氧管前端放入小药杯中湿润，并检查鼻氧管是否通畅	4	
	（10）将鼻氧管插入患者鼻孔1cm	4	
操作步骤	（11）将导管环绕患者耳部向下放置并调节松紧度；别针固定鼻氧管于枕上	4	
	（12）记录用氧时间、流量，并签名；将《用氧记录单》挂于适当处	6	
	（13）整理床单位，询问患者需要	4	
	（14）处理用物	3	
	（15）洗手，取口罩，记录	3	
评价	关心、体贴患者，态度亲切，体现人文关怀	6	
总分		100	

知识拓展

1. 其他常用的给氧装置有：鼻塞、面罩、氧气头罩、氧气枕等。

2. 氧气吸入常见副作用：氧中毒、肺不张、呼吸道分泌物干燥、晶状体后纤维组织增生、呼吸抑制。

任务七　雾化吸入法

要点导航

1. 能说出雾化吸入的目的和注意事项。
2. 能正确进行雾化吸入技术操作。
3. 在操作过程中动作轻柔，能与患者进行良好的沟通。

任务导入

王某，女，35岁，受凉感冒后咳嗽咳痰加重，痰液黏稠，稍活动后胸闷、气急加重，乏力。医嘱：0.9% NaCl溶液30ml+盐酸溴环己胺醇30mg，氧气雾化吸入，bid。

任务描述

氧气雾化吸入法是借助高速氧气气流，使药液形成雾状，随吸气进入呼吸道的方法。雾化吸入用药具有奏效较快、药物用量较小、不良反应较轻的优点，临床应用广泛。

任务实施

【护理评估】

1. 患者 评估患者的年龄、病情、意识、治疗情况、心理状态和合作程度；有无支气管痉挛、呼吸道黏膜水肿、痰液等；口腔黏膜有无感染、溃疡等。

2. 环境 环境清洁。

3. 用物 氧气雾化吸入器1套、氧气装置1套（湿化瓶内不装水）、生理盐水、药液、5ml注射器、弯盘。

【操作流程】

“您好！我是您的责任护士小李，能告诉我您的名字吗？”“我是王××。”
“您好！王女士，您肺部的痰液较多、黏稠，不易咳出，根据医嘱我现在给您做雾化吸入，雾化吸入就是把这个吸嘴放入口中，紧闭嘴唇深吸气，用鼻呼气，您现在做一下好吗？”
患者做了嘴吸鼻动作
“您现在稍休息一下，我去准备用物。谢谢！”

准备 —
1. 护士：服装、鞋帽整洁；修剪指甲，仪态大方，举止端庄
2. 物品：合格、完好；遵医嘱将30ml生理盐水和30mg药液注入雾化器的药杯内
3. 环境：整洁，安静
4. 患者：了解目的及方法，愿意合作，取坐位或半坐卧位

↓

核对 — 三查八对

↓

连接氧气 —
1. 漱口
2. 连接雾化器的接气口与氧气装置的橡皮口，调节氧流量为6~8L/min

↓

“王女士，现在您把这个放在嘴里吸上，直到感觉没有雾的时候可以停了。”

雾化吸入 — 指导患者手持雾化器，将吸嘴放入口中，紧闭口唇深吸气，用鼻呼气，如此反复，经10~15min至药液雾化完为止（图1-41）

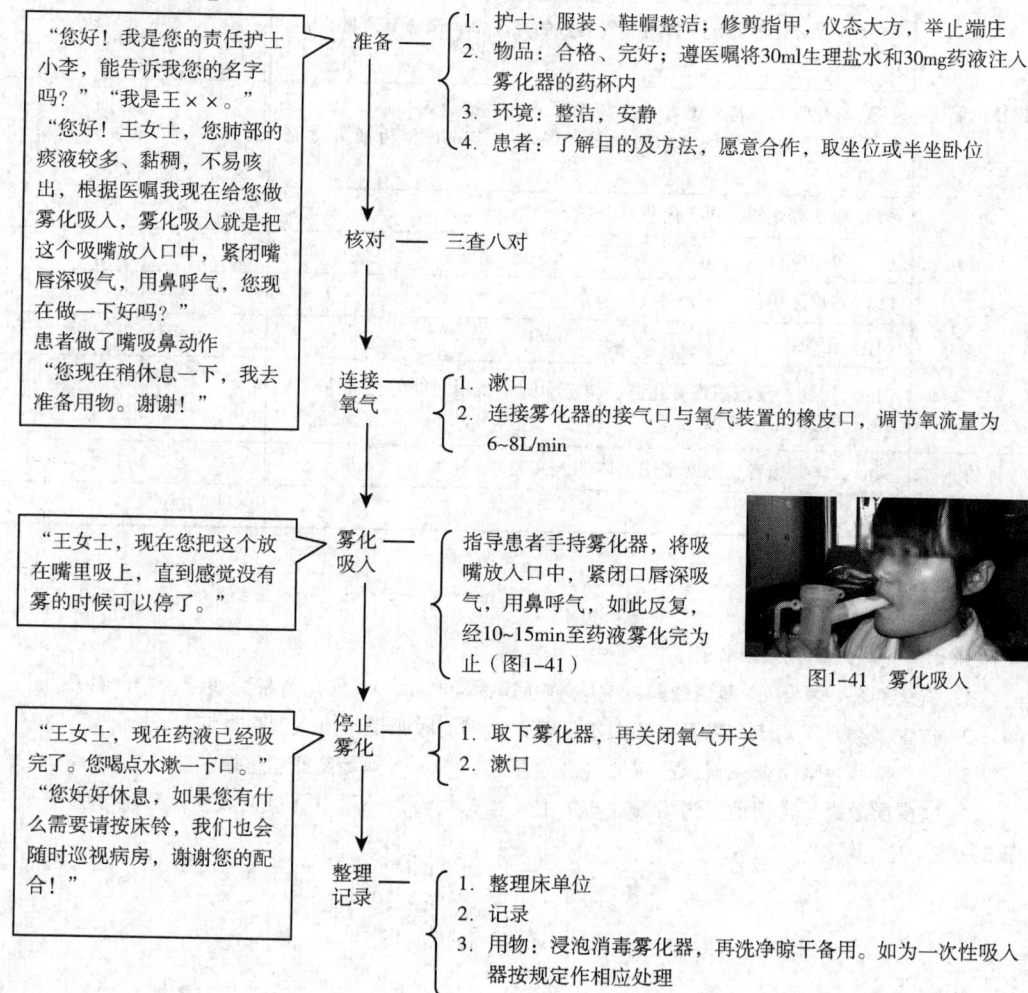

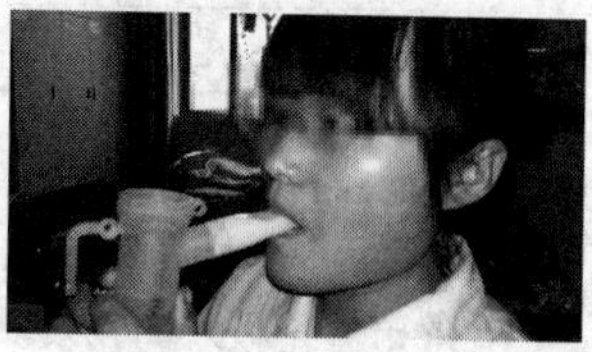

图1-41 雾化吸入

↓

“王女士，现在药液已经吸完了。您喝点水漱一下口。”
“您好好休息，如果您有什么需要请按床铃，我们也会随时巡视病房，谢谢您的配合！”

停止雾化 —
1. 取下雾化器，再关闭氧气开关
2. 漱口

↓

整理记录 —
1. 整理床单位
2. 记录
3. 用物：浸泡消毒雾化器，再洗净晾干备用。如为一次性吸入器按规定作相应处理

【操作评价】

操作项目	操作内容	标准分	得分
操作准备	准备：着装整洁规范，仪表端庄大方	5	
	评估患者并解释：①评估：患者的年龄、病情、意识、治疗情况、心理状态及合作程度；②解释雾化吸入目的：可以湿化气道、控制呼吸道感染、改善呼吸	9 缺1项扣1分	
	操作用物：①氧气雾化吸入器1套；②氧气装置1套（湿化瓶内不装水）；③生理盐水；④药液；⑤5ml注射器；⑥弯盘	6 缺1项扣1分	
操作内容	（1）两人核对医嘱	5	
	（2）洗手，戴口罩；准备用物，遵医嘱将30ml生理盐水和30mg药液注入雾化器的药杯内	5	
	（3）核对患者床号、姓名、住院号（呼唤患者、核对床头卡及腕带），协助患者取舒适体位	6	
	（4）协助漱口	4	
	（5）连接雾化器的接气口与氧气装置的橡皮口，调节氧流量为6～8L/min	8 未调到6～8L/min范围扣5分	
	（6）雾化吸入：指导患者手持雾化器，将吸嘴放入口中，紧闭口唇深吸气，用鼻呼气，如此反复，经10～15min至药液雾化完为止	10	
	（7）取下雾化器，再关闭氧气开关	8	
	（8）协助漱口	6	
	（9）整理床单位	6	
	（10）记录	6	
	（11）用物：浸泡消毒雾化器，再洗净晾干备用。如为一次性吸入器按规定作相应处理	8	
评价	关心、体贴患者，态度亲切，体现人文关怀。	8	
总分		100	

知识拓展

常用雾化吸入药物及其作用：

1. 祛痰类药：常用α-糜蛋白酶、易咳净（痰易净）等，其作用为稀释痰液，帮助祛痰。

2. 抗生素类：常用卡那霉素、庆大霉素等，以控制呼吸道感染，消除炎症。

3. 平喘类药：常用氨茶碱、舒喘灵（沙丁胺醇）等，可解除支气管痉挛。

4. 糖皮质激素：常用地塞米松等，与抗生素类药物合用，可增强抗炎效果，减轻呼吸道黏膜的水肿。

任务八　口服给药法

要点导航

1. 能说出口服给药的目的和注意事项。
2. 能正确准备口服药物，发药。
3. 能与患者进行良好的沟通交流，能正确指导患者。

任务导入

季某，女，56 岁，因“发现血糖增高 2 月”入院，查空腹血糖 8.2mmol/L，医嘱予以二甲双胍降糖治疗。

任务描述

口服给药法是药物经过口服通过胃肠道黏膜吸收进入血液循环，起到局部或全身治疗目的的方法，是临床上最常用的给药方法，方便、经济，又比较安全。

任务实施

【护理评估】

1. 患者　评估患者的年龄、病情、意识状态、有无恶心、呕吐，吞咽能力，有无口腔、食管疾病，是否管饲，肝肾功能。

2. 环境　清洁、安静、舒适、光线明亮。

3. 用物

（1）药盘：药物（遵医嘱），药杯，药匙，量杯，滴管，研钵，吸水管，包药纸，治疗巾。

（2）服药本，水壶（内装温开水）。

【护理问题】

1. 营养失调
2. 有感染的危险

【护理措施】

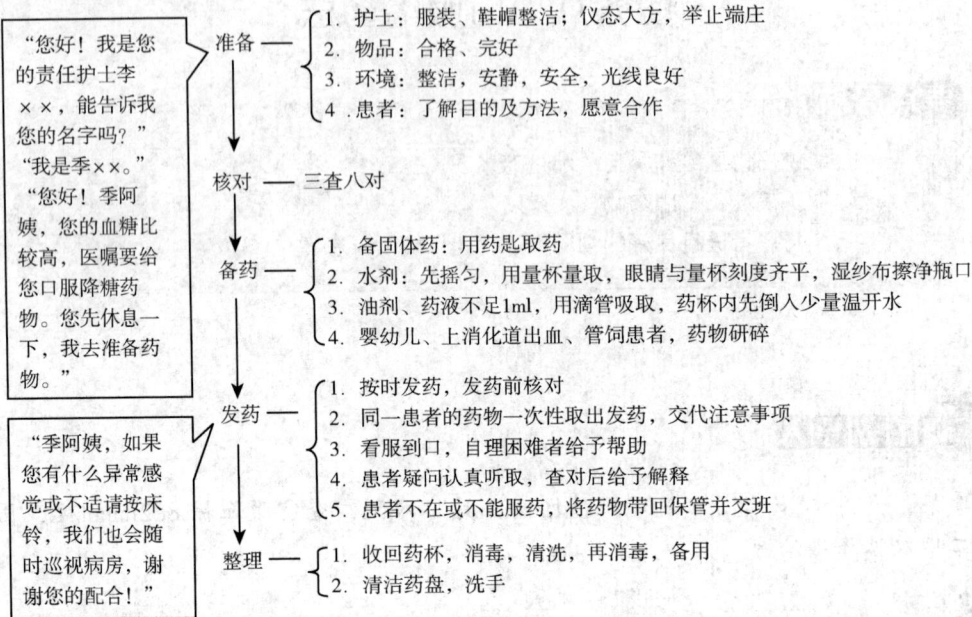

"您好！我是您的责任护士李××，能告诉我您的名字吗？""我是季××。""您好！季阿姨，您的血糖比较高，医嘱要给您口服降糖药物。您先休息一下，我去准备药物。"

准备——
1. 护士：服装、鞋帽整洁；仪态大方，举止端庄
2. 物品：合格、完好
3. 环境：整洁，安静，安全，光线良好
4. 患者：了解目的及方法，愿意合作

↓

核对——三查八对

↓

备药——
1. 备固体药：用药匙取药
2. 水剂：先摇匀，用量杯量取，眼睛与量杯刻度齐平，湿纱布擦净瓶口
3. 油剂、药液不足1ml，用滴管吸取，药杯内先倒入少量温开水
4. 婴幼儿、上消化道出血、管饲患者，药物研碎

↓

发药——
1. 按时发药，发药前核对
2. 同一患者的药物一次性取出发药，交代注意事项
3. 看服到口，自理困难者给予帮助
4. 患者疑问认真听取，查对后给予解释
5. 患者不在或不能服药，将药物带回保管并交班

↓

整理——
1. 收回药杯，消毒，清洗，再消毒，备用
2. 清洁药盘，洗手

"季阿姨，如果您有什么异常感觉或不适请按床铃，我们也会随时巡视病房，谢谢您的配合！"

☞**健康教育**

1. 降糖药种类繁多，作用机制不同，服药时间应依据药物的作用机制而定，二甲双胍类应在饭后服用。

2. 出现无诱因的严重胃部不适，极度乏力、虚弱，严重肌肉疼痛，呼吸困难，寒战、发冷，头晕眼花，突然心跳减慢、心律失常，立即通知医护人员。

【护理评价】

操作项目	操作内容	标准分	得分
操作准备	准备：着装整洁规范，仪表端庄大方	5	
	评估患者并解释：①评估：患者的年龄、病情、意识状态、有无恶心、呕吐，吞咽能力、有无口腔、食管疾病，是否管饲，肝肾功能；②解释口服药的目的	9 缺1项扣1分	
	操作用物：①药盘；②药物（遵医嘱）；③药杯；④药匙；⑤量杯；⑥滴管；⑦研钵；⑧吸水管；⑨包药纸；⑩治疗巾；⑪服药本；⑫水壶	12 缺1项扣1分	
操作步骤	（1）两人核对医嘱、服药本	6	
	（2）洗手，戴口罩；准备药物（固体药：用药匙取药；水剂：先摇匀，用量杯取；油剂、药液不足1ml，用滴管吸取；婴幼儿、上消化道出血、管饲患者，药物研碎	16	
	（3）核对患者床号、姓名、住院号（呼唤患者、核对床头卡及腕带）	5	
	（4）按时发药	3	
	（5）同一患者的药物一次性取出发药，交代注意事项	6	
	（6）看服到口，自理困难者给予帮助，婴幼儿、危重患者喂服	6	
	（7）患者疑问认真听取，查对后给予解释	6	

续表

操作项目	操作内容	标准分	得分
操作步骤	（8）患者不在或不能服药，将药物带回保管并交班	6	
	（9）收回药杯，消毒，清洗，再消毒待备用，一次性药杯集中处理	6	
	（10）清洁药盘	4	
	（11）洗手，取口罩，记录	4	
评价	关心、体贴患者，态度亲切，体现人文关怀	6	
总分		100	

知识拓展

1. 对牙齿有腐蚀作用或使牙齿染色的药物，可用吸水管吸入，服后及时漱口。

2. 止咳糖浆对呼吸道黏膜有安抚作用，服后不宜立即饮水，以免冲淡药液，降低疗效，同时服用多种药物，最后服用止咳糖浆。

3. 磺胺类药物由肾脏排出，尿少时可析出结晶，应多饮水。

4. 服强心苷药物前应先测脉率或心率，脉率低于60次/分或节律不齐应停服，并报告医生。

5. 健胃药宜饭前服用，对胃黏膜有刺激的药物及助消化药物宜饭后服用。

6. 某些有相互作用的药物不能同时服用，如胃蛋白酶在碱性环境里迅速失去活性，忌与碳酸氢钠、复方氢氧化铝等碱性药物同时服用。

任务九　密闭式静脉输液技术

要点导航

1. 能说出静脉输液的目的及注意事项。
2. 能正确进行静脉输液，有效地处理输液过程中出现的各种故障。
3. 能与患者进行良好的沟通交流。

任务导入

高某，男，28岁，因“转移性右下腹痛10小时”入院，门诊B超示：右下腹异常肠管回声，考虑急性阑尾炎，血常规示：WBC 11.3×10^{9}/L，N 82%，予以禁食、抗炎、补液治疗，医嘱给予头孢硫脒2.0g静脉滴注，bid。

任务描述

静脉输液是利用大气压和液体静压的原理，将一定量的无菌溶液、药物经静脉输入人体的方法，通过静脉输液可以补充营养、水分、电解质，补充血容量，输入药物治疗疾病。

任务实施

【护理评估】

1. 患者 评估患者的年龄、病情、意识状态、合作程度、局部皮肤、肢体活动情况、心肺功能。

2. 环境 整洁、安静、舒适、光线明亮。

3. 用物

（1）治疗盘：药物（遵医嘱），输液器，输液卡，启瓶器，砂轮，止血带，输液贴，安尔碘，棉签，弯盘。

（2）治疗单。

【护理问题】

1. 疼痛

2. 体温升高

【护理措施】

“您好！我是您的责任护士李××，能告诉我您的名字吗？”“我是高××。”

“您好！高先生，为了治疗您的疾病，遵医嘱要为您静脉输液××药物，这种药物的作用是××××，由于输液时间比较长，您是否需要去卫生间？”“不需要。”

“请允许我看一下您手背的血管，您的右手这条血管比较粗直，弹性也比较好，我们选择这条血管输液，好吗？”“好的。”

准备 —

1. 护士：服装、鞋帽整洁；仪态大方，举止端庄
2. 物品：合格、完好
3. 环境：整洁，安静，安全，光线良好
4. 患者：了解目的及方法，愿意合作

核对 — 三查八对

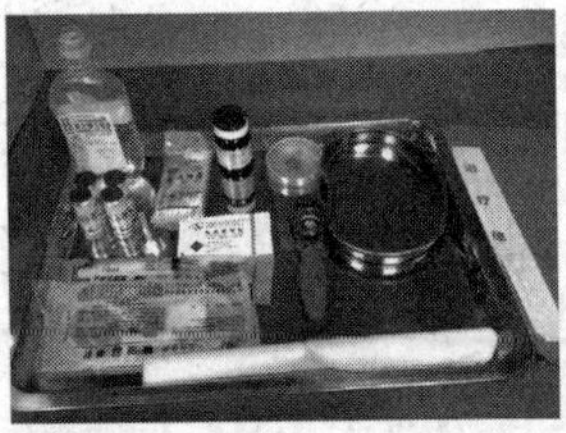

图1-42 用物准备

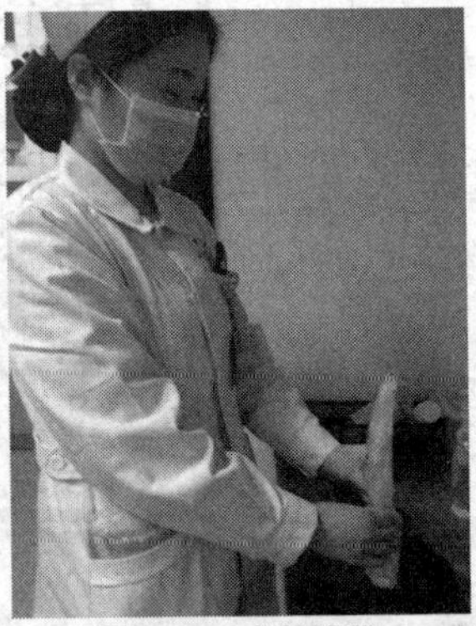

图1-43 备输液器

“高先生，现在给您静脉输液了，请不要紧张。”

“高先生，在输液过程中请不要随意调节滴速，如有不适请按床铃，我们也会随时巡视病房，谢谢您的配合！”

输液 —

1. 填写输液卡，倒贴于输液瓶上
2. 按无菌操作原则加药
3. 准备输液器：关闭调节器，针头插入瓶塞至根部
4. 取舒适卧位，选择静脉，备输液贴
5. 挂瓶排气：茂非滴管倒置，打开调节器，液体流入滴管1/2~2/3迅速倒转滴管，药液下降，排尽输液管和针头内空气，关闭调节器
6. 在穿刺点上方6cm处扎止血带
7. 常规消毒皮肤，待干

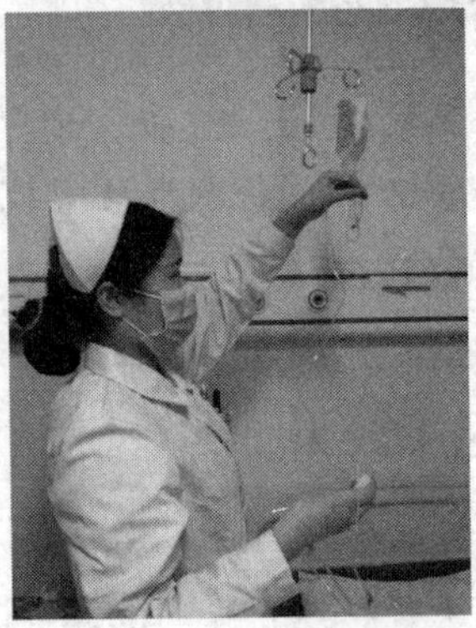

图1-44 排气

8. 再次核对，排气，穿刺关闭调节器，取下护针帽，嘱患者握拳，左手拇指绷紧皮肤，右手持针，斜面向上，针头斜面与皮肤呈15°~30°穿刺，见回血，将针头顺血管方向潜行送入少许
9. 三松：确认针头在血管内，松止血带，嘱患者松拳，打开调节器
10. 滴入通畅，输液贴固定针头
11. 调节滴速：根据年龄、病情、药物性质
12. 再次核对，签名，交代注意事项
13. 每隔15~30min巡视一次

"高先生，您今天的输液已经全部结束了，我现在为您拔针，请不要紧张。"

拔针 — 输液完毕，拔针
除去胶布，关闭调节器，拔出针头后迅速按压

整理 — 1. 协助取舒适卧位
2. 洗手、记录

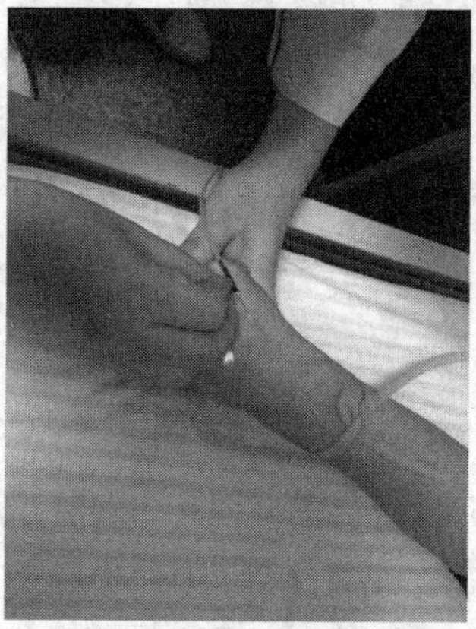

图1-45　穿刺

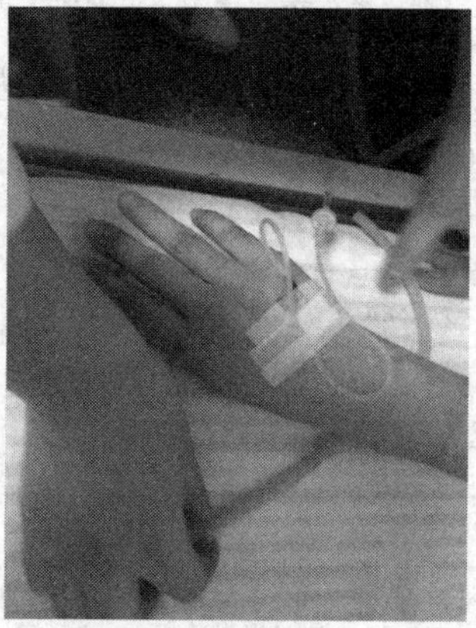

图1-46　固定

☞**健康教育**

输液过程中不能随意调节滴速，活动时注意输液部位不要受压，肢体不要用力

【护理评价】

操作项目	操作内容	标准分	得分
操作准备	准备：着装整洁规范，仪表端庄大方	5	
	评估患者并解释：①评估：患者的年龄、病情、意识状态、合作程度、局部皮肤、肢体活动情况、心肺功能；②解释静脉输液的目的	8 缺1项扣1分	
	操作用物：①药物；②输液器；③输液卡；④启瓶器；⑤止血带；⑥安尔碘；⑦输液贴；⑧弯盘；⑨棉签	9 缺1项扣1分	

续表

操作项目	操作内容	标准分	得分
操作步骤	(1) 两人核对医嘱	4	
	(2) 洗手，戴口罩；准备用物	3	
	(3) 填写输液卡，倒贴于输液瓶上，抽吸药液，备输液器	8	
	(4) 核对患者床号、姓名、住院号（呼唤患者、核对床头卡及腕带）	5	
	(5) 取合适卧位，选择静脉，备输液贴，第一排气	6	
	(6) 在距穿刺点上方6cm处扎止血带	4	
	(7) 常规消毒皮肤，待干，再次排气	4	
	(8) 嘱患者握拳，穿刺，见回血，再沿静脉走向进入少许	8	
	(9) 松止血带，嘱患者松拳，打开调节器，固定	8	
	(10) 调节滴速，签名，交代注意事项	6	
	(11) 15~30min巡视一次	2	
	(12) 输液完毕，拔针迅速按压	4	
	(13) 安置舒适体位，整理床单位	3	
	(14) 处理用物，洗手，去口罩	4	
	(15) 记录	3	
评价	关心、体贴患者，态度亲切，体现人文关怀	6	
总分		100	

知识拓展

1. 选择粗、直、弹性好的血管，避开关节活动处和有静脉瓣的血管，长期输液的患者注意保护静脉，从远心端开始穿刺，或使用静脉留置针。

2. 根据年龄、病情、药物性质调节输液滴速，一般成年人40~60滴/分，小儿20~40滴/分，年老体弱、婴幼儿，心肺肾功能不良者宜慢，输入刺激性较强的药物，高渗、含钾或升压药速度宜慢，严重脱水、心肺功能良好者速度可适当加快。

任务十　密闭式静脉输血技术

要点导航

1. 能说出血制品的种类及作用，静脉输血的目的及注意事项。
2. 能正确进行静脉输血，有效地处理输血过程中出现的各种故障。
3. 能与患者进行良好的沟通交流。

任务导入

张某，男，42 岁，因“外伤 1 小时”入院，BP 90/60mmHg，腹部 B 超示：脾破裂，腹盆腔积液。医嘱予以心电监护，急诊输血 400ml，拟急诊手术治疗。

任务描述

静脉输血是将血液通过静脉输入人体内的方法，是临床上常用的急救和治疗措施。

任务实施

【护理评估】

1. 患者　评估患者的病情、意识状态、合作程度、心肺功能、血型、输血史、过敏史。

2. 环境　整洁、安静、舒适、光线明亮。

3. 用物

（1）治疗盘：0.9% NaCl 溶液，血制品，输血器，输液卡，止血带，输液贴，安尔碘，棉签，弯盘。

（2）输血执行单。

【护理问题】

1. 疼痛
2. 组织灌注量改变

【护理措施】

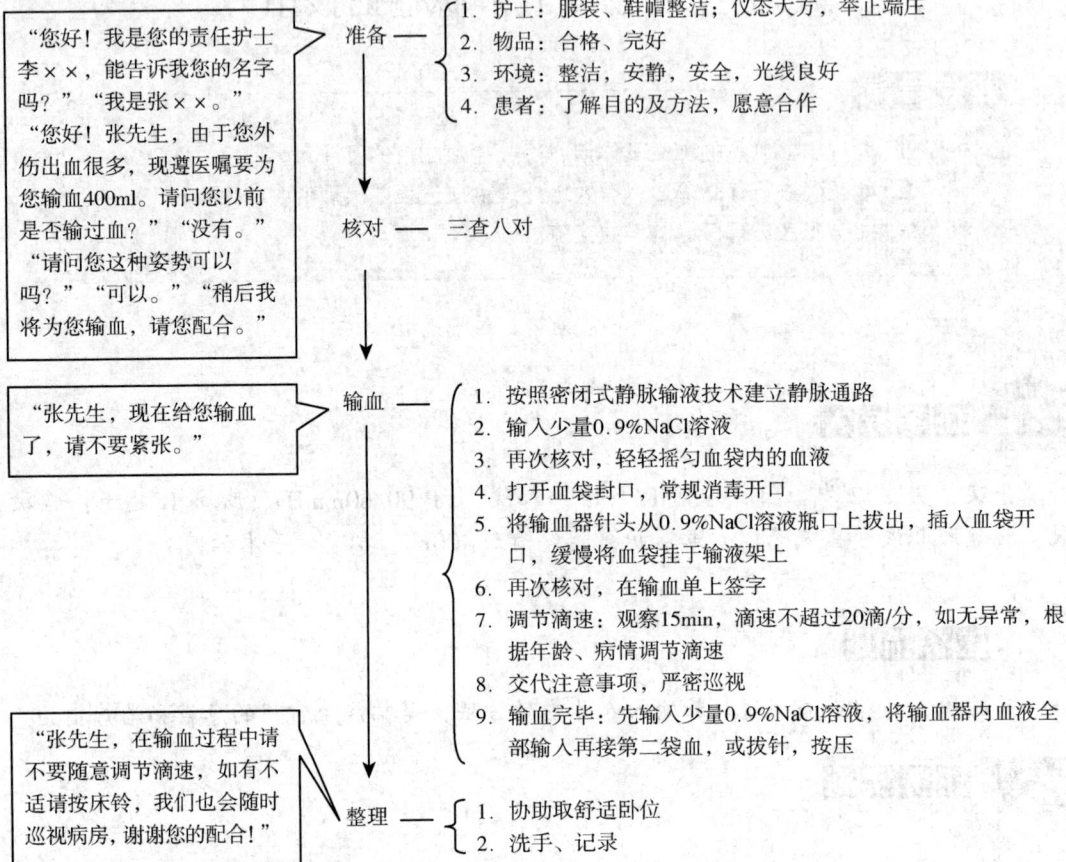

"您好！我是您的责任护士李××，能告诉我您的名字吗？""我是张××。""您好！张先生，由于您外伤出血很多，现遵医嘱要为您输血400ml。请问您以前是否输过血？""没有。""请问您这种姿势可以吗？""可以。""稍后我将为您输血，请您配合。"

准备 —
1. 护士：服装、鞋帽整洁；仪态大方，举止端庄
2. 物品：合格、完好
3. 环境：整洁，安静，安全，光线良好
4. 患者：了解目的及方法，愿意合作

↓

核对 — 三查八对

↓

"张先生，现在给您输血了，请不要紧张。"

输血 —
1. 按照密闭式静脉输液技术建立静脉通路
2. 输入少量0.9%NaCl溶液
3. 再次核对，轻轻摇匀血袋内的血液
4. 打开血袋封口，常规消毒开口
5. 将输血器针头从0.9%NaCl溶液瓶口上拔出，插入血袋开口，缓慢将血袋挂于输液架上
6. 再次核对，在输血单上签字
7. 调节滴速：观察15min，滴速不超过20滴/分，如无异常，根据年龄、病情调节滴速
8. 交代注意事项，严密巡视
9. 输血完毕：先输入少量0.9%NaCl溶液，将输血器内血液全部输入再接第二袋血，或拔针，按压

↓

"张先生，在输血过程中请不要随意调节滴速，如有不适请按床铃，我们也会随时巡视病房，谢谢您的配合！"

整理 —
1. 协助取舒适卧位
2. 洗手、记录

☞健康教育

输血过程中不能随意调节滴速，如有任何不适请及时通知医生和护士

【护理评价】

操作项目	操作内容	标准分	得分
操作准备	准备：着装整洁规范，仪表端庄大方	5	
	评估患者并解释：①评估：患者的病情、意识状态、合作程度、心肺功能、血型、输血史、过敏史；②解释静脉输血的目的	8 缺1项扣1分	
	操作用物：①血制品；②输血器；③输液卡；④0.9% NaCl 溶液；⑤止血带；⑥安尔碘；⑦输液贴；⑧弯盘；⑨棉签	9 缺1项扣1分	
操作步骤	（1）两人核对医嘱	4	
	（2）洗手，戴口罩；准备用物	3	
	（3）核对患者床号、姓名、住院号（呼唤患者、核对床头卡及腕带）	5	
	（4）按密闭式静脉输液技术建立静脉通路，输入少量 0.9% NaCl 溶液	10	
	（5）轻轻摇匀血袋内的血液	3	
	（6）打开血袋封口，常规消毒	3	
	（7）将输血器针头插入血袋开口，缓慢将血袋挂于输液架上	3	

续表

操作项目	操作内容	标准分	得分
操作步骤	（8）再次核对，在输血单上签字	4	
	（9）调节滴速，开始时慢，不超过20滴/分，观察15min	8	
	（10）交代注意事项，输血过程中严密巡视	4	
	（11）输两袋或以上血时，两袋血中间输少量0.9% NaCl溶液	8	
	（12）输液完毕，拔针迅速按压	4	
	（13）安置舒适体位，整理床单位	3	
	（14）处理用物，洗手，去口罩	4	
	（15）记录（输血时间、种类、血型、血量、血袋号、滴速、有无输血反应）	6	
评价	关心、体贴患者，态度亲切，体现人文关怀	6	
总分		100	

知识拓展

1. 库存血必须认真检查质量，正常库存血分两层：上层血浆呈淡黄色，下层血细胞呈暗红色，两者间界限清楚，如血浆变红或暗灰，血液中有明显凝块，血细胞呈紫红色，未摇匀时血浆与红细胞分界不清，血袋有破损、漏血、过期等则不能使用。

2. 血液从血库取出后应在30min内输入，并在规定时间内输完，若输血延迟，必须将血液归还血库保存。

3. 输入血液中不可加入其他药物，如钙剂、酸性或碱性药物、高渗或低渗溶液，以防血液凝集或溶血。

4. 输血后血袋应保留24h，以备患者在输血后发生输血反应时送血库重新鉴定。

任务十一 静脉留置针技术

要点导航

1. 能说出使用静脉留置针的目的及注意事项。
2. 能正确实施静脉留置针技术，有效地处理输液过程中出现的各种故障。
3. 能与患者进行良好的沟通交流。

任务导入

王某，男，82岁，因“上腹痛6小时”入院，门诊B超、CT，血、尿淀粉酶示：急性重症胰腺炎。医嘱予以禁食、胃肠减压、抑酸抑酶、抗炎、补液治疗。

任务描述

静脉留置针又称静脉套管针，核心的组成部件包括可以留置在血管内的柔软的导管/套管，以及不锈钢的穿刺引导针芯。使用时将导管和针芯一起穿刺入血管内，当导管全部进入血管后，回撤出针芯，仅将柔软的导管留置在血管内从而进行输液治疗。

任务实施

【护理评估】

1. 患者 评估患者的年龄、病情、意识状态、合作程度、局部皮肤、肢体活动情况、心肺功能。

2. 环境 整洁、安静、舒适、光线明亮。

3. 用物

（1）治疗盘：药物（遵医嘱），输液器，静脉留置针，输液卡，启瓶器，砂轮，止血带，透明敷贴，输液贴，安尔碘，棉签，弯盘。

（2）治疗单。

【护理问题】

1. 疼痛
2. 体温升高

【护理措施】

"您好！我是您的责任护士李××，能告诉我您的名字吗？""我是王××。""您好！王爷爷，为了治疗您的疾病，您需要长期输液，为了减轻反复穿刺给您带来的痛苦，现在给您用留置针，留置针是软管，活动的时候不会受到影响，但是价格要高些，您能接受吗？""可以。""输液的时间比较长，您先去卫生间，好吗？""好的。"

准备——
1. 护士：服装、鞋帽整洁；仪态大方，举止端庄
2. 物品：合格、完好
3. 环境：整洁，安静，安全，光线良好
4. 患者：了解目的及方法，愿意合作

↓

核对——三查八对

↓

输液——
1. 填写输液卡，倒贴于输液瓶上
2. 按无菌操作原则加药
3. 准备输液器：关闭调节器，针头插入瓶塞至根部
4. 取舒适卧位，选择静脉
5. 挂瓶排气（见静脉输液）
6. 将头皮针插入肝素帽中，打开调节器，排尽留置针内空气，关闭调节器
7. 在穿刺点上方10cm处扎止血带
8. 常规消毒皮肤，直径大于8cm，待干
9. 再次核对，排气，穿刺关闭调节器，取下护针帽，嘱患者握拳，左手拇指绷紧皮肤，右手持针，斜面向上，针头斜面与皮肤呈15°~30°穿刺，见回血，将针头顺血管方向潜行送入少许，右手持针翼，左手将外套管全部送入静脉，右手将针芯全部拔出
10. 三松：松止血带，嘱患者松拳，打开调节器
11. 滴入通畅，透明敷贴固定
12. 记录日期时间于透明敷贴上，固定针头、导管
13. 调节滴速：根据年龄、病情、药物性质
14. 再次核对，签名，交代注意事项

"王爷爷，您这条静脉挺好的，给您选择这条静脉打留置针，好吗？""可以。"

"王爷爷，在输液过程中请不要随意调节滴速，如有不适请按床铃，我们也会随时巡视病房，谢谢您的配合！"

↓

“王爷爷，您今天的输液已经全部结束了，现在需要进行封管。”

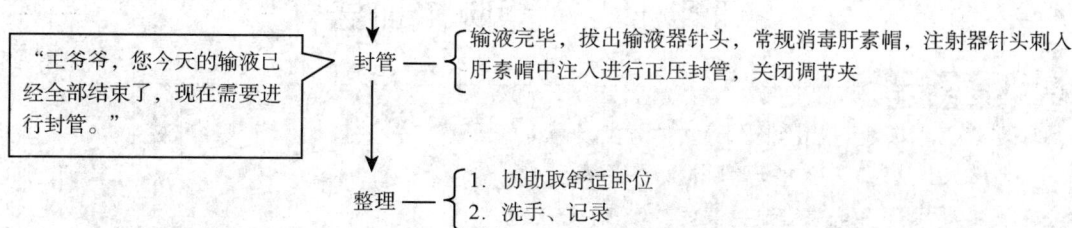

↓

封管——输液完毕，拔出输液器针头，常规消毒肝素帽，注射器针头刺入肝素帽中注入进行正压封管，关闭调节夹

↓

整理——
1. 协助取舒适卧位
2. 洗手、记录

☞健康教育

输液过程中不能随意调节滴速，留置针一般可以保留3～5天，避免与水接触，手臂不要用力和长时间下垂。

【护理评价】

操作项目	操作内容	标准分	得分
操作准备	准备：着装整洁规范，仪表端庄大方	5	
	评估患者并解释：①评估：患者的年龄、病情、意识状态、合作程度、局部皮肤、肢体活动情况，心肺功能；②解释使用静脉留置针的目的	8 缺1项扣1分	
	操作用物：①药物；②输液器；③静脉留置针；④输液卡；⑤启瓶器；⑥止血带；⑦安尔碘；⑧输液贴；⑨透明敷贴；⑩弯盘；⑪棉签	11 缺1项扣1分	
操作步骤	（1）两人核对医嘱	4	
	（2）洗手，戴口罩；准备用物	3	
	（3）填写输液卡，倒贴于输液瓶上，抽吸药液，备输液器	8	
	（4）核对患者床号、姓名、住院号（呼唤患者、核对床头卡及腕带）	5	
	（5）取合适卧位，选择静脉，第一排气，排尽留置针内空气	6	
	（6）在距穿刺点上方10cm处扎止血带，常规消毒皮肤大于8cm，待干，再次排气	6	
	（7）嘱患者握拳，穿刺，见回血，再沿静脉走向进入少许，右手持针翼，左手将外套管全部送入静脉	8	
	（8）松止血带，嘱患者松拳，打开调节器，透明敷贴固定	6	
	（9）记录日期和时间于敷贴上	3	
	（10）调节滴速，签名，交代注意事项	6	
	（11）输液完毕，正压封管	5	
	（12）安置舒适体位，整理床单位	3	
	（13）处理用物，洗手，去口罩	4	
	（14）记录	3	
评价	关心、体贴患者，态度亲切，体现人文关怀	6	
总分		100	

知识拓展

1. 进行静脉留置针输液时，每次输液完毕应注入一定量封管液，防止血液凝固，堵塞输液管。

2. 留置针保留时间为3～5天，最长不超过7天。

任务十二　静脉采血法

要点导航

1. 能说出静脉血标本的分类及注意事项。
2. 能正确进行静脉血标本采集。
3. 能与患者进行良好的沟通交流。

任务导入

刘某，女，58 岁，因“腹痛伴发热 2 小时”入院，T 39℃，医嘱急查血常规，血培养+药敏。

任务描述

静脉采血技术是利用采血针采集一定量的静脉血，从而协助诊断疾病、判断患者病情发展以及为治疗疾病提高依据的技术。

任务实施

【护理评估】

1. 患者　评估患者的年龄、病情、意识状态、合作程度、局部皮肤、肢体活动情况。

2. 环境　整洁、安静、舒适、光线明亮。

3. 用物

（1）治疗盘：一次性真空采血针，一次性真空采血管，止血带，输液贴，安尔碘，棉签，弯盘。

（2）化验单。

【护理问题】

1. 疼痛
2. 体温升高

【护理措施】

“您好！我是您的责任护士李××，能告诉我您的名字吗？”“我是刘××。”“您好！刘阿姨，为了协助诊断您的疾病，遵医嘱要为您采血，化验血常规，请允许我看一下您肘部的血管，您的这条血管比较粗直，弹性也比较好，我们选择这条血管采血，好吗？”“好的。”

准备 —
1. 护士：服装、鞋帽整洁；仪态大方，举止端庄
2. 物品：合格、完好
3. 环境：整洁，安静，安全，光线良好
4. 患者：了解目的及方法，愿意合作

↓

核对 — 三查八对

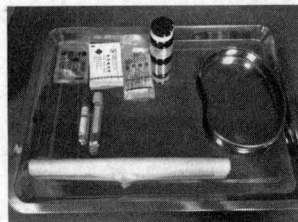

↓

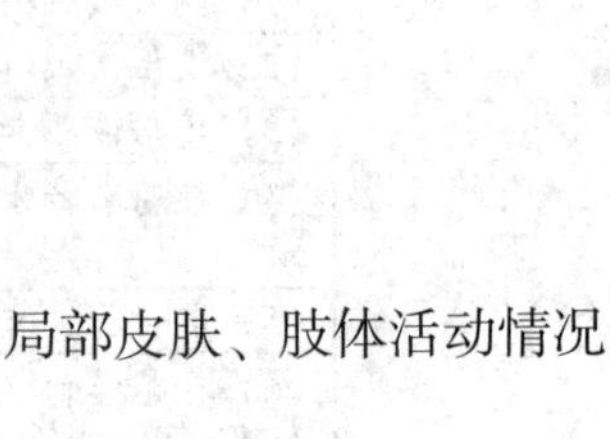

图1–47　用物准备

“刘阿姨，现在给您扎止血带，消毒皮肤，请握拳。”“刘阿姨，可以把拳头松开了。”

采血 —
1. 取合适体位，选择合适静脉
2. 在穿刺点上方6cm处扎止血带
3. 常规消毒皮肤，待干
4. 嘱患者握拳
5. 取下采血针护针套，按静脉注射法穿刺见回血，将采血针另一端护套取下，刺入采血管如需继续采血，可换另一真空采血管
6. 采血完毕，松开止血带，嘱患者松拳
7. 干棉签按压穿刺处，迅速拔出针头按压1~2min

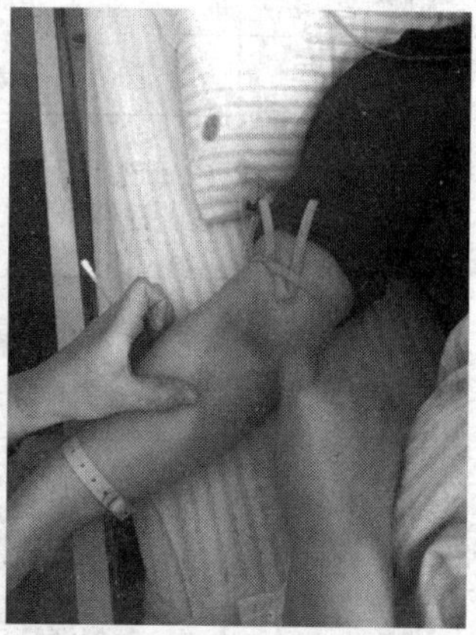

图1-48　扎止血带消毒

“刘阿姨，刚刚为您采血是化验血常规，我现在要把标本送去检查，如有需要请按床铃，我们也会随时巡视病房，谢谢您的配合！”

整理 —
1. 协助取舒适卧位
2. 标本及时送检
3. 洗手、记录

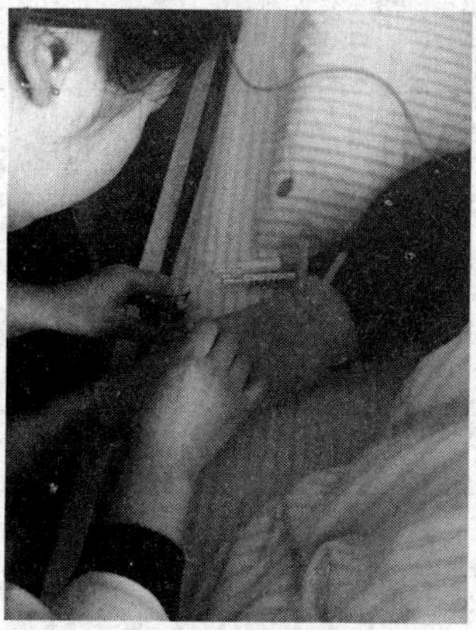

图1-49　穿刺采血

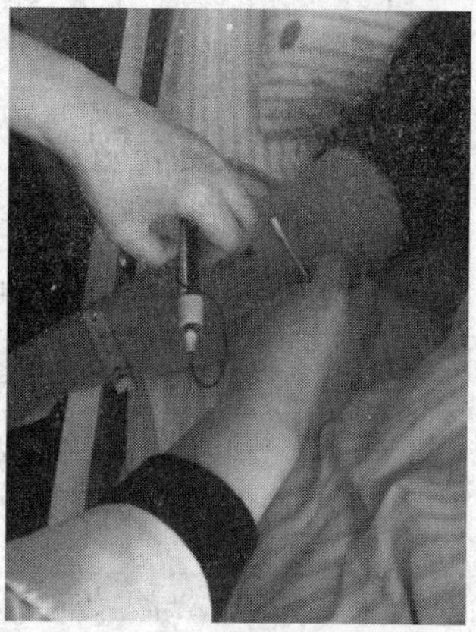

图1-50　拔针按压

☞**健康教育**

1. 如做生化检查的血标本，提前通知患者晨起空腹时采集，此时血液中各种化学成分相对恒定。

2. 向患者说明抽吸目的及配合事项，注意与患者的交流，消除其恐惧心理。

【护理评价】

操作项目	操作内容	标准分	得分
操作准备	准备：着装整洁规范，仪表端庄大方	5	
	评估患者并解释：①评估：患者的年龄、病情、意识状态、合作程度、局部皮肤、肢体活动情况；②解释静脉采血的目的	7 缺1项扣1分	
	操作用物：①一次性真空采血针；②一次性真空采血管；③棉签；④止血带；⑤安尔碘；⑥输液贴；⑦弯盘；⑧化验单	8 缺1项扣1分	

续表

操作项目	操作内容	标准分	得分
操作步骤	(1) 两人核对医嘱和化验单	6	
	(2) 洗手，戴口罩；准备用物（选择相应的真空采血管，填写标签，注明科别、床号、姓名、检验项目、送检日期）	5	
	(3) 核对患者床号、姓名、住院号（呼唤患者、核对床头卡及腕带）	5	
	(4) 取合适卧位，选择适应的采血静脉	6	
	(5) 在距穿刺点上方6cm处扎止血带	4	
	(6) 常规消毒皮肤，待干	4	
	(7) 嘱患者握拳，按静脉注射法用真空采血针穿刺	8	
	(8) 见回血，将采血针另一端刺入采血管	6	
	(9) 采血完毕，松止血带，嘱患者松拳	6	
	(10) 干棉签按压，迅速拔针，按压至不出血	6	
	(11) 再次核对，将血标本连同化验单及时送检	6	
	(12) 安置舒适体位，整理床单位	3	
	(13) 处理用物，洗手，去口罩	6	
	(14) 记录	3	
评价	关心、体贴患者，态度亲切，体现人文关怀	6	
总分		100	

知识拓展

1. 真空采血技术是通过双向针头，利用压力差将患者血液由静脉直接导入密闭的真空试管内，可以大幅度提高标本质量，保证检验结果准确性，提高工作效率，减轻患者痛苦。

2. 根据不同的检验项目选择合适的采血管，并计算所需血量，一般血培养采血5ml，亚急性细菌性心内膜炎患者，采血量为10～15ml，提高细菌培养的阳性率。

3. 抽取全血标本时用加抗凝剂的试管，血液注入后轻轻旋转试管，使血液与抗凝剂充分混匀，避免血液凝固，影响检验结果。

4. 同时抽取几种检验标本，一般注入试管的顺序为：血培养瓶→抗凝剂试管→干燥试管。

5. 查找疟原虫时应在患者发热时采集标本，立即送检，高热时检验疟原虫的阳性率高。

任务十三　静脉注射法

要点导航

1. 能说出静脉注射的目的及注意事项。
2. 能正确进行静脉注射。
3. 能与患者进行良好的沟通交流。

任务导入

陈某，男，28 岁，因“呕血 1 小时”入院，BP 92/56mmHg，急查血常规，HGB58g/L，医嘱给予扩容、输血、补液对症处理，输红细胞悬液前静脉推注地塞米松 5mg。

任务描述

静脉注射是将无菌药液由静脉注入人体的方法，适用于不宜口服、皮下注射、肌内注射，又需要迅速发挥作用的药物，诊断性检查，输液输血，静脉营养治疗等。

任务实施

【护理评估】

1. 患者　评估患者的年龄、病情、意识状态、合作程度、局部皮肤、肢体活动情况、心肺功能。

2. 环境　整洁、安静、舒适、光线明亮。

3. 用物

（1）治疗盘：药物（遵医嘱），注射器（带针头），启瓶器，砂轮，止血带，胶贴，安尔碘，棉签，弯盘。

（2）治疗单。

【护理问题】

1. 组织灌注量不足
2. 活动无耐力

【护理措施】

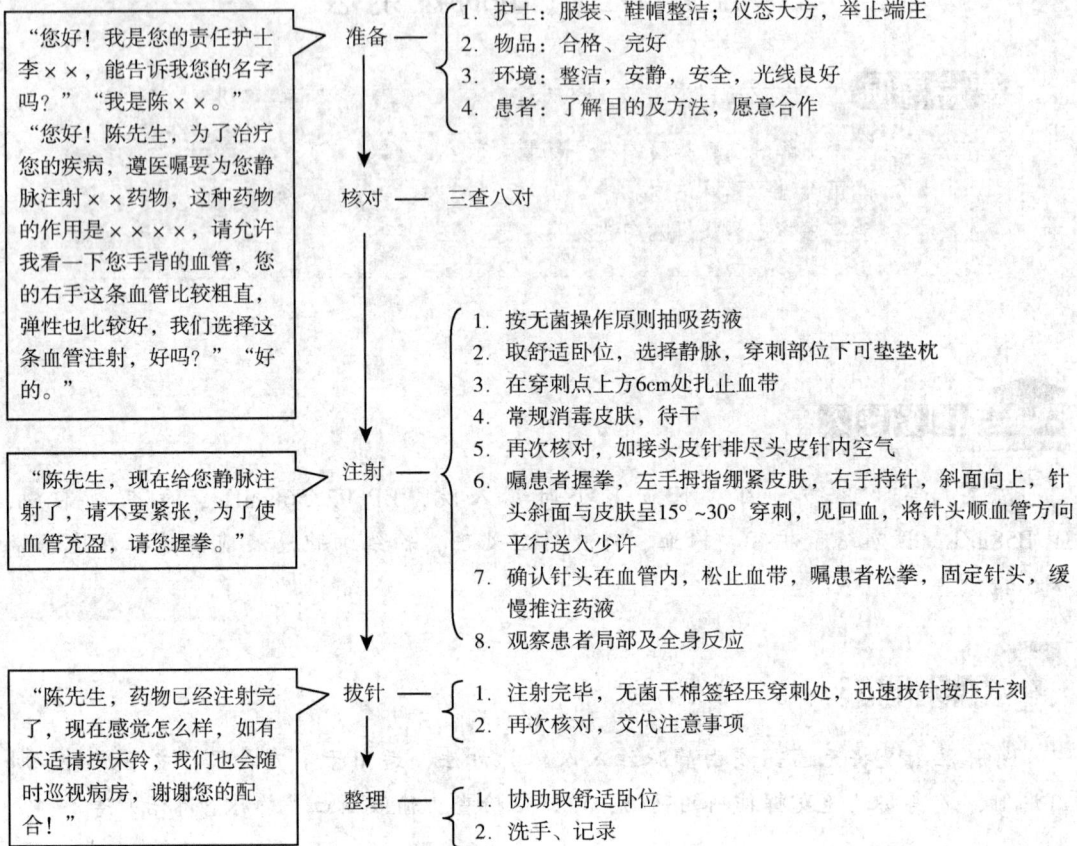

"您好！我是您的责任护士李××，能告诉我您的名字吗？""我是陈××。""您好！陈先生，为了治疗您的疾病，遵医嘱要为您静脉注射××药物，这种药物的作用是××××，请允许我看一下您手背的血管，您的右手这条血管比较粗直，弹性也比较好，我们选择这条血管注射，好吗？""好的。"

准备 ——
1. 护士：服装、鞋帽整洁；仪态大方，举止端庄
2. 物品：合格、完好
3. 环境：整洁，安静，安全，光线良好
4. 患者：了解目的及方法，愿意合作

↓

核对 —— 三查八对

↓

"陈先生，现在给您静脉注射了，请不要紧张，为了使血管充盈，请您握拳。"

注射 ——
1. 按无菌操作原则抽吸药液
2. 取舒适卧位，选择静脉，穿刺部位下可垫垫枕
3. 在穿刺点上方6cm处扎止血带
4. 常规消毒皮肤，待干
5. 再次核对，如接头皮针排尽头皮针内空气
6. 嘱患者握拳，左手拇指绷紧皮肤，右手持针，斜面向上，针头斜面与皮肤呈15°~30°穿刺，见回血，将针头顺血管方向平行送入少许
7. 确认针头在血管内，松止血带，嘱患者松拳，固定针头，缓慢推注药液
8. 观察患者局部及全身反应

↓

"陈先生，药物已经注射完了，现在感觉怎么样，如有不适请按床铃，我们也会随时巡视病房，谢谢您的配合！"

拔针 ——
1. 注射完毕，无菌干棉签轻压穿刺处，迅速拔针按压片刻
2. 再次核对，交代注意事项

↓

整理 ——
1. 协助取舒适卧位
2. 洗手、记录

☞健康教育

1. 小儿头皮静脉注射时，应与家属进行沟通，约束患儿，防止在注射过程中抓挠注射部位。

2. 指导患者在操作中正确的配合，注射后保持皮肤清洁，防止发生感染，如静脉出现烧灼感、触痛或其他异常感觉，应通知医生或护士。

【护理评价】

操作项目	操作内容	标准分	得分
操作准备	准备：着装整洁规范，仪表端庄大方	5	
	评估患者并解释：①评估：患者的年龄、病情、意识状态、合作程度、局部皮肤、肢体活动情况，心肺功能；②解释静脉注射的目的	8 缺1项扣1分	
	操作用物：①药物；②注射器（含针头）；③启瓶器；④止血带；⑤安尔碘；⑥胶贴；⑦弯盘；⑧棉签	8 缺1项扣1分	

续表

操作项目	操作内容	标准分	得分
操作步骤	（1）两人核对医嘱	4	
	（2）洗手，戴口罩；准备用物	3	
	（3）按无菌操作原则抽吸药液	8	
	（4）核对患者床号、姓名、住院号（呼唤患者、核对床头卡及腕带）	5	
	（5）取合适卧位，选择静脉，穿刺部位下可垫垫枕	6	
	（6）在距穿刺点上方6cm处扎止血带	4	
	（7）常规消毒皮肤，待干	4	
	（8）再次核对，如接头皮针排尽头皮针内空气	4	
	（9）嘱患者握拳，穿刺，见回血，再沿静脉走向进入少许	10	
	（10）松止血带，嘱患者松拳固定针头，缓慢推注药液调节滴速	6	
	（11）观察患者局部及全身反应	3	
	（12）注射完毕，拔针迅速按压，再次核对，交代注意事项	6	
	（13）安置舒适体位，整理床单位	3	
	（14）处理用物，洗手，去口罩	4	
	（15）记录	3	
评价	关心、体贴患者，态度亲切，体现人文关怀	6	
总分		100	

知识拓展

1. 注射刺激性强的药物时，应另备0.9% NaCl溶液注射器，穿刺成功后，先注入少量NaCl溶液，证实针头确实在静脉后，再换上药液推注，以防止药液注入血管外造成局部组织坏死。

2. 股静脉穿刺，如患者下肢突然运动，有触电感，可能穿刺到股神经，需向内调整穿刺方向；如穿刺抽回血为鲜红色，提示误穿刺入股动脉，立即拔出针头，用无菌纱布加压按压5～10min，改在另一侧股静脉穿刺。

任务十四　动脉血标本采集技术

要点导航

1. 能说出动脉血标本采集的目的及注意事项。
2. 能正确安全地进行动脉血标本采集。
3. 能与患者进行良好的沟通交流。

任务导入

陶某，女，78岁，胃癌根治术后第二天，突感心慌、胸闷、心电监护提示 SPO_2 88%，医嘱予以面罩吸氧，同时给予急查血气分析。

任务描述

动脉血采集用于血气分析，从而监测患者有无酸碱平衡失调、缺氧和二氧化碳潴留，判断急、慢性呼吸衰竭的程度，为诊断和治疗呼吸衰竭提高依据。

任务实施

【护理评估】

1. 患者 评估患者的年龄、病情、意识状态、合作程度、局部皮肤、血管情况，有无出血倾向。

2. 环境 整洁、安静、舒适、光线明亮。

3. 用物

（1）治疗盘：注射器，肝素，橡皮塞，无菌手套，安尔碘，棉签，弯盘（如使用血气针，则不需备肝素和橡皮塞）。

（2）化验单。

【护理问题】

1. 气体交换受损
2. 活动无耐力

【护理措施】

“您好！我是您的责任护士李××，能告诉我您的名字吗？”“我是陶××。”
“您好！陶奶奶，为了协助诊断您的疾病，遵医嘱要为您采动脉血，请允许我看一下您的皮肤和血管，好吗？”“好的。”

准备 —
1. 护士：服装、鞋帽整洁；仪态大方，举止端庄
2. 物品：合格、完好
3. 环境：整洁，安静，安全，光线良好
4. 患者：了解目的及方法，愿意合作

↓

核对 — 三查八对

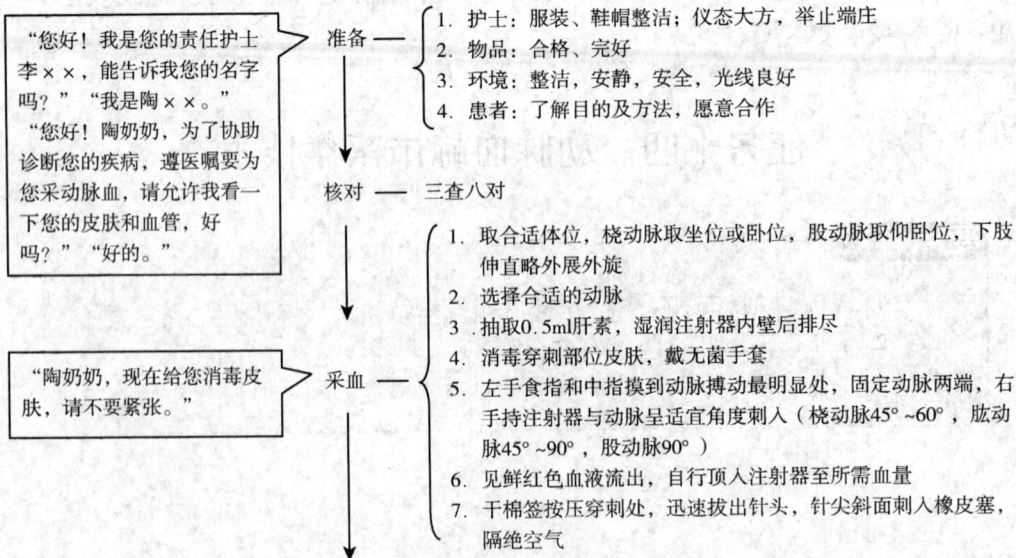

↓

“陶奶奶，现在给您消毒皮肤，请不要紧张。”

采血 —
1. 取合适体位，桡动脉取坐位或卧位，股动脉取仰卧位，下肢伸直略外展外旋
2. 选择合适的动脉
3. 抽取0.5ml肝素，湿润注射器内壁后排尽
4. 消毒穿刺部位皮肤，戴无菌手套
5. 左手食指和中指摸到动脉搏动最明显处，固定动脉两端，右手持注射器与动脉呈适宜角度刺入（桡动脉45°~60°，肱动脉45°~90°，股动脉90°）
6. 见鲜红色血液流出，自行顶入注射器至所需血量
7. 干棉签按压穿刺处，迅速拔出针头，针尖斜面刺入橡皮塞，隔绝空气

↓

"陶奶奶，我现在要把标本送去检查，如有需要请按床铃，我们也会随时巡视病房，谢谢您的配合！"

↓

整理 —— 1. 协助取舒适卧位
2. 标本及时送检，洗手、记录

☞**健康教育**

1. 患者饮热水、洗澡、运动，需休息30min后再抽血。

2. 动脉血标本采集完毕后，要让患者按压5～10min，确定无出血方可取下干棉签，并保持穿刺部位清洁，防止感染。

3. 向患者说明抽动脉血的目的及配合事项，注意与患者的交流，消除其恐惧心理。

【护理评价】

操作项目	操作内容	标准分	得分
操作准备	准备：着装整洁规范，仪表端庄大方	5	
	评估患者并解释：①评估：患者的年龄、病情、意识状态、合作程度、局部皮肤、血管情况、有无出血倾向；②解释动脉采血的目的	8 缺1项扣1分	
	操作用物：①注射器；②橡皮塞；③棉签；④肝素；⑤安尔碘；⑥无菌手套；⑦弯盘；⑧化验单	8 缺1项扣1分	
操作步骤	(1) 两人核对医嘱和化验单	6	
	(2) 洗手，戴口罩；准备用物（如使用血气针，不需备肝素和橡皮塞）	5	
	(3) 核对患者床号、姓名、住院号（呼唤患者、核对床头卡及腕带）	5	
	(4) 取合适卧位，选择合适动脉	5	
	(5) 抽取0.5ml肝素，湿润注射器内壁后排尽	4	
	(6) 常规消毒皮肤，待干，戴无菌手套	5	
	(7) 左手示指和中指摸到动脉搏动最明显处，固定动脉两端，右手持注射器与动脉呈适宜角度刺入	10	
	(8) 见鲜红色血液流出，待动脉血自行顶入注射器	6	
	(9) 干棉签按压穿刺处，迅速拔出针头，针尖斜面刺入橡皮塞	6	
	(10) 穿刺点按压5～10min	3	
	(11) 再次核对，将血标本连同化验单及时送检	6	
	(12) 安置舒适体位，整理床单位	3	
	(13) 处理用物，洗手，去口罩	6	
	(14) 记录	3	
评价	关心、体贴患者，态度亲切，体现人文关怀	6	
总分		100	

知识拓展

动脉血气针针筒内预置了肝素，抗凝完全，针筒乳头采用螺口设计，可防止针头松动。针筒后端孔石将针筒内部空气排出，并防止外部空气进入，使用时只需把活塞拉至所需血量刻度，血液即可在负压作用下自动流入针筒内。配置针塞和针筒帽以隔绝空气，采样后可直接送检。

任务十五　肌内注射

要点导航

1. 能掌握肌内注射的定位方法，说出肌内注射的目的及注意事项。
2. 能正确实施肌内注射。
3. 能与患者进行良好的沟通交流。

任务导入

陈某，女，68岁，因“右上腹胀痛不适1小时”入院，门诊B超示：急性胆囊炎、胆囊结石。医嘱予以山莨菪碱10mg肌内注射。

任务描述

肌内注射是将少量的药液注入肌肉组织的方法，常用于需要药物比皮下注射更迅速发挥药效，不宜经口服或静脉注射者，注射刺激性较强或计量较大的药物。

任务实施

【护理评估】

1. 患者　评估患者的年龄、病情、意识状态、合作程度、局部皮肤、肢体活动情况。

2. 环境　整洁、安静、舒适、光线明亮。

3. 用物

（1）治疗盘：药物（遵医嘱），棉签，无菌巾，砂轮，安尔碘，注射器，备用针头，弯盘。

（2）治疗单。

【护理问题】

1. 疼痛
2. 焦虑

【护理措施】

"您好！我是您的责任护士李××，能告诉我您的名字吗？""我是陈××。""您好！陈阿姨，为了缓解您的疼痛，遵医嘱要为您注射药物，我将会选择您臀部的肌肉进行注射，先让我看一下您皮肤的情况，好吗？""好的。"

准备 —
1. 护士：服装、鞋帽整洁；仪态大方，举止端庄
2. 物品：合格、完好
3. 环境：整洁，安静，安全，光线良好
4. 患者：了解目的及方法，愿意合作

核对 — 三查八对

"陈阿姨，为了减轻注射时的疼痛感，建议您侧卧，下腿稍弯曲，下腿伸直！"

注射 —
1. 按无菌技术操作原则正确抽吸药液
2. 取合适体位，选择注射部位
3. 消毒皮肤，待干
4. 核对药物，排尽空气
5. 进针，抽回血，推药：左手拇指和食指分开绷紧皮肤，右手执笔式持注射器，中指固定针栓，针头与皮肤呈90°角手腕带动手臂，快速刺入针梗的2/3右手固定针栓，左手抽无回血，缓慢推药
6. 拔针，按压片刻，再次核对干棉签按压穿刺处，迅速拔出针头

"陈阿姨，已经为您注射完药物，如有需要请按床铃，我们也会随时巡视病房，谢谢您的配合！"

整理 —
1. 安置舒适体位，处理用物
2. 洗手、记录

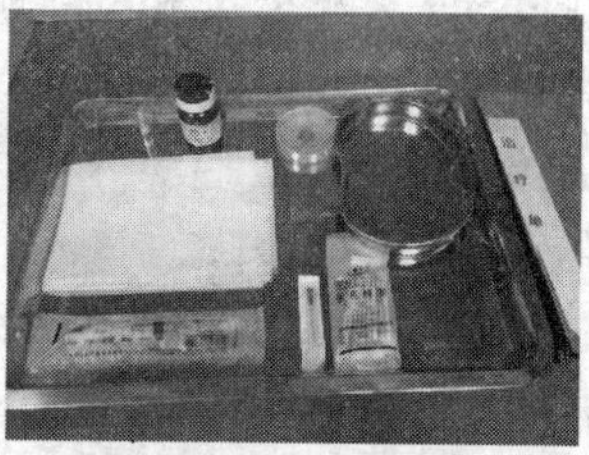

图1-51　用物准备

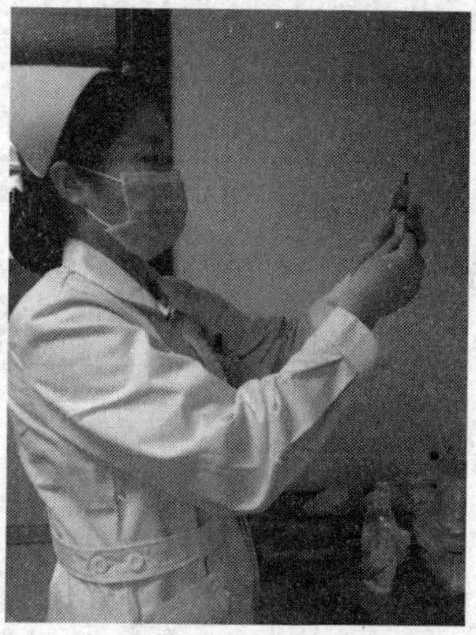

图1-52　排气

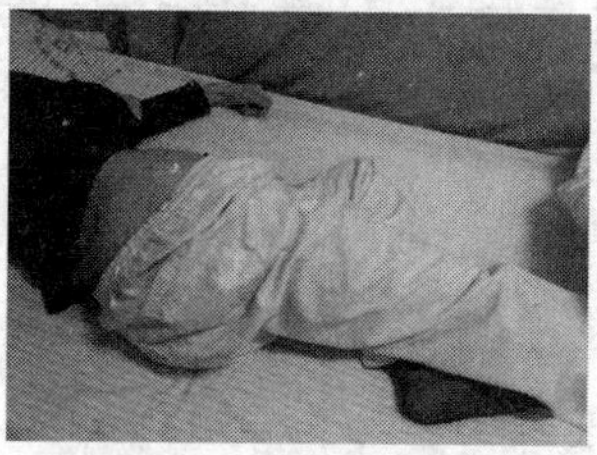

图1-53　患者侧卧位

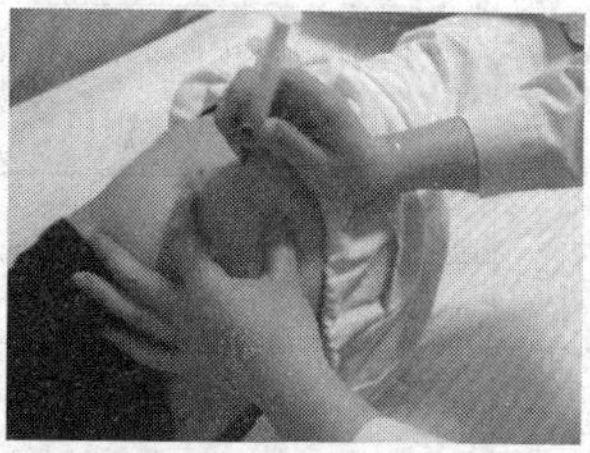

图1-54　进针

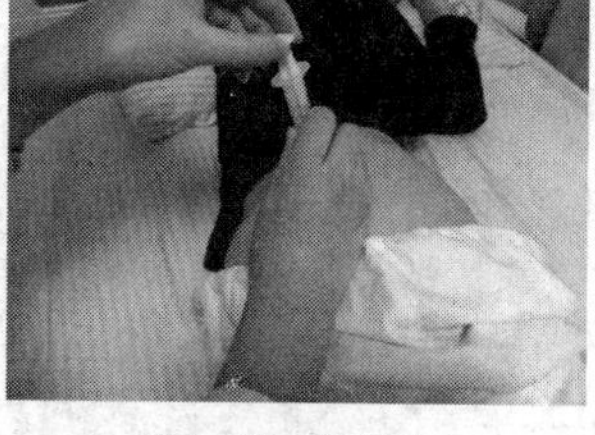

图1-55　抽回血

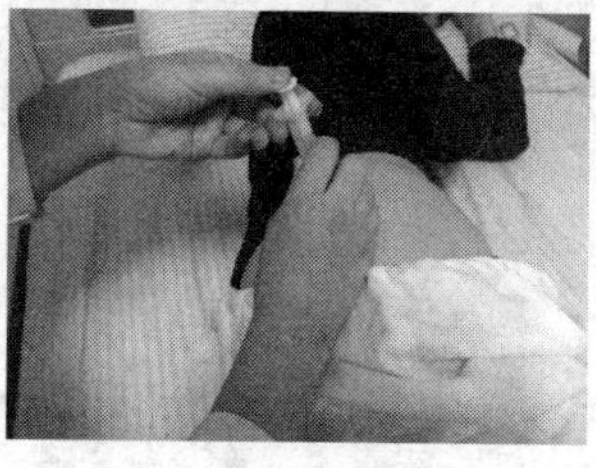

图1-56　推药

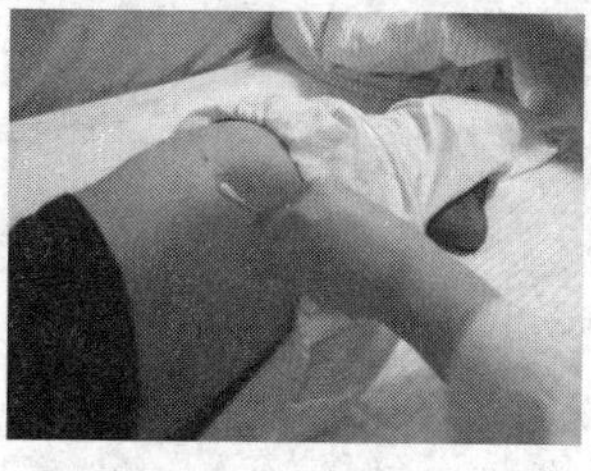

图1-57　拔针按压

☞健康教育

1. 指导患者采取正确的体位：臀部肌内注射可选择侧卧位，下腿弯曲，上腿伸直；俯卧位时，两足尖相对，足跟分开；仰卧位用于危重及不能翻身的患者，限于臀中、小肌注射；上臂三角肌注射取坐位或立位，单手叉腰；股外侧肌注射自然坐位为宜。

2. 注意个人日常卫生，保持皮肤清洁，预防注射部位感染。

【护理评价】

操作项目	操作内容	标准分	得分
操作准备	准备：着装整洁规范，仪表端庄大方	5	
	评估患者并解释：①评估：患者的年龄、病情、意识状态、合作程度、局部皮肤、肢体活动情况；②解释肌内注射目的	7 缺 1 项扣 1 分	
	操作用物：①药物；②砂轮；③棉签；④无菌巾；⑤安尔碘；⑥注射器；⑦备用针头；⑧弯盘；⑨治疗单	9 缺 1 项扣 1 分	
操作步骤	（1）两人核对医嘱	4	
	（2）洗手，戴口罩；准备用物	3	
	（3）按无菌技术操作原则正确抽吸药液	8	
	（4）核对患者床号、姓名、住院号（呼唤患者、核对床头卡及腕带）	5	
	（5）选择注射部位，取合适体位（臀大肌注射侧卧位，下腿弯曲，上腿伸直）	6	
	（6）消毒皮肤，待干	4	
	（7）核对药物，排尽空气	6	
操作步骤	（8）进针抽回血推药：左手绷紧皮肤，右手执笔式持注射器，中指固定针栓，针头与皮肤呈90°角，手腕带动手臂，快速刺入针梗的2/3，右手固定针栓，左手抽无回血，缓慢推药	15	
	（9）干棉签按压，迅速拔针，再次核对	9	
	（10）安置舒适体位	3	
	（11）处理用物，洗手，去口罩	6	
	（12）记录	3	
评价	关心、体贴患者，态度亲切，体现人文关怀	6	
总分		100	

知识拓展

1. 2 岁以下婴幼儿不宜选择臀大肌注射，因臀部肌肉发育不完善，有损伤坐骨神经的危险，可选择臀中肌、臀小肌注射。

2. 掌握无痛注射技术：协助患者取合适体位，使肌肉放松，分散注意力；做到“二快一慢”，进针快、拔针快、推药慢，且均匀；注射多种药物时，先注射刺激性小的药物，再注射刺激性强的药物；注射刺激性强的药物宜选择粗长的针头，进针要深。

3. 注射时针梗不可完全刺入，以防针梗折断无法取出，若针头折断，嘱患者保持不动，用止血钳夹住断端取出；若针头断端全部刺入皮肤，需请外科医生进行手术取出。

4. 肌内注射留置气泡技术是注射器抽吸药液后，再吸入 0.2～0.3ml 的空气，注射时气泡在上，药液注入后再注入空气，可使针头内药液全部注入，保证药物剂量的准确性，拔针时可防止药液渗入皮下组织而引起疼痛。

任务十六　皮内注射

要点导航

1. 能说出皮内注射的目的和注意事项。
2. 能正确实施皮内注射，判断和处理药物过敏反应。
3. 能与患者进行良好的沟通交流。

任务导入

高某，女，27 岁，自然分娩会阴侧切产下一男婴，3400g，Apgar 评分 9 分，产后第二天，患者主诉会阴切口疼痛，生命体征平稳，切口无渗出液，恶露色红，量中等，子宫在脐下两横指，医嘱：青霉素 640 万 U qd，静滴。

任务描述

皮内注射是将少量的药液或生物制剂注入表皮和真皮之间的方法，常用于各种药物过敏试验，预防接种以及局部麻醉的前驱步骤。

任务实施

【护理评估】

1. 患者　评估患者的年龄、病情、意识状态、合作程度、局部皮肤、过敏史、用药史、家族史。

2. 环境 整洁、安静、舒适、光线明亮。

3. 用物

（1）治疗盘：药物（遵医嘱），生理盐水，75%酒精，棉签，无菌巾，砂轮，安尔碘，注射器（1ml、2ml、5ml），备用针头，弯盘，抢救药品。

（2）治疗单。

【护理问题】

1. 疼痛
2. 有感染的危险

【护理措施】

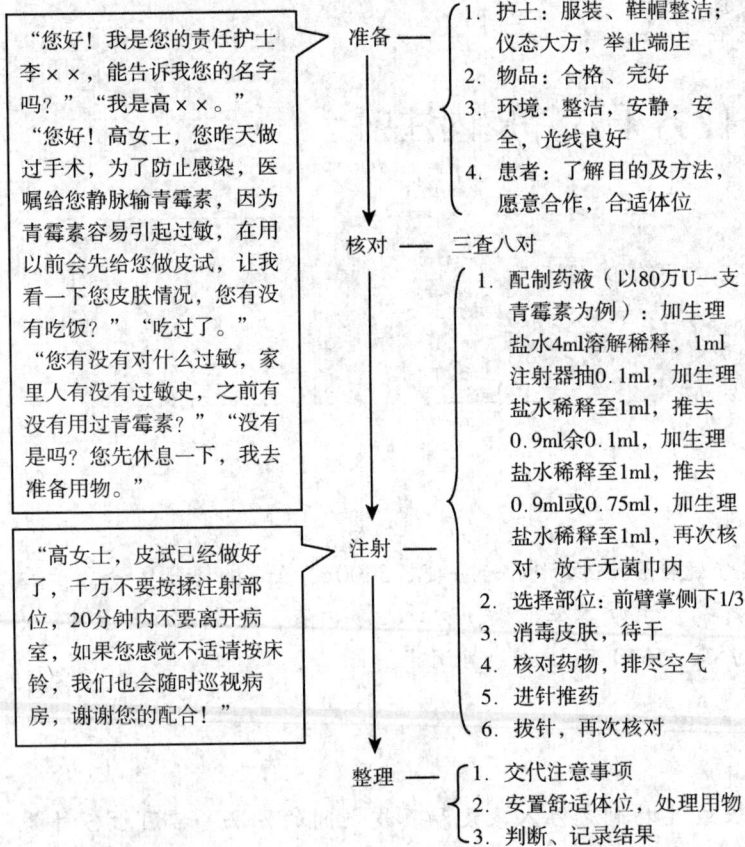

"您好！我是您的责任护士李××，能告诉我您的名字吗？""我是高××。""您好！高女士，您昨天做过手术，为了防止感染，医嘱给您静脉输青霉素，因为青霉素容易引起过敏，在用以前会先给您做皮试，让我看一下您皮肤情况，您有没有吃饭？""吃过了。""您有没有对什么过敏，家里人有没有过敏史，之前有没有用过青霉素？""没有是吗？您先休息一下，我去准备用物。"

准备 —
1. 护士：服装、鞋帽整洁；仪态大方，举止端庄
2. 物品：合格、完好
3. 环境：整洁，安静，安全，光线良好
4. 患者：了解目的及方法，愿意合作，合适体位

核对 — 三查八对

注射 —
1. 配制药液（以80万U一支青霉素为例）：加生理盐水4ml溶解稀释，1ml注射器抽0.1ml，加生理盐水稀释至1ml，推去0.9ml余0.1ml，加生理盐水稀释至1ml，推去0.9ml或0.75ml，加生理盐水稀释至1ml，再次核对，放于无菌巾内
2. 选择部位：前臂掌侧下1/3
3. 消毒皮肤，待干
4. 核对药物，排尽空气
5. 进针推药
6. 拔针，再次核对

"高女士，皮试已经做好了，千万不要按揉注射部位，20分钟内不要离开病室，如果您感觉不适请按床铃，我们也会随时巡视病房，谢谢您的配合！"

整理 —
1. 交代注意事项
2. 安置舒适体位，处理用物
3. 判断、记录结果

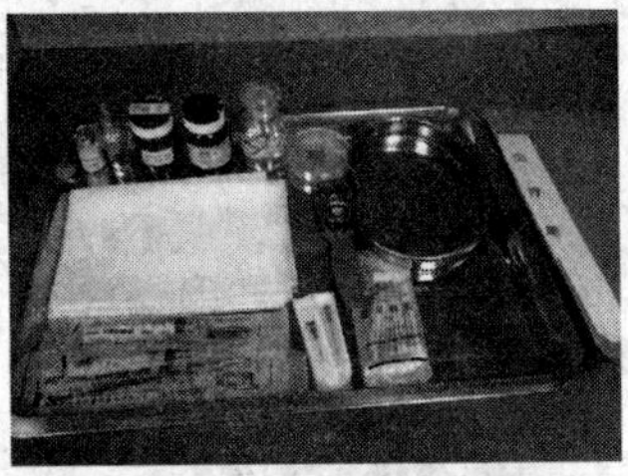

图1-58　用物准备

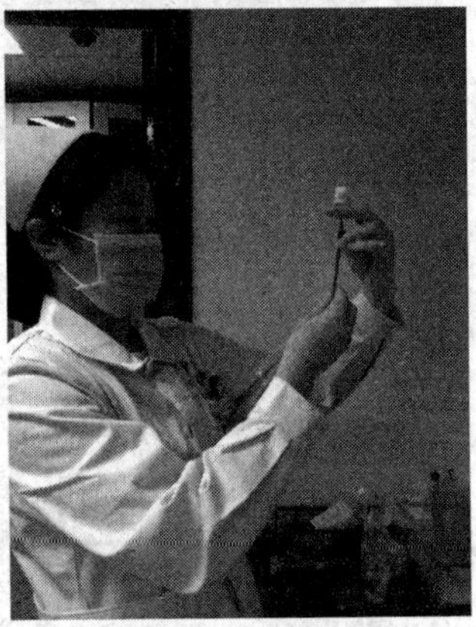

图1-59　配制药液

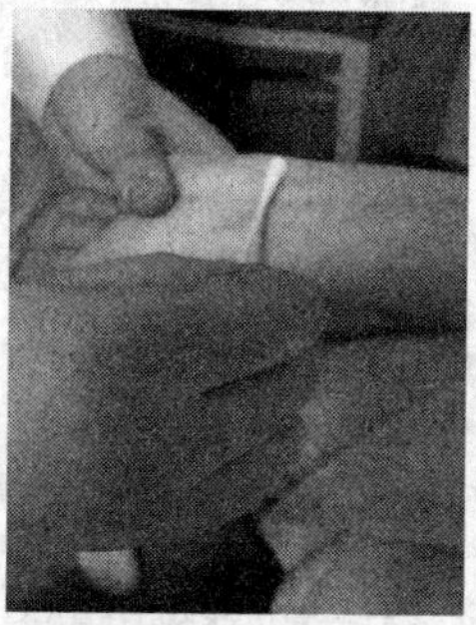
图 1-60　酒精消毒

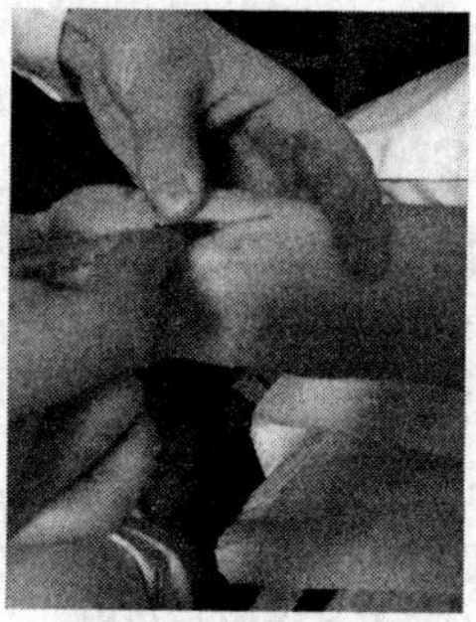
图 1-61　进针

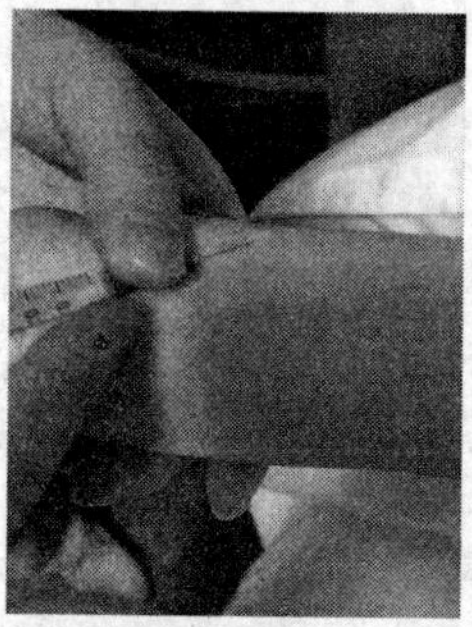
图 1-62　打出皮丘

☞健康教育

1. 青霉素类、头孢类、破伤风、普鲁卡因等药物都可以引起过敏反应，自己千万不能随便用药。

2. 已经知道对某种药物过敏的不可再使用。

【护理评价】

操作项目	操作内容	标准分	得分
操作准备	准备：着装整洁规范，仪表端庄大方	5	
	评估患者并解释：①评估：患者的年龄、病情、意识状态、合作程度、局部皮肤、过敏史、用药史、家族史；②解释皮内注射目的	9 缺 1 项扣 1 分	
	操作用物：①药物；②生理盐水；③75% 酒精；④棉签；⑤无菌巾；⑥砂轮；⑦安尔碘；⑧注射器；⑨备用针头；⑩弯盘；⑪抢救药品；⑫治疗单	12 缺 1 项扣 1 分	
操作步骤	（1）两人核对医嘱	4	
	（2）洗手，戴口罩；准备用物	3	
	（3）配制药液（抽三弃二）	15	
	（4）核对患者床号、姓名、住院号（呼唤患者、核对床头卡及腕带）	5	
	（5）选择部位：前臂掌侧下 1/3（预防接种在上臂三角肌下缘）	3	
	（6）消毒皮肤，待干	2	
	（7）核对药物，排尽空气	2	
	（8）进针推药：左手绷紧皮肤，右手平执式持注射器，针尖斜面向上，与皮肤呈 5°角进针，斜面完全刺入皮内，放平注射器，左手拇指固定针栓，右手推药 0.1ml，局部皮肤隆起，显露 2～3 个毛孔	15	
	（9）拔针，再次核对	2	
	（10）交代注意事项：勿揉压注射部位，勿离开病室，观察 20min，如有不适立即按铃	4	
操作步骤	（11）安置舒适体位	2	
	（12）处理用物，洗手，去口罩	3	
	（13）20min 后观察判断结果。阴性：皮丘无改变，周围无红肿、红晕，无自觉症状；阳性：皮丘增大，出现红晕、硬结，直径大于 1cm，周围出现伪足，局部痒感，严重时可有头晕、心慌、恶心，甚至过敏性休克	8	
	（14）记录	2	
评价	关心、体贴患者，态度亲切，体现人文关怀	4	
总分		100	

知识拓展

过敏反应的表现：

1. 皮肤过敏反应：瘙痒、荨麻疹，严重者发生剥脱性皮炎。

2. 呼吸道过敏反应：哮喘或原有哮喘发作。

3. 消化系统过敏反应：以腹痛和便血为主要症状。

4. 血清病样反应：一般发生于用药后7~12天，与血清病类似，有发热、关节肿痛、皮肤瘙痒、荨麻疹、全身淋巴结肿大、腹痛等。

5. 过敏性休克：喉头水肿、支气管痉挛、肺水肿，有效循环血量不足，脑组织缺氧表现等。

任务十七　皮下注射

要点导航

1. 能说出皮下注射的目的和注意事项。
2. 能正确实施皮下注射。
3. 能与患者进行良好的沟通交流。

任务导入

高某，女，59岁，因“右颈部淋巴瘤术后1月余”入院，入院查血常规示WBC 1.6×10^9/L，医嘱予以重组人粒细胞集落刺激因子300μg，皮下注射。

任务描述

皮下注射是将少量的药液或生物制剂注入皮下组织的方法，常用于预防接种、局部麻醉及不宜口服需在一定时间发挥药效者，如胰岛素、阿托品、肾上腺素等的注射。

任务实施

【护理评估】

1. 患者　评估患者的年龄、病情、意识状态、合作程度、局部皮肤、肢体活动情况。

2. 环境　整洁、安静、舒适、光线明亮。

3. 用物

（1）治疗盘：药物（遵医嘱），棉签，无菌巾，砂轮，启瓶器，安尔碘，注射器，备用针头，弯盘。

（2）治疗单。

【护理问题】

有感染的危险

【护理措施】

> "您好！我是您的责任护士李××，能告诉我您的名字吗？""我是高××。""您好！高阿姨，您的白细胞比较低，医嘱给您进行皮下注射升白细胞的药物，请您配合我，好吗？""好的。"

准备 —
1. 护士：服装、鞋帽整洁；仪态大方，举止端庄
2. 物品：合格、完好
3. 环境：整洁，安静，安全，光线良好
4. 患者：了解目的及方法，愿意合作

核对 — 三查八对

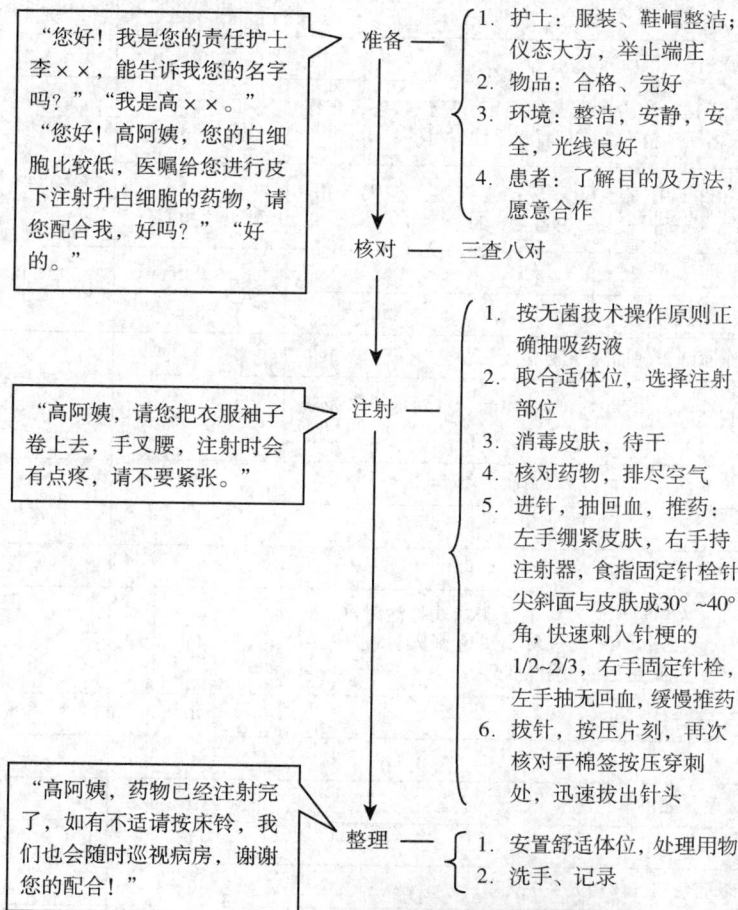

> "高阿姨，请您把衣服袖子卷上去，手叉腰，注射时会有点疼，请不要紧张。"

注射 —
1. 按无菌技术操作原则正确抽吸药液
2. 取合适体位，选择注射部位
3. 消毒皮肤，待干
4. 核对药物，排尽空气
5. 进针，抽回血，推药：左手绷紧皮肤，右手持注射器，食指固定针栓针尖斜面与皮肤成30°~40°角，快速刺入针梗的1/2~2/3，右手固定针栓，左手抽无回血，缓慢推药
6. 拔针，按压片刻，再次核对干棉签按压穿刺处，迅速拔出针头

> "高阿姨，药物已经注射完了，如有不适请按床铃，我们也会随时巡视病房，谢谢您的配合！"

整理 —
1. 安置舒适体位，处理用物
2. 洗手、记录

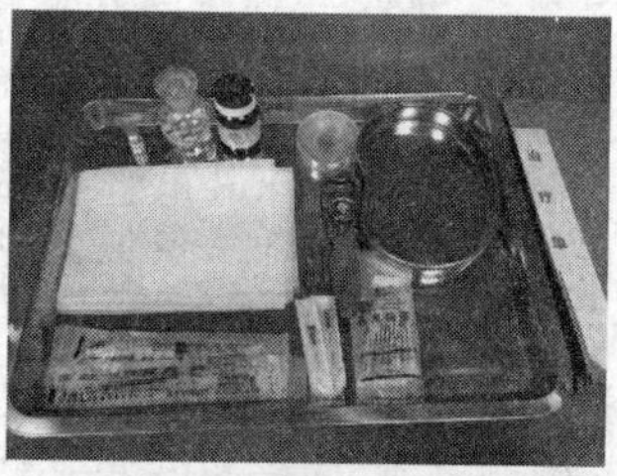

图1-63　用物准备

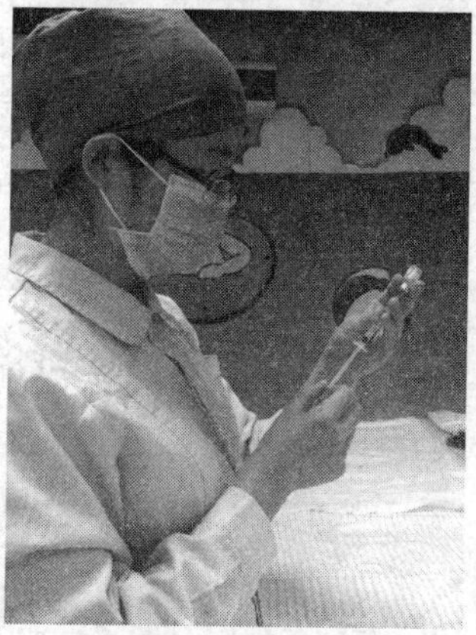

图1-64　抽吸药液

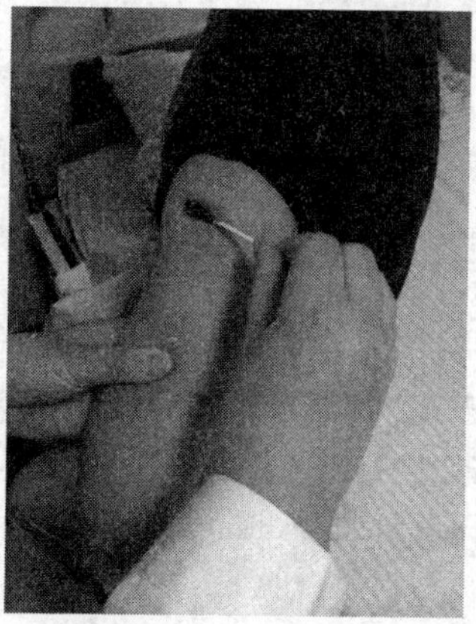

图1-65　皮肤消毒

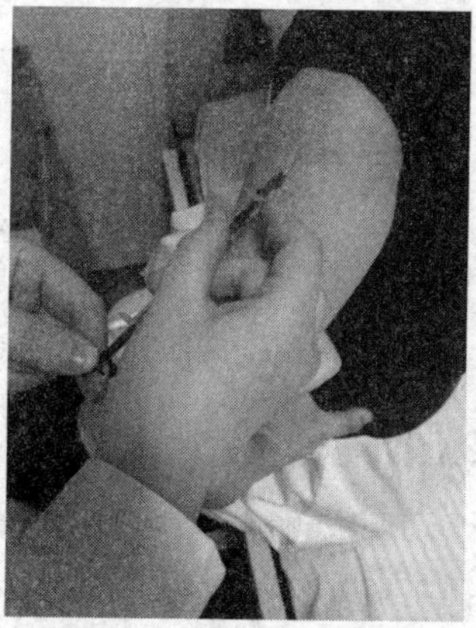

图1-66　进针抽回血推药

☞健康教育

1. 如注射胰岛素，应告知患者及家属，在餐前半小时注射。

2. 长期自行皮下注射的患者，指导其掌握注射知识和技术，并有计划更换注射部位。

【护理评价】

操作项目	操作内容	标准分	得分
操作准备	准备：着装整洁规范，仪表端庄大方	5	
	评估患者并解释：①评估：患者的年龄、病情、意识状态、合作程度、局部皮肤、肢体活动情况；②解释皮下注射目的	7 缺1项扣1分	
	操作用物：①药物；②启瓶器；③砂轮；④棉签；⑤无菌巾；⑥安尔碘；⑦注射器；⑧备用针头；⑨弯盘；⑩治疗单	10 缺1项扣1分	
操作步骤	(1) 两人核对医嘱	4	
	(2) 洗手，戴口罩；准备用物	3	
	(3) 按无菌技术操作原则正确抽吸药液	8	
	(4) 核对患者床号、姓名、住院号（呼唤患者、核对床头卡及腕带）	5	
	(5) 选择注射部位（预防接种在上臂三角肌下缘）	4	
	(6) 消毒皮肤，待干	5	
	(7) 核对药物，排尽空气	6	
	(8) 进针抽回血推药：左手绷紧皮肤，右手平执式持注射器，针尖斜面向上，与皮肤呈30°～40°角进针，快速刺入针梗1/2～2/3，右手固定针栓，左手抽无回血，缓慢推药	15	
	(9) 干棉签按压，迅速拔针，再次核对	10	
	(10) 安置舒适体位	3	
	(11) 处理用物，洗手，去口罩	6	
	(12) 记录	3	
评价	关心、体贴患者，态度亲切，体现人文关怀	6	
总分		100	

知识拓展

1. 普通胰岛素在饭前半小时皮下注射，鱼精蛋白胰岛素在早餐前一小时注射；长、短效胰岛素混合使用时，应先抽吸短效胰岛素，再抽吸长效胰岛素，然后混匀，不可逆行操作，以免长效混入短效中，影响短效的速效性。

2. 胰岛素皮下注射宜选择皮肤疏松部位，如上臂三角肌、大腿前侧、外侧和腹部等，注射部位应交替使用，以免造成局部硬结和脂肪萎缩。

3. 注射胰岛素常见的不良反应有：低血糖反应，过敏反应，注射局部皮下脂肪萎缩或增生。

任务十八　吸　痰　法

要点导航

1. 能说出吸痰法的适应证和注意事项。
2. 能正确实施吸痰法。
3. 能与患者和家属进行良好的沟通交流，取得患者和家属的理解、配合。

任务导入

王某，男，58 岁，诊断为“急性重症肺炎”。T 39℃，P 110 次/分，R 38 次/分，BP 138/85mmHg。患者咳嗽、痰多，呼吸急促，双肺及喉头痰鸣音，痰不易咳出。根据患者情况予以吸痰。

任务描述

吸痰法是利用机械吸引的方法，经口腔、鼻腔、人工气道将呼吸道的分泌物吸出，清除呼吸道的分泌物，保持呼吸道通畅，以预防并发症的发生。

任务实施

【护理评估】

1. 患者　评估患者的年龄、病情、意识、治疗情况、呼吸道分泌物的量、黏稠度、部位、心理状态和合作程度。

2. 环境　整洁、安静、安全、舒适，光线充足，温湿度适宜，电源方便。

3. 用物

（1）电动吸引器或中心负压吸引装置一套及电源。

（2）治疗盘内置：无菌治疗罐 2 个（内盛无菌生理盐水，分别用于吸痰前预吸及吸痰后冲洗吸痰管），一次性吸痰管数根，一次性治疗巾，无菌持物镊及容器一套和一次性手套数双，手电筒，弯盘，治疗碗（内盛消毒纱布），必要时备压舌板、开口器、舌钳。

（3）其他：治疗卡，记录笔，医疗垃圾桶，生活垃圾桶。

【护理问题】

1. 清理呼吸道无效
2. 气体交换受损

3. 体温过高

4. 有窒息的危险

5. 有体液不足的危险

【护理措施】

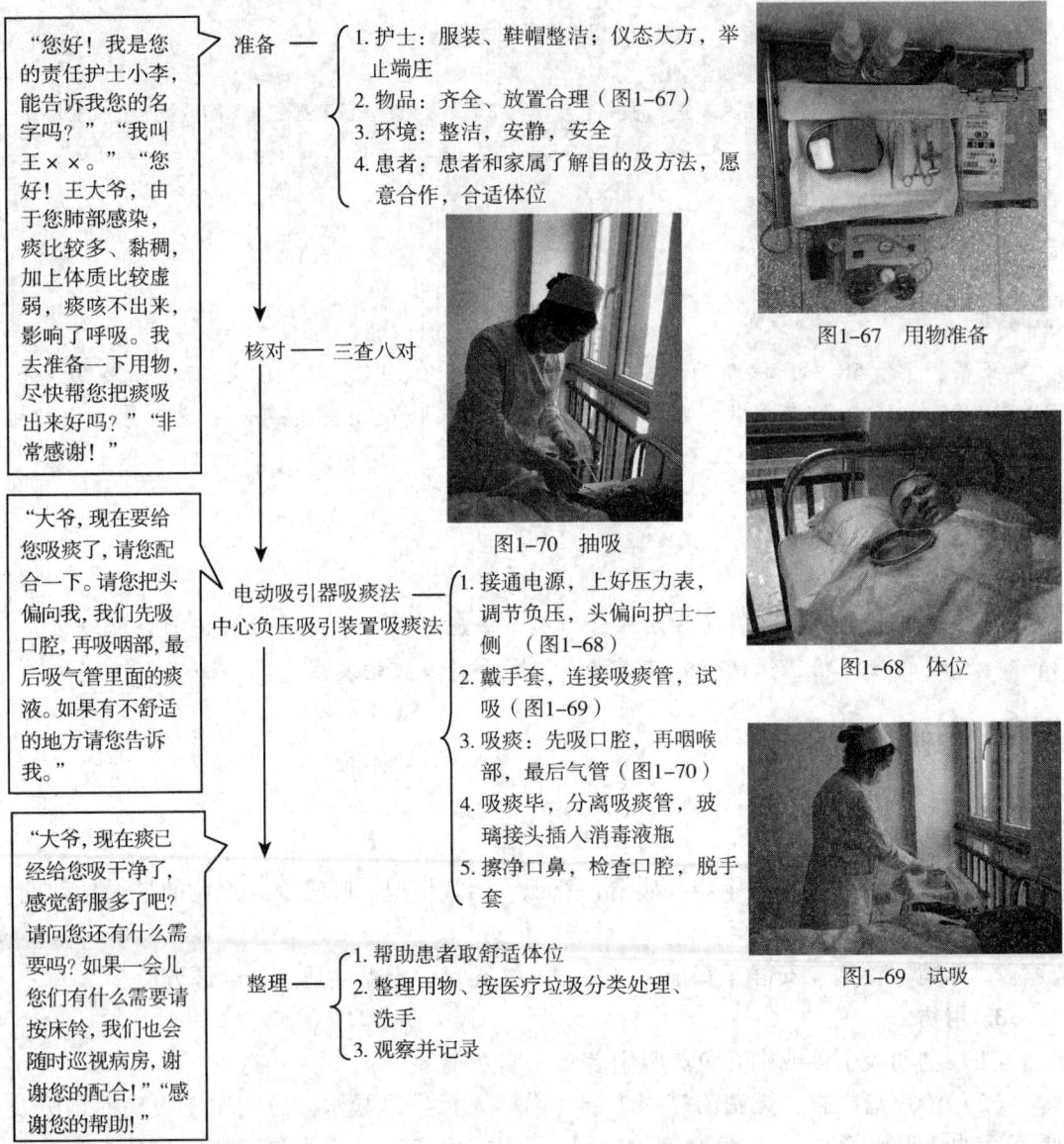

"您好！我是您的责任护士小李，能告诉我您的名字吗？""我叫王××。""您好！王大爷，由于您肺部感染，痰比较多、黏稠，加上体质比较虚弱，痰咳不出来，影响了呼吸。我去准备一下用物，尽快帮您把痰吸出来好吗？""非常感谢！"

准备 ——
1. 护士：服装、鞋帽整洁；仪态大方，举止端庄
2. 物品：齐全、放置合理（图1-67）
3. 环境：整洁，安静，安全
4. 患者：患者和家属了解目的及方法，愿意合作，合适体位

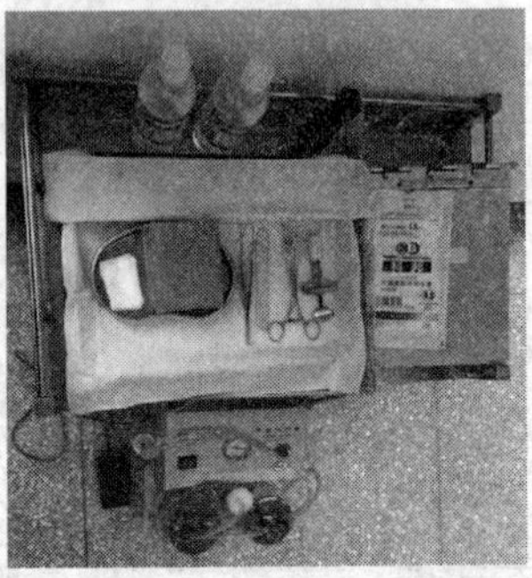

图1-67 用物准备

核对 —— 三查八对

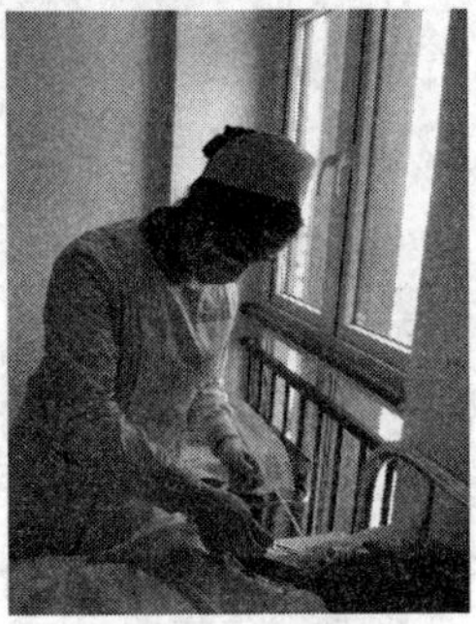

图1-70 抽吸

"大爷，现在要给您吸痰了，请您配合一下。请您把头偏向我，我们先吸口腔，再吸咽部，最后吸气管里面的痰液。如果有不舒适的地方请您告诉我。"

电动吸引器吸痰法
中心负压吸引装置吸痰法 ——
1. 接通电源，上好压力表，调节负压，头偏向护士一侧 （图1-68）
2. 戴手套，连接吸痰管，试吸（图1-69）
3. 吸痰：先吸口腔，再咽喉部，最后气管（图1-70）
4. 吸痰毕，分离吸痰管，玻璃接头插入消毒液瓶
5. 擦净口鼻，检查口腔，脱手套

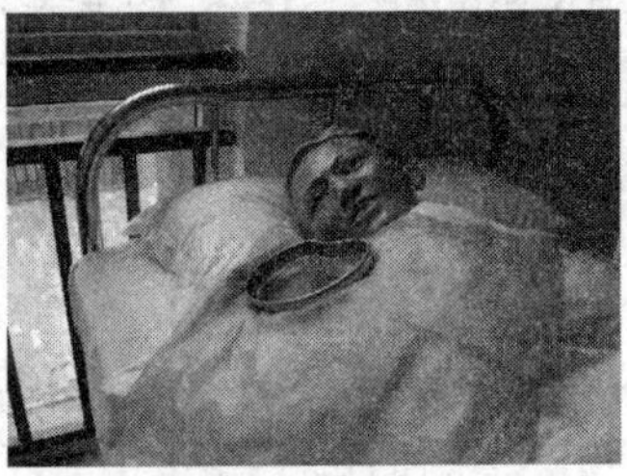

图1-68 体位

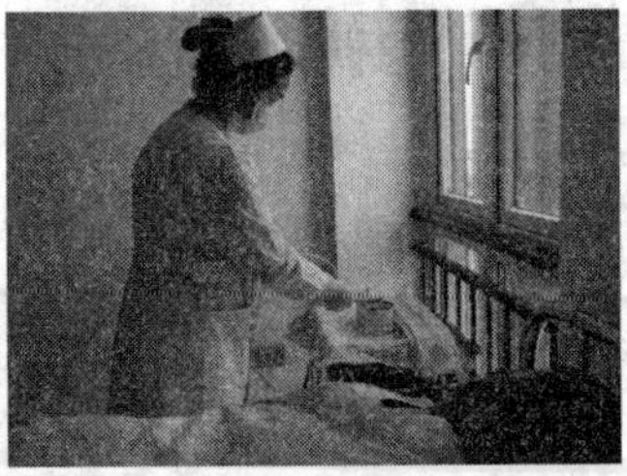

图1-69 试吸

"大爷，现在痰已经给您吸干净了，感觉舒服多了吧？请问您还有什么需要吗？如果一会儿您们有什么需要请按床铃，我们也会随时巡视病房，谢谢您的配合！""感谢您的帮助！"

整理 ——
1. 帮助患者取舒适体位
2. 整理用物、按医疗垃圾分类处理、洗手
3. 观察并记录

☞**健康教育**

1. 指导意识清醒的患者进行有效咳嗽、咳痰，向患者及家属讲解及时吸痰的重要性及如何配合。

2. 保证患者水分的摄入量。

3. 宣传呼吸道疾病的正确防治方法。

【护理评价】

负压吸引器吸痰法评分标准

操作项目	操作内容	标准分	得分
操作准备	准备：着装整洁规范，仪表端庄大方	5	
	评估患者并解释：①评估：患者的年龄、病情、意识、治疗情况、呼吸道分泌物的量、黏稠度、部位、心理状态及合作程度；②解释吸痰的目的：经口腔、鼻腔、人工气道将呼吸道的分泌物吸出，以清除呼吸道的分泌物，保持呼吸道通畅，预防并发症的发生	9 缺1项扣1分	
	操作用物：①电动吸引器及电源一套；②无菌治疗罐2个；③一次性吸痰管数根；④一次性治疗巾；⑤一次性手套；⑥手电筒；⑦弯盘；⑧治疗碗（内盛消毒纱布）；⑨必要时备压舌板、开口器、舌钳	9 缺1项扣1分	
操作步骤	(1) 两人核对医嘱	4	
	(2) 洗手，戴口罩，准备用物	3	
	(3) 核对患者床号、姓名、住院号（呼唤患者、核对床头卡及腕带），操作者尽量站患者右侧	6	
	(4) 负压吸引器储液瓶里盛200ml消毒液，拧紧瓶塞，连接各导管，密封良好	4	
	(5) 接通电源，打开开关或用脚踏开关，检查负压吸引器性能	6	
	(6) 调节适宜的负压（成人负压为40.0～53.3kPa，小儿负压低于40 kPa）	6	
	(7) 协助患者躺卧舒适，头偏向操作者一侧并稍后仰，铺治疗巾于患者颌下，放弯盘。检查口腔（有假牙者取下）、鼻腔	4	
	(8) 戴一次性手套，连接一次性吸痰管，打开吸引器开关，试吸少量生理盐水	5	
	(9) 一手反折吸痰管末端，另一手持吸痰管前端，插入患者口咽部后，放松吸痰管末端	6	
	(10) 先吸口咽部的分泌物，再吸气管内的分泌物，吸气管内分泌物时，将吸痰管缓慢向上抽吸，左右旋转，吸净气管各面痰液。如为气管插管或气管切开患者，则先吸气管，再吸口咽部。每次吸痰时间<15s	6	
	(11) 取出吸痰管，吸生理盐水冲净痰液	4	
	(12) 吸痰完毕，关吸痰器开关或停止踩脚踏板，吸痰管置于医疗垃圾桶内，玻璃接头插入消毒瓶内。用纱布擦净患者面部分泌物，脱手套	4	
	(13) 整理床单位，询问患者需要	4	
	(14) 用物按医疗垃圾分类处理	5	
	(15) 洗手，取口罩，记录	4	
评价	关心、体贴患者，态度亲切，体现人文关怀	6	
总分		100	

中心负压吸引装置吸痰法评分标准

操作项目	操作内容	标准分	得分
操作准备	准备：着装整洁规范，仪表端庄大方	5	
	评估患者并解释：①评估：患者的年龄、病情、意识、治疗情况，呼吸道分泌物的量、黏稠度、部位、心理状态及合作程度；②解释吸痰的目的：经口腔、鼻腔、人工气道将呼吸道的分泌物吸出，以清除呼吸道的分泌物，保持呼吸道通畅，预防并发症的发生	9 缺1项 扣1分	
	操作用物：①中心负压吸引装置一套；②无菌治疗罐2个；③一次性吸痰管数根；④一次性治疗巾；⑤一次性手套；⑥手电筒；⑦弯盘；⑧治疗碗（内盛消毒纱布）；⑨必要时备压舌板、开口器、舌钳	9 缺1项 扣1分	
操作步骤	(1) 两人核对医嘱	4	
	(2) 洗手，戴口罩；准备用物	3	
	(3) 核对患者床号、姓名、住院号（呼唤患者、核对床头卡及腕带），操作者尽量站患者右侧	6	
	(4) 上压力表，将负压瓶置于床边，连接负压吸引瓶与橡胶管	4	
	(5) 消毒瓶挂于床头墙壁上，治疗盘放于床头桌上	6	
	(6) 调节适宜的负压（成人负压为40.0～53.3kPa，小儿负压低于40kPa）	6	
	(7) 协助患者躺卧舒适，头偏向操作者一侧并稍后仰，铺治疗巾于患者颌下，放弯盘。检查口腔（有假牙者取下）、鼻腔	4	
	(8) 戴一次性手套，连接一次性吸痰管，打开压力表开关，试吸少量生理盐水	5	
	(9) 一手反折吸痰管末端，另一手持吸痰管前端，插入患者口咽部后，放松吸痰管末端	6	
	(10) 先吸口咽部的分泌物，再吸气管内的分泌物，吸气管内分泌物时，将吸痰管缓慢向上抽吸，左右旋转，吸净气管各面痰液。如为气管插管或气管切开患者，则先吸气管，再吸口咽部。每次吸痰时间<15s	6	
	(11) 取出吸痰管，吸生理盐水冲净痰液	4	
	(12) 吸痰完毕，关压力表开关，吸痰管置于医疗垃圾桶内，玻璃接头插入消毒瓶内。用纱布擦净患者面部分泌物，脱手套	4	
	(13) 整理床单位，询问患者需要	4	
	(14) 用物按医疗垃圾分类处理	5	
	(15) 洗手，取口罩，记录	4	
评价	关心、体贴患者，态度亲切，体现人文关怀	6	
总分		100	

知识拓展

1. 辅助排痰的措施有：指导有效咳嗽、体位引流、叩击法、雾化吸入。

2. 吸痰的副作用有：血氧过低、肺泡萎陷及肺不张、刺激迷走神经、黏膜损伤、低血压、阵发性咳嗽。

任务十九　导　尿　术

要点导航

1. 能说出导尿术的适应证和注意事项。
2. 能正确实施各种导尿技术。
3. 能与患者和家属进行良好的沟通交流，取得患者和家属的理解、配合。

任务导入

王某，男，58 岁，因“前列腺肥大，小便困难、腹胀 8 小时”入院，查 T 37℃，P 80 次/分，R 20 次/分，BP 105/75mmHg，腹部检查可于耻骨联合上方触及膨胀的膀胱，患者神清合作，表情痛苦。诊断为“前列腺肥大，尿潴留”。医嘱：导尿。

任务导入

一般导尿术

1. 为尿潴留患者引流出尿液，以减轻痛苦。

2. 协助临床诊断。如留取未受污染的尿标本做细菌培养、测量膀胱容量、压力及检查残余尿、进行尿道或膀胱造影等。

3. 为膀胱肿瘤患者进行膀胱化疗。

4. 为盆腔器官手术前的患者做准备。

留置导尿术

1. 抢救危重患者时正确记录每小时尿量、测量尿比重，以观察患者的病情变化。

2. 为盆腔器官手术患者排空膀胱，使膀胱保持空虚状，避免术中误伤患者的脏器。

3. 某些泌尿系统疾病手术后留置导尿管，便于引流和冲洗，并可减轻伤口张力，促进伤口的愈合。

4. 为尿失禁或会阴部有伤口的患者引流，保持会阴部的清洁干燥，避免皮肤受尿液的浸渍。

5. 为尿失禁患者训练膀胱功能。

任务导入

【护理评估】

1. 患者　评估患者的年龄、病情、意识、治疗情况、心理状态和合作程度。

2. 环境　整洁、室温适宜、关闭门窗，屏风遮挡患者，请其他无关人员回避。

3. 用物

（1）外阴初步消毒用物：治疗碗 1 个（内盛消毒液棉球 10 余个，弯血管钳 1 把），弯盘 1 个，手套 1 只或指套 2 只，男患者需准备无菌纱布 1 块。

（2）无菌导尿包：内有弯盘 2 个，尿管粗细各 1 根，小药杯 1 个内盛数个棉球，血管钳 2 把，润滑油棉签或棉球瓶 1 个，标本瓶 1 个，洞巾 1 块，纱布 1 块，治疗巾 1 块，包布 1 块。留置导尿还需备气囊导尿管 1 根，10ml 无菌注射器 1 个，0.9% NaCl 溶液 10～40ml，无菌集尿袋 1 个，安全别针 1 个。

（3）其他：无菌持物钳及容器 1 套，无菌手套 1 双，消毒溶液，治疗车 1 辆，小橡胶单和治疗巾 1 套，便盆及便盆巾，屏风。

【护理问题】

1. 尿潴留
2. 急性疼痛
3. 焦虑
4. 知识缺乏

【护理措施】

“您好！我是您的责任护士小李，能告诉我您的名字吗？”“我叫王××”“您好！大爷，您哪里不舒服？”“我肚子快爆炸了，想尿但是又尿不出来。”“由于您前列腺肥大，堵塞尿道，导致尿液不能排除。我去准备一下用物，尽快帮您把尿排出来好吗？”“非常感谢！”

准备——
1. 护士：服装、鞋帽整洁；仪态大方，举止端庄
2. 物品：齐全、放置合理（图1–71）
3. 环境：整洁，安静，安全
4. 患者：患者和家属了解目的及方法，愿意合作，合适体位

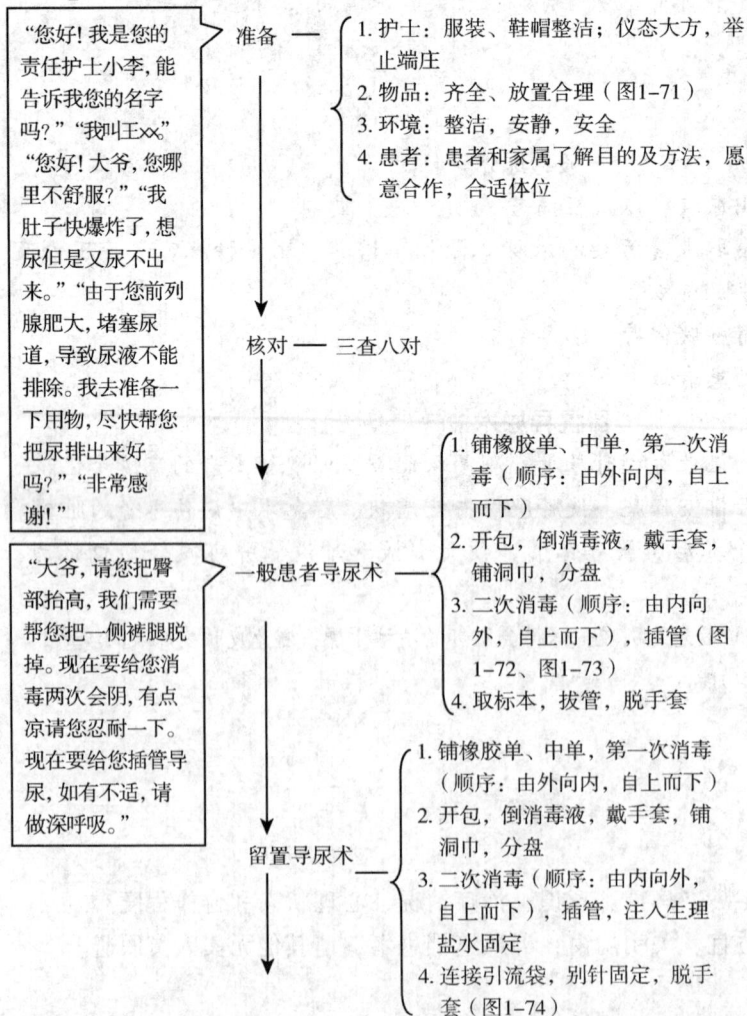

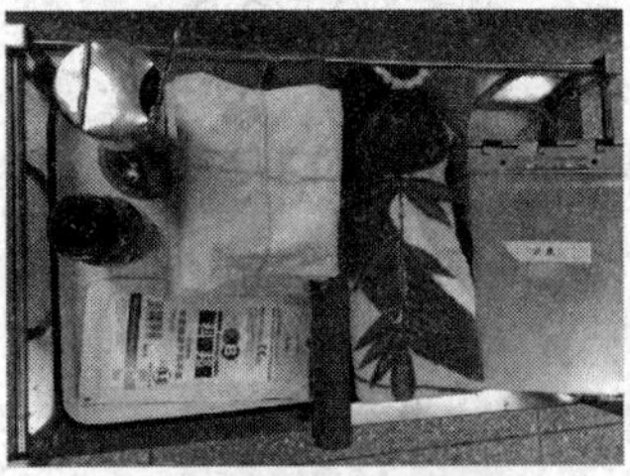

图1–71　用物准备

↓

核对——三查八对

↓

“大爷，请您把臀部抬高，我们需要帮您把一侧裤腿脱掉。现在要给您消毒两次会阴，有点凉请您忍耐一下。现在要给您插管导尿，如有不适，请做深呼吸。”

一般患者导尿术——
1. 铺橡胶单、中单，第一次消毒（顺序：由外向内，自上而下）
2. 开包，倒消毒液，戴手套，铺洞巾，分盘
3. 二次消毒（顺序：由内向外，自上而下），插管（图1–72、图1–73）
4. 取标本，拔管，脱手套

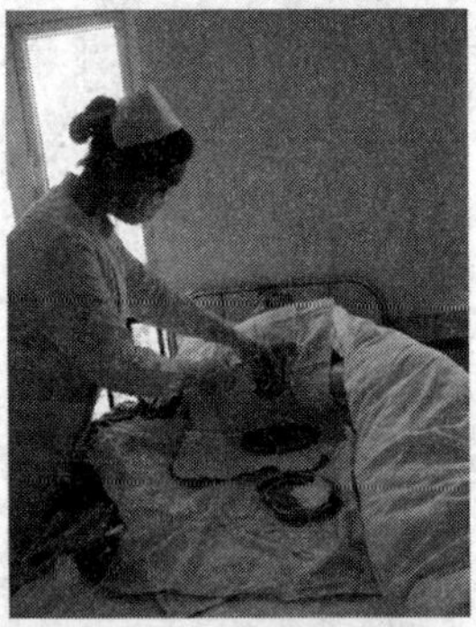

图1–72　女患者导尿

↓

留置导尿术——
1. 铺橡胶单、中单，第一次消毒（顺序：由外向内，自上而下）
2. 开包，倒消毒液，戴手套，铺洞巾，分盘
3. 二次消毒（顺序：由内向外，自上而下），插管，注入生理盐水固定
4. 连接引流袋，别针固定，脱手套（图1–74）

↓

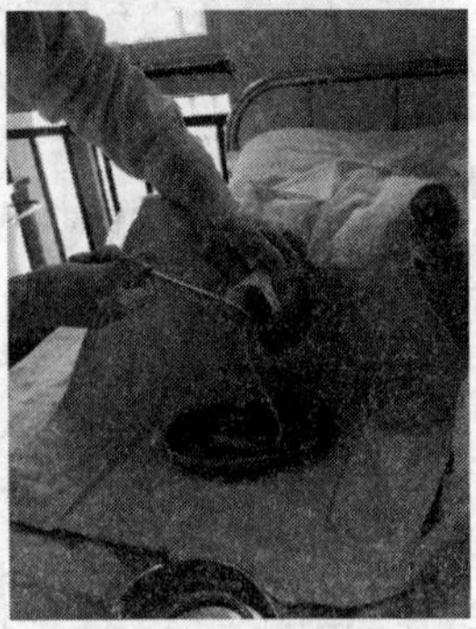

图1–73　男患者导尿

“大爷，现在已经给您导尿结束了，感觉舒服多了吧？请问您还有什么需要吗？如果一会儿您有什么需要请按床铃，我们也会随时巡视病房，谢谢您的配合！”“感谢您的帮助！”

↓

整理——
1. 帮助患者穿裤，取舒适体位
2. 整理用物、按医疗垃圾分类处理、洗手
3. 标本及时送检，观察并记录

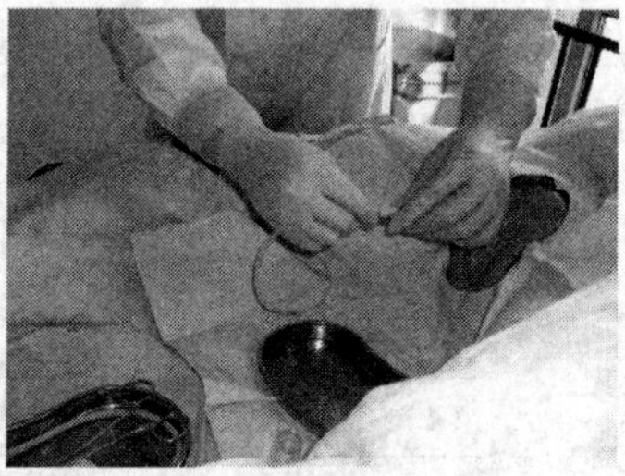

图1-74　留置导尿术

☞**健康教育**

1. 向患者及家属解释导尿的目的及操作中的配合要点。

2. 在病情允许的情况下鼓励患者多饮水，以产生足够的尿液冲洗尿道，每天应维持尿量在2000ml左右，预防泌尿系统感染和尿路结石的形成。

3. 向患者及家属讲解避免导尿管和引流管受压、扭曲、堵塞等的意义，示范保持尿液引流通畅的护理措施，以避免感染的发生。

4. 注意保持引流管的通畅，告知患者下床活动应将导尿管远端固定在大腿上，以防管道脱落。集尿袋不得超过膀胱高度并避免挤压，防止尿液反流。

【护理评价】

女患者导尿术评分标准

操作项目	操 作 内 容	标准分	得分
操作准备	准备：着装整洁规范，仪表端庄大方	5	
	评估患者并解释：①评估：患者的年龄、病情、意识、治疗情况、心理状态及合作程度 ②解释导尿的目的 a. 为尿潴留患者引流出尿液，以减轻痛苦 b. 协助临床诊断。如留取未受污染的尿标本做细菌培养、测量膀胱容量、压力及检查残余尿、进行尿道或膀胱造影等 c. 为膀胱肿瘤患者进行膀胱化疗 d. 为盆腔器官手术前的患者做准备	9 缺1项 扣1分	
	操作用物 （1）外阴初步消毒用物：治疗碗1个（内盛消毒液棉球10余个，弯血管钳1把），弯盘1个，手套1只或指套2只 （2）无菌导尿包：内有弯盘2个，尿管粗细各1根，小药杯1个内盛数个棉球，血管钳2把，润滑油棉签或棉球瓶1个，标本瓶1个，洞巾1块，纱布1块，治疗巾1块，包布1块 （3）其他：无菌持物钳及容器1套，无菌手套1双，消毒溶液，治疗车1辆，小橡胶单和治疗巾1套，便盆及便盆巾，屏风	9 缺1项 扣1分	

续表

操作项目	操作内容	标准分	得分
操作步骤	(1) 两人核对医嘱	4	
	(2) 洗手，戴口罩；准备用物	3	
	(3) 核对患者床号、姓名、住院号（呼唤患者、核对床头卡及腕带），操作者尽量站患者右侧	6	
	(4) 松开床尾盖被，脱对侧裤盖在近侧腿上，取仰卧屈膝位，盖好患者	4	
	(5) 臀下铺橡胶单及治疗巾，弯盘置于靠近外阴处，治疗碗置两腿间	6	
	(6) 左手戴手套，右手持钳夹消毒棉球消毒会阴 顺序：阴阜、大阴唇（左手拇、示指分开大阴唇）、小阴唇、尿道口及肛门（不能留有空歇处） 方法：由外向内，自上而下，每个棉球只限用一次	6	
	(7) 脱下手套置于医疗垃圾桶内，移弯盘放于床尾	4	
	(8) 在治疗盘内打开导尿包外包布，将导尿包放于两腿间，开包不污染，倒消毒液于药杯内不外溅	5	
	(9) 戴手套、铺洞巾（不污染）使洞巾和包布形成无菌区	6	
	(10) 润滑导尿管并夹住放于弯盘内，弯盘位置放置合理	4	
	(11) 左手分开小阴唇，右手持钳消毒会阴，方法正确 方法：由内向外，自上而下，尿道口–小阴唇–尿道口，每个棉球限用一次（血管钳不可接触肛门区域）	6	
	(12) 用血管钳夹导尿管插管，插管长度4～6cm（口述），方法正确，松手留取标本，放于合适处	5	
	(13) 导尿毕拔导管，撤洞巾擦净外阴，脱手套正确	4	
	(14) 整理用物及床单位，询问患者需要	4	
	(15) 标本及时送检，洗手，取口罩，记录	4	
评价	关心、体贴患者，态度亲切，体现人文关怀	6	
总分		100	

男患者导尿术评分标准

操作项目	操作内容	标准分	得分
操作准备	评估患者并解释：①评估：患者的年龄、病情、意识、治疗情况、心理状态及合作程度 ②解释导尿的目的 a. 为尿潴留患者引流出尿液，以减轻痛苦 b. 协助临床诊断。如留取未受污染的尿标本做细菌培养、测量膀胱容量、压力及检查残余尿、进行尿道或膀胱造影等 c. 为膀胱肿瘤患者进行膀胱化疗 d. 为盆腔器官手术前的患者做准备	9 缺1项 扣1分	

续表

操作项目	操 作 内 容	标准分	得分
操作准备	操作用物 （1）外阴初步消毒用物：治疗碗1个（内盛消毒液棉球10余个，弯血管钳1把），弯盘1个，手套1只或指套2只，无菌纱布1块 （2）无菌导尿包：内有弯盘2个，尿管粗细各1根，小药杯1个内盛数个棉球，血管钳2把，润滑油棉签或棉球瓶1个，标本瓶1个，洞巾1块，纱布1块，治疗巾1块，包布1块 （3）其他：无菌持物钳及容器1套，无菌手套1双，消毒溶液，治疗车1辆，小橡胶单和治疗巾1套，便盆及便盆巾，屏风	9 缺1项 扣1分	
操作步骤	（1）两人核对医嘱	4	
	（2）洗手，戴口罩；准备用物	3	
	（3）核对患者床号、姓名、住院号（呼唤患者、核对床头卡及腕带），操作者尽量站患者右侧	6	
	（4）松开床尾盖被，脱对侧裤盖在近侧腿上，取仰卧屈膝位，盖好患者	4	
	（5）臀下铺橡胶单及治疗巾，弯盘置于靠近外阴处，治疗碗置两腿间	6	
	（6）左手戴手套，右手持钳夹消毒棉球消毒会阴 顺序：阴阜、阴茎、阴囊、尿道口消毒（不能留有空隙处）； 方法：自阴茎根部向尿道口消毒，再用纱布裹住阴茎提起与腹壁成60°自尿道口向外旋转擦拭尿道口，每个棉球只限用一次	6	
	（7）脱下手套置于医疗垃圾桶内，移弯盘放于床尾	4	
	（8）在治疗盘内打开导尿包外包布，将导尿包放于两腿间，开包不污染，倒消毒液于药杯内不外溅	5	
	（9）戴手套、铺洞巾（不污染）使洞巾和包布形成无菌区	6	
	（10）润滑导尿管并夹住放于弯盘内，弯盘位置放置合理	4	
	（11）左手提起阴茎，右手持钳夹消毒棉球消毒尿道口、龟头及冠状沟，顺序正确 方法：由尿道口向外旋消毒至冠状沟，每个棉球限用一次（血管钳不可接触肛门区域）	6	
	（12）左手用无菌纱布提起阴茎与腹壁成60°，右手用血管钳夹导尿管，插管长度20～22cm（口述），见尿液流出再插2cm，松手留取标本，放于合适处	5	
	（13）导尿毕拔导管，撤洞巾擦净外阴，脱手套正确	4	
	（14）整理用物及床单位，询问患者需要	4	
	（15）标本及时送检，洗手，取口罩，记录	4	
评价	关心、体贴患者，态度亲切，体现人文关怀	6	
总分		100	

留置导尿术评分标准

操作项目	操作内容	标准分	得分
操作准备	准备：着装整洁规范，仪表端庄大方	5	
	评估患者并解释：①评估：患者的年龄、病情、意识、治疗情况、心理状态及合作程度 ②解释留置导尿术的目的 a. 抢救危重患者时正确记录每小时尿量、测量尿比重，以观察患者的病情变化 b. 为盆腔器官手术患者排空膀胱，使膀胱保持空虚状，避免术中误伤患者的脏器 c. 某些泌尿系统疾病手术后留置导尿管，便于引流和冲洗，并可减轻伤口张力，促进伤口的愈合 d. 为尿失禁或会阴部有伤口的患者引流，保持会阴部的清洁干燥，避免皮肤受尿液的浸渍 e. 为尿失禁患者训练膀胱功能	9 缺1项扣1分	
	操作用物 (1) 外阴初步消毒用物：治疗碗1个（内盛消毒液棉球10余个，弯血管钳1把），弯盘1个，手套1只或指套2只，无菌纱布1块 (2) 无菌导尿包：内有弯盘2个，尿管粗细各1根，小药杯1个内盛数个棉球，血管钳2把，润滑油棉签或棉球瓶1个，标本瓶1个，洞巾1块，纱布1块，治疗巾1块，包布1块 (3) 其他：无菌持物钳及容器1套，无菌手套1双，消毒溶液、治疗车1辆，小橡胶单和治疗巾1套，便盆及便盆巾，屏风，无菌双腔气囊导尿管1根，10ml无菌注射器1副，无菌生理盐水10~40ml，一次性集尿袋1只，安全别针1个	9 缺1项扣1分	
操作步骤	(1) 两人核对医嘱	4	
	(2) 洗手，戴口罩；准备用物	3	
	(3) 核对患者床号、姓名、住院号（呼唤患者、核对床头卡及腕带），操作者尽量站患者右侧	6	
	(4) 松开床尾盖被，脱对侧裤盖在近侧腿上，取仰卧屈膝位，盖好患者	4	
	(5) 臀下铺橡胶单及治疗巾，弯盘置于靠近外阴处，治疗碗置两腿间	6	
	(6) 左手戴手套，右手持钳夹棉球，按照男、女患者导尿的要求消毒会阴，每个棉球只限用一次	6	
	(7) 脱下手套置于医疗垃圾桶内，移弯盘放于床尾	4	
	(8) 在治疗盘内打开导尿包外包布，将导尿包放于两腿间，开包不污染，倒消毒液于药杯内不外溅	5	
	(9) 戴手套、铺洞巾（不污染）使洞巾和包布形成无菌区，检查气囊导尿管有无漏气	6	
	(10) 润滑导尿管并夹住放于弯盘内，弯盘位置放置合理	4	
	(11) 按照男、女患者导尿的要求消毒会阴及尿道口，每个棉球限用一次（血管钳不可接触肛门区域）	6	
	(12) 右手用血管钳夹导尿管，轻轻插管入男：20~22cm（口述）、女：4~6cm（口述），见尿液流出再插5~7cm，夹住导尿管	5	
	(13) 固定导尿管：根据导尿管上注明的气囊容积向气囊注入等量的生理盐水5~10ml，再轻拉导尿管，感到有阻力		
	(14) 撤洞巾擦净外阴，将导尿管与引流袋连接，留出足够翻身的长度，用别针固定	4	
	(15) 整理用物及床单位，取舒适体位	4	
	(16) 标本及时送检，洗手，取口罩，记录	4	

续表

操作项目	操作内容	标准分	得分
评价	关心、体贴患者，态度亲切，体现人文关怀	6	
总分		100	

知识拓展

1. 泌尿系统由肾、输尿管、膀胱和尿道组成。肾脏的功能是产生尿液，输尿管的功能是输送尿液，膀胱的功能是储存尿液，尿道的功能是排出尿液。

2. 女性患者尿道特点：短（3～5cm）、粗、直；男性患者尿道特点：一长（18～20cm）、二弯（耻骨前弯、耻骨下弯）、三狭窄（尿道内口、尿道膜部、尿道外口）。

任务二十 灌肠法

要点导航

1. 能说出各种灌肠法的目的和注意事项。
2. 能正确实施各种灌肠技术。
3. 能与患者和家属进行良好的沟通交流，取得患者和家属的理解、配合。

任务导入

王某，男，58 岁，5 天未解大便，查 T 36.5℃，P 80 次/分，R 20 次/分，BP 105/75mmHg，患者神清合作，诉腹胀腹痛，便结。医嘱：小量不保留灌肠。

任务描述

大量不保留灌肠法

1. 刺激肠蠕动，软化和清除粪便、解除肠胀气，减轻腹胀。
2. 清洁肠道，为肠道手术、检查或分娩作准备。
3. 稀释并清除肠道内的有害物质，减轻中毒。
4. 为高热患者降温。

小量不保留灌肠法

1. 为年老体弱、小儿及孕妇、危重患者及腹部或盆腔手术后的患者软化粪便，润滑肠道，解除便秘。
2. 排除肠道内的气体，减轻腹胀。

保留灌肠：

将药液灌入到直肠或结肠内，通过肠黏膜吸收达到治疗肠道感染性疾病或镇静、催眠作用。

任务实施

【护理评估】

1. 患者 评估患者的年龄、病情、意识、治疗情况、心理状态和合作程度。

2. 环境 整洁、室温适宜、关闭门窗，屏风遮挡患者，请其他无关人员回避。

3. 用物

（1）大量不保留灌肠法

①治疗盘内备灌肠筒一套（橡胶管全长约120cm、玻璃接管、筒内盛灌肠液），肛管，血管钳（或液体调节开关），润滑剂，棉签，手套。或一次性灌肠装置。

②治疗盘外备卫生纸，橡胶或塑料单，治疗巾，弯盘，便盆，便盆巾，输液架，水温计，屏风。

③灌肠溶液：常用0.1~0.2%的肥皂液，0.9% NaCl溶液。成人每次用量为500~1000ml，儿童200~500ml。溶液温度一般为39~41℃，降温时用28~32℃，中暑用4℃的0.9% NaCl溶液。

（2）小量不保留灌肠法

①治疗盘内放注洗器，量杯或小容量灌肠筒，肛管，温开水5~10ml，遵医嘱准备灌肠液，止血钳，润滑剂，棉签，弯盘，卫生纸，橡胶单，治疗巾，手套。

②便盆，便盆巾，屏风。

③常用灌肠液："1、2、3"溶液（50%硫酸镁30ml、甘油60ml、温开水90ml）；甘油50ml加等量温开水；各种植物油120~180ml。溶液温度为38℃。

（3）保留灌肠

①治疗盘铺治疗巾：内备小容量灌肠筒或注洗器，量杯（内盛灌肠液），肛管（20号以下），温开水5~10ml，遵医嘱备灌肠液，止血钳，润滑剂，棉签，清洁手套。

②另备弯盘，卫生纸，橡胶或塑料单，治疗巾，小垫枕，屏风。

③常用溶液：药物及剂量遵医嘱准备，灌肠溶液量不超过200ml，溶液温度38℃。a. 镇静、催眠用10%水合氯醛，剂量按医嘱准备。b. 抗肠道感染用2%小檗碱，0.5%~1%新霉素或其他抗生素溶液。

【护理问题】

1. 便秘
2. 急性疼痛
3. 焦虑
4. 知识缺乏

【护理措施】

"您好！我是您的责任护士小李，能告诉我您的名字吗？""我叫王××。""您好！大爷，您哪里不舒服？""我肚子太难受了，有5天都没大便了。""您便秘了。平时要多吃水果和蔬菜，适当运动，增加胃肠蠕动，可以预防便秘。我去准备一下用物，一会儿来帮您灌肠排便好吗？""非常感谢！"

准备 ——
1. 护士：服装、鞋帽整洁；仪态大方，举止端庄
2. 物品：齐全、放置合理
3. 环境：整洁，隐蔽，安全
4. 患者：患者和家属了解目的及方法，愿意合作，合适体位

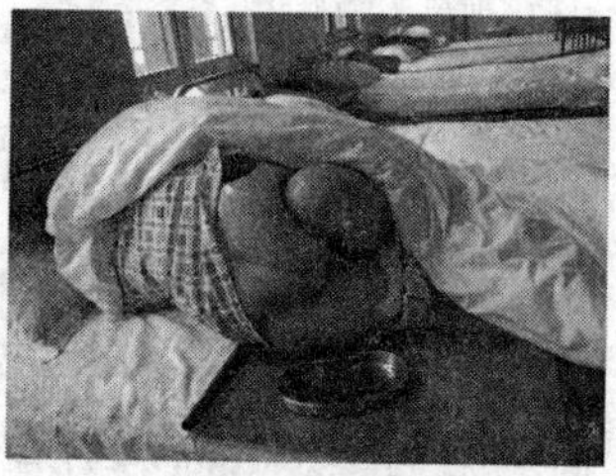

图1–75　灌肠体位

核对 —— 三查八对

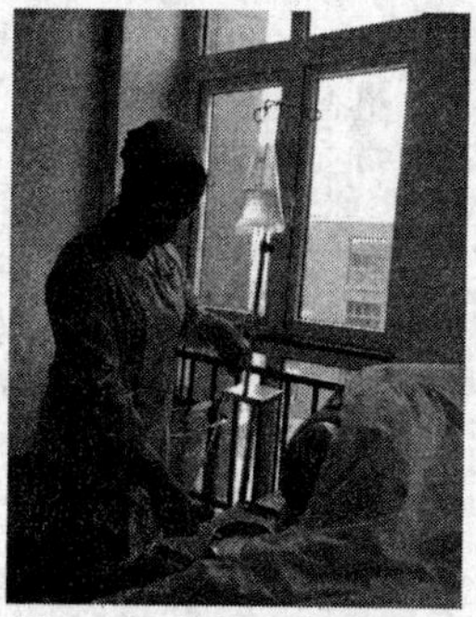

图1–76　排除肛管内气体

"大爷，请您把臀部抬高，我们需要帮您把裤子脱到膝部。现在要给您插肛管，放轻松，不痛的，可以张口呼吸使肛门松弛，这样更容易插入。有不舒服请告诉我。"

大量不保留灌肠法
小量不保留灌肠法 ——
保留灌肠
1. 臀下铺巾，挂灌肠筒（图1–75）
2. 戴手套，润滑，排气（图1–76）
3. 分开臀裂，插管，灌液（图1–77）
4. 拔管，脱手套（图1–78）

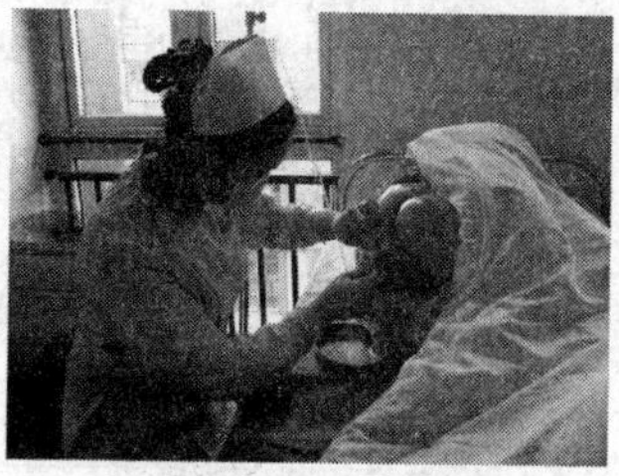

图1–77　插入肛管

"大爷，现在已经给您灌肠结束了，肚子可能有点胀，请您忍耐，尽可能的保留10~20分钟才大便。请问您还有什么需要吗？如果一会儿您有什么需要请按床铃，我们也会随时巡视病房，谢谢您的配合！""感谢您的帮助！"

整理 ——
1. 帮助患者穿裤，取舒适体位
2. 整理用物，按医疗垃圾分类处理，洗手
3. 观察并记录

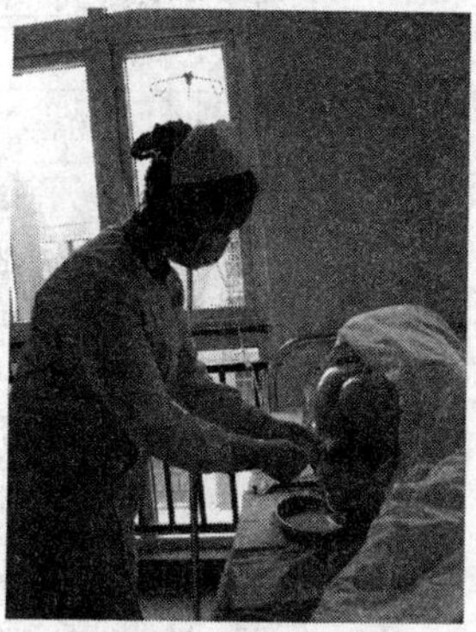

图1–78　拔出肛管

☞健康教育

1. 向患者及家属解释灌肠的目的、方法及正常排便的重要性，指导患者配合治疗。
2. 指导患者及家属保持健康生活习惯以维持正常排便。

【护理评价】

大量不保留灌肠法评分标准

操作项目	操作内容	标准分	得分
操作准备	准备：着装整洁规范，仪表端庄大方	5	
	评估患者并解释：①评估：患者的年龄、病情、意识、治疗情况、心理状态及合作程度 ②解释灌肠的目的 a. 刺激肠蠕动，软化和清除粪便、解除肠胀气，减轻腹胀 b. 清洁肠道，为肠道手术、检查或分娩作准备 c. 稀释并清除肠道内的有害物质，减轻中毒 d. 为高热患者降温	9 缺1项扣1分	
	操作用物 （1）治疗盘内备灌肠筒一套（橡胶管全长约120cm、玻璃接管、筒内盛灌肠液），肛管，血管钳（或液体调节开关），润滑剂，棉签，手套。或一次性灌肠装置 （2）治疗盘外备卫生纸，橡胶或塑料单，治疗巾，弯盘，便盆，便盆巾，输液架，水温计，屏风 （3）灌肠溶液：常用0.1～0.2%的肥皂液，0.9% NaCl溶液。成人每次用量为500～1000ml，儿童200～500ml。溶液温度一般为39～41℃，降温时用28～32℃，中暑用4℃的0.9% NaCl溶液	9 缺1项扣1分	
操作步骤	（1）两人核对医嘱	4	
	（2）洗手，戴口罩；准备用物	3	
	（3）核对患者床号、姓名、住院号（呼唤患者、核对床头卡及腕带），操作者尽量站患者右侧	6	
	（4）根据病情协助患者取左侧卧位，双膝屈曲，褪裤至膝部。不能自我控制排便的患者可取仰卧位，臀下垫便盆	4	
	（5）垫橡胶单和治疗巾于臀下，弯盘置于臀边	6	
	（6）将灌肠筒挂于输液架上，使筒内液面高于肛门约40～60cm	6	
	（7）戴手套，连接肛管，润滑肛管前段，排尽管内气体关闭开关或夹紧肛管	4	
	（8）左手取卫生纸分开肛门，暴露肛门口，嘱患者深呼吸，右手将肛管轻轻插入直肠7～10cm、儿童插管的深度约4～7cm（口述长度）	5	
	（9）固定肛管，开放夹管，使液体缓缓流入	6	
	（10）观察患者的反应，控制流速。观察筒内液面下降和患者的情况	4	
	（11）灌毕，待灌肠液即将流尽时夹管，用卫生纸包裹肛管轻轻拔出放入弯盘内，擦净肛门。如为一次性灌肠袋置于医疗垃圾桶内	6	
	（12）脱下手套，协助患者取舒适的卧位，请患者尽量保留5～10min（口述）	5	
	（13）协助患者排便，排便后及时取出便器，擦净肛门，协助患者穿裤，开窗通风	4	
	（14）整理用物及床单位，询问患者需要	4	
	（15）洗手，取口罩，记录	4	
评价	关心、体贴患者，态度亲切，体现人文关怀	6	
总分		100	

小量不保留灌肠法评分标准

操作项目	操 作 内 容	标准分	得分
操作准备	准备：着装整洁规范，仪表端庄大方	5	
	评估患者并解释：①评估：患者的年龄、病情、意识、治疗情况、心理状态及合作程度； ②解释灌肠的目的： a. 为年老体弱、小儿及孕妇、危重患者及腹部或盆腔手术后的患者软化粪便，润滑肠道，解除便秘； b. 排除肠道内的气体，减轻腹胀	9 缺1项 扣1分	
	操作用物： （1）治疗盘内放注洗器，量杯或小容量灌肠筒，肛管，温开水 5～10ml，遵医嘱准备灌肠液，止血钳、润滑剂，棉签，弯盘，卫生纸，橡胶单，治疗巾，手套； （2）便盆，便盆巾，屏风； （3）常用灌肠液："1、2、3"溶液（50%硫酸镁 30ml、甘油 60ml、温开水 90ml）；甘油 50ml 加等量温开水；各种植物油 120～180ml。溶液温度为 38℃	9 缺1项 扣1分	
操作步骤	（1）两人核对医嘱	4	
	（2）洗手，戴口罩；准备用物	3	
	（3）核对患者床号、姓名、住院号（呼唤患者、核对床头卡及腕带），操作者尽量站患者右侧	6	
	（4）根据病情协助患者取左侧卧位，双膝屈曲，褪裤至膝部。不能自我控制排便的患者可取仰卧位，臀下垫便盆	4	
	（5）垫橡胶单和治疗巾于臀下，弯盘置于臀边	6	
	（6）戴手套，用注洗器抽吸温开水	6	
	（7）连接肛管，润滑肛管前段，排尽管内气体，夹紧肛管	4	
	（8）左手取卫生纸分开肛门，暴露肛门口，嘱患者深呼吸，右手将肛管轻轻插入直肠 7～10cm（口述长度）	5	
	（9）固定肛管，松开血管钳，注入少量温开水，再将灌肠液缓缓流入，如此反复至灌肠液全部注完	6	
	（10）注完灌肠液，再注入 5～10ml 温开水，抬高肛管的末端使管内溶液全部流入	4	
	（11）灌毕，用血管钳夹闭肛管尾端或反折肛管尾端，用卫生纸包住肛管轻轻拔出，放入弯盘内，擦净肛门。如为一次性肛管置于医疗垃圾桶内	6	
	（12）脱下手套，协助患者取舒适的卧位，请患者尽量保留 10～20min（口述）	5	
	（13）协助患者排便，排便后及时取出便器，擦净肛门，协助患者穿裤，开窗通风	4	
	（14）整理用物及床单位，询问患者需要	4	
	（15）洗手，取口罩，记录	4	
评价	关心、体贴患者，态度亲切，体现人文关怀	6	
总分		100	

保留灌肠评分标准

操作项目	操 作 内 容	标准分	得分
操作准备	准备：着装整洁规范，仪表端庄大方	5	
	评估患者并解释：①评估：患者的年龄、病情、意识、治疗情况、心理状态及合作程度；②解释灌肠的目的：将药液灌入到直肠或结肠内，通过肠黏膜吸收达到治疗肠道感染性疾病或镇静、催眠作用	9 缺1项 扣1分	
	操作用物： (1) 治疗盘铺治疗巾：内备小容量灌肠筒或注洗器，量杯（内盛灌肠液）、肛管（20号以下），温开水5~10ml，遵医嘱备灌肠液，止血钳，润滑剂，棉签，清洁手套； (2) 另备弯盘，卫生纸，橡胶或塑料单，治疗巾，小垫枕，屏风； (3) 常用溶液：药物及剂量遵医嘱准备，灌肠溶液量不超过200ml，溶液温度38℃。a. 镇静、催眠用10%水合氯醛，剂量按医嘱准备。b. 抗肠道感染用2%小檗碱，0.5%~1%新霉素或其他抗生素溶液	9 缺1项 扣1分	
操作步骤	(1) 两人核对医嘱	4	
	(2) 洗手，戴口罩；准备用物	3	
	(3) 核对患者床号、姓名、住院号（呼唤患者、核对床头卡及腕带），请患者排便	6	
	(4) 根据病情协助患者取体位，双膝屈曲，褪裤至膝部。慢性细菌性痢疾取左侧卧位，阿米巴痢疾病变多在回盲部，取右侧卧位	4	
	(5) 用小垫枕垫于臀下，将臀下部抬高约10cm，防止药液溢出	6	
	(6) 垫橡胶单和治疗巾于臀下，弯盘置于臀边	6	
	(7) 戴手套，用注洗器抽吸温开水连接肛管，润滑肛管前段，排尽管内气体，夹紧肛管	4	
	(8) 一手取卫生纸分开肛门，暴露肛门口，嘱患者深呼吸，另一手将肛管轻轻插入直肠15~20cm（口述长度）	5	
	(9) 固定肛管，松开血管钳，注入少量温开水，再将灌肠液缓缓流入，如此反复至灌肠液全部注完	6	
	(10) 注完灌肠液，再注入5~10 ml温开水，抬高肛管的末端使管内溶液全部流入	4	
	(11) 灌毕，待灌肠液即将流尽时夹管，用卫生纸包裹肛管轻轻拔出放入弯盘内，擦净肛门。如为一次性灌肠袋置于医疗垃圾桶内	6	
	(12) 脱下手套，协助患者取舒适的卧位，请患者尽量保留1h以上（口述）	5	
	(13) 协助患者排便，排便后及时取出便器，擦净肛门，协助患者穿裤，开窗通风	4	
	(14) 整理用物及床单位，询问患者需要	4	
	(15) 洗手，取口罩，记录	4	
评价	关心、体贴患者，态度亲切，体现人文关怀	6	
总分		100	

知识拓展

1. “1、2、3”溶液为50%硫酸镁30ml、甘油60ml、温开水90ml。
2. 灌肠的禁忌证：不明原因的急腹症、消化道出血、妊娠、严重心血管疾病等。

任务二十一　标本采集（大小便、痰）

要点导航

1. 能说出大小便、痰标本采集的目的和注意事项。
2. 能正确实施大小便、痰标本采集。
3. 能与患者和家属进行良好的沟通交流，取得患者和家属的理解、配合。

任务导入

王某，男，58岁，因黑便、纳差、全身乏力1月余，门诊拟“上消化道出血?”收入院。T 36.5℃，P 90次/分，R 20次/分，BP 130/85mmHg。医嘱：大便常规+隐血。

任务描述

尿标本

1. 常规尿标本：检查尿液的颜色、透明度、密度、蛋白、尿糖定性、细胞及管型等。
2. 尿培养标本：取未被污染的尿液做病原学检查，以协助诊断。
3. 12h或24h痰标本：检查一日尿量及做尿的各种定量检查、尿浓缩查结核杆菌等。

粪便标本

1. 常规尿标本：检查粪便的性状、颜色、混合物、有无脓血、寄生虫等。
2. 培养标本：检查粪便标本中的致病菌。
3. 隐血标本：检查粪便中是否存在肉眼不能觉察的微量血液。
4. 寄生虫及虫卵标本：检查寄生虫成虫、幼虫及虫卵等。

痰标本

1. 常规痰标本：采集痰标本做涂片，经特殊染色以检查细菌、虫卵和癌细胞等。
2. 24h痰标本：检查一天的痰量，并观察痰液性状，协助诊断。
3. 痰培养标本：检查痰液的致病菌，以确定病菌类型或做药敏试验。

任务实施

【护理评估】

1. 患者　评估患者的年龄、病情、意识、治疗情况、心理状态和合作程度。

2. 环境 整洁、安静、温湿度适宜。

3. 用物

尿标本

(1) 常规尿标本：容积为100ml以上的清洁容器或一次性尿杯；

(2) 尿培养标本：①消毒外阴用物：有盖培养试管，长柄试管夹，无菌手套，乙醇灯，火柴，无菌棉签，纱布，消毒溶液（PVP碘、1∶5000高锰酸钾溶液），便器，屏风等。②必要时备无菌导尿用物；

(3) 12h或24h尿标本：容量3000ml以上清洁带盖的大口容器，防腐剂。

粪便标本：

(1) 常规尿标本：检便盒（内附棉签或检便匙）；

(2) 培养标本：粪便培养瓶或无菌蜡纸盒，无菌竹签或无菌长棉签；

(3) 隐血标本：检便盒（内附棉签或检便匙）；

(4) 寄生虫及虫卵标本：检便盒（内附棉签或检便匙）或便器，透明胶带，载玻片。

痰标本：

(1) 常规痰标本：蜡纸盒或大口小盒，贴好标签。

(2) 24h痰标本：500ml清洁广口集痰容器，贴好标签。

(3) 痰培养标本：漱口溶液、大口无菌培养盒。

【护理问题】

1. 体液不足
2. 营养失调：低于机体需要量
3. 疲乏
4. 知识缺乏

【护理措施】

"您好！我是您的责任护士小李，能告诉我您的名字吗？""我叫王××。""您好！大爷，入院三天了，您都吃些什么呢？""哦，刚入院的时候，护士说三天后要做个化验，提醒我不能吃的我都没吃。但我还是觉得全身无力，食欲不好。""可能是由于您近一个月有消化道出血的情况，出现了身体的贫血，遵医嘱需要取个大便做化验协助诊断疾病。你现在想要解大便吗？""想。""您先去上厕所，但请不要冲掉，请家属帮忙一下，注意安全。我去准备一下用物来取标本好吗？""非常感谢！"

准备 —— 1. 护士：服装、鞋帽整洁；仪态大方，举止端庄
2. 物品：齐全、放置合理
3. 环境：整洁，隐蔽，安全
4. 患者：患者和家属了解目的及方法，愿意合作，合适体位

↓

核对 —— 三查八对

↓

尿标本采集 —— 1. 常规标本：嘱病人将晨起第一次尿50ml留于标本容器（图1-79）
2. 尿培养标本：取中段尿5～10ml（用消毒会阴法或导尿术留取）
3. 12h或24h尿标本：将24h或12h的全部尿液留于容器中，加入防腐剂

↓

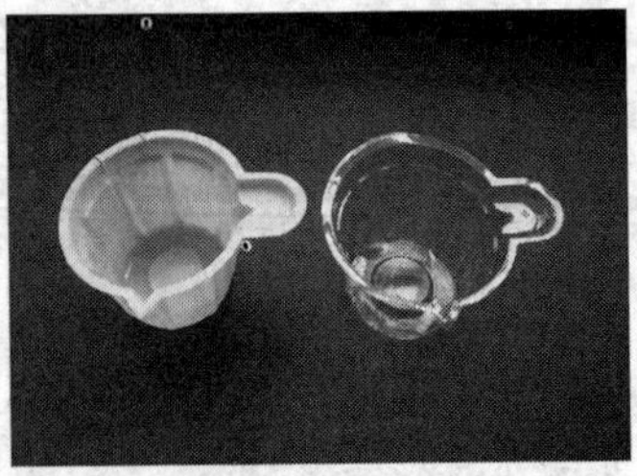

图1-79 一次性尿杯

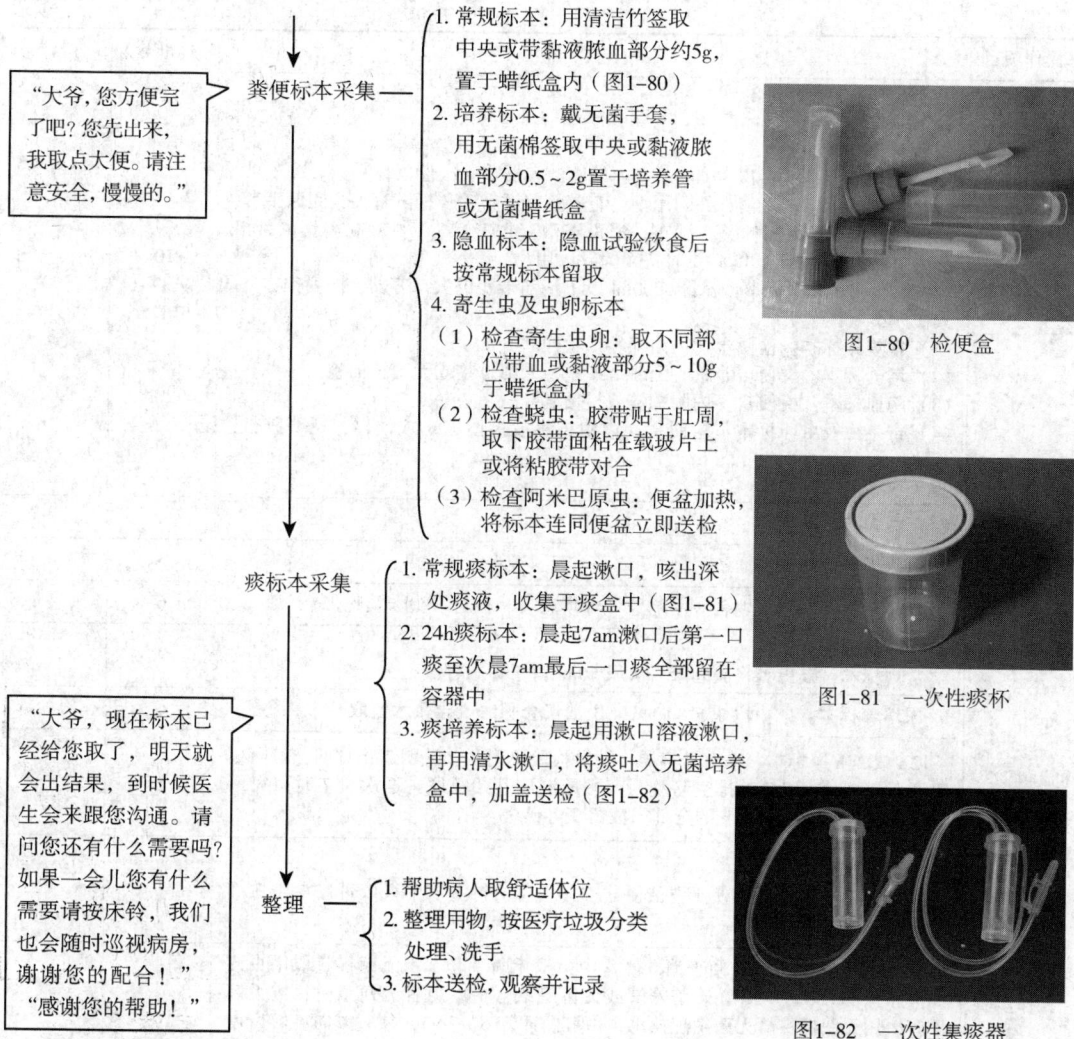

"大爷，您方便完了吧？您先出来，我取点大便。请注意安全，慢慢的。"

粪便标本采集
1. 常规标本：用清洁竹签取中央或带黏液脓血部分约5g，置于蜡纸盒内（图1-80）
2. 培养标本：戴无菌手套，用无菌棉签取中央或黏液脓血部分0.5～2g置于培养管或无菌蜡纸盒
3. 隐血标本：隐血试验饮食后按常规标本留取
4. 寄生虫及虫卵标本
（1）检查寄生虫卵：取不同部位带血或黏液部分5～10g于蜡纸盒内
（2）检查蛲虫：胶带贴于肛周，取下胶带面粘在载玻片上或将粘胶带对合
（3）检查阿米巴原虫：便盆加热，将标本连同便盆立即送检

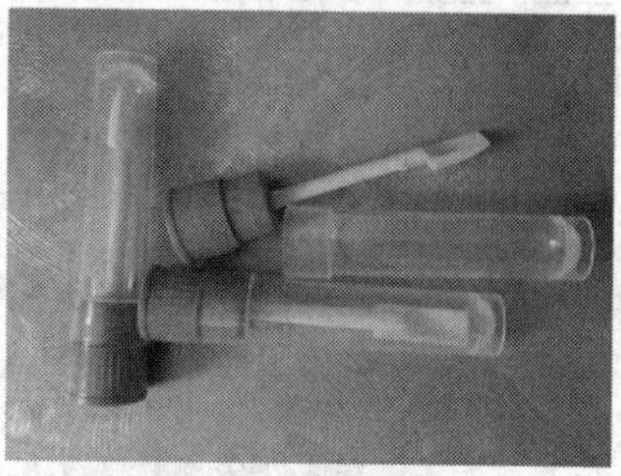

图1-80　检便盒

痰标本采集
1. 常规痰标本：晨起漱口，咳出深处痰液，收集于痰盒中（图1-81）
2. 24h痰标本：晨起7am漱口后第一口痰至次晨7am最后一口痰全部留在容器中
3. 痰培养标本：晨起用漱口溶液漱口，再用清水漱口，将痰吐入无菌培养盒中，加盖送检（图1-82）

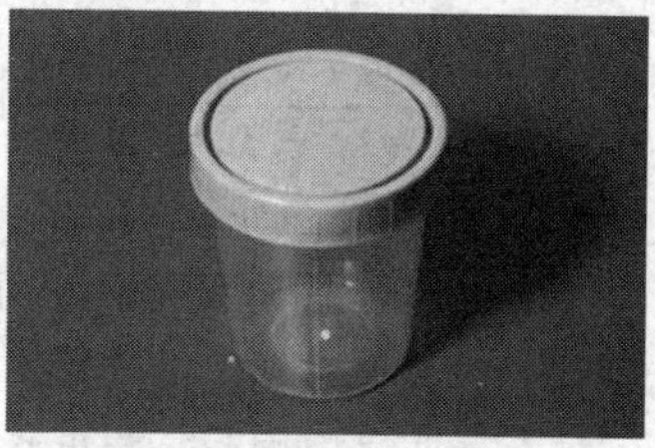

图1-81　一次性痰杯

"大爷，现在标本已经给您取了，明天就会出结果，到时候医生会来跟您沟通。请问您还有什么需要吗？如果一会儿您有什么需要请按床铃，我们也会随时巡视病房，谢谢您的配合！"
"感谢您的帮助！"

整理
1. 帮助病人取舒适体位
2. 整理用物，按医疗垃圾分类处理、洗手
3. 标本送检，观察并记录

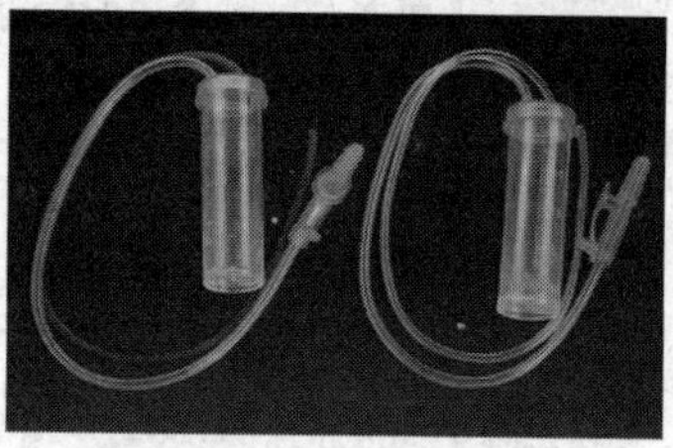

图1-82　一次性集痰器

☞**健康教育**

1. 根据检验目的的不同向患者说明留取标本的方法及注意事项。
2. 提供安全、隐蔽的环境，教会患者留取方法。
3. 说明正确留取标本对检验结果的重要性。

【护理评价】

大小便标本采集评分标准

操作项目	操 作 内 容	标准分	得分
操作准备	准备：着装整洁规范，仪表端庄大方	5	
	评估患者并解释：①评估：患者的年龄、病情、意识、治疗情况、心理状态及合作程度；②解释目的：尿标本：检查尿液的颜色、透明度、密度、蛋白、尿糖定性、细胞及管型等；取未被污染的尿液做病原学检查，以协助诊断；检查一日尿量及做尿的各种定量检查、尿浓缩查结核杆菌等。粪便标本：检查粪便的性状、颜色、混合物、有无脓血或寄生虫等；检查粪便标本中的致病菌；检查粪便中是否存在肉眼不能觉察的微量血液；检查寄生虫成虫、幼虫及虫卵等	9 缺1项扣1分	

续表

操作项目	操作内容	标准分	得分
操作准备	操作用物 尿标本 （1）常规尿标本：容积为100ml以上的清洁容器或一次性尿杯 （2）尿培养标本：①消毒外阴用物：有盖培养试管，长柄试管夹，无菌手套，乙醇灯，火柴，无菌棉签，纱布，消毒溶液（PVP碘、1∶5000高锰酸钾溶液），便器，屏风等；②必要时备无菌导尿用物 （3）12h或24h尿标本：容量3000ml以上清洁带盖的大口容器，防腐剂 粪便标本 （1）常规尿标本：检便盒（内附棉签或检便匙） （2）培养标本：粪便培养瓶或无菌蜡纸盒，无菌竹签或无菌长棉签 （3）隐血标本：检便盒（内附棉签或检便匙） （4）寄生虫及虫卵标本：检便盒（内附棉签或检便匙）或便器，透明胶带，载玻片	10 缺1项 扣1分	
操作步骤	（1）两人核对医嘱	4	
	（2）洗手，戴口罩；准备用物	3	
	（3）核对患者床号、姓名、住院号（呼唤患者、核对床头卡及腕带）	6	
	（4）取尿标本 a. 常规标本：嘱患者将晨起第一次尿50ml留于标本容器	4	
	b. 尿培养标本：取中段尿5～10ml（用消毒会阴法或导尿术留取）	6	
	c. 12h或24h尿标本：取有盖容器，贴上检验单附联，注明起止日期、时间嘱患者于晨7时或晚7时排空膀胱，弃去尿液后开始留尿，至次晨7时留完最后一次尿，将24h或12h的全部尿液留于容器中	6	
	（5）取粪便标本 a. 常规标本：嘱患者排便于清洁便盆中，用清洁竹签取中央或带黏液脓血部分约5g，置于蜡纸盒内	6	
	b. 培养标本：嘱患者排便于消毒便盆中，戴无菌手套，用无菌棉签取中央或黏液脓血部分0.5～2g置于培养管或无菌蜡纸盒中，患者无便意时，戴无菌手套，用无菌棉签蘸无菌生理盐水，由肛门插入6～7cm，顺一方向旋转后退出，将棉签置于培养管内	6	
	c. 隐血标本：隐血试验饮食后按常规标本留取	6	
	d. 寄生虫及虫卵标本 检查寄生虫卵：嘱患者排便于清洁便盆中，取不同部位带血或黏液部分5～10g于蜡纸盒内； 检查蛲虫：嘱患者睡前或清晨未起床前将取标本的胶带贴于肛门周围处，取下并将已粘有虫卵的胶带面粘在载玻片上或将黏胶带对合； 检查阿米巴原虫：用热水将便盆加热至接近体温，排便后，将标本连同便盆立即送检	6	
	（6）协助患者穿裤，整理床单位，清理用物	4	
	（7）再次核对患者床号、姓名、检验项目	4	
	（8）用物按医疗垃圾分类处理	5	
	（9）洗手，取口罩，记录	4	
评价	关心、体贴患者，态度亲切，体现人文关怀	6	
总分		100	

痰标本采集评分标准

操作项目	操作内容	标准分	得分
操作准备	准备：着装整洁规范，仪表端庄大方	5	
	评估患者并解释：①评估：患者的年龄、病情、意识、治疗情况、心理状态及合作程度 ②解释取痰标本的目的 常规痰标本：采集痰标本做涂片，经特殊染色以检查细菌、虫卵和癌细胞等 24h 痰标本：检查一天的痰量，并观察痰液性状，协助诊断 痰培养标本：检查痰液的致病菌，以确定病菌类型或做药敏试验	9 缺1项 扣1分	
	操作用物 （1）常规痰标本：蜡纸盒或大口小盒，贴好标签 （2）24h 痰标本：500ml 清洁广口集痰容器，贴好标签 （3）痰培养标本：漱口溶液，大口无菌培养盒	9 缺1项 扣1分	
操作步骤	（1）两人核对医嘱	4	
	（2）洗手，戴口罩；准备用物	3	
	（3）核对患者床号、姓名、住院号（呼唤患者、核对床头卡及腕带），操作者尽量站患者右侧	6	
	（4）常规痰标本 a. 嘱患者晨起后漱口，以去除口腔中的杂质	4	
	b. 深呼吸数次后用力咳出气管深处的痰液，如痰液不易咳出，可雾化吸入刺激排痰	6	
	c. 将痰液收集于痰盒中	6	
	d. 如找癌细胞，应立即送检，也可用95%乙醇或10%甲醛固定后送检	4	
	（5）24h 痰标本 a. 注明留痰起止时间：从早晨醒来漱口后第一口痰开始留取，次晨醒来漱口后第一口痰作为结束	5	
	b. 勿将唾液、鼻涕、漱口水等混入	6	
	（6）痰培养标本 a. 清晨醒来先用漱口溶液（朵贝尔溶液）漱口，再用清水漱口	6	
	b. 深吸气后用力咳出，将痰吐入无菌培养盒中，加盖即可送检	4	
	c. 昏迷患者、无力咳痰或不合作者：协助患者取舒适卧位，叩背以使痰液松脱——在吸痰器吸管中段连接吸痰器/无菌集痰器——按吸痰法将痰液吸入无菌集痰器内	4	
	（7）整理床单位，询问患者需要	4	
	（8）用物按医疗垃圾分类处理	5	
	（9）洗手，取口罩，记录	4	
评价	关心、体贴患者，态度亲切，体现人文关怀	6	
总分		100	

知识拓展

1. 标本采集的种类有：血标本采集、尿标本采集、粪便标本采集、痰标本采集、咽拭子标本采集、呕吐物标本采集。

2. 12h 或 24h 常用的防腐剂有：40% 甲醛、甲苯、浓盐酸。

任务二十二　穿脱隔离衣

要点导航

1. 能了解穿脱隔离衣的目的。
2. 能正确执行穿脱隔离衣这项技术。

任务导入

黄某，男，44 岁，因化脓性眼内炎，眼内分泌物细菌提示是 MRSA（耐甲氧西林金黄色葡萄球菌），遵医嘱给予患者接触隔离。

任务描述

隔离技术是指将传染源传播者和高度易感人群安置在指定地点和特殊环境中，暂时避免和周围人群接触。对传染患者采取传染源隔离，切断传染途径；对易感人群采取保护性隔离。穿脱隔离衣目的是为了避免工作人员执行治疗时免遭感染；避免患者遭受感染；避免将致病菌传播到其他地方，预防院内感染。

任务实施

【护理评估】

1. 评估　隔离种类，隔离衣大小是否合适，挂放是否得当，取隔离衣时看清隔离衣是否完好、有无穿过；确定清洁面和污染面（隔离衣的衣领和隔离衣内面视为清洁面）。

2. 环境　环境宽敞、清洁。

3. 用物　手套、隔离衣柜内挂好隔离衣、洗手装置和用物、无菌纸巾、洗手液、污物桶。

【护理问题】

1. 疼痛　与眼内炎炎症刺激有关。

2. 有继发感染的危险

【护理措施】

什么时候需要穿隔离衣？接触经接触传播的感染性疾病患者如传染病患者、多重耐药菌感染患者时；可能受到患者血液、体液、分泌物、排泄物喷溅时；对患者实行保护性隔离时，如大面积烧伤、骨髓移植等患者的诊疗、护理时

1. 穿工作服、修剪指甲、戴好口罩、帽子，取下手表，拿出听诊器、叩诊锤等，卷袖过肘（冬季卷过前臂中部即可）；
2. 手持衣领从衣钩上取下隔离衣，清洁面面向自己，将衣领的两端向外，向领中央折齐，右手食、中和无名指分别插入领的各折叠处，拇、小指在外持住衣领，露出袖笼；
3. 右手伸入袖内，左手持衣领向上拉，使右手露出来；
4. 换左手持衣领，右手伸入袖内，举手将袖抖上。（可先穿左手，视个人习惯而定）；
5. 两手持衣领，由领子中央顺着边缘向后将领扣扣好，扣好袖扣（紧口袖免此步骤）；

6. 将隔离衣一边（约在腰下5cm处）腋中线拉住，然后渐向前拉，直到看到边缘，同法捏住另一侧边缘（注意手勿触及衣的内面），双手在后面将边缘对齐，向后方拉伸，向一侧折叠，以一手按住，另一手将腰带拉至背后压住折叠处，将腰带在背后交叉，回到前面打一活结；
7. 如隔离衣衣袖过长，可将肩部纽扣扣上，穿好隔离衣，即可进行工作。

解开腰带，在前面打一活结。解开两袖口及肩扣子，在肘部将部分袖子塞入工作服下（紧袖口的工作服无需此步骤，直接将衣袖往上拉即可），使两手露出来，便于洗手消毒。六步洗手法，解开领扣，右手伸入左侧衣袖里拉下衣袖过手，用遮盖的左手握住右手隔离衣袖外面将袖拉下，两手在袖内解开腰带，两手轮换握住袖子，渐渐自袖管中退出，再用右手撑住工作衣肩缝撤出左手，随即用左手握住领子的外面再脱出右手。两手握住领子，将隔离衣两边对齐（如挂在半污染区的隔离衣，清洁面向外，挂在污染区的隔离衣，污染面在外），挂在衣钩上。送洗：脱下后将隔离衣的清洁面向外翻，卷好投入污衣袋中。（如为一次性隔离衣，脱时应使清洁面向外，衣领及衣边卷至中央，弃后消毒双手）。

穿隔离衣：穿好工作服、隔离裤、隔离鞋、取下手表饰物、修剪指甲、清洁

↓

手持衣领取下隔离衣，清洁面朝向自己，两手将衣领的两端向外折，对其肩缝露出袖笼

↓

右手持衣领，左手深入袖内，举起左手抖动露出左手。换手依法穿好另一袖。两手上举，将衣袖抖至腕关节以上

↓

两手由衣领中央顺边缘向后调整，系好领扣。两手下垂，再系好袖口

↓

双手在腰带下约5cm处，将隔离衣由身后向前拉，直至捏住隔离衣正面的边缘，将两侧边缘在身后对齐，左手按住背后中线附近

↓

右手持“边缘”向左侧折叠不暴露清洁面并按住。左手持左侧腰带绕至背后按住，右手持右侧腰带绕至背后

↓

两手交换腰带再在胸前系好。先交叉系，再系活结，从下方可直接拉开的。戴上手套，将手套手腕部扣套在隔离衣袖外，进入病房进行体格检查或护理

↓

脱隔离衣：解开腰带一个活结，脱去手套，解开两侧袖口，左手将右侧衣袖压入右肘上袖下，右手同法消毒清洗双手，解开领扣

↓

一手伸入另一侧袖口内，拉下衣袖过手（遮住手），再用衣袖遮住的手在外面拉下另一衣袖，两手在袖内使袖子对齐，双臂逐渐退出

↓

双手持领，将隔离衣两边对齐，挂在衣钩上；不再穿的隔离衣，脱下后清洁面向外，卷好投入污物袋中

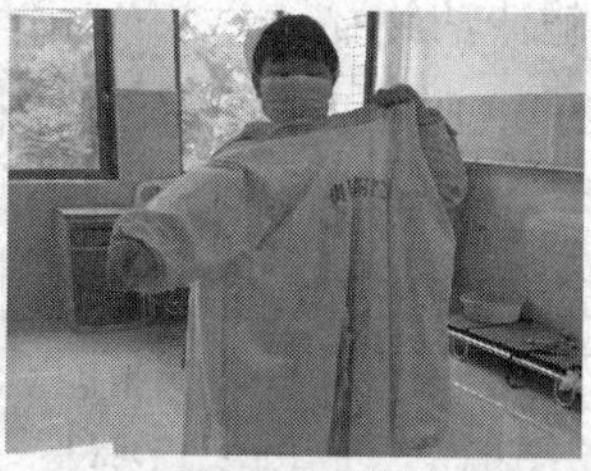

图1-83　穿袖

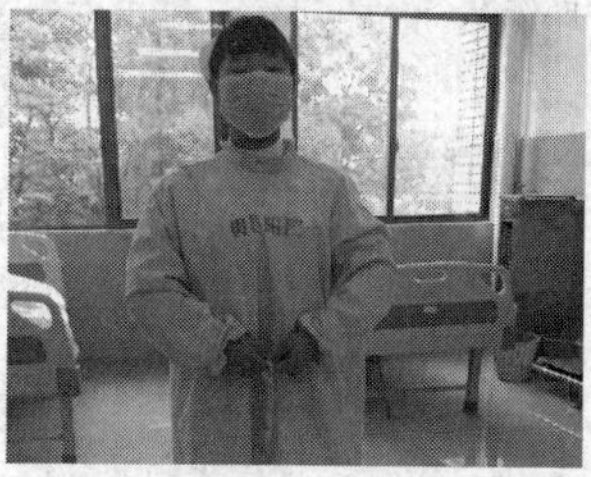

图1-84　系腰带

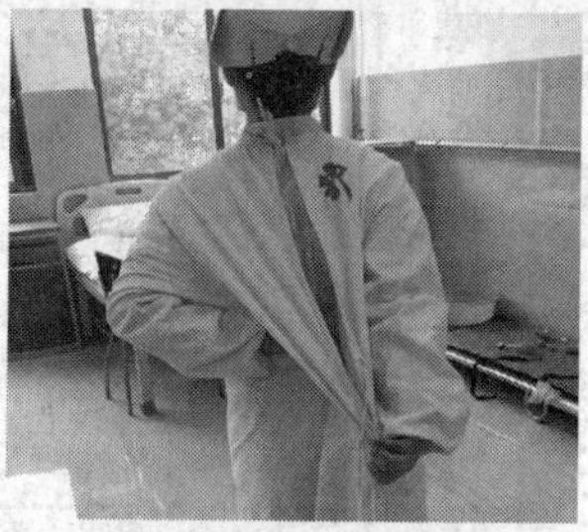

图1-85　身后折叠

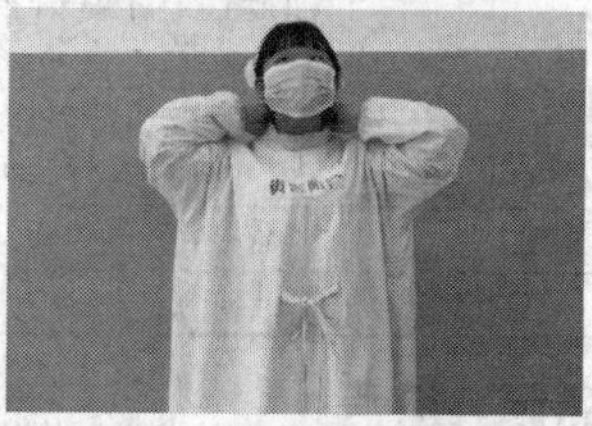

图1-86　解领扣

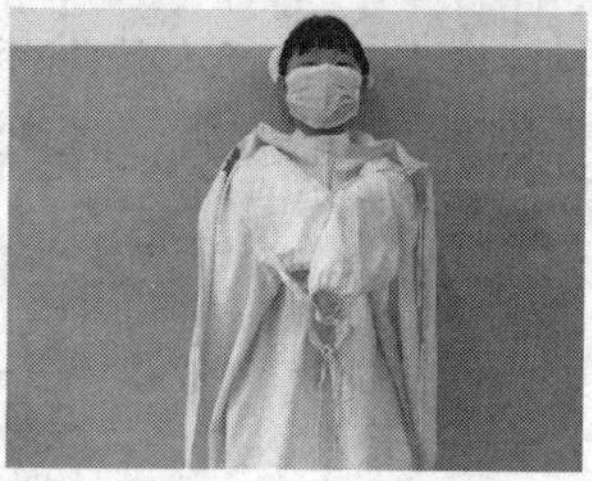

图1-87　脱隔离衣

☞健康教育

1. 隔离衣的长短要合适，须全部遮盖工作服。
2. 接触不同病种患者时应更换隔离衣。
3. 隔离衣每日更换，如有破损、潮湿或污染，应立即更换。
4. 穿脱隔离衣过程中避免污染衣领和清洁面，始终保持衣领清洁。

5. 穿好隔离衣以后，双臂保持在腰部以上，视线范围内；不得进入清洁区，避免接触清洁物品。

6. 脱下的隔离衣如挂在半污染区，清洁面向外；挂在污染区则污染面向外。

【护理评价】

操作项目	操 作 内 容	标准分	得分
操作准备	准备：衣帽整洁、整齐；修剪指甲、取下手表；卷袖过肘、洗手	6	
	评估：隔离种类，隔离衣大小是否合适，挂放是否得当，取隔离衣时看清隔离衣是否完好、有无穿过；确定清洁面和污染面（隔离衣的衣领和隔离衣内面视为清洁面）	6	
	操作用物：①手套；②隔离衣柜内挂好隔离衣；③洗手装置和用物；④无菌纸巾；⑤洗手液；⑥污物桶	6	
操作步骤	(1) 取衣：手持衣领取下隔离衣，将隔离衣清洁面朝向自己，污染面向外，衣领两端向外折，对齐肩峰，露出肩袖内口	8	
	(2) 穿衣袖：一手持衣领，另一手伸入一侧袖内，举起手臂，将衣袖穿好；换手持衣领，依上法穿好另一袖	8	
	(3) 系衣领：两手持衣领，由前向后理顺领边，扣上领口	6	
	(4) 扎袖口：扣好袖扣或系上袖带，需要时用橡皮圈束紧袖	6	
	(5) 系腰带：自一侧衣缝腰带下约 5cm 处将隔离衣逐渐向前拉，见到衣边捏住，再依法将另一侧衣边捏住。两手在背后将衣边边缘对齐，向一侧折叠，按住折叠处，将腰带在背后交叉，回到前面打一活结系好	10	
	(6) 解开腰带，在前面打一活结	6	
	(7) 解开袖口，在肘部将部分衣袖塞入工作衣袖内	6	
	(8) 消毒双手，七步洗手法洗手	8	
	(9) 解开领口	5	
	(10) 一手伸入另一侧袖口内，拉下衣袖过手（遮住手），再用衣袖遮住的手在外面拉下另一衣袖，两手在袖内使袖子对齐，双臂逐渐退出	7	
	(11) 双手持领，将隔离衣两边对齐，挂在衣钩上；不再穿的隔离衣，脱下后清洁面向外，卷好投入污物袋中	7	
评价	操作熟练，没有违反无菌操作原则	5	
总分		100	

知识拓展

护性隔离：也称反向隔离，适用于抵抗力低下或极易感染的患者，如：早产儿、严重烧伤、白血病、脏器移植、免疫缺欠等患者。

任务二十三　物理降温法

要点导航

1. 能说出物理降温法的适应证和注意事项。
2. 能正确实施物理降温技术。
3. 能与患者和家属进行良好的沟通交流，取得患者和家属的合作。

任务导入

王某，男，58 岁，8 天前无明显诱因出现咳嗽、咳黄色黏痰，约 30ml/日，不易咳出，伴有发热，最高体温 39.8℃，全天均有发热，使用退热药物后体温可恢复正常，入住我院。T 39.6℃，两肺呼吸音粗，未闻及干湿性啰音。医嘱：乙醇拭浴。

任务描述

物理降温法是通过局部冷疗或全身冷疗来降低体温的方法，其中全身冷疗是应用温水或乙醇进行全身擦浴，通过蒸发和传导来增加机体的散热，可达到全身冷疗的作用。

任务实施

【护理评估】

1. 患者　评估患者的年龄、病情、意识、治疗情况、皮肤情况、过敏史、心理状态和合作程度。

2. 环境　安静、宽敞、明亮，关闭门窗，室温适宜，屏风遮挡。

3. 用物　盆内盛 25% ~35% 的乙醇 200 ~300ml（温水拭浴需准备温水 2/3 满），温度 32 ~34℃，大纱布垫（小毛巾）2 块，大浴巾，热水袋，冰袋，酌情备衣裤一套，便器，屏风。

【护理问题】

1. 体温过高
2. 清理呼吸道无效
3. 知识缺乏

【护理措施】

“大爷，您好！我是您的责任护士小李，能告诉我您的名字吗？”“我叫王××。”“大爷，您现在正在发烧，体温比较高，我们现在要给您用酒精拍拭身体大动脉处来帮助降温。我去准备一下用物，请配合一下好吗？”“好的，谢谢了！”

准备 ——
1. 护士：服装、鞋帽整洁；仪态大方，举止端庄
2. 物品：齐全、放置合理（图1–88）
3. 环境：整洁，安全，门窗关闭，室温适宜
4. 患者：了解目的及方法，愿意合作，合适体位

↓

核对 —— 三查八对

↓

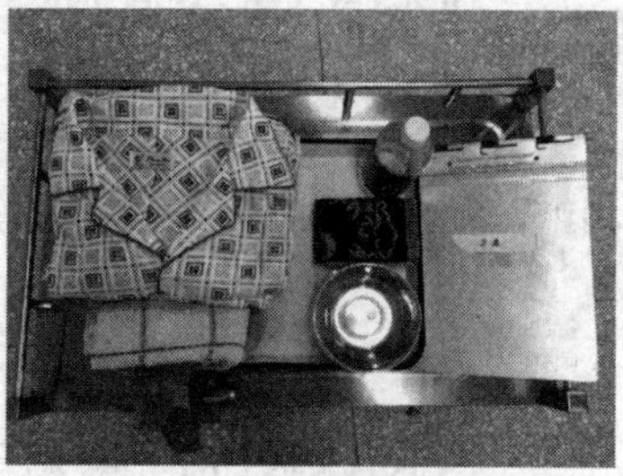

图1–88　用物准备

"大爷，现在要给您拭浴了，您不用紧张，这是没有疼痛的。如果操作过程中，您有任何的不适，请您及时告诉我。"

物理降温——
1. 脱上衣，解裤带
2. 头部置冰袋，足底放热水袋
3. 身下垫浴巾，小方巾包手，边擦边按摩（图1–89、图1–90、图1–91）
4. 双上肢→背部→双下肢
5. 撤掉热水袋

"大爷，现在已经给您拭浴完了，感觉舒服多了吧。当然，温度要降下来还需要一段时间。如果您有什么需要，请按床铃，我们也会随时巡视病房，谢谢您的配合！"

整理——
1. 安置患者，取合适体位
2. 观察并记录

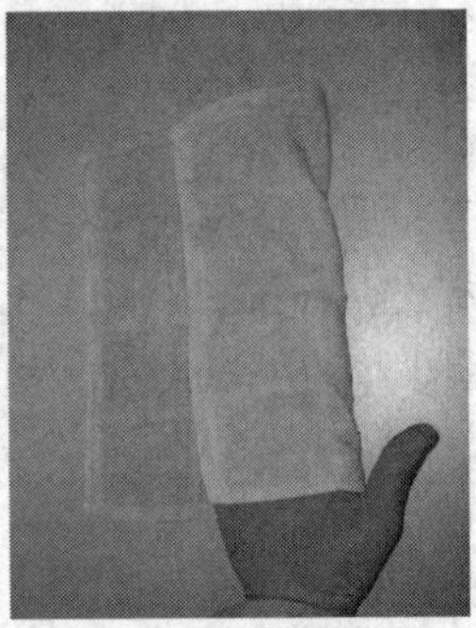

图1–89　小方巾包手法1

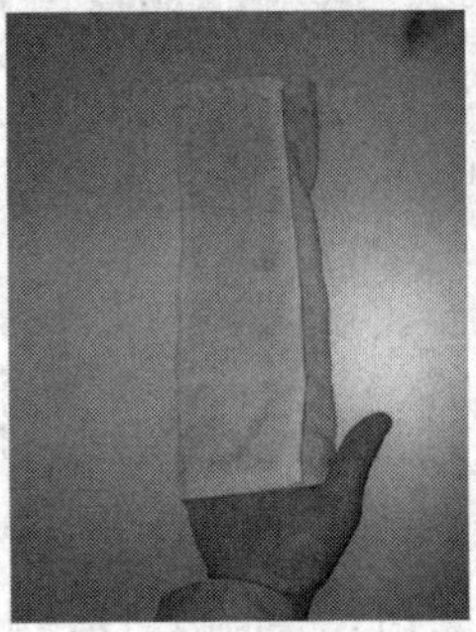

图1–90　小方巾包手法2

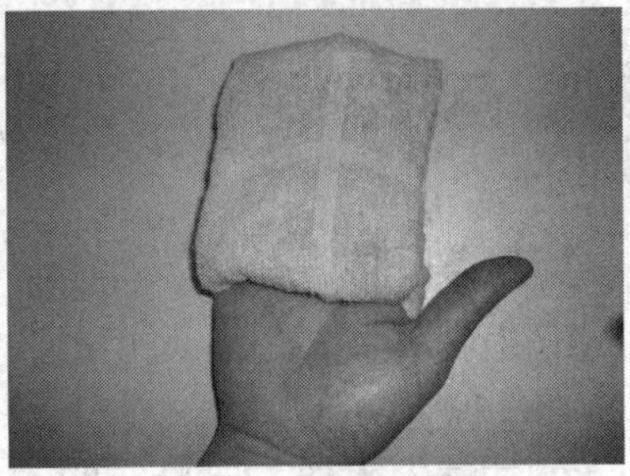

图1–91　小方巾包手法3

☞**健康教育**

1. 向患者解释物理降温的原因、方法，减轻患者的疑虑。
2. 向患者及家属介绍家庭发热患者的护理保健方法。
3. 指导患者多喝水，以促进高热降温。

【护理评价】

物理降温法评分标准

操作项目	操作内容	标准分	得分
操作准备	准备：着装整洁规范，仪表端庄大方	5	
	评估患者并解释：①评估：患者的年龄、病情、意识、治疗情况、皮肤情况、过敏史、心理状态及合作程度；②解释物理降温的目的：应用温水或乙醇进行全身擦浴，通过蒸发和传导来增加机体的散热，可达到全身冷疗的作用	9 缺1项扣1分	
	操作用物：①盆内盛25%～35%的乙醇200～300ml（温水拭浴需准备温水2/3满），温度32～34℃；②大纱布垫（小毛巾）2块；③大浴巾；④冰袋；⑤热水袋；⑥酌情备衣裤一套、便器、屏风	10 缺1项扣1分	

续表

操作项目	操 作 内 容	标准分	得分
操作步骤	（1）两人核对医嘱	4	
	（2）推治疗车至病房，核对床号、姓名	4	
	（3）协助患者排便，关闭门窗，屏风遮挡	5	
	（4）松开床尾盖被，助患者脱去上衣，松解裤带，置冰袋于患者头部，放热水袋于足下	8	
	（5）暴露擦拭部位，将大浴巾垫于擦拭部位下，以浸湿的小毛巾包裹手掌，挤干，边擦边按摩，最后用浴巾擦干	5	
	（6）擦拭顺序： ①侧颈→肩→上臂外侧→前臂外侧→手背；侧胸→腋窝→上臂内侧→肘窝→前臂内侧→手心；同法擦拭对侧	10	
	②患者侧卧背对护士→颈下肩部→背部→腰部→臀部（穿上衣，脱去裤子）	10	
	③髋部→下肢外侧→足背；腹股沟→下肢内侧→内踝；臀下沟→下肢后侧→腘窝→足跟；同法擦拭对侧下肢	10	
	（7）撤去热水袋，穿裤子，取舒适卧位	4	
	（8）整理床单位，询问患者需要	4	
	（9）处理用物	3	
	（10）洗手，取口罩，记录	3	
评价	关心、体贴患者，态度亲切，体现人文关怀	6	
总分		100	

知识拓展

1. 冷疗法的禁忌部位：枕后、耳廓、阴囊处、心前区、腹部、足底。

2. 物理降温 30min 后复测体温，复测后的体温用红圈“○”表示，并以红虚线与降温前温度相连。

任务二十四　铺床法

要点导航

1. 能说出各种铺床法的目的和注意事项。
2. 能正确实施各种铺床法。
3. 能与患者进行良好的沟通交流，取得患者及家属的理解、配合。

任务导入

王某，男，68 岁，诊断“急性肾盂肾炎”，病情好转后准备出院。

任务描述

备用床

1. 保持病室整洁、舒适、美观。
2. 准备接收新患者。

暂空床

1. 迎接新患者入院。
2. 供暂离床活动的患者使用。
3. 保持病室的整洁、美观。

麻醉床

1. 便于接收和护理麻醉手术后的患者。
2. 使患者安全、舒适，预防并发症。
3. 保护床上用物不被血液、呕吐物、排泄物等污染，便于更换。

任务实施

【护理评估】

1. 患者 评估患者的年龄、病情、意识、治疗情况、心理状态和合作程度。

2. 环境 病室内无患者进餐或治疗。

3. 用物 备用床、暂空床：床、床垫、枕芯、枕套、棉胎、被套、大单、床褥，必要时准备橡胶中单、中单。

麻醉床：

（1）床上用品：同备用床，另备床刷及套、中单和橡胶中单（各 2 张）、污衣袋。

（2）麻醉护理盘：无菌巾内放置开口器、压舌板、舌钳、牙垫、治疗碗（内盛 0.9% NaCl 溶液）、氧气导管或鼻塞管、吸痰导管、平镊、棉签、纱布。无菌巾外放置电筒、血压计、听诊器、治疗巾、弯盘、胶布、护理记录单、笔。有条件的准备心电监护仪。

（3）其他：输液架，必要时准备氧气筒、吸痰器、胃肠减压器，冬天按需要准备热水袋及套、毛毯等。

【护理问题】

1. 活动无耐力
2. 知识缺乏

【护理措施】

"您好！我是您的责任护士小李，能告诉我您的名字吗？""我叫王××。""您好！大爷，今天要出院了，出院用药都拿了吗？""拿了，感谢你们一直以来的照顾！""不客气，这是我们应该做的。出院后您要按时、合理用药，饮水量在2500ml以上，注意休息和个人卫生，防止感染，定期复查。怕您记不住，这是一个急性肾盂肾炎的健康教育指导，您可以回去好好看一下。""好的，非常感谢！""您走好，多保重！"

准备——
1. 护士：服装、鞋帽整洁；仪态大方，举止端庄
2. 物品：合格、完好（图1-92）
3. 环境：整洁，安静，安全
4. 患者：患者了解目的及方法，愿意合作

↓

核对——三查八对

↓

备用床
暂空床——
麻醉床
1. 移开床旁桌椅
2. 扫床，翻转床垫、床褥
3. 铺大单、套被套、套枕套

↓

整理——
1. 根据需要放置好床上用品（图1-93、图1-94、图1-95）
2. 椅桌归位、洗手

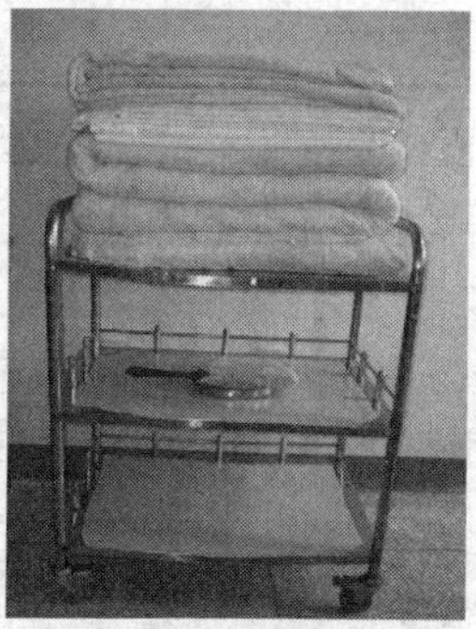

图1-92 备用床用物准备

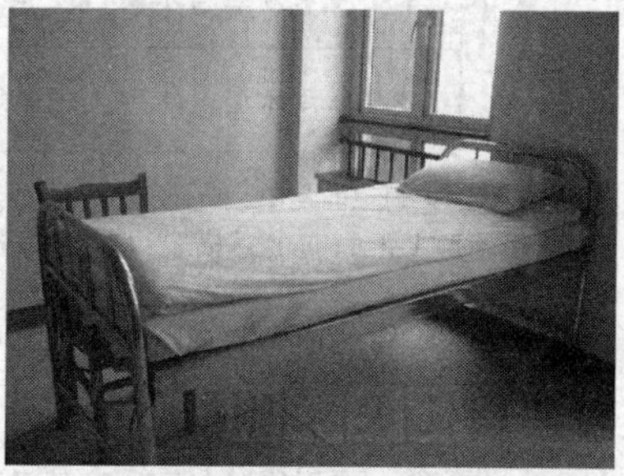

图1-93 备用床

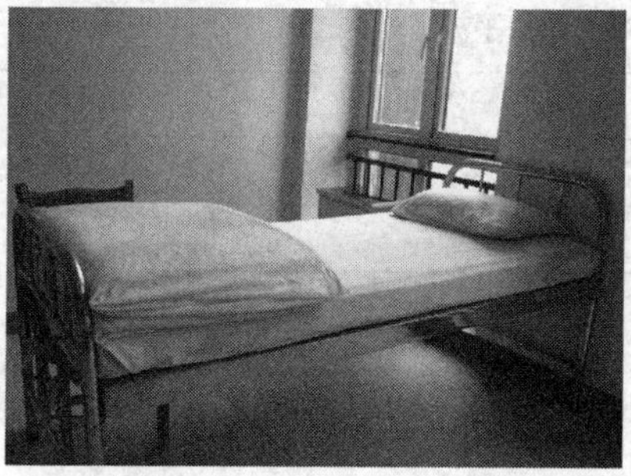

图1-94 暂空床

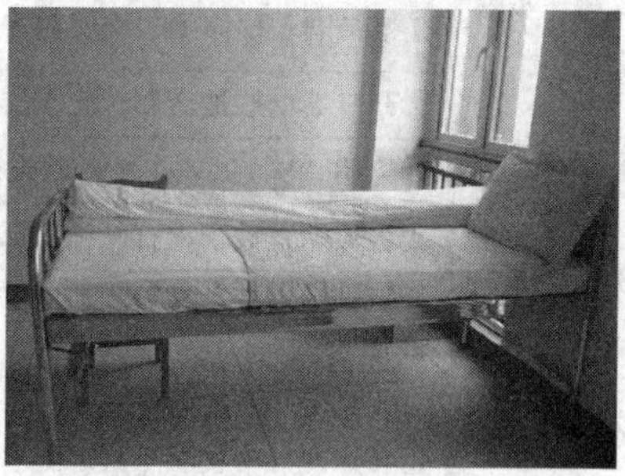

图1-95 麻醉床

☞健康教育

1. 入院患者介绍管床医生、护士及同病房室友，医院环境及相关规章制度。

2. 出院患者进行出院指导，包括疾病的用药、休息、饮食、活动、复查等。

3. 根据患者麻醉类型和病情取舒适卧位，指导患者尽早活动，注意口腔清洁，教会患者有效咳嗽，预防口腔感染、坠积性肺炎等并发症。

【护理评价】

铺备用床评分标准（被套式）

操作项目	操作内容	标准分	得分
操作准备	护士准备：着装整洁规范，仪表端庄大方	5	
	评估患者并解释：①评估：评估患者的年龄、病情、意识、治疗情况、心理状态和合作程度 ②解释铺备用床的目的 a. 保持病室整洁、舒适、美观 b. 准备接收新患者	9	
	操作用物：①床；②床垫；③枕芯；④枕套；⑤棉胎；⑥被套；⑦大单；⑧床褥	8 缺1项扣1分	
操作步骤	（1）移床旁桌离床20cm，移椅于床尾正中离床约15cm（口述）	4	
	（2）翻转床垫，床垫上缘靠近床头、扫床、铺床褥，用物放于椅上	4	
	（3）铺大单 ①正面向上，横、纵中缝对齐，分别散开	4	
	②距离床30cm提取大单与床缘垂直，以床沿为界将下面三角形大单塞入床垫下	5	
	③上面三角形大单折成45°斜角塞入床垫下，铺好床头后，铺床尾	6	
	④沿床缘将大单中间部分塞入床垫下	4	
	（4）套被套（“S”形） ①铺被套正面向上，中缝对齐，分别散开，封口端与床头平齐	4	
	②开口端上层被套倒转向上1/3	4	
	③棉胎“S”形式折叠，放于被套内，底边与开口边平齐	5	
	④将棉胎在被套内打开铺平，系带	5	
	⑤盖被铺成被筒，被头与床头平齐，两边与床沿平齐，尾端与床尾平齐向内折叠	4	
	（5）套枕套 ①在床尾处将枕套于枕芯上，系带	5	
	②枕头从床尾平移至床头，开口背门放置	4	
	（6）床旁桌放回原处，椅子放于床尾	4	
	（7）整理用物、洗手	4	
评价	（1）大单平紧，中线对齐，每个角紧正	4	
	（2）被套中线对齐，棉胎平整，被头、枕套四角不空虚	4	
	（3）操作中应用节力原则，姿势美观，无多余动作	4	
总分		100	

铺暂空床评分标准（被套式）

操作项目	操 作 内 容	标准分	得分
操作准备	护士准备：着装整洁规范，仪表端庄大方	5	
	评估患者并解释：①评估：评估患者的年龄、病情、意识、治疗情况、心理状态和合作程度 ②解释铺暂空床的目的 a. 迎接新患者入院 b. 供暂离床活动的患者使用 c. 保持病室的整洁、美观	9	
	操作用物：①床；②床垫；③枕芯；④枕套；⑤棉胎；⑥被套；⑦大单；⑧床褥；⑨必要时准备橡胶中单、中单	9 缺1项 扣1分	
操作步骤	（1）移床旁桌离床20cm，移椅于床尾正中离床约15cm（口述）	3	
	（2）翻转床垫，床垫上缘靠近床头、扫床、铺床褥，用物放于椅上	4	
	（3）铺大单 ①正面向上，横、纵中缝对齐，分别散开	4	
	②距离床30cm提取大单与床缘垂直，以床沿为界将下面三角形大单塞入床垫下	4	
	③上面三角形大单折成45°斜角塞入床垫下，铺好床头后，铺床尾	5	
	④沿床缘将大单中间部分塞入床垫下	3	
	⑤根据患者病情需要铺橡胶中单和中单（口述）	3	
	⑥同法铺好对侧大单、中单及橡胶单	3	
	（4）套被套（“S”形） ①铺被套正面向上，中缝对齐，分别散开，封口端与床头平齐	4	
	②开口端上层被套倒转向上1/3	3	
	③棉胎“S”形式折叠，放于被套内，底边与开口边平齐	4	
	④将棉胎在被套内打开铺平，系带	4	
	⑤盖被铺成被筒，被头与床头平齐，两边与床沿平齐，尾端与床尾平齐向内折叠	4	
	⑥将盖被三折叠于床尾	3	
	（5）套枕套 ①在床尾处将枕套于枕芯上，系带	3	
	②枕头从床尾平移至床头，开口背门放置	4	
	（6）床旁桌放回原处，椅子放于床尾。	3	
	（7）整理用物、洗手	4	
评价	（1）大单平紧，中线对齐，每个角紧正	4	
	（2）被套中线对齐，棉胎平整，被头、枕套四角不空虚	4	
	（3）操作中应用节力原则，姿势美观，无多余动作	4	
总分		100	

铺麻醉床评分标准（被套式）

操作项目	操作内容	标准分	得分
操作准备	护士准备：着装整洁规范，仪表端庄大方	5	
	评估患者并解释：①评估：评估患者的年龄、病情、意识、治疗情况、心理状态和合作程度 ②解释铺麻醉床的目的 a. 便于接收和护理麻醉手术后的患者 b. 使患者安全、舒适，预防并发症 c. 保护床上用物不被血液、呕吐物、排泄物等污染，便于更换	9	
	操作用物：①床；②床垫；③枕芯；④枕套；⑤棉胎；⑥被套；⑦大单；⑧床褥；⑨必要时准备橡胶中单、中单；⑩麻醉护理盘；⑪其他：输液架等	11 缺1项 扣1分	
操作步骤	（1）移床旁桌离床20cm，移椅于床尾正中离床约15cm（口述）	3	
	（2）翻转床垫，床垫上缘靠近床头、扫床、铺床褥，用物放于椅上	4	
	（3）铺大单 ①正面向上，横、纵中缝对齐，分别散开	4	
	②距离床30cm提取大单与床缘垂直，以床沿为界将下面三角形大单塞入床垫下	4	
	③上面三角形大单折成45°斜角塞入床垫下，铺好床头后，铺床尾	5	
	④沿床缘将大单中间部分塞入床垫下	3	
	⑤根据患者病情需要铺橡胶中单和中单（口述）	3	
	⑥同法铺好对侧大单、中单及橡胶单	3	
	（4）套被套（“S”形） ①铺被套正面向上，中缝对齐，分别散开，封口端与床头平齐	4	
	②开口端上层被套倒转向上1/3。	3	
	③棉胎“S”形式折叠，放于被套内，底边与开口边平齐	3	
	④将棉胎在被套内打开铺平，系带	4	
	⑤盖被铺成被筒，被头与床头平齐，两边与床沿平齐，尾端与床尾平齐向内折叠	3	
	⑥将盖被三折叠于背的对侧	3	
	（5）套枕套 ①在床尾处将枕套于枕芯上，系带	3	
	②开口背门，横立床头	4	
	（6）床旁桌放回原处，椅子放于背门侧，麻醉护理盘放于床旁桌上。输液架放于合适的位置	3	
	（7）整理用物、洗手	4	
评价	（1）大单平紧，中线对齐，每个角紧正	4	
	（2）被套中线对齐，棉胎平整，被头、枕套四角不空虚	4	
	（3）操作中应用节力原则，姿势美观，无多余动作	4	
总分		100	

知识拓展

1. 麻醉术后患者一般宜采用 3 人或 4 人搬运法，确保患者安全。

2. 常用的麻醉方式及其卧位

全麻患者：取去枕仰卧位，头偏向一侧，目的：防止呕吐物流入气管，引起窒息及肺部并发症。

腰麻（蛛网膜下腔麻醉）患者：去枕仰卧 6 ~ 8h，防止头痛。

硬膜外麻醉患者：平卧 4 ~ 6h，不必去枕。

任务二十五　患者翻身法

要点导航

1. 能说出帮助患者翻身的目的和注意事项。
2. 能正确实施帮助患者翻身技术。
3. 能与患者和家属进行良好的沟通交流，取得患者和家属的理解、配合。

任务导入

王某，男，68 岁，由外院转入我院。误吸异物窒息致缺血缺氧性脑病并呼吸衰竭，患者呈特殊昏迷状态，长达半年，入院时伴有压疮感染，骶尾部红肿。医嘱：翻身 qh。

任务描述

1. 协助不能起床的患者更换卧位，增进舒适。
2. 预防并发症，如坠积性肺炎。
3. 适应检查、治疗和护理的需要。

任务实施

【护理评估】

1. 患者　评估患者的年龄、病情、意识、治疗情况、心理状态和合作程度。

2. 环境　环境安静、安全、光线充足，室温适宜。必要时屏风遮挡。

3. 用物

（1）根据病情准备好床档、软枕等。

（2）翻身护理记录单。

【护理问题】

1. 气体交换受损
2. 清理呼吸道无效
3. 有受伤的危险
4. 有皮肤完整性受损的危险
5. 有废用综合征的危险

【护理措施】

"您好！我是您家属的责任护士小李，能告诉我您家属的名字吗？""我老伴叫王××。""您好！大妈。王大爷由于长期卧床，臀部之间皮肤已经有了破溃的前兆。为了预防病情的进一步发展，现在根据医嘱我们要给他翻身，有需要的地方，请您帮助一下，可以吗？"

准备——
1. 护士：服装、鞋帽整洁；仪态大方，举止端庄
2. 物品：合格、完好
3. 环境：整洁，安静，安全
4. 患者：患者或家属了解目的及方法，愿意合作，合适体位

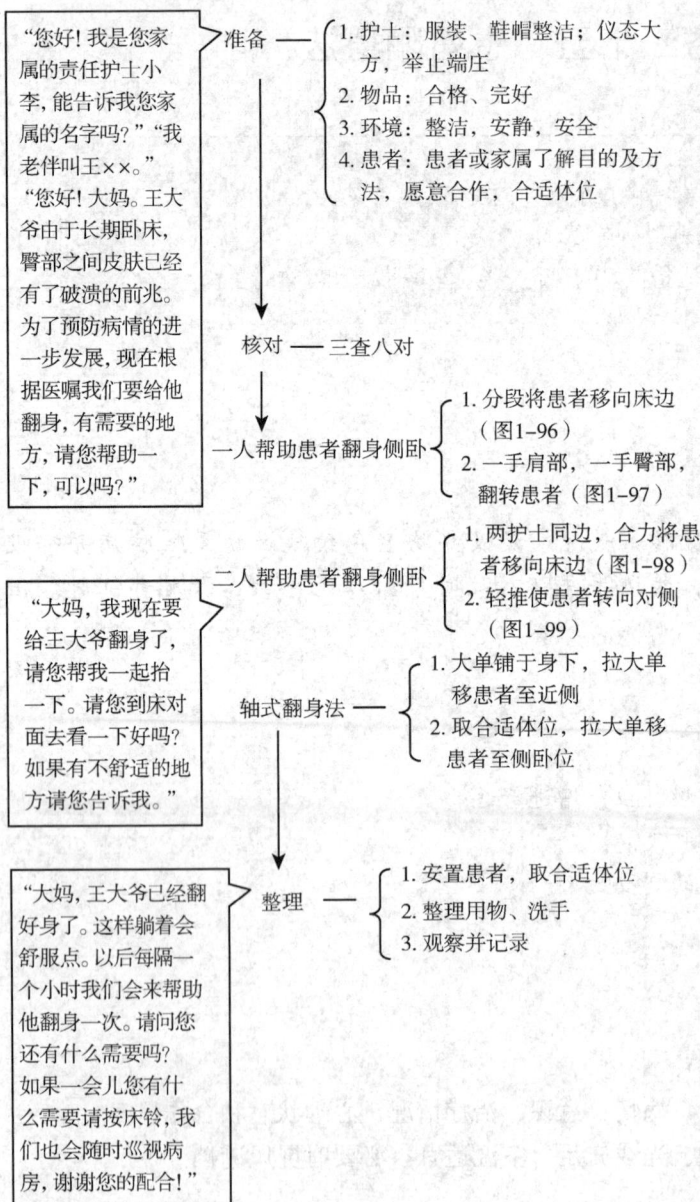

↓

核对——三查八对

↓

一人帮助患者翻身侧卧
1. 分段将患者移向床边（图1-96）
2. 一手肩部，一手臀部，翻转患者（图1-97）

二人帮助患者翻身侧卧
1. 两护士同边，合力将患者移向床边（图1-98）
2. 轻推使患者转向对侧（图1-99）

"大妈，我现在要给王大爷翻身了，请您帮我一起抬一下。请您到床对面去看一下好吗？如果有不舒适的地方请您告诉我。"

轴式翻身法——
1. 大单铺于身下，拉大单移患者至近侧
2. 取合适体位，拉大单移患者至侧卧位

↓

"大妈，王大爷已经翻好身了。这样躺着会舒服点。以后每隔一个小时我们会来帮助他翻身一次。请问您还有什么需要吗？如果一会儿您有什么需要请按床铃，我们也会随时巡视病房，谢谢您的配合！"

整理——
1. 安置患者，取合适体位
2. 整理用物、洗手
3. 观察并记录

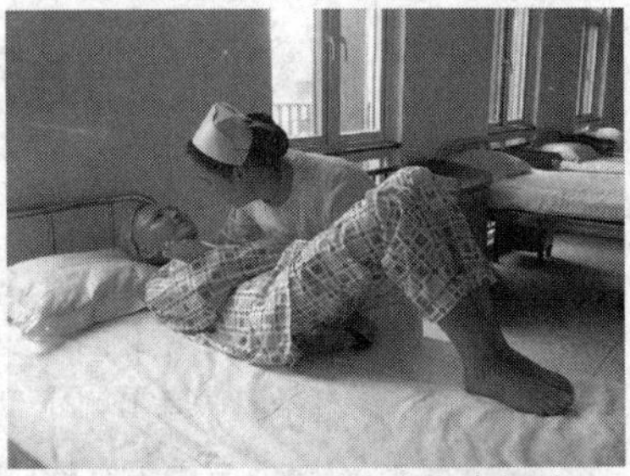

图1-96　一人协助患者翻身侧卧1

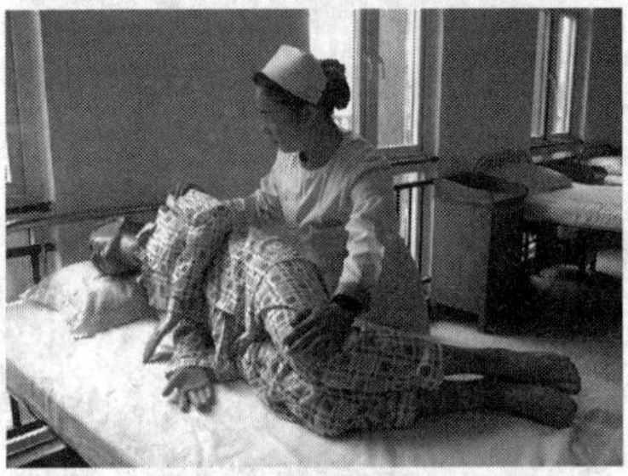

图1-97　一人协助患者翻身侧卧2

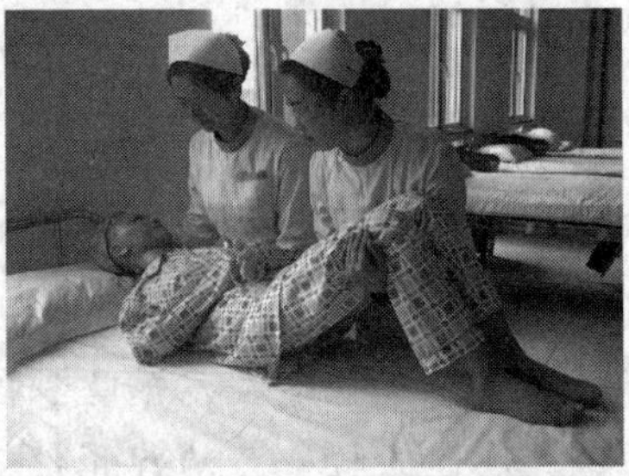

图1-98　二人协助患者翻身侧卧1

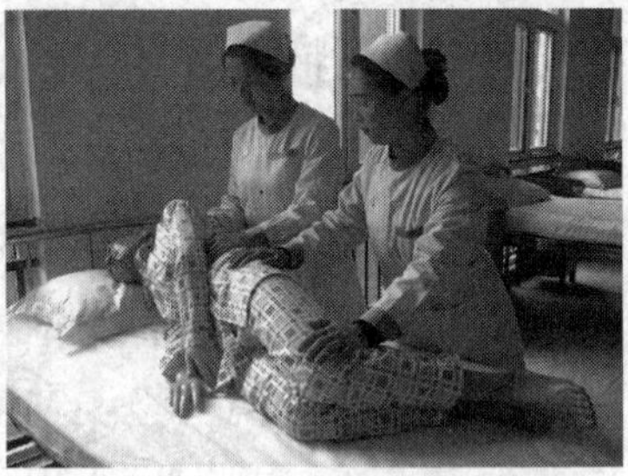

图1-99　二人协助患者翻身侧卧2

☞**健康教育**

1. 解释翻身的意义、方法及翻身过程中患者及家属的配合。

2. 说明如在翻身过程中感觉不适，应立即向护士反映，以便于及时处理，防止意外的发生。

3. 教会家属协助翻身的方法。

【护理评价】

患者翻身法评分标准

操作项目	操 作 内 容	标准分	得分
操作准备	准备：着装整洁规范，仪表端庄大方	5	
	评估患者并解释：①评估：患者的年龄、病情、意识、治疗情况、心理状态及合作程度；②解释翻身目的：更换卧位，增进舒适，预防并发症，适应检查、治疗和护理的需要	9 缺1项 扣1分	
	操作用物：①床档；②软枕；③翻身护理记录卡	6	
操作步骤	（1）两人核对医嘱	4	
	（2）洗手，戴口罩；准备用物	3	
	（3）核对患者床号、姓名、住院号（呼唤患者、核对床头卡及腕带），协助患者取舒适体位	6	
	（4）松开床尾盖被，协助患者取屈膝仰卧位，双手放在腹部	4	
	（5）将导管及输液装置等安置妥当，必要时将盖被折叠至床尾或一侧	6	
	（6）根据病情、体重选择翻身方法 一人帮助患者翻身侧卧 ①护士采用分段移位法将患者移向操作者一侧的床边（头、肩和臀部→双下肢）	6	
	②护士一手置患者肩部，一手置膝部，向前推并翻转患者，使其背向操作者	4	
	二人帮助患者翻身侧卧 ①护士两人立于床同一侧，一人托肩腰部，另一人托臀部和膝部，同时将患者抬起并移向自己一边	4	
	②护士分别扶肩、腰、臀和膝部，轻推使患者转向对侧，使之背向护士	4	
	轴式翻身法 ①护士将大单铺于患者身体下	4	
	②两名护士站于病床同侧，分别抓紧靠近肩、腰、髋及下肢等处的大单，保持在同一水平线上，移至近侧，拉起床栏	4	
	③护士绕至病床另一侧，将患者近侧手臂，另一手放于胸前，两膝间放一软枕	4	
	④护士两人双手抓紧患者肩、腰背、髋部、大腿等远处的大单，一人发令，两人将患者整个身体以圆滚轴式人移至头侧保持脊柱平直翻转至侧卧位，面向护士，必要时使用床档	4	
	（7）记录用翻身时间、卧位、皮肤情况，并签名；将《翻身护理记录单》挂于适当处	6	
	（8）整理床单位，询问患者需要	4	
	（9）处理用物	3	
	（10）洗手，取口罩，记录	4	
评价	关心、体贴患者，态度亲切，体现人文关怀	6	
总分		100	

知识拓展

1. 帮助患者更换卧位法还包括协助患者移向床头。

2. 操作中要注意使用节力原则：两脚分开，扩大支撑面；面向移动方向，利用自身体重；尽量靠近患者，以减小阻力臂。

任务二十六　患者搬运法

要点导航

1. 能说出患者搬运法的目的和注意事项。
2. 能正确实施各种患者运送法。
3. 能与患者进行良好的沟通交流，取得患者的理解、配合。

任务导入

王某，男，68岁，因“脑梗死”入院第2天，患者神志清楚，生命体征平稳，左侧肌张力4级，遵医嘱复查CT。

任务描述

轮椅运送法

1. 护送不能行走但能坐起的患者入院、出院、检查、治疗或室外活动。
2. 帮助患者活动，促进血液循环及体力恢复。

平车运送法

护送不能起床的患者入院、检查、治疗、手术或转病房等。

任务描述

【护理评估】

1. 患者　评估患者的年龄、病情、意识、治疗情况、心理状态和合作程度。

2. 环境　地面是否干燥、平坦，室外的温度情况。

3. 用物

（1）轮椅运送法：轮椅，根据季节备外套或毛毯、别针，必要时备软枕。

（2）平车运送法：平车（上置以橡胶单和布单包好的垫子和枕头、带套的毛毯或棉被），必要时备木板、帆布中单或布中单。

【护理问题】

1. 活动无耐力
2. 躯体移动障碍
3. 如厕自理缺陷

【护理措施】

"您好！我是您的责任护士小李，能告诉我您的名字吗？""我叫王××。""您好！大爷，您哪里不舒服？""我左侧的手和腿没有力气。""遵医嘱由我陪您到影像科复查CT，请您配合一下好吗？我先去准备一下用物。""好的，谢谢！"

准备 —
1. 护士：服装、鞋帽整洁；仪态大方，举止端庄
2. 物品：齐全、放置合理
3. 环境：整洁，隐蔽，安全
4. 患者：患者和家属了解目的及方法，愿意合作，合适体位

↓

核对 — 三查八对

↓

"大爷，请您把身体尽量向后靠，双手扶住扶手，我们现在就去做CT。如果在路上有什么不舒服的请您告诉我好吗？""好的，小李你真细心。"

轮椅运送法 —
1. 协助患者从床上向轮椅移动（图1-100）
2. 协助患者从轮椅向床上移动

平车运送法 —
1. 挪动法（图1-101）
2. 一人搬运法（图1-102）
3. 二人搬运法（图1-103）
4. 三人搬运法（图1-104）
5. 四人搬运法（图1-105）

↓

"大爷，我们已经检查完回来了，这样躺着会舒服点。一会儿医生会就检查结果跟您做具体沟通，请您稍等。请问您还有什么需要吗？如果一会儿您有什么需要请按床铃，我们也会随时巡视病房，谢谢您的配合！"

整理 —
1. 安置患者，取合适体位
2. 整理用物、洗手
3. 观察并记录

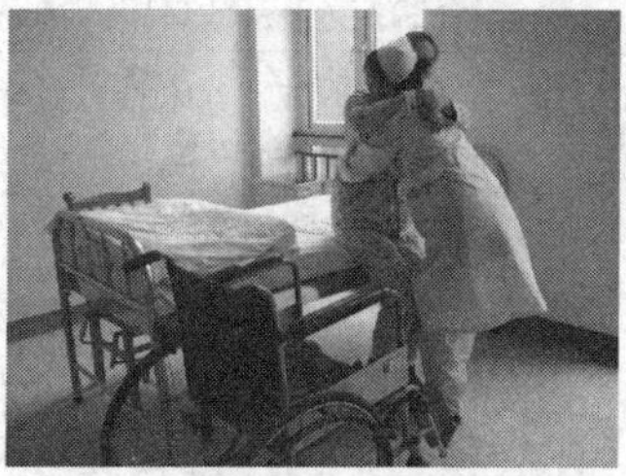

图1-100　协助患者上轮椅

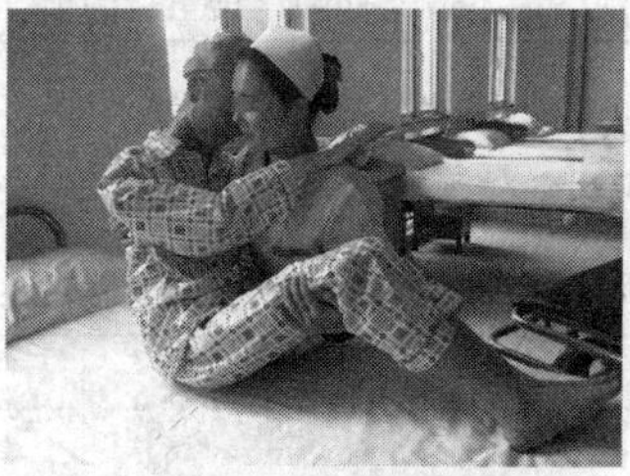

图1-102　一人搬运法

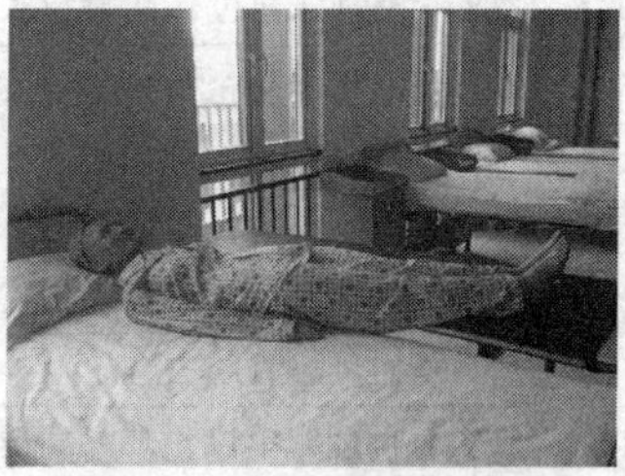

图1-101　患者仰卧挪动上平车

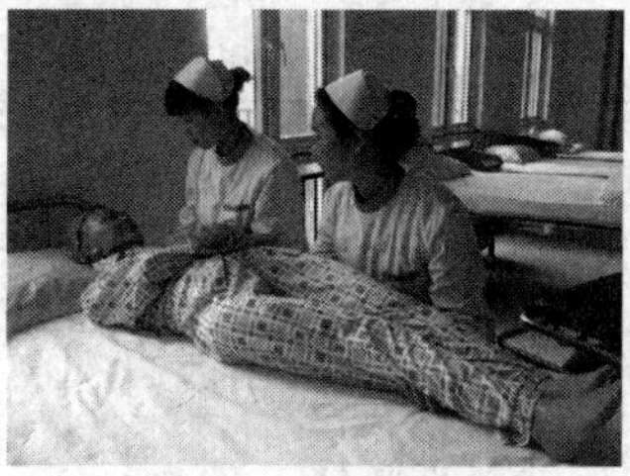

图1-103　二人搬运法

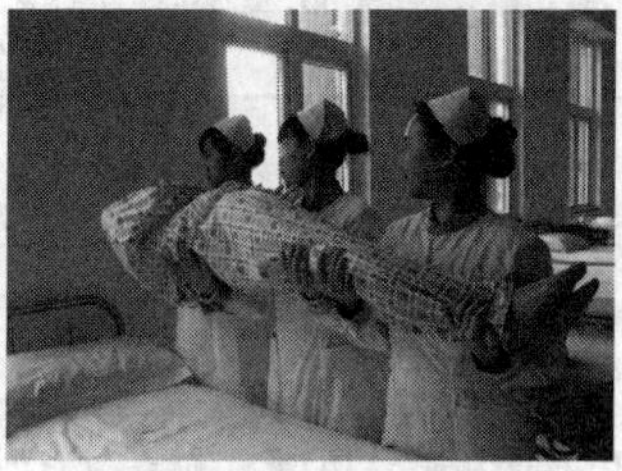

图1-104　三人搬运法

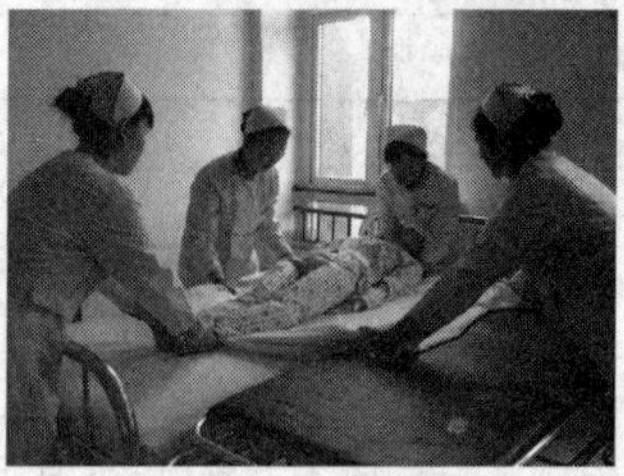

图1-105　四人搬运法

☞健康教育

1. 向患者及家属介绍轮椅、平车使用的方法及注意事项。

2. 轮椅运送过程中，嘱患者扶住扶手，尽量向后靠。身体不平衡时，应系安全带。

3. 下坡时速度要慢，以免发生意外。

4. 解释搬运的意义、方法及搬运过程中患者的配合，说明如在搬运中感觉不适，应立即向护士反映，以便于及时处理，防止意外的发生。

【护理评价】

轮椅运送法评分标准

操作项目	操作内容	标准分	得分
操作准备	准备：着装整洁规范，仪表端庄大方	5	
操作准备	评估患者并解释：①评估：患者的年龄、病情、意识、治疗情况、心理状态及合作程度；②解释轮椅运送法的目的：护送不能行走但能坐起的患者入院、出院、检查、治疗或室外活动；帮助患者活动，促进血液循环及体力恢复	9 缺1项 扣1分	
	操作用物：①轮椅；②根据季节备外套或毛毯、别针；③ 必要时备软枕	6 缺1项 扣2分	
操作步骤	（1）两人核对医嘱	4	
	（2）洗手，戴口罩；准备用物，检查轮椅性能	3	
	（3）核对患者床号、姓名、住院号（呼唤患者、核对床头卡及腕带），协助患者取舒适体位	6	
	（4）夹闭引流管路，妥善放置，必要时铺毛毯于椅上	4	
	协助患者从床上向轮椅移动 ①轮椅推至床旁，椅背与床尾平齐，将闸制动，翻起脚踏板，防止轮椅滑动	6	
	②扶患者坐起，协助穿衣及鞋袜下地，撤盖被至床尾	4	
	③护士站在轮椅背后，固定轮椅	5	
	④协助患者下床、转身，坐入轮椅，身体置于椅座中部，抬头向后靠坐稳	6	
	⑤翻下脚踏板，协助患者双脚置于其上，必要时给患者包裹好毛毯	4	
	⑥整理床单位，铺暂空床。观察无不适，松闸，推至目的地	6	
	协助患者从轮椅向床上移动 ①将轮椅推至床尾，椅背与床尾平齐，患者面向床头	4	
	②扳制动闸将轮椅制动，翻起脚踏板，有毛毯松开	4	
	③护士站在轮椅背后抵住轮椅，双手协助患者站起、转身、坐于床沿	6	
	④协助患者脱去鞋子及外衣，躺卧舒适，盖好棉被	6	
	⑤整理床单位，观察病情，洗手，记录	6	
评价	关心、体贴患者，态度亲切，体现人文关怀	6	
总分		100	

平车运送法评分标准

操作项目	操作内容	标准分	得分
操作准备	准备：着装整洁规范，仪表端庄大方	5	
	评估患者并解释：①评估：患者的年龄、病情、意识、治疗情况、心理状态及合作程度；②解释平车运送法的目的：护送不能起床的患者入院、检查、治疗、手术或转病房等	9 缺1项 扣1分	
	操作用物：①平车（上置以橡胶单和布单包好的垫子和枕头、带套的毛毯或棉被）；②必要时备木板、帆布中单或布中单	3 缺1项 扣1分	

续表

操作项目	操 作 内 容	标准分	得分
操作步骤	（1）两人核对医嘱	3	
	（2）洗手，戴口罩；准备用物	3	
	（3）核对患者床号、姓名、住院号（呼唤患者、核对床头卡及腕带），协助患者取舒适体位	3	
	（4）移开床旁桌、椅，松开盖被	3	
	（5）将导管及输液装置等安置妥当，必要时将盖被折叠至床尾或一侧	3	
	（6）根据患者的体重和病情选择搬运方法挪动法 ①平车与床平行，盖被平铺于平车上	3	
	②帮助患者移向床边	3	
	③护士抵住平车，帮助患者按上身、臀部、下肢的顺序向平车挪动	4	
	一人搬运法 ①平车头端与床尾成钝角，固定平车，盖被铺于平车上	3	
	②协助患者穿衣，患者移至床边	3	
	③协助患者屈膝，一臂自患者腋下伸至肩部外侧，一臂伸入患者大腿下，患者双臂交叉于搬运者颈后，托起患者轻放于平车上	4	
	二人搬运法 ①平车头端与床尾成钝角，固定平车，盖被平铺于平车上	3	
	②协助患者穿衣，二人站于床同侧，将患者移至床边	3	
	③甲护士托住患者颈肩部、腰部，乙护士托住患者臀部、腘窝，同时合力抬起患者，放于平车上	4	
	三人搬运法 ①平车头端与床尾成钝角，固定平车，盖被平铺于平车上	3	
	②协助患者穿衣，三人站于床同侧，将患者移至床边	3	
	③甲护士托住患者头颈肩、背部，乙护士托住患者腰部、臀部，丙护士托住患者腘窝、小腿，同时抬起患者，放于平车上	4	
	四人搬运法 ①推平车与床平行并紧靠床边	3	
	②在患者腰、臀下铺中单	3	
	③甲护士站于床头，托住患者头及颈肩部，乙护士站于床尾，托住患者两腿，丙护士和丁护士分别站于床及平车两侧，紧握中单四角，同时抬起患者，放于平车上	4	
	（7）整理床单位，询问患者需要	4	
	（8）患者从平车返回病床时，则反向移动	4	
	（9）洗手，取口罩，记录	4	
评价	关心、体贴患者，态度亲切，体现人文关怀	6	
总分		100	

知识拓展

1. 肌力程度一般分为6级

0级：完全瘫痪，肌力完全丧失

1级：可见肌肉轻微收缩但无肢体运动

2级：肢体可移动但不能抬起

3级：肢体能抬离床面但不能对抗阻力

4级：肢体能做对抗阻力的运动，但肌力减弱

5级：肌力正常

2. 长期卧床患者易发生的并发症有：压疮、坠积性肺炎、泌尿系感染、下肢静脉血栓。

任务二十七　患者约束法

要点导航

1. 能说出患者约束法的目的和注意事项。
2. 能正确实施各种患者约束法。
3. 能与患者进行良好的沟通交流，取得患者及家属的理解、配合。

任务导入

王某，男，68岁，坏死性胰腺炎。全麻下行剖腹探查、胆总管引流、胃空肠造瘘、胰包膜切开引流术后，全身放置各类管道10根。患者神智稍有恢复后不能很好地控制自己，摸索腹部引流管。对患者身体进行约束。

任务描述

宽绷带约束：常用于固定手腕和踝部，以防止患者自伤或伤害他人。

肩部约束带：用于固定肩部，限制患者坐起，以防止患者自伤或伤害他人。

膝部约束带：用于固定膝部，限制患者下肢活动，以防止患者自伤或伤害他人。

尼龙搭扣约束带：可用于固定手腕、上臂、膝部、踝部，以防止患者自伤或伤害他人。

任务实施

【护理评估】

1. 患者　评估患者的年龄、病情、意识、治疗情况、心理状态和合作程度；患者家属对使用约束带的作用和操作方法的了解程度及合作情况。

2. 环境　环境安静、安全、光线充足，室温适宜。必要时屏风遮挡。

3. 用物　根据病情准备好约束带、棉垫、床档、软枕等。

【护理问题】

1. 睡眠剥夺
2. 有体液不足的危险
3. 有自伤的危险

【护理措施】

“您好！我是您的责任护士小李，能告诉我您的名字吗？”“我叫王××。”“您好！大爷，您哪里不舒服？“我老觉得身体被什么东西压住，不舒服。老想挠，控制不了自己。”“哦，大爷，我们需要给您用约束带限制身体的活动，防止身上的管道被拔出。我先去准备一下用物。”

准备 ——
1. 护士：服装、鞋帽整洁；仪态大方，举止端庄
2. 物品：合格、完好
3. 环境：整洁，安静，安全
4. 患者：患者家属了解目的及方法，愿意合作，合适体位

↓

核对 —— 三查八对

↓

“大爷，请您把手伸到这个洞里面去。您觉得这个松紧合适吗？如果有什么不舒服的请您及时告诉我好吗？”“好的，小李你真细心。”

宽绷带 —— 棉垫包裹，宽绷带双套结拉紧，系于床缘（图1-106、图1-107）

↓

肩部约束带 —— 腋下垫棉垫，肩部套进袖筒，系于床头（图1-108、图1-109）

膝部约束带 —— 腘窝处垫棉垫，约束带放于两膝上，系于床缘（图1-110、图1-111）

尼龙搭扣约束带 —— 被约束部位垫棉垫，约束带置于关节处，系于床缘

↓

“大爷，约束带已经用上了。我们每隔1~2小时会来松解一次。请问您还有什么需要吗？如果一会儿您有什么需要请按床铃，我们也会随时巡视病房，谢谢您的配合！”

整理 ——
1. 帮助患者取舒适体位
2. 整理用物、洗手
3. 观察并记录

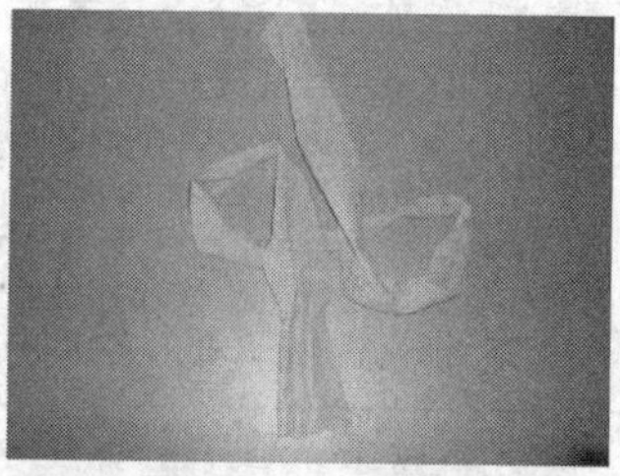

图1-106　宽绷带双套结

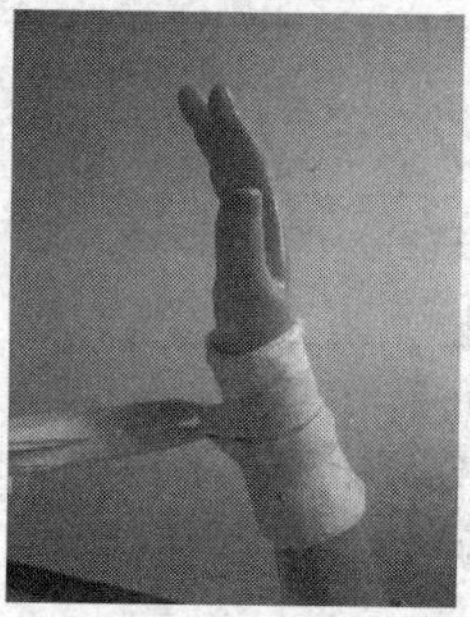

图1-107　宽绷带约束法

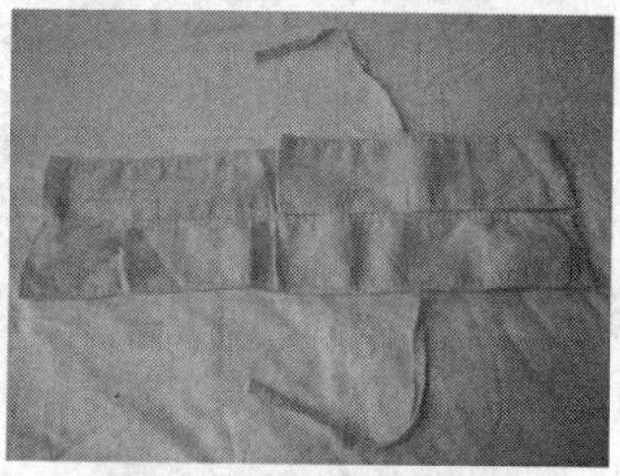

图1-108　肩部约束带

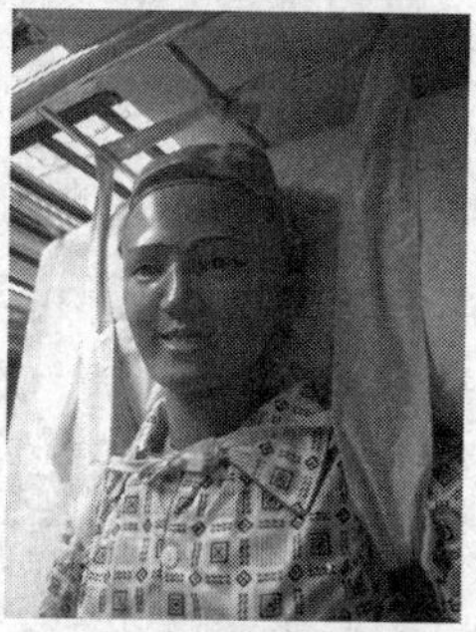

图1-109　肩部约束带约束法

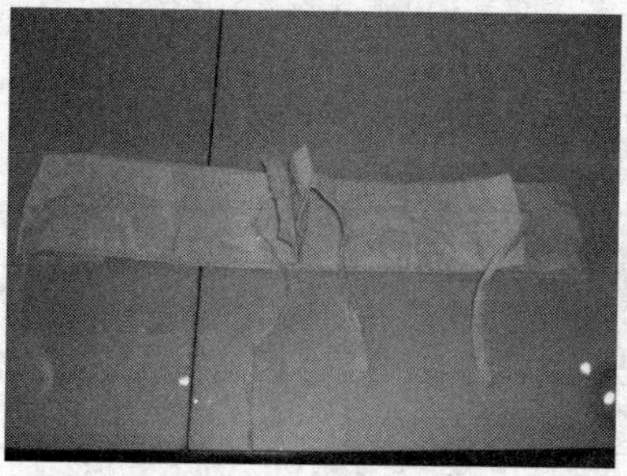

图1-110　膝部约束带

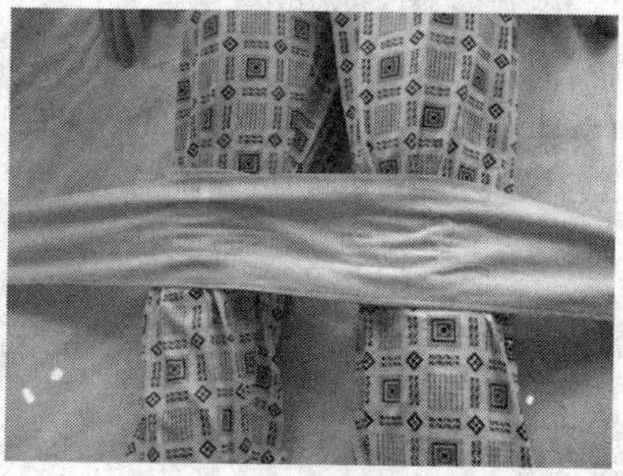

图1-111　膝部约束法

☞健康教育

1. 维护患者的自尊。使用前做好解释工作，取得患者家属理解。

2. 保护具只能短期使用，约束带要定时松解，每1~2h放松1次，并协助患者翻身，保证患者安全、舒适。

【护理评价】

患者约束法评分标准

操作项目	操作内容	标准分	得分
操作准备	准备：着装整洁规范，仪表端庄大方	5	
	评估患者并解释：①评估：患者的年龄、病情、意识、治疗情况、心理状态及合作程度；②解释使用约束带的目的：用于限制患者的活动，以防止患者自伤或伤害他人	9 缺1项扣1分	
	操作用物：①平车（上置以橡胶单和布单包好的垫子和枕头、带套的毛毯或棉被）；②必要时备木板、帆布中单或布中单	4 缺1项扣1分	
操作步骤	（1）两人核对医嘱	3	
	（2）洗手，戴口罩；准备用物	3	
	（3）核对患者床号、姓名、住院号（呼唤患者、核对床头卡及腕带），协助患者取舒适体位	3	
	（4）移开床旁桌、椅，松开盖被	3	
	（5）将导管及输液装置等安置妥当，必要时将盖被折叠至床尾或一侧	3	
	（6）根据患者病情选择合适的约束方法 宽绷带约束 ①将棉垫包裹手腕部或踝部	4	
	②用宽绷带打成双套结，套在棉垫外稍拉紧，将宽绷带的两端系于床缘	7	
	肩部约束带 ①在患者腋窝衬好棉垫	4	
	②两侧肩部套上袖筒，两袖筒上的细带在胸前打结固定，把两条宽的长带尾端系于床头	8	
	③必要时可将枕头横立于床头	3	
	膝部约束带 ①在患者两膝腘窝处衬好棉垫	4	
	②将约束带横放于两膝上，宽带下的两头带各缚住一侧膝关节，然后将宽带两端系于床缘	8	
	尼龙搭扣约束带 ①在被约束部位衬好棉垫	3	
	②将约束带置于关节处，松紧度适宜，对合约束带上的尼龙搭扣，然后将带子系于床缘	8	
	（7）帮助患者取舒适体位，处于功能位	4	
	（8）整理床单位，询问患者需要	4	
	（9）洗手，取口罩，记录，交班	4	
评价	关心、体贴患者，态度亲切，体现人文关怀	6	
总分		100	

知识拓展

1. 保护具包括床档、约束带和支被架。

2. 腹部全麻术后未清醒的患者取去枕仰卧位，头偏向一侧，目的：防止呕吐物流入气管，引起窒息及肺部并发症；清醒后可取半坐卧位，目的：减轻腹部切口缝合处的张力，减轻疼痛，利于切口愈合，同时有利于呼吸和引流。

任务二十八　卧床患者更换床单法

要点导航

1. 能说出卧床患者更换床单法的目的和注意事项。
2. 能正确实施卧床患者更换床单法。
3. 能与患者和家属进行良好的沟通交流，取得患者及家属的理解、配合。

任务导入

王某，男，68 岁，因 5 天前发热、全身无力、血压下降急诊入院。经治疗后病情好转，诊断为“中毒性肺炎”，现 T 39.5℃，P 100 次/分，R 30 次/分，BP 90/60mmHg。患者神志清楚，但全身无力，表情淡漠，生活不能自理。根据情况给予更换床单。

任务描述

1. 通过整理，保持床单位的整洁、美观。
2. 根据需要，及时更换床单位以促进患者舒适，预防压疮的发生。

任务实施

【护理评估】

1. 患者　评估患者的年龄、病情、意识、治疗情况、心理状态和合作程度。

2. 环境　环境安静、安全、光线充足，室温适宜。

3. 用物　扫床车，清洁大单，中单，被套，枕套，床刷及套（略湿润），便器，需要时备清洁衣裤。

【护理问题】

1. 体温过高
2. 躯体活动障碍
3. 活动无耐力

【护理措施】

"您好！我是您的责任护士小李，能告诉我您的名字吗？"
"我叫王××。"
"您好！大爷，您哪里不舒服？""我还是不能动，浑身不舒服。""待会我们会给您做个背部按摩。您的床单也有点脏了，帮您换一下。我先去准备一下用物。"
"好的，谢谢！"

准备——
1. 护士：服装、鞋帽整洁；仪态大方，举止端庄
2. 物品：合格、完好（图1–112）
3. 环境：整洁，安静，安全
4. 患者：患者家属了解目的及方法，愿意合作，合适体位

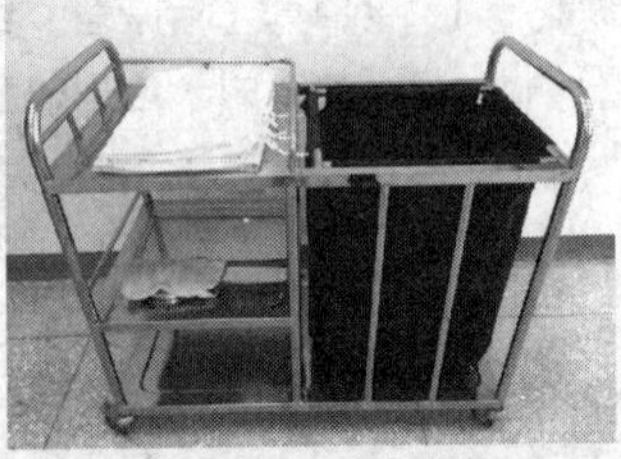

图1–112　用物准备

↓

核对——三查八对

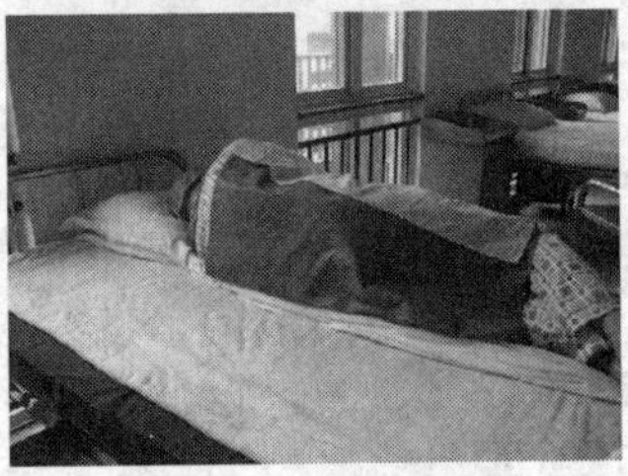

图1–113　塞污大单

↓

"大爷，现在帮您翻身，背向我。换床单时先将这边脏的床单塞到您的身下，铺好这边，再换对侧。如果有什么不舒服的请您及时告诉我好吗？"
"好的，小李你真细心。"

更换床单——
1. 移开床旁桌椅，放平床头尾支架
2. 按摩背部
3. 换大单、中单、枕套、被套（图1–113、图 1–114、图1–115、图1–116）
4. 桌椅归位

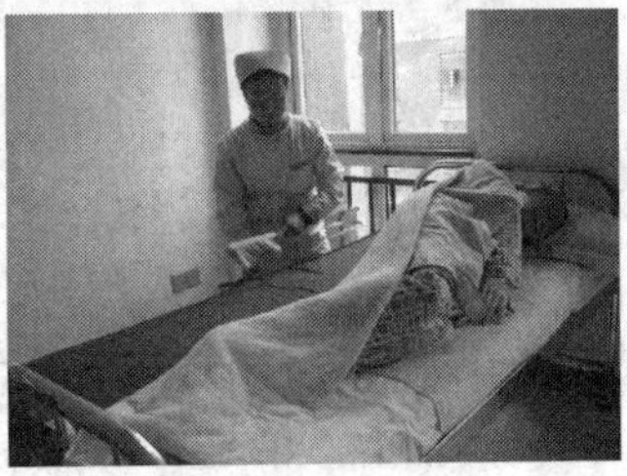

图1–114　扫床

↓

"大爷，换了床单舒服多了吧！您有痰要尽量地咳出，以保持呼吸道通畅。如果一会儿您有什么需要请按床铃，我们也会随时巡视病房，谢谢您的配合！"

整理——
1. 帮助患者取舒适体位
2. 观察并记录

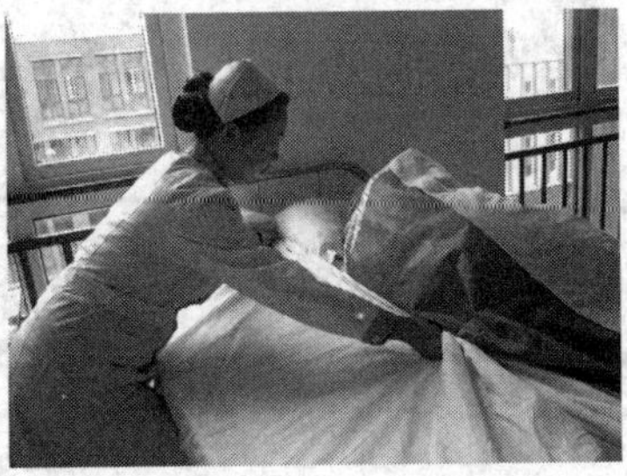

图1–115　铺清洁大单

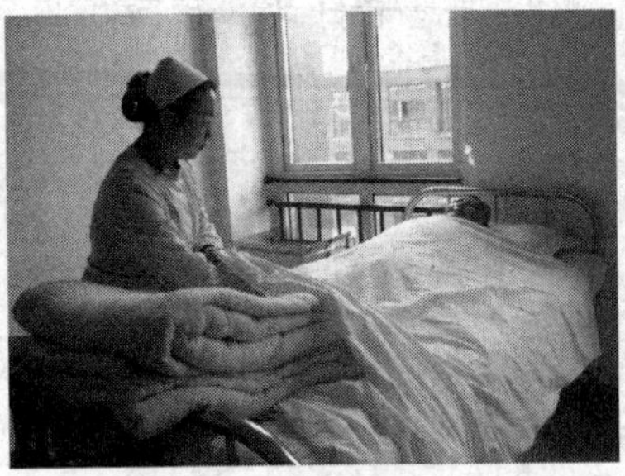

图1–116　换清洁被套

☞**健康教育**

1. 向患者讲解长期卧床可能发生的并发症及预防方法，指导患者进行功能锻炼。

2. 讲解有关疾病的一般知识，使患者明确治疗疾病、恢复健康需要有一个过程，应积极配合治疗和护理，树立战胜疾病的信心。

【护理评价】

卧床患者更换床单法评分标准

操作项目	操 作 内 容	标准分	得分
操作准备	准备：着装整洁规范，仪表端庄大方	5	
	评估患者并解释：①评估：患者的年龄、病情、意识、治疗情况、心理状态及合作程度；②解释更换床单的目的：及时更换床单位以促进患者舒适，预防压疮的发生	9 缺1项扣1分	
	操作用物：①扫床车；②清洁大单；③中单；④被套；⑤枕套；⑥床刷及套（略湿润）；⑦便器；⑧需要时备清洁衣裤	6 缺1项扣1分	
操作步骤	(1) 用物携至床旁，核对患者并解释操作目的及配合方法	3	
	(2) 按需协助患者排便，移开床旁桌椅	3	
	(3) 酌情放平床头及床尾支架，调节床的高度，意识不清者拉起床栏	3	
	(4) 松开床尾盖被，枕头移向对侧，协助患者翻身侧卧于床对侧，背对护士	4	
	(5) 从床头向床尾松开近侧各层单，中单污染面向内卷塞于患者身下，扫净橡胶单后搭于患者身上，大单污染面向内卷塞于患者身下，从床头向床尾扫净床褥（注意扫净枕下及患者身下的渣屑）	4	
	(6) 将清洁大单铺于床上，展开近侧大单，对侧大单正面向内卷塞于患者身下，按铺床法铺好近侧大单后放下橡胶单，清洁中单铺于橡胶单上，将近侧橡胶单及中单塞到床垫下铺好，对侧中单正面向内卷塞于患者身下	6	
	(7) 协助患者平卧，拉起近侧床栏，护士转向对侧，放下对侧床栏，移枕至患者头下，协助患者翻身侧卧于铺好的一侧，背对护士	6	
操作步骤	(8) 松开各层单，取出污中单放于床尾，扫净橡胶单后搭于患者身上，将污大单从床头卷至床尾，包住污中单放于污物袋内	4	
	(9) 从床头向床尾扫净床褥后取下床刷套，放于扫床车下层，床刷放于扫床车中层	3	
	(10) 从患者身下取出清洁大单，展开后按床头-床尾-床中间的顺序铺好，展开橡胶单，将清洁中单从患者身下拉出，连同橡胶单一起塞到床垫下铺好	4	
	(11) 协助患者平卧于床中央，移枕于患者头下	4	
	(12) 铺清洁被套于盖被上，开口端上层打开1/3，将污被套内的棉胎竖折3折后（先折对侧，再折近侧），再横折3折取出放于清洁被套内	4	
	(13) 对好两上角压在患者腋下或请患者抓住盖被上端，将棉胎打开在被套内套好	6	
	(14) 从床头向床尾撤出污被套，放于污物袋内，将套好的盖被折成被筒，尾端向内折叠与床尾平齐	4	
	(15) 一手托起患者头部，另一手取出枕头，更换清洁枕套后拍松，开口背门放于患者头下	4	
	(16) 协助患者取舒适体位（按需要支起床头、床尾支架，拉起床栏）	4	
	(17) 移回床旁桌椅，打开门窗，整理用物离开病房	4	
	(18) 洗手，取口罩，记录，交班	4	
评价	关心、体贴患者，态度亲切，体现人文关怀	6	
总分		100	

知识拓展

1. 造成压疮的三个主要物理力是压力、剪切力和摩擦力。
2. 压疮分为四个期：淤血红润期、炎性浸润期、浅度溃疡期和坏死溃疡期。

任务二十九　床上擦浴法

要点导航

1. 能说出床上擦浴的目的和注意事项。
2. 能正确实施床上擦浴法。
3. 能与患者和家属进行良好的沟通交流，取得患者及家属的理解、配合。

任务导入

王某，男，68 岁，因 5 天前发热、全身无力、血压下降急诊入院。经治疗后病情好转，诊断为“中毒性肺炎”，现 T 39.5℃，P 100 次/分，R 30 次/分，BP 90/60mmHg。患者神志清楚，但全身无力，表情淡漠，生活不能自理。根据情况给予床上擦浴。

任务描述

1. 去除皮肤污垢，保持清洁。
2. 促进血液循环，预防并发症。
3. 观察和了解患者一般情况，满足其身心需要。

任务实施

【护理评估】

1. 患者　评估患者的年龄、病情、意识、治疗情况、心理状态和合作程度。

2. 环境　环境安静、安全、光线充足，室温适宜。

3. 用物

（1）治疗车上备脸盆 2 个，水桶 2 只。

（2）治疗盘内备小毛巾 2 条，浴巾 1 条，肥皂，梳子，50% 乙醇。

（3）清洁衣裤 1 套，屏风。

【护理问题】

1. 体温过高

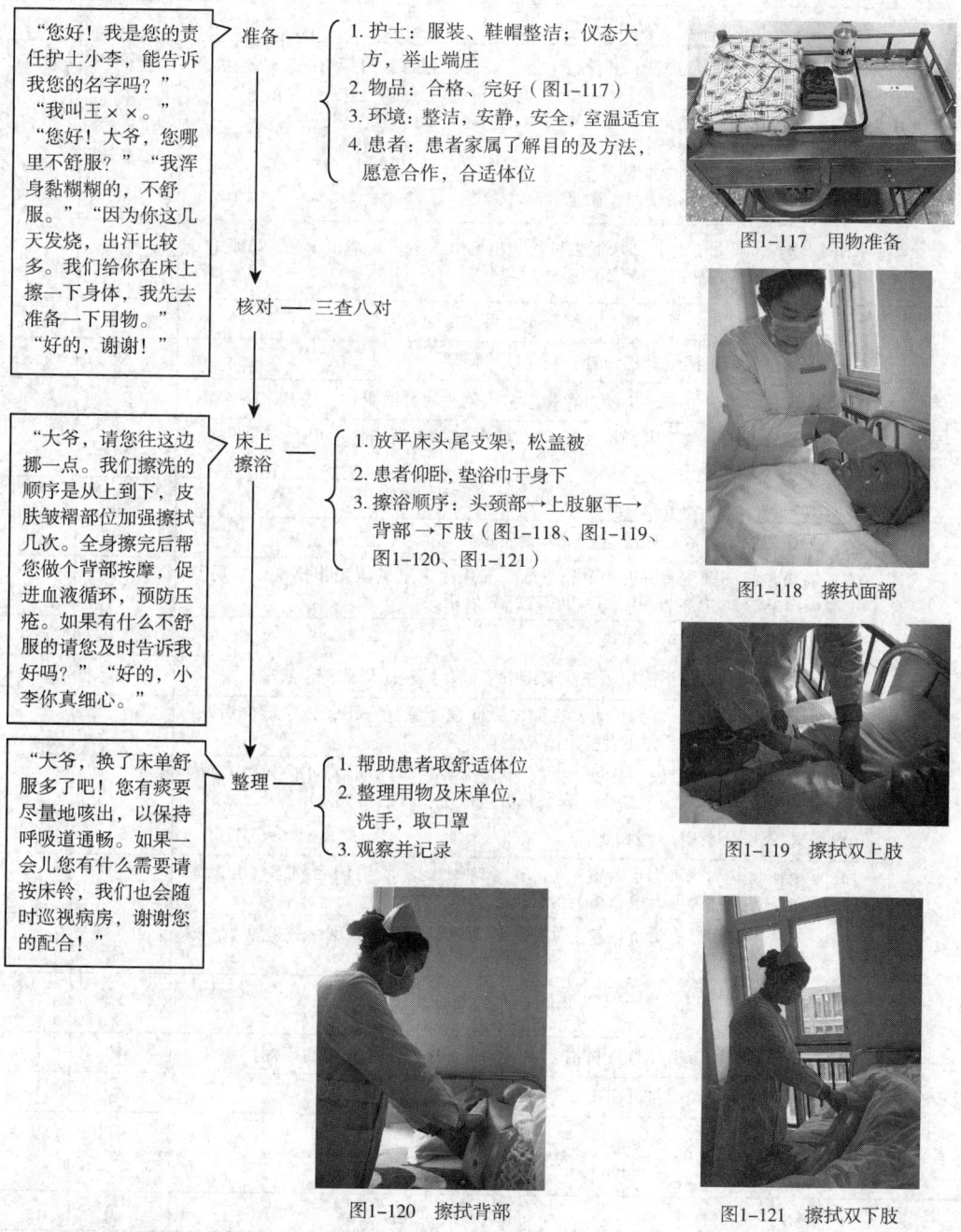

2. 躯体活动障碍
3. 活动无耐力

【护理措施】

"您好！我是您的责任护士小李，能告诉我您的名字吗？"
"我叫王××。"
"您好！大爷，您哪里不舒服？""我浑身黏糊糊的，不舒服。""因为你这几天发烧，出汗比较多。我们给你在床上擦一下身体，我先去准备一下用物。"
"好的，谢谢！"

准备 —— 1. 护士：服装、鞋帽整洁；仪态大方，举止端庄
2. 物品：合格、完好（图1-117）
3. 环境：整洁，安静，安全，室温适宜
4. 患者：患者家属了解目的及方法，愿意合作，合适体位

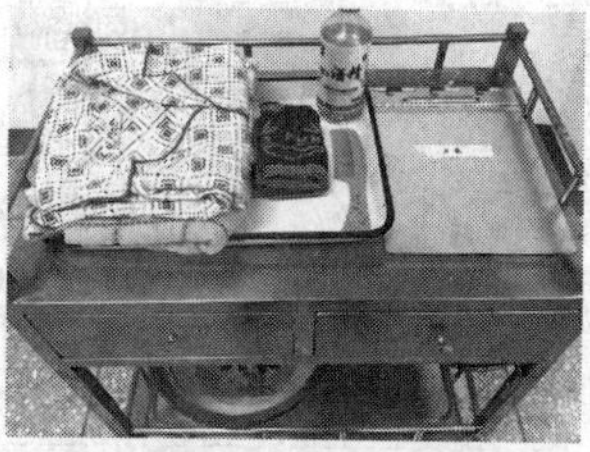

图1-117　用物准备

核对 —— 三查八对

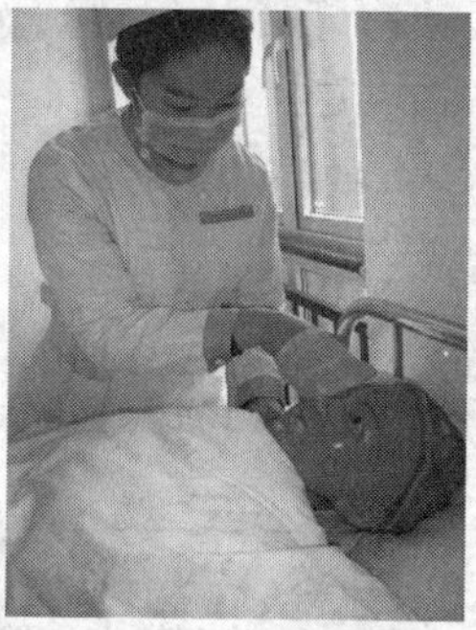

图1-118　擦拭面部

"大爷，请您往这边挪一点。我们擦洗的顺序是从上到下，皮肤皱褶部位加强擦拭几次。全身擦完后帮您做个背部按摩，促进血液循环，预防压疮。如果有什么不舒服的请您及时告诉我好吗？""好的，小李你真细心。"

床上擦浴 —— 1. 放平床头尾支架，松盖被
2. 患者仰卧，垫浴巾于身下
3. 擦浴顺序：头颈部→上肢躯干→背部→下肢（图1-118、图1-119、图1-120、图1-121）

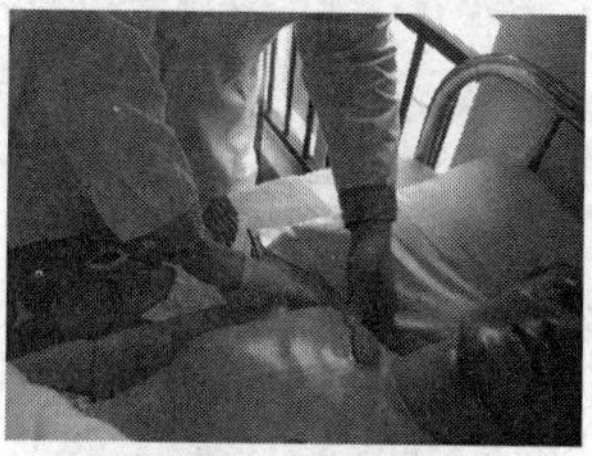

图1-119　擦拭双上肢

"大爷，换了床单舒服多了吧！您有痰要尽量地咳出，以保持呼吸道通畅。如果一会儿您有什么需要请按床铃，我们也会随时巡视病房，谢谢您的配合！"

整理 —— 1. 帮助患者取舒适体位
2. 整理用物及床单位，洗手，取口罩
3. 观察并记录

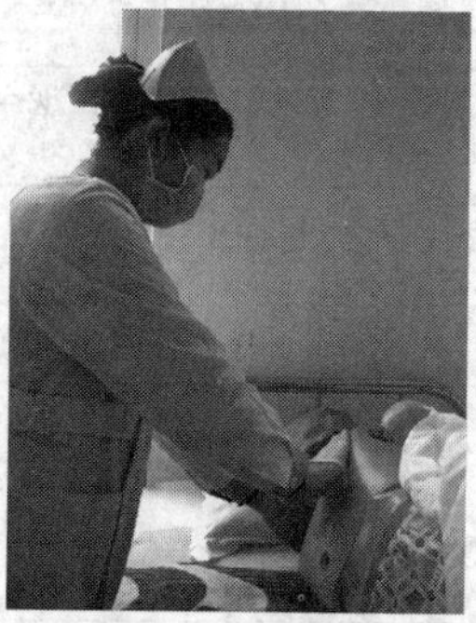

图1-120　擦拭背部

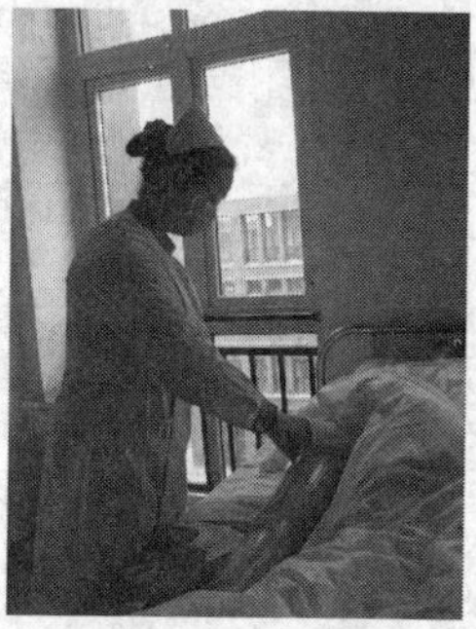

图1-121　擦拭双下肢

☞**健康教育**

1. 向患者和家属讲解保持皮肤清洁的重要性和床上擦浴的必要性。
2. 指导家属床上擦浴的方法。
3. 教育患者养成良好的卫生习惯。

【护理评价】

床上擦浴法评分标准

操作项目	操 作 内 容	标准分	得分
操作准备	准备：着装整洁规范，仪表端庄大方	5	
	评估患者并解释：①评估：患者的年龄、病情、意识、治疗情况、心理状态及合作程度 ②解释床上擦浴的目的 a. 去除皮肤污垢，保持清洁 b. 促进血液循环，预防并发症 c. 观察和了解患者一般情况，满足其身心需要	9 缺1项 扣1分	
	操作用物：①脸盆2个；②水桶2只；③小毛巾2条；④浴巾1条；⑤肥皂；⑥梳子；⑦50%乙醇；⑧清洁衣裤；⑨屏风	6 缺1项 扣1分	
操作步骤	(1) 用物携至床旁，核对患者并解释操作目的及配合方法	3	
	(2) 关门窗，调室温，遮挡患者，按需要给便器	3	
	(3) 据病情放平床支架，协助患者移近护士侧并取舒适卧位，松开床尾盖被	3	
	(4) 将脸盆和肥皂放于床旁桌上，倒入热水约2/3满。将毛巾叠成手套状，包在手上彻底浸湿	4	
	(5) 患者仰卧，枕上垫大毛巾，擦拭面部、颈部及耳后	4	
	(6) 为患者脱下上衣，先脱近侧，再脱远侧	4	
	(7) 将浴巾纵向铺于患者近侧上肢下面，先用涂浴皂的湿毛巾擦洗，再用湿毛巾擦净皂液，清洗拧干毛巾后再擦洗，最后用大浴巾擦干	5	
	(8) 同法转至对侧擦对侧上肢	5	
	(9) 根据需要换水，将浴巾盖于患者腹部，同法擦洗患者胸部、腹部	4	
	(10) 协助患者侧卧，背向护士，将浴巾纵向铺于患者身下，依次擦洗后颈、背、臀部，背部按摩后为患者换上清洁上衣	5	
	(11) 协助患者平卧及脱下裤子，更换面盆和热水，将浴巾纵向铺于患者近侧下肢下面，同前用“一湿二皂三清水”方法擦洗，最后用大浴巾擦干	5	
	(12) 同法转至对侧擦对侧下肢	5	
	(13) 更换脸盆（患者自己脸盆和毛巾）和热水为患者清洁会阴部（若患者能自己擦洗也可），再为患者换上清洁裤子	4	
	(14) 将浴巾铺于患者足下，放上面盆，患者屈膝，将裤腿挽至膝关节处，用温水泡脚并擦干	4	
	(15) 根据需要使用护肤用品、梳头，必要时剪指甲及更换床单（见卧床患者更换床单法）	4	
	(16) 协助患者取舒适体位（按需要支起床头、床尾支架，拉起床栏）	4	
	(17) 移回床旁桌椅，打开门窗，整理用物离开病房	4	
	(18) 洗手，取口罩，记录	4	
评价	关心、体贴患者，态度亲切，体现人文关怀	6	
总分		100	

知识拓展

1. 床上擦浴的适应证：使用石膏、牵引和必须卧床、衰竭及无法自行沐浴的患者。

2. 穿脱衣服方法：先穿对侧后穿近侧，脱时相反；如有患肢则先穿患侧再穿健侧，脱时相反。

任务三十　床上洗头法

要点导航

1. 能说出床上洗头的目的和注意事项。
2. 能正确实施床上洗头法。
3. 能与患者和家属进行良好的沟通交流，取得患者及家属的理解、配合。

任务导入

王某，男，58 岁，因“胃癌”入院。现术后第三天，神志清楚，呼吸平稳，出汗多，头发有异味。根据情况给予床上洗发。

任务描述

1. 保持头发清洁、整齐。
2. 刺激头部血液循环。
3. 使患者舒适、美观，促进身心健康。

任务实施

【护理评估】

1. 患者　评估患者的年龄、病情、意识、治疗情况、头皮情况、心理状态和合作程度。

2. 环境　环境安静、安全、光线充足，室温适宜。

3. 用物　洗头车及配套物品 1 套（热水桶中备热水，水温 40 ~ 45℃）、污水桶、大毛巾、小毛巾、橡胶单、棉球、纱布、梳子、洗发液、别针、电吹风等。如无洗头车，可用马蹄形垫法或扣杯法，另备马蹄形垫或量杯。

【护理问题】

1. 卫生自理缺陷
2. 躯体活动障碍

3. 有无能为力感的危险

【护理措施】

"您好！我是您的责任护士小李，能告诉我您的名字吗？""我叫王××。""大爷，您哪里不舒服？""我的头上有点痒，还有股味道，很不舒服。""因为你术后体质有点虚弱，出汗比较多。我们给你在床上洗一下头，我先去准备一下用物。""好的，谢谢！"

准备——
1. 护士：服装、鞋帽整洁；仪态大方，举止端庄
2. 物品：合格、完好（图1-122）
3. 环境：整洁，安静，安全，室温适宜
4. 患者：患者家属了解目的及方法，愿意合作，合适体位

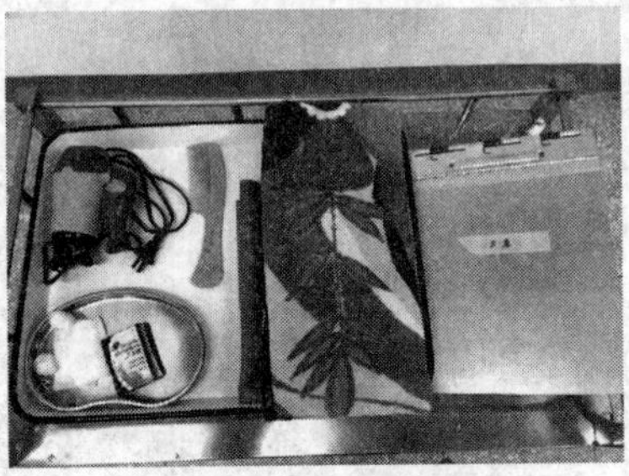

图1-122　用物准备

核对——三查八对

"大爷，要给你把头和肩移往床沿一点，方便操作。帮您把耳朵遮住，眼睛蒙上，防止进水。水温合适吧？如果有什么不舒服的请您及时告诉我。现在给您把头发吹干。"

床上洗头——
1. 纱布遮眼，棉球塞耳
2. 试水温，浸湿头发（图1-123、图1-124、图1-125）
3. 涂洗发液，揉搓，彻底冲洗
4. 擦面部，梳理吹干头发

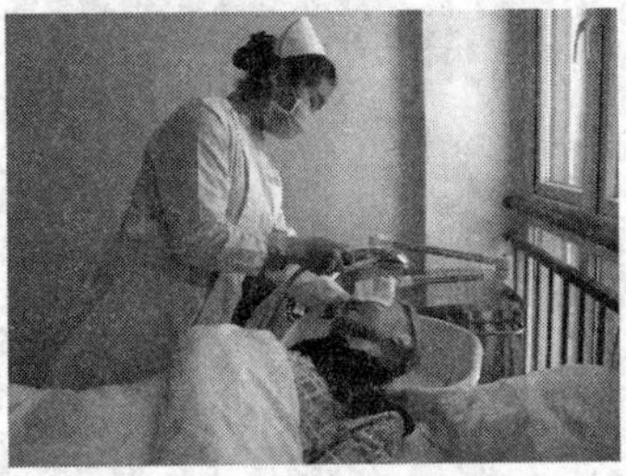

图1-123　洗头车洗头法

"大爷，换了床单舒服多了吧！您有痰要尽量地咳出，以保持呼吸道通畅。如果一会儿您有什么需要请按床铃，我们也会随时巡视病房，谢谢您的配合！"

整理——
1. 帮助患者取舒适体位
2. 整理用物及床单位，洗手，取口罩
3. 观察并记录

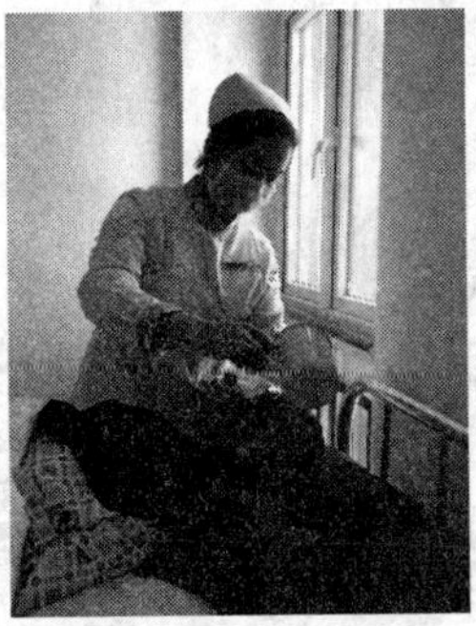

图1-124　马蹄形垫洗头法

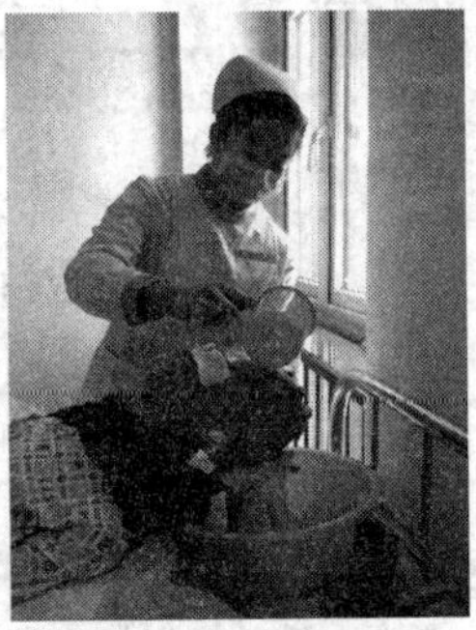

图1-125　扣杯式洗头法

☞**健康教育**

1. 向患者和家属讲解保持头发清洁的目的，以及头发清洁对保持良好的外观形象、身心舒畅、增强信心的意义。

2. 指导家属床上洗头的知识和技能。

3. 指导患者选择合适的洗发液。

【护理评价】

床上洗头法评分标准

操作项目	操 作 内 容	标准分	得分
操作准备	准备：着装整洁规范，仪表端庄大方	5	
	评估患者并解释：①评估：患者的年龄、病情、意识、治疗情况、头皮情况、心理状态及合作程度 ②解释床上洗头的目的 a. 保持头发清洁、整齐 b. 刺激头部血液循环 c. 使患者舒适、美观，促进身心健康	9 缺 1 项扣 1 分	
	操作用物：①洗头车及配套物品 1 套（热水桶中备热水，水温 40～45℃）；②污水桶；③大毛巾；④小毛巾；⑤橡胶单；⑥棉球；⑦纱布；⑧梳子；⑨洗发液；⑩别针；⑪电吹风；⑫无洗头车，可用马蹄形垫法或扣杯法，另备马蹄形垫或量杯	6 缺 1 项扣 1 分	
操作步骤	（1）用物携至床旁，核对患者并解释操作目的及配合方法	3	
	（2）关门窗，调室温，遮挡患者，按需要给便器	3	
	（3）据病情放平床支架，移开床旁桌椅，松开床尾盖被	3	
	（4）解领扣，向内反折衣领，小毛巾围于颈部，别针固定	4	
	（5）患者斜角卧于床上，屈膝，铺橡胶单、大毛巾于枕头上，并置于肩颈下	6	
	（6）准备 ①洗头车法：头枕于头托上 ②马蹄形垫法：将橡胶单包裹的马蹄形垫突起处置于患者颈部，下端置于污水桶中 ③扣杯法：扣杯上置毛巾，头枕于毛巾上，橡皮管连接脸盆和污水桶	8	
	（7）棉球塞两耳，纱布遮盖双眼，松开头发	5	
	（8）试水温，浸湿头发，涂洗发液并反复揉搓头发，按摩头皮，方向由发际至头顶部	6	
	（9）温水冲净头发（扣杯法：排水方法正确）	5	
	（10）用颈部毛巾包裹头发，一手托头，一手撤去头托或马蹄形垫或脸盆	5	
	（11）取出棉球，去掉纱布，擦干面部	5	
	（12）移枕于床头，协助患者卧于床中央，撤橡胶单、大毛巾	5	
	（13）毛巾揉搓头发，电吹风吹干，梳理成患者喜好发型	4	
	（14）放平床支架，协助患者取舒适体位	4	
	（15）移回床旁桌椅，打开门窗，整理用物离开病房	4	
	（16）洗手，取口罩，记录	4	
评价	关心、体贴患者，态度亲切，体现人文关怀	6	
总分		100	

知识拓展

1. 患者的清洁卫生包括：口腔护理、头发护理、皮肤护理、压疮的预防和护理、晨晚间护理。

2. 极度衰弱患者，不宜洗发。

第二部分　专科护理综合实训指导>>>

第一篇　健康评估实训

项目一　病史采集实训

要点导航

1. 能说出病史采集的内容。
2. 能熟练地运用问诊技巧有效地进行病史采集。
3. 能与患者进行良好的沟通交流，能正确引导患者进行对答。

任务导入

张先生，28 岁，因发热、咳嗽、咳痰 1 天就诊。对患者进行病史采集。

任务描述

病史采集即问诊，指护理人员通过与患者及有关人员的交谈、询问，以获取其所患疾病的发生、发展情况，诊治经过，既往身心健康状况等健康史的过程。

任务实施

【病史采集前准备】

1. 患者　评估患者的年龄、病情、意识、治疗情况、心理状态和合作程度。

2. 环境　环境清洁。

3. 用物　记录纸、笔。

【病史采集过程】

“您好！我是您的责任护士小王，能告诉我您的名字吗？”“我是张××。”“您好！张先生，您现在出现了发热、咳嗽、咳痰等不舒适的情况，我想具体地了解一下您的病情，以确定下一步的诊疗措施。”

准备——
1. 护士：服装、鞋帽整洁；仪态大方，举止端庄
2. 物品：齐全
3. 环境：整洁，安静，安全
4. 患者：了解目的及方法，愿意合作，合适体位

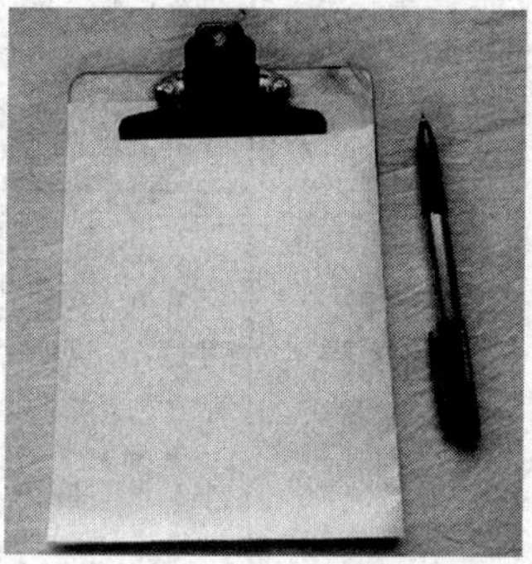

图2-1-1　病史采集用物准备

"先生，我要先了解一下您的一般资料，您的姓名、年龄。"
"先生，您这次最主要有什么不舒服？怎么样不舒服？不舒服多长时间了？"

病史采集——
1. 一般资料：姓名、年龄、民族、婚姻、籍贯、文化程度等
2. 主诉：患者感受到的最主要的痛苦、最明显的症状或体征
3. 现病史：患者患病以来疾病的发生、发展和诊疗、护理过程
4. 既往史：患者既往的健康状况和过去曾经患过的疾病
5. 用药史：用过哪些药，剂量、用法，疗效，有无不良反应
6. 成长发展史：生长发育史、月经史、婚姻史、生育史、个人史
7. 家族史：双亲、兄弟、姐妹及子女的健康与患病情况，有无遗传性疾病等
8. 系统回顾：回顾患者有无各系统或与各功能性健康型态相关的症状及其特点

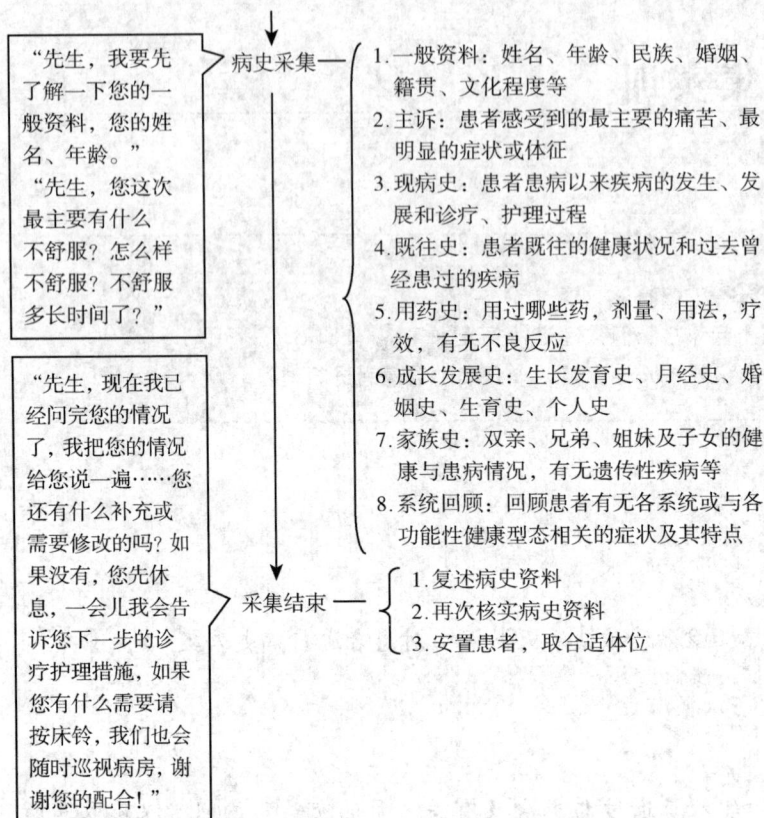

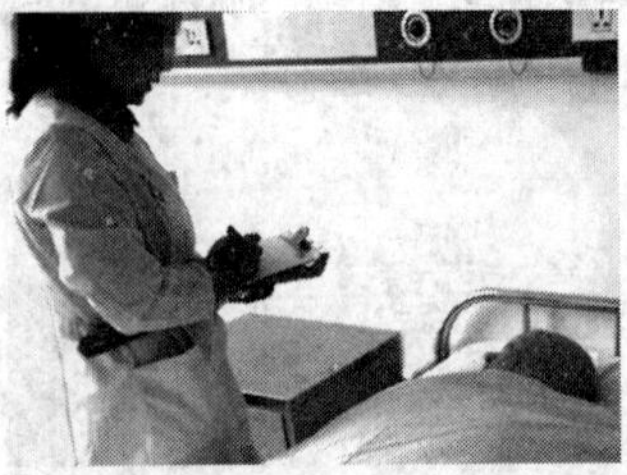
图2-1-2　病史采集过程

"先生，现在我已经问完您的情况了，我把您的情况给您说一遍……您还有什么补充或需要修改的吗？如果没有，您先休息，一会儿我会告诉您下一步的诊疗护理措施，如果您有什么需要请按床铃，我们也会随时巡视病房，谢谢您的配合！"

采集结束——
1. 复述病史资料
2. 再次核实病史资料
3. 安置患者，取合适体位

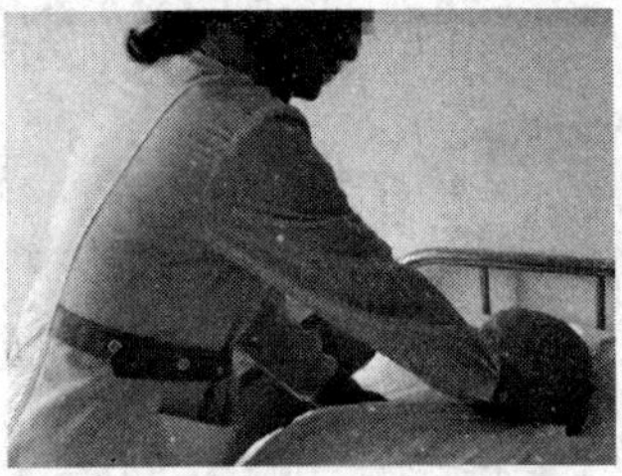
图2-1-3　病史采集结束

☞**健康教育**

1. 告知患者病史采集的重要性。
2. 告知患者提供真实、详细资料的必要性。

【护理评价】

操作项目	操 作 内 容	标准分	得分
采集准备	准备：着装整洁规范，仪表端庄大方	5	
	评估患者并解释：①评估：患者的年龄、病情、意识、治疗情况、心理状态及合作程度；②解释病史采集的目的：是获得诊断依据的重要手段，了解病情的主要方法，为进一步检查提供线索，为实施护理措施提供依据	8	
	操作用物：纸、笔	3	
采集步骤	（1）一般情况：姓名、年龄、民族、婚姻、籍贯、文化程度、宗教信仰、工作单位、职业、家庭住址、电话号码等	8	
	（2）主诉：患者感受到的最主要的痛苦、最明显的症状或体征	6	
	（3）现病史：患病时间与起病情况，主要症状发生和发展，伴随症状，诊治经过，一般情况，健康问题对其影响	20	
	（4）既往史：一般健康状况（有无各种急慢性疾病）；有无急、慢性传染病史，预防接种史，有无外伤、手术史，有无过敏史等	8	
	（5）用药史：曾用过哪些药，药物名称、剂型、剂量、用法、效果及不良反应等	6	

续表

操作项目	操 作 内 容	标准分	得分
采集步骤	(6) 成长发展史：生长发育史（针对儿童）、月经史、婚姻史、生育史、个人史	8	
	(7) 家族史：双亲及兄弟姊妹及子女的健康与患病情况，是否患有同样疾病，有无遗传性疾病，对已死亡的直系亲属询问死因与年龄	6	
	(8) 系统回顾：对身体、心理、社会、功能性健康型态进行系统回顾	8	
	(9) 复述、核实	8	
评价	关心、体贴患者，态度亲切，体现人文关怀	6	
总分		100	

知识拓展

1. 健康资料的来源：对精神病患者、小儿、昏迷等不能正确表达的患者，健康资料可来自于监护人或知情者。

2. 健康评估的方法有很多，病史采集及身体评估是最基本也是最重要的方法。

项目二 身体评估实训

任务一 身体评估基本方法实训

要点导航

1. 能说出身体评估的注意事项。
2. 能熟练地运用身体评估的各种方法。
3. 能与被评估者进行良好的沟通交流，使被评估者能配合检查。

任务导入

孙先生，48岁，平素身体健康，到医院做健康检查。对患者进行身体评估。

任务描述

身体评估是评估者运用自己的感官或借助于一些简单的评估工具，了解机体健康状况的一组最基本的评估方法。护士要能熟练运用各种评估方法对被评估者进行检查。

任务实施

【身体评估前准备】

1. 患者 评估患者的年龄、病情、意识、治疗情况、心理状态和合作程度。

2. 环境 环境安静、清洁、舒适，具有私密性。

3. 用物 听诊器。

【身体评估过程】

"您好！我是您的责任护士小王，能告诉我您的名字吗？""我是孙××。""您好！孙先生，我要对您进行身体检查，了解一下您的身体状况，请您配合，如果有什么不舒适，请告诉我。"

评估准备——
1. 护士：服装、鞋帽整洁；仪态大方，举止端庄
2. 物品：齐全
3. 环境：整洁，安静，安全，具有私密性
4. 患者：了解目的及方法，愿意合作，合适体位

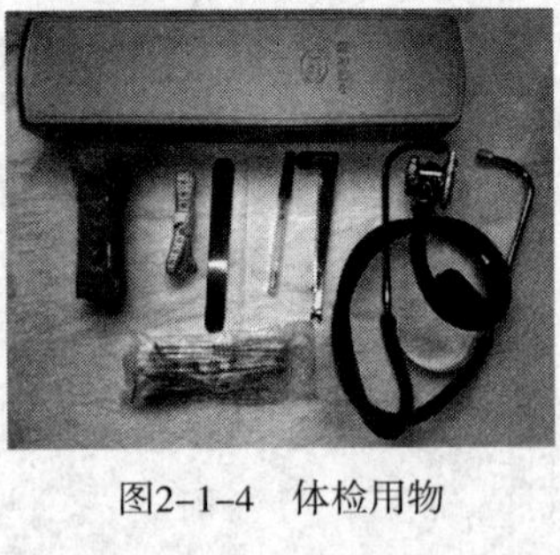

图2-1-4 体检用物

“孙先生，请您平卧配合一下检查，谢谢！您有什么不舒服吗？”

身体评估 — 1.视诊 2.触诊 3.叩诊 4.听诊 5.嗅诊

“孙先生，现在我已经给您检查完了，您的身体状况良好，谢谢配合！”

评估结束 — 1.叙述检查结果 2.安置患者

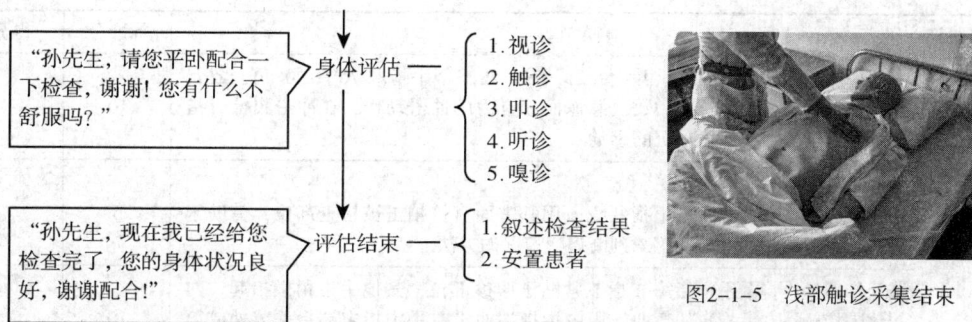

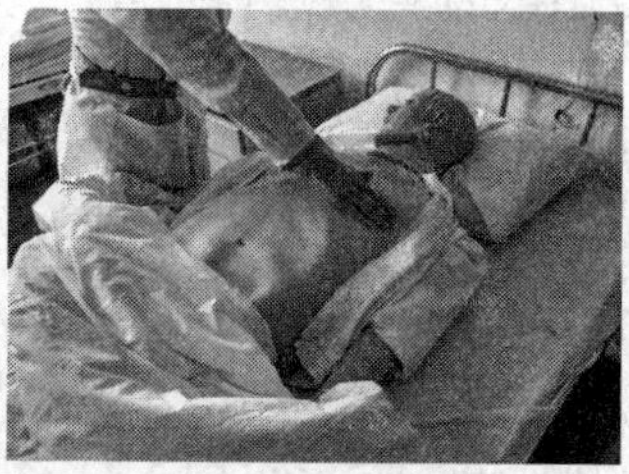

图2-1-5　浅部触诊采集结束

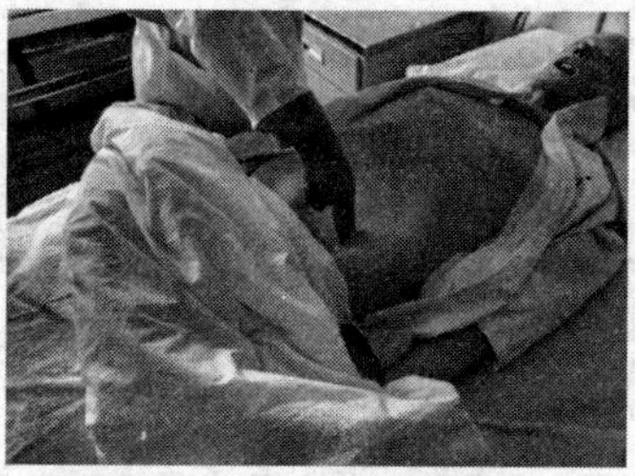

图2-1-6　深压触诊

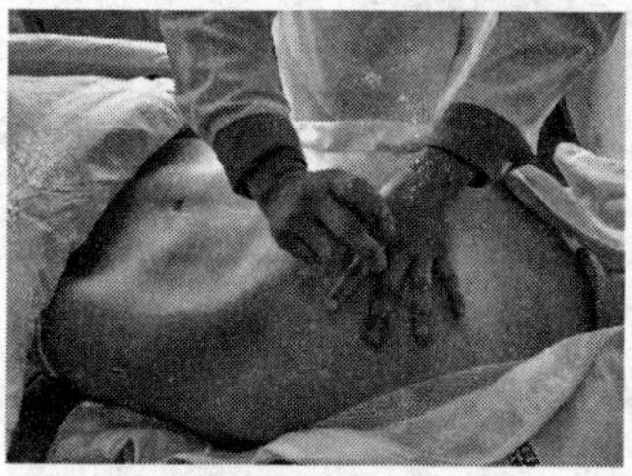

图2-1-7　间接叩诊触诊

☞健康教育

1. 告知患者身体评估的重要性。
2. 告知患者配合检查的必要性。

【护理评价】

操作项目	操作内容	标准分	得分
检查准备	准备：着装整洁规范，仪表端庄大方，清洁双手，剪短并磨平指甲，手要温暖，听诊前捂热听诊器	5	
	评估患者并解释：①评估：患者的年龄、病情、意识、治疗情况、心理状态及合作程度；②解释身体评估的目的：是获得诊断依据的重要手段，了解机体健康状况的一组最基本的评估方法，可验证问诊中所获得的有临床意义的症状，发现患者存在的体征及对治疗和护理的反应，为确认护理诊断寻找客观依据	8	
	操作用物：听诊器	2	
操作步骤	（1）视诊：用眼睛观察患者全身或局部表现的诊断方法	5	
	（2）触诊 ①浅部触诊：将一手放在被检查部位，用掌指关节和腕关节的协同动作以旋转或滑动方式轻压触摸	10	
	②深部滑行触诊：嘱患者张口平静呼吸，或与患者谈话以转移其注意力，尽量使腹肌松弛。护士用右手并拢的二、三、四指平放在腹壁上，以手指末端逐渐触向腹腔的脏器或包块，在被触及的包块上做上下左右滑动触摸	10	
	③双手触诊：将左手掌置于被检查脏器或包块的背后部，右手中间三指并拢平置于腹壁被检查部位，左手掌向右手方向托起，使被检查的脏器或包块位于双手之间，并更接近体表，有利于右手触诊检查	10	
	④深压触诊：用一个或两个并拢的手指逐渐深压腹壁被检查部位（有压痛时应检查有无反跳痛，在手指深压的基础上迅速将手抬起，并询问患者是否感觉疼痛加重或观察患者面部是否出现痛苦表情）	10	

续表

操作项目	操作内容	标准分	得分
检查准备	⑤冲击触诊：检查时，右手并拢的二、三、四三个手指取70°～90°角，放置于腹壁检查的相应部位，做数次急速而较有力的冲击动作，在冲击腹壁时指端会有腹腔脏器或包块浮沉的感觉	10	
	(3) 叩诊 ①直接叩诊：右手中间三手指并拢，用其掌面直接拍击被检查部位，借助于拍击的反响和指下的震动感来判断病变情况的方法	6	
	②间接叩诊：将左手中指第二指节紧贴于叩诊部位，其他手指稍微抬起，勿与体表接触；右手指自然弯曲，用中指指端叩击左手中指末端指关节处或第二节指骨的远端，叩击方向应与叩诊部位的体表垂直	10	
	(4) 听诊：用听诊器进行听诊	8	
评价	关心、体贴患者，态度亲切，体现人文关怀	6	
总分		100	

知识拓展

身体评估的器械：身体评估时使用的除了听诊器、血压计、体温表等大家熟知的器械外，还可针对性地选择眼-耳底镜、音叉、鼻窥镜、各种内镜等。

任务二　一般状态、皮肤黏膜、浅表淋巴结评估实训

要点导航

1. 能说出一般状态、皮肤黏膜、浅表淋巴结评估的主要项目。
2. 能熟练地运用身体评估的各种方法进行一般状态、皮肤黏膜、浅表淋巴结评估。
3. 能与被评估者进行良好的沟通交流，使被评估者能配合检查。

任务导入

李女士，26岁，因发热、全身皮疹2天来院就诊。对患者进行一般状态、皮肤黏膜、浅表淋巴结评估。

任务描述

一般状态、皮肤黏膜、浅表淋巴结评估是护士合理地运用四诊方法对被评估者的

一般状态、皮肤黏膜、浅表淋巴结进行评估，以了解患者全身状况，其中四大生命体征、意识状况的判断对明确疾病轻重、判断预后具有重要意义。

任务实施

【身体评估前准备】

1. 患者　评估患者的年龄、病情、意识、治疗情况、心理状态和合作程度。

2. 环境　环境安静、清洁、舒适，具有私密性。

3. 用物　血压计、听诊器、体温表。

【身体评估过程】

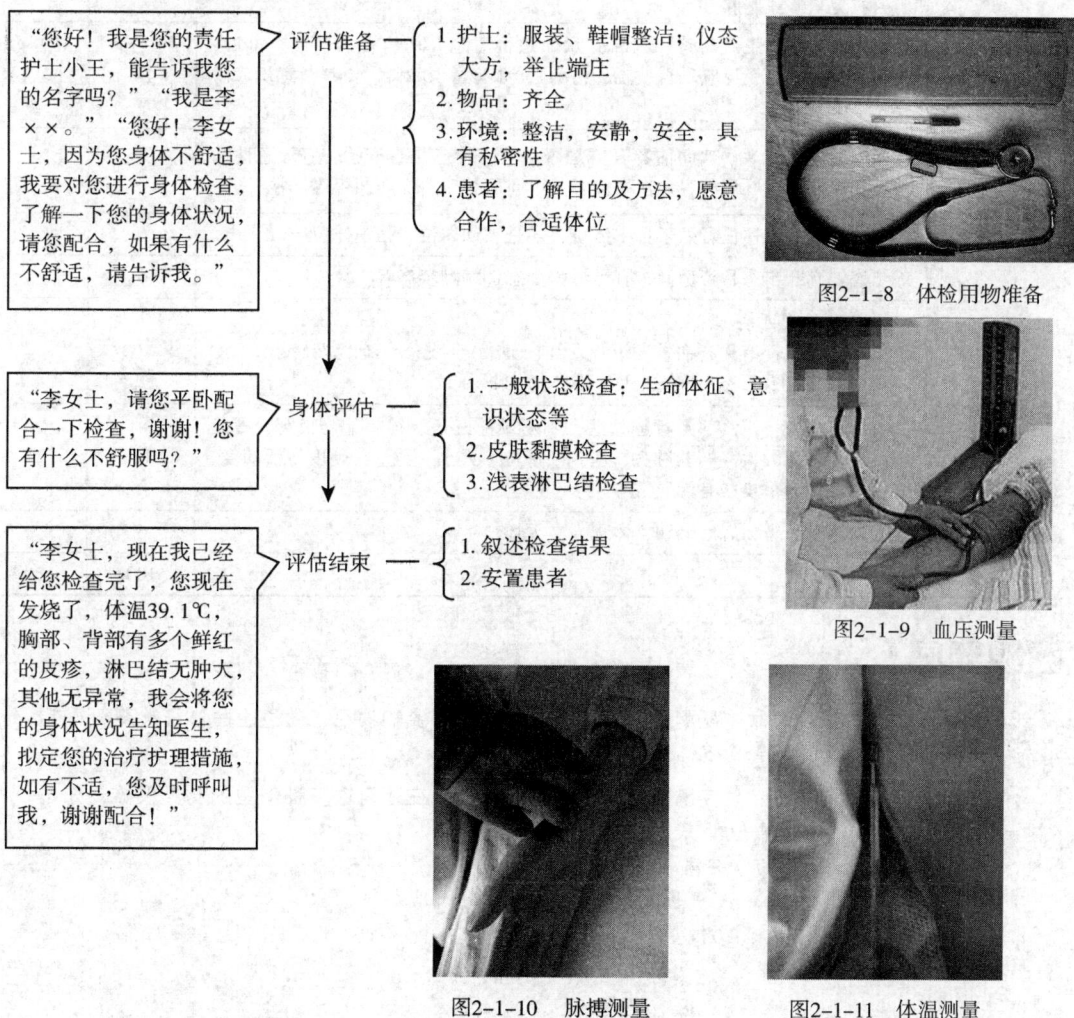

“您好！我是您的责任护士小王，能告诉我您的名字吗？”“我是李××。”“您好！李女士，因为您身体不舒适，我要对您进行身体检查，了解一下您的身体状况，请您配合，如果有什么不舒适，请告诉我。”

评估准备

1. 护士：服装、鞋帽整洁；仪态大方，举止端庄
2. 物品：齐全
3. 环境：整洁，安静，安全，具有私密性
4. 患者：了解目的及方法，愿意合作，合适体位

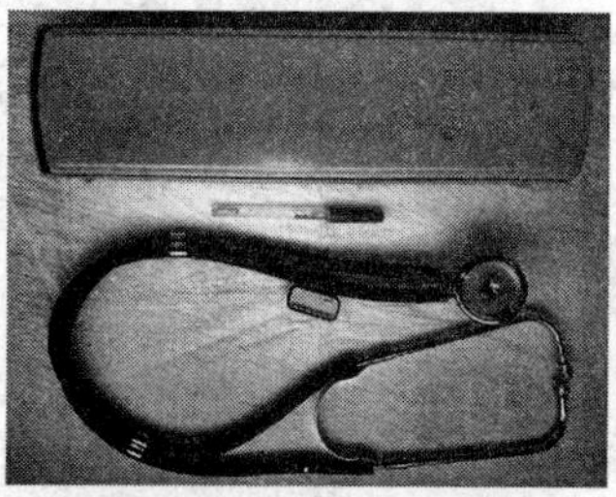

图2-1-8　体检用物准备

↓

“李女士，请您平卧配合一下检查，谢谢！您有什么不舒服吗？”

身体评估

1. 一般状态检查：生命体征、意识状态等
2. 皮肤黏膜检查
3. 浅表淋巴结检查

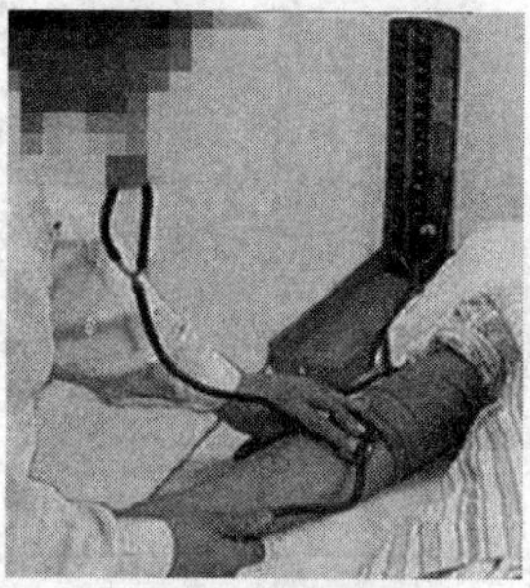

图2-1-9　血压测量

↓

“李女士，现在我已经给您检查完了，您现在发烧了，体温39. 1℃，胸部、背部有多个鲜红的皮疹，淋巴结无肿大，其他无异常，我会将您的身体状况告知医生，拟定您的治疗护理措施，如有不适，您及时呼叫我，谢谢配合！”

评估结束

1. 叙述检查结果
2. 安置患者

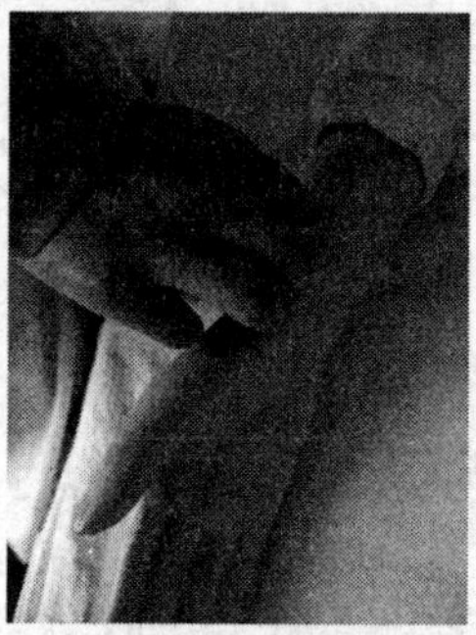

图2-1-10　脉搏测量

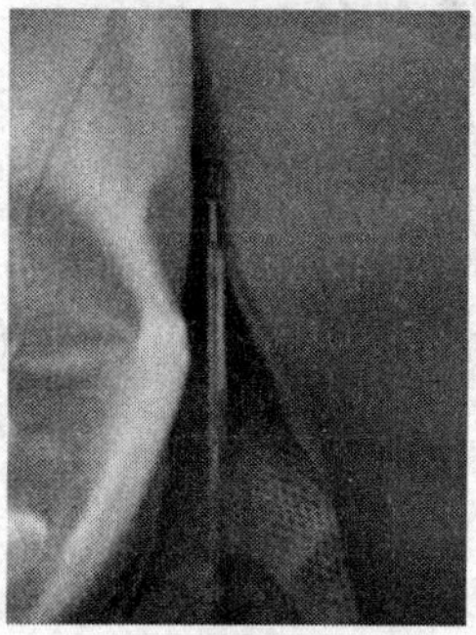

图2-1-11　体温测量

☞**健康教育**

1. 注意检查器械的合理使用，避免器械破损伤害患者或护理人员自身。
2. 告知患者配合检查的必要性。

【护理评价】

操作项目	操 作 内 容	标准分	得分
检查准备	准备：着装整洁规范，仪表端庄大方，清洁双手，剪短并磨平指甲，手要温暖，听诊前捂热听诊器	5	
	评估患者并解释：①评估：患者的年龄、病情、意识、治疗情况、心理状态及合作程度；②解释身体评估的目的：确定生命体征是否稳定，皮肤黏膜有无异常，淋巴结有无肿大，为确定护理诊断提供客观依据	8	
	操作用物：血压计、听诊器、体温表	5	
操作步骤	（1）一般状态 ①生命体征：体温、脉搏、呼吸、血压（详见基础护理学实训）	20（一项5分）	
	②营养状态：判断被评估者营养状态属于良好、中等、不良当中的哪一类型，有无消瘦或肥胖	6	
	③意识状态：与患者对答，判断其意识是否清楚（语言是否流畅、准确，定向力是否正常，反应是否敏锐、精确），如有意识障碍，要判断意识障碍程度	10	
	④面容与表情：观察被评估者表情是否自然，神态是否安怡，有无急性病容、贫血病容、肝病面容、伤寒面容、甲亢面容、二尖瓣面容等异常	6	
	⑤体位：观察被评估者处于自主体位，还是被动体位、强迫体位	6	
	⑥步态：判断步态是否稳健，有无慌张步态、蹒跚步态等	6	
	（2）皮肤黏膜评估 ①皮肤：颜色（有无苍白、发绀、发红、黄染）、皮疹（有无及特点）、皮下出血（直径及形态）、蜘蛛痣及肝掌、水肿	10	
	②淋巴结检查：用浅部滑行触诊法，判断颈前三角、锁骨上、腋窝、腹股沟淋巴结有无肿大（若有肿大，应判断部位、大小、数量、硬度、活动度、有无粘连，局部皮肤有无异常等）	12	
评价	关心、体贴患者，态度亲切，体现人文关怀	6	
总分		100	

知识拓展

1. 生命体征测量：生命体征测量是进行身体评估最重要的项目，通过生命体征检查可确定被估计者是生还是死，如是生，病情是轻还是重。

2. 体温、血压的测量除了传统的体温表、血压计，现在还有很多种新型的测量仪器，如电子血压计、红外线人体测温仪等。

任务三　头、颈部评估实训

要点导航

1. 能说出头、颈部评估的主要项目。
2. 能熟练地运用身体评估的各种方法进行头、颈部的评估。
3. 能与被评估者进行良好的沟通交流，使被评估者配合检查。

任务导入

伍先生，42 岁，因咽痛、咳嗽、眼部不适 2 天来院就诊。对患者进行头颈部评估。

任务描述

头、颈部评估是护士合理地运用相应检查方法对被评估者的头、颈部进行检查，以了解患者头颈局部是否出现异常情况。

任务实施

【身体评估前准备】

1. 患者　评估患者的年龄、病情、意识、治疗情况、心理状态和合作程度。
2. 环境　环境安静、清洁、舒适，具有私密性。
3. 用物　手电筒、压舌板、酒精（或一次性使用的压舌板）。

【身体评估过程】

"您好！我是您的责任护士小李，能告诉我您的名字吗？""我叫伍×。""您好！伍先生，因为您咽痛、咳嗽、眼部不适，我要给您检查一下，看一下相应部位是不是出现了什么异常，请您配合，如果有什么不舒适，请告诉我。"

评估准备——
1. 护士：服装、鞋帽整洁；仪态大方，举止端庄
2. 物品：齐全
3. 环境：整洁，安静，安全，具有私密性
4. 患者：了解目的及方法，愿意合作，合适体位

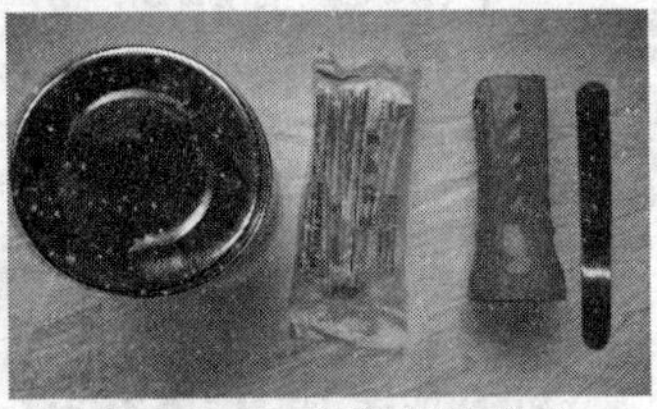

图2-1-12　评估用物准备

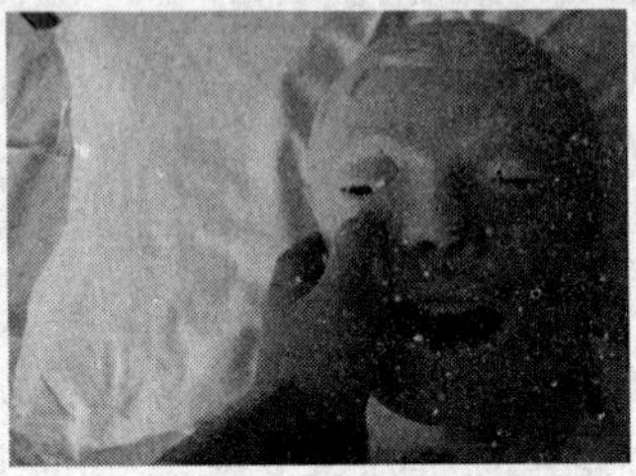

图2-1-13　眼的评估

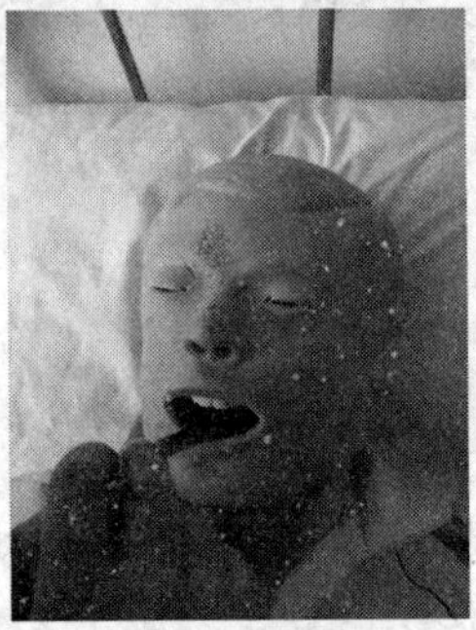

图2-1-14　咽和扁桃体评估

"伍先生请活动一下头部，有什么不舒服吗？""伍先生请向下（上）看。""请直视前方，我要用手电筒检查一下您的眼睛，有些不适，请配合，谢谢！""伍先生，请张口发'啊'——！"

"伍先生，请解开衣领，我要检查一下您的颈部。""伍先生，请您吞一下口水，谢谢！"

身体评估——
1. 头部评估
（1）头部活动度评估
（2）眼的评估
（3）耳的评估
（4）鼻的评估
（5）口的评估
2. 颈部评估
（1）颈部血管评估
（2）气管评估
（3）甲状腺评估

"伍先生，我已经给您检查完了，您咽部充血，扁桃体二度肿大，其余无异常，我会将您的身体状况告知医生，拟定您的治疗护理措施，如有不适，您及时呼叫我，谢谢配合！"

评估结束——
1. 叙述检查结果
2. 安置患者

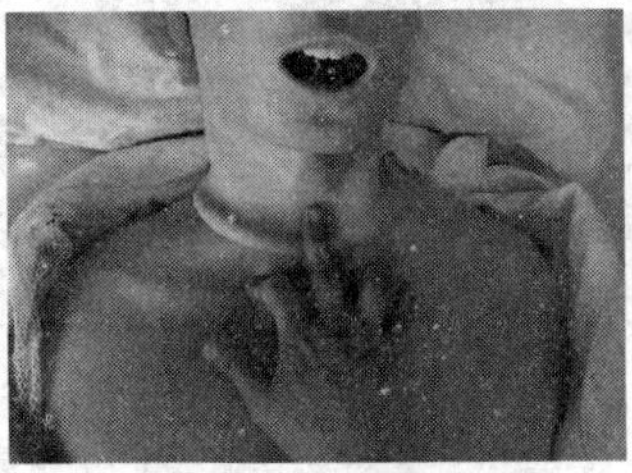

图2-1-15　气管评估

☞**健康教育**

1. 告知患者及家属注意口、眼、耳、鼻的清洁卫生，避免局部感染。

2. 告知患者当头面颈部出现不舒适时，除进行护理体检，必要时还须借助其他辅助设备进行专科检查。

【护理评价】

操作项目	操 作 内 容	标准分	得分
检查准备	准备：着装整洁规范，仪表端庄大方，清洁双手，剪短并磨平指甲，手要温暖，听诊前捂热听诊器	5	
	评估患者并解释：①评估：患者的年龄、病情、意识、心理状态及合作程度；②解释身体评估的目的：确定头部、颈部有无异常，明确出现不舒适的原因，为确定护理诊断提供客观依据	8	
	操作用物：手电筒、压舌板（一次性）	5	
操作步骤	（1）头部检查 ①头部活动度：观察被评估者头部活动是否自如，有无异常运动	5	
	②眼的评估 a. 眼睑有无水肿 b. 结膜：翻转上眼睑、下拉下眼睑，观察眼结膜有无充血、颗粒、出血等 c. 巩膜：观察巩膜有无发黄 d. 角膜：是否透明 e. 瞳孔：观察瞳孔大小、形状；进行对光反射检查（直接对光反射：手电筒直接照射瞳孔并观察其动态反应；间接对光反射，用手隔开两眼，光线照射一眼时，观察另一眼瞳孔动态变化），判断是否灵敏	2 2 2 2 2 4 4	
	③耳的评估：耳道有无异常物质流出	5	
	④鼻：观察被评估者鼻翼有无扇动，有无鼻出血，鼻窦有无压痛（按压额窦、筛窦、上颌窦）	10 （各2分）	
	⑤口 a. 口唇：观察被评估者口唇颜色，有无疱疹、口角糜烂等 b. 口腔黏膜：有无出血点或瘀斑等 c. 咽和扁桃体：咽部有无充血，扁桃体有无肿大及程度（被评估者取坐位，头略后仰，张大口并发“啊”音，护士将压舌板在舌的前2/3与后1/3交界处迅速下压）	4 4 7	
	（2）颈部评估 ①颈部血管：被评估者充分暴露颈部，观察颈部有无静脉怒张，通过视诊及触诊判断颈动脉搏动状况（有无消失或异常搏动）	10 （静脉4分，动脉6分）	
	②气管位置：被评估者取坐位或仰卧位，颈部自然直立，护士示指与环指分别置于两侧胸锁关节上，中指置于气管之上，观察中指是否在示指与环指之间	5	
	③甲状腺检查：护士站在被评估者身后，一手示、中指施压于一侧甲状软骨，将气管推向对侧，另一手拇指在对侧胸锁乳突肌后缘向前推挤甲状腺，示、中指在其前缘触诊甲状腺，配合吞咽动作，重复检查。用同样方法检查另一侧甲状腺	10	
评价	关心、体贴患者，态度亲切，体现人文关怀	6	
总分		100	

知识拓展

1. 局部检查发现异常时：除考虑局部病变外，还应考虑可能是全身性疾病在局部的表现。

2. 瞳孔：瞳孔变化也是判断病情轻重的重要指标之一，双侧瞳孔大小不等、忽大忽小常提示颅内病变，濒临死亡的患者瞳孔散大。

任务四　肺部评估实训

要点导航

1. 能说出肺部评估的主要项目。
2. 能熟练地运用四诊的方法进行肺部的评估。
3. 能与被评估者进行良好的沟通交流，使被评估者能配合检查。

任务导入

章先生，63 岁，慢性咳嗽 20 年，胸闷 5 年，加重 3 天就诊。对患者进行肺部评估。

任务描述

肺部评估是护士熟练地运用四诊的方法对被评估者的肺部进行检查，以确定被评估者肺部是否有异常，是诊断呼吸系统疾病的重要方法。

任务实施

【身体评估前准备】

1. 患者　评估患者的年龄、病情、意识、治疗情况、心理状态和合作程度。

2. 环境　环境安静、清洁、舒适，具有私密性。

3. 用物　听诊器、笔、尺子。

【身体评估过程】

"您好！章先生，因为您咳嗽、胸闷，我要给您做一下胸部检查，看一下是不是胸部有什么问题，请您配合，如果有什么不舒适，请告诉我。"

评估准备——
1. 护士：服装、鞋帽整洁；仪态大方，举止端庄
2. 物品：齐全
3. 环境：整洁，安静，安全，具有私密性
4. 患者：了解目的及方法，愿意合作，合适体位

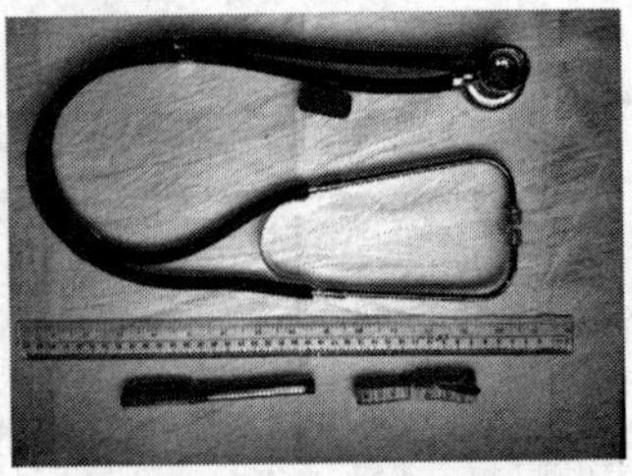

图2-1-16　评估用物准备

“章先生，请您平卧并解开您的衣服暴露一下胸部，自然呼吸。”“章先生，请您拉长音调发‘yi——’，谢谢！”

“章先生，请您先平静呼吸；再请您缓慢地做一下深呼吸，谢谢！”

身体评估 —
1. 肺和胸膜视诊
（1）胸廓形态评估
（2）呼吸运动
（3）呼吸频率和深度
2. 肺和胸膜触诊：语音震颤
3. 肺和胸膜叩诊
（1）肺部叩诊音分布
（2）肺下界位置
（3）肺下界移动度
4. 肺和胸膜听诊
（1）肺部呼吸音听诊
（2）啰音听诊

“章先生，我已经给您检查完了，您的胸廓呈桶状，呼吸21次/分，节律整齐，呼吸稍浅；语颤减弱，肺部叩诊清音，呼吸音增粗，左下肺有细湿啰音，其余无异常，我会将您的身体状况告知医生，拟定您的治疗护理措施。现在您先半卧位休息，如有不适，您及时呼叫我，谢谢配合！”

评估结束 —
1. 叙述检查结果
2. 安置患者

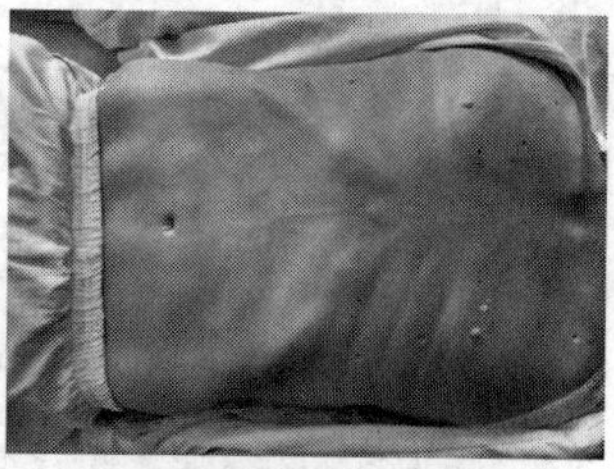
图2-1-17　肺部视诊

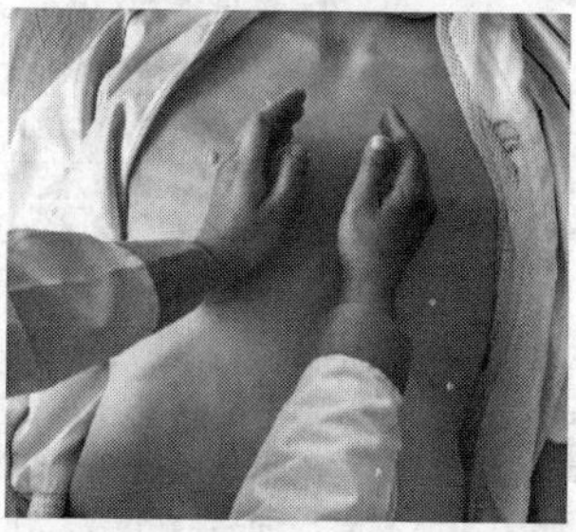
图2-1-18　触诊语颤

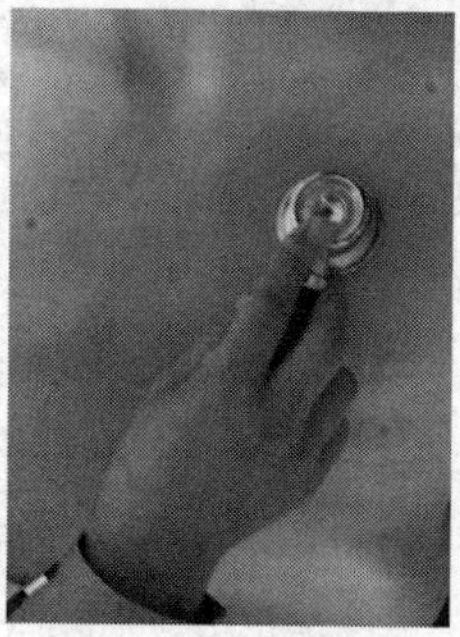
图2-1-20　肺部听诊

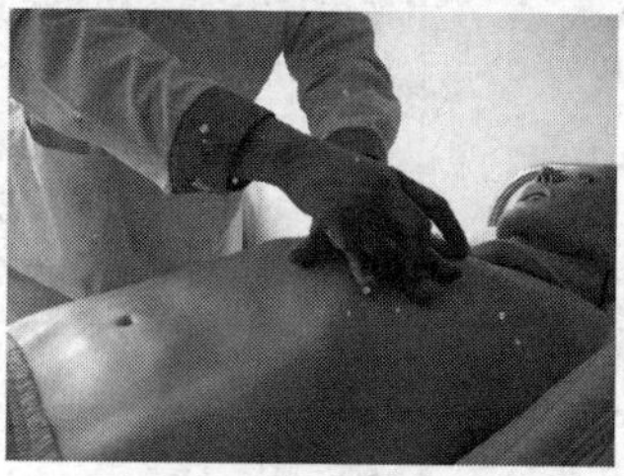
图2-1-19　肺部叩诊

☞**健康教育**

1. 告知患者对肺部进行检查暴露胸部原因，患者应该配合检查。
2. 告知患者肺部检查时配合呼吸运动、体位变化，更容易发现异常。

【护理评价】

操作项目	操作内容	标准分	得分
检查准备	准备：着装整洁规范，仪表端庄大方，清洁双手，剪短并磨平指甲，手要温暖，听诊前捂热听诊器	5	
	评估患者并解释：①评估：患者的年龄、病情、意识、心理状态及合作程度；②解释身体评估的目的：确定肺部有无异常，明确出现不舒适的原因，为确定护理诊断提供客观依据	8	
	操作用物：听诊器、尺子、笔	5	
操作步骤	（1）肺部视诊检查 ①胸廓形态：分别测量胸廓前后径和左右径，判断胸廓形态	5	
	②呼吸运动：视线应与胸壁表面在同一平面，观察胸壁起伏，一次起伏是一次呼吸运动，判断呼吸运动类型及有无呼吸困难	5	
	③呼吸频率、节律和深度（详见护理学基础）	6	

续表

操作项目	操作内容	标准分	得分
操作步骤	(2) 肺部触诊 语音震颤检查：护士将左右手掌的尺侧缘或掌面轻放于两侧胸壁的对称部位，然后嘱被评估者用同等的强度重复发“yi”长音，自上至下，从内到外，两手交替对比检查，比较两侧相应部位语音震颤是否相同，判断有无单侧、双侧或局部的增强、减弱或消失	10	
	(3) 肺部叩诊 ①肺部叩诊音分布：被评估者取坐位或仰卧位，放松肌肉，两臂垂放，呼吸均匀，用间接叩诊法，按先胸后背、自上而下、左右对比的顺序进行叩诊，判断肺部叩诊音分布是否正常，有无病理性叩诊音	20	
	②肺下界叩诊：先叩右侧、后叩左侧，在平静呼吸时，自上而下沿锁骨中线、腋中线、肩胛下角线进行叩诊，右锁骨中线上由浊音变为实音处为肺下界，在其他线上由清音变为实（或浊）音处，即为该线上的肺下界	12	
	③肺下界移动度：先在平静呼吸时，于肩胛线上叩出肺下界的位置，嘱受检者做深吸气后在屏住呼吸的同时，沿该线继续向下叩诊，当由清音变为浊音时，即为肩胛线上肺下界的最低点（用笔作标记）。当受检者恢复平静呼吸后，同样先于肩胛线上叩出平静呼吸时的肺下界，再嘱做深呼气并屏住呼吸，然后再由下向上叩诊，直至浊音变为清音时，即为肩胛线上肺下界的最高点（用笔作标记）。最高至最低两点间的距离即为肺下界的移动范围	8	
	④肺部听诊：用听诊器在肺部各部位听诊，观察呼吸音是否正常，有无病理性呼吸音，有无干湿啰音	10	
评价	关心、体贴患者，态度亲切，体现人文关怀	6	
总分		100	

知识拓展

1. 肺部检查除了用来确定呼吸系统疾病外，还应注意，在出现某些心血管疾病时，肺部检查也会发现异常。

2. 确定有无肺部疾病，除了身体评估外，还可借助辅助检查，如肺功能测定、胸部X线检查等。

任务五　心脏评估实训

要点导航

1. 能说出心脏评估的主要项目。
2. 能熟练地运用四诊的方法进行心脏的评估。
3. 能与被评估者进行良好的沟通交流，使被评估者能配合检查。

任务导入

赵先生，52岁，因反复心慌、心悸、胸闷5年，加重1周就诊。对患者进行心脏评估。

任务描述

四诊的方法对被评估者的心脏进行检查，以确定其心脏是否有异常，是诊断心血管疾病的重要方法。

任务实施

【身体评估前准备】

1. 患者　评估患者的年龄、病情、意识、治疗情况、心理状态和合作程度。

2. 环境　环境安静、清洁、舒适，具有私密性。

3. 用物　听诊器、笔、尺子。

【身体评估过程】

“您好！赵先生，因为您有心悸、胸闷，我要给您做一下心脏检查，看一下是否有什么问题，请您配合，如果有什么不舒适，请告诉我。”

评估准备——
- 1. 护士：服装、鞋帽整洁；仪态大方，举止端庄
- 2. 物品：齐全
- 3. 环境：整洁，安静，安全，具有私密性
- 4. 患者：了解目的及方法，愿意合作，合适体位

“赵先生，请您平卧并解开您的衣服暴露一下胸部，自然呼吸。”

“赵先生，请您缓慢地做深呼吸，谢谢！”

评估过程——
- 1. 心脏视诊
  - （1）心前区外形评估
  - （2）心尖搏动
- 2. 心脏触诊
  - （1）心尖搏动
  - （2）震颤
- 3. 心脏叩诊（叩诊心界大小）
- 4. 心脏听诊
  - （1）心脏瓣膜听诊区
  - （2）听诊内容：心率、心律、心音、杂音、附加音、心包摩擦音

“赵先生，我已经给您检查完了，您的心率105次/分，节律不整齐，在心尖部可听到杂音，其余无异常，我会将您的身体状况告知医生，拟定您的治疗护理措施。现在您先半卧位休息，如有不适，您及时呼叫我，谢谢配合！”

评估结束——
- 1. 叙述检查结果
- 2. 安置患者

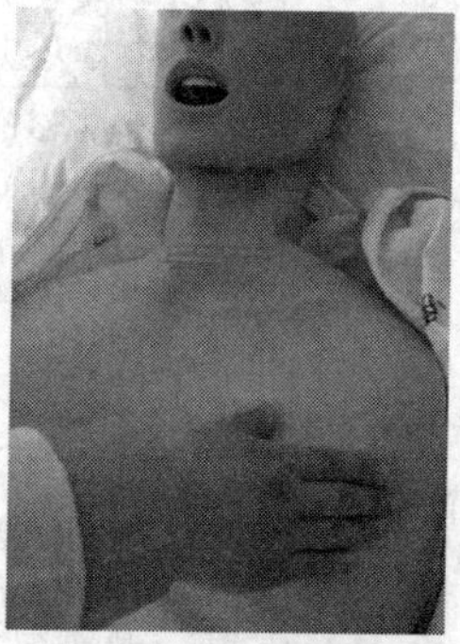

图2-1-21　心脏触诊

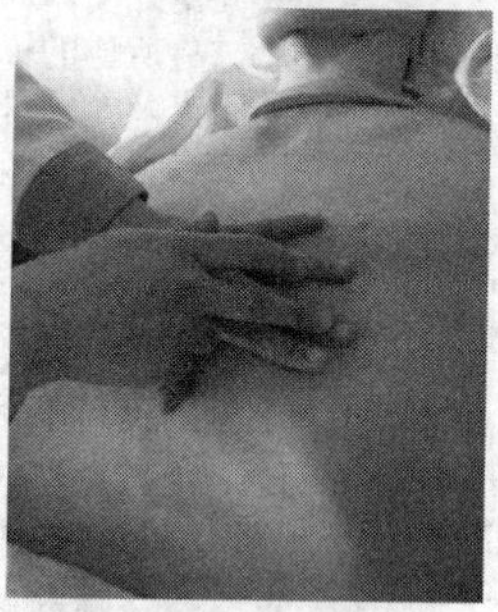

图2-1-22　心脏叩诊

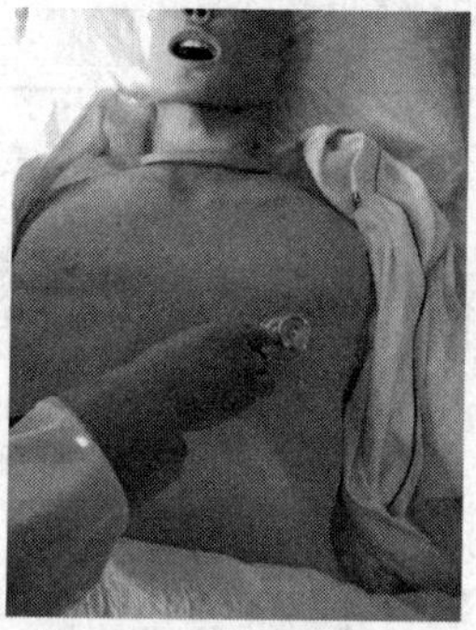

图2-1-23　心脏听诊

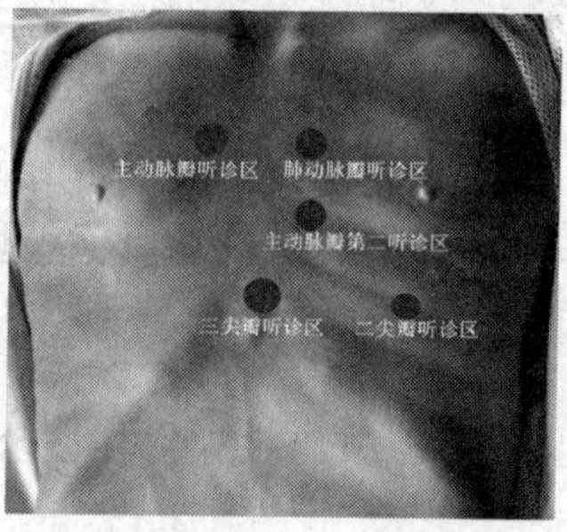

图2-1-24　心脏瓣膜听诊区

☞健康教育

1. 告知患者心脏检查对诊断心血管疾病的重要性，患者应积极配合检查。

2. 告知患者心血管检查发现异常，并不一定都是有心脏问题，其他疾病或某一些生理状况也可导致心血管检查出现暂时性异常。

【护理评价】

操作项目	操 作 内 容	标准分	得分
检查准备	准备：着装整洁规范，仪表端庄大方，清洁双手，剪短并磨平指甲，手要温暖，听诊前捂热听诊器	5	
	评估患者并解释：①评估：患者的年龄、病情、意识、心理状态及合作程度；②解释身体评估的目的：确定心脏有无异常，明确出现不舒适的原因，为确定护理诊断提供客观依据	8	
	操作用物：听诊器、尺子、笔	5	
操作步骤	（1）心脏视诊检查 ①心前区外形：观察心前区有无隆起或凹陷	5	
	②心尖搏动：视线与胸壁在同一平面，观察心尖搏动的位置、强度、范围、节律和频率及其变化	5	
	（2）心脏触诊检查 ①心尖搏动：先用右手全手掌置于心前区开始检查，然后逐渐缩小到用手掌尺侧（小鱼际）或示指和中指指腹并拢同时触诊，必要时也可单指指腹触诊，感知其位置、范围、强弱	10	
	②心前区震颤：将右手掌尺侧缘或掌面轻放于相应瓣膜区，感知有无细微的颤动感	10	
	（3）心脏叩诊（心脏相对浊音界） 用间接叩诊法按先叩左界，后叩右界顺序叩诊。心左界在心尖搏动外 2～3cm 处开始叩诊，由外向内，逐个肋间向上，直至第 2 肋间。右界叩诊先叩出肝上界，然后于其上一肋间由外向内，逐一肋间向上叩诊，直至第 2 肋间。沿肋间由外向内叩诊，当叩诊音由清音变为相对浊音时，作一标记，全部叩完后，将所作的标记连接成线，即为心脏的形状，并测量各标记点到前正中线的距离及左锁骨路线到前正中线距离	20	
	（4）心脏听诊 ①确定心脏瓣膜听诊区及听诊顺序：a. 二尖瓣区——位于心尖部；b. 主动脉瓣区——第一听诊区位于胸骨右缘第 2 肋间；第二听诊区位于胸骨左缘第 3、4 肋间；c. 肺动脉瓣区：在胸骨左缘第 2 肋间；d. 三尖瓣区——在胸骨体下端近剑突部位，稍偏右或稍偏左	12	
	②听诊内容：用听诊器在各瓣膜听诊区听诊，辨别心率、心律、心音，判断有无杂音、附加音、心包摩擦音	14	
评价	关心、体贴患者，态度亲切，体现人文关怀	6	
总分		100	

知识拓展

1. 心脏检查是判断有无心血管疾病的基本手段，但是确诊心脏病还可使用心电图、心脏彩超、CT、冠脉造影、心肌酶检查等。

2. 心脏检查项目出现异常，除考虑心脏病变外，要注意一些心外因素也可能导致心脏检查出现异常，要对被评估者进行全面评估。

任务六　腹部评估实训

要点导航

1. 能说出腹部评估的主要项目。
2. 能熟练地运用四诊的方法进行腹部的评估。
3. 能与被评估者进行良好的沟通交流，使被评估者能配合检查。

任务导入

朱女士，28岁，因突发转移性右下腹痛2小时就诊。对患者进行腹部评估。

任务描述

腹部评估是护士熟练地运用四诊的方法对被评估者的腹部进行检查，以确定其腹部的组织脏器是否有异常，是诊断消化系统、泌尿、生殖系统疾病的重要方法。

任务实施

【身体评估前准备】

1. 患者　评估患者的年龄、病情、意识、治疗情况、心理状态和合作程度。

2. 环境　环境安静、清洁、舒适，具有私密性。

3. 用物　听诊器。

【身体评估过程】

“您好！朱女士，因为您腹痛，我要给您做腹部检查，确定腹痛的原因，请您配合。”“好的。”“请您先排空膀胱。”

评估准备 —
1. 护士：服装、鞋帽整洁；仪态大方，举止端庄
2. 物品：齐全
3. 环境：整洁，安静，安全，具有私密性
4. 患者：了解目的及方法，愿意合作，合适体位

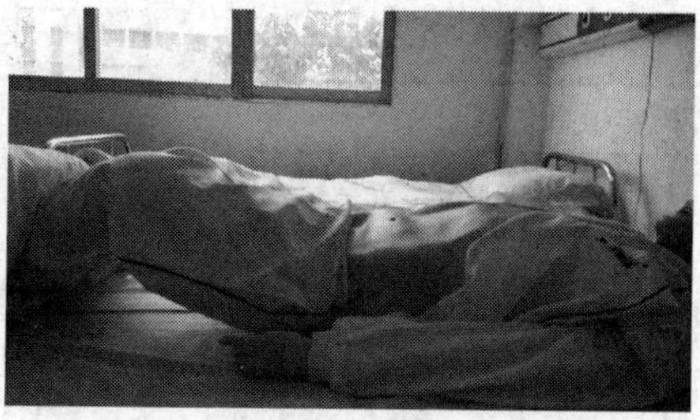

图2-1-25　触诊时患者体位

“朱女士，请您平卧并解开您的衣服暴露一下腹部，自然呼吸。”

评估过程——
1. 腹部视诊
（1）腹部外形评估
（2）腹式呼吸运动
（3）腹壁静脉
（4）胃肠型和蠕动波
2. 腹部触诊
（1）腹壁紧张度
（2）压痛及反跳痛
（3）肝脏触诊
（4）Murphy征检查
3. 腹部叩诊
（1）腹部叩诊音
（2）肝区叩击痛检查
（3）肾区叩击痛检查
4. 腹部听诊：肠鸣音

“朱女士，请双腿曲屈并稍分开，张口做缓慢地深呼吸，如果我检查时有什么不舒适，请马上告诉我，谢谢！”

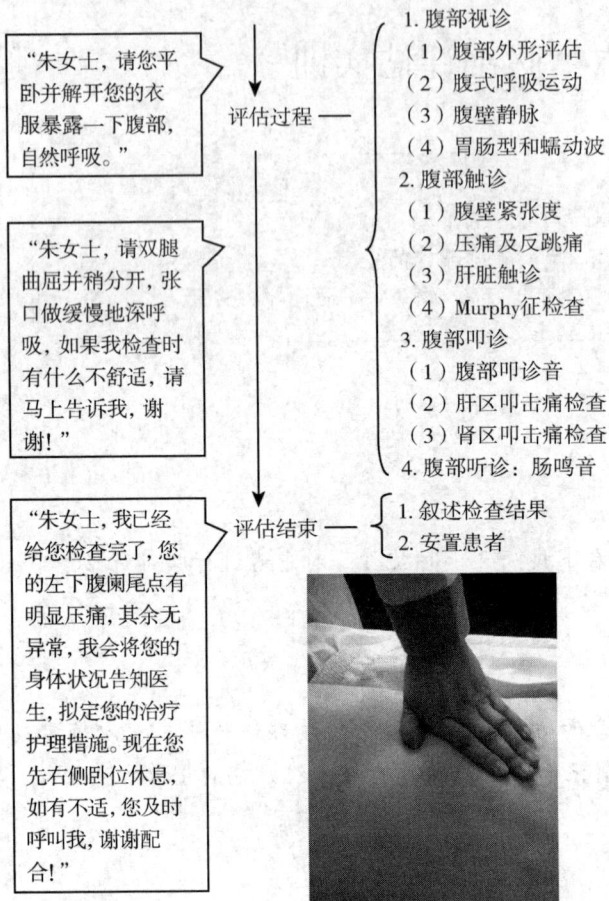

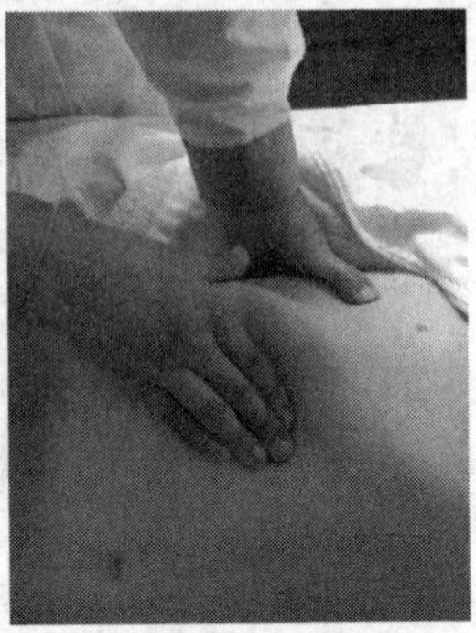

图2–1–26　肝脏双手触诊

评估结束——
1. 叙述检查结果
2. 安置患者

“朱女士，我已经给您检查完了，您的左下腹阑尾点有明显压痛，其余无异常，我会将您的身体状况告知医生，拟定您的治疗护理措施。现在您先右侧卧位休息，如有不适，您及时呼叫我，谢谢配合！”

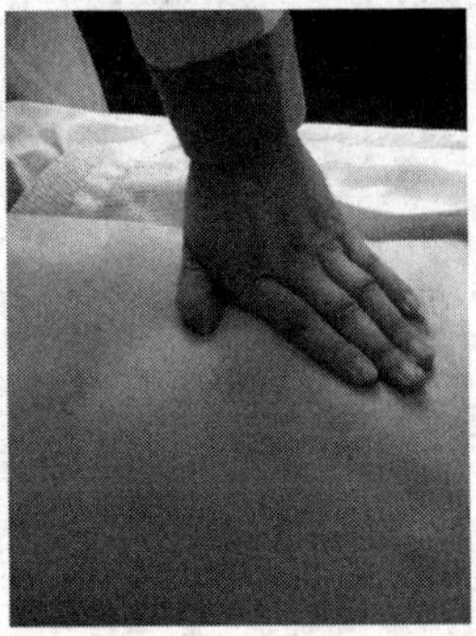

图2–1–27　Murphy征检查

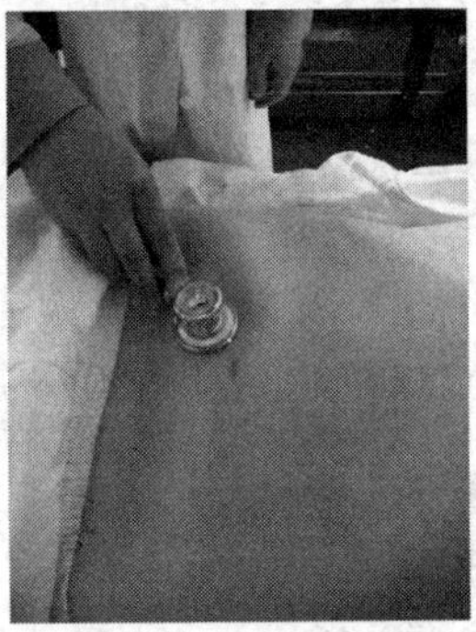

图2–1–28　腹部听诊

☞**健康教育**

1. 告知患者腹部触诊的重要性，在检查时患者应放松配合检查，以免影响检查的准确性。

2. 告知患者腹部检查能发现多系统的疾病，应正确对待腹部检查。

【护理评价】

操作项目	操 作 内 容	标准分	得分
检查准备	准备：着装整洁规范，仪表端庄大方，清洁双手，剪短并磨平指甲，手要温暖，听诊前捂热听诊器	5	
	评估患者并解释：①评估：患者的年龄、病情、意识、心理状态及合作程度；②解释身体评估的目的：确定腹部有无异常，明确出现不舒适的原因，为确定护理诊断提供客观依据	8	
	操作用物：听诊器	5	

续表

操作项目	操 作 内 容	标准分	得分
操作步骤	（1）腹部视诊检查 ①观察腹部有无全腹或局部隆起或凹陷	3	
	②腹式呼吸运动是否正常	2	
	③观察有无腹壁静脉怒张（并判断血液流动方向）	5	
	④观察有无胃肠型及蠕动波	3	
	（2）腹部触诊检查 ①腹壁紧张度：用浅部触诊法由左下腹开始按逆时针的方向向左上腹-右上腹-右下腹触诊，终止于脐部，原则上先健侧再患侧，观察腹壁是否柔软	10	
	②压痛及反跳痛：用深压触诊法在各点上进行按压，确定有无压痛；如有压痛应进行反跳痛检查，在压痛点上用并拢的2~3个手指（示、中、无名指）压于原处稍停片刻，使压痛感觉趋于稳定后迅速将手抬起，观察此时患者腹痛是否骤然加重，或出现痛苦表情、呻吟	10	
	③肝脏触诊：用单手（或双手）触诊法，护士将右手四指并拢，与肋缘平行地放在被评估者脐水平的右侧，被评估者深呼气时，护士将手指压向腹壁深处，深吸气时，手指向前上迎触下移的肝缘，如此反复，手指逐渐移向肋缘，直至触到肝缘或肋缘为止，需在右锁骨中线和前正中线上分别触诊，了解肝脏下缘的位置、肝脏的质地、边缘、表面、搏动等	10	
	④Murphy征检查：护士将左手放在被评估者的右肋弓下，以拇指指腹勾压于腹直肌外侧缘与肋弓交界处，嘱被评估者缓慢深吸气。吸气过程中，检查者的拇指可触碰到下移胆囊，观察被评估者是否出现疼痛、痛苦表情或突然终止呼吸	5	
	（3）腹部叩诊 ①腹部叩诊音：有间接叩诊法从左下腹开始按逆时针方向叩至右下腹，再到脐部，判断腹部鼓音分布是否正常，音响有无变化	10	
	②肝区叩击痛检查：护士左手掌置于被评估者右前胸下部，右手握拳叩击左手背，观察叩击时有无疼痛	5	
	③肾脏叩击痛检查：护士左手掌置于被评估者肾区（脊肋角处），右手握拳叩击左手背，观察叩击时有无疼痛	5	
	④腹部听诊 肠鸣音：常在右下腹部听诊，辨别肠鸣音是否正常，有无增强、亢进、减弱、消失	8	
评价	关心、体贴患者，态度亲切，体现人文关怀	6	
总分		100	

知识拓展

1. 腹部检查是判断有无腹腔内组织脏器有无疾病的基本手段，但是要确诊腹腔内各组织脏器疾病还可借助B超、CT、X线检查、肝肾功能检查等方法。

2. 腹部检查有异常，尤其是上腹部检查出现异常时除考虑腹腔内组织脏器的病变外，还要注意某些心肺疾病也可能导致上腹检查出现异常。

任务七　神经系统评估实训

要点导航

1. 能说出神经系统评估的主要项目。
2. 能熟练地运用相应方法进行神经系统的评估。
3. 能与被评估者进行良好的沟通交流，使被评估者能配合检查。

任务导入

周先生，68 岁，因半边身体无力、说话含糊不清 4 小时。对患者进行神经系统评估。

任务描述

神经系统评估是护士运用相应的检查方法对被评估者的神经系统相关功能进行检查，用来确定其神经系统功能是否出现异常，是诊断神经系统疾病的重要方法。

任务实施

【身体评估前准备】

1. 患者　评估患者的年龄、病情、意识、治疗情况、心理状态和合作程度；

2. 环境　环境安静、清洁、舒适，具有私密性。

3. 用物　手电筒、叩诊锤、棉签、大头针、冷热水

【身体评估过程】

“您好！周先生，我是您的责任护士小李。现在您病了，为了确定您的病情特点，我要给您做神经系统检查，请您配合。”
“好的。”

评估准备 —
1. 护士：服装、鞋帽整洁；仪态大方，举止端庄
2. 物品：齐全
3. 环境：整洁，安静，安全，具私密性有
4. 患者：了解目的及方法，愿意合作，合适体位

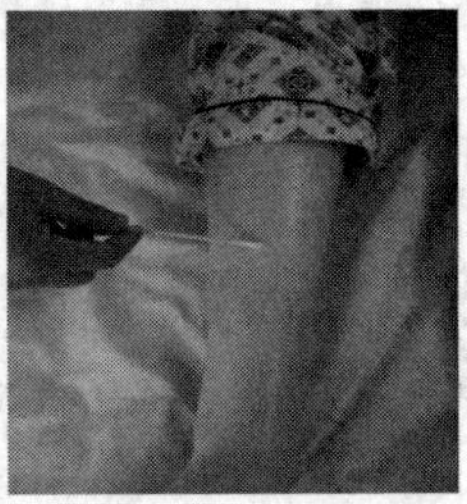

图2-1-29　触觉检查

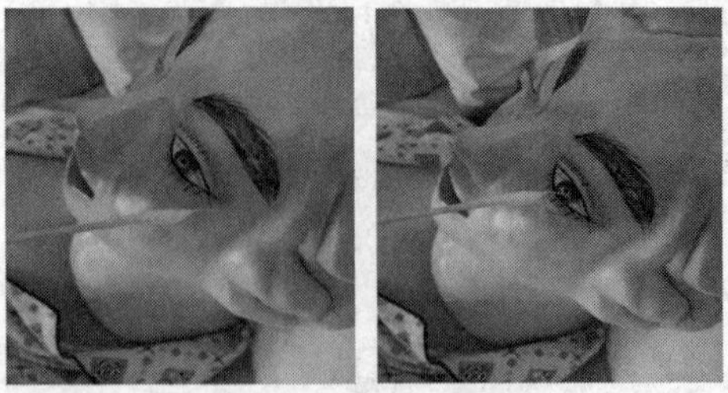

图2-1-30　角膜反射检查

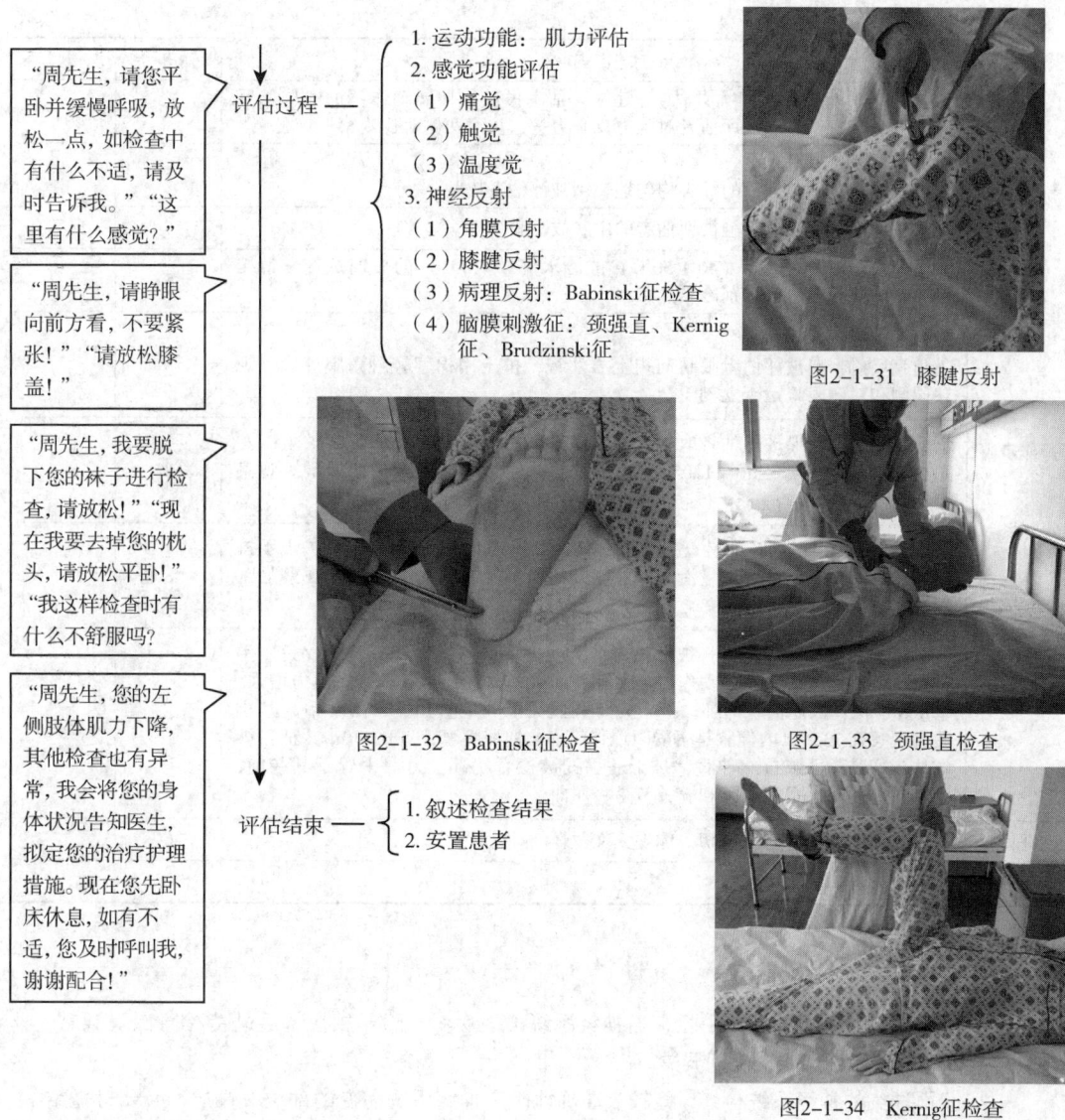

"周先生，请您平卧并缓慢呼吸，放松一点，如检查中有什么不适，请及时告诉我。""这里有什么感觉？"

"周先生，请睁眼向前方看，不要紧张！""请放松膝盖！"

"周先生，我要脱下您的袜子进行检查，请放松！""现在我要去掉您的枕头，请放松平卧！""我这样检查时有什么不舒服吗？

"周先生，您的左侧肢体肌力下降，其他检查也有异常，我会将您的身体状况告知医生，拟定您的治疗护理措施。现在您先卧床休息，如有不适，您及时呼叫我，谢谢配合！"

评估过程——
1. 运动功能：肌力评估
2. 感觉功能评估
（1）痛觉
（2）触觉
（3）温度觉
3. 神经反射
（1）角膜反射
（2）膝腱反射
（3）病理反射：Babinski征检查
（4）脑膜刺激征：颈强直、Kernig征、Brudzinski征

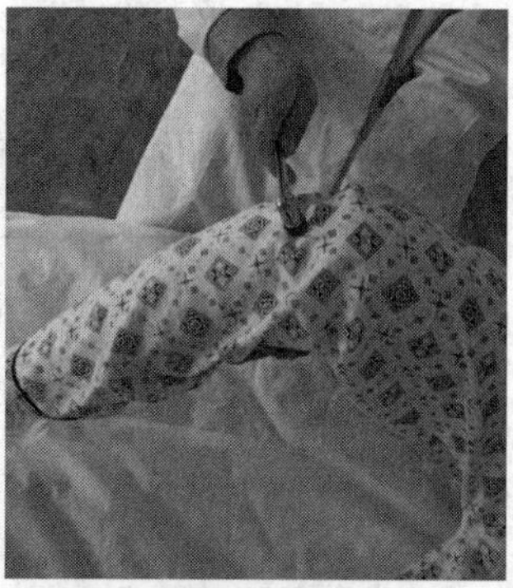
图2-1-31　膝腱反射

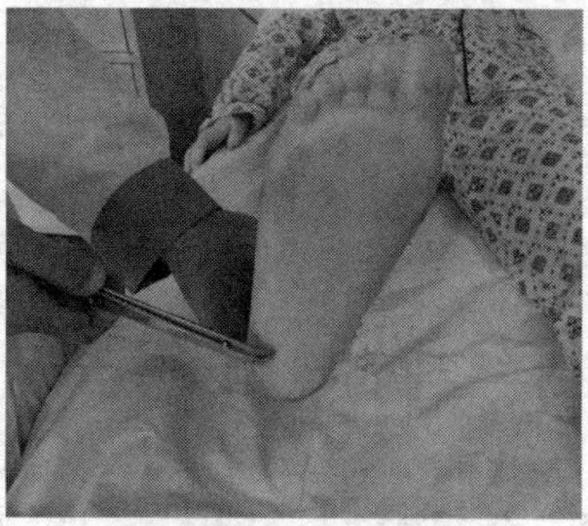
图2-1-32　Babinski征检查

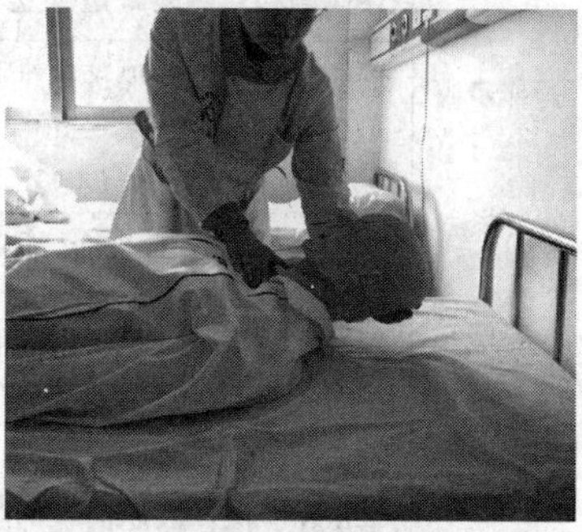
图2-1-33　颈强直检查

评估结束——
1. 叙述检查结果
2. 安置患者

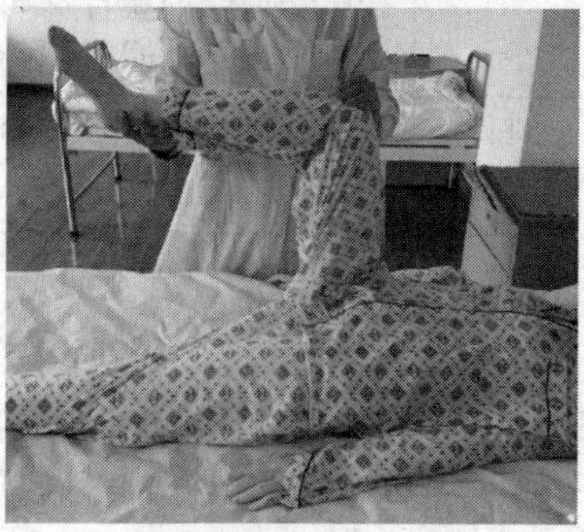
图2-1-34　Kernig征检查

☞**健康教育**

1. 神经系统检查时要尽可能放松，尤其是在进行神经反射检查时，过分紧张，会导致检查结果不准确。

2. 告知患者神经系统检查可对神经系统疾病进行定性或定位诊断。

【护理评价】

操作项目	操作内容	标准分	得分
检查准备	准备：着装整洁规范，仪表端庄大方，清洁双手，剪短并磨平指甲，手要温暖	5	
	评估患者并解释：①评估：患者的年龄、病情、意识、心理状态及合作程度；②解释身体评估的目的：确定神经系统有无异常，明确出现异常的原因，为确定护理诊断提供客观依据	8	
	操作用物：手电筒、叩诊锤、棉签、大头针、冷热水	5	

续表

操作项目	操作内容	标准分	得分
操作步骤	（1）运动功能检查（肌力评估）：让被评估者做肢体伸展动作，护士从相反方向给予阻力，评估被评估者对阻力克服力量，注意两侧对比观察	10	
	（2）感觉功能评估 ①痛觉评估：用大头针的针尖均匀地轻刺被评估者皮肤	5	
	②触觉评估：用棉签轻触被评估者的皮肤或黏膜	5	
	③温度觉：用盛有热水（40～50℃）或冷水（5～10℃）的玻璃试管交替接触患者皮肤，嘱患者辨别冷、热感	5	
	（3）神经反射 ①角膜反射：嘱被评估者眼睛向内上方注视，护士用棉絮轻触角膜外缘，观察同侧和对侧眼睑是否立刻闭合	8	
	②膝腱反射：指导被评估者取坐位，小腿完全松弛下垂（或仰卧时护士以左手托起其膝关节使之屈曲120°），护士右手持叩诊锤叩股四头肌肌腱，观察小腿的反应	8	
	③病理反射（Babinski 征检查）：被评估者仰卧，髋及膝关节伸直，护士手持被评估者踝部，用钝头竹签沿足底外侧，划向小趾根部转向内侧，观察足趾反应	8	
	④脑膜刺激征：①颈强直：被评估者仰卧，护士以一手置于其胸前，另一手托被检者枕部使其做屈颈动作，观察其颈部有无僵直，屈颈时有无阻力增强；②Kernig 征：被评估者仰卧，护士先将其髋关节屈成直角，再用手抬高其小腿，观察在135°以内伸膝是否受阻或伴疼痛与屈肌痉挛；③Brudzinski 征：被评估者仰卧，下肢自然伸直，护士一手托被检者枕部，另一手置于其胸前，当其头前屈时，观察双膝和髋关节是否屈曲	27	
评价	关心、体贴患者，态度亲切，体现人文关怀	6	
总分		100	

知识拓展

1. 神经系统是人体的指挥中枢，当神经系统出现病变，除了相应神经功能检查出现异常，其他身体评估项目也可能会出现异常。

2. 全面详细的神经系统检查，能较为准确地确定神经系统病变的部位及性质，必要时需结合其他辅助检查，如脑脊液检查、CT 检查、脑电图检查等项目。

项目三 实验室检查综合实训

要点导航

1. 能选择合适的实验室检查项目。
2. 能根据选择的检查项目正确进行标本采集。
3. 能判断实验室检查结果是否正常。
4. 能简要分析实验室检查结果。

任务导入

吴先生，54岁，因“反复右上腹隐痛10年，呕血1小时”急诊入院，既往有“肝硬化”病史。医生诊断为“肝硬化并上消化道出血”。护士遵医嘱对患者进行肝肾功能、血液生化、水电解质、酸碱状态检查。

任务描述

实验室检查是临床上诊断疾病的重要辅助方法，是指通过物理学、化学、分子生物学、微生物学、细胞学、免疫学及遗传学等实验室检查手段，对人体的血液、体液、排泄物、分泌物以及组织细胞等标本进行检测，以获得病原体、病理变化及脏器功能状态等方面的资料的一种检查方法。护士要根据医生的医嘱，针对不同检查项目采集检查标本送检，并对检查结果作出判断。

任务实施

【护理评估】

1. 患者　评估患者的年龄、病情、意识、治疗情况、心理状态和合作程度。

2. 环境　环境安静、清洁、舒适，具有私密性。

3. 用物

（1）治疗盘内备：消毒剂、棉签、止血带、小垫枕、真空采血针或10ml注射器数只、各种真空采血管及各种试管。

（2）治疗盘外：检验单。

【护理问题】

1. 慢性疼痛 腹痛。

2. 有体液不足的危险

3. 潜在并发症 肝昏迷、肝肾综合征、水电解质酸碱失衡。

【护理措施】

“您好！吴先生，您病情较为复杂，为了解您各方面的情况，昨晚就告诉您晚上8点后不要再进食，今早要给您抽血做肝、肾功能等检查，您没有吃东西吧？没有，好的，那我现在准备给您抽血了。”

准备——
1. 护士：服装、鞋帽整洁；仪态大方，举止端庄
2. 物品：齐全
3. 环境：整洁，安静，安全
4. 患者：了解目的及方法，愿意合作，合适体位

核对——三查八对

“吴先生，请您握拳。好，现在请您反复松拳、握拳。”“请您曲肘压着棉签，记住多按一会儿再松开。”

采集——
1. 选择静脉、扎止血带
2. 静脉穿刺，见回血后采集所需血量
3. 拔针、按压

“吴先生，现在已经抽好血了，感觉怎么样？给您摇高床头，这样躺着会舒服点，如果您有什么需要请按床铃，我们也会随时巡视病房，谢谢您的配合！”

结束——
1. 安置患者，取合适体位
2. 标本送检

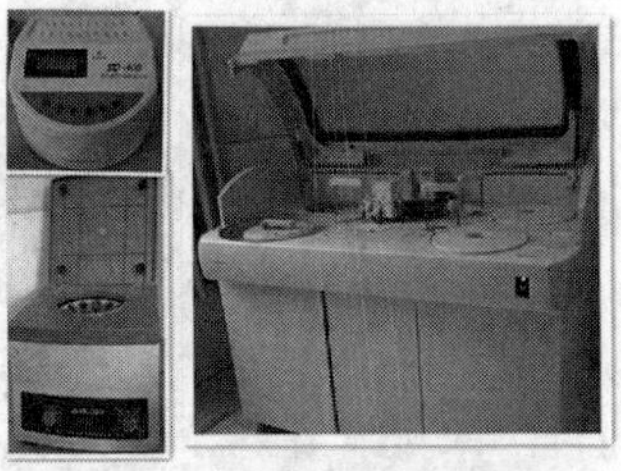

图2-1-35 实验室检查设备

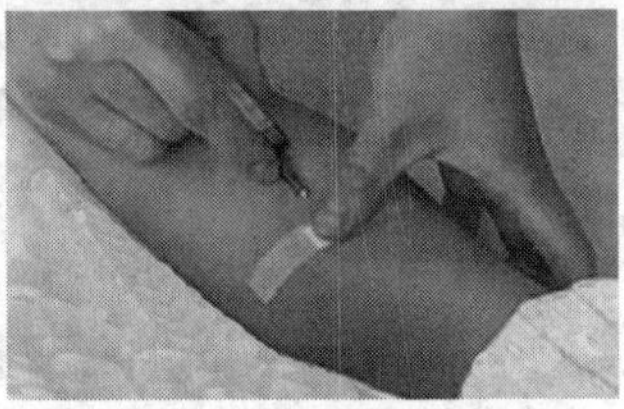

图2-1-36 采集血液标本

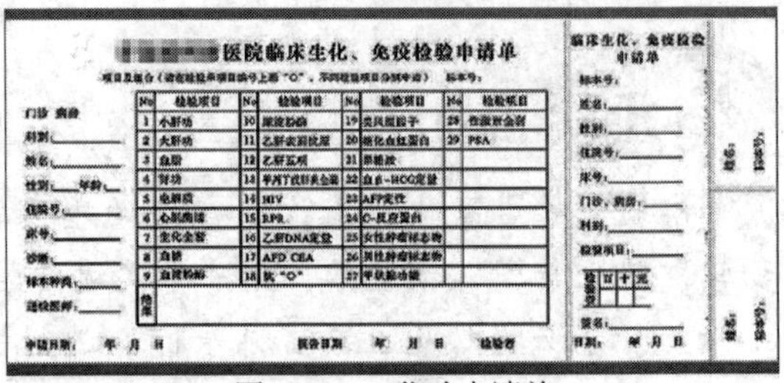

医院临床生化、免疫检验申请单

No	检验项目	No	检验项目	No	检验项目	No	检验项目
1	小肝功	10	尿淀粉酶	19	类风湿因子	28	性激素全套
2	大肝功	11	乙肝表面抗原	20	糖化血红蛋白	29	PSA
3	血脂	12	乙肝五项	21	肌钙蛋白		
4	肾功	13	甲丙丁戊肝炎全套	22	血β-HCG定量		
5	电解质	14	HIV	23	AFP定性		
6	心肌酶谱	15	RPR	24	C-反应蛋白		
7	生化全套	16	乙肝DNA定量	25	女性肿瘤标志物		
8	血糖	17	AFP CEA	26	男性肿瘤标志物		
9	血淀粉酶	18	抗“O”	27	甲状腺功能		

申请日期： 年 月 日　报告日期 年 月 日　检验者

临床生化、免疫检验申请单

图2-1-37 化验申请单

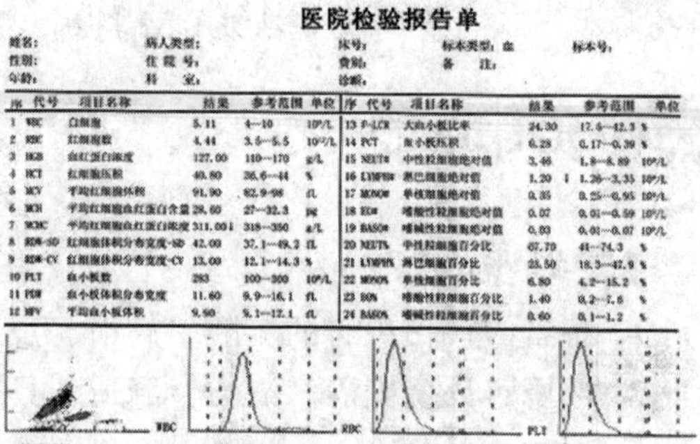

医院检验报告单

姓名：　病人类型：　床号：　标本类型：血　标本号：

性别：　住院号：　费别：　备注：

年龄：　科室：　诊断：

序	代号	项目名称	结果	参考范围	单位
1	WBC	白细胞	5.11	4~10	10^9/L
2	RBC	红细胞数	4.44	3.5~5.5	10^12/L
3	HGB	血红蛋白浓度	127.00	110~170	g/L
4	HCT	红细胞压积	40.80	36.6~44	%
5	MCV	平均红细胞体积	91.90	82.9~98	fL
6	MCH	平均红细胞血红蛋白含量	28.60	27~32.5	pg
7	MCHC	平均红细胞血红蛋白浓度	311.00↓	318~350	g/L
8	RDW-SD	红细胞体积分布宽度-SD	42.00	37.1~49.2	fL
9	RDW-CV	红细胞体积分布宽度-CV	13.00	12.1~14.3	%
10	PLT	血小板数	283	100~300	10^9/L
11	PDW	血小板体积分布宽度	11.60	9.9~16.1	fL
12	MPV	平均血小板体积	9.90	9.1~12.1	fL
13	P-LCR	大血小板比率	24.30	17.6~42.3	%
14	PCT	血小板压积	0.28	0.17~0.39	%
15	NEUT#	中性粒细胞绝对值	3.46	1.8~6.89	10^9/L
16	LYMPH#	淋巴细胞绝对值	1.20↓	1.26~3.35	10^9/L
17	MONO#	单核细胞绝对值	0.35	0.25~0.95	10^9/L
18	EO#	嗜酸性粒细胞绝对值	0.07	0.01~0.59	10^9/L
19	BASO#	嗜碱性粒细胞绝对值	0.03	0.01~0.07	10^9/L
20	NEUT%	中性粒细胞百分比	67.70	41~74.3	%
21	LYMPH%	淋巴细胞百分比	23.50	18.3~47.9	%
22	MONO%	单核细胞百分比	6.80	4.2~15.2	%
23	EO%	嗜酸性粒细胞百分比	1.40	0.2~7.6	%
24	BASO%	嗜碱性粒细胞百分比	0.60	0.1~1.2	%

WBC　RBC　PLT

检验日期：　报告日期：　检验者：　审核者：

图2-1-38 化验报告单

☞ **健康教育**

1. 告知患者必要的实验室检查对明确诊断疾病具有重要作用，应配合医务人员做好相应准备、检查工作。

2. 告知患者对不同检查标本采集的方法不同，要配合护士进行相应标本采集。

【护理评价】

操作项目	操作内容	标准分	得分
操作准备	准备：着装整洁规范，仪表端庄大方，清洁双手，戴口罩	5	
	评估患者并解释：①评估：患者的年龄、病情、意识、心理状态及合作程度；②解释抽血的目的：明确肝肾功能是否正常，有无水电解质紊乱、酸碱失衡，为制定治疗护理措施提供依据	6	
	操作用物：①治疗盘内备：消毒剂、棉签、止血带、小垫枕、真空采血针、各种真空采血管（或10ml注射器数只及各种试管）；②治疗盘外：检验单	14 缺1项扣2分	
操作步骤	（1）两人核对医嘱	4	
	（2）核对患者床号、姓名、住院号（呼唤患者、核对床头卡及腕带），询问是否空腹，协助患者取舒适体位	6	
	（3）取用消毒剂、无菌物品无污染	4	
	（4）用注射器、针头的方法正确，无污染	3	
	（5）皮肤消毒方法正确	4	
	（6）系止血带部位适宜	4	
	（7）穿刺进针角度、深度适宜，穿刺一针见血	8 退针1次扣2分	
	（8）有回血后固定注射器、针头适宜	4	
	（9）采血量正确	4	
	（10）松止血带、拔针方法正确	4	
	（11）指导患者按压穿刺部位	4	
	（12）血标本注入标本瓶的方法正确	4	
	（13）核对医嘱，执行签字	2	
	（14）协助患者取舒适体位休息	3	
	（15）洗手，取口罩，记录	3	
	（16）取化验结果，分析化验结果	10	
评价	关心、体贴患者，态度亲切，体现人文关怀	4	
总分		100	

知识拓展

1. 选择实验室检查项目时应根据其检测意义不同进行合理选择；从疾病诊断的实际需要出发，选用针对性和特异性较强的项目进行检查，做到有的放矢，避免滥用造成过度诊断。

2. 实验室检验结果受到很多因素的影响：如机体的影响（所得结果仅是静态的数据和现象；机体的反应性有个体差异，同患一种疾病的患者可因健康素质、病期、病情轻重和个体差异等因素，出现不尽相同的检验结果，而有时不同的疾病进行同一项目检验却可出现相似的结果）、机体外因素的影响（如仪器灵敏度、技术误差、检测方法、标本采集、保存环境等），可能导致检查结果和实际情况有差别，因此评价检验结果时必须紧密结合临床情况进行具体分析，才能恰当地作出合理的结论，以指导临床护理工作。

项目四 心电图检查综合实训

要点导航

1. 能说出心电图检查的适用范围和注意事项。
2. 能正确进行心电图检查。
3. 能对心电图进行简要分析。
4. 能与患者进行良好的沟通交流，能正确指导患者配合检查。

任务导入

郑先生，64 岁，反复心慌、心悸 1 年，加重 1 小时，医嘱：心电图检查 st。

任务描述

心电图检查是利用心电图机将心脏每一心动周期所产生电活动变化记录下来，广泛应用于心血管疾病的诊断和危重患者的心电监护。

任务实施

【护理评估】

1. 患者 评估患者的年龄、病情、意识、治疗情况、心理状态和合作程度。

2. 环境 环境清洁。

3. 用物 心电图机、导电液、棉签。

【护理问题】

1. 活动无耐力
2. 舒适的改变

【护理措施】

“您好！我是您的责任护士小张，能告诉我您的名字吗？”
“我是郑××。”
“您好！郑大爷，您最近常有心慌、心悸，医生叫我给您做心电图检查，看一下心脏是不是有什么问题，我现在准备给您做心电图检查，请您配合一下。”

准备 ——
1. 护士：服装、鞋帽整洁；仪态大方，举止端庄
2. 物品：合格、完好
3. 环境：整洁，安静，安全
4. 患者：了解目的及方法，愿意合作，合适体位

↓

核对 —— 被评估者相关信息、检查项目

↓

检查仪器 —— 检查心电图机电源、开关、导线、电极、心电图图纸、相关数据等

↓

“大爷，请您解开上衣，我现在给您做检查，检查时有什么不舒服，请告诉我。”

进行检查 ——
1. 选择联接部位，并涂抹导电液
2. 连接导联
   （1）连接肢导联
   （2）连接胸导联
3. 打印心电图

↓

“大爷，现在已经检查完了，给您摇高床头，您先休息，如果您有什么需要请按床铃，我们也会随时巡视病房，谢谢您的配合！”

停止检查 ——
1. 撤下各导联
2. 安置患者，取合适体位
3. 分析心电图

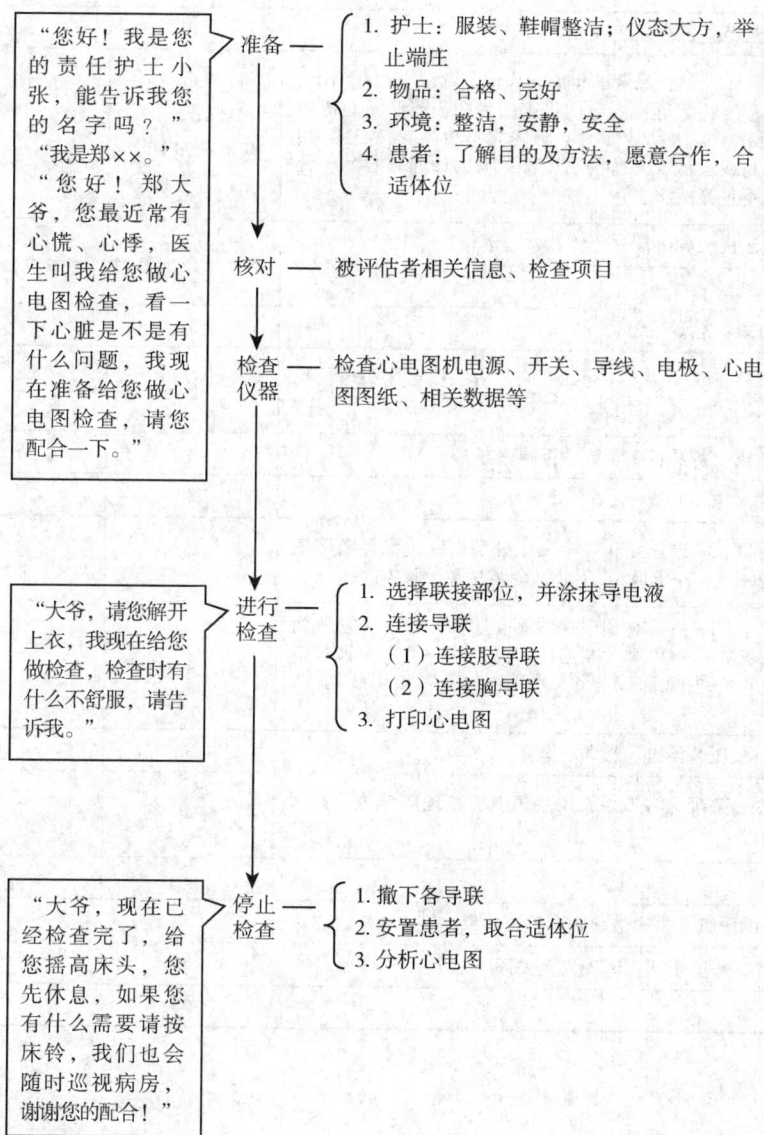

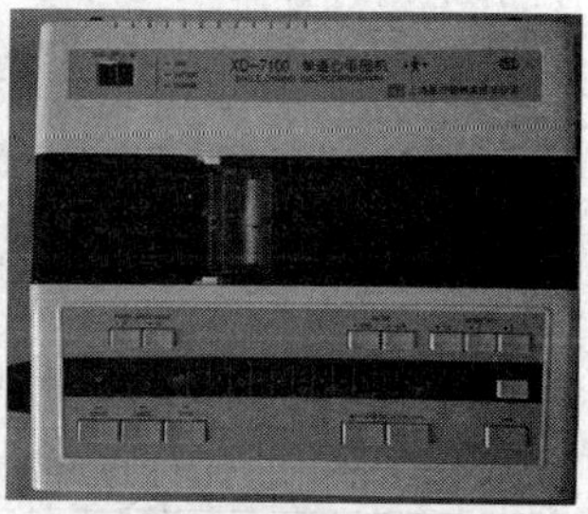

图2-1-39　心电图机

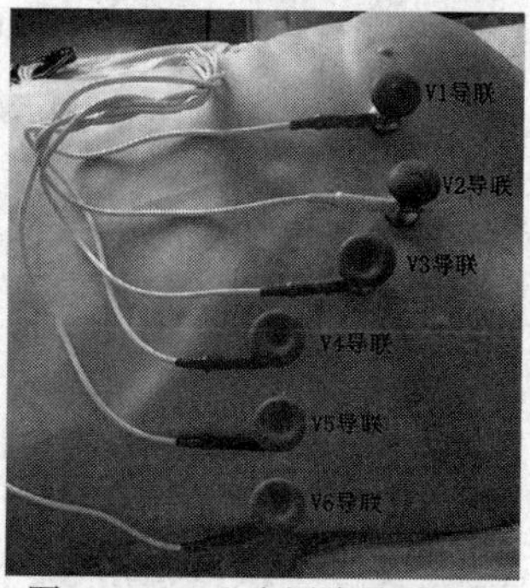

图2-1-40　心电图胸导联连接

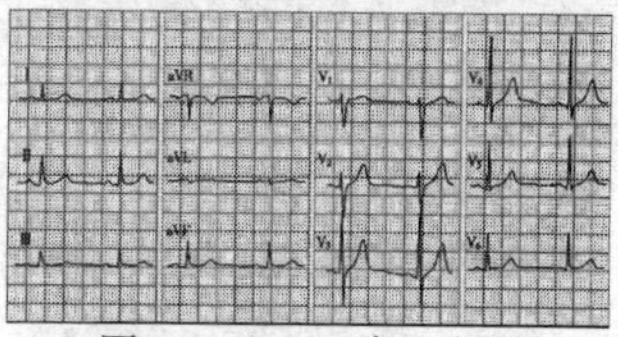

图2-1-41　正常心电图

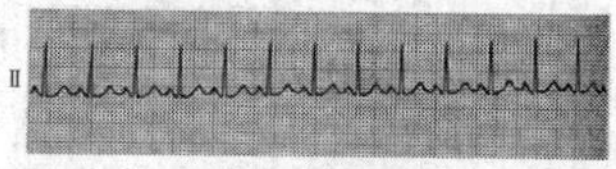

窦性心动过速

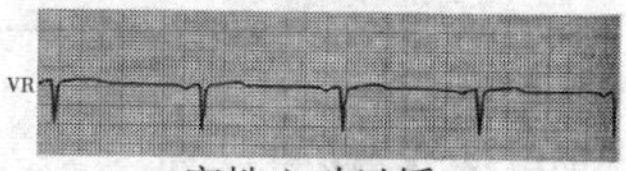

窦性心动过缓

图2-1-42　异常心电图

☞ **健康教育**

1. 心电图检查是诊断心血管疾病的重要方法，应积极配合检查。
2. 做心电图检查时应去除身上的所有金属物。

【护理评价】

操作项目	操作内容	标准分	得分
操作准备	准备：着装整洁规范，仪表端庄大方	5	
	评估患者并解释：①评估：患者的年龄、病情、意识、治疗情况、心理状态及合作程度；②解释心电图检查的目的：能诊断心律失常和急性心肌梗死；可协助诊断对心脏肥大、心包炎、心肌炎、心绞痛、血钾过高或过低、某些药物中毒；辅助诊断肺心病、慢性冠状动脉供血不足等疾病	9 缺1项扣1分	
	操作用物：心电图机、导电液（生理盐水、酒精）、棉签	12	
操作步骤	（1）两人核对医嘱	4	
	（2）洗手，戴口罩；准备用物	3	
	（3）核对患者床号、姓名、住院号（呼唤患者、核对床头卡及腕带），协助患者取平卧位	6	
	（4）检查心电图机设备及各项参数是否调整好	4	
	（5）在相应部位涂抹导电液	8	
	（6）连接肢体导联：将肢体导联4个夹子分别以红黄绿黑顺序依次夹在右上肢/左上肢/左下肢/右下肢，金属片置于肢体内侧	3	
	（7）连接胸导联：V1——右侧胸骨旁线第4肋间；V2——左侧胸骨旁线第4肋间；V3——V2与V4连线中点；V4——左侧锁骨中线第5肋间；V5——左腋前线与V4水平；V6——腋中线与V5水平	4	
	（8）打开开关，按压开始键、打印心电图	8	
	（9）撤开各导联，整理患者衣服，安置患者，整理床单位，询问患者需要	4	
	（10）整理用物	3	
	（11）观察心电图图纸，告知被检查者检查结果	3	
评价	关心、体贴患者，态度亲切，体现人文关怀	6	
总分		100	

知识拓展

1. 其他心电图检查有：动态心电图、频域心电图、信号叠加心电图等。

2. 心电图检查是诊断心血管疾病的重要辅助检查，新的检查方法使这一检查更为敏感、精确。

项目五　影像学检查综合实训

要点导航

1. 能说出 X 线检查、B 超检查的适用范围和注意事项。
2. 能正确指导患者进行 X 线检查。
3. 能正确指导患者进行 B 超检查。

任务导入

杨先生，60 岁，反复咳嗽、咳痰 18 年，胸闷、心悸 2 年，右上腹不适 3 月、左腰部疼痛 1 小时就诊。考虑“慢性肺源性心脏病”“肾结石”，医嘱：胸部 X 线检查、肾脏造影检查、腹部常规 B 超检查。

任务描述

影像学检查是借助于不同的成像手段使人体内部器官和结构显出影像，从而了解人体结构和功能状况及病理变化的一种临床常用辅助检查手段，护士要指导患者正确进行相关的影像学检查，并能简要分析检查结果。

任务实施

【护理评估】

1. 患者　评估患者的年龄、病情、意识、治疗情况、心理状态和合作程度。

2. 环境　环境清洁。

3. 用物　X 线检查单、B 超检查单。

【护理问题】

1. 活动无耐力

2. 舒适的改变

3. 急性疼痛　腰痛。

【护理措施】

"您好！我是您的责任护士小张，能告诉我您的名字吗？""我是杨××。""您好！杨大爷，您身体出现不舒适，医生叫我给您做X线检查、B超检查，看一下身体有什么问题，请您配合一下。"

准备 ——
1. 护士：服装、鞋帽整洁；仪态大方，举止端庄
2. 物品：检查申请单填写清楚、目的明确
3. 环境：整洁，安静，安全
4. 患者：了解目的及方法，愿意合作，合适体位

核对 —— 被评估者相关信息、检查项目

"大爷，请您脱掉外衣，身上不要有手机、笔、膏药等物品，请站在这块板上，身体靠近后面的屏。好的，请屏气，身体别动，好了！我们去做B超检查吧。"

"大爷，您按昨天晚上告诉您的要求做了吗？"做了，我昨晚吃得比较清淡，晚餐后就没有吃东西了，早上起来也上厕所了。""好的，现在请您躺在床上，暴露腹部，根据医生的要求变动身体。"

指导检查 ——
1. X线检查：指导患者作好相应准备
2. 腹部B超检查

"大爷，现在已经检查完了，没有什么不舒服吧！我陪您回病房去，您先休息，结果出来后，我会告诉您的，谢谢您的配合！"

检查结束 ——
1. 安置患者，取合适体位
2. 分析检查结果

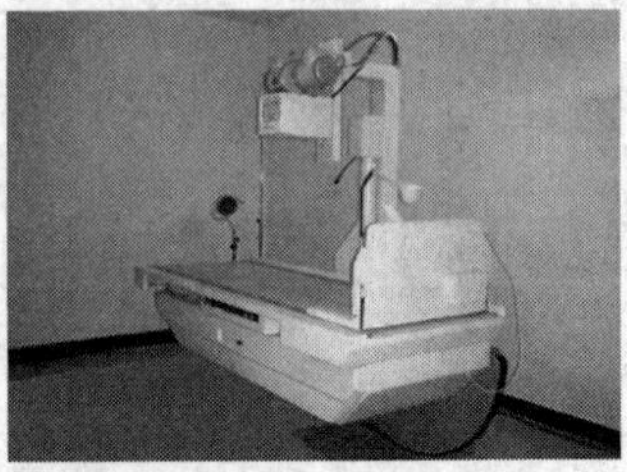

图2-1-43　X线机

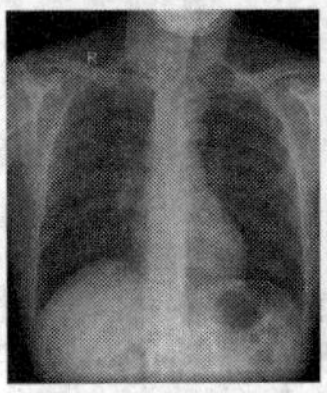

图2-1-44
正常胸部X线片

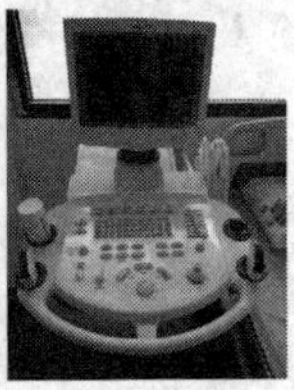

图2-1-45
B超机

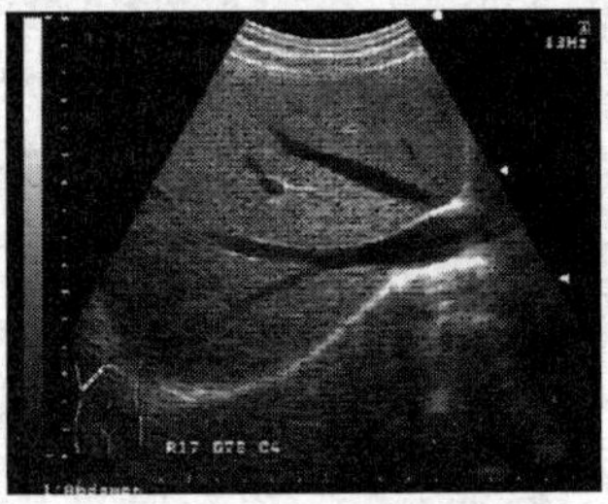

图2-1-46　正常肝脏B超

☞ **健康教育**

1. X线检查是临床常用辅助检查方法，X线虽然对机体组织可能产生一定的损伤，但只要不是频繁检查，基本上对身体是无害的。

2. B超检查的应用范围比较广泛，但是对空腔脏器病变（如胃、肠道等）的检查准确性不如其他检查。

【护理评价】

操作项目	操作内容	标准分	得分
操作准备	准备：着装整洁规范，仪表端庄大方	5	
	评估患者并解释：①评估：患者的年龄、病情、意识、治疗情况、心理状态及合作程度；②解释影像学检查的目的：借助于不同的成像手段使人体内部器官和结构显出影像，从而了解人体结构和功能状况及病理变化	9	
	操作用物：检查申请单（B超检查申请单、X线检查申请单）（将项目填写齐全）	12	
操作步骤	（1）两人核对医嘱	4	
	（2）核对患者床号、姓名、住院号（核对床头卡及腕带）、核对检查项目、检查部位	6	
	（3）X线检查		
	①核对检查部位	4	
	②做好普通X线检查的准备		
	a. 去除检查部位的厚重衣物及其他影响检查的物品（如项链、女性内衣、膏药等）	4	
	b. 指导患者采取合适拍摄体位（多用后前位，必要时根据病情需要可采取左前斜位、右前斜位、侧位、前后位等）	4	
	③做好造影检查前准备		
	a. 详细询问有无造影检查禁忌证	2	
	b. 做好解释工作（心理护理）	2	
	c. 准备抢救过敏的药品和器械（口述）	4	
	d. 碘剂过敏试验：静脉注射1ml 30%造影剂，观察15min	6	
	（4）B超检查		
	①核对检查项目	2	
	②做好B超检查的准备		
	a. 指导患者采取合适体位	2	
	b. 指导患者暴露检查部位	2	
	③配合B超检查	2	
	a. 涂抹耦合剂	4	
	b. 配合医生进行检查	2	
	（5）分析检查结果		
	①B超检查结果分析	10	
	②X线检查结果分析	10	
评价	关心、体贴患者，态度亲切，体现人文关怀	6	
总分		100	

知识拓展

1. X线检查方法有很多，除常规的普通X线检查外，还有X线计算机体层成像（CT）、磁共振成像（MRI）、介入放射学检查及其他核医学检查等。

2. 超声检查除了B型超声外，谐波成像、组织多普勒成像等新型成像技术和各项新的超声检查技术（如腔内超声检查、器官声学造影检查、介入超声）等也逐渐应用于临床，在临床诊断与治疗决策上发挥重要作用。

第二篇　急危重症护理学实训

项目一　院前急救实训

要点导航

1. 能说出院前急救的重要性与特点。
2. 能说出院前急救的原则。
3. 能正确实施院前急救。

任务导入

申先生，64岁，因突然神志不清、肢体瘫软10min，家属拨打120电话请求救援。护士随急救车出发，对患者进行院前急救。

任务描述

院前急救指对遭受各种危及生命的急症、创伤、中毒、灾难事故等患者在到达医院之前进行的紧急救护，包括现场紧急处理、转运及途中救护的过程，即在患者发病或受伤开始到医院就医之前这一阶段的救护。

任务实施

【护理评估】

1. 患者　评估患者的年龄、性别，快速评估是否为危重病情（意识、气道、呼吸、循环）。

2. 环境　环境是否有利于抢救，有无危险因素存在。

3. 用物　急救车内所有设备（如担架与运送保护用品；止血、包扎、固定用品；人工呼吸器具；手术器械；护理用品，消毒器具及消毒液等）。

【护理问题】

1. 急性意识障碍
2. 躯体移动障碍

【护理措施】

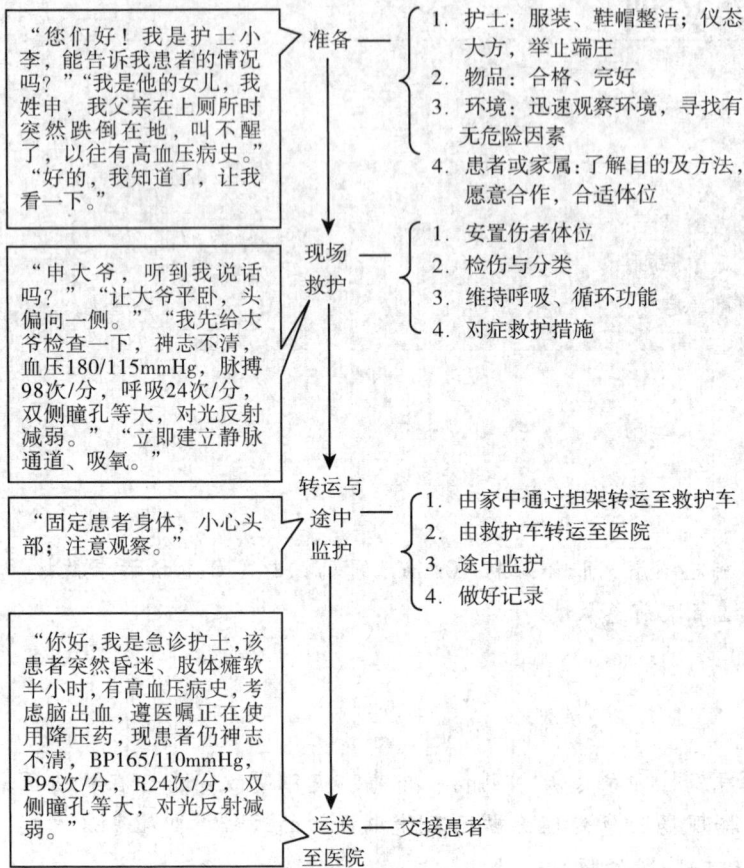

“您们好！我是护士小李，能告诉我患者的情况吗？”“我是他的女儿，我姓申，我父亲在上厕所时突然跌倒在地，叫不醒了，以往有高血压病史。”“好的，我知道了，让我看一下。”

准备——
1. 护士：服装、鞋帽整洁；仪态大方，举止端庄
2. 物品：合格、完好
3. 环境：迅速观察环境，寻找有无危险因素
4. 患者或家属：了解目的及方法，愿意合作，合适体位

“申大爷，听到我说话吗？”“让大爷平卧，头偏向一侧。”“我先给大爷检查一下，神志不清，血压180/115mmHg，脉搏98次/分，呼吸24次/分，双侧瞳孔等大，对光反射减弱。”“立即建立静脉通道、吸氧。”

现场救护——
1. 安置伤者体位
2. 检伤与分类
3. 维持呼吸、循环功能
4. 对症救护措施

“固定患者身体，小心头部；注意观察。”

转运与途中监护——
1. 由家中通过担架转运至救护车
2. 由救护车转运至医院
3. 途中监护
4. 做好记录

“你好，我是急诊护士，该患者突然昏迷、肢体瘫软半小时，有高血压病史，考虑脑出血，遵医嘱正在使用降压药，现患者仍神志不清，BP165/110mmHg，P95次/分，R24次/分，双侧瞳孔等大，对光反射减弱。”

运送至医院——交接患者

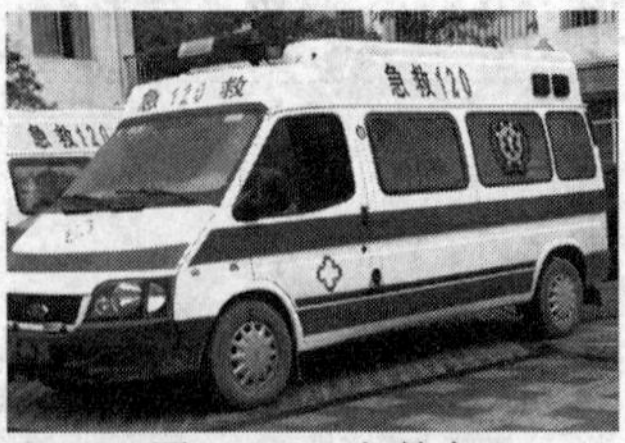

图2-2-1　急救车

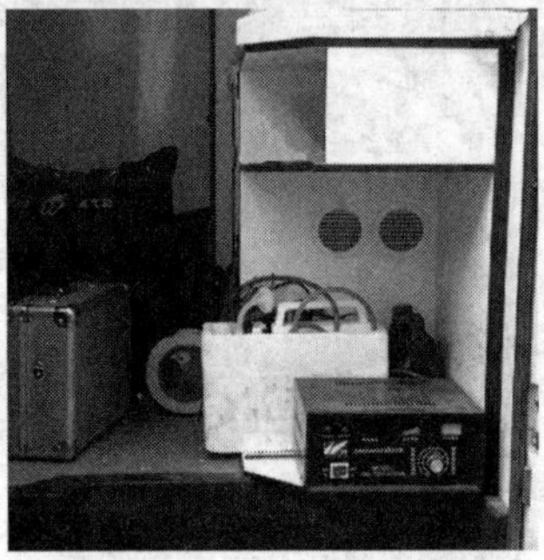

图2-2-2　急救车内部分抢救用物

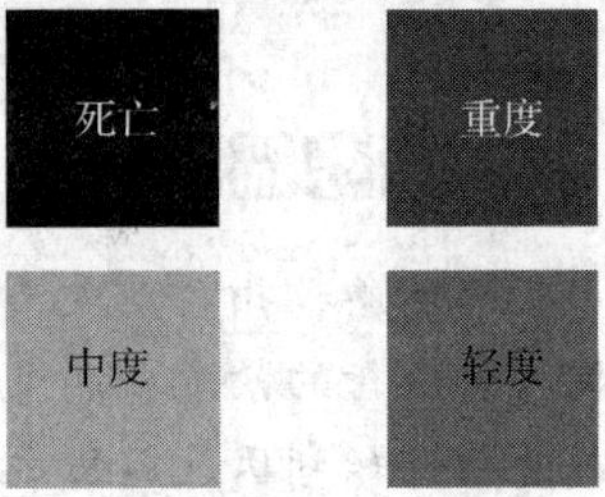

图2-2-3　检伤分类卡
（黑—死亡　红—重度
黄—中度　绿—轻度）

☞ **健康教育**

1. 告知患者及家属，患者发生意外时，如不了解病情，不要随意搬动患者。
2. 告知患者及家属应学习家庭救护的相关知识。

【护理评价】

操作项目	操作内容	标准分	得分
操作准备	准备：着装整洁规范，仪表端庄大方	5	
	评估患者：①评估：评估患者的年龄、性别，快速评估是否为危重病情（意识、气道、呼吸、循环）；评估治疗情况、心理状态及合作程度；②解释急救目的：挽救患者生命，提高抢救成功率，促进患者康复、减少伤残率、提高生命质量	10 缺1项扣1分	
	操作用物：急救车内所有设备（如担架与运送保护用品；止血、包扎、固定用品；人工呼吸器具；手术器械；护理用品，消毒器具及一般消毒液等）	8 缺1项扣1分	

续表

操作项目	操作内容	标准分	得分
操作步骤	（1）现场救护 ①摆好体位（无意识、无呼吸、无心跳者应仰卧于坚硬平地上；神志不清有呼吸和循环者侧卧位；意识、呼吸与心跳存在者根据受伤、病变部位不同摆好正确体位）	10	
	②检伤与分类 a. 检伤：检查头部、颈部、脊柱、胸部、腹部、骨盆、四肢体征； b. 根据伤情将患者分类标记，重伤员（红色标识）、中度伤员（黄色标识）、轻伤员（绿色或者蓝色标识）、死亡遗体（黑色标识）	14 8	
	③救护措施 a. 维持呼吸系统功能 b. 维持循环功能 c. 维持中枢神经系统功能 d. 对症救护措施：止血、止痛、止痉、止吐、止喘等	16	
	（2）转运与途中监护 ①转运 a. 担架转运：摆好患者体位，一般患者平卧，恶心、呕吐者侧卧，颅脑损伤、昏迷者头侧偏，胸部创伤呼吸困难者半卧位，下肢损伤或术后患者应适当抬高 15°～20°，颅脑损伤者垫高头部；脊柱受伤者应保持脊柱轴线稳定；行进时伤员头部在后，下肢在前 b. 救护车转运：摆好患者体位（同前），行车时伤员头在前，控制车速，保持平稳	10	
	②途中监护：随时观察监测患者生命体征、意识、面色变化、出血等情况，或持续心电监测等；加强生命支持性措施，并注意保持各种管道在位、通畅	8	
	③运送至医院：做好伤患者的交接工作，交接病情（症状、体征等）、治疗护理措施等	6	
评价	关心、体贴患者，态度亲切，体现人文关怀	5	
总分		100	

知识拓展

美国心脏协会在 1992 年正式用“生存链”一词来描述急救过程中隐藏的一条有序的链条，由早期通路（呼救）、早期心肺复苏、早期除颤、早期高级生命支持四个环节构成。

项目二 重症监护实训

要点导航

1. 能说出重症监护室的监护内容及监护分级。
2. 能正确实施各项重症监护措施。
3. 能有效和重症患者进行沟通，让患者理解并接受重症监护。

任务导入

周先生，70岁，因“脑出血”致神志不清、肢体瘫痪，患者病情危重，被送入重症监护室进行监护治疗。

任务描述

重症监护是指对收治的各类危重病患者，运用各种先进的医疗技术，现代化的监护和抢救设备，对其实施集中的加强治疗和护理，从而达到挽救生命、治愈疾病的目的。

任务实施

【护理评估】

1. 患者 评估患者的年龄、性别，快速评估是否为危重病情（意识、气道、呼吸、循环）。

2. 环境 ICU病房。

3. 用物 各种监测设备（多功能生命体征监测仪、呼吸功能监测装置、血流动力学监测设备及心电图机、血气分析仪、床边X机和超声设备等，根据条件或需要选择）。

【护理问题】

1. **急性意识障碍**
2. **躯体移动障碍**
3. **潜在并发症** 休克、多脏器功能衰竭、水电解质酸碱失衡等。

【护理措施】

“您好！我是重症监护室护士小李，周老先生因病情严重必须送重症监护室，在此期间家属暂时不能探望，请理解。”“好的，请尽力抢救我父亲。”

准备

1. 护士：服装、鞋帽整洁；仪态大方，举止端庄
2. 物品：合格、完好
3. 环境：重症监护室
4. 患者或家属：了解目的及方法，愿意合作，合适体位

“周大爷，能听到我说话吗？”“连接各种监测设备。”“采集各种标本做检查。”

连接监测设备

1. 多功能生命体征监测仪
2. 呼吸功能监测仪
3. 心电图机
4. 采集各种标本送检

“固定患者身体，小心头部；注意观察。”

病情监测

1. 生命体征监测
2. 血流动力学监测
3. 心电图监测
4. 呼吸功能监测
5. 脑功能监测
6. 肾功能监测
7. 动脉血气和酸碱监测

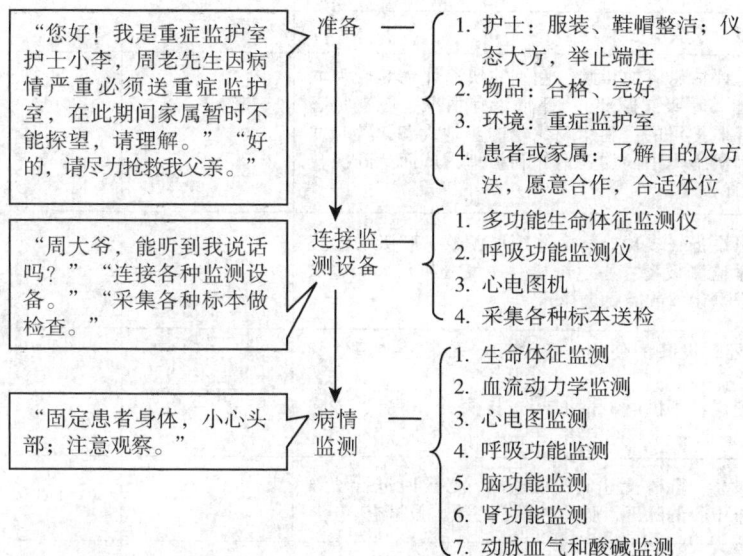

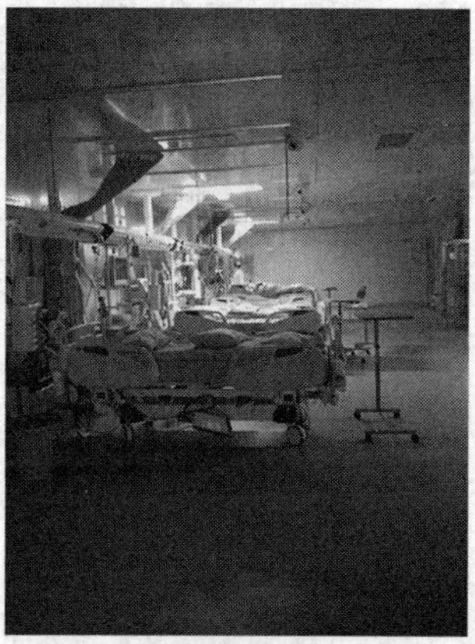

图2-2-4　重症监护室内

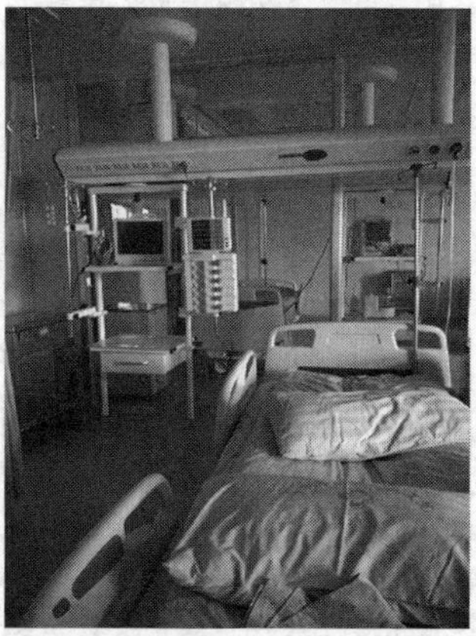

图2-2-5　重症监护室床单位

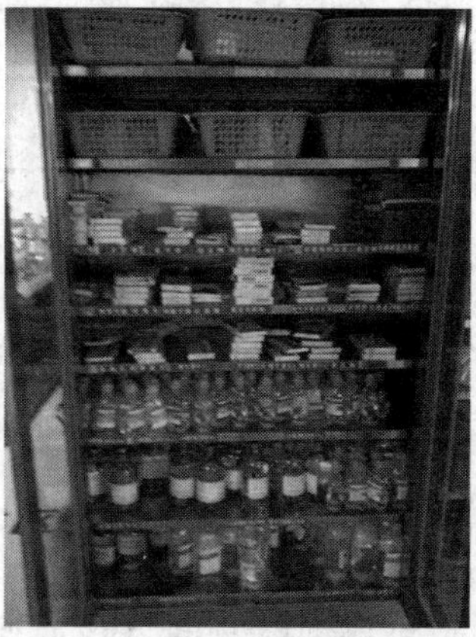

图2-2-6　监护室内抢救用药

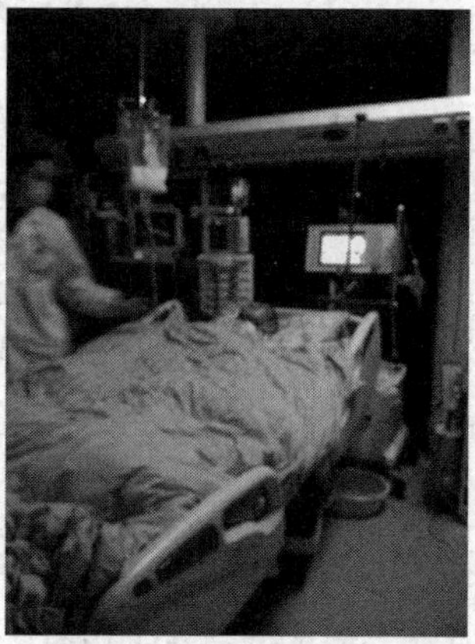

图2-2-7　监护室内患者

☞ **健康教育**

1. 告知患者及家属，进入 ICU 后，要限制探视。
2. 告知患者及家属在 ICU 进行病情监护的重要性。

【护理评价】

操作项目	操作内容	标准分	得分
操作准备	准备：着装整洁规范，仪表端庄大方	5	
	评估患者：①评估：评估患者的年龄、性别，快速评估是否为危重病情（意识、气道、呼吸、循环）；评估治疗情况、心理状态及合作程度；②解释监护目的：利用现代化的监护设备，及时发现患者的异常，对其实施集中的加强治疗和护理，从而达到挽救生命、治愈疾病的目的	8	
	操作用物：各种监测设备（多功能生命体征监测仪、呼吸功能监测装置、血流动力学监测设备、心电图机、血气分析仪、床边 X 机和超声设备等，根据条件或需要选择）	5	
	(1) 监测方法（仪器、设备的使用；各种标本采集见护理学基础） ①生命体征监护仪使用：开机-绑扎袖带-连接探头、探针、传感器等	8	
	②血流动力学检测设备：除外上述监护仪监测，必要时进行动静脉穿刺连接设备检查中心静脉压、肺动脉压、心排出量检查	6	
	③呼吸监护仪使用：开机-戴面罩（已插管患者与管道相连）	4	
	④心电图机连接：CM 导联连接法（或根据具体仪器电极放置示意图连接）	6	
	⑤采集各种标本送检	2	
	(2) 病情监测 ①生命体征监测：体温、脉搏、呼吸、血压	8	
	②血流动力学监测：a. 心率；b. 动脉血压；c. 中心静脉压；d. 肺动脉压；e. 心排出量监测	10	
	③心电图监测：心率、心律、心肌缺血或梗死、电解质改变等	10	
	④呼吸功能监测：a. 呼吸运动：呼吸频率、节律、深度；b. 呼吸功能：肺容量监测（潮气量、肺活量、肺泡通气量、功能残气量）；c. 肺通气功能测定（每分钟通气量、每分钟肺泡通气量、最大通气量、时间肺活量、生理无效腔等）；d. 脉搏氧饱和度监测；e. 呼气末二氧化碳监测	13	
	⑤脑功能监测：神志、脑电图	4	
	⑥肾功能监测：尿量、尿比重（肾浓缩-稀释功能）、血尿素氮、血肌酐等	4	
	⑦动脉血气和酸碱监测	2	
评价	关心、体贴患者，态度亲切，体现人文关怀	5	
总分		100	

知识拓展

重症监护不仅是护理人员的职责，还需要专科医生及其他医护人员的协同工作。

项目三　救护技术实训

任务一　止血、包扎、固定、搬运

要点导航

1. 能对出血的部位进行判断。
2. 能合理选择止血方法及正确实施止血方法。
3. 能合理选择及实施包扎方法。
4. 能正确对患者躯体进行固定并搬运。
5. 能与患者进行良好的沟通交流，能正确指导患者配合治疗。

任务导入

赵先生，28岁，因在工地施工时不慎从高空坠落，导致多处损伤、出血，急诊护士随急救车出现场，对其进行止血、包扎、固定及搬运治疗。

任务描述

止血指在出现各种形式的出血后，通过各种方式使血液外流中止，这里的止血主要是针对外出血进行紧急止血；包扎是指用三角巾、绷带等物品对创伤部位进行包裹、固定、保护；固定是使用夹板等物品固定损伤部位，以减少伤部活动，减轻疼痛、防止再损伤，便于搬运患者；搬运是用手或搬运工具及时、安全、迅速地将伤员搬到安全地带，防止再次损伤。

任务实施

【护理评估】

1. 患者　评估患者的年龄、病情、意识、创伤情况、治疗情况、心理状态和合作程度。

2. 环境　环境清洁。

3. 用物　急救包、消毒敷料、绷带、三角巾、绷带、四头带、多头带、夹板、担架、软枕、生理盐水等。

【护理问题】

1. 皮肤完整性受损
2. 急性疼痛
3. 有感染的危险

【护理措施】

“您好！我是急诊护士小杨，能告诉我您的名字吗？”“我是赵××。”“您好！赵先生，告诉我发生什么事了。”“我在施工时，不小心从三楼摔下来了。”“现在觉得哪里不舒服？”“全身都疼，左脚疼得最厉害，动不了。”“好的，我给你检查一下。”

准备 —— 1. 护士：服装、鞋帽整洁；仪态大方，举止端庄
2. 物品：合格、完好
3. 环境：尽可能选择平整、安全的环境
4. 患者：了解目的及方法，愿意合作，合适体位

“赵先生，您全身多处软组织挫伤，多处出血，左侧小腿受伤严重，出血很多，小腿骨折，左上肢出血也很多，其他部位出血要轻一些，我要给您止血、包扎，有时会很疼痛，请你配合。”“好的。”

止血 —— 1. 判断出血部位
2. 清洁伤口
3. 实施止血措施

包扎 —— 根据出血部位不同选择不同的包扎方法

固定 —— 用夹板固定损伤部位

“赵先生，我已经给您包扎好了，现在出血基本控制，我们要用担架把您送到医院去进行进一步的检查和治疗，您别乱动，我们会把您抬到担架上的。”“好的。”

搬运 —— 徒手搬运
担架搬运

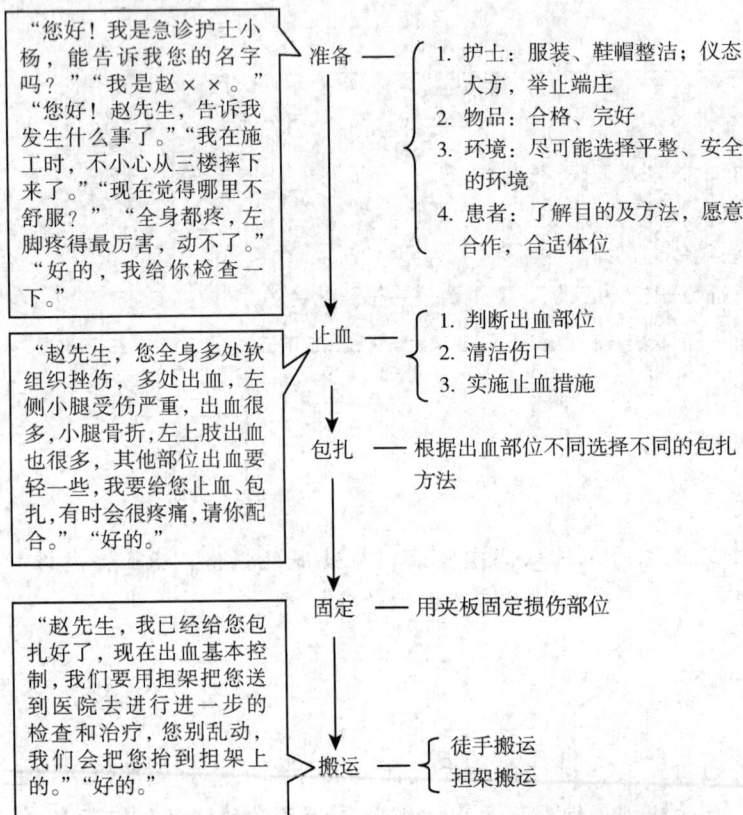

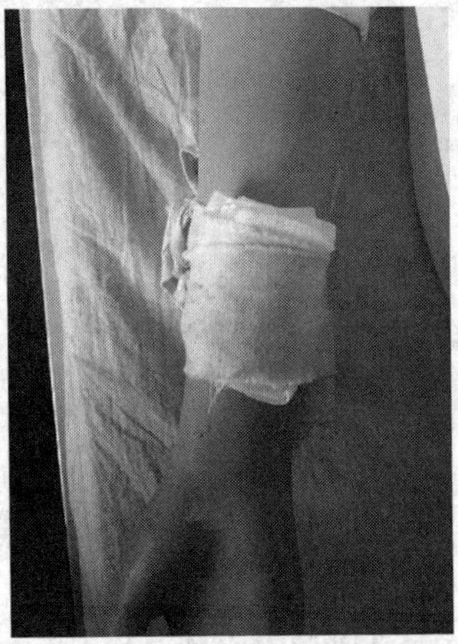
图2-2-8　加压止血法

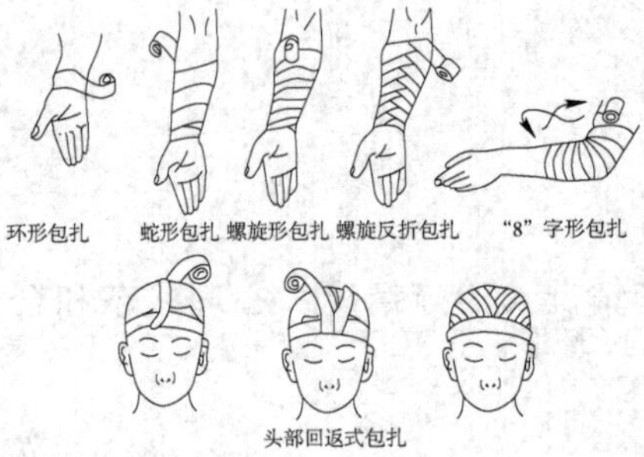

图2-2-9　包扎法

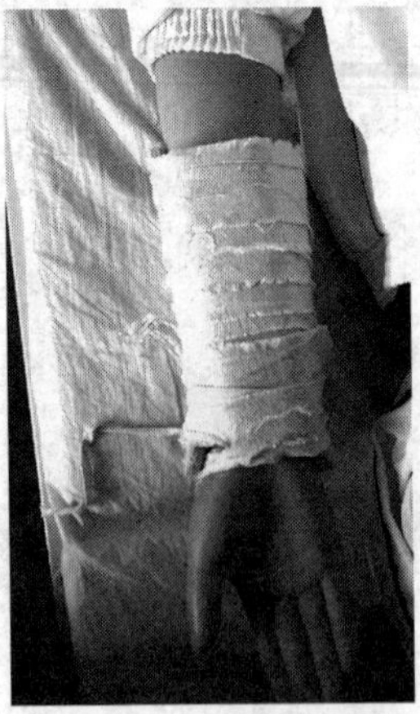
图2-2-10　肢体骨折固定术

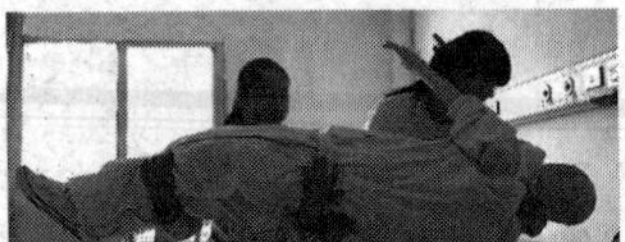
图2-2-11　两人搬运法

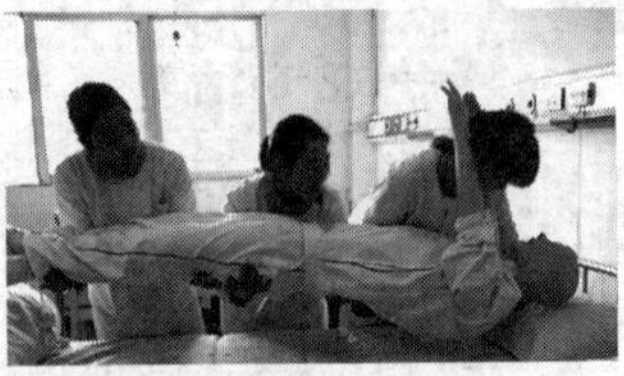
图2-2-12　三人搬运法

☞ **健康教育**

1. 家属及患者应学会简单的止血、包扎术，在紧急情况下，现场任何清洁而合适的物品都可临时借用作为止血用物，如手帕、毛巾、布条等。

2. 告知患者家属，若患者发生意外，可能导致骨折时，不要随意搬动患者身体。

【护理评价】

操作项目	操作内容	标准分	得分
操作准备	准备：着装整洁规范，仪表端庄大方	5	
	评估患者并解释：①评估：患者的年龄、病情、意识、创伤情况、治疗情况、心理状态及合作程度；②解释止血、包扎、固定、搬运的目的：止血的目的是为了终止出血，防止失血过多导致休克；包扎的目的是为了保护伤口免受再污染，固定敷料、药品和骨折部位，压迫止血及减轻疼痛；固定的目的是为了减少伤部的活动，减轻疼痛，防止再损伤，便于伤员搬运	9 缺1项扣1分	
	操作用物：急救包、消毒敷料、绷带、三角巾、绷带、四头带、多头带、夹板、担架、软枕、生理盐水等	12 缺1项扣1分	
操作步骤	（1）止血 ①判断出血部位：动脉出血、静脉出血、毛细血管出血 ②清洁伤口：用清水或生理盐水反复冲洗伤口，去除污物 ③选择并实施止血方法：a. 指压法：在中等或较大动脉出血，以及较大范围静脉和毛细血管出血时，用手指、手掌或拳头压迫伤口近心端血管经过骨髓表面的部位；b. 加压包扎法：体表及四肢伤出血，用急救敷料压迫创口加压包扎；c. 堵塞止血法：腋窝、肩部、大腿根部难以止血时将无菌敷料填入伤口内压紧，外加敷料加压包扎；d. 屈曲肢体加垫止血法：肘或膝关节以下的出血，无骨关节损伤时，在肘窝或腘窝放置一绷带卷，然后强屈关节，用绷带、三角巾扎紧；e. 止血带止血法：四肢较大动脉出血时使用，有勒紧止血法、绞紧止血法、橡皮止血带止血法、卡式止血带止血法、充气止血带止血法	4	
	（2）包扎 ①三角巾包扎：不同部位包扎方式不同 ②绷带包扎：a. 环形包扎法；b. 蛇形包扎法；c. 螺旋形包扎法；d. 螺旋反折包扎法；e. “8”字形包扎法；f. 回返式包扎法	3	
	（3）固定：用夹板等物品固定，还可用伤员的健侧肢体或躯干进行临时固定	6	
	（4）搬运 ①担架搬运法 ②徒手搬运：a. 单人搬运；b. 双人搬运；c. 三人或多人搬运 ③特殊伤员搬运：a. 腹部内脏腾出的伤员搬运；b. 昏迷伤员搬运；c. 骨盆损伤伤员搬运；d. 脊柱、脊髓损伤伤员搬运；e. 带有刺入物伤员搬运；f. 颅脑损伤伤员搬运；g. 开放性气胸伤员搬运	4	
	（5）观察患者情况，询问患者需要	4	
	（6）洗手，取口罩，记录	3	
评价	关心、体贴患者，态度亲切，体现人文关怀	6	
总分		100	

备注：此实训开展时，教师可设置不同的情景，如头、颈、胸、腹、四肢、脊柱等不同部位的损伤，学生根据损伤部位不同，正确合理地实施止血、包扎、固定、搬运的护理流程。

知识拓展

1. 我国包扎使用的标准绷带长6m，宽度分别为3、4、5、6、8、10cm 6种规格；现多用弹力绷带、弹力网、弹力头套等，即有固定敷料作用，也有压迫止血作用。

2. 固定时除使用夹板、绷带外，现在还有很多新型的固定用物，如头部固定器、颈部固定器、上肢整体式固定夹板、胸背固定夹板、胸腹固定带等。

任务二　环甲膜穿刺、切开术实训

要点导航

1. 能说出环甲膜穿刺、切开术的适应证。
2. 能说出环甲膜穿刺、切开术的禁忌证。
3. 能正确实施环甲膜穿刺、切开术。
4. 能有效与患者沟通，安抚患者。

任务导入

孙女士，26岁，因进食芒果后突然出现呼吸困难、口唇红肿10min，考虑过敏致喉头水肿，为保持呼吸道通畅，做环甲膜穿刺术，必要时做环甲膜切开术。

任务描述

环甲膜穿刺、切开术是气道梗阻、严重呼吸困难来不及建立气道时开放气道的急救措施之一，可为正规气管切开术获得时间。

任务实施

【护理评估】

1. 患者　评估患者的年龄、性别，快速评估是否为危重病情（意识、气道、呼吸、循环）。

2. 环境　整洁，安静，安全；病情危重时送ICU，ICU内各项抢救设备齐全。

3. 用物

（1）环甲膜穿刺术用物：环甲膜穿刺针或16号抽血用粗针头，5ml注射器及针头。

（2）环甲膜切开置管术用物：切开包［包括弯盘1个，药杯1个，5ml注射器1支，6、7号针头各1根，3号刀柄2个，尖刀片、圆刃刀片各1片，气管钩2个，有齿镊1把，蚊式钳4把，手术剪2把（尖头、弯头各1把），拉钩4个（大小各2个），持针钳1把，三角缝针2根，洞巾1块，气管垫2块，缝线2卷，纱布6块，气管套管1套］。

（3）其他：消毒物品（碘酒、酒精）、垫肩用小枕、2%利多卡因4ml、0.9%生理盐水500ml、吸痰管、吸引器、抢救药品、心电监护仪、听诊器等。

【护理问题】

1. 气体交换受损
2. 活动无耐力

【护理措施】

“您好！孙女士，我是您的责任护士小牛，您因过敏导致喉头水肿、呼吸困难，需要给您进行环甲骨膜穿刺术，以保持呼吸通畅，请您配合！”

准备 —
1. 护士：服装、鞋帽整洁；仪态大方，举止端庄
2. 物品：合格、完好
3. 环境：整洁，安静，安全
4. 患者或家属：了解目的及方法，患者愿意合作，合适体位

↓

核对 — 三查八对

“孙女士，现在我要开始操作了，您的头向后仰，不要活动头部，有什么不舒服，您用手示意一下。”“现在感觉好一些了吗？”

↓

环甲膜穿刺术 —
1. 安置患者体位
2. 确定穿刺点
3. 常规消毒
4. 穿刺
5. 观察

“孙女士，您的喉头水肿严重，环甲膜穿刺术不能有效保持呼吸通畅，现在要给您进行环甲膜切开术，请配合。”

↓

环甲膜切开术 —
1. 安置患者体位
2. 常规消毒铺巾、麻醉
3. 切口
4. 置管
5. 连接吸氧装置
6. 固定

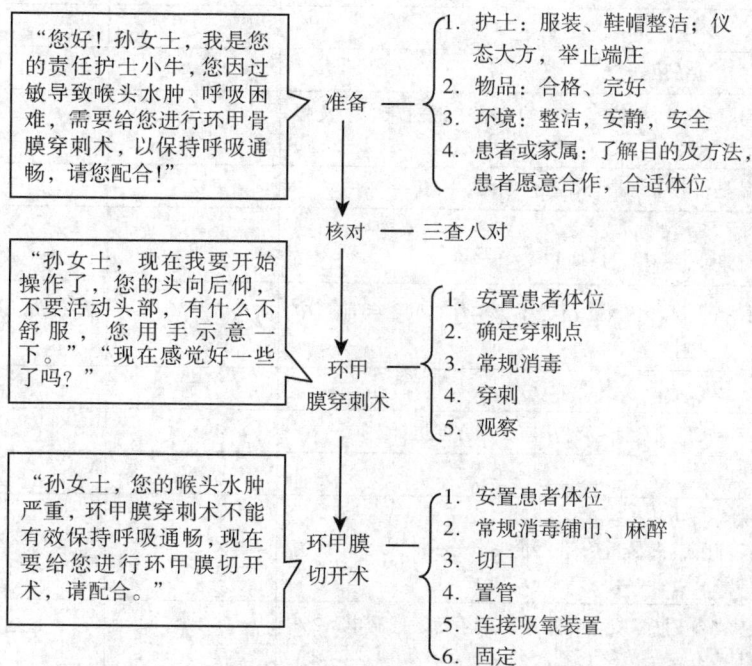

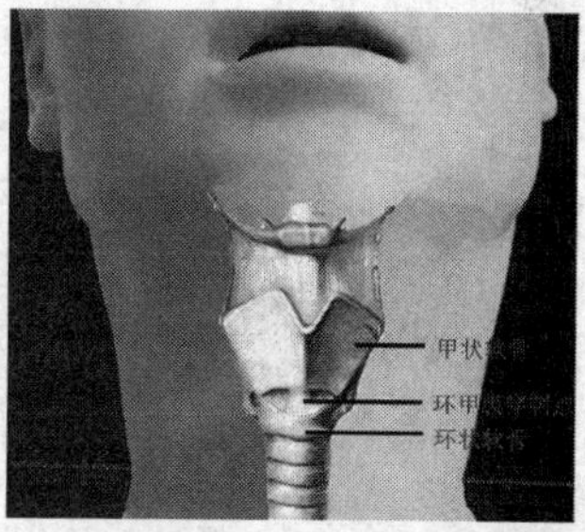

图2-2-13　环甲膜穿刺部位

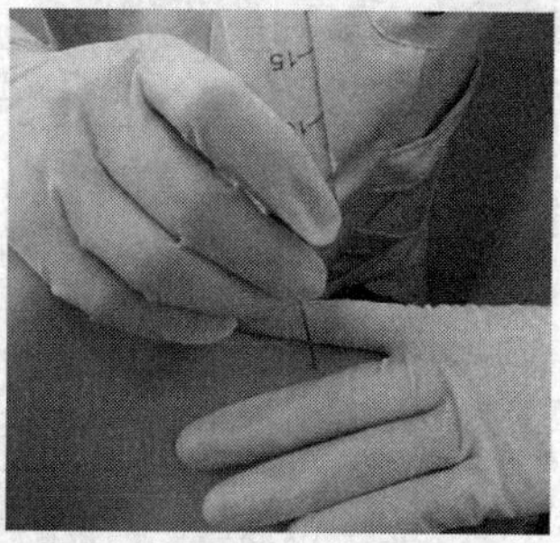

图2-2-14　环甲膜穿刺（进针）

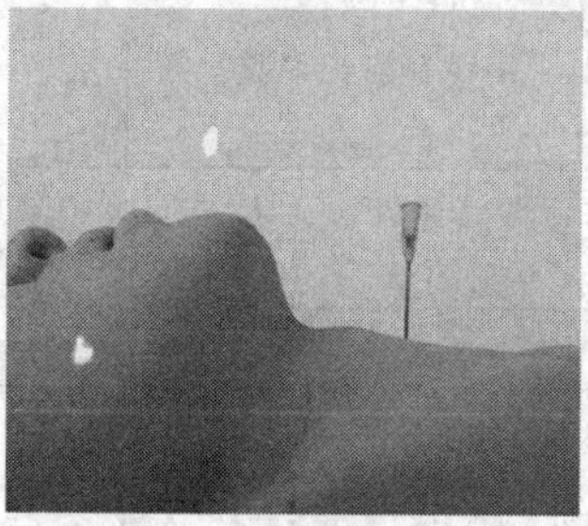

图2-2-15　环甲膜穿刺（成功）

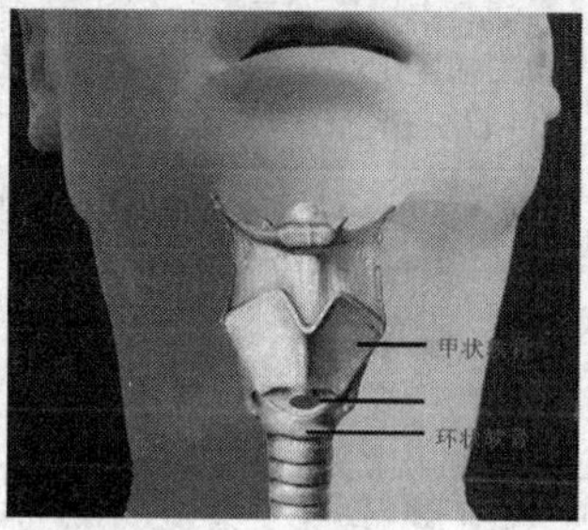

图2-2-16　环甲膜切开术(切开部位)

☞ **健康教育**

1. 告知患者不要随意活动头部。

2. 告知患者环甲膜穿刺术、切开术是缓解气道阻塞的急救措施，病情平稳后可去除相关设备。

【护理评价】

操作项目	操作内容	标准分	得分
操作准备	准备：着装整洁规范，仪表端庄大方	3	
	评估患者并解释：①评估：患者的年龄、病情、意识、治疗情况、心理状态及合作程度；快速评估是否为危重病情（意识、气道、呼吸、循环）；②解释环甲膜穿刺术、切开术的目的：气道梗阻、严重呼吸困难来不及建立气道时开放气道的急救措施	6	
	操作用物：（1）环甲膜穿刺术用物：环甲膜穿刺针或16号抽血用粗针头，5ml注射器及针头；（2）环甲膜切开置管术用物：切开包；（3）其他：消毒物品（碘酒、酒精）、垫肩用小枕、2%利多卡因4ml、0.9%生理盐水500ml、吸痰管、吸引器、抢救药品、心电监护仪、听诊器等	12 缺1项扣1分	
操作步骤	（1）两人核对医嘱	3	
	（2）洗手，戴口罩；准备用物	3	
	（3）核对患者床号、姓名、住院号（呼唤患者、核对床头卡及腕带）	3	
	（4）检查各种用品是否齐备，是否在有效期内	2	
	（5）环甲膜穿刺术 ①调整患者体位：仰卧，头尽量后仰	6	
	②穿刺点定位：喉结下方，甲状软骨与环状软骨之间，与前正中线相交处	6	
	③常规消毒皮肤	5	
	④穿刺：在穿刺点与皮肤呈35°～45°角向足部方向进针	6	
	⑤观察：是否通气	6	
	（6）环甲膜切开术 ①调整患者体位：仰卧，头尽量后仰，喉头充分向前突出，病情允许时可将肩部垫高20～30cm	5	
	②消毒铺巾麻醉：颈部皮肤常规消毒，戴无菌手套、铺洞巾、2%利多卡因做局部麻醉	8	
	③切口：固定切口部位：用示指及拇指固定甲状软骨侧板；右手用刀在膜上做一约2～3cm横切口；分离其下组织暴露环甲膜，横行切开约1cm	8	
	④插管：用血管钳撑开切口，插入气管套管或橡胶管，建立通气道	6	
	⑤固定切开部位管道	4	
	⑥洗手，取口罩，记录	2	
评价	关心、体贴患者，态度亲切，体现人文关怀	8	
总分		100	

知识拓展

环甲膜穿刺术、切开术是暂时性救护措施，条件成熟且病情需要时仍然应考虑用气管插管或气管切开术。

任务三　心脏骤停与心肺脑复苏实训

要点导航

1. 能正确判断是否出现心脏骤停。
2. 能正确实施心肺脑复苏术。
3. 能与患者及家属进行良好的沟通交流，能正确指导患者。

任务导入

仇先生，59 岁，因“冠心病”住院，住院期间突发胸痛、呼吸困难，迅速神志不清。护士听到家属呼叫后对患者进行评估，判断患者出现“心脏骤停”，并对其实施心肺脑复苏术。

任务描述

心脏骤停是指各种原因引起的心脏突然停止跳动，有效泵血功能消失，引起全身严重缺氧、缺血，若不及时处理，会造成脑和全身器官组织的不可逆的损害而导致死亡；心肺脑复苏术是对危重患者处于濒死阶段的抢救性医疗措施。

任务实施

【护理评估】

1. 患者　评估患者的年龄、病情、意识、治疗情况、心理状态和合作程度。

2. 环境　环境清洁。

3. 用物　纱布、脚踏板、木板。

【护理问题】

1. 有效排血量减少
2. 气体交换受损
3. 活动无耐力

4. 急性意识障碍

【护理措施】

准备

“您好！我是急诊科护士小李，能告诉我患者的情况吗？”“我是他女儿，我父亲刚才突然出现胸痛、呼吸困难、紧接着就晕过去了。”“好的，等我给老人检查一下！”

1. 护士：服装、鞋帽整洁；仪态大方，举止端庄
2. 物品：合格、完好
3. 环境：整洁，安静，安全
4. 患者及家属：了解目的及方法，愿意合作，合适体位

呼救

“仇大爷，您怎么了，能听到我说话吗？快来人啊，5床患者需要抢救，推抢救车、除颤仪。”

1. 判断意识情况
2. 呼救

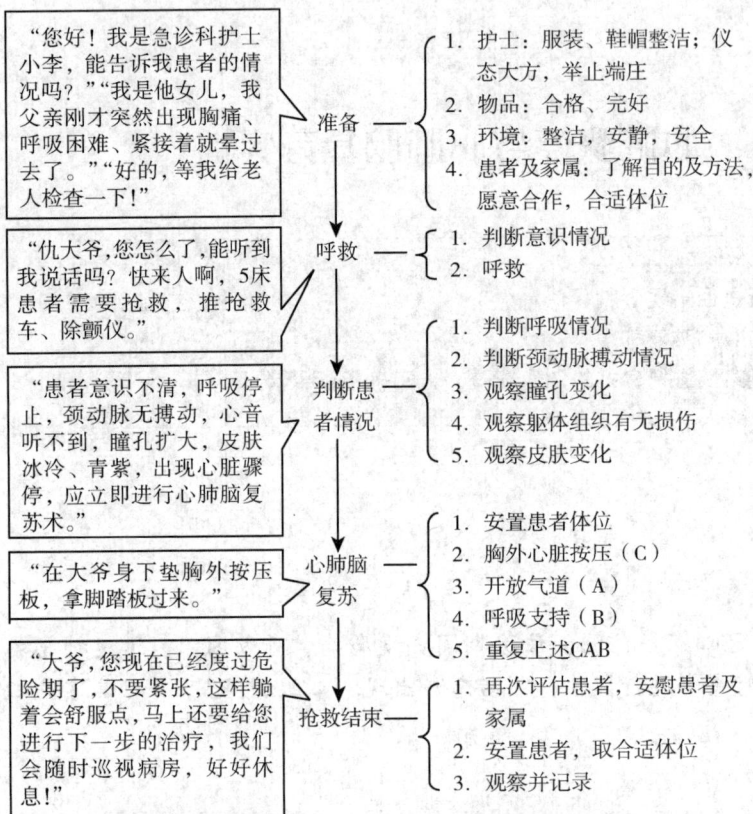

判断患者情况

“患者意识不清，呼吸停止，颈动脉无搏动，心音听不到，瞳孔扩大，皮肤冰冷、青紫，出现心脏骤停，应立即进行心肺脑复苏术。”

1. 判断呼吸情况
2. 判断颈动脉搏动情况
3. 观察瞳孔变化
4. 观察躯体组织有无损伤
5. 观察皮肤变化

心肺脑复苏

“在大爷身下垫胸外按压板，拿脚踏板过来。”

1. 安置患者体位
2. 胸外心脏按压（C）
3. 开放气道（A）
4. 呼吸支持（B）
5. 重复上述CAB

抢救结束

“大爷，您现在已经度过危险期了，不要紧张，这样躺着会舒服点，马上还要给您进行下一步的治疗，我们会随时巡视病房，好好休息！”

1. 再次评估患者，安慰患者及家属
2. 安置患者，取合适体位
3. 观察并记录

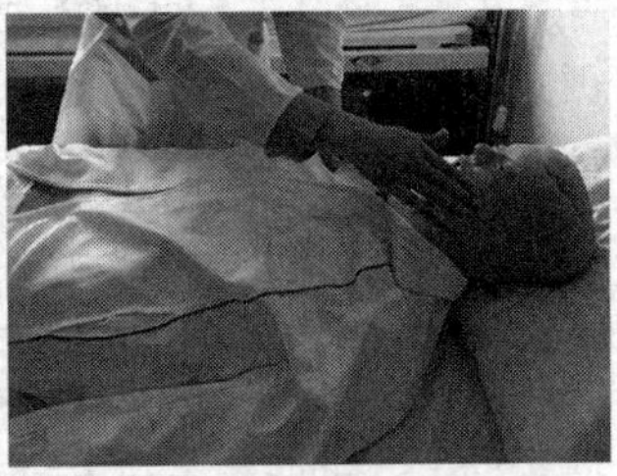

图2-2-17　拍打呼叫患者

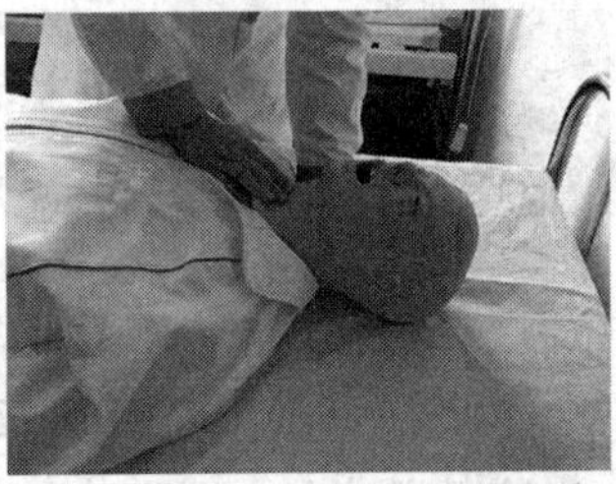

图2-2-18　判断颈动脉有无搏动

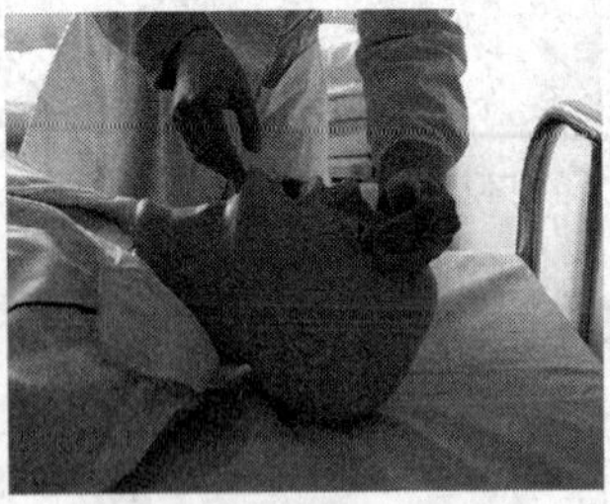

图2-2-19　胸外心脏按压

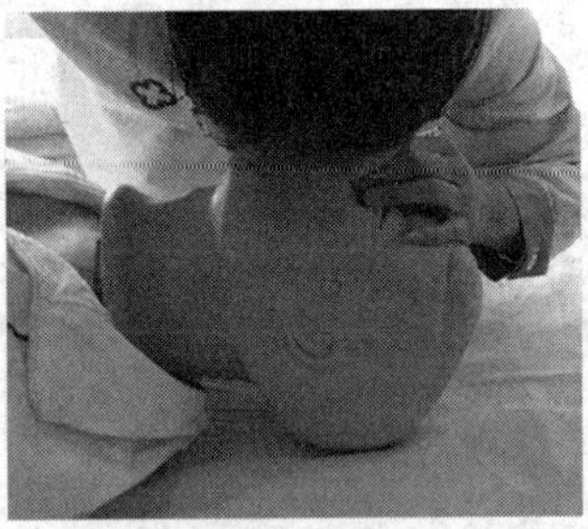

图2-2-20　开放气道

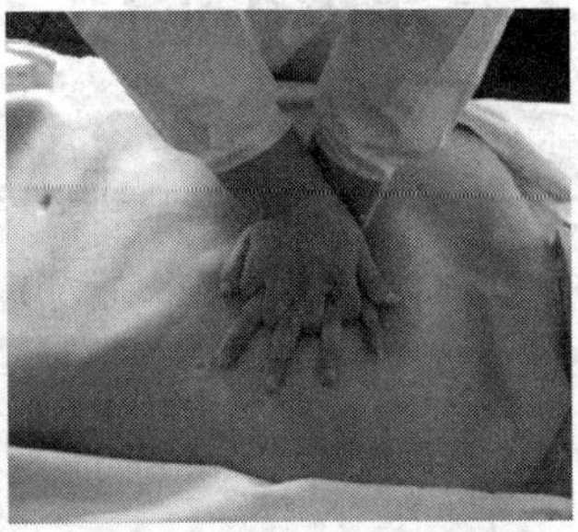

图2-2-21　呼吸支持

☞ **健康教育**

1. 告知患者治疗原发病的重要性。

2. 告知患者家属应学会心肺脑复苏的基本方法，若在家中患者发生心跳骤停，能对患者进行抢救。

【护理评价】

操作项目	操作内容	标准分	得分
操作准备	准备：着装整洁规范，仪表端庄大方	5	
	评估患者并解释：①评估：患者的年龄、病情、意识、治疗情况、心理状态及合作程度；②解释心肺脑复苏目的：恢复患者的循环、呼吸功能，保证其重要脏器的血液和氧气供应，尽快恢复心跳、呼吸和大脑功能	8	
	操作用物：①胸外按压板；②踏脚板；③纱布；④手电筒	8 缺1项扣2分	
操作步骤	（1）判断患者意识	4	
	（2）呼救	2	
	（3）判断患者情况 ①判断呼吸：看胸部有无起伏、听有无呼吸音、感觉有无气流逸出	6	
	②判断颈动脉搏动情况：护士示指和中指指尖触及患者气管正中部，旁开两指，至胸锁乳突肌前缘凹陷处，判断时间10s	4	
	③观察瞳孔变化：有无瞳孔散大，对光反射有无变化	4	
	④观察躯体组织有无损伤：检查头、颈、胸、腹部及四肢有无外伤、骨折等	6	
	⑤观察皮肤变化：是否冰冷、潮湿，有无苍白或青紫	3	
	（4）心肺脑复苏术 ①安置患者体位：患者仰卧于床上（胸下垫胸外按压板），去枕，上身去盖被，解开衣服及腰带	6	
	②胸外心脏按压：a. 站立于脚踏板上；b. 确定按压部位：胸骨中下1/3处或两乳头连线中点；c. 按压手法：一手掌跟部垂直按压部位，另外一手平行重叠于此手背上，手指并拢，掌根部接触按压部位，肩、肘、腕在一条直线垂直下压；d. 按压深度及频率：深度为使胸骨下陷≥5cm，频率>100次/分，按压时间与放松时间为1∶1，连续按压30次	10	
	③开放气道（仰面举颏法）：先清理呼吸道内分泌物，把一只手放在患者前额，用手掌把额头用力向后推，使头部后仰，另一只手的手指放在靠近颏部的下颌骨的下方，向上抬颏，使牙关紧闭，下颏向上抬动	6	
	④呼吸支持（口对口人工呼吸）：捏住患者鼻孔，急救者用口唇把患者的口全罩住，呈密封状，缓慢吹气（每次持续2s以上），确保呼吸时胸廓起伏，连续吹气2次	6	
	⑤重复：按人工呼吸∶胸外按压=2∶30，重复5个循环以上，（时间不能超过3min）	10	
	（5）操作结束：再次评估患者（意识、呼吸、循环、瞳孔、皮肤）安慰患者	4	
	（6）安置患者，整理床单位，询问患者需要，处理用物	2	

续表

操作项目	操作内容	标准分	得分
评价	关心、体贴患者，态度亲切，体现人文关怀	6	
总分		100	

知识拓展

1. 一旦呼吸心跳停止，时间就是生命，要抓住抢救的黄金5min。
2. 实施心肺脑复苏术时，若经30min以上抢救，心脏仍无电活动，再考虑是否停止复苏术。

任务四　除颤仪的应用实训

要点导航

1. 能说出除颤仪应用的适应证。
2. 能说出除颤仪应用的注意事项。
3. 能正确应用除颤仪。
4. 能有效与患者沟通，安抚患者。

任务导入

申女士，45岁，因心功能衰竭、心律失常入院，正在ICU内进行监护、治疗。护士在观察时发现该患者出现“室颤”，遵医嘱使用“除颤仪”除颤。

任务描述

除颤术是利用除颤仪使出现严重心律失常（如室颤、房颤等）的患者尽可能恢复正常心律的方法。

任务实施

【护理评估】

1. 患者　评估患者的年龄、性别，快速评估是否出现危重性心律失常（室颤、房颤）。

2. 环境　整洁，安静，安全；病情危重时送ICU，ICU内各项抢救设备齐全。

3. 用物　除颤仪、导电糊、纱布、酒精、急救药品等。

【护理问题】

1. 心排血量减少
2. 活动无耐力

【护理措施】

“申女士、申女士，你怎么了？快来人，1床申女士出现室颤，快来人抢救啊！把除颤仪推过来。”

准备 ——
1. 护士：服装、鞋帽整洁；仪态大方，举止端庄
2. 物品：合格、完好
3. 环境：整洁，安静，安全，或ICU病房
4. 患者或家属：了解目的及方法，患者愿意合作，合适体位

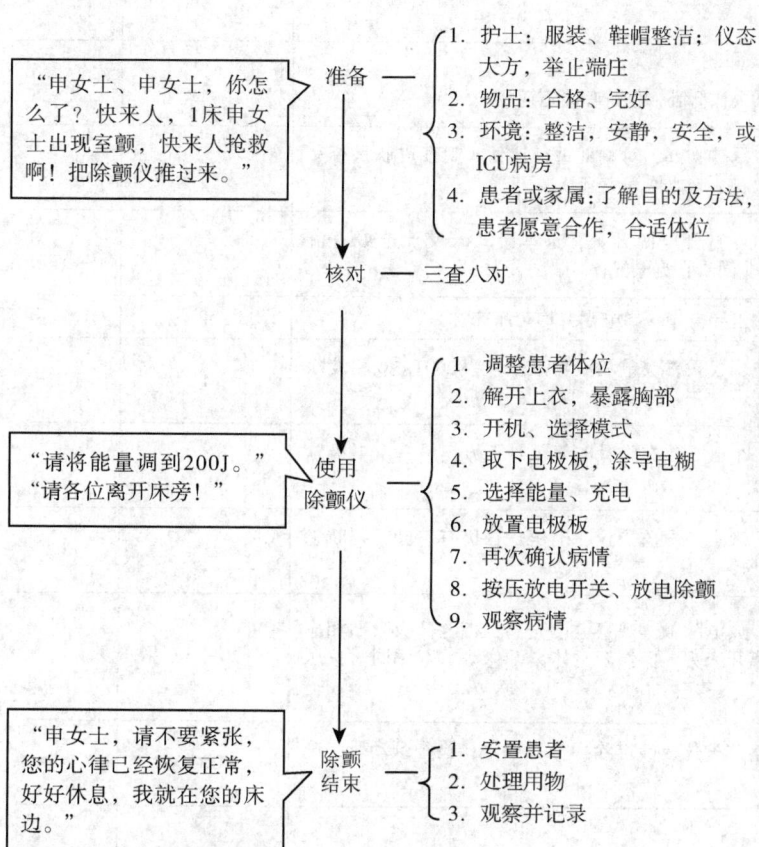

核对 —— 三查八对

“请将能量调到200J。”
“请各位离开床旁！”

使用除颤仪 ——
1. 调整患者体位
2. 解开上衣，暴露胸部
3. 开机、选择模式
4. 取下电极板，涂导电糊
5. 选择能量、充电
6. 放置电极板
7. 再次确认病情
8. 按压放电开关、放电除颤
9. 观察病情

“申女士，请不要紧张，您的心律已经恢复正常，好好休息，我就在您的床边。”

除颤结束 ——
1. 安置患者
2. 处理用物
3. 观察并记录

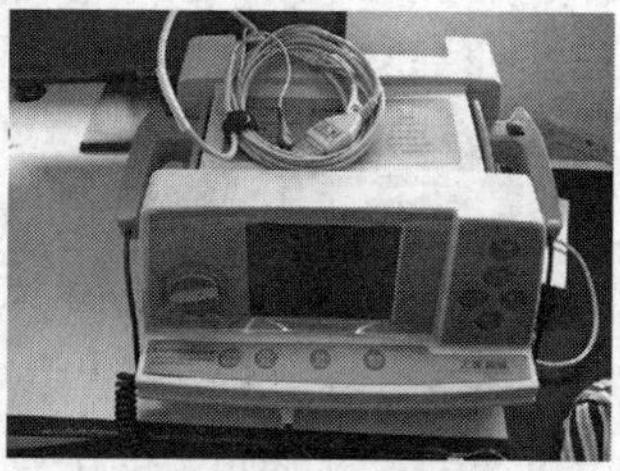

图2-2-22　除颤仪

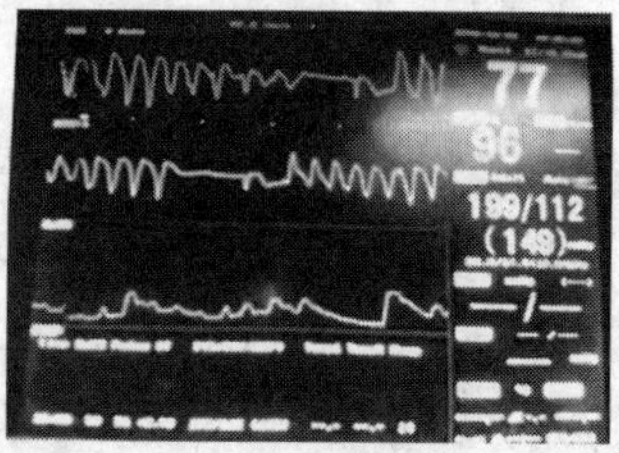

图2-2-23　判断有无除颤适应证

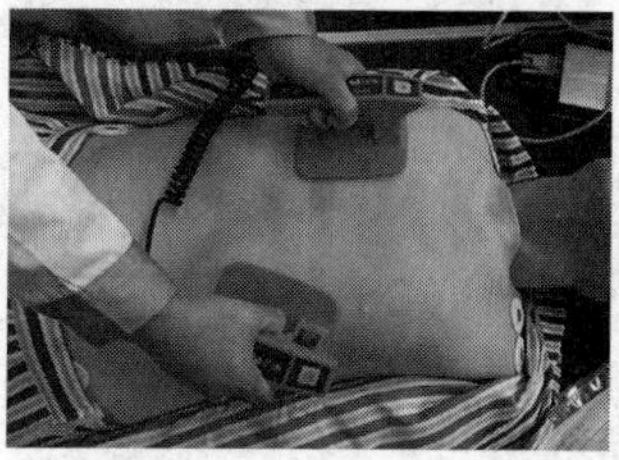

图2-2-24　放置电极除颤

☞ **健康教育**

1. 告知患者及家属，除颤仪是临时运用，不能长期反复用。
2. 告知患者家属除颤时不能与患者、病床接触。

【护理评价】

操作项目	操作内容	标准分	得分
操作准备	准备：着装整洁规范，仪表端庄大方	3	
	评估患者并解释：①评估：患者的年龄、病情、意识、治疗情况、心理状态及合作程度；快速评估是否出现危重性心律失常（室颤、房颤）；②解释除颤仪应用的目的：使患者恢复正常心律，维持有效循环功能	6	
	操作用物：除颤仪、导电糊、纱布、酒精、急救药品等	4	

续表

操作项目	操作内容	标准分	得分
操作步骤	(1) 两人核对医嘱（可口头核对）	2	
	(2) 洗手，戴口罩；准备用物	3	
	(3) 核对患者床号、姓名、住院号（呼唤患者、核对床头卡及腕带）	3	
	(4) 使用除颤仪 ①调整患者体位：去枕仰卧，保持呼吸道通畅	4	
	②解开患者上衣，暴露胸部，对胸部进行评估，观察皮肤是否完整，如有伤口、敷料、起搏器等应避开	10	
	③开机、选择模式：打开电源开关，选择模式（交流电或直流电），室颤时选择非同步直流电复律	4	
	④取下电极板，涂上导电糊，导电糊要均匀涂抹	4	
	⑤选择能量、充电：成人首次单相波除颤能量为200J，双相波除颤能量为150J	4	
	⑥放置电极板：一个电极放在胸骨右缘锁骨下方，另一个电极置于左乳头外侧	3	
	⑦再次确认病情：观察心电监护仪，确认是否仍有室颤，判断患者的意识、生命征等	5	
	⑧按压放电开头、放电除颤：观察电已充满，将电极板紧贴相应部位，嘱其他人离开床旁，操作者身体离开床缘，双手同时按压放电按钮	5	
	⑨观察病情：观察监护仪，确定除颤是否成功；检查颈动脉，确定循环是否恢复	8	
	(5) 除颤结束 ①安置患者：擦净患者胸部导电糊，整理患者衣服，安置患者卧床休息 ②整理除颤仪、清理污物 ③观察病情并记录	2	
评价	关心、体贴患者，态度亲切，体现人文关怀	6	
总分		100	

知识拓展

1. 患者发生室颤时，如为细颤，除颤前可先遵医嘱给予肾上腺素，使之由粗颤转为细颤后再进行除颤。

2. 早期电除颤是抢救患者生命的重要一环，研究认为除颤每延迟1min，成功率将下降10%左右。

任务五　气管插管、切开术

要点导航

1. 能说出气管插管、切开术的适应证。
2. 能说出气管插管、切开术的禁忌证。
3. 能正确实施气管插管、切开术。

任务导入

邹女士，54 岁，反复咳嗽、咳痰 20 年，胸闷 6 年，加重 2 天，突然呼吸困难 10min 入院。考虑诊断为“咳痰窒息”，遵医嘱气管插管（经口明视插管术），必要时气管切开。

任务描述

气管插管、切开术包括气管内插管和气管切开置管，是解除呼吸道梗阻、保证呼吸道通畅、抽吸下呼吸道分泌物和进行辅助呼吸的有效途径。

任务实施

【护理评估】

1. 患者　评估患者的年龄、性别，快速评估是否为危重病情（意识、气道、呼吸、循环）。

2. 环境　ICU 病房，各项抢救设备齐全。

3. 用物

（1）气管插管用物：喉镜、气管导管和管芯、喷雾器（内装 1% 丁卡因或其他局麻药）、插管钳、吸引装置、牙垫、胶布、消毒凡士林等。

（2）气管切开用物：气管切开包（包括弯盘 1 个，药杯 1 个，5ml 注射器 1 支，6、7 号针头各 1 根，3 号刀柄 2 个，尖刀片、圆刃刀片各 1 片，气管钩 2 个，有齿镊 1 把，蚊式钳 4 把，手术剪 2 把（尖头、弯头各 1 把），拉钩 4 个（大小各 2 个），持针钳 1 把，三角缝针 2 根，洞巾 1 块，气管垫 2 块，缝线 2 卷，纱布 6 块，气管套管 1 套）。消毒物品（碘酒、酒精）、垫肩用小枕、2% 利多卡因 4ml、0.9% NaCl 溶液 500ml、吸痰管、吸引器、抢救药品、心电监护仪、听诊器等。

【护理问题】

1. 清理呼吸道无效
2. 气体交换受损
3. 活动无耐力

【护理措施】

"您好！我是患者的责任护士小张，患者现在痰液阻塞呼吸道，病情危急，为保持呼吸道通畅，遵医嘱要进行气管插管，必要时气管切开，你们同意吗？""同意。""那好！请家属到那边签字，我们现在开始进行气管插管了。"

准备 —
1. 护士：服装、鞋帽整洁；仪态大方，举止端庄
2. 物品：合格、完好
3. 环境：整洁，安静，安全
4. 患者或家属：了解目的及方法，患者愿意合作，合适体位

核对 — 三查八对

"邹阿姨，现在能听到我说话吗？""患者烦躁不安意识不清，痰吸不出来，去除插管装置，立即进行气管切开术。"

气管插管术 —
1. 调整患者体位
2. 开口
3. 暴露会厌
4. 暴露声门
5. 插入导管
6. 确认插管部位
7. 固定
8. 气囊充气
9. 吸引

"注意观察患者面色、神志变化！""好了，切开成功，患者的痰液已经吸出来了，接呼吸机，观察患者血氧饱和度。""阿姨，您现在能听到我说话啦！现在您的气管上插着管，不要随意动头部。"

气管切开术 —
1. 安置患者体位
2. 消毒铺巾
3. 麻醉
4. 切口
5. 分离组织
6. 确认气管
7. 切开气管
8. 插入气管套管
9. 吸出分泌物、接呼吸机
10. 固定气管套管

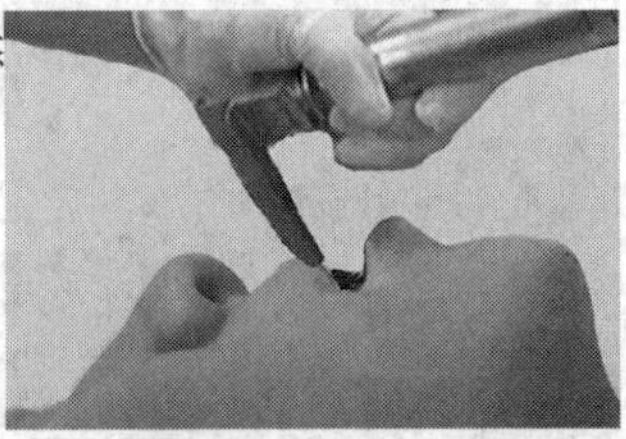

图2-2-25　气管插管开口器开口

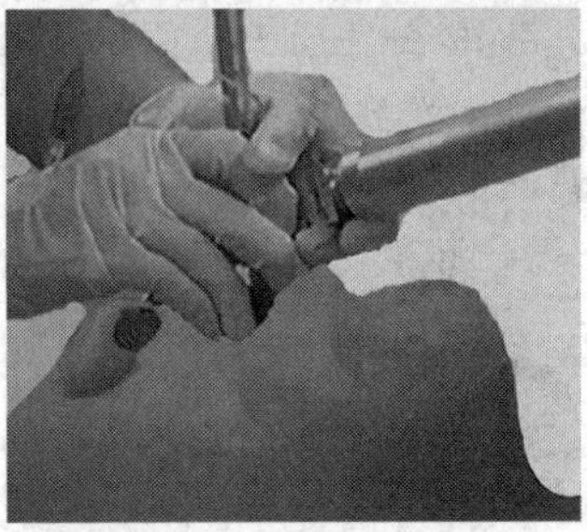

图2-2-26　气管插管插入管道

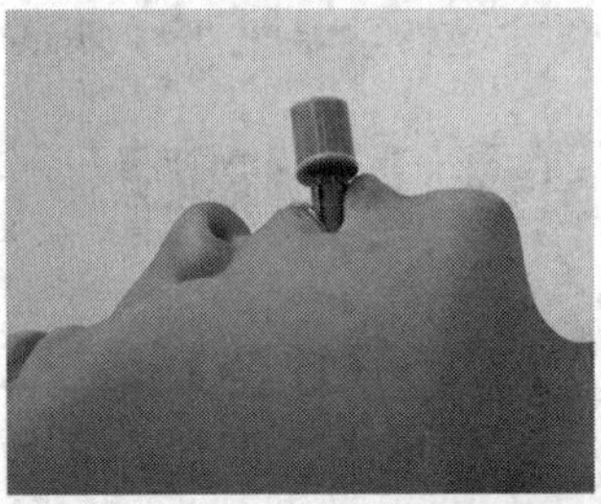

图2-2-27　气管插管接吸氧装置

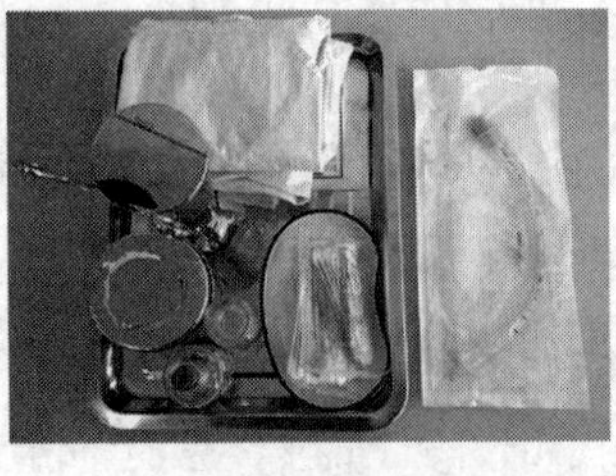

图2-2-28　气管切开插管用物（部分）

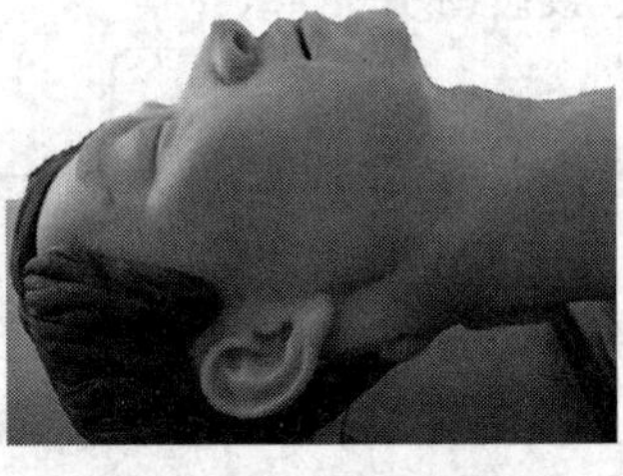

图2-2-29　气管切开体位

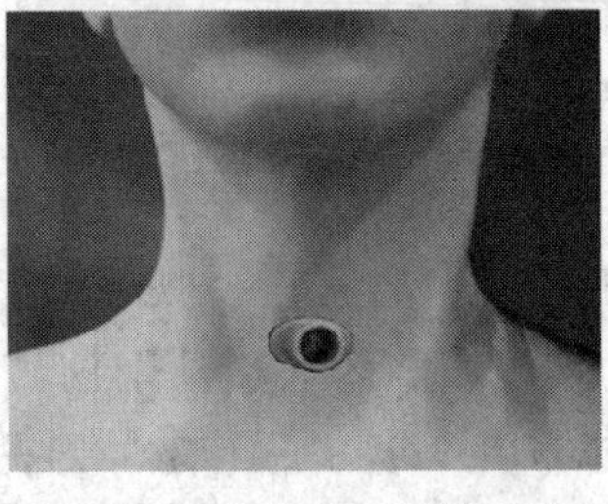

图2-2-30　气管切开插管后固定

☞ **健康教育**

1. 告知患者不要随意活动头颈部。
2. 告知患者气管插管或切开都会导致机体出现不适，但病情稳定后可去除相关

装置。

【护理评价】

操作项目	操作内容	标准分	得分
操作准备	准备：着装整洁规范，仪表端庄大方	3	
	评估患者并解释：①评估：患者的年龄、病情、意识、治疗情况、心理状态及合作程度；快速评估是否为危重病情（意识、气道、呼吸、循环）；②解释气管插管或切开的目的：是解除呼吸道梗阻、保证呼吸道通畅、抽吸下呼吸道分泌物和进行辅助呼吸的有效途径	6 缺1项扣3分	
	操作用物：气管插管包、气管切开包、消毒物品（碘酒、酒精）、垫肩用小枕、2%利多卡因4ml、0.9% NaCl溶液500ml、吸痰管、吸引器、抢救药品、心电监护仪、听诊器等	8 缺1项扣1分	
操作步骤	（1）两人核对医嘱	2	
	（2）洗手，戴口罩；准备用物	2	
	（3）核对患者床号、姓名、住院号（呼唤患者、核对床头卡及腕带）	3	
	（4）检查各种用品是否齐备，是否在有效期内	2	
	（5）气管插管术 ①调整患者体位：仰卧，头、颈、肩相应垫高，使头部后仰并抬高8～10cm	4	
	②开口：护士位于患者头侧，用右手拇指推开患者下唇和下颌，示指抵住上门齿使患者口张开	2	
	③暴露会厌：护士左手持喉镜呈直角倾向喉头，沿右侧口角置入，将舌体推向左侧，使喉镜片移到正中，喉镜片移到正中见悬雍垂后顺舌背弯度置入，进入咽部见到会厌	5	
	④暴露声门：见会厌后，直喉镜可显露声门；弯喉镜见到会厌后将喉镜片置入会厌与舌根交界处，上提镜片、会厌翘起，上贴喉镜，暴露声门	5	
	⑤插入导管：润滑好导管，将尖端斜口对准声门，在患者吸气末轻柔地随导管弧形弯度插入气管内，过声门1cm后将管芯拔出，继续旋转深入气管（成人5cm，小儿2～3cm）	6	
	⑥确认插管部位：塞入牙垫，检查确诊导管是否在气管内	4	
	⑦固定：用长胶布妥善固定导管和牙垫	3	
	⑧气囊充气：向导管前端的气囊内注入适量空气（3～5ml）	3	
	⑨吸引：用吸痰管吸引气道分泌物，了解呼吸道通畅情况	3	
	（6）气管切开术 ①体位：患者仰卧，肩下垫一小枕，下颌对准颈静脉切迹	2	
	②消毒铺巾：颈部皮肤常规消毒，戴无菌手套、铺洞巾	4	
	③麻醉：用2%利多卡因于颈前中线做局部麻醉	4	
	④切口：自环状软骨下缘至颈静脉切迹做纵切口	4	
	⑤分离组织：分离各层组织，暴露气管前壁	3	

续表

操作项目	操作内容	标准分	得分
操作步骤	⑥确认气管：示指触摸或注射器穿刺抽气	3	
	⑦切开气管：在第3、4或4、5环状软骨之间切开，尖刀头自下向上挑开	5	
	⑧插入气管套管、用吸引器吸出分泌物	5	
	⑨固定气管套管	3	
	⑩洗手，取口罩，记录	2	
评价	关心、体贴患者，态度亲切，体现人文关怀	4	
总分		100	

知识拓展

保持呼吸道通畅的护理措施有很多，如指导有效咳嗽、翻身拍背、体位引流、胸壁振荡等，若上述措施效果不佳，必要时再使用气管插管或气管切开术。

任务六　呼吸机的应用

要点导航

1. 能说出呼吸机应用的适应证。
2. 能说出呼吸机应用的禁忌证。
3. 能正确使用呼吸机。

任务导入

田女士，65岁，因心肺功能衰竭入院。已行经口气管插管术，现遵医嘱将呼吸机与患者气管导管相联。

任务描述

呼吸机是完全脱离呼吸中枢的调节和控制，人为地产生呼吸动作，维持代谢所需的肺泡通气，纠正低氧血症和改善氧运输，减少患者的呼吸功，维持呼吸功能的重要措施。

任务实施

【护理评估】

1. 患者　评估患者的年龄、性别，快速评估是否为危重病情（意识、气道、呼吸、循环）。

2. 环境　整洁，安静，安全；病情危重时送ICU，ICU内各项抢救设备齐全。

3. 用物　呼吸机。

【护理问题】

1. 气体交换受损
2. 活动无耐力

【护理措施】

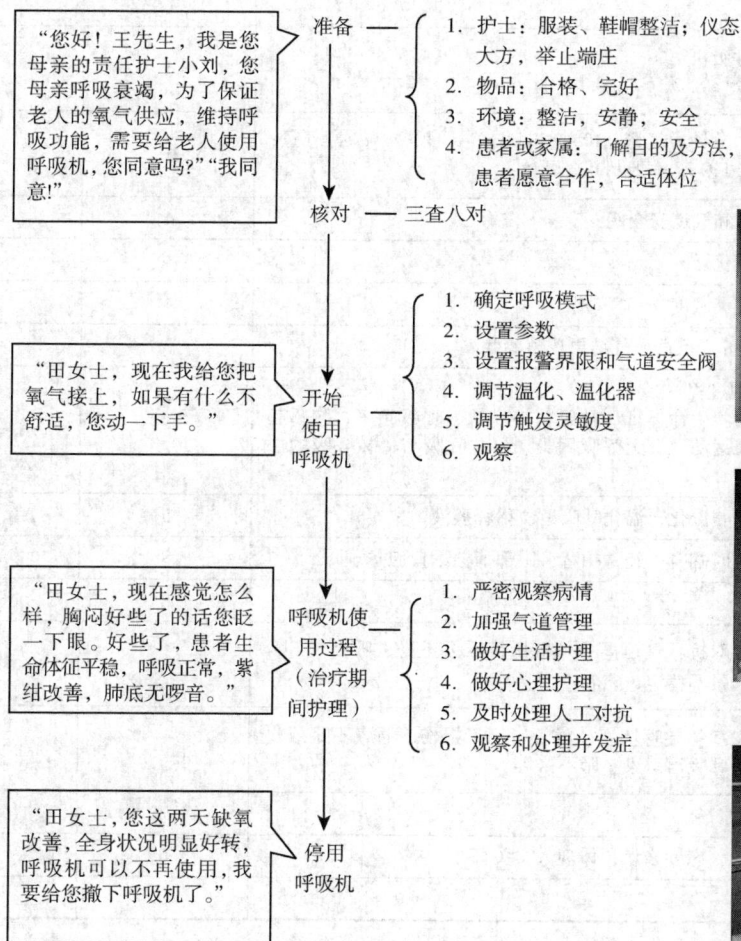

“您好！王先生，我是您母亲的责任护士小刘，您母亲呼吸衰竭，为了保证老人的氧气供应，维持呼吸功能，需要给老人使用呼吸机，您同意吗？”“我同意!”

准备 ——
1. 护士：服装、鞋帽整洁；仪态大方，举止端庄
2. 物品：合格、完好
3. 环境：整洁，安静，安全
4. 患者或家属：了解目的及方法，患者愿意合作，合适体位

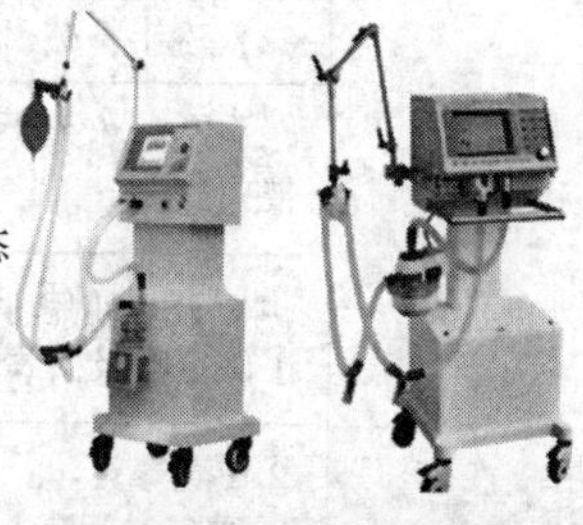

图2-2-31　不同类型呼吸机

核对 —— 三查八对

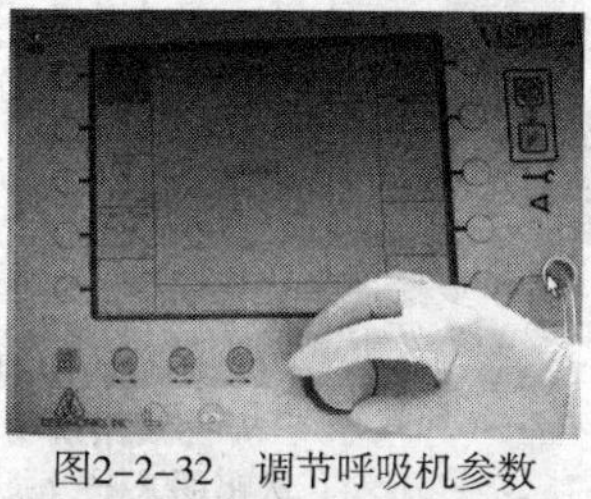

图2-2-32　调节呼吸机参数

“田女士，现在我给您把氧气接上，如果有什么不舒适，您动一下手。”

开始使用呼吸机 ——
1. 确定呼吸模式
2. 设置参数
3. 设置报警界限和气道安全阀
4. 调节温化、温化器
5. 调节触发灵敏度
6. 观察

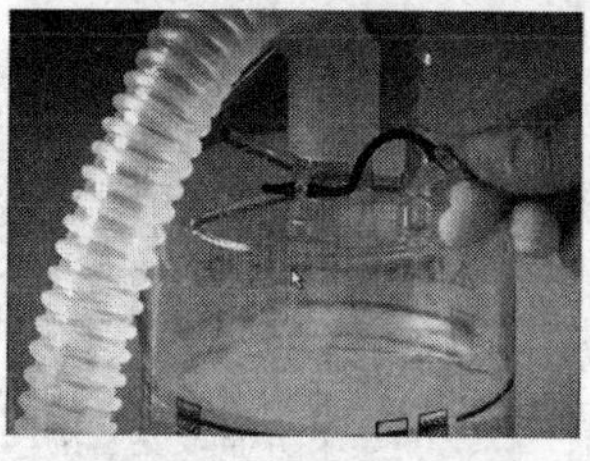

图2-2-33　连接湿化温化瓶

“田女士，现在感觉怎么样，胸闷好些了的话您眨一下眼。好些了，患者生命体征平稳，呼吸正常，紫绀改善，肺底无啰音。”

呼吸机使用过程（治疗期间护理） ——
1. 严密观察病情
2. 加强气道管理
3. 做好生活护理
4. 做好心理护理
5. 及时处理人工对抗
6. 观察和处理并发症

“田女士，您这两天缺氧改善，全身状况明显好转，呼吸机可以不再使用，我要给您撤下呼吸机了。”

停用呼吸机

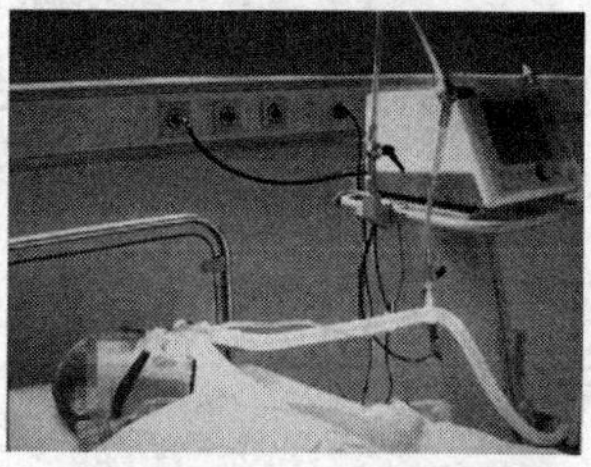

图2-2-34　与患者相连

☞ **健康教育**

1. 告知患者呼吸机不是万能的，要努力形成自己的自主呼吸。
2. 告知患者不要用手触摸插管部位，待病情平稳，可去除装置。

【护理评价】

操作项目	操作内容	标准分	得分
操作准备	准备：着装整洁规范，仪表端庄大方	3	
	评估患者并解释：①评估：患者的年龄、病情、意识、治疗情况、心理状态及合作程度；快速评估是否为危重病情（意识、气道、呼吸、循环）；②解释呼吸机应用的目的：维持代谢所需的肺泡通气，纠正低氧血症和改善氧运输，减少患者的呼吸功，维持呼吸功能	6	
	操作用物：呼吸机	4	
操作步骤	（1）两人核对医嘱	2	
	（2）洗手，戴口罩；准备用物	3	
	（3）核对患者床号、姓名、住院号（呼唤患者、核对床头卡及腕带）	3	
	（4）开始使用呼吸机 ①确定呼吸模式	4	
	②设置参数：a. 分钟通气量：10～12ml/kg；b. 频率；c. 潮气量；d. 吸气时间；e. FiO_2，一般从0.3开始	10	
	③设置报警界限和气道安全阀	4	
	④调节温化、湿化器	4	
	⑤调节同步触发灵敏度	4	
	⑥观察：0.5～1h后依据血气结果调整参数	3	
	（5）呼吸机使用过程 ①严密观察病情：生命体征、神经精神症状、呼吸频率、胸廓起伏幅度、呼吸肌运动、有无呼吸困难、自主呼吸与机械呼吸的协调等	5	
	②加强气道管理：湿化、温化呼吸道、稀释痰液	5	
	③生活护理：定时翻身、经常拍背，眼部清洁、口腔护理	8	
	④心理护理	8	
	⑤观察有无人机对抗：气道高压、低压或压力不稳、呼吸气 CO_2 异常改变、潮气量不稳定、患者不耐受等	8	
	⑥观察有无并发症：导管堵塞、脱管、气管损伤、通气不足或过度、肺气压伤、呼吸道感染、肺不张等	8	
	（6）停用呼吸机	2	
评价	关心、体贴患者，态度亲切，体现人文关怀	6	
总分		100	

知识拓展

1. 呼吸机有很多种不同类型，如基于吸气相与呼气相相转换过程分定压型、定容型、定时型等；也可按控制方式不同分为电动、气动等，还可按用途不同分为医用、家用等。

2. 随着医学的不断发展，呼吸机逐渐走向家庭，出现了不同的家用呼吸机，其中无创呼吸机功能不断完善，能适合多数患者在家庭中使用。

任务七　心电监护仪使用技术

要点导航

1. 能说出心电监护仪使用的适应证和注意事项。
2. 能正确实施心电监护仪使用技术。
3. 能与患者和家属进行良好的沟通交流，取得患者和家属的合作。

任务导入

王某，男，54岁，于1天前饮酒后被人打伤，出现嗜睡，4h前出现昏迷而急诊入院。查T 36.5℃，P 82次/分，R 24次/分，BP 130/85mmHg，医嘱：心电监护。

任务描述

心电监护仪用于实时检测患者的生理状态，以保证患者的生命安全，当状态不佳时，积极采取措施。

任务实施

【护理评估】

1. 患者　评估患者的年龄、病情、意识、治疗情况、皮肤情况、心理状态和合作程度。

2. 环境　安静、宽敞、明亮，室温适宜，屏风遮挡。

3. 用物　心电监护仪及相关装置一套。

4. 治疗盘内备　敷料缸（内备纱布数块），75%酒精，无菌棉签，生理盐水，持物钳，一次性电极片3～5张。

5. 治疗盘外　纸，笔，插线板，必要时备屏风。

【护理问题】

1. 气体交换受损
2. 清理呼吸道无效
3. 有皮肤完整性受损的危险

【护理措施】

"大妈，您好！这是您的老伴吗？我是他的责任护士小李，能告诉我他的名字吗？""他叫王××。""大妈，王大爷现在处于深昏迷阶段，我们现在要给他上心电监护仪，随时了解他生命的基本情况，以便及时发现问题，采取措施。请配合一下好吗？""好的，谢谢了！"

准备 —
1. 护士：服装、鞋帽整洁；仪态大方，举止端庄
2. 物品：齐全、放置合理（图1–83）
3. 环境：整洁，隐蔽，安全
4. 患者：了解目的及方法，愿意合作，合适体位

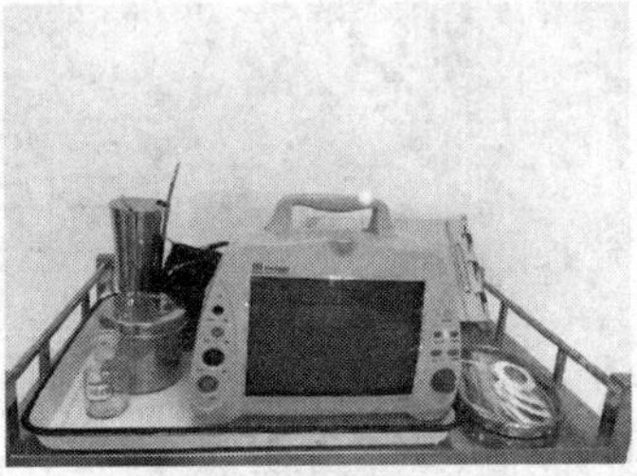

图2–2–35　用物准备

核对 — 三查八对

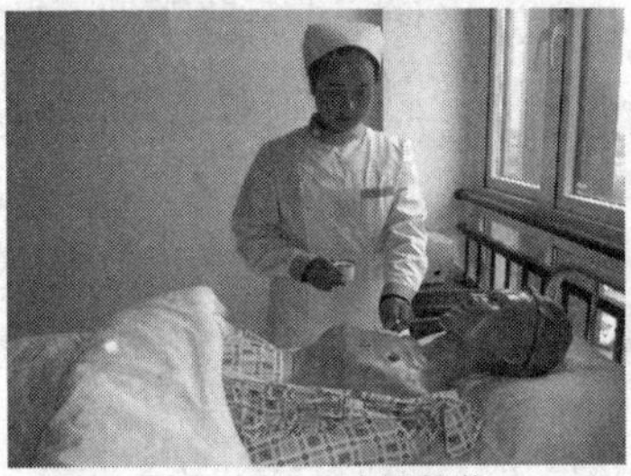

图2–2–36　选择部位

"大妈，现在要给大爷上监护仪了，您不用紧张，这是没有疼痛的。电极片上好后请不要随意牵拉导联，也不要在床旁打电话，以免影响仪器的正常使用。"

上监护仪 —
1. 连接电源，打开主机
2. 选择部位，清洁，贴电极片（图1–84）
3. 连接探头于指端，绑好袖带（图1–85、图1–86）
4. 设置参数，打开报警系统，调至主屏

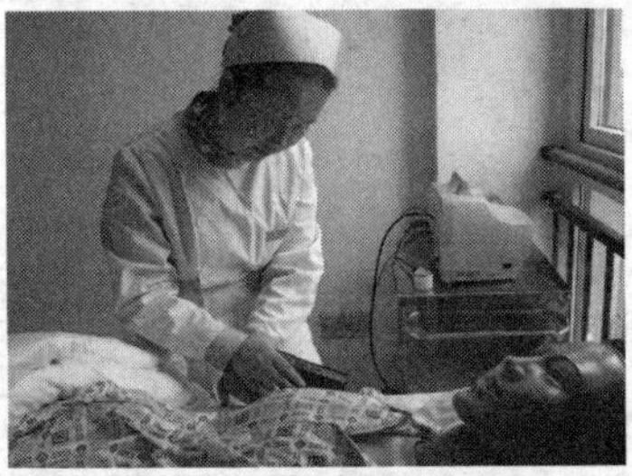

图2–2–37　连接血氧饱和度探头

"大妈，现在已经给大爷上好监护仪了。如果您有什么需要或者仪器有报警音，请按床铃，我们也会随时巡视病房，谢谢您的配合！"

整理 —
1. 安置患者，取合适体位
2. 观察并记录

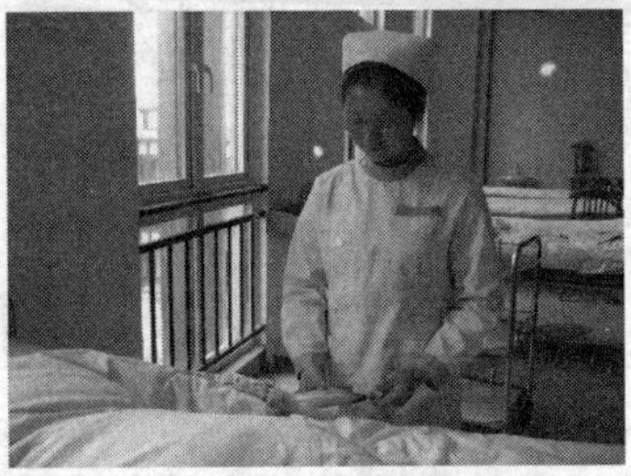

图2–2–38　绑袖带

☞健康教育

1. 不要自行移动或摘除电极片。
2. 不要在监护仪附近使用手机，以免干扰监测波形。

3. 指导患者学会观察电极片周围的皮肤情况，如有痒痛感及时报告医护人员。

【护理评价】

心电监护仪使用技术评分标准

操作项目	操作内容	标准分	得分
操作准备	准备：着装整洁规范，仪表端庄大方	5	
	评估患者并解释：①评估：患者的年龄、病情、意识、治疗情况、皮肤情况、心理状态及合作程度；②解释心电监护仪使用的目的：实时检测患者的生理状态，以保证患者的生命安全，当状态不佳时，积极采取措施	9 缺1项扣1分	
	操作用物：①心电监护仪及相关装置一套；②敷料缸（内备纱布数块）；③75%酒精；④生理盐水；⑤无菌棉签；⑥持物钳；⑦一次性电极片3～5张；⑧纸、笔；⑨配套的血压袖带；⑩插线板	12 缺1项扣1分	
操作步骤	（1）两人核对医嘱	4	
	（2）推治疗车至病房，核对床号、姓名；关门窗，屏风或床帘遮挡	3	
	（3）连接心电监护仪电源，打开主机开关	6	
	（4）充分暴露皮肤，选择合适部位作为粘贴电极片处，先用生理盐水纱布擦拭，再用75%酒精棉签涂擦一遍	4	
	（5）正确粘贴一次性电极片，连接心电监护导联线 ①五导联：左臂电极：左锁骨中线下或左上肢连接躯干部位；右臂电极：与左臂对称部位；左腿电极：左锁骨中线第6、7肋间或左髋部；右腿电极：与左腿电极对称部位；胸部导联：心电图胸导联的位置 ②三导联：左臂电极、右臂电极、左腿电极同五导联同名位置	8	
	（6）选择（P、QRS、T波）显示清晰的导联（常用Ⅱ导联心电图）	4	
	（7）正确调整心电图波形、波速	6	
	（8）选择检测部位：选择指（趾）甲条件好的手指或脚趾	5	
	（9）连接脉搏血氧饱和度探头于患者指（趾）端，使红外线光源对准指（趾）甲，指套松紧适宜	4	
	（10）袖带放置正确：按照要求对好标记（标记对准肱动脉搏动处），将袖带绑在肘关节上2～3cm处，松紧度以能容纳一手指为宜	4	
	（11）测压肢体位置放置正确，测血压肢体应于患者心脏位于同一水平	4	
	（12）根据病情正确设置各监测参数的报警范围，打开报警系统，调至主屏	6	
	（13）整理床单位，询问患者需要	4	
	（14）处理用物	3	
	（15）洗手，取口罩，记录	3	
评价	关心、体贴患者，态度亲切，体现人文关怀	6	
总分		100	

知识拓展

1. 心电监护仪临床应用范围：手术中、手术后、外伤护理、冠心病、危重患者、新生儿、早产儿、高压氧舱、分娩。

2. 心电监护仪能检测到的项目：心电、呼吸、血压、血氧饱和度、体温。

任务八　动、静脉穿刺置管术

要点导航

1. 能说出动、静脉穿刺置管术的适应证。
2. 能说出动、静脉穿刺置管术的禁忌证。
3. 能正确实施动、静脉穿刺置管术。
4. 能有效与患者沟通，安抚患者。

任务导入

王先生，34 岁，因外伤导致失血性休克入院。遵医嘱进行静脉穿刺置管术（锁骨下静脉穿刺），必要时动脉穿刺置管。

任务描述

动、静脉穿刺置管术是通过动、静脉穿刺留置导管，用于急救时输入液体、药物或进行检查的方法，其中静脉穿刺置管术亦可用来进行胃肠外营养。

任务实施

【护理评估】

1. 患者　评估患者的年龄、性别，快速评估是否为危重病情（意识、气道、呼吸、循环）。

2. 环境　整洁，安静，安全；病情危重时送 ICU，ICU 内各项抢救设备齐全。

3. 用物

（1）静脉穿刺置管术用物：弯盘、深静脉穿刺包、中心静脉导管，穿刺套管针，扩张管，生理盐水，5ml 注射器及针头，1% 普鲁卡因。

（2）动脉穿刺置管术用物：注射盘、无菌注射器及针头、肝素注射液；动脉穿刺包（内含弯盘 1 个、洞巾 11 块，纱布 4 块、2ml 注射器 1 支、动脉穿刺套管针 1 根，

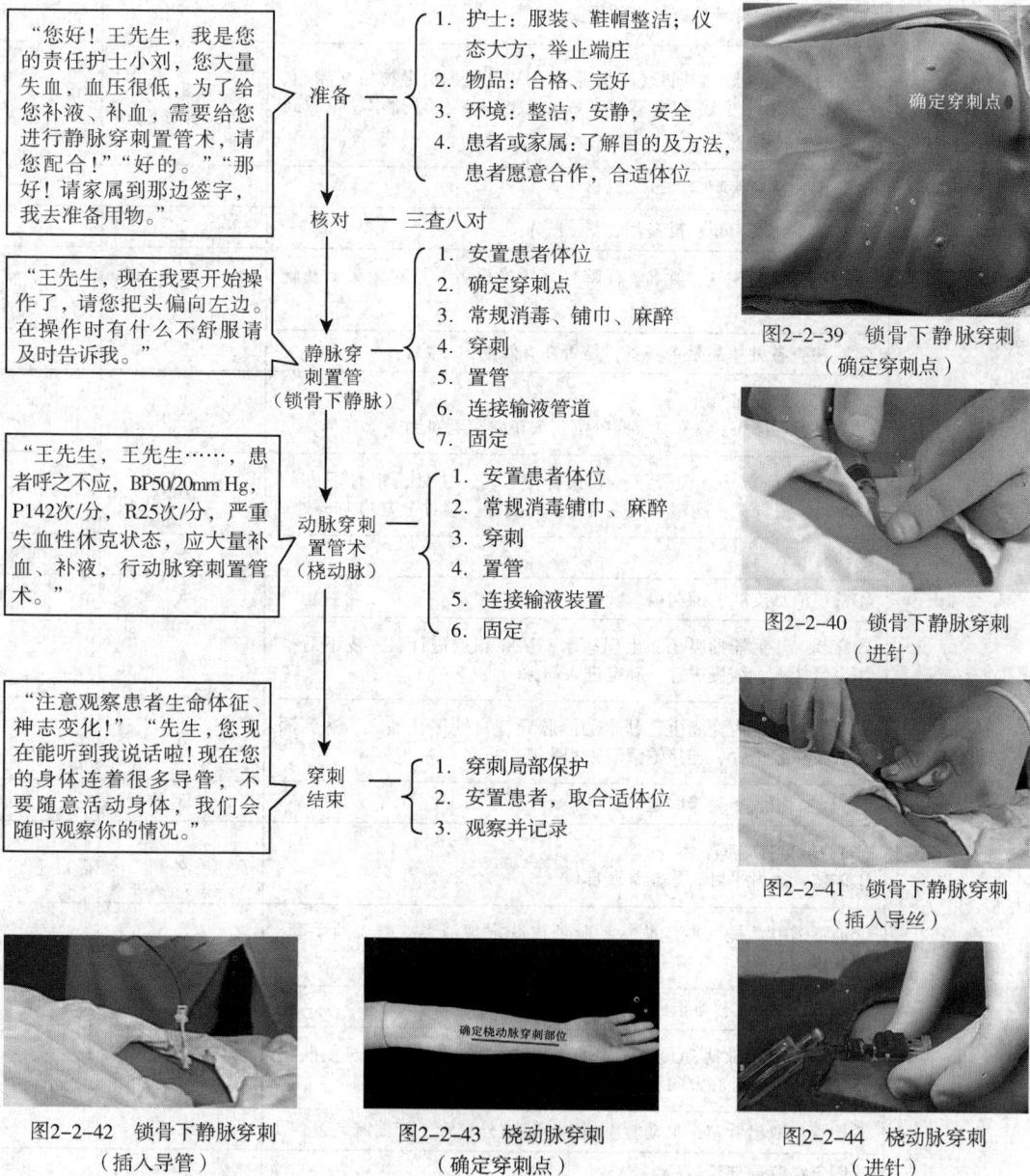

三通开关及相关导管、无菌手套、1%普鲁卡因、动脉压监测仪。

【护理问题】

1. 组织灌注量不足
2. 活动无耐力

【护理措施】

“您好！王先生，我是您的责任护士小刘，您大量失血，血压很低，为了给您补液、补血，需要给您进行静脉穿刺置管术，请您配合！”“好的。”“那好！请家属到那边签字，我去准备用物。”

准备
1. 护士：服装、鞋帽整洁；仪态大方，举止端庄
2. 物品：合格、完好
3. 环境：整洁，安静，安全
4. 患者或家属：了解目的及方法，患者愿意合作，合适体位

核对 —— 三查八对

“王先生，现在我要开始操作了，请您把头偏向左边。在操作时有什么不舒服请及时告诉我。”

静脉穿刺置管（锁骨下静脉）
1. 安置患者体位
2. 确定穿刺点
3. 常规消毒、铺巾、麻醉
4. 穿刺
5. 置管
6. 连接输液管道
7. 固定

“王先生，王先生……，患者呼之不应，BP50/20mm Hg，P142次/分，R25次/分，严重失血性休克状态，应大量补血、补液，行动脉穿刺置管术。”

动脉穿刺置管术（桡动脉）
1. 安置患者体位
2. 常规消毒铺巾、麻醉
3. 穿刺
4. 置管
5. 连接输液装置
6. 固定

“注意观察患者生命体征、神志变化！”“先生，您现在能听到我说话啦！现在您的身体连着很多导管，不要随意活动身体，我们会随时观察你的情况。”

穿刺结束
1. 穿刺局部保护
2. 安置患者，取合适体位
3. 观察并记录

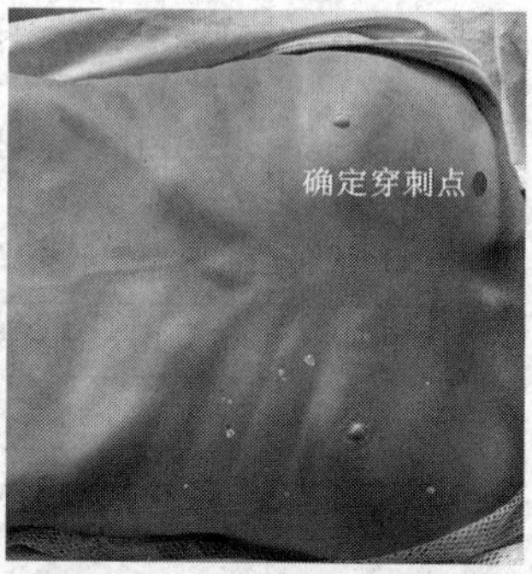

图2-2-39　锁骨下静脉穿刺（确定穿刺点）

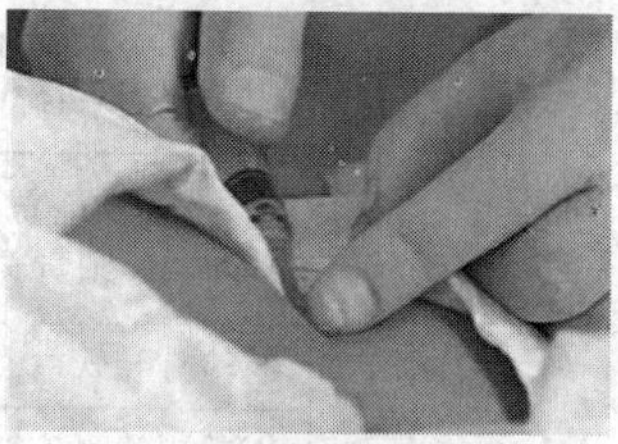
图2-2-40　锁骨下静脉穿刺（进针）

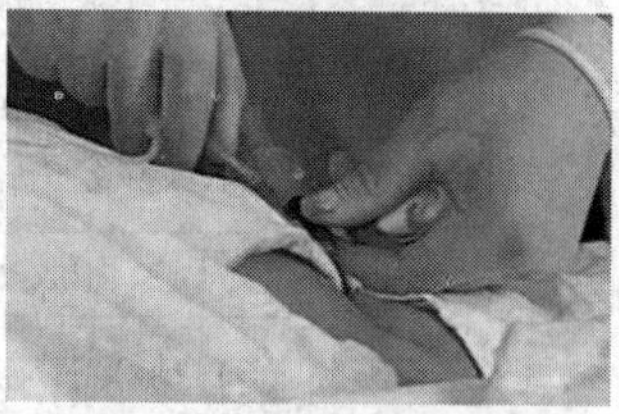
图2-2-41　锁骨下静脉穿刺（插入导丝）

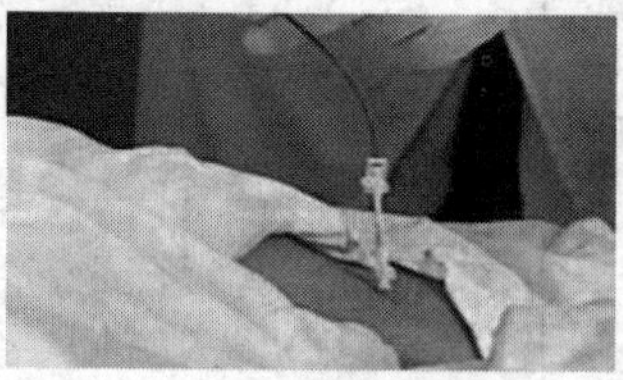
图2-2-42　锁骨下静脉穿刺（插入导管）

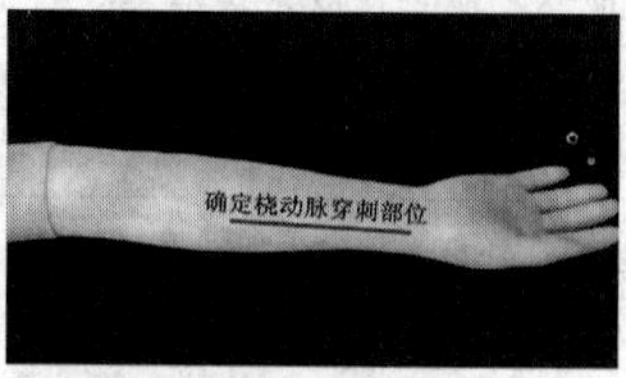

图2-2-43　桡动脉穿刺（确定穿刺点）

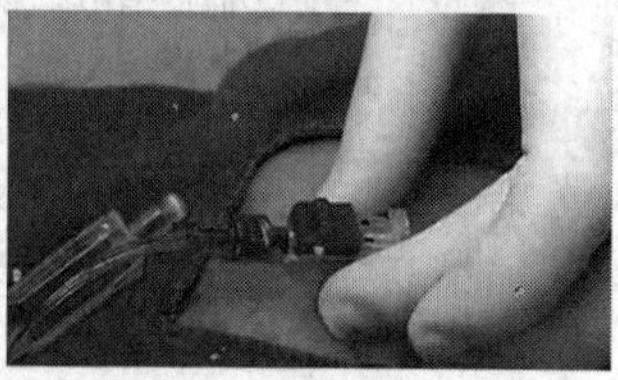
图2-2-44　桡动脉穿刺（进针）

☞ **健康教育**

1. 告知患者不要随意活动穿刺部位。
2. 告知患者不要用手触摸穿刺部位，待病情平稳，可去除装置。

【护理评价】

操作项目	操作内容	标准分	得分
操作准备	准备：着装整洁规范，仪表端庄大方	3	
	评估患者并解释：①评估：患者的年龄、病情、意识、治疗情况、心理状态及合作程度；快速评估是否为危重病情（意识、气道、呼吸、循环）；②解释气管插管或切开的目的：是快速补充液体、血液，或进行特殊检查的有效途径	6 缺1项扣3分	
	操作用物：静脉穿刺插管包、动脉穿刺插管包、消毒物品（碘酒、酒精）、垫肩用小枕、1%普鲁卡因4ml、0.9%生理盐水、抢救药品、心电监护仪等	8 缺1项扣1分	
操作步骤	（1）两人核对医嘱	2	
	（2）洗手，戴口罩；准备用物	2	
	（3）核对患者床号、姓名、住院号（呼唤患者、核对床头卡及腕带）	3	
	（4）检查各种用品是否齐备，是否在有效期内	2	
	（5）静脉穿刺插管术 ①调整患者体位：头低15°仰卧位，头转向穿刺对侧	4	
	②穿刺点定位：a. 锁骨下：取锁骨中、内1/3处，锁骨下方约1cm；b. 锁骨上：胸锁乳突肌锁骨头外侧缘、锁骨上方约1cm处	6	
	③检查导管	5	
	④常规消毒皮肤、铺洞巾、麻醉	5	
	⑤穿刺：注射器抽吸3ml生理盐水，从穿刺点进针，入皮下后推注少量盐水，缓慢进针，确定进入静脉	6	
	⑥置管：取腔内充满生理盐水的静脉导管自针尾孔插入，达到深度后拔除穿刺针，连接输液装置	6	
	⑦固定：用胶布妥善固定导管	3	
	（6）动脉穿刺插管术 ①体位：患者平卧，暴露穿刺部位	5	
	②消毒铺巾：桡（股、肱）动脉处皮肤常规消毒，戴无菌手套、铺洞巾	5	
	③麻醉：用1%普鲁卡因做局部麻醉	3	
	④进针：于动脉搏动最明显处固定穿刺点，将穿刺针与皮肤呈15°～30°角朝近心方向斜刺向动脉搏动点，进入动脉	8	
	⑤插管：取出针芯，见动脉血喷出，推进外套管，接输液装置	8	
	⑥固定穿刺局部管道	4	
	⑦洗手，取口罩，记录	2	
评价	关心、体贴患者，态度亲切，体现人文关怀	4	
总分		100	

知识拓展

保持呼吸道通畅的护理措施有很多，如指导有效咳嗽、翻身拍背、体位引流、胸壁振荡等，若上述措施效果不佳，必要时再使用气管插管或气管切开术。

任务九　急腹症护理综合实训

要点导航

1. 能正确对急腹症患者进行护理评估。
2. 能配合医生正确实施急腹症患者的救护。
3. 能与患者及家属进行良好的沟通交流，能正确指导患者配合相关诊疗措施。

任务导入

赵先生，30岁，因在车祸中受伤突然出现全腹疼痛，急诊入院。患者面色苍白、呻吟不已，急诊护士接诊后对患者进行评估及实施相应救护措施。

任务描述

急腹症是一类以急性腹痛为突出表现，需要早期诊断和及时处理的腹部疾病，其特点是发病急、进展快、病情重、病因复杂，可涉及内、外、妇、儿等各科疾病，护士要尽可能地准确判断病情，协助医生开展治疗护理措施，一旦诊断延误、治疗护理措施不当，会给患者带来严重后果甚至死亡。

任务实施

【护理评估】

1. 患者　评估患者的年龄、病情、意识、治疗情况、心理状态和合作程度。

2. 环境　环境清洁。

3. 用物

（1）体检用物：体温表、血压计、听诊器等。

（2）采集标本用物：注射器、试管、尿杯、消毒用物等。

（3）各种检验申请单、X线检查申请单、B超申请单等。

（4）治疗用品：输液器、液体、各种药物等。

【护理问题】

1. 急性疼痛 腹痛。

2. 潜在并发症 休克。

【护理措施】

"您好！我是急诊科护士小李，能告诉我患者的情况吗？""我丈夫赵某在车祸中受伤后出现腹痛，不知道是怎么回事。""好的，等我给他检查一下！"

准备——
1. 护士：服装、鞋帽整洁；仪态大方，举止端庄
2. 物品：合格、完好
3. 环境：整洁，安静，安全
4. 患者及家属：了解目的及方法，愿意合作，合适体位

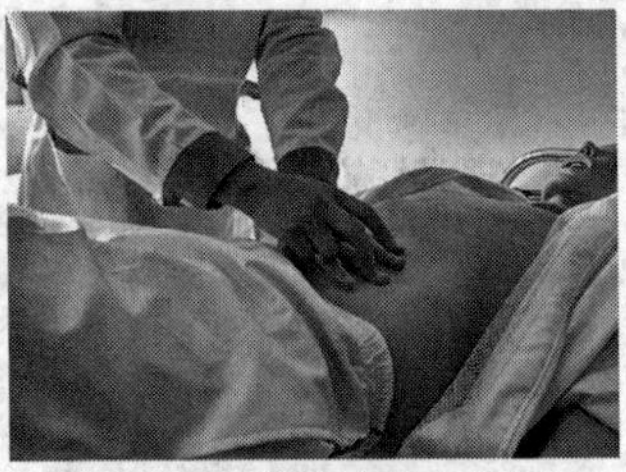

图2-2-45 腹痛患者身体评估

"赵先生，您怎么样，能告诉我现在有什么不舒服吗？""我肚子痛得厉害，一开始是左上腹痛，现在我觉得整个肚子都疼得厉害。""好的，我给您检查一下，这儿疼吗？这里呢？""马上给您抽血做检查，并要给你做一下其他的相关检查，请配合。"

护理评估——
1. 症状评估：腹痛的特点、消化道症状、其他表现
2. 身体评估：全身状况检查、腹部检查
3. 辅助检查：实验室检查、X线检查、B超检查、其他

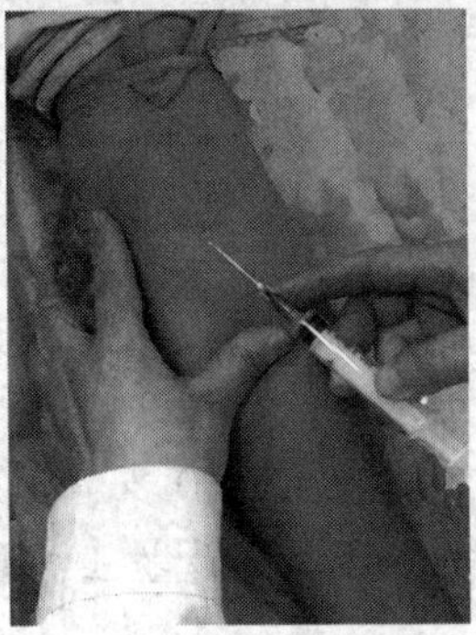

图2-2-46 急腹症患者采集标本

"先生，请靠在这个高枕头上；现在不能吃东西；我马上给你输液并采取其他治疗措施，我们会随时巡视病房，您先休息！"

护理措施——
1. 安置患者体位
2. 控制饮食与胃肠减压
3. 建立静脉通道，遵医嘱用药
4. 对症护理
5. 病情观察
6. 必要时做手术前准备

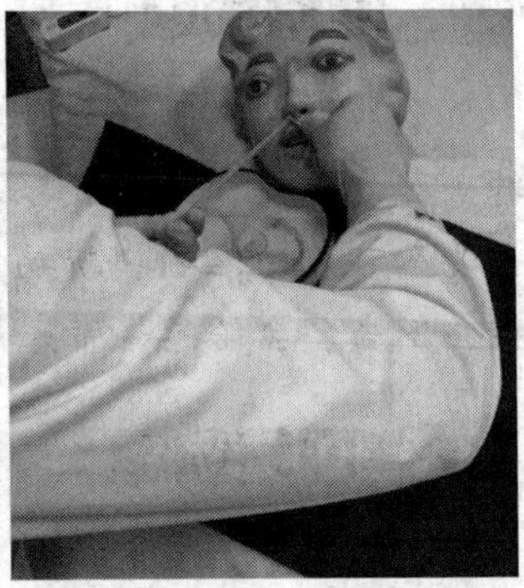

图2-2-47 胃肠减压（插入胃管）

☞ **健康教育**

1. 告知患者发生腹痛后不要轻易自己使用止痛药，以免掩盖病情。
2. 告知患者及家属配合相关检查的重要意义。

【护理评价】

操作项目	操作内容	标准分	得分
操作准备	准备：着装整洁规范，仪表端庄大方	5	
	评估患者并解释：①评估：患者的年龄、病情、意识、治疗情况、心理状态及合作程度；②解释各项检查、治疗措施实施目的：尽快明确患者的病因，缓解患者的腹痛	8	
	操作用物：①体检用物：体温表、血压计、听诊器等；②采集标本用物：注射器、试管、尿杯、消毒用物等；③各种检查申请单：X 线检查申请单、B 超申请单等；④治疗用品：输液器、液体、各种药物等	8 缺 1 项扣 2 分	
操作步骤	（1）护理评估 ①症状评估 a. 腹痛：诱因、部位、性质和程度、时间（发生缓急、持续或间断）、缓解方式	5	
	b. 消化道症状：厌食、恶心、呕吐、呕血、腹胀、排便情况	3	
	c. 其他伴随症状：发热、寒颤、贫血、休克、黄疸、尿路刺激征等	3	
	d. 其他相关病史	2	
	②身体评估 a. 一般检查：神志、表情、体位、疼痛或不适的程度，生命征的变化	4	
	b. 腹部检查：视诊观察腹部外形、腹式呼吸运动、有无胃肠型及蠕动波、有无静脉曲张；触诊腹壁紧张度，有无压痛、反跳痛，肝、脾触诊；叩诊腹部声音有无异常变化；听诊肠鸣音的有无、频率和音调	6	
	c. 直肠指检：注意肛门是否松弛、直肠温度，直肠内有无肿物、触痛，指套有无血迹和黏液等	2	
	③辅助检查：a. 实验室检查：血、尿、便，肝、肾功能，生化检查，必要时腹腔穿刺液检查；b. 腹部 X 线检查；c. B 超检查；d. 诊断性腹腔穿刺或灌洗；e. 其他：CT、内镜检查等	10	
	（2）护理措施 ①安置患者体位：无休克的急腹症患者为半卧位，已发生休克为休克体位	6	
	②控制饮食与胃肠减压：病情较轻给限量流质或半流质饮食；病情严重禁食、禁水；疑有空腔脏器穿孔、破裂，腹胀明显者胃肠减压	6	
	③建立静脉通道，遵医嘱补液、给药 a. 纠正水、电解质紊乱和酸碱失衡；b. 应用抗生素；c. 镇静、止痛：诊断明确，有剧痛、治疗方案已定的可用派替啶类止痛药，诊断未明禁用上类药，必要时可用解痉剂；d. 其他药物：根据疾病不同使用对症药物	10	
	④对症护理：a. 缓解疼痛：转移注意力，禁忌热敷；b. 缺氧：吸氧；c. 发热：物理降温；d. 其他：根据疾病不同对症护理	8	
	⑤病情观察：a. 一般情况观察；b. 特殊症状的观察：如腹痛、恶心呕吐、排便异常等；c. 发热：物理降温；d. 其他：根据疾病不同对症护理	4	

续表

操作项目	操作内容	标准分	得分
操作步骤	⑥必要时做好术前准备：病情观察时发现有外科手术适应证者应做好术前准备，如各种标本的送检，备皮、各种药物过敏试验、配备试验、术前用药等	4	
评价	关心、体贴患者，态度亲切，体现人文关怀	6	
总分		100	

知识拓展

1. 急腹症是常见急症，一般腹痛持续 6h 以上不见缓解者应考虑外科疾患。

2. 急腹症治疗（尤其是未明确诊断前）应遵循“五禁四抗”的原则，“五禁”即禁食、水，禁用止痛剂，禁用热敷，禁灌肠及使用泻剂，禁止活动；“四抗”即抗休克、抗水、电解质和酸碱失衡，抗腹胀。

任务十　急性口服中毒的救护实训

要点导航

1. 能正确对急性口服中毒患者进行护理评估。

2. 能配合医生正确实施对口服中毒患者的救护。

3. 能与患者及家属进行良好的沟通交流，能正确指导患者配合相关诊疗措施。

任务导入

吴女士，30 岁，因和家人争吵后自服农药，被家人急送入院。现患者面色苍白、呻吟不已、烦躁不安，恶心、呕吐，急诊护士接诊后对患者进行评估及实施相应救护措施。

任务描述

急性口服中毒是急诊科比较常见的疾病，以自服、误服多见。若为短期内吞服大量毒性物质，则发病急、进展快、病情重，甚至导致患者死亡，护士要尽可能地准确判断病情，协助医生开展治疗护理措施，一旦诊断延误、治疗护理措施不当，会给患者带来严重后果甚至死亡。

任务实施

【护理评估】

1. 患者　评估患者的年龄、病情、意识、治疗情况、心理状态和合作程度；

2. 环境　环境清洁

3. 用物

（1）催吐用物：压舌板、污物桶。

（2）洗胃用物：胃管、洗胃机、洗胃连接管、石蜡油纱布、纱布、咬口器、橡胶单、治疗巾、手电筒、水温计、50ml 注射器、布胶布、弯盘、听诊器、洗胃液（25～28℃）按需备量、标本杯、开口器、舌钳等。

（3）灌肠用物：量杯、水温计、冷开水、0.1%肥皂水（或其他灌肠液）、灌肠筒、肛管、弯盘、石蜡油、棉签、血管钳、橡胶单、中单、便盆、快速手消毒液。

【护理问题】

1. 急性疼痛　腹痛。

2. 潜在并发症　休克。

【护理措施】

“您好！我是急诊科护士小王，能告诉我患者的情况吗？”“我妻子吴××因和我吵架后喝农药了，我不知道她喝了多少，喝了快半小时了！”“好的，我们马上组织对她的抢救！”

准备 —
1. 护士：服装、鞋帽整洁；仪态大方，举止端庄
2. 物品：合格、完好
3. 环境：整洁，安静，安全，拉上屏风
4. 患者：了解目的及方法，愿意合作，合适体位

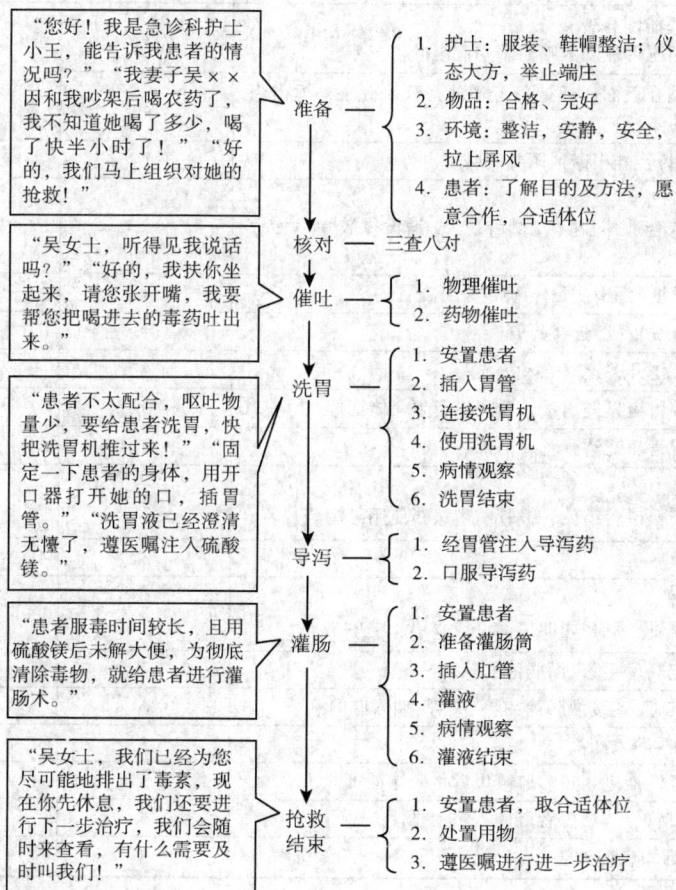

核对 — 三查八对

“吴女士，听得见我说话吗？”“好的，我扶你坐起来，请您张开嘴，我要帮您把喝进去的毒药吐出来。”

催吐 —
1. 物理催吐
2. 药物催吐

“患者不太配合，呕吐物量少，要给患者洗胃，快把洗胃机推过来！”“固定一下患者的身体，用开口器打开她的口，插胃管。”“洗胃液已经澄清无味了，遵医嘱注入硫酸镁。”

洗胃 —
1. 安置患者
2. 插入胃管
3. 连接洗胃机
4. 使用洗胃机
5. 病情观察
6. 洗胃结束

导泻 —
1. 经胃管注入导泻药
2. 口服导泻药

“患者服毒时间较长，且用硫酸镁后未解大便，为彻底清除毒物，就给患者进行灌肠术。”

灌肠 —
1. 安置患者
2. 准备灌肠筒
3. 插入肛管
4. 灌液
5. 病情观察
6. 灌液结束

“吴女士，我们已经为您尽可能地排出了毒素，现在你先休息，我们还要进行下一步治疗，我们会随时来查看，有什么需要及时叫我们！”

抢救结束 —
1. 安置患者，取合适体位
2. 处置用物
3. 遵医嘱进行进一步治疗

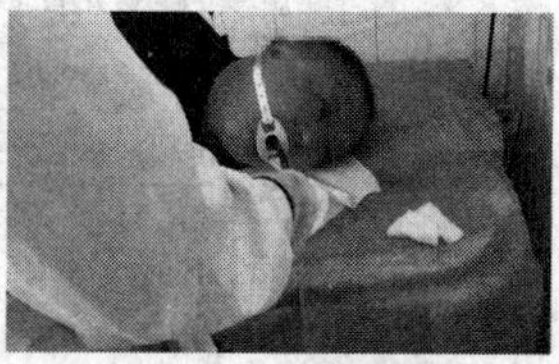

图2-2-48　洗胃操作

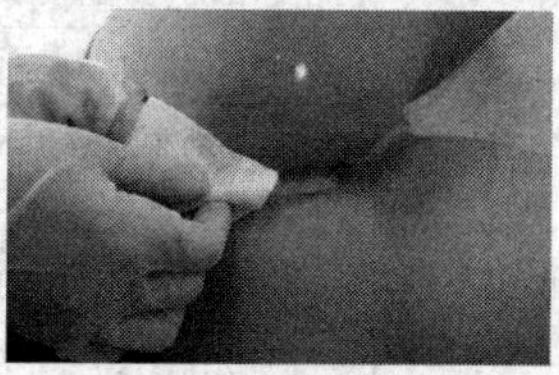

图2-2-49　灌肠

☞ **健康教育**

1. 告知患者及家属注意毒物的保管，避免误服或自服。

2. 告知患者及家属，当通过各种途径接触毒物，要立即终止毒物接触，尽快使进入体内的毒物被排出。

【护理评价】

操作项目	操作内容	标准分	得分
操作准备	准备：着装整洁规范，仪表端庄大方	4	
	评估患者并解释：①评估：患者的年龄、病情、意识、治疗情况、心理状态及合作程度，判断患者中毒的程度；②解释各项措施实施目的：尽快清除毒物，缓解不适，避免生命危险	6	
	操作用物：①催吐用物：压舌板、污物桶；②洗胃用物：胃管、洗胃机、洗胃连接管、石蜡油纱布、纱布、咬口器、橡胶单、治疗巾、手电筒、水温计、50ml 注射器、布胶布、弯盘、听诊器、洗胃液（25～28℃）按需备量、标本杯、开口器、舌钳等；③灌肠用物：量杯、水温计、冷开水、0.1%肥皂水（或其他灌肠液）、灌肠筒、肛管、弯盘、石蜡油、棉签、血管钳、橡胶单、中单、便盆、快速手消毒液	12	
操作步骤	（1）两人核对医嘱	3	
	（2）洗手，戴口罩；准备用物	3	
	（3）核对患者床号、姓名、住院号（呼唤患者、核对床头卡及腕带），协助患者取舒适体位	4	
	（4）催吐（神志清醒能配合者） ①物理催吐法：a. 用压舌板刺激咽后壁引起呕吐	2	
	b. 患者站立，护士站在后面，环抱患者腰部，双手握拳，捶击患者上腹部（胃对应的体表）	2	
	②药物催吐（遵医嘱）：吐根碱或阿扑吗啡	1	
	（5）洗胃 ①安置患者：患者取合适体位（左侧卧位），铺设橡胶单、治疗巾等	3	
	②插入胃管：测量长度-润滑-插入-确定是否在胃内	4	
	③连接洗胃机：检查洗胃机-连接胃管	4	
	④使用洗胃机：按工作开关键（自动灌洗）	4	
	⑤病情观察：观察洗胃液显进出量、监测患者生命体征等	3	
	⑥洗胃结束：拔出胃管、清洁患者颜面部	4	
	（6）导泻 ①经胃管使用导泻液：洗胃结束、拔管前遵医嘱使用导泻药	3	
	②口服导泻药	3	
	（7）灌肠 ①安置患者：患者侧卧，双腿屈曲，铺设橡胶单、中单	3	
	②准备灌肠筒：确定高度-置入灌肠液	2	
	③插入肛管：润滑肛管-连接灌肠筒-排气夹管-插入肛门	6	
	④灌液：松开血管钳-灌入药液	3	
	⑤病情观察：观察灌洗液进入量、监测患者生命体征等	3	
	⑥灌液结束：拔出肛管、清洁患者肛周，协助排便	4	
	（8）整理床单位，询问患者需要	3	

续表

操作项目	操作内容	标准分	得分
操作步骤	（9）处理用物	3	
	（10）洗手，取口罩，记录	2	
评价	关心、体贴患者，态度亲切，体现人文关怀	6	
总分		100	

知识拓展

1. 机体接触毒物的方式有很多，如口服中毒、吸入中毒、皮肤黏膜接触等，对经不同途径进入体内的毒物，清除毒物的措施不同。

2. 促进已吸收毒物排出的方式有很多，如强化利尿和改变尿液酸碱度、血液净化（血液透析、血液灌流、血浆置换等）；对各种毒物还可针对性选择解毒药。

第三篇　内科护理实训

项目一 呼吸内科护理实训

要点导航

1. 能正确进行呼吸内科常见疾病评估并正确给予患者护理。
2. 能正确进行呼吸系统评估技术操作。
3. 能成功采集动脉血，并进行动脉血气分析。
4. 能协助患者进行体位引流。

任务导入

王某，女性，65 岁，因“反复咳喘 30 余年，加重 4 天”入院。查体：桶状胸。初步诊断为：1. 支气管扩张；2. 慢性阻塞性肺气肿。送至呼吸内科。如果你是该患者的责任护士，请为该患者列出你的工作任务。

任务描述

1. 该患者有咳喘、桶状胸等表现，因此要评估呼吸系统功能。
2. 需要进一步检查，需要采集动脉血做血气分析和痰标本检查。
3. 为了患者顺利排出痰液，可协助患者进行体位引流。

任务实施

任务一　呼吸系统评估技术

【目的】

1. 评价患者呼吸系统功能状况。
2. 检测患者呼吸系统功能变化。

【准备】

1. 护士准备　衣帽整洁，七步洗手，剪短指甲。
2. 患者准备　理解配合。
3. 用物准备　治疗盘、听诊器、皮尺、棉签、弯盘、记录纸、笔。

4. 环境准备 安静、温湿度、光线适宜、屏风遮挡。

【实施】

"您好，请问您叫什么名字？""我叫××。""×室×床×××，您好，我是您的责任护士，我将根据您的情况对您做一些检查。"

准备
1. 护士：服装、鞋帽整洁；仪态大方，举止端庄
2. 患者：理解配合
3. 物品：齐全实用，放置合理
4. 环境：整洁、安静、安全

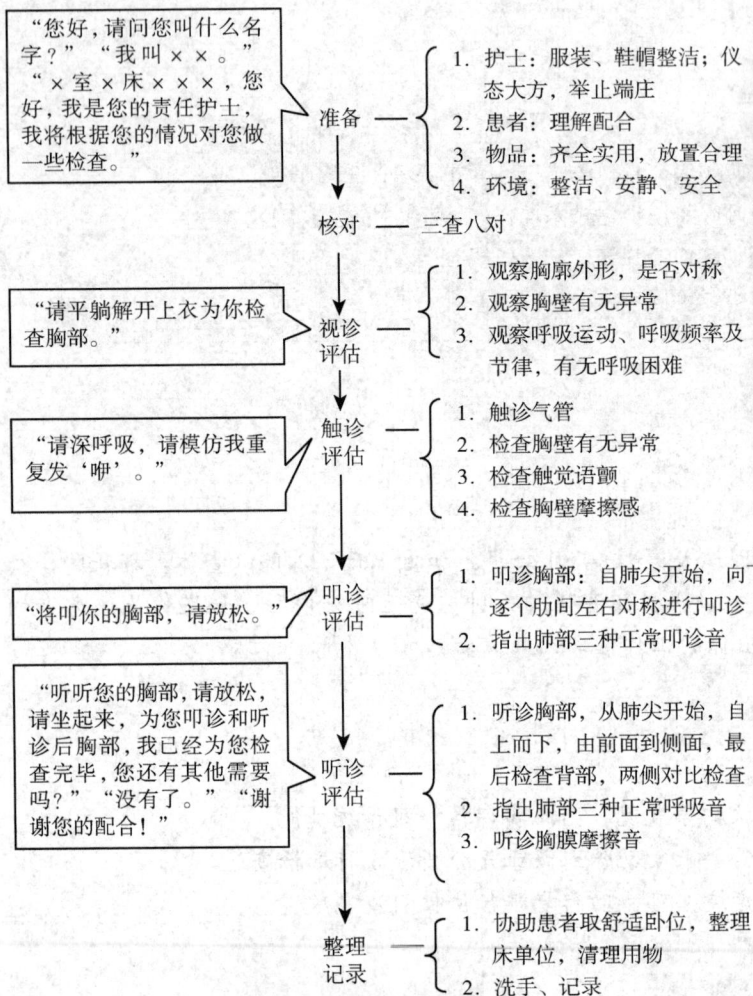

↓

核对 —— 三查八对

↓

"请平躺解开上衣为你检查胸部。"

视诊评估
1. 观察胸廓外形，是否对称
2. 观察胸壁有无异常
3. 观察呼吸运动、呼吸频率及节律，有无呼吸困难

↓

"请深呼吸，请模仿我重复发'咿'。"

触诊评估
1. 触诊气管
2. 检查胸壁有无异常
3. 检查触觉语颤
4. 检查胸壁摩擦感

↓

"将叩你的胸部，请放松。"

叩诊评估
1. 叩诊胸部：自肺尖开始，向下逐个肋间左右对称进行叩诊
2. 指出肺部三种正常叩诊音

↓

"听听您的胸部，请放松，请坐起来，为您叩诊和听诊后胸部，我已经为您检查完毕，您还有其他需要吗？""没有了。""谢谢您的配合！"

听诊评估
1. 听诊胸部，从肺尖开始，自上而下，由前面到侧面，最后检查背部，两侧对比检查
2. 指出肺部三种正常呼吸音
3. 听诊胸膜摩擦音

↓

整理记录
1. 协助患者取舒适卧位，整理床单位，清理用物
2. 洗手、记录

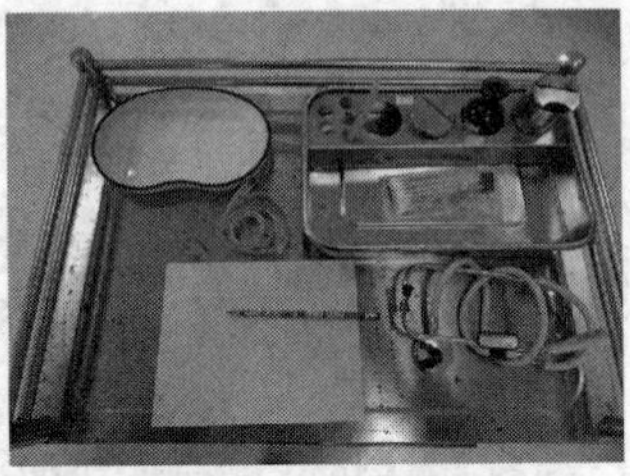

图2-3-1 用物准备

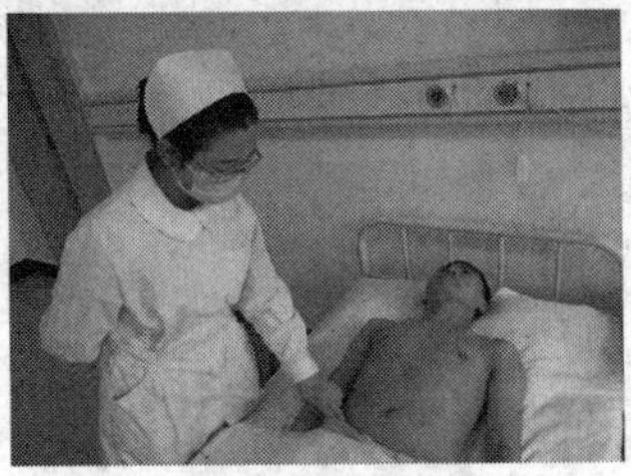

图2-3-2 视诊检查

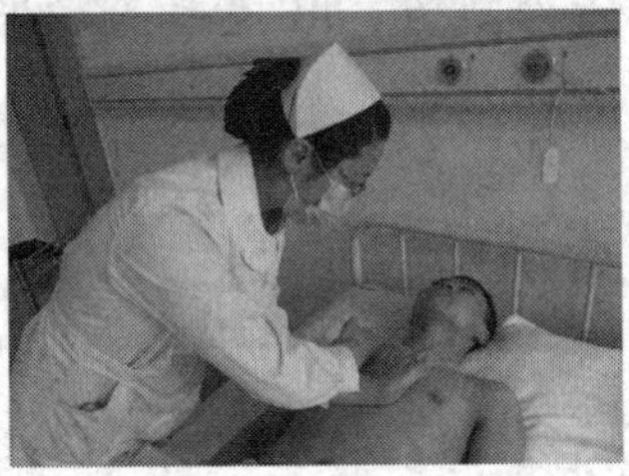

图2-3-3 触诊检查

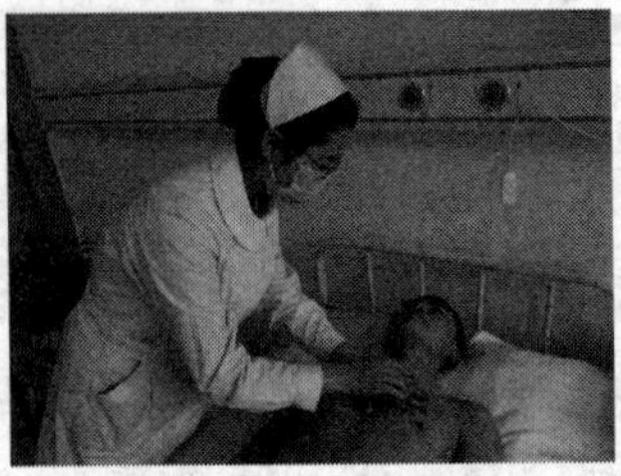

图2-3-4 叩诊检查

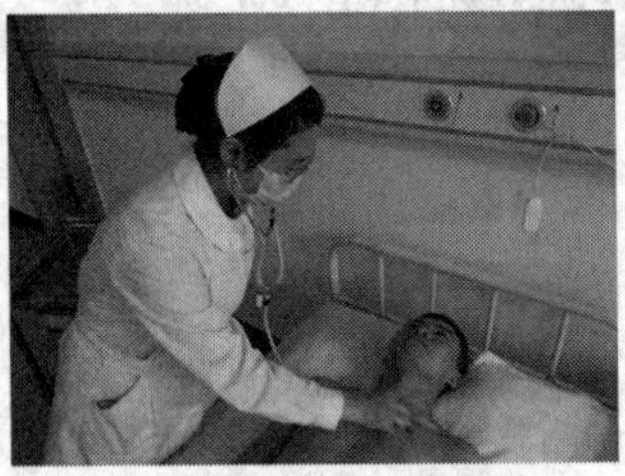

图2-3-5 听诊检查

【评价】

操作项目	操作内容	标准分	得分
操作准备	准备：着装整洁规范，仪表端庄大方	2	
	核对患者床号，姓名；通过操作者解释，患者了解该项操作的目的，并愿意合作	4	
	操作用物齐全，摆放科学、美观	3	
操作步骤	（1）视诊评估：患者取坐位或卧位	1	
	①观察胸廓外形：左右是否对称，是否存在桶状胸、佝偻病胸，静脉充盈或曲张	7	
	②观察胸壁：是否存在皮下气肿胸壁压痛，肋间隙有无回缩或膨隆	6	
	③观察呼吸运动、呼吸频率及节律，有无呼吸困难	8	
	（2）触诊评估：患者取坐位或卧位	1	
	①触诊气管：将示指和无名指分别置于两侧胸锁关节上，然后将中指置于气管上，观察是否在量值中间	4	
	②检查胸壁扩张度：前胸扩张度的测定，两手置于胸廓下面的前侧部，左右拇指分别沿两侧肋缘指向剑突；后胸扩张度的测定：将两手平置于患者背部，约第10肋，拇指与中指平行，将两侧皮肤向中线轻推，嘱咐患者深呼吸，观察两手动度是否一致	8	
	③检查触觉语颤：将两手掌的尺侧置于两侧胸壁的对称部位，嘱被检查者重复发“咿”的音，自上而下，从内到外双侧对比	10	
	④检查胸壁摩擦感（将手掌轻放在侧胸壁或腋下，嘱患者做深呼吸，进行触诊胸膜摩擦感	4	
	（3）叩诊评估：患者取坐位或卧位	1	
	①叩诊胸部：间接叩诊，检查者一一手的和宗旨第一和第二指节为叩诊板，另一手中指指端为叩诊锤，垂直叩击于叩诊板上，叩击力量均匀，短而稍快，叩击时由腕关节运动完成	10	
	②自肺尖开始，向下逐个肋间左右对称进行叩诊	5	
	③指出肺部三种正常叩诊音	6	
	（4）听诊评估：患者取坐位或卧位	1	
	①听诊胸部，从肺尖开始，自上而下，由前面到侧面，最后检查背部，两侧对比检查	2	
	②指出肺部三种正常呼吸音	6	
	③听诊胸膜摩擦音	2	
评价	程序正确，动作规范，操作熟练	6	
	关心体患者，态度亲切，体现人文关怀	4	
总分		100	

任务二　动脉血标本采集技术

【目的】

1. 评价呼吸系统功能状况。
2. 检测患者呼吸系统功能变化。

【准备】

1. 护士准备　衣帽整洁，七步洗手，剪短指甲。

2. 患者准备 理解配合。

3. 用物准备 治疗盘、治疗巾、皮肤消毒剂、棉签，无菌注射器和针头（根据需要选用规格）、0.5ml肝素（125υ）、橡胶塞、纱布、手套、检验单、盛污物容器，如使用血气针，则不备肝素和橡胶塞。

4. 环境准备 清洁、安静、明亮、温暖。

【实施】

“您好！我是您的责任护士小宋，能告诉我您的名字吗？”“我是王××。”“您好！阿姨，由于你疾病需要，遵医嘱将为你动脉穿刺采集动脉血检查血气分析，你现在时间合适吗？”“可以。”

准备 —
1. 护士：服装、鞋帽整洁；仪态大方，举止端庄
2. 物品：合格、完好
3. 环境：整洁，安静，安全
4. 患者及家属：了解目的及方法，愿意合作，合适体位

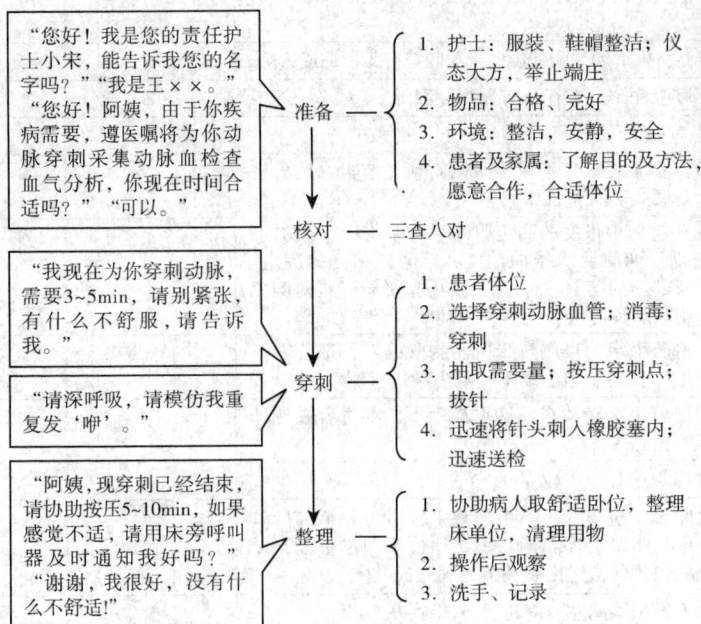

核对 — 三查八对

“我现在为你穿刺动脉，需要3~5min，请别紧张，有什么不舒服，请告诉我。”

“请深呼吸，请模仿我重复发‘咿’。”

穿刺 —
1. 患者体位
2. 选择穿刺动脉血管；消毒；穿刺
3. 抽取需要量；按压穿刺点；拔针
4. 迅速将针头刺入橡胶塞内；迅速送检

“阿姨，现穿刺已经结束，请协助按压5~10min，如果感觉不适，请用床旁呼叫器及时通知我好吗？”“谢谢，我很好，没有什么不舒适!”

整理 —
1. 协助病人取舒适卧位，整理床单位，清理用物
2. 操作后观察
3. 洗手、记录

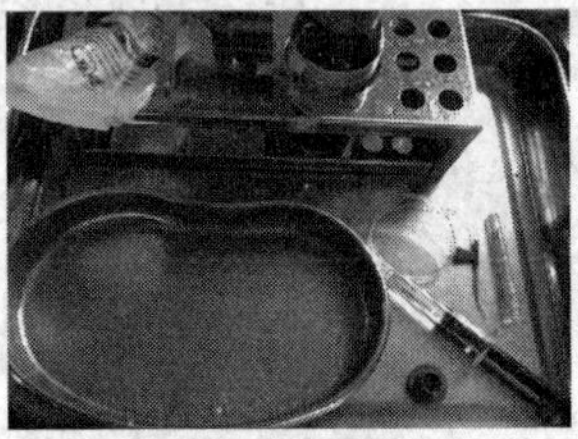

图2-3-6 用物准备

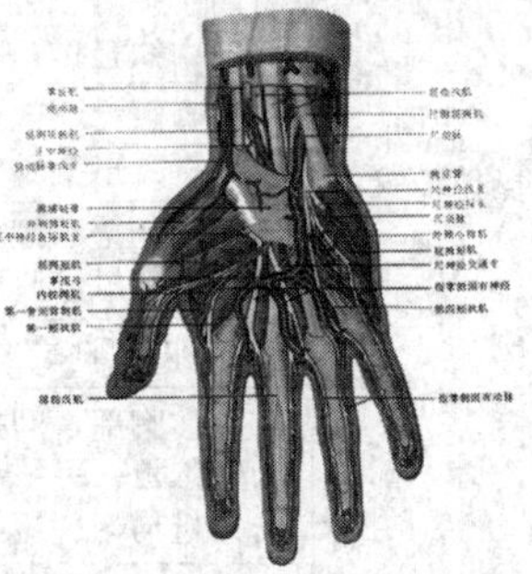

图2-3-7 选择部位（桡动脉）

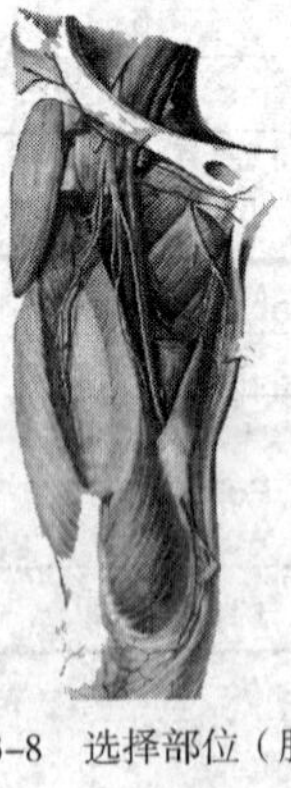

图2-3-8 选择部位（股动脉）

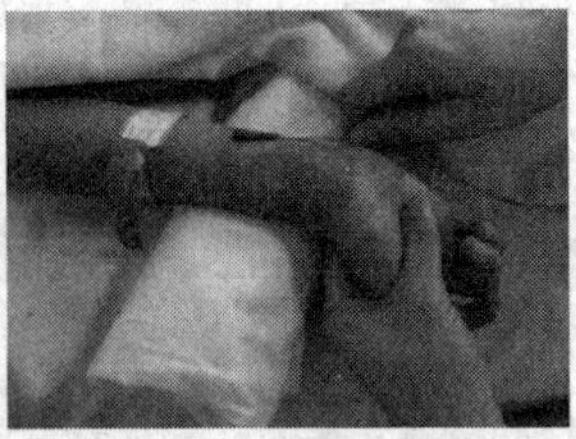

图2-3-9 消毒穿刺

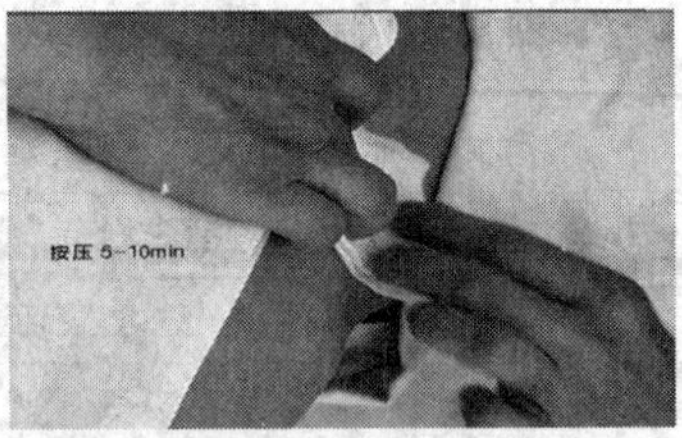

图2-3-10 采集后按压

【护理评价】

操作项目	操作内容	标准分	得分
操作准备	仪表端庄、着装整洁、洗手	2	
	操作前评估：患者病情，局部皮肤组织及血管情况	4	
	准备用物：治疗盘、治疗巾、皮肤消毒剂、棉签，无菌注射器和针头（根据需要选用规格）、0.5ml肝素（125υ）、橡胶塞、纱布、手套、检验单、盛污物容器，如使用血气针，则不备肝素和橡胶塞	4	

续表

操作项目	操作内容	标准分	得分
操作步骤	治疗盘上铺无菌治疗巾，核对药物，抽取少量肝素液湿润注射器后排尽（或血气针拆除外包装），置于治疗盘内	4	
	患者安全与舒适：核对床号、姓名、检验项目，向患者解释，取舒适体位	10	
	选择穿刺动脉，常用部位为桡动脉、肱动脉、股动脉、足背动脉等	5	
	戴手套，消毒患者皮肤及术者中、示指	4	
	以中、示指固定动脉，持注射器与动脉走向成适宜角度进针	15	
	抽取需要血量	10	
	无菌纱布按压穿刺点，拔针，加压止血 5～10min	6	
	迅速将针头刺入橡胶塞内	10	
	再次核对，整理用物、床单元，协助患者取舒适体位，向患者致谢	6	
观察及注意事项	操作后评估：穿刺局部有无淤血、血肿	4	
	用后物品处置符合消毒技术规范，脱手套、洗手后记录、签名	3	
	终末质量：全过程稳、准、轻、快，符合操作原则 时间：全程 11min，其中准备用物 2min，操作流程 7min，回答问题 2min	7	
	提问目的、注意事项 目的：动脉血气分析、细菌培养 注意事项 1. 严格无菌操作，预防感染 2. 穿刺部位应压迫止血至不出血为止 3. 若饮热水、洗澡、运动，需休息 30min 后再采血，避免影响结果 4. 做血气分析时注射器内勿有空气 5. 有出血倾向者慎用 6. 标本及时送检	6	
总分		100	

任务三　痰标本采集技术

【目的】

检查痰液中的致病菌，为选择抗生素提供依据。

【准备】

1. 护士准备　服装、鞋帽整洁；仪表大方、举止端庄；微笑服务、语言柔和恰当、态度和蔼可亲。

2. 患者准备　理解配合。

3. 用物准备　有盖的清洁痰杯、化验单、标签、笔、盛有清水的水杯、弯盘一套、纱布。

4. 环境准备　整洁、安静、安全。

【实施】

1. 咳痰有效的患者

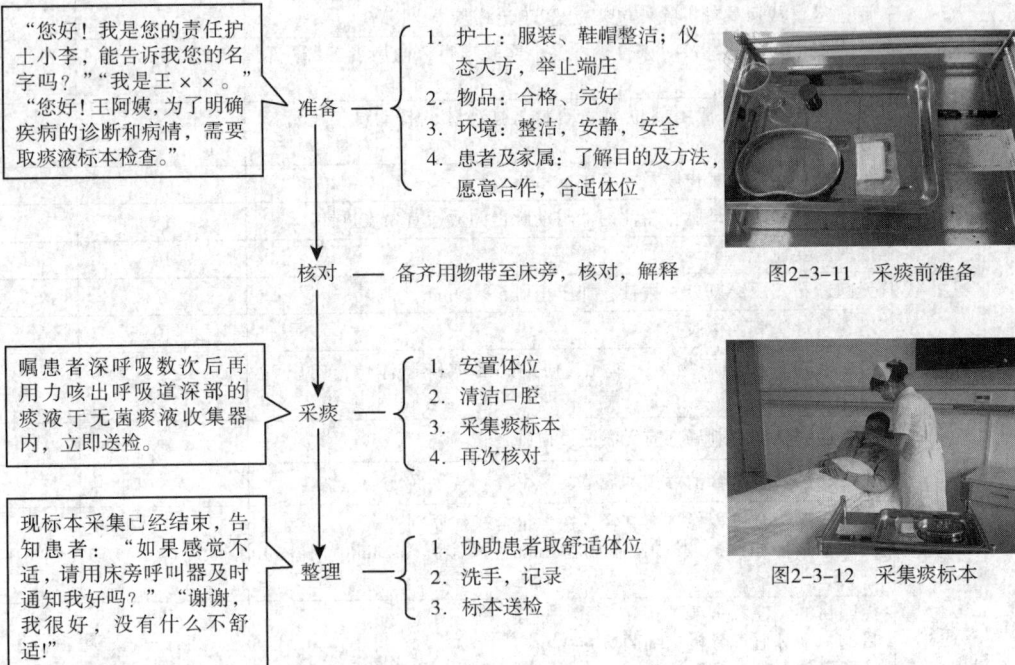

"您好！我是您的责任护士小李，能告诉我您的名字吗？""我是王××。""您好！王阿姨，为了明确疾病的诊断和病情，需要取痰液标本检查。"

准备 —
1. 护士：服装、鞋帽整洁；仪态大方，举止端庄
2. 物品：合格、完好
3. 环境：整洁，安静，安全
4. 患者及家属：了解目的及方法，愿意合作，合适体位

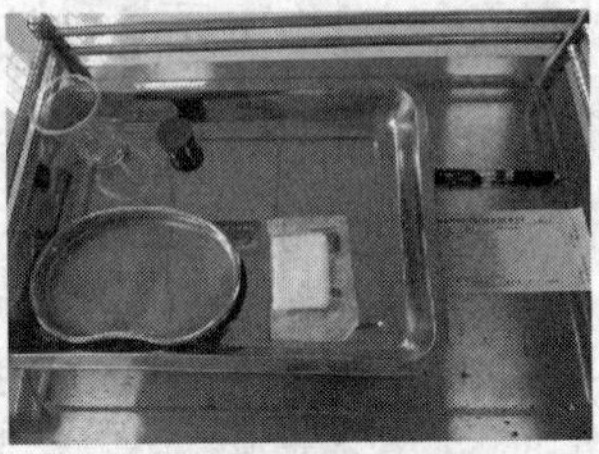

图2-3-11 采痰前准备

核对 — 备齐用物带至床旁，核对，解释

嘱患者深呼吸数次后再用力咳出呼吸道深部的痰液于无菌痰液收集器内，立即送检。

采痰 —
1. 安置体位
2. 清洁口腔
3. 采集痰标本
4. 再次核对

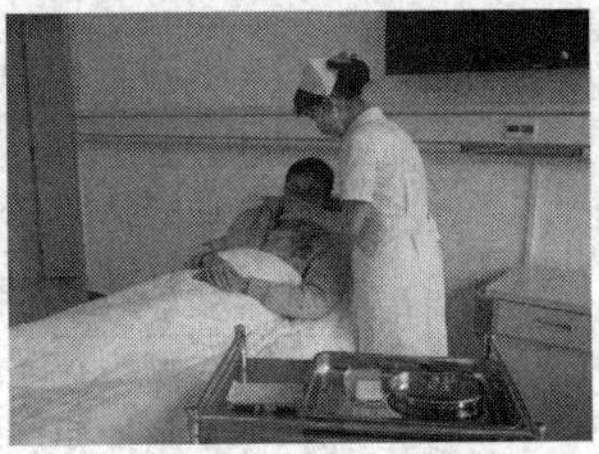

图2-3-12 采集痰标本

现标本采集已经结束，告知患者："如果感觉不适，请用床旁呼叫器及时通知我好吗？""谢谢，我很好，没有什么不舒适!"

整理 —
1. 协助患者取舒适体位
2. 洗手，记录
3. 标本送检

2. 需要吸痰的患者，参见第一部分任务十八吸痰法，注意吸痰管末端接集痰器，再由集痰器另一端接吸引器。

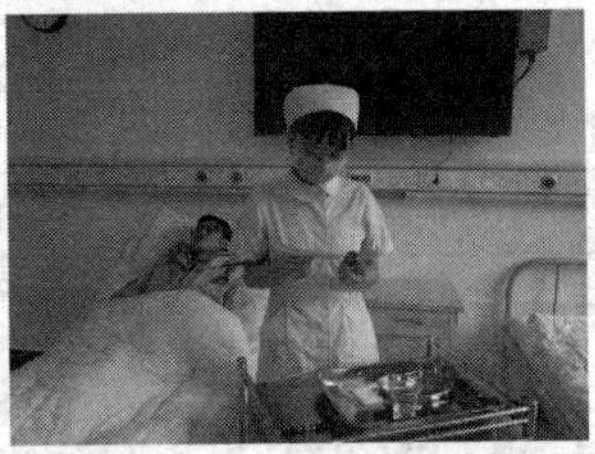

图2-3-13 核对送检

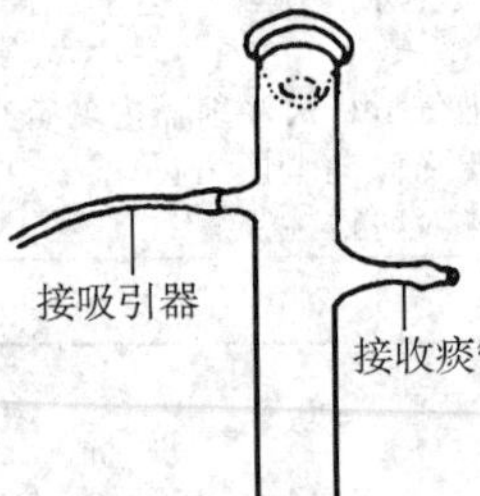

图2-3-14 集痰器

【评价】

操作项目	操作内容	标准分	得分
操作目的	检查痰内细胞、细菌、寄生虫等，观察其性质、颜色、气味、量，以协助诊断呼吸系统疾病	3	
评估要点	(1) 询问、了解患者身体状况，评估患者能否自行咳嗽咳痰 (2) 观察患者口腔黏膜有无异常和咽部情况，向患者做好解释，取得合作	2	
操作准备	准备：着装整洁规范、仪表端庄大方	3 1 项不规范扣 1 分	
	治疗盘：痰液收集器、化验单、一次性无菌手套、温开水、纱布、手电筒、治疗巾、胶水或胶布、弯盘、医用垃圾桶、生活垃圾桶	4	

续表

操作项目	操作内容	标准分	得分
操作步骤	(1) 核对医嘱及条码信息（核对床号、姓名、住院号、诊断）	6 缺1项扣1分	
	(2) 核对床号、姓名、住院号，评估患者，告知标本采集的目的、方法并做好解释（请患者自述姓名）	10 缺1项扣1分	
	(3) 洗手，戴口罩	6 未洗手或洗手不规范扣2分，未戴口罩或者戴口罩不规范扣2分	
	(4) 备齐用物携至患者床旁，再次核对床号、姓名、住院号、手腕带，向患者解释，取得合作	10 未核对者或核对不仔细者扣4分	
	(5) 协助患者清洁口腔，取合适体位	6 未清洁口腔扣4分，未取合适体位扣2分	
	(6) 取治疗巾置于患者颌下	4 未做者扣4分	
	(7) 采集痰标本 ①自行咳痰采集法：戴手套，指导患者用冷开水漱口，观察有无食物残渣，嘱患者深呼吸数次后再用力咳出呼吸道深部的痰液于无菌痰液收集器内（标本量不少于1ml）盖好瓶盖 ②难以自然咳嗽、不合作或人工辅助呼吸（无叩背禁忌证）者：先帮助患者拍背，戴无菌手套，将痰液收集器连接在负压吸引器上（方法同吸痰法）将导管插入咽喉深部，留取痰液标本2～5ml后加盖	12 指导不正确扣6分	
	(8) 用纱布擦净患者口唇，脱手套，手消毒液消毒双手	6 未擦口唇者扣4分	
	(9) 再次核对，将条形码标签贴于痰液收集器上，注明留取时间。观察痰液的颜色、性质、量、气味、黏稠度和有无肉眼可见的异常物质等	10 1处不符合扣2分	
	(10) 整理床单位，协助患者取舒适体位，询问患者需要，根据患者情况进行相关健康教育	6 未整理床单位扣1分，未询问患者需要扣2分	
	(11) 处理用物，洗手、取口罩	6 1处不符合要求扣2分	
	(12) 按要求将痰标本及时送检	8 未及时送检扣4分	
	(13) 记录	5	
	(14) 操作速度：7min以内完成	5	
注意事项	(1) 用药之前采集 (2) 护士在采集过程中要注意根据检查目的选择正确的容器 (3) 须采集新鲜、深咳后的痰而非口水，避免口腔正常菌群的污染 (4) 留取24h痰液时，要注明起止时间。除24h痰标本外，痰液收集时间宜选择在清晨 (5) 采集后应尽快送检（最好1h内）	8	
评分标准	1. 按操作程序各项实际分值评分 2. 原则性操作程序颠倒一处扣2分 3. 关心体贴患者不够，态度不亲切扣2分 4. 超过规定时间10%扣1分		
总分		100	

任务四　体位引流技术

【目的】

利用重心原理将肺叶内置留的分泌物引流到较大的呼吸道。

【准备】

1. 护士准备　服装、鞋帽整洁；仪表大方、举止端庄；微笑服务、语言柔和恰当、态度和蔼可亲。

2. 患者准备　理解配合。

3. 用物准备　枕头数个、听诊器 1 副、弯盘 1 个或卫生纸数张。

4. 环境准备　整洁、安静、安全。

【实施】

准备 —
1. 护士：服装、鞋帽整洁；仪态大方，举止端庄
2. 物品：合格、完好
3. 环境：整洁，安静，安全
4. 患者：理解配合，排空膀胱

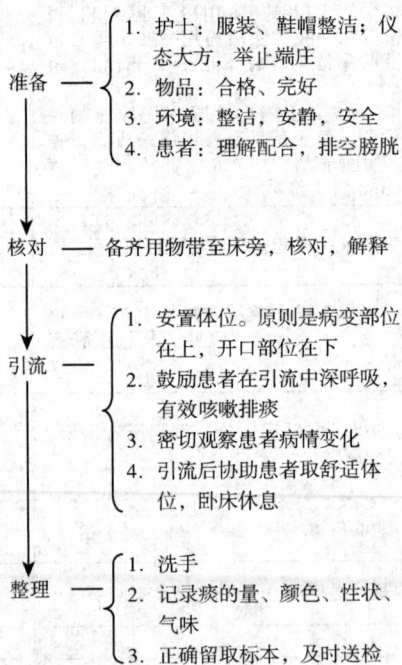

↓

核对 — 备齐用物带至床旁，核对，解释

↓

引流 —
1. 安置体位。原则是病变部位在上，开口部位在下
2. 鼓励患者在引流中深呼吸，有效咳嗽排痰
3. 密切观察患者病情变化
4. 引流后协助患者取舒适体位，卧床休息

↓

整理 —
1. 洗手
2. 记录痰的量、颜色、性状、气味
3. 正确留取标本，及时送检

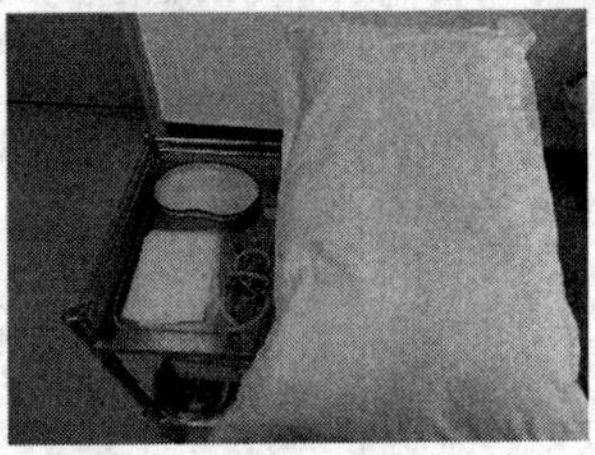

图2-3-15　引流前准备

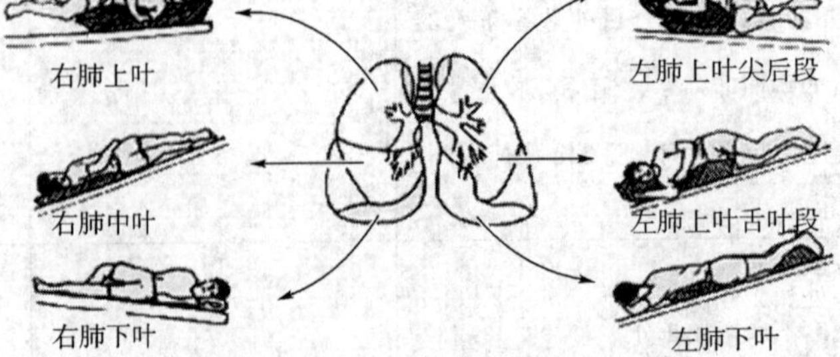

图2-3-16　体位引流的方法

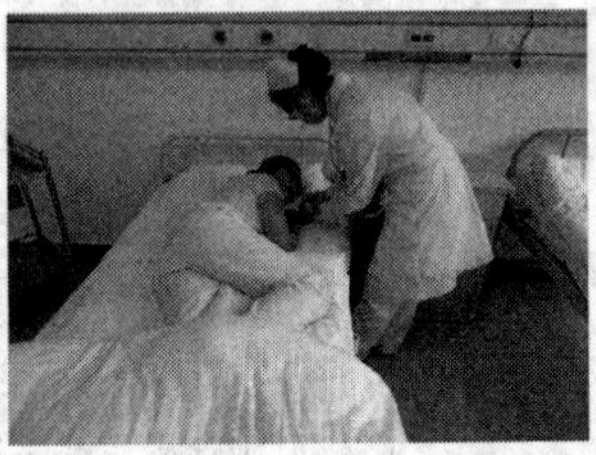

图2-3-17　体位引流的示范

【评价】

操作项目	操作内容	标准分	得分
操作前准备	准备：工作衣、帽、鞋穿戴整齐，符合规范	5	
	环境清洁	2	
	规范洗手和手卫生，戴好口罩	2	
	备齐用物，放置合理	3	
	检查一次性物品质量	3	
操作步骤	对床号、姓名，向患者及家属解释	5	
	评估患者呼吸系统疾病病史、使用范围、呼吸形态、肺部痰液积聚状况	5	
	根据引流的肺段采取合适的体位，是分泌物积聚部位在最高处	15	
	将弯盘或卫生纸准备在一旁	5	
	宜选择在空腹时进行，如每天晨起早饭前和晚上睡前各 1 次，每次 20～30min，必要时予以拍痰或震颤 1 次	15	
	指导做深呼吸有效咳嗽	5	
	协助清除分泌物	5	
	有其他部位积聚痰液时，更换其他姿势，重复引流，必要时予口腔护理或吸痰	5	
	监测患者对体位引流的耐受程度，评估其生命体征，特别是脉搏、呼吸的稳定性	5	
	协助患者躺卧休息 30min	5	
	记录患者引流前后，呼吸音的变化、呼吸形态和分泌物性状	5	
	整理床单位，妥善安置患者，分类处理污物用物	5	
操作后	整理床单位，妥善安置患者，分类处理污物用物	5	
评价	对患者的态度，与患者的沟通，操作熟练程度	5	
总计		100	

知识拓展

一、胸腔穿刺术的护理

1. 准备

（1）患者准备：①询问患者有无麻醉药过敏史。②向患者解释穿刺的目的，告诉患者术中不能动、咳嗽、深呼吸；患者若有剧烈咳嗽不宜穿刺，必要时按医嘱术前 0.5h 给予可待因镇咳；③家属签字同意；④做普鲁卡因皮试；⑤术前排大小便；静卧 15～30min，必要时给予镇静剂。

（2）用物准备：常规治疗盘一套，无菌胸腔穿刺包（内有接有胶管的胸腔穿刺针、5ml 和 50ml 注射器、7 号针头、血管钳、孔巾、纱布）、2% 利多卡因针剂、0.1% 肾上腺素、无菌手套、无菌试管、量杯等。

2. 过程：

说明目的→准备物品→安置体位→确定穿刺点→常规消毒→固定孔巾→协助抽取局麻药→协助固定穿刺针，配合抽液或抽气→密切观察病情→抽液完毕→拔针，固定纱布→做好患者术后指导→清理用物，标本送检→洗手，记录。

二、纤维支气管镜检查的护理

1. 准备

（1）患者准备：①向患者解释目的、配合事项；②查血小板和出血、凝血时间、胸片、心电图、血气分析；③术前禁食、禁饮水 4h；④术前 30min 肌注阿托品；精神紧张者肌注安定，避免使用呼吸抑制剂如吗啡、杜冷丁等；⑤根据病情，术前酌情卧床吸氧 3 ~ 4L/5 ~ 10min；⑥检查开始前嘱患者排空大小便；患者若有活动性义齿应事先取出。

（2）用物准备：纤维支气管镜、吸引器、冷光源、活检钳、细胞刷、喉头喷雾器，麻醉药、镇静药，抢救药及物品。

2. 过程

核对患者、说明目的→麻醉咽喉部→安置患者于仰卧位→了解操作过程，协助医师插管→协助医师经纤维支气管镜滴入麻醉剂做黏膜表面麻醉→做好术中配合，密切观察病情→协助医师拔管→做好患者术后指导→清理用物，记录检查情况。

项目二 心内科护理实训

要点导航

1. 能正确进行心内科常见疾病评估并正确给予患者护理。
2. 能正确进行循环系统评估技术操作。
3. 能成功心电图导联，并进行简单心电图分析，参见第一篇项目四。
4. 能对危重患者心电监护，参见第二篇项目三任务七。

任务导入

张某，男，45 岁。以“心前区刀割样疼痛 5 小时”为主诉入院。患者源于 5 小时前户外运动中突发胸痛，呈刀割样，位于心前区，范围约一巴掌大小，向左臂放射，持续半小时不能缓解，伴面色苍白，出冷汗，气促，头晕，恶心。就诊当地医院，急查心电图示 $V_2 \sim V_4$ 导联 ST 段弓背状向上抬高，诊断为急性心肌梗死，予以尿激酶溶栓治疗。治疗效果不佳，仍感胸痛，部位及范围同前，伴呕吐胃内容物一次，非喷射状，复查心电图提示“ST 段回落小于 50%”，既往有高血压史 5 年，高血脂史 5 年，吸烟史 15 年，每日 1 包。如果你是该患者的责任护士，请为该患者列出你的工作任务。

任务描述

1. 该患者主要表现为心前区疼痛，因此要采集健康史和评估心脏。
2. 根据患者病情，遵医嘱做心电图检查。
3. 心电图显示提示患者心肌梗死，且处于急性期，病情较重，遵医嘱行心电监护，随时观察患者病情。

任务实施

任务　循环系统评估技术

【目的】

1. 评价患者循环系统功能状况。

2. 检测患者循环系统功能变化。

【准备】

1. 护士准备 衣帽整洁，七步洗手，剪短指甲。

2. 患者准备 理解配合。

3. 用物准备 听诊器、计时器、记录纸、笔。

4. 环境准备 安静、温湿度；光线适宜，屏风遮挡。

【实施】

“您好，请问您叫什么名字？”“我叫××。”“×室×床×××，您好，我是您的责任护士，我将根据您的情况对您做一些检查。”

准备
1. 护士：服装、鞋帽整洁；仪态大方，举止端庄
2. 患者：理解配合
3. 物品：齐全实用，放置合理
4. 环境：整洁、安静、安全

↓

核对 —— 三查八对

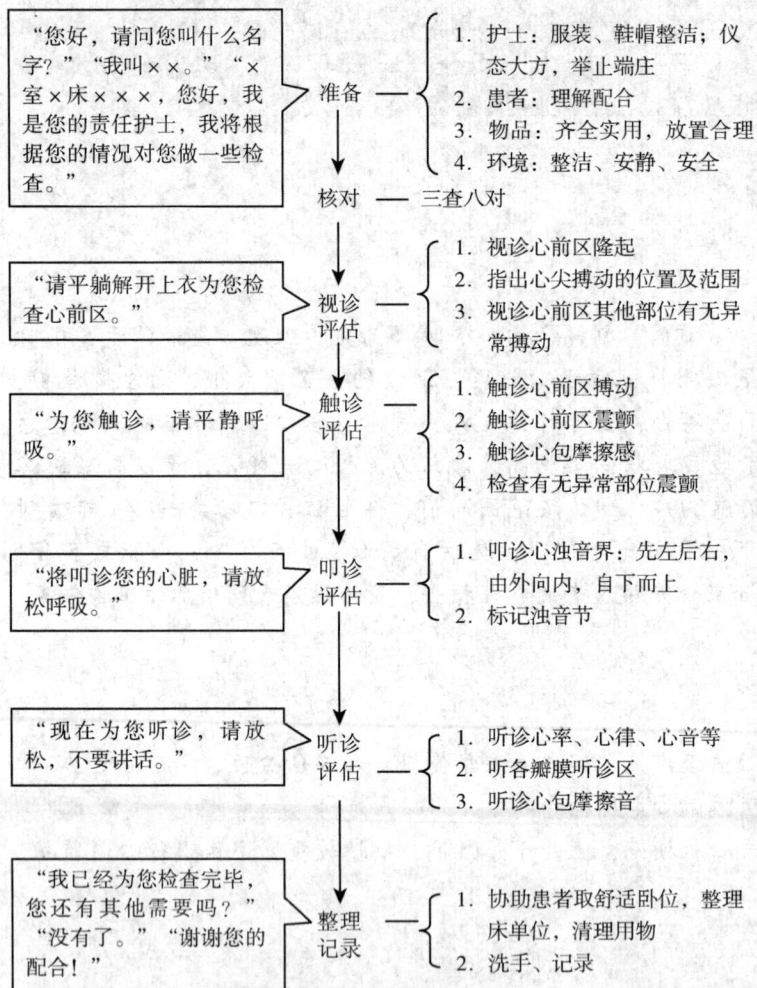

↓

“请平躺解开上衣为您检查心前区。”

视诊评估
1. 视诊心前区隆起
2. 指出心尖搏动的位置及范围
3. 视诊心前区其他部位有无异常搏动

↓

“为您触诊，请平静呼吸。”

触诊评估
1. 触诊心前区搏动
2. 触诊心前区震颤
3. 触诊心包摩擦感
4. 检查有无异常部位震颤

↓

“将叩诊您的心脏，请放松呼吸。”

叩诊评估
1. 叩诊心浊音界：先左后右，由外向内，自下而上
2. 标记浊音节

↓

“现在为您听诊，请放松，不要讲话。”

听诊评估
1. 听诊心率、心律、心音等
2. 听各瓣膜听诊区
3. 听诊心包摩擦音

↓

“我已经为您检查完毕，您还有其他需要吗？”“没有了。”“谢谢您的配合！”

整理记录
1. 协助患者取舒适卧位，整理床单位，清理用物
2. 洗手、记录

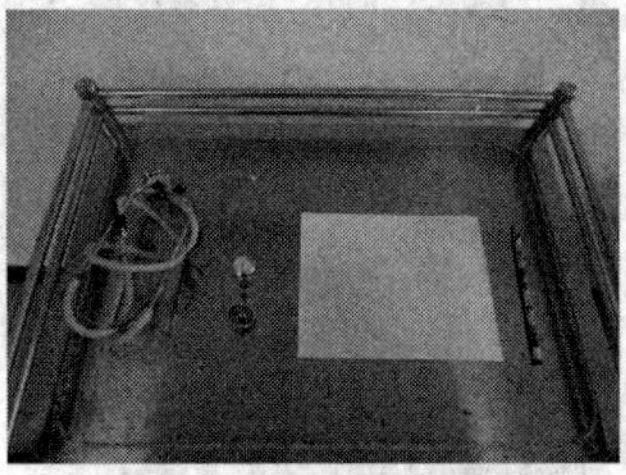

图2-3-18 用物准备

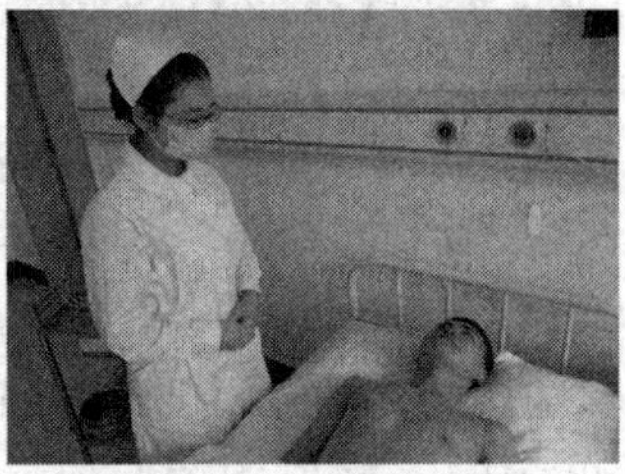

图2-3-19 视诊检查

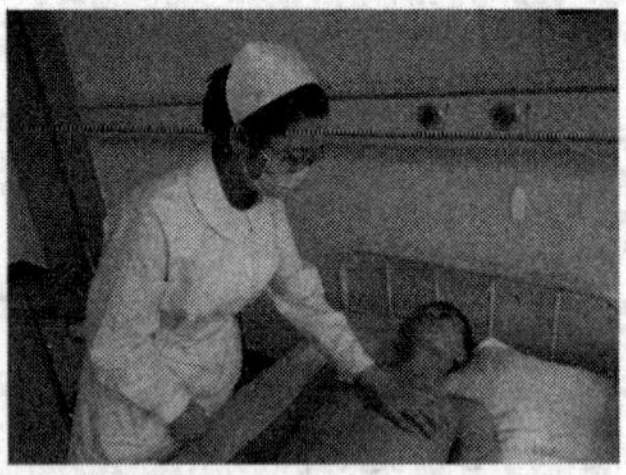

图2-3-20 触诊检查

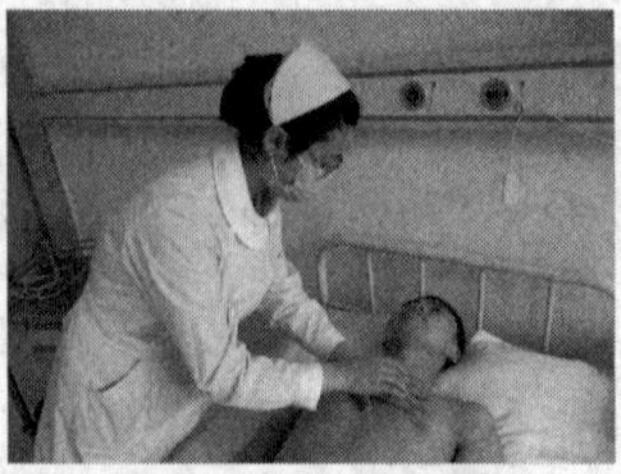

图2-3-21 叩诊检查

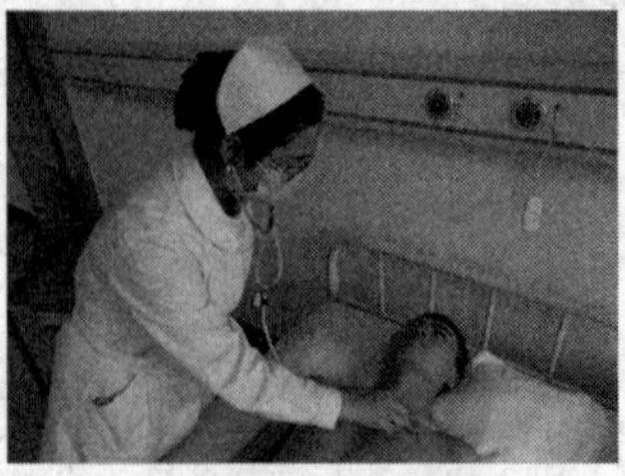

图2-3-22 听诊检查

【评价】

操作项目	操作内容	标准分	得分
操作准备	准备：着装整洁规范，仪表端庄大方	4	
	核对患者床号，姓名；通过操作者解释，患者了解该项操作的目的，并愿意合作	3	
	操作用物齐全，摆放科学、美观	3	
操作步骤	（1）视诊评估：患者取坐位或卧位	2	
	①注意观察心前区外形	6	
	②指出心尖搏动的位置及范围	6	
	③视诊心前区其他部位有无异常搏动	6	
	（2）触诊评估：患者取坐位或卧位	1	
	①触诊心前区搏动：先用右手全手掌置于心前区，然后逐渐缩小到用手掌尺侧（小鱼际）或示指和中指指腹并拢同时触诊心尖搏动	4	
	②触诊震颤：用手掌的尺侧紧贴心脏各瓣膜听诊区进行震颤的触诊	8	
	③检查心包摩擦感：可在心前区或胸骨左缘第三、四肋间触及，座位前倾更易触及	4	
	（3）叩诊评估：患者取坐位或卧位	1	
	①叩诊胸部：间接叩诊，检查者用示指和中指的第一和第二指节为叩诊板，另一手中指指端为叩诊锤，垂直叩击于叩诊板上，叩击力量均匀，短而稍快，叩击时由腕关节运动完成	10	
	②先左后右，由外向内，自下而上	5	
	③标记心浊音界，测量其与胸骨中线的垂直距离	6	
	（4）听诊评估：患者取坐位或卧位	1	
	①听诊从二尖瓣、肺动脉瓣、主动脉瓣、主动脉瓣第二听诊区、三尖瓣听诊区按顺序进行听诊	12	
	②听诊心律、心音、杂音三种区别	6	
	③听诊心包摩擦音	2	
评价	程序正确，动作规范，操作熟练	6	
	关心体贴患者，态度亲切，体现人文关怀	4	
总分		100	

项目三 消化内科护理实训

要点导航

1. 能正确进行消化内科常见疾病评估并正确给予患者护理。
2. 能正确进行消化系统评估技术操作。
3. 能正确进行胃、十二指肠检查技术配合。
4. 能正确进行腹腔穿刺术配合。

任务导入

王先生，48岁。因“反复发作上腹部疼痛8年，加重3天伴呕血、黑粪”入院。8年前因饮食不当，逐渐出现上腹部疼痛，伴反酸、嗳气，多在餐后1h出现。曾诊断为“胃溃疡”，给予“雷尼替丁”“硫糖铝”等药物治疗，症状缓解。以后每于气候变化、饮食不当、劳累时有类似发作，自行服用上述药物后缓解。3天前饮酒后（白酒半斤），上述症状再发，伴恶心、呕吐，呕吐物为胃内容物。6h前呕血4次，呈暗红色，总量约900ml，排黑粪2次，约500g。自觉头晕和心慌，疲乏无力，皮肤湿冷，遂急诊入院。

护理体检：T 37.8℃，P 120次/分，R 28次/分，BP 80/50mmHg。表情紧张、焦虑，面色苍白。双肺无异常，心率120次/分，律齐。腹软，上腹部轻度压痛，肝脾未触及，双下肢无水肿。如果你是该患者的责任护士，请为该患者应该如何做。

任务描述

1. 该患者主要表现为腹痛、腹泻，因此重点完成消化系统评估。
2. 根据患者病情，遵医嘱做胃、十二指肠镜检查。
3. 根据患者病情，必要时可进行腹腔穿刺技术。

任务实施

任务一 消化系统评估技术

【目的】

1. 评价患者消化系统功能状况。

2. 检测患者消化系统功能变化。

【准备】

1. 护士准备　衣帽整洁，七步洗手，剪短指甲。

2. 患者准备　理解配合。

3. 用物准备　听诊器、皮尺、棉签、弯盘、记录纸、笔。

4. 环境准备　安静，温湿度、光线适宜，屏风遮挡。

【实施】

“您好，请问您叫什么名字？”“我叫王××。”“×室×床王××，您好，我是您的责任护士，我将根据您的情况对您做一些检查。”

准备 —— 1. 护士：服装、鞋帽整洁；仪态大方，举止端庄
2. 患者：理解配合
3. 物品：齐全实用，放置合理
4. 环境：整洁、安静、安全

↓

核对 —— 三查八对

↓

“请仰卧屈膝，我给您做腹部检查。”

视诊评估 —— 1. 视诊腹部外形
2. 指出呼吸运动情况
3. 腹壁静脉、胃肠型及蠕动波

↓

“为您听诊腹部，请放松。”

听诊评估 —— 1. 听诊肠鸣音
2. 听诊振水音
3. 听诊血管杂音

↓

“叩诊您的腹部和肝脏，请配合。”

叩诊评估 —— 1. 腹部叩诊音
2. 肝脏叩诊

↓

“将给您触诊腹部，请放松。”

触诊评估 —— 1. 触诊顺序：从左下腹开始以逆时针方向，先左后右，自下而上
2. 压痛及反跳痛
3. 肝脾胆囊触诊

↓

“我已为您检查完毕，谢谢您的配合！”

整理记录 —— 1. 协助患者取舒适卧位，整理床单位，清理用物
2. 洗手、记录

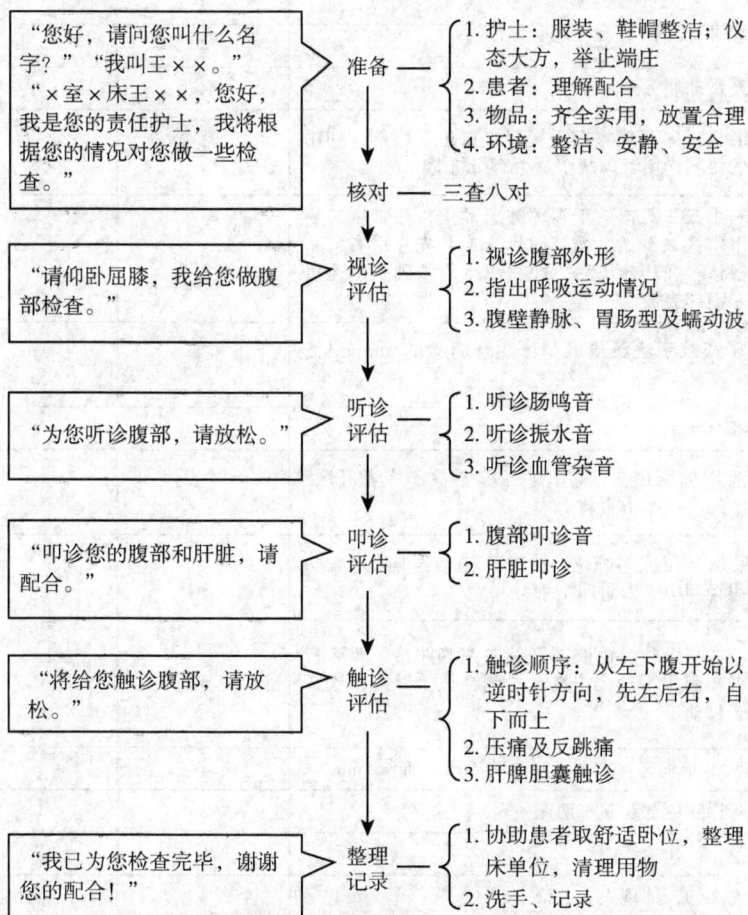

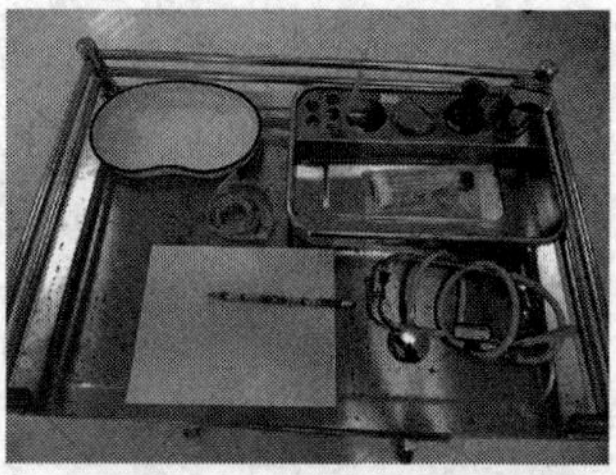

图2-3-23　用物准备

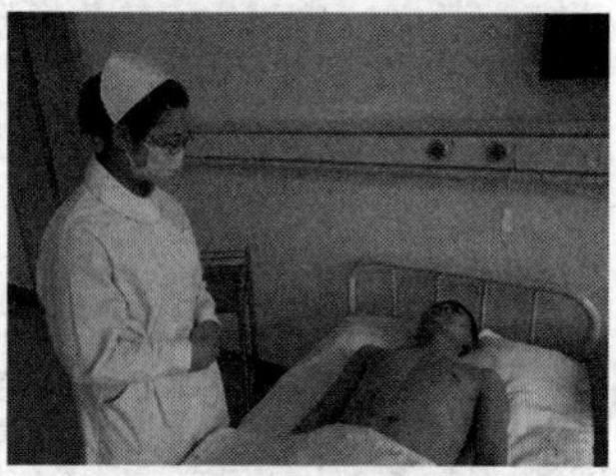

图2-3-24　视诊检查

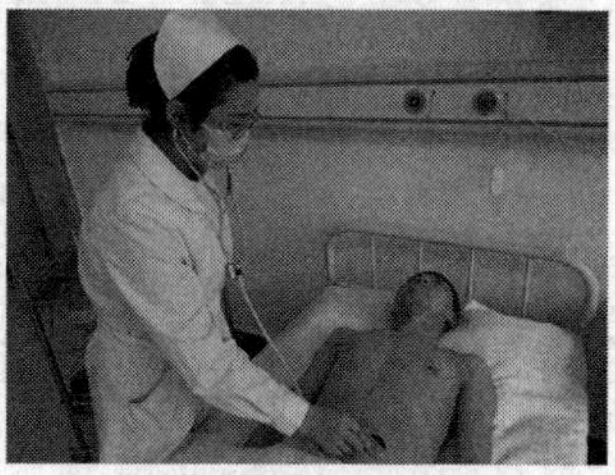

图2-3-25　听诊检查

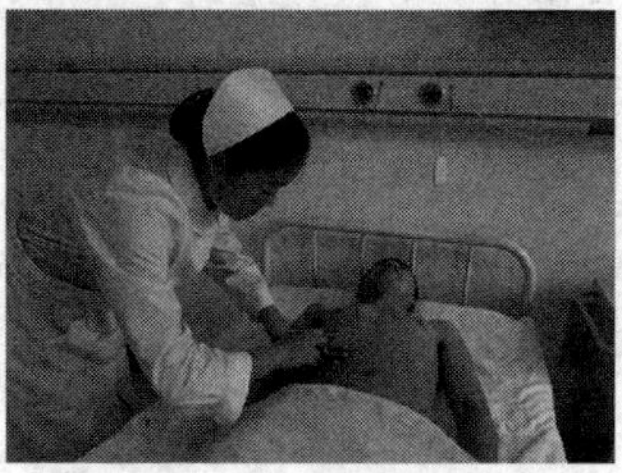

图2-3-26　叩诊检查

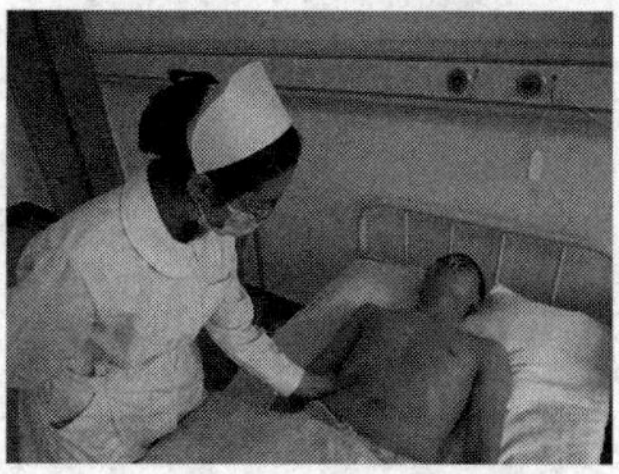

图2-3-27　触诊检查

【评价】

操作项目	操作内容	标准分	得分
操作准备	准备：着装整洁规范，仪表端庄大方	10	
	核对患者床号，姓名；通过操作者解释，患者了解该项操作的目的，并愿意合作	6	
	操作用物齐全，摆放科学、美观	6	
操作步骤	(1) 视诊评估：患者取仰卧位，充分暴露腹部	1	
	注意观察腹部外形	4	
	腹部呼吸运动情况	4	
	腹壁静脉、胃肠型及蠕动波	4	
	(2) 触诊评估：触诊腹壁紧张度：右手轻轻平放患者腹部，利用掌指关节和腕关节的协同作用触摸腹壁是否有抵抗感	5	
	压痛及反跳痛：用右手二、三指放于腹部健康部位，逐步压向病变区域，一般先从下腹区域开始，循逆时针方向，先左后右，有上向下，各区仔细触诊；在压痛点后，即在深压的基础上迅速将手抬起，观察疼痛和面部表情	8	
	肝脾胆囊触诊：单手或双手法触诊肝脾；注意胆囊的 Murphy 征阳性	14	
	(3) 叩诊评估：腹部叩诊音	4	
	①肝脏叩击痛：患者取仰卧位，检查者左手掌平放于患者肝区，右手掌握拳用轻到中的力量叩击手背	8	
	②肾脏叩击痛：患者取坐位或侧卧位，检查者左手掌平放患者肋脊角处，右手握拳用轻到中等力量叩击手背	6	
	③移动性浊音：患者取平卧位，由脐部开始向左侧叩诊，叩诊音由鼓音变浊音后，扳指固定不动，嘱患者右侧卧位，继续叩诊音变为鼓音，表明浊音移动	4	
	(4) 听诊评估：①听诊肠鸣音：取右下腹为听诊点，听诊 1min	4	
	②听诊血管杂音：听诊腹中部和腹部两侧	2	
评价	程序正确，动作规范，操作熟练	6	
	关心体贴患者，态度亲切，体现人文关怀	4	
总分		100	

任务二　胃、十二指肠镜检查配合技术

【目的】

1. 诊断食管、胃、十二指肠、结肠等疾病。
2. 取异物、息肉摘除、胃镜下止血等。

【准备】

1. 护士准备　衣帽整洁，七步洗手，剪短指甲。

2. 患者准备　理解配合。

3. 用物准备　内镜、冷光源、吸引器、内镜台车、治疗车、基础治疗盘、注射器、弯盘、牙垫、手套、纱布、纸巾、垫巾、管道清洁刷、活检钳、标本固定瓶、黏膜染色剂、喷洒导管、小毛巾、含酶洗涤剂、消毒液。

4. 环境准备　清洁、安静、明亮、温暖。

【实施】

“您好！我是您的责任护士小李，能告诉我您的名字吗？”“我是王××。”“您好！王先生，我准备给您做镜检，主要目的明确诊断，请配合。”

准备 —
1. 护士：服装、鞋帽整洁；仪态大方，举止端庄
2. 物品：合格、完好
3. 环境：整洁，安静，安全
4. 患者：了解目的及方法，愿意合作

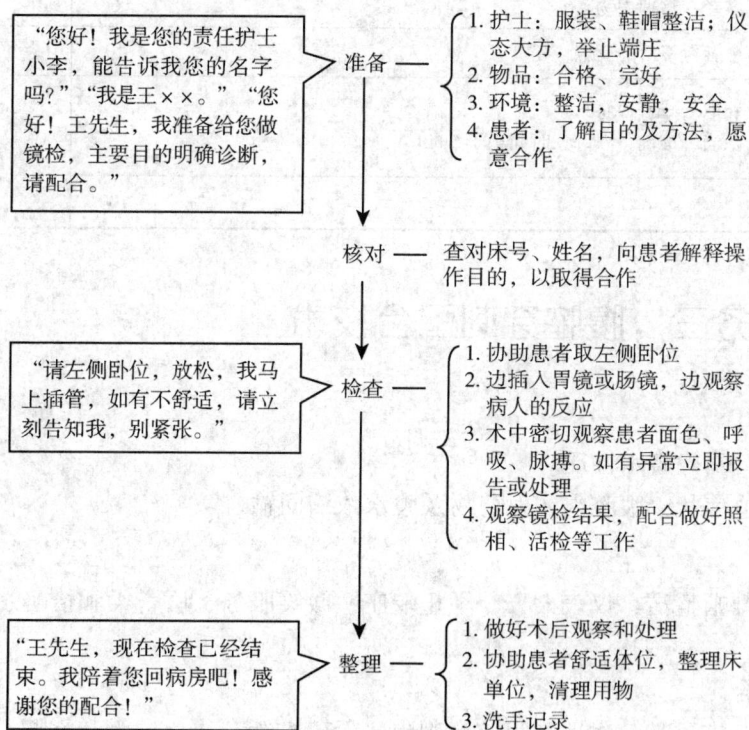

↓

核对 — 查对床号、姓名，向患者解释操作目的，以取得合作

↓

“请左侧卧位，放松，我马上插管，如有不舒适，请立刻告知我，别紧张。”

检查 —
1. 协助患者取左侧卧位
2. 边插入胃镜或肠镜，边观察病人的反应
3. 术中密切观察患者面色、呼吸、脉搏。如有异常立即报告或处理
4. 观察镜检结果，配合做好照相、活检等工作

↓

“王先生，现在检查已经结束。我陪着您回病房吧！感谢您的配合！”

整理 —
1. 做好术后观察和处理
2. 协助患者舒适体位，整理床单位，清理用物
3. 洗手记录

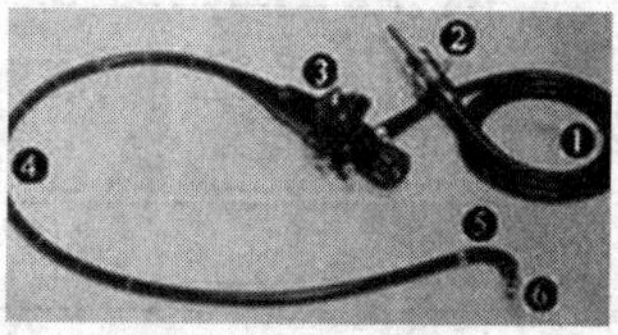

图2-3-28　用物准备

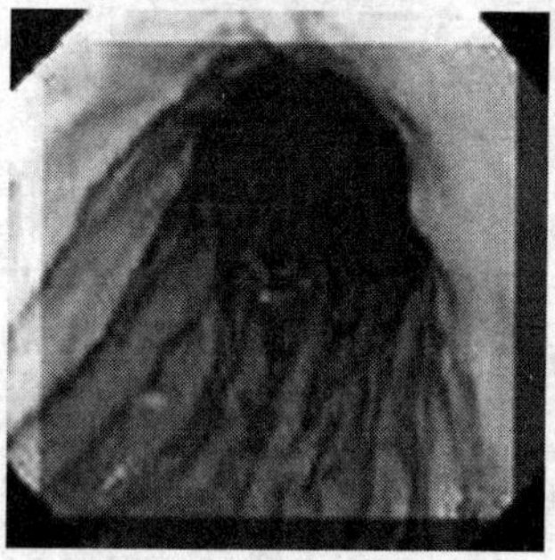

图2-3-29　胃体黏膜皱襞

【评价】

	操作项目	操作内容	标准分	得分
操作前	素质要求	衣帽整洁、洗手	4	
	用物准备齐全	内镜、冷光源、吸引器、内镜台车、治疗车、基础治疗盘、注射器、弯盘、牙垫、手套、纱布、纸巾、垫巾、管道清洁刷、活检钳、标本固定瓶、黏膜染色剂、喷洒导管、小毛巾、含酶洗涤剂、消毒液	6	
	环境准备	清洁、舒适，光线明亮	4	
	患者准备	核对：床号、姓名；解释：目的、如何配合	10	
操作中	体位	协助患者取左侧卧位，头稍向后仰，放松领扣和腰带，取出义齿，咬紧牙垫	6	
	插镜	注意胃肠镜插入深度和患者的反应	20	
	观察病情	观察面色，注意有无不适	10	
	观察镜检结果	观察结果，配合做好照相、活检等工作	20	
操作后	整理	安置患者，整理用物	6	
	观察	观察患者胃镜后的反应	10	
	评价	态度和蔼，注意保暖 动作稳当、准确、熟练，时间小于5min	8	
总分			100	

任务三　腹腔穿刺配合技术

【目的】

1. 抽取腹水化验检查，明确腹水性质。
2. 适量放腹水缓解压迫症状，腹腔内注射药物及腹水浓缩回输。

【准备】

1. 护士准备　服装、鞋帽整洁；仪表大方、举止端庄；微笑服务、语言柔和恰当、态度和蔼可亲。

2. 患者准备　理解配合。

3. 用物准备　血压计、皮尺，一次性胸腹腔穿刺包，无菌方纱一块，试管和空瓶，容器，急救物品。

4. 环境准备　整洁、安静、安全。

【实施】

“您好！请问你叫什么名字？”“我叫王××。”“我是您的责任护士小赵，现在给腹腔穿刺，目的为了明确诊断和缓减腹胀症状。”

准备 —— 1. 护士：服装、鞋帽整洁；仪态大方，举止端庄
2. 物品：合格、完好
3. 环境：整洁，安静，安全
4. 患者：了解目的及方法，愿意合作

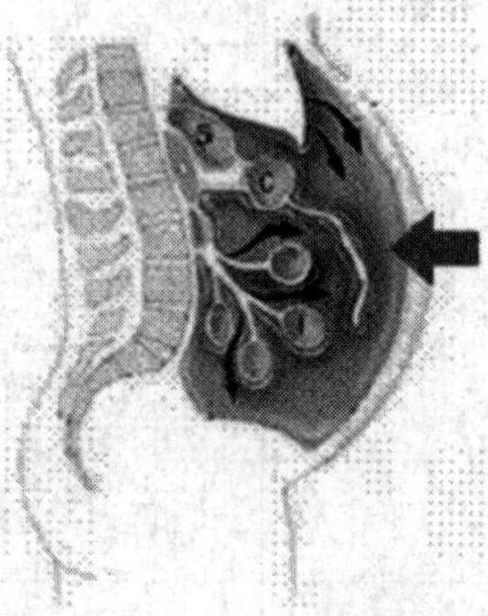

图2-3-30　腹腔积液

核对 —— 备齐用物带至床旁，核对，解释

“我现在给穿刺，在操作中程中请不要动，如有不适请告诉我。”

穿刺 —— 1. 穿刺点选择
2. 消毒、麻醉
3. 穿刺、放腹水的速度和量
4. 标本采集和穿刺后处理

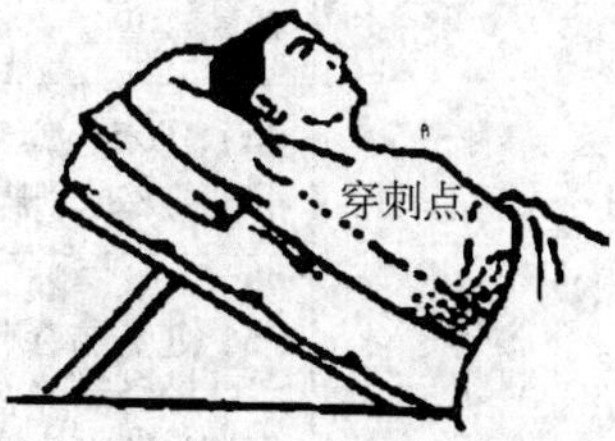

图2-3-31　选择穿刺点

“王先生，我现在操作已经结束，请好好休息，如果您有什么需要请按床铃，我们也会随时巡视病房，谢谢您的配合！”

拆除整理 —— 1. 协助患者取舒适体位
2. 洗手，记录
3. 标本送检

【评价】

操作项目	操 作 内 容	标准分	得分
准备质量标准	(1) 仪表端庄，衣帽整齐	2	
	(2) 备物：无菌腹腔穿刺包、无菌手套、胶布、2% 利多卡因、75% 酒精、2% 的碘酒或碘伏、消毒棉签、治疗盘、腹带、留置送检标本的无菌试管、注射器，并备好血压计、听诊器和卷尺	6	
	(3) 向患者做好解释，解除顾虑，求得合作	2	
	(4) 说出目的：检查腹水性质，为诊断和鉴别诊断提供依据，用于治疗	4	
操作质量标准（76 分）	(1) 选择体位并说明	5	
	(2) 确定穿刺点：①左下腹，脐与髂前上棘连线中外 1/3 交点；②脐与耻骨联合连线中点上方 1.0cm 偏左或右 1.5cm 处；③侧卧位脐水平线与腋前线或腋中线交点；④腹水量少或有包裹时，可经 B 超引导定位	10	
	(3) 常规消毒皮肤，消毒范围直径>15cm，打开穿刺包检查手术器械	8	
	(4) ①术者戴无菌手套；②盖消毒洞巾；③以 2% 利多卡因在穿刺处自皮肤到腹膜行局部麻醉	10	
	(5) ①将与穿刺针连接的乳胶管夹闭；②术者左手固定皮肤，右手持针经麻醉点垂直逐步刺入腹壁；③腹水量大时，穿刺针应在腹壁内转向待抵抗感突然消失时接上注射器；④打开乳胶管，即可抽吸腹水置于无菌试管内，待送检	12	
	(6) 抽液完毕后拔针：①针眼处以 2% 的碘酒或碘伏消毒，覆盖无菌纱布；②手指压迫数分钟，用护创膏固定；③大量放水后，需束以多头腹带以防腹压骤降	15	
	(7) 术后嘱患者平卧休息，保持穿刺部位在上方，以免腹水继续漏出	5	
	(8) 复测脉搏、血压和腹围	5	
	注意事项：①术中应密切观察患者，如有不良反应，应立即停止操作，予以适当处理；②诊断性穿刺，可直接用 20～50ml 注射器穿刺取腹水；大量放腹水时，应保持针头固定，用输液夹调整放液速度。放液不宜过快，肝硬化患者一次放水不宜超过 3000ml（首次放液不超过 1000ml），以免诱发肝性脑病或电解质紊乱。若有腹水浓缩回输装置，可放宽此限；③腹水流出不畅时，可稍移动穿刺针或稍变换体位；④对于腹水量大者，穿刺时勿使皮肤到壁层腹膜的针道在一条直线上，可在针次达皮肤后，稍微移动穿刺针头方向偏离原针道，再向深层逐步进针到腹腔，以免拔针后针眼漏腹水。如有漏水，可用蝶形胶布或火棉胶粘贴	6	
评价	关心、体贴患者，态度亲切，体现人文关怀	10	
总分		100	

知识拓展

双气囊三腔管压迫止血术

1. 准备

（1）患者准备：①患者对双气囊三腔管压迫止血术的认知水平、合作程度、沟通能力及心理反应；②患者病情、年龄、意识状态、生命体征、消化道出血的程度及全身情况；③检查患者有无鼻中隔偏曲、鼻腔炎症及阻塞等情况。

（2）用物准备：①治疗盘内放置治疗巾、治疗碗、生理盐水 1 瓶、弯盘、短镊子、50ml 注射器 2 副、棉垫、小纱绳 2 根、弹簧夹 1 ~3 只、纱布、胶布、棉签及液状石蜡；②双气囊三腔管；③牵引架、滑轮、蜡绳、牵引物 0.5kg（纱袋或盐水瓶内装 300ml 水）及网袋，必要时备胃肠减压器。

2. 过程

核对患者，说明目的→检查三腔管的性能→安置患者于半坐卧位或平卧位头偏向一侧→清洁鼻腔→润滑三腔管前端及气囊→协助医师插管，指导患者做吞咽动作→证实在胃内后，协助医师充气、测压→打结→胃管开口用弹簧夹夹紧→正确牵引三腔管，并标记→按医嘱胃管内注药或抽液（毕后继续夹紧）→安置患者→清理用物→洗手，记录→止血期间观察与护理→出血停止后 24h 协助医师拔管。

项目四　泌尿系统护理实训

要点导航

1. 能正确进行肾内科常见疾病评估并正确给予患者护理。
2. 能全面收集患者的健康资料和指导患者进行正确的口服药。
3. 能够为患者实施导尿。
4. 能协助进行血液透析。

任务导入

患者，男性，48岁，农民。因“水肿、血尿和蛋白尿2年，食欲减退，少尿1个月”入院，两年前无明显诱因出现水肿、镜下血尿和蛋白尿，被诊断为慢性肾小球肾炎，未系统治疗。近1个月出现食欲下降，水肿加重，伴尿少，每日尿量800ml左右。如果你是该患者的责任护士，请为该患者应该如何做。

任务描述

1. 该患者主要表现为水肿、血尿和蛋白尿，因此要采集健康史和评估肾脏。
2. 根据患者病情，遵医嘱给予口服药。
3. 如果患者病情严重，必要时给予血液透析治疗。

任务实施

任务　血液透析配合治疗技术

【目的】

利用半透膜原理，通过扩散，对流使体内各种有害以及多余的代谢废物和过多的电解质移出体外，达到净化血液的目的，并达到纠正水电解质紊乱及维持酸解平衡的目的。

【准备】

1. 护士准备　衣帽整洁，七步洗手。

2. 患者准备　理解配合。

3. 用物准备　血液透析器、血液透析管路、穿刺针、无菌治疗巾、生理盐水(1000~2000ml)、皮肤消毒液、棉签、止血带、胶布、一次性手套、透析液等。

4. 环境准备　透析室内严格执行定期清洁和消毒制度，保持良好环境。

【实施】

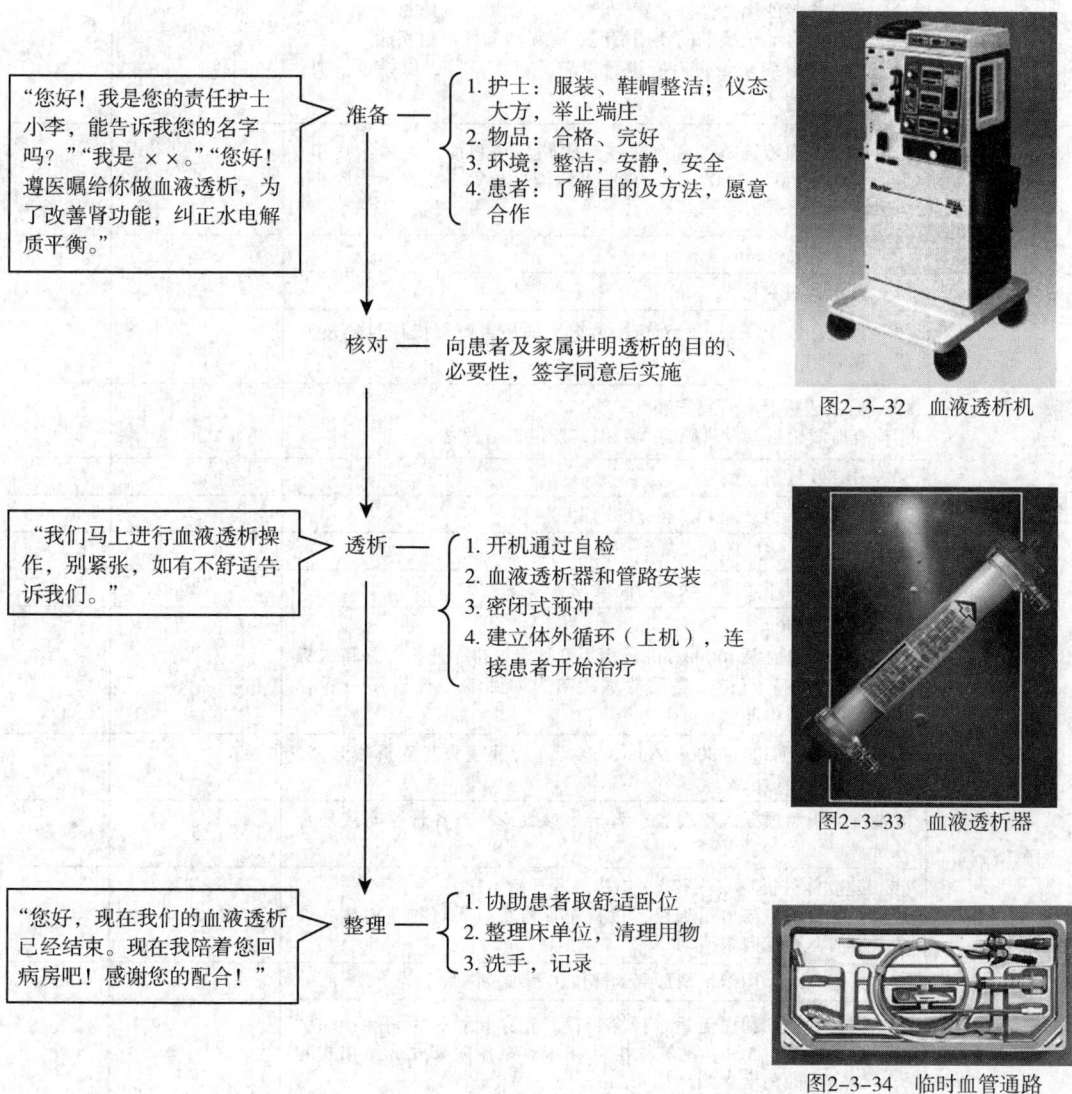

“您好！我是您的责任护士小李，能告诉我您的名字吗？”“我是××。”“您好！遵医嘱给你做血液透析，为了改善肾功能，纠正水电解质平衡。”

准备 ——
1. 护士：服装、鞋帽整洁；仪态大方，举止端庄
2. 物品：合格、完好
3. 环境：整洁，安静，安全
4. 患者：了解目的及方法，愿意合作

↓

核对 —— 向患者及家属讲明透析的目的、必要性，签字同意后实施

↓

“我们马上进行血液透析操作，别紧张，如有不舒适告诉我们。”

透析 ——
1. 开机通过自检
2. 血液透析器和管路安装
3. 密闭式预冲
4. 建立体外循环（上机），连接患者开始治疗

↓

“您好，现在我们的血液透析已经结束。现在我陪着您回病房吧！感谢您的配合！”

整理 ——
1. 协助患者取舒适卧位
2. 整理床单位，清理用物
3. 洗手，记录

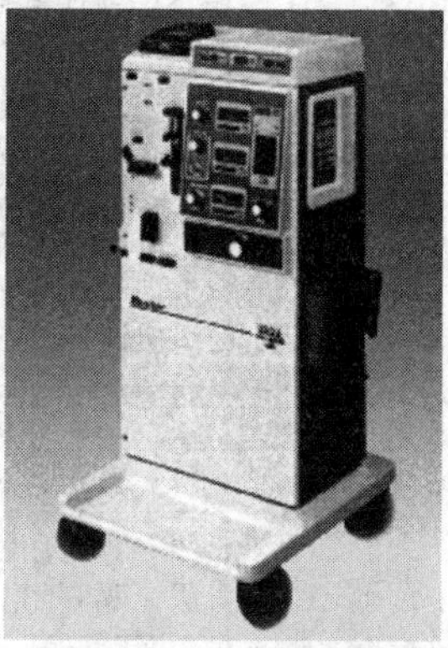

图2-3-32　血液透析机

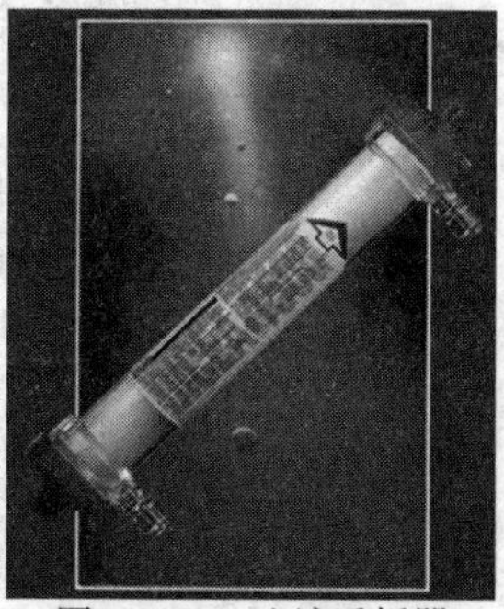

图2-3-33　血液透析器

图2-3-34　临时血管通路

【评价】

操作项目	操作流程与标准	标准	得分
仪表	着装整洁，洗手，戴口罩，手套	2	
评估	(1) 评估环境：整洁安静、减少人员流动 (2) 评估患者的生命体征，意识状态，了解患者的体重 (3) 了解患者的抗凝剂的使用情况，有无活动性出血疾病 (4) 评估患者内瘘是否有阵颤音，局部有无红肿、硬结、渗血，及静脉的情况	10	
操作前准备	(1) 用物：血液透析器、血液透析管路、穿刺针、无菌治疗巾、生理盐水（1000～2000ml）、皮肤消毒液、棉签、止血带、胶布、一次性手套、透析液等	5	
	(2) 用物准备 3min	2	
操作流程	(1) 开机通过自检	2	
	(2) 携带用物至床旁，核对床号姓名。向患者解释操作目的及方法，取得合作	4	
	(3) 血液透析器和管路安装 ①检查血液透析器及管路有无破损，外包装是否完好	3	
	②查看有效日期、型号	2	
	③安装透析器于支架上，静脉端向上	3	
	④安装管路，按照体外循环的血流方向依次安装	5	
	⑤按无菌原则连接预冲液与血路管动脉端接头	2	
	(4) 密闭式预冲 ①启动透析机血泵 100ml/min，用生理盐水先排净透析管路和透析器血室（膜内）气体。生理盐水流向为动脉端→透析器→静脉端，不得逆向预冲	5	
	②将泵速调至 200～300ml/min，连接透析液接头与透析器旁路，排净透析器透析液室（膜外）气体	5	
	③冲洗完毕后根据医嘱设置患者治疗参数，检查各管道连接是否紧密	5	
	(5) 建立体外循环（上机），连接患者开始治疗。 ①核对患者信息与血管通路，检查血管通路有无红肿、渗血、硬结，摸清血管走向跟搏动	5	
	②选择穿刺点，用碘伏消毒穿刺部位，消毒范围大于等于 8 * 8	5	
	③根据血管粗细和血流量选择穿刺针。先穿刺静脉后动脉；动脉穿刺点距内瘘口 3cm；动静脉相距 10cm。采用阶梯式或纽扣式的方式以合适的角度穿刺		
	④连接血路管动脉端与动脉端穿刺针，设置血泵流速 50～100ml/min	5	
	⑤待血液流至血路管的静脉壶时连接血路管静脉端与静脉端穿刺针	5	
	⑥妥善固定血路管，协助患者取舒适体位	5	
	⑦测量血压、查对机器各参数，并记录	3	
	⑧向患者交代注意事项	2	
	⑨按《医疗废物管理条例》《消毒技术规范》处理医用垃圾	2	
	⑩护士洗手或用快速手消毒液消毒双手	2	

续表

操作项目	操作流程与标准	标准	得分
评价	1. 操作熟练，严格查对制度，做好记录	3	
	2. 与患者沟通有效（操作中实施五声化温馨服务）	3	
	3. 无菌观念强	3	
	4. 爱护体贴患者，在规定时间内完成操作	3	

知识拓展

腹膜透析

1. 准备

(1) 患者准备：①患者对血液透析的认知水平、合作程度及心理反应；②患者的病情、年龄、体重、生命体征、出凝血时间、肾功能及电解质检查结果。

(2) 用物准备：透析硅胶管、透析液、血压计、听诊器、体重秤、各种型号的注射器、无菌切开包、无菌手套、塑料桶及塑料袋等。无菌生理盐水、2.5%碘酊、75%乙醇、1%普鲁卡因溶液、2%利多卡因针剂及一般抢救用药。透析液要用干燥恒温箱干加热至37℃。

2. 过程

核对患者→通过手术腹腔插管→插管术后隔离1～2周，防止感染→打开透析管的包扎→乙醇消毒后与透析袋连接→抬高透析袋，使透析液在10min内流入腹腔→夹紧管口→1h后将透析袋放在低于腹腔的位置，将腹腔内透析液引流入透析袋→更换透析袋，如此反复多次，每天灌入透析液10000～12000ml→处理透析管并包扎，整理用物，做好护理并记录。

项目五 血液科护理实训

要点导航

1. 能准确进行血液科常见疾病评估并正确给予患者护理。
2. 能配合医生正确完成骨髓穿刺操作技术。
3. 能独立完成静脉采血工作。
4. 能正确进行密闭式输血操作，并密切观察输血患者。

任务导入

王某，男，24岁，2周前开始感觉乏力、心悸、面色苍白，2天前拔牙后出血不止，1天前开始发热，遂来医院就诊。查体：体温38℃、P 100次/分、R 21次/分、BP 115/75mmHg。双侧颈部淋巴结肿大，各2～3枚，直径1～1.5cm，活动，无压痛。胸骨压痛（+），肝肋下未触及，脾肋下2cm。辅助检查显示：白细胞34.8×10^{9}/L，红细胞2.7×10^{12}/L，血小板62×10^{9}/L。如果你是该患者的责任护士，请为该患者应该如何做。

任务描述

1. 该患者主要表现为出血、发热、胸骨压痛，考虑血液科疾病，因此要配合医生穿刺骨髓以明确诊断。

2. 根据患者病情，遵医嘱做采血检查或予以输血治疗。

3. 如果患者病情严重，必要时可进行骨髓移植术。

任务实施

任务　骨髓穿刺配合治疗技术

【目的】

1. 各类血液病（如白血病、再生障碍性贫血、原发性血小板减少性紫癜等）的诊断。

2. 某些传染病或寄生虫病需行骨髓细菌培养或寻找疟疾及黑热病等原虫者。

3. 网状内皮系统疾病及多发性骨髓瘤的诊断。

4. 恶性肿瘤可疑骨髓转移者。

5. 了解骨髓造血功能，有无造血抑制，指导抗癌药及免疫抑制药的使用。

【准备】

1. 护士准备　衣帽整洁，七步洗手，剪短指甲。

2. 患者准备　理解配合。

3. 用物准备　骨髓穿刺包（弯盘 1 个，18 号、16 号或 12 号骨髓穿刺针 1 个，消毒碗 1 个，镊子 1 把，止血弯钳 1 把，消毒杯 2 个，纱布 2 块，干棉球数个，无菌洞巾），无菌手套（2 个），5ml 注射器 2 个及 20ml 注射器 1 个，2% 利多卡因 1 支，载玻片 10 张，推片 1 个，持物钳，砂轮，碘酒酒精棉球。

4. 环境准备　安静，温湿度、光线适宜，屏风遮挡。

【实施】

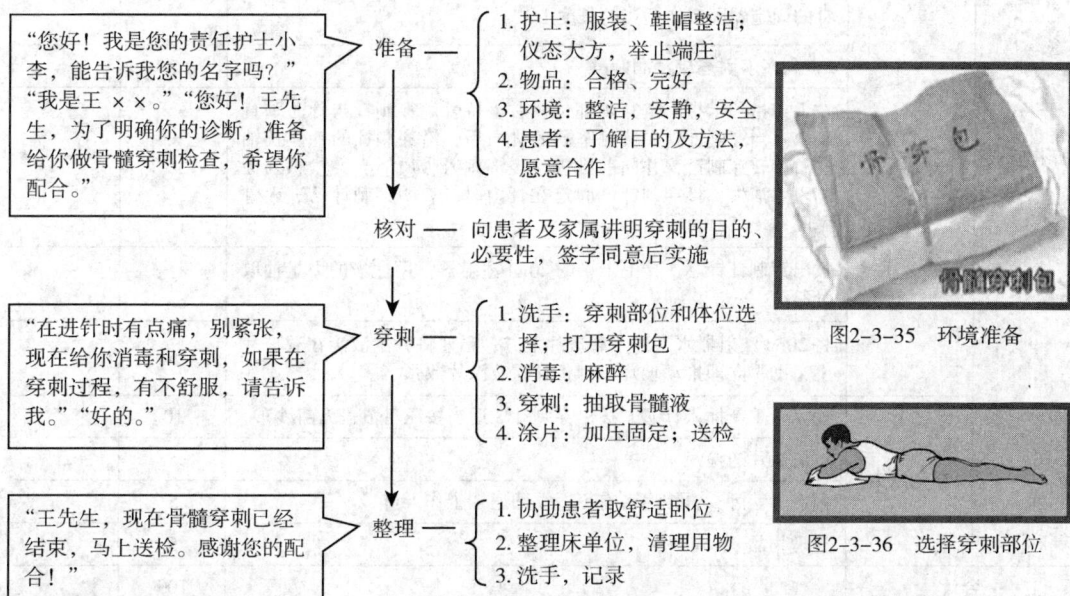

"您好！我是您的责任护士小李，能告诉我您的名字吗？""我是王 ××。""您好！王先生，为了明确你的诊断，准备给你做骨髓穿刺检查，希望你配合。"

准备 —— 1. 护士：服装、鞋帽整洁；仪态大方，举止端庄
2. 物品：合格、完好
3. 环境：整洁，安静，安全
4. 患者：了解目的及方法，愿意合作

↓

核对 —— 向患者及家属讲明穿刺的目的、必要性，签字同意后实施

↓

"在进针时有点痛，别紧张，现在给你消毒和穿刺，如果在穿刺过程，有不舒服，请告诉我。""好的。"

穿刺 —— 1. 洗手：穿刺部位和体位选择；打开穿刺包
2. 消毒：麻醉
3. 穿刺：抽取骨髓液
4. 涂片：加压固定；送检

↓

"王先生，现在骨髓穿刺已经结束，马上送检。感谢您的配合！"

整理 —— 1. 协助患者取舒适卧位
2. 整理床单位，清理用物
3. 洗手，记录

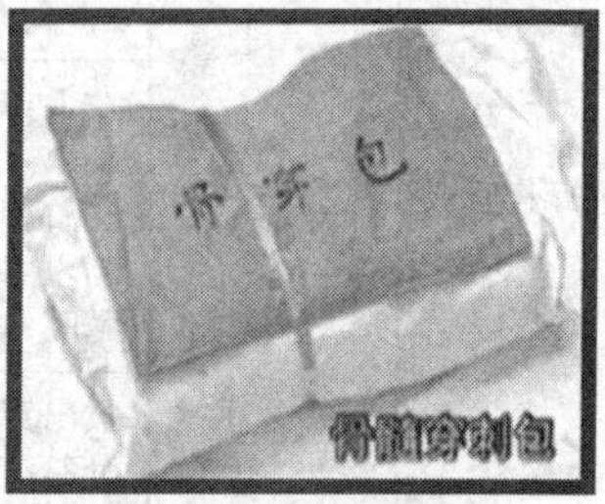

图2-3-35　环境准备

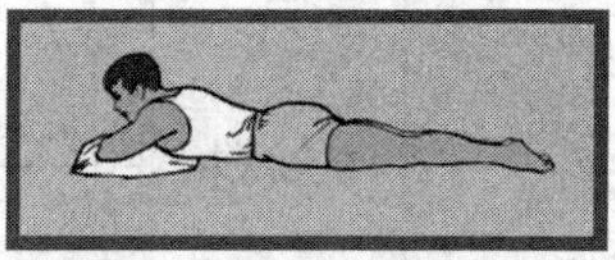
图2-3-36　选择穿刺部位

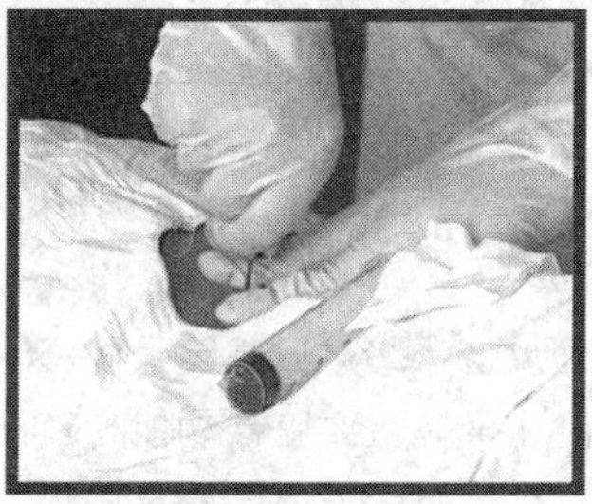
图2-3-37　穿刺

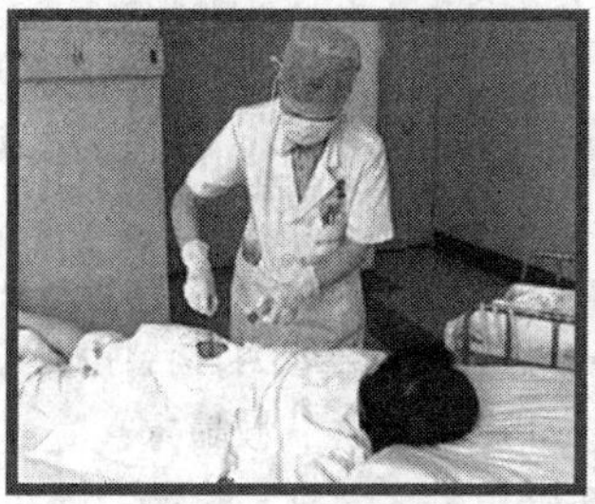
图2-3-38　涂片

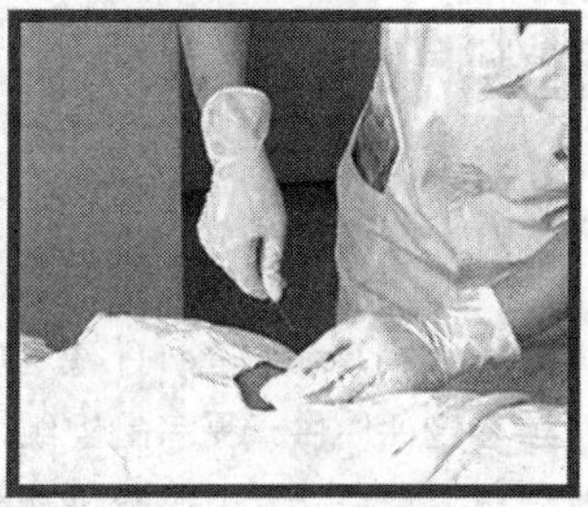
图2-3-39　拔针

【评价】

操作项目		操作内容	标准分	得分
准备阶段	准备用物	检查用品是否齐备：骨穿包、安尔碘、2%利多卡因注射液、注射器、棉签、胶布、无菌敷料	5	
	着装	穿戴工作服、戴口罩、戴帽	5	
	患者准备	向患者解释穿刺目的、消除紧张感	5	
		根据定位点患者取仰卧位或侧卧位	5	
操作阶段	消毒铺巾	定位：①髂前上棘穿刺点：髂前上棘后1～2cm处；②腰椎棘突穿刺点：腰椎棘突突出的部位	5	
		常规消毒术区皮肤，直径15cm	5	
		戴无菌手套	5	
		覆盖并固定无菌洞巾	5	
	麻醉穿刺	检查器械，注意穿刺针是否通畅，针芯是否配套；将骨髓穿刺针的固定器固定在适当的长度上	5	
		2%利多卡因逐层浸润麻醉	5	
		左手拇指和示指固定穿刺部位，右手持骨髓穿刺针与骨面垂直刺入。当穿刺针针尖接触坚硬的骨质后，沿穿刺针的针体长轴左右旋转穿刺针，并向前推进，缓缓刺入骨质。当突然感到穿刺阻力消失，且穿刺针已固定在骨内时，表明穿刺针已进入骨髓腔	15	
		拔出穿刺针针芯，接上干燥的20ml注射器，用适当的力量抽取骨髓液	5	
		将20ml注射器水平移至载玻片上方，迅速将骨髓液滴在载玻片上，助手立即推动玻片，制备骨髓液涂片数张	5	
	穿刺结束	抽完后重新插入针芯，拔出穿刺针，适当按压后覆盖无菌纱布	10	
		将血涂片送检	5	
		嘱患者静卧，告知患者有不适立即通知工作人员	5	
		整理物品	5	
合计			100	

知识拓展

骨髓移植术

1. 准备

（1）患者准备：①患者的认知水平、沟通能力、合作程度及心理反应；②对异基因骨髓移植者应评估供、受者的组织配型；③患者血象、骨髓象、心、肺、肝、肾等重要脏器功能检查结果，免疫功能及内分泌功能检查结果，痰、尿、粪便、皮肤、耳、鼻、咽拭子细菌及真菌培养结果。评估患者有无感染灶；④患者预处理后的状况及在体能上对骨髓移植术的承受能力。

2. 过程

供者的选择和准备→无菌层流室准备→患者准备→进无菌层流室→骨髓液采集→骨髓液输注→移植后护理。

项目六　内分泌科护理实训

要点导航

1. 能正确进行内分泌科常见疾病评估并正确给予患者护理。
2. 能正确实施血糖监测操作。
3. 能正确掌握有效控制血糖的方法胰岛素泵治疗。
4. 能正确掌握胰岛素笔的使用技术。

任务导入

患者，男，49 岁，发现血糖升高 1 月，昨日出现高热、咳嗽，并感到极度口渴、厌食、恶心、呼吸加速有烂苹果味。晚上四肢厥冷、脉细速、血压下降，随即意识不清，紧急送入医院。查体：P 130 次/分，BP 70/50mmHg，呼吸深大，有烂苹果味。如果你是该患者的责任护士，请为该患者列出你的工作任务。

任务描述

1. 该患者主要表现为酮症酸中毒，因此要监测患者血糖。
2. 根据患者病情，是否考虑使用胰岛素泵治疗。
3. 同时出院后教会患者正确使用胰岛素笔操作技术。

任务实施

任务一　血糖测定技术

【目的】

1. 监测血糖水平。
2. 评价代谢指标。
3. 提供临床治疗依据

【准备】

1. 护士准备　衣帽整洁，七步洗手，戴无菌口罩。

2. 患者准备　理解配合。

3. 用物准备 治疗盘、75%乙醇、棉签、血糖仪、采血针、血糖试纸等。

4. 环境准备 安静，温湿度、光线适宜，屏风遮挡。

【实施】

“您好，请问您叫什么名字？”“我叫××。”“×室×床×××，您好，我是您的责任护士，现在要给您测量一下血糖，请您配合。”

准备 —— 1. 护士：服装、鞋帽整洁；仪态大方，举止端庄
2. 物品：合格，完好
3. 环境：整洁、安静、安全
4. 患者：理解配合

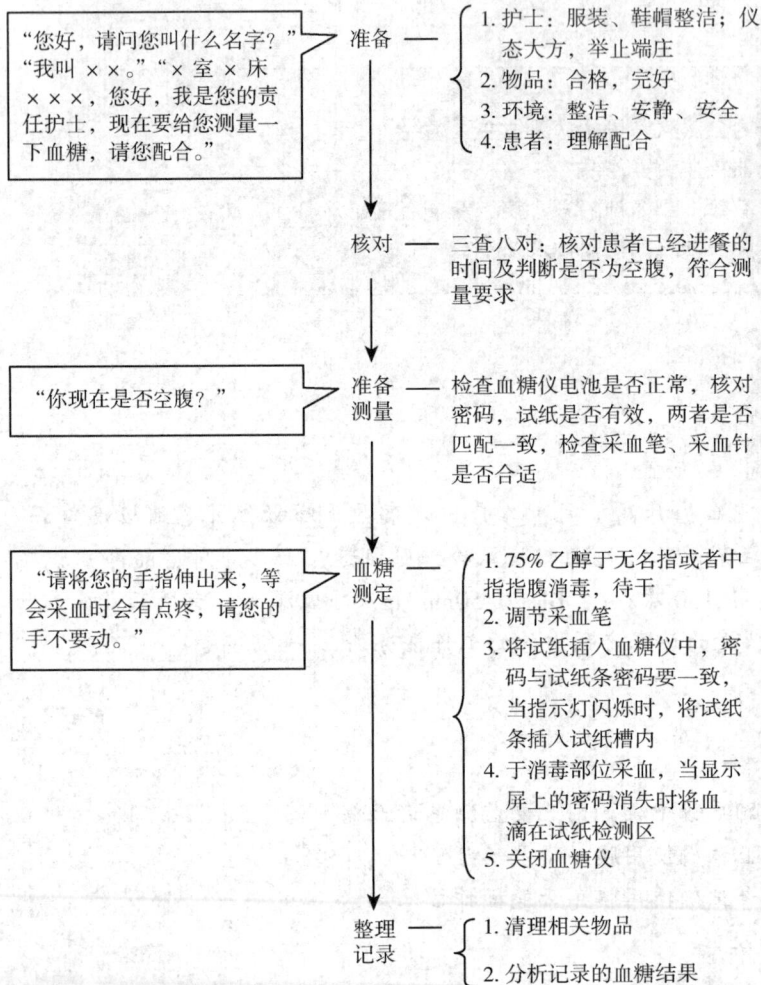

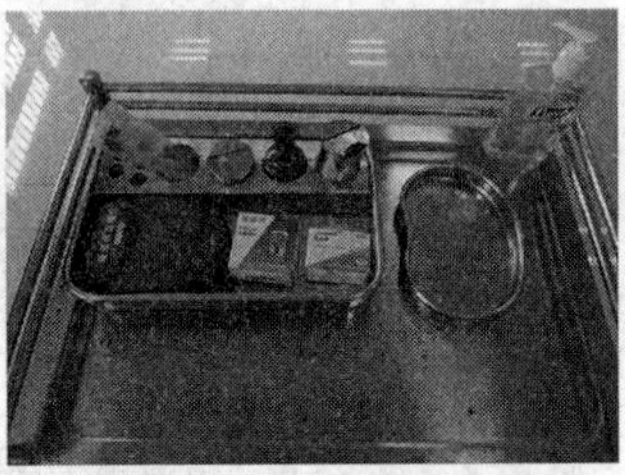

图2-3-40 用物准备

核对 —— 三查八对：核对患者已经进餐的时间及判断是否为空腹，符合测量要求

“你现在是否空腹？”

准备测量 —— 检查血糖仪电池是否正常，核对密码，试纸是否有效，两者是否匹配一致，检查采血笔、采血针是否合适

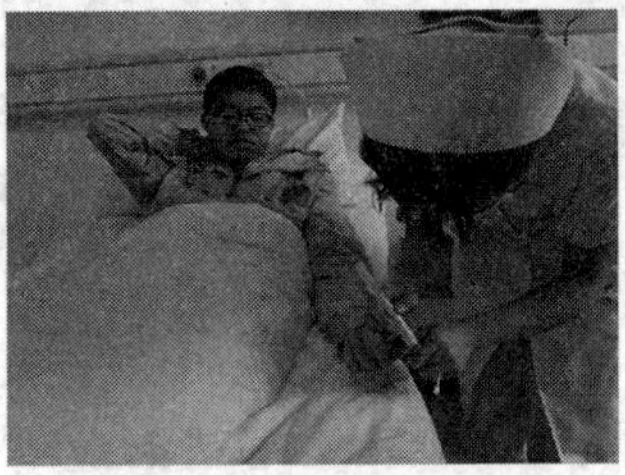

图2-3-41 测量

“请将您的手指伸出来，等会采血时会有点疼，请您的手不要动。”

血糖测定 —— 1. 75%乙醇于无名指或者中指指腹消毒，待干
2. 调节采血笔
3. 将试纸插入血糖仪中，密码与试纸条密码要一致，当指示灯闪烁时，将试纸条插入试纸槽内
4. 于消毒部位采血，当显示屏上的密码消失时将血滴在试纸检测区
5. 关闭血糖仪

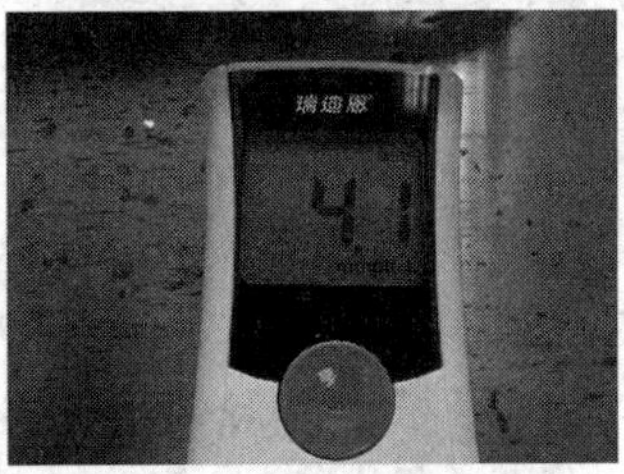

图2-3-42 结果显示

整理记录 —— 1. 清理相关物品
2. 分析记录的血糖结果

【评价】

操作项目	操作内容	标准分	得分
操作准备	准备：着装整洁规范，仪表端庄大方	10	
	通过操作者解释，患者了解该项操作的目的，并愿意合作。患者取舒适体位	9	
	操作用物齐全，摆放科学、美观，仪器电池充沛，密码设置准确，试纸在有效期内，采血笔，采血针合适；环境干净、整洁、光线充足	12	

续表

操作项目	操作内容	标准分	得分
操作步骤	（1）核对查询：核对床号姓名；询问患者目前状况（空腹或餐后）与检查要求是否一致	9	
	（2）采血测定：75% 乙醇于无名指或者中指指腹消毒，待干（6分）。安装采血针，转动采血笔，调节采血针到适当深度（4分），按无菌操作在消毒部位采血（6分），将试纸插入血糖仪中，密码与试纸条密码要一致，当指示灯闪烁时，将试纸条插入试纸槽内（5分），于消毒部位采血，当显示屏上的密码消失时将血滴在试纸检测区（5分）。无菌棉球按压伤口，处理采血针头（3分），在显示屏上读取数据（2分）	31	
	（3）患者整理：安置患者，告知结果	6	
	整理用物，洗手，取下口罩，将结果记录送有关人员分析	3	
评价	程序正确，动作规范，操作熟练	10	
	关心体贴患者，态度亲切，体现人文关怀	5	
	测量方法正确，测量结果准确有效	5	
总分		100	

任务二　胰岛素泵的技术

【目的】

1. 掌握有效控制血糖的方法。
2. 掌握微量注射的技术。

【准备】

1. 护士准备　衣帽整洁，七步洗手，戴无菌口罩。

2. 患者准备　理解配合。

3. 用物准备　治疗盘、活力碘、棉签、胰岛素泵（含胰岛素）、针头、输液管等。

4. 环境准备　清洁、安静、明亮。

【实施】

"您好！请问您叫什么名字？""我叫××。""×室×床×××，您好，我是你的责任护士，现在给你安置一个胰岛素泵，请您配合。"

准备 —— 1. 护士：服装、鞋帽整洁；仪态大方，举止端庄
2. 物品：合格、完好
3. 环境：整洁，安静，安全
4. 患者：了解目的及方法，愿意合作

↓

核对 —— 患者24h体内血糖水平波动情况和基础代谢率情况

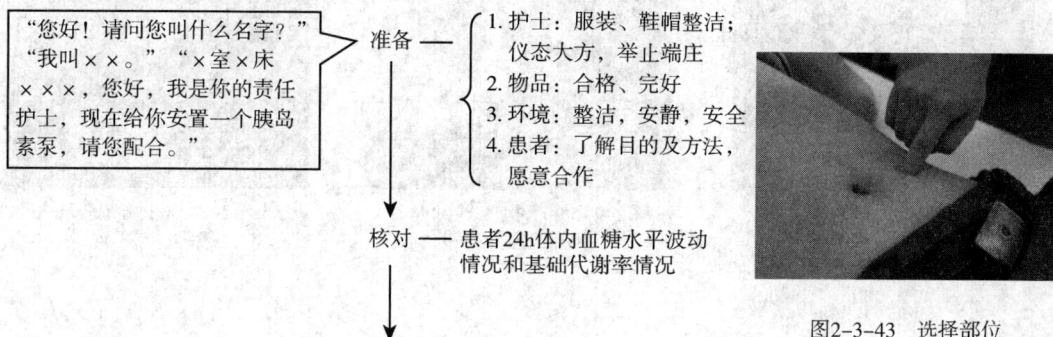

↓

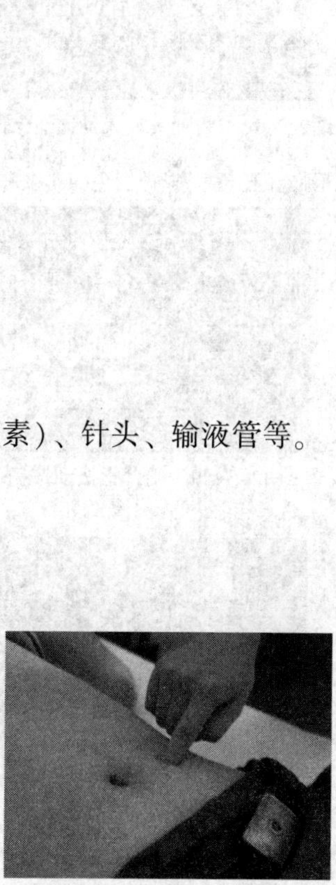

图2-3-43　选择部位

“请您平卧，将您的衣扣解开，把腹部暴漏出来。现在为您注射，请您配合，好吗？”

操作——
1. 装置准备：洗手、戴口罩；检查胰岛素泵电池、针头、导管等
2. 皮下进针：体位——消毒——连接针头插入皮下组织——固定
3. 注射设置：开启开关；遵医嘱设置程序及胰岛素剂量，开始注射

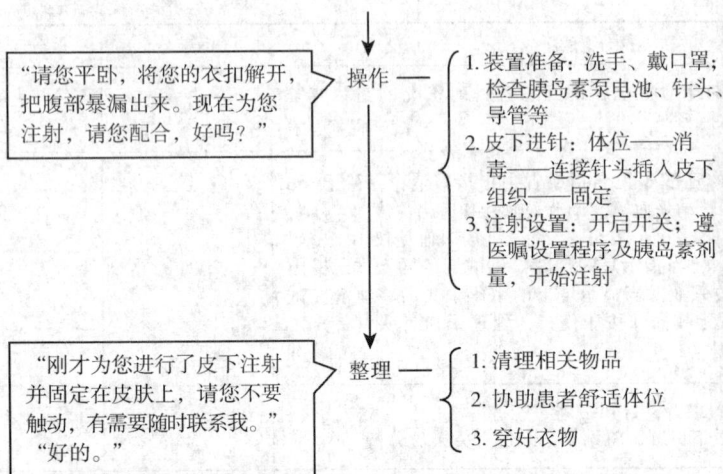

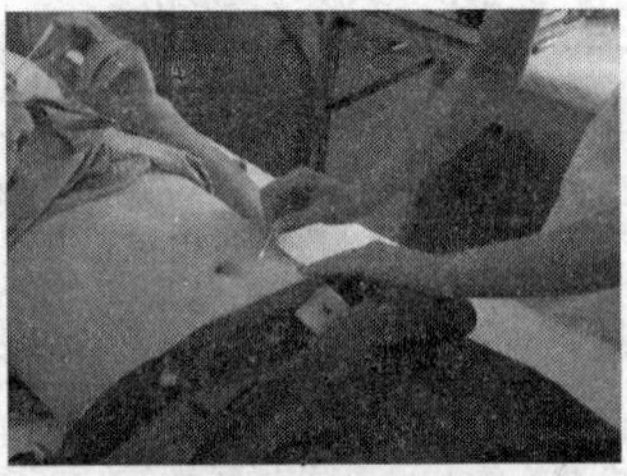

图2-3-44 常规消毒

“刚才为您进行了皮下注射并固定在皮肤上，请您不要触动，有需要随时联系我。”
“好的。”

整理——
1. 清理相关物品
2. 协助患者舒适体位
3. 穿好衣物

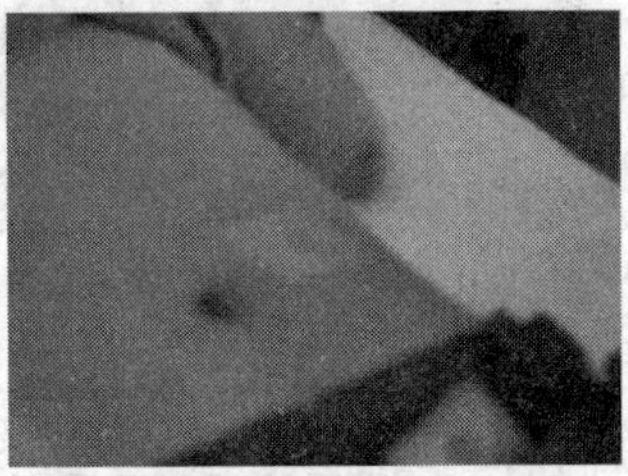

图2-3-45 粘上小胶布

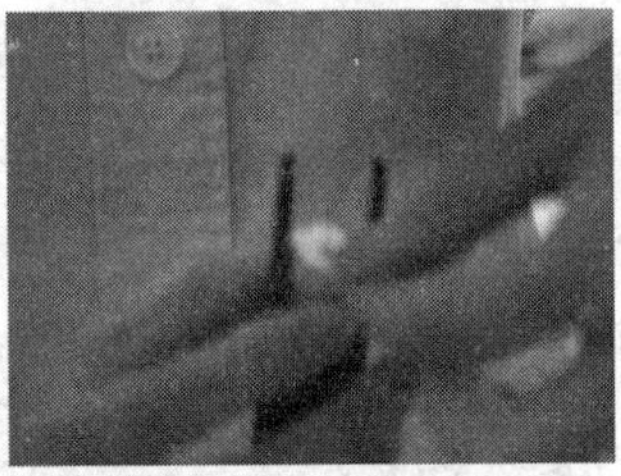

图2-3-46 将针头放入助针器，向下按，直到听到“咔嗒”声，将助针器拧到锁定的位置。撕掉白色的衬纸和针套

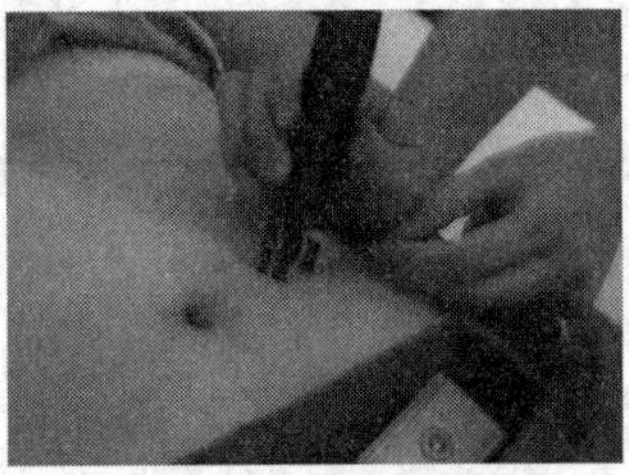

图2-3-47 将注针器对准注射部位

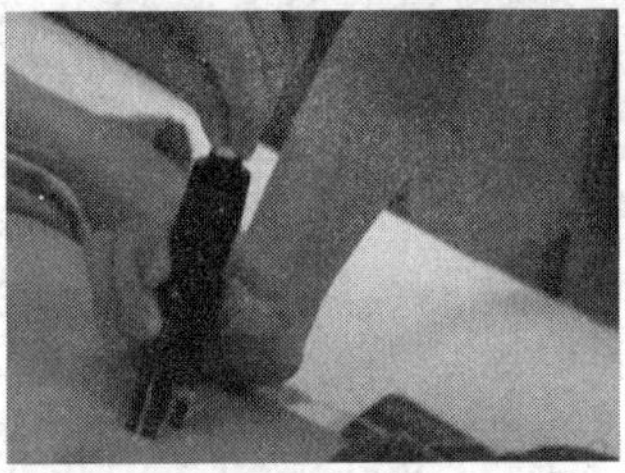

图2-3-48 打开助针器锁

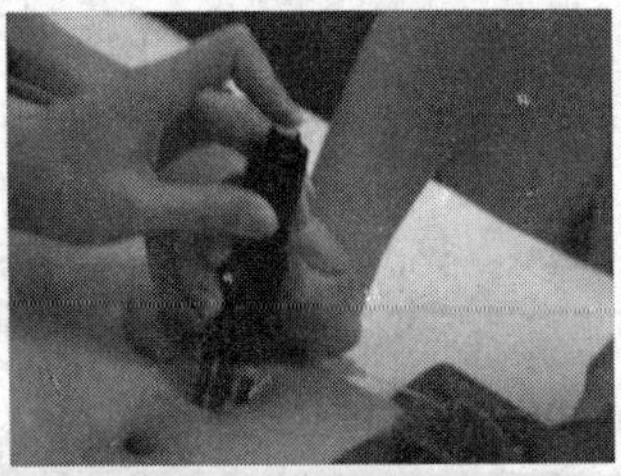

图2-3-49 用食指按动按钮

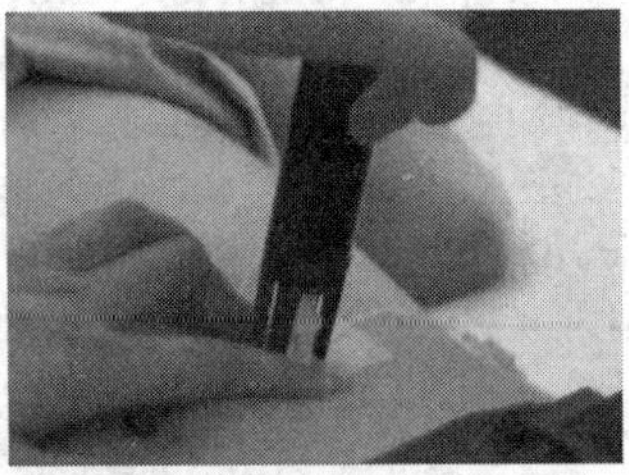

图2-3-50 将助针器旋转90°

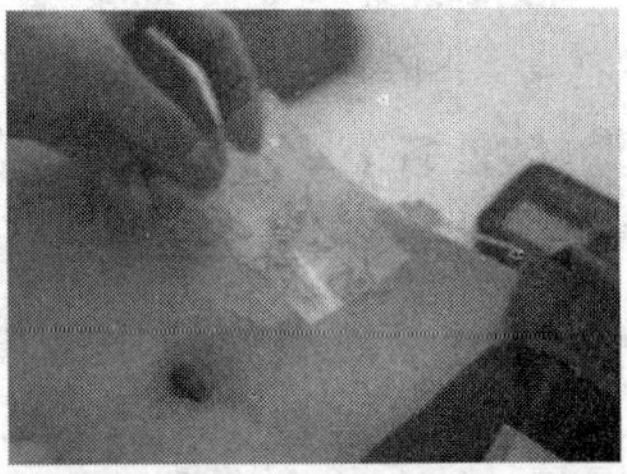

图2-3-51 按住针头的双翼，将引导针的针柄旋转14圈，轻轻拉出。粘好大胶布

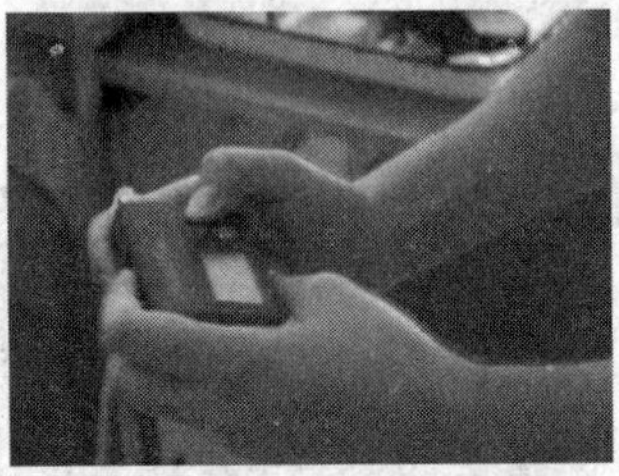

图2-3-52 用泵输入

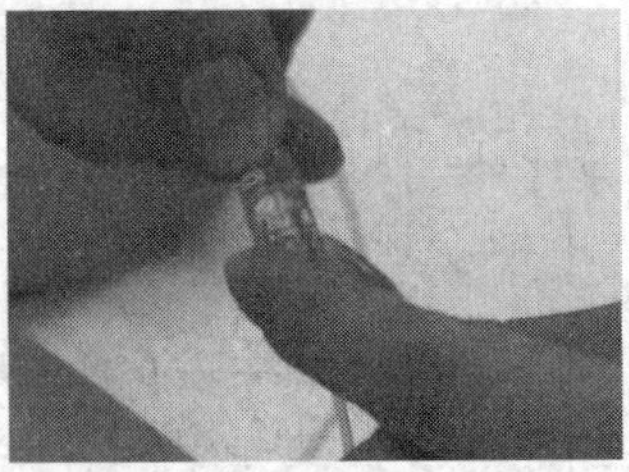

图2-3-53 洗澡、游泳时，断开快速分离器

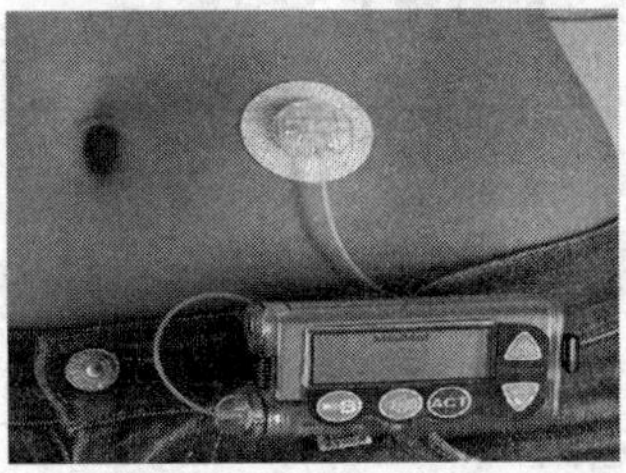

图2-3-54 胰岛素泵

【评价】

	操作项目	操作内容	标准分	得分
操作前	素质要求	衣帽整洁、洗手	4	
	用物准备齐全	用物齐全，摆放科学，美观，仪器电池充沛，针头、导管完好	8	
	环境准备	关门、窗，必要时置屏风，家属、陪客离开病室	2	
	患者准备	通过操作者解释，患者了解该项操作目的，并愿意合作；患者舒适体位，解开衣袖，暴露腹部	6	
操作中	核对查询	核对床号、姓名（5分），核对医嘱、核对药物（5分）	10	
	皮下进针	常规消毒腹部皮肤（6分）；连接针头、导管和胰岛素泵（10分）；左手绷紧皮肤（消瘦患者捏起皮肤），针尖斜面向上，与皮肤呈30°~40°角，刺入针头的1/2至2/3，观察有无回血（10分）	26	
	注射设置	开启胰岛素泵开关（10分）；按照患者情况设置注射程序（10分）	20	
操作后	整理	安置患者，整理用物；洗手，取下口罩	6	
	评价	程序正确，动作规范，操作熟练（6分）；测量方法正确，测量结果准确，有效（6分）；解释合理、有效，体现人文关怀，患者感到满意（6分）	18	
总分			100	

任务三　胰岛素笔的使用技术

【目的】

1. 掌握胰岛素笔组装方法。
2. 掌握胰岛素笔的注射技术。

【准备】

1. 护士准备　服装、鞋帽整洁；仪表大方、举止端庄；微笑服务、语言柔和恰当、态度和蔼可亲。

2. 患者准备　理解配合。

3. 用物准备　治疗盘，75%乙醇，棉签，胰岛素笔（含胰岛素）。

4. 环境准备　整洁、安静、安全

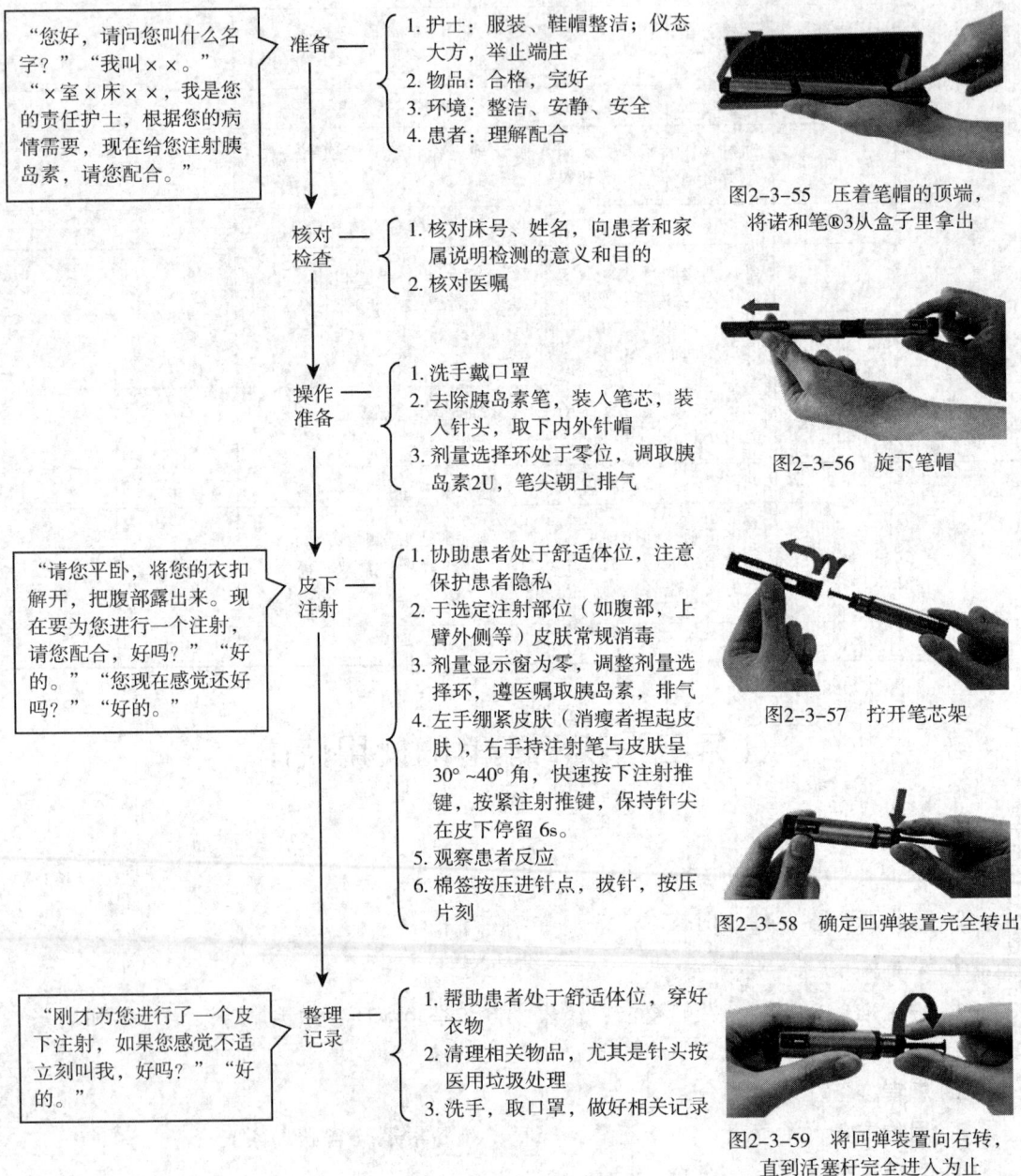

【实施】

"您好，请问您叫什么名字？""我叫××。""×室×床××，我是您的责任护士，根据您的病情需要，现在给您注射胰岛素，请您配合。"

准备

1. 护士：服装、鞋帽整洁；仪态大方，举止端庄
2. 物品：合格，完好
3. 环境：整洁、安静、安全
4. 患者：理解配合

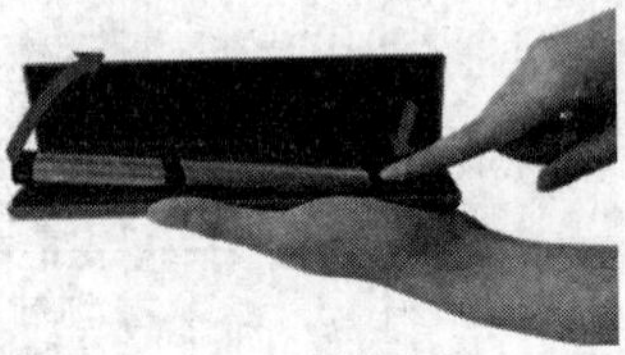

图2-3-55　压着笔帽的顶端，将诺和笔®3从盒子里拿出

核对检查

1. 核对床号、姓名，向患者和家属说明检测的意义和目的
2. 核对医嘱

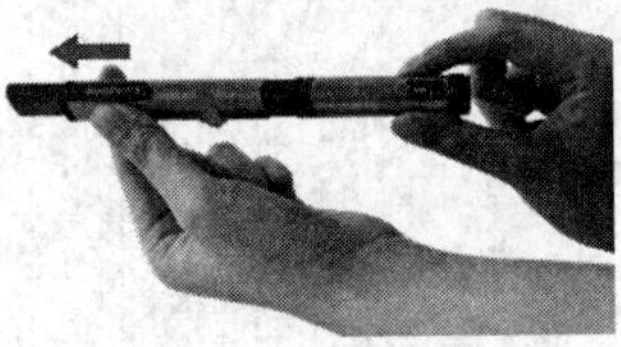

图2-3-56　旋下笔帽

操作准备

1. 洗手戴口罩
2. 去除胰岛素笔，装入笔芯，装入针头，取下内外针帽
3. 剂量选择环处于零位，调取胰岛素2U，笔尖朝上排气

"请您平卧，将您的衣扣解开，把腹部露出来。现在要为您进行一个注射，请您配合，好吗？""好的。""您现在感觉还好吗？""好的。"

皮下注射

1. 协助患者处于舒适体位，注意保护患者隐私
2. 于选定注射部位（如腹部，上臂外侧等）皮肤常规消毒
3. 剂量显示窗为零，调整剂量选择环，遵医嘱取胰岛素，排气
4. 左手绷紧皮肤（消瘦者捏起皮肤），右手持注射笔与皮肤呈30°~40°角，快速按下注射推键，按紧注射推键，保持针尖在皮下停留6s。
5. 观察患者反应
6. 棉签按压进针点，拔针，按压片刻

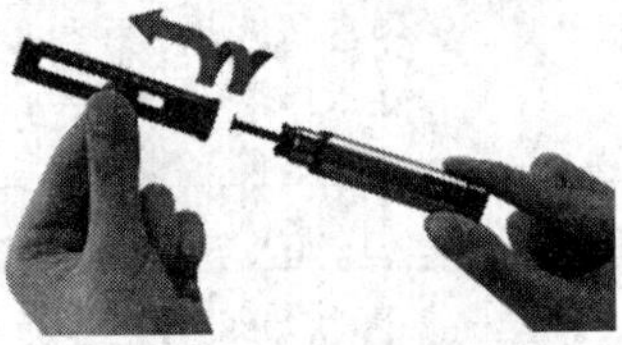

图2-3-57　拧开笔芯架

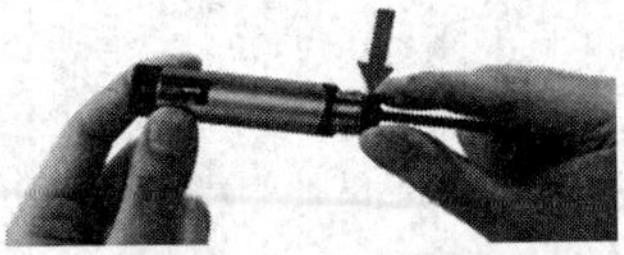

图2-3-58　确定回弹装置完全转出

"刚才为您进行了一个皮下注射，如果您感觉不适立刻叫我，好吗？""好的。"

整理记录

1. 帮助患者处于舒适体位，穿好衣物
2. 清理相关物品，尤其是针头按医用垃圾处理
3. 洗手，取口罩，做好相关记录

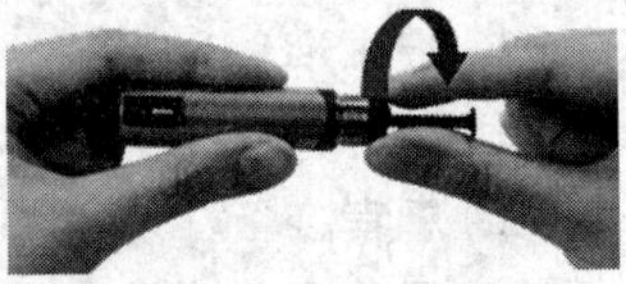

图2-3-59　将回弹装置向右转，直到活塞杆完全进入为止

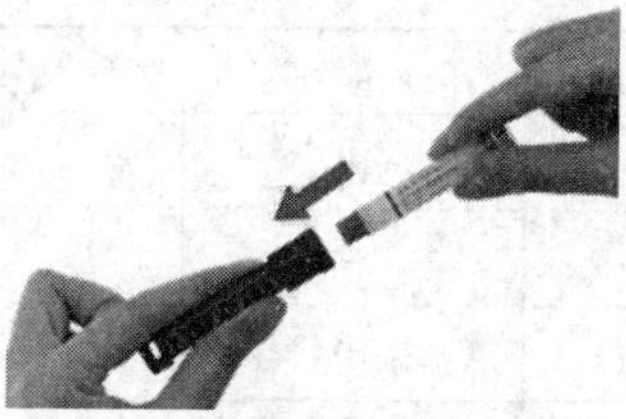

图2-3-60　将笔芯装入笔芯架内，颜色色码帽先放入

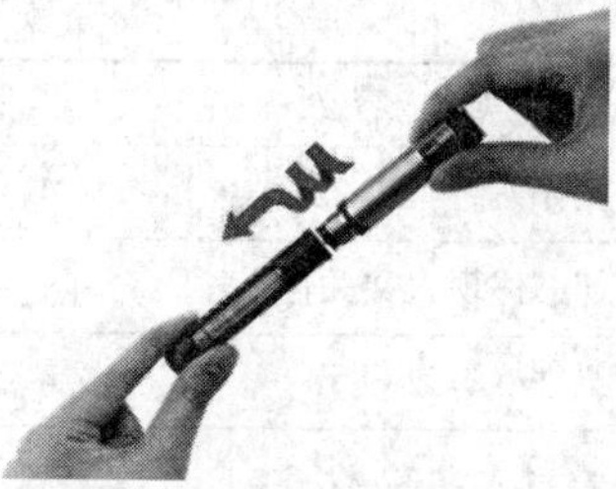

图2-3-61　将机械装置与笔芯架拧紧

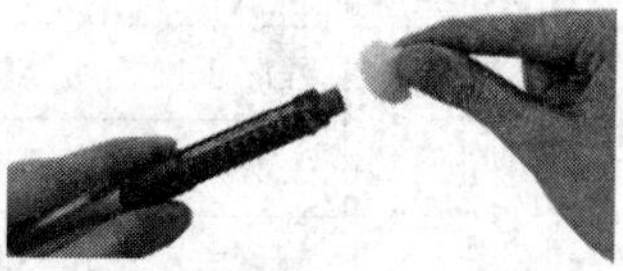

图2-3-62　用一块含有消毒剂的药棉将橡皮膜擦干净

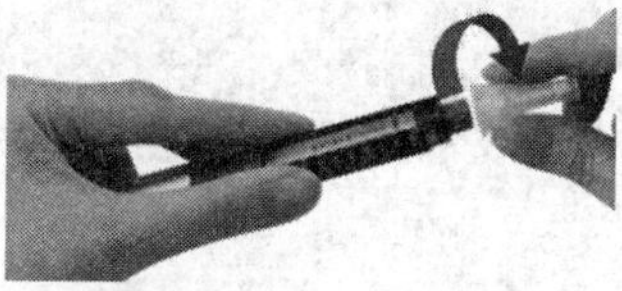

图2-3-63　将针的外针帽和内针帽取走

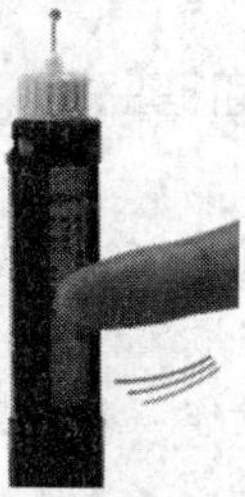

图2-3-64　确定剂量选择环设在零的位置

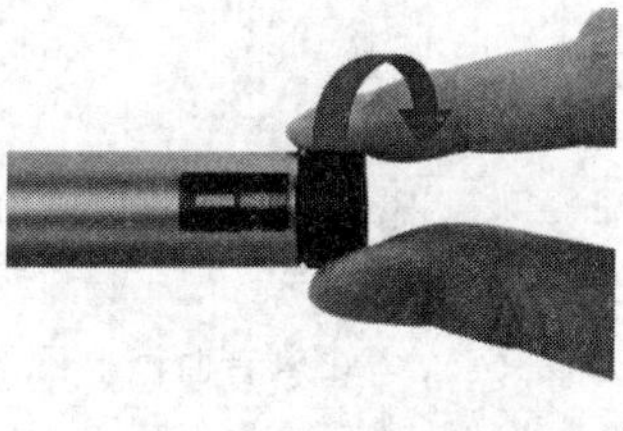

图2-3-65　确定剂量选择环放在零上，如果不是，将注射键往里推

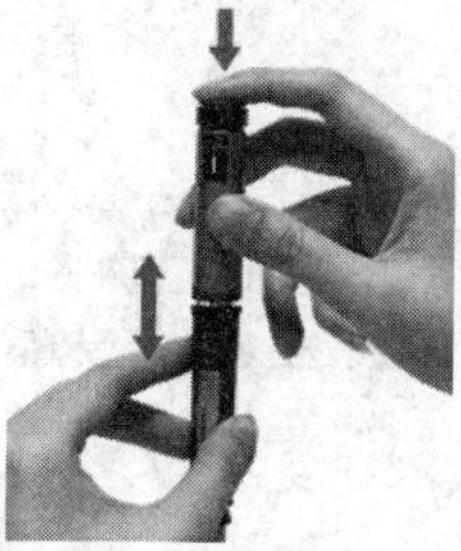

图2-3-66　选择剂量

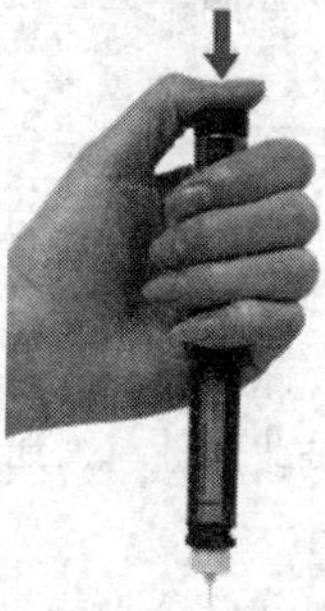

图2-3-67　注射时，完全按下注射推键

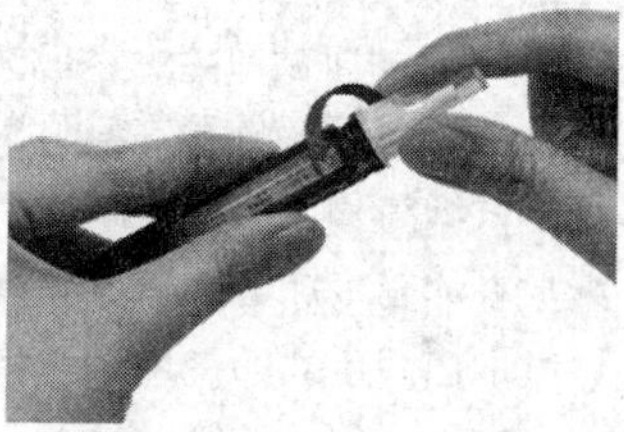

图2-3-68　在注射完后，装回外针帽，旋下诺和针®小心地将针头丢弃戴回笔帽

【护理评价】

操作项目	操作内容	标准分	得分
操作准备	准备：着装整洁规范，仪表端庄大方	10	
	通过操作者解释，患者了解该项操作的目的，并愿意合作。病室整洁，空气清新	6	
	操作用物齐全，摆放科学、美观	6	
操作步骤	（1）核对检查：核对床号、姓名（6分）；核对医嘱，药物（6分）。患者取舒适体位，解开衣扣，暴露腹部（6分）	18	
	（2）皮下注射：于选定注射部位（如腹部、上臂外侧等）皮肤常规消毒（3分），剂量显示窗为零，调整剂量选择环，遵医嘱取胰岛素，排气（6分）。左手绷紧皮肤（消瘦者捏起皮肤）（3分），右手持注射笔与皮肤呈30°~40°角，快速按下注射推键，按紧注射推键，保持针尖在皮下停留6s（6分）。观察患者反应（3分），取无菌棉签按压进针点，继续按压片刻（6分）	27	
	（3）患者整理：帮助患者处于舒适体位，整理好衣物（6分）；整理用物，洗手，取下口罩（3分）	9	

续表

操作项目	操作内容	标准分	得分
评价	程序正确，动作规范，操作熟练	10	
	关心体贴患者，态度亲切，体现人文关怀	4	
	测量方法正确，测量结果准确有效	10	
总分		100	

知识拓展

血糖监测

1. 目的

监测患者血糖水平，评价代谢指标，为临床治疗提供依据。

2. 指导患者

（1）告知患者血糖监测的目的，取得合作。

（2）指导末梢循环差的患者将手下垂摆动。

（3）指导患者穿刺后按压时间1～2min。

（4）对需要长期监测血糖的患者，指导患者掌握自我监测血糖的技术和注意事项。

3. 注意事项

（1）测血糖前，确认血糖仪上的号码与试纸号码一致。

（2）试纸应贮藏在其原包装筒中；使用前务必检查试纸筒上的有效期，不得使用过期的试纸；试纸筒和血糖仪贮藏在阴凉、干燥处；试纸需贮藏在温度为2℃至32℃的环境中，勿将试纸放在冰箱冷冻或冷藏；每次取出试纸后，应立即盖严试纸筒盖，避免试纸发生污染、受潮；试纸取出后应立即使用；先将试纸插入血糖仪后，再滴加血样或质控液。

（3）确认患者手指酒精干透后实施采血。

（4）刺破皮肤后勿加力挤压，以免组织液混入血样，造成检测结果偏差。

（5）滴血量，应使试纸测试区完全变成红色。

（6）对需要长期监测血糖的患者，测血糖时应轮换采血部位。

（7）血糖仪应按生产商使用要求定期进行标准液校正。

（8）异常结果应重复检测一次，通知医生采取不同的干预措施，必要时复检静脉生化血糖。

4. 血糖正常值及其意义

（1）空腹血糖正常值：3.9～5.6mmol/L（静脉血）；3.9～6.1mmol/L（末梢血）。

空腹血糖：指隔夜空腹8h以上，早餐前采血测定的血糖值。主要反映在基础状态下、没有饮食负荷时的血糖水平，是糖尿病诊断的重要依据。最好在早晨6～8点测量，采血前不用降糖药、不吃早餐、不运动，如果空腹抽血的时间太晚，所测得血糖值很难真实反映患者的治疗效果，其结果可能偏高或偏低。

（2）餐后2h血糖正常值：<7.8mmol/L。

餐后2h的血糖：指从吃第一口饭的时间计算，然后测量2h后的血糖值。反映胰岛B细胞储备功能的重要指标。测餐后2h的血糖能发现可能存在的餐后高血糖。很多2型糖尿病患者空腹血糖不高，而餐后血糖高。说明基础分泌尚可，餐后的大剂量释放欠佳。同时餐后2h的血糖能较好地反映进食与使用降糖药是否合适，这是空腹血糖不能反映的。

5. 血糖异常的常见症状

（1）高血糖常见症状：疲倦、食欲增强或口渴、多尿、皮肤干燥、视力模糊、头痛、恶心、呕吐、腹部不适、厌食、体重减轻、虚弱无力、心动过速、呼吸慢而深。

（2）低血糖常见症状：出汗、颤抖、饥饿感、视力模糊、心动过速、刺痛、口周或指尖麻木、意识混乱、行为异常（可误认为醉酒）、昏迷和癫痫。

项目七 神经内科护理实训

要点导航

1. 能准确进行神经内科常见疾病评估并正确给予患者护理。
2. 能够正确进行神经系统评估。
3. 能配合医生正确完成腰椎穿刺术。

任务导入

患者，男，55岁，今日晨起出现右侧肢体麻木，逐渐加重，出现肢体无力，不能活动，但意识清楚，既往有高血压病史。查体：BP 160/95mmHg，T 36.5℃，说话流利，右侧鼻唇沟变浅，伸舌偏右，双眼右侧偏盲，右侧病理征阳性。在值班医生没有到来之前，你应该采取哪些护理措施？

任务描述

1. 作为一名责任护士，应该进一步收集资料，且进行身体评估，尤其是神经系统评估。
2. 为了进一步明确诊断，必要时可协助医生做腰穿检查。

任务实施

任务一　神经系统评估技术

【目的】

1. 评价患者神经系统功能状况。
2. 检测患者神经系统功能变化。

【准备】

1. 护士准备　衣帽整洁，七步洗手，剪短指甲。
2. 患者准备　理解配合。
3. 用物准备　叩诊锤、手电筒、棉签、记录纸、笔。
4. 环境准备　安静，温湿度、光线适宜，屏风遮挡。

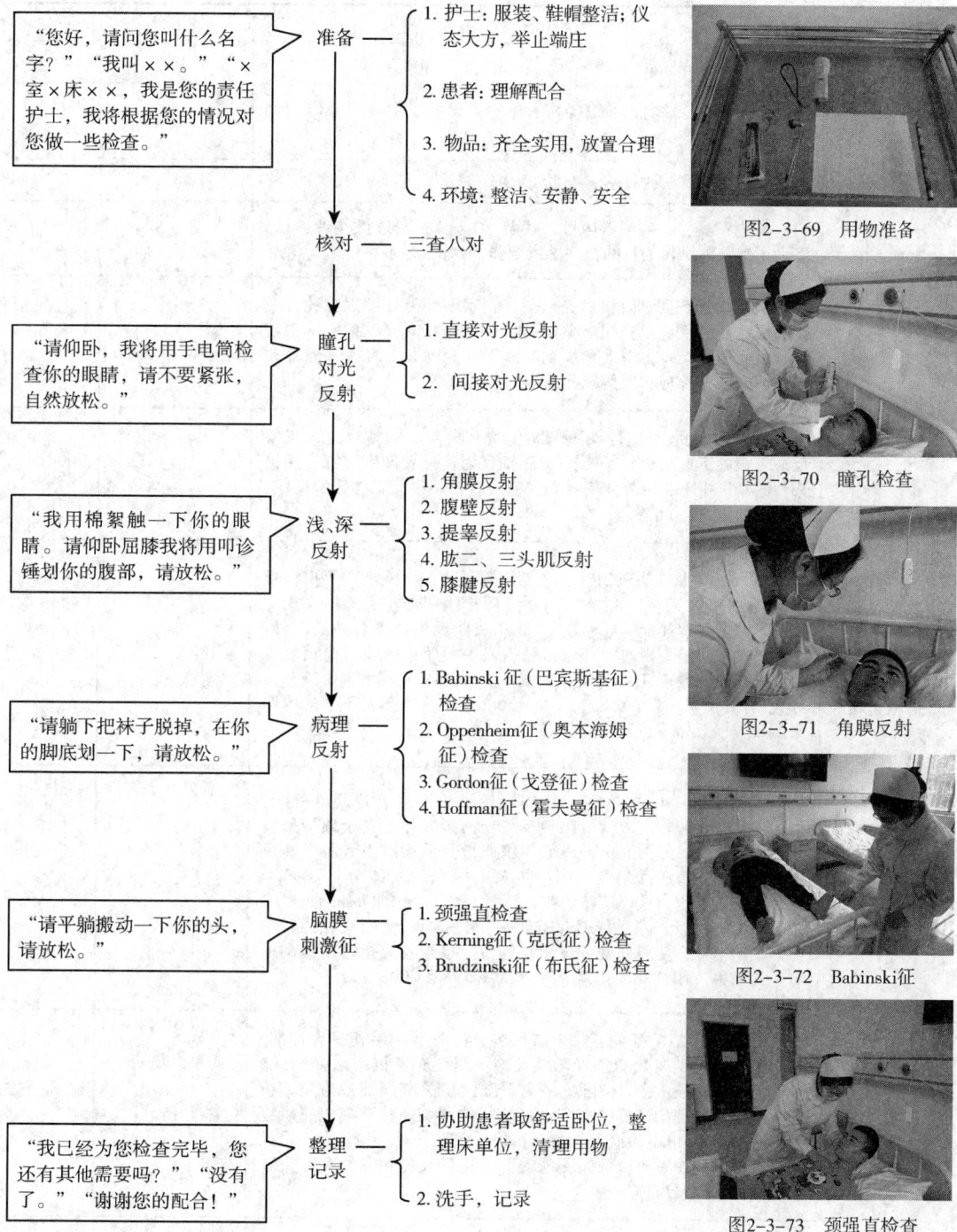

【实施】

“您好，请问您叫什么名字？”“我叫××。”“×室×床××，我是您的责任护士，我将根据您的情况对您做一些检查。”

准备 ——
1. 护士：服装、鞋帽整洁；仪态大方，举止端庄
2. 患者：理解配合
3. 物品：齐全实用，放置合理
4. 环境：整洁、安静、安全

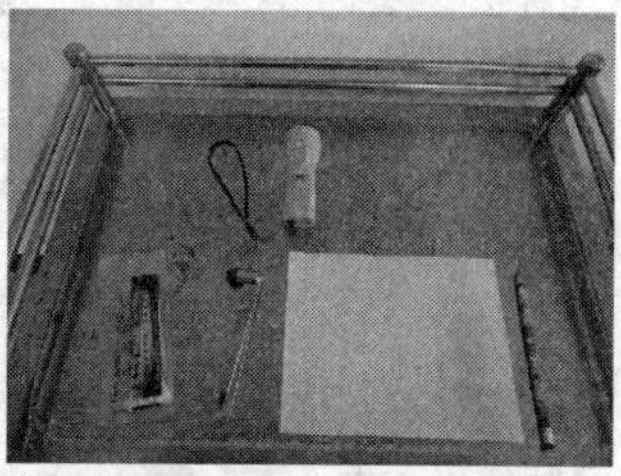

图2-3-69　用物准备

核对 —— 三查八对

“请仰卧，我将用手电筒检查你的眼睛，请不要紧张，自然放松。”

瞳孔对光反射 ——
1. 直接对光反射
2. 间接对光反射

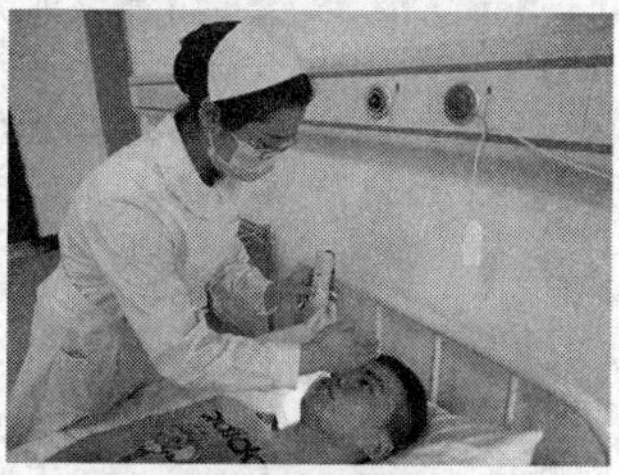

图2-3-70　瞳孔检查

“我用棉絮触一下你的眼睛。请仰卧屈膝我将用叩诊锤划你的腹部，请放松。”

浅、深反射 ——
1. 角膜反射
2. 腹壁反射
3. 提睾反射
4. 肱二、三头肌反射
5. 膝腱反射

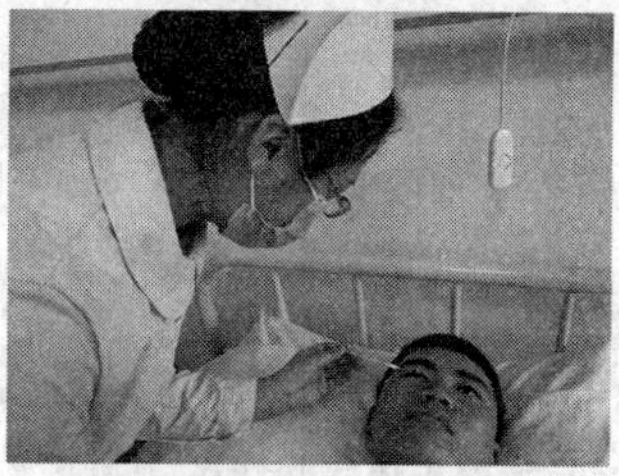

图2-3-71　角膜反射

“请躺下把袜子脱掉，在你的脚底划一下，请放松。”

病理反射 ——
1. Babinski征（巴宾斯基征）检查
2. Oppenheim征（奥本海姆征）检查
3. Gordon征（戈登征）检查
4. Hoffman征（霍夫曼征）检查

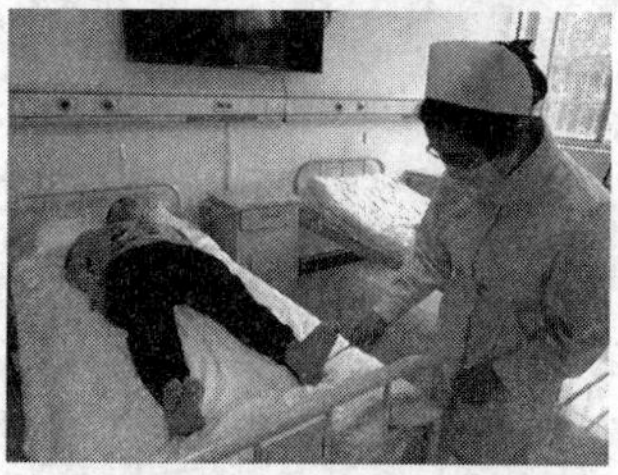

图2-3-72　Babinski征

“请平躺搬动一下你的头，请放松。”

脑膜刺激征 ——
1. 颈强直检查
2. Kerning征（克氏征）检查
3. Brudzinski征（布氏征）检查

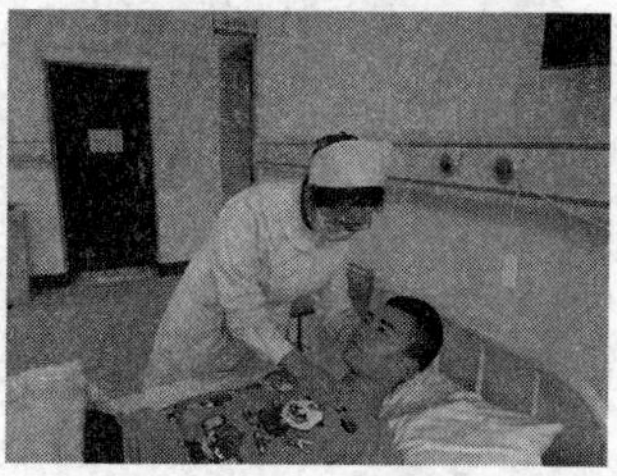

图2-3-73　颈强直检查

“我已经为您检查完毕，您还有其他需要吗？”“没有了。”“谢谢您的配合！”

整理记录 ——
1. 协助患者取舒适卧位，整理床单位，清理用物
2. 洗手，记录

【评价】

操作项目	操作内容	标准分	得分
操作准备	准备：着装整洁规范，仪表端庄大方	10	
	核对患者床号，姓名；通过操作者解释，患者了解该项操作的目的，并愿意合作	6	
	操作用物齐全，摆放科学、美观	6	
操作步骤	(1) 核对解释：核对患者床号、姓名（1分），通过操作者解释，患者了解该项操作的目的，并愿意合作（1分）	2	
	(2) 瞳孔对光反射：直接对光反射：用手电筒直接照射瞳孔，观察反应（正常反应：瞳孔缩小）（4分）。间接对光反射：一手在两眼之间挡住光线，一手拿手电筒照射一侧瞳孔，观察一侧瞳孔的反应（正常反应：对侧瞳孔缩小）（6分）	10	
	(3) 浅反射：角膜反射：用棉絮轻触角膜外缘，观察反应（正常反应：眼睑迅速闭合）（6分）。腹壁反射：患者仰卧屈膝，用钝头竹签从上中下，由外向内轻划腹壁皮肤，观察反应（正常反应：局部腹肌收缩）（6分）	12	
	(4) 深反射：肱二头肌反射：患者前臂屈曲，检查者左手拇指置于患者肘部肱二头肌肌腱上，右手持叩诊锤叩击左手拇指（正常反应：前臂快速屈曲）（8分）。肱三头肌反射：患者外展前臂，半屈肘关节，检查者左手托起前臂，右手用叩诊锤叩击鹰嘴上方的肱三头肌肌腱（正常反应：肱三头肌收缩，前臂稍伸展）（8分）。膝腱反射：患者坐位，小腿下垂放松，叩击髌骨下方的股四头肌肌腱（正常反应：小腿伸展）（6分）	22	
	(5) 病理反射：Babinski 征：用叩诊锤钝头沿患者足底外侧缘，由后向前至小趾转向内侧（阳性反应：拇指背伸，其余四指呈扇形展开）（5分）；Oppenheim 征：用拇指及示指沿患者胫骨前缘由上向下用力滑压（阳性反应：同 Babinski 征）（6分）；Gordon 征：用手以一定力量捏压腓肠肌（阳性反应：同 Babinski 征）（3分）；Hoffman 征：左手持患者腕部，右手示指与中指夹住患者中指并稍向上提，使腕部处于过度拉伸位。检查者拇指迅速弹刮患者中指指甲（阳性反应：其余四指轻微掌屈反应）（3分）	17	
	(6) 脑膜刺激征：颈强直：患者仰卧，检查者一手托患者枕部，一手置于胸前做屈颈动作（阳性反应：屈颈时抵抗力增强）（5分）；Kerning 征：患者仰卧，一侧下肢髋膝关节屈曲成直角，检查者将患者小腿抬高伸膝（阳性反应：伸膝受阻伴疼痛，屈肌痉挛）（5分）；Brudzinski 征：患者仰卧，下肢伸直，检查者一手托患者枕部，一手置于胸前做屈颈动作（阳性反应：双髋和膝关节同时屈曲）（4分）	15	
评价	程序正确，动作规范，操作熟练	6	
	关心体贴患者，态度亲切，体现人文关怀	4	
总分		100	

任务二　腰椎穿刺配合技术

【目的】

1. 脑和脊髓炎症、血管病、脑膜癌病等中枢神经系统疾病的诊断。

2. 动态观察脑脊液变化以判断病情、预后及指导治疗。

【准备】

1. 护士准备　衣帽整洁，七步洗手，剪短指甲。

2. 患者准备　理解配合。

3. 用物准备　腰椎穿刺包、闭式测压表或玻璃测压管、手套、治疗盘（碘伏、棉签、胶布、2% 利多卡因注射液、5ml 注射器），需做培养者，准备培养基。

4. 环境准备　安静，温湿度、光线适宜，屏风遮挡。

【实施】

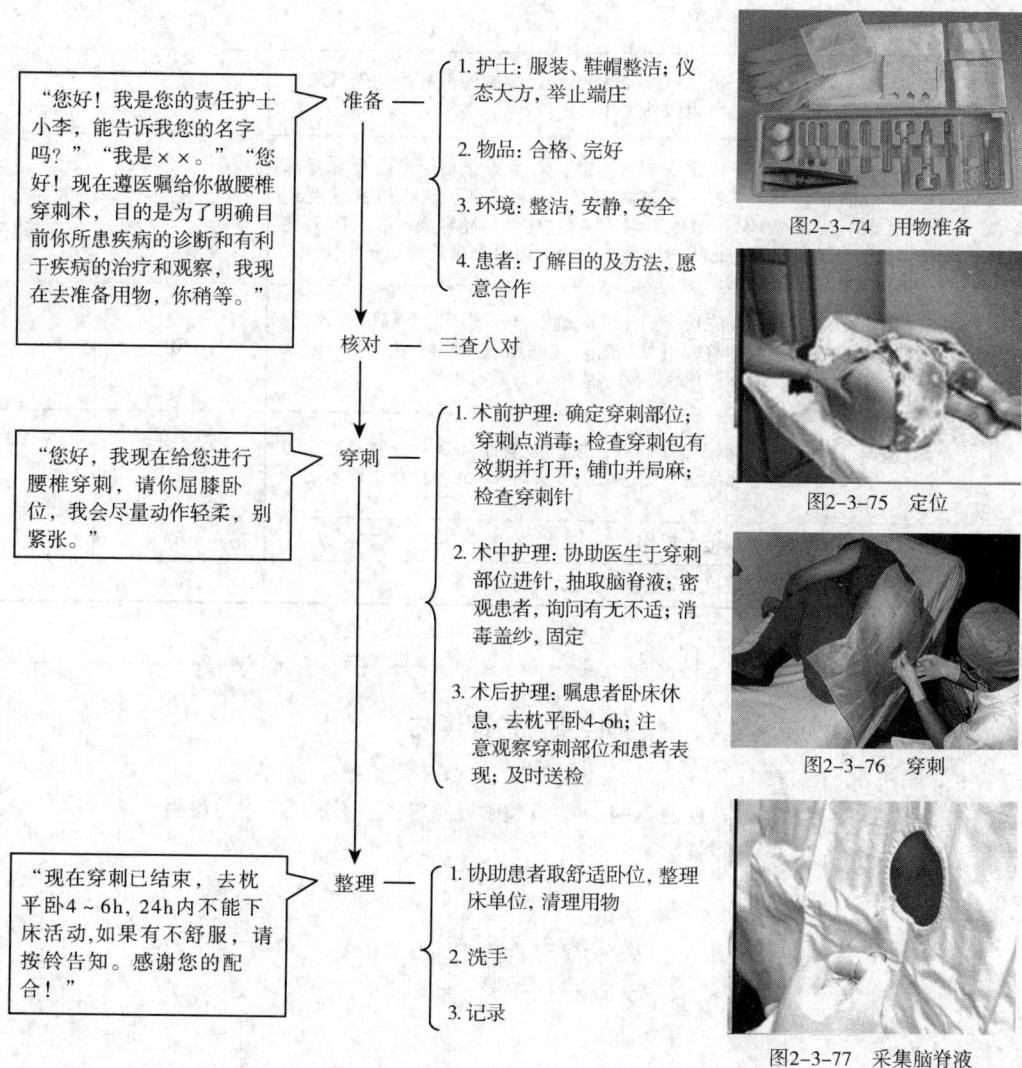

“您好！我是您的责任护士小李，能告诉我您的名字吗？”“我是××。”“您好！现在遵医嘱给你做腰椎穿刺术，目的是为了明确目前你所患疾病的诊断和有利于疾病的治疗和观察，我现在去准备用物，你稍等。”

准备 —
1. 护士：服装、鞋帽整洁；仪态大方，举止端庄
2. 物品：合格、完好
3. 环境：整洁，安静，安全
4. 患者：了解目的及方法，愿意合作

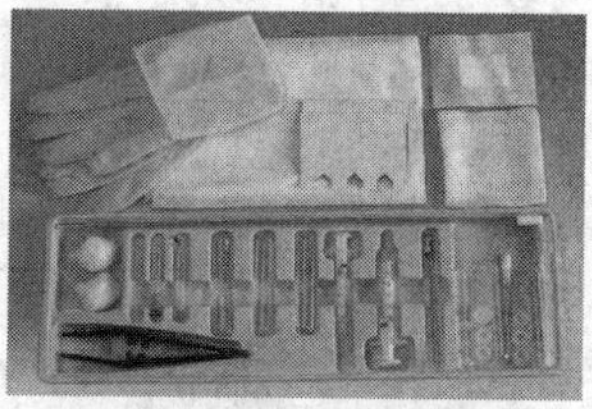

图2-3-74　用物准备

核对 — 三查八对

“您好，我现在给您进行腰椎穿刺，请你屈膝卧位，我会尽量动作轻柔，别紧张。”

穿刺 —
1. 术前护理：确定穿刺部位；穿刺点消毒；检查穿刺包有效期并打开；铺巾并局麻；检查穿刺针
2. 术中护理：协助医生于穿刺部位进针，抽取脑脊液；密观患者，询问有无不适；消毒盖纱，固定
3. 术后护理：嘱患者卧床休息，去枕平卧4~6h；注意观察穿刺部位和患者表现；及时送检

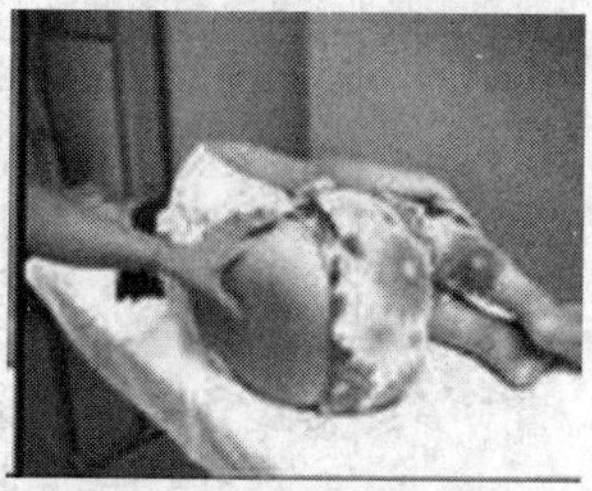

图2-3-75　定位

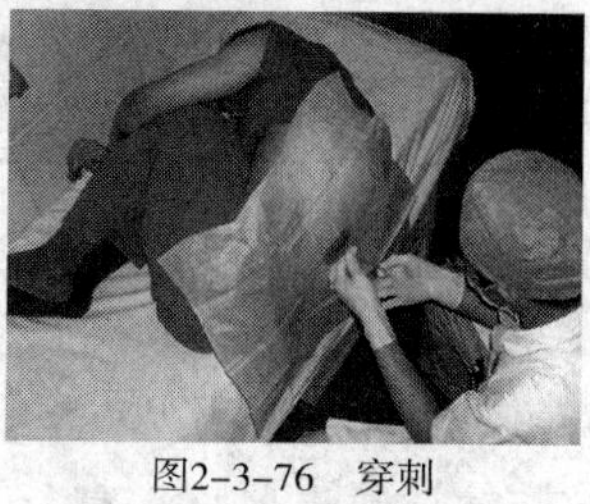

图2-3-76　穿刺

“现在穿刺已结束，去枕平卧4～6h，24h内不能下床活动,如果有不舒服，请按铃告知。感谢您的配合！”

整理 —
1. 协助患者取舒适卧位，整理床单位，清理用物
2. 洗手
3. 记录

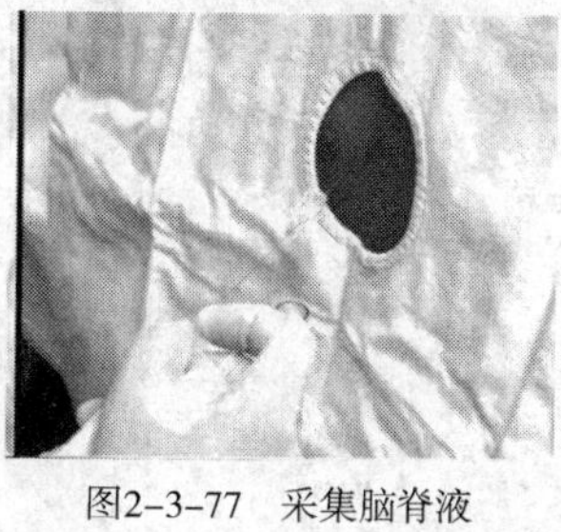

图2-3-77　采集脑脊液

【评价】

操作项目	操作内容	标准分	得分
操作准备	准备：着装整洁规范，仪表端庄大方	10	
	核对患者床号，姓名；通过操作者解释，患者了解该项操作的目的，并愿意合作	6	
	操作用物齐全，摆放科学、美观	5	
操作步骤	七步法洗手，医患沟通，告知穿刺必要性与可行性，缓解压力	10	
	体位：侧卧于硬板床上，背部与床面垂直，脊柱与床平行，头向前胸部屈曲，双手抱膝紧贴腹部，使躯干呈弓形	5	
	定位：以双侧髂后上棘与后正中线交会处为穿刺点，此处相当于第3～4腰椎棘突间隙，有时也可上移或下移一个椎间隙	5	
	消毒：消毒皮肤2～3遍，以穿刺点为中心由内向外消毒，直径大于15cm，洗手，打开腰穿包外层，戴无菌手套后，打开腰穿包内层，铺无菌洞巾。助手打开注射器放入腰穿包，术者检查腰穿针是否通畅、漏气、脱落	10	
	局部麻醉：2%利多卡因自皮肤到椎间韧带做局部麻醉，先打皮丘后垂直进针，边进针边回抽边注射	6	
	穿刺：术者用左手固定穿刺点皮肤，右手持穿刺针，以垂直背部的方向缓慢刺入，针尖稍斜向头部，缓慢进入，成人进针深度约4～6cm，儿童约2～4cm。当针头穿过韧带与硬脊膜时，有阻力突然消失的落空感。此时针芯慢慢抽出，可见脑脊液流出	15	
	测压放液：放液前先接上测压管测量压力，测压时，嘱患者放松，并缓慢将双下肢伸直，可见脑脊液在测压管内随呼吸波动，记录脑脊液压力；取下测压管，用试管接脑脊液送检	10	
	抽液完毕，干棉球按压穿刺点，拔出穿刺针，助手协助消毒，盖以无菌纱布，胶布固定，嘱患者去枕平卧4～6h，以免引起术后低颅压头痛	8	
评价	程序正确，动作规范，操作熟练	6	
总分	关心体贴患者，态度亲切，体现人文关怀	100	

知识拓展

神经系统护理评估

一、瞳孔

大小形状：正常为圆形，直径2～4mm，双侧瞳孔不等大、不等圆，需另说明

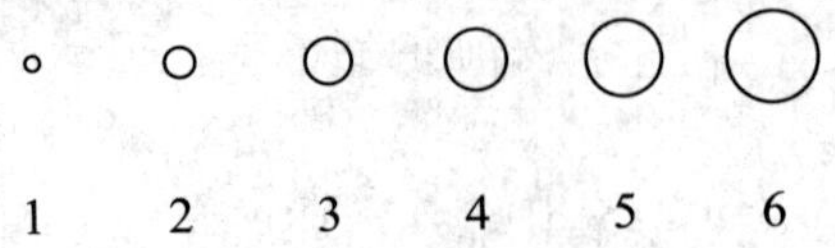

对光反应：+灵敏　±迟钝　-消失

记录方法：左（L）：3+　右（R）：2-

二、GCS 评分

GCS 评分即格拉斯哥昏迷评分（Glasgow coma scale，GCS），是一个广泛应用的神经系统快速评估的工具。

睁眼反应 eye opening（E）	计分	语言反应 verbal response（V）	计分	肢体运动 Motor response（M）	计分
自动睁眼	4	回答正确	5	遵嘱运动	6
呼唤睁眼	3	回答混乱	4	刺痛定位	5
刺痛睁眼	2	答非所问	3	刺痛躲避（躁动）	4
没有反应	1	只能发音	2	刺痛屈曲	3
不能睁眼（如：外伤）	C	无语言反应	1	刺痛伸直	2
		气管插管或切开	T	没有反应	1

满分 15 分，最低分 3 分，总分越低，表明意识障碍越重。≤8 分为浅昏迷，≤3 分为深昏迷。

记录方法：E3VTM4

肌力水平	患者的表现
5	肌力正常，运动自如
4	肢体能抬高并对抗外界阻力，但力量较弱
3	肢体可以克服地心吸收力，能抬离床面一段时间（几秒），但不能对抗阻力
2	肢体能在床上平行移动，但不能克服地心吸引力，抬离床面后立即落下
1	可见肌肉轻微收缩，有轻微活动（只有活动手指/脚趾）
0	尽管患者清醒或能服从指令，但肢体不能做任何自由运动

三、肌力评分：一般将肌力分为六级

对神经外科患者，意识清醒且能服从指令的要进行肌力评估，评估时，四肢单独进行，同时比较左右、上下肢体的肌力情况。

记录方法：右上（RU）：3　左上（LU）：3

右下（RL）：2　左下（LL）：3

四、RASS镇静评分

	计分	术语		患者的表现
		中	英	
清醒状态	+5	有攻击性	Combative	打人，有主动攻击的表现
	+4	非常激动	Very agitation	不停拉扯身上的管道，有攻击的表现
	+3	激动	Agitated	人机（呼吸机）对抗，频繁无目的的活动
	+2	不安	Restless	焦虑不安，但无攻击性
	+1	定向不能	Confusion/Disorentated	时间、空间、人物
	0	安静清醒	Alert & Calm	
不清醒状态	-1	迷迷糊糊	Drowsy	不完全清醒，对声音刺激有反应（>10s）
	-2	轻度镇静	Light sedation	对声音有反应和短暂的眼神接触（<10s）
	-3	中度镇静	Moderate sedation	对声音有反应，但无眼神接触
	-4	重度镇静	Deep sedation	对声音无反应，对疼痛刺激有反应
	-5	不能唤醒	Unarousable	对声音和疼痛刺激无反应

1. RASS镇静评分是ICU用于评估患者意识状况的工具
2. 下列情况不能用RASS评分，

神经内科：中风、心跳骤停复苏后、药物过量、中枢神经系统感染、脑脓肿、癫痫、淹溺。

神经外科：脑肿瘤、脑脓肿、中风、脑（蛛网膜下腔）出血、脑创伤、脑积水。

第四篇　外科护理学实训

项目一 颅脑疾病患者护理实训

任务一 脑室引流术

要点导航

1. 能说出脑室引流的目的及适应证。
2. 能正确执行脑室引流护理技术。

任务导入

王某，女，24岁，因脑肿瘤，头疼，颅内压增高，测T 36.5℃，P 72次/分，R 18次/分，BP 140/88mmHg。患者神志清楚，双侧瞳孔等大、等圆，光反射正常。准备行手术治疗，术前给予脑室穿刺外引流。

任务描述

脑室引流是指经颅骨钻孔或椎空穿刺侧脑室，放置引流管，将脑积液引流至体外。目的是为了保持引流通畅、防止逆行感染和便于观察脑室引流性状、颜色、量，是神经外科临床上的常用治疗方法。

任务实施

【护理评估】

1. 患者 评估患者的年龄、病情、意识、治疗情况、心理状态和合作程度。

2. 环境 环境清洁。

3. 用物

（1）无菌手套，弯盘，大棉签，2.5%碘酊，75%酒精，5ml无菌注射器，25号针头，纱布，2%利多卡因，无菌治疗巾，胶布，一次性无菌引流袋。

（2）必要时准备约束带。

【护理问题】

1. 自理缺陷 与肿瘤压迫导致肢体瘫痪以及开颅手术有关。

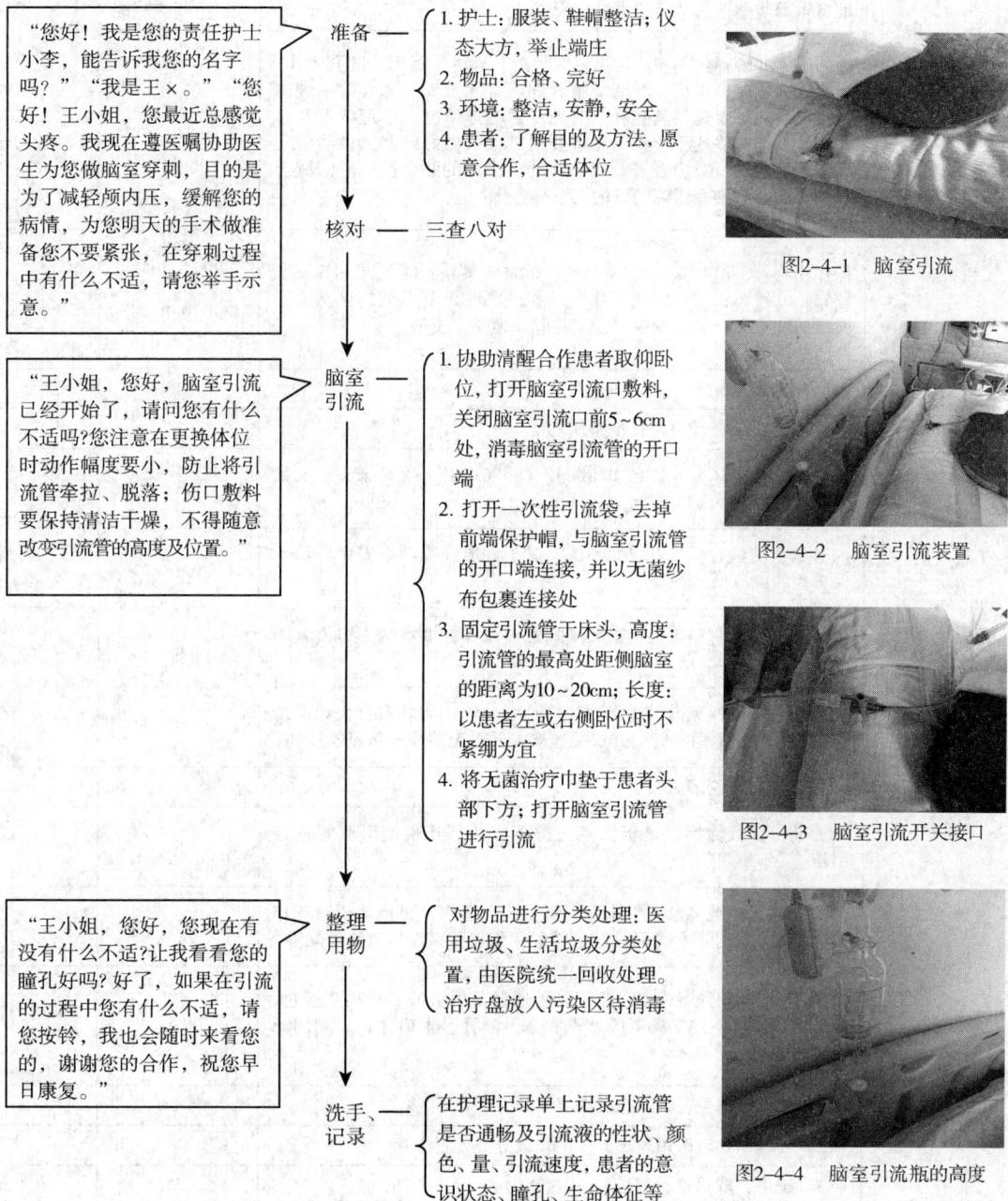

2. 潜在并发症　脑疝、颅内感染、颅内高压。

【护理措施】

“您好！我是您的责任护士小李，能告诉我您的名字吗？”“我是王×。”“您好！王小姐，您最近总感觉头疼。我现在遵医嘱协助医生为您做脑室穿刺，目的是为了减轻颅内压，缓解您的病情，为您明天的手术做准备您不要紧张，在穿刺过程中有什么不适，请您举手示意。”

准备 —— 1. 护士：服装、鞋帽整洁；仪态大方，举止端庄
2. 物品：合格、完好
3. 环境：整洁，安静，安全
4. 患者：了解目的及方法，愿意合作，合适体位

↓

核对 —— 三查八对

↓

“王小姐，您好，脑室引流已经开始了，请问您有什么不适吗?您注意在更换体位时动作幅度要小，防止将引流管牵拉、脱落；伤口敷料要保持清洁干燥，不得随意改变引流管的高度及位置。”

脑室引流 —— 1. 协助清醒合作患者取仰卧位，打开脑室引流口敷料，关闭脑室引流口前5～6cm处，消毒脑室引流管的开口端
2. 打开一次性引流袋，去掉前端保护帽，与脑室引流管的开口端连接，并以无菌纱布包裹连接处
3. 固定引流管于床头，高度：引流管的最高处距侧脑室的距离为10～20cm；长度：以患者左或右侧卧位时不紧绷为宜
4. 将无菌治疗巾垫于患者头部下方；打开脑室引流管进行引流

↓

“王小姐，您好，您现在有没有什么不适?让我看看您的瞳孔好吗？好了，如果在引流的过程中您有什么不适，请您按铃，我也会随时来看您的，谢谢您的合作，祝您早日康复。”

整理用物 —— 对物品进行分类处理：医用垃圾、生活垃圾分类处置，由医院统一回收处理。治疗盘放入污染区待消毒

↓

洗手、记录 —— 在护理记录单上记录引流管是否通畅及引流液的性状、颜色、量、引流速度，患者的意识状态、瞳孔、生命体征等

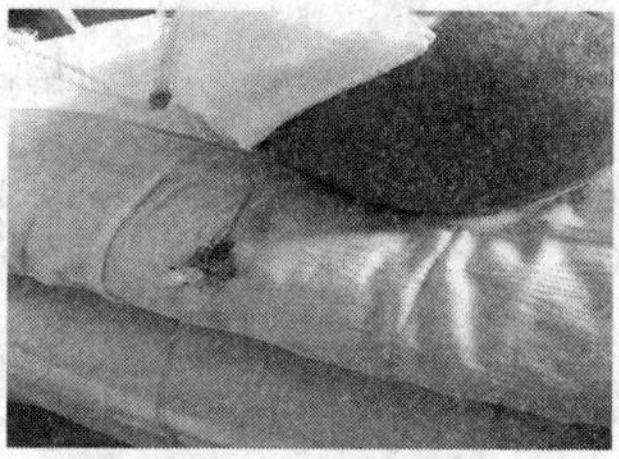
图2-4-1　脑室引流

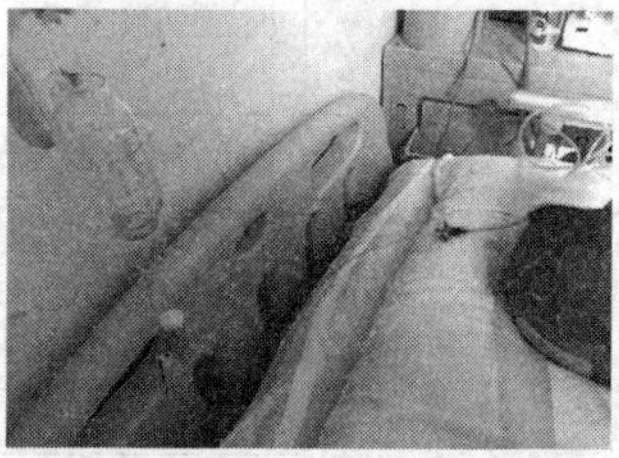
图2-4-2　脑室引流装置

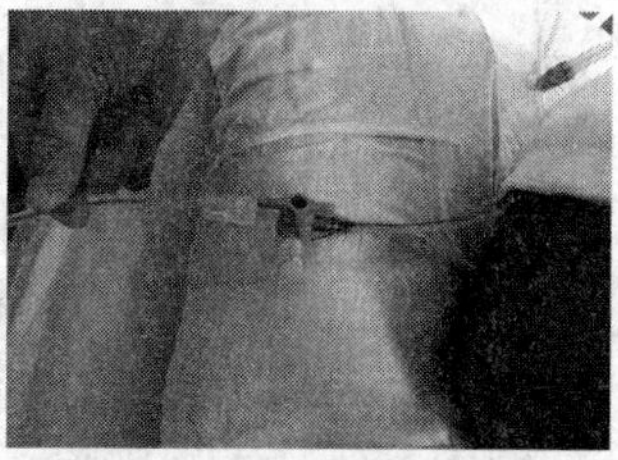
图2-4-3　脑室引流开关接口

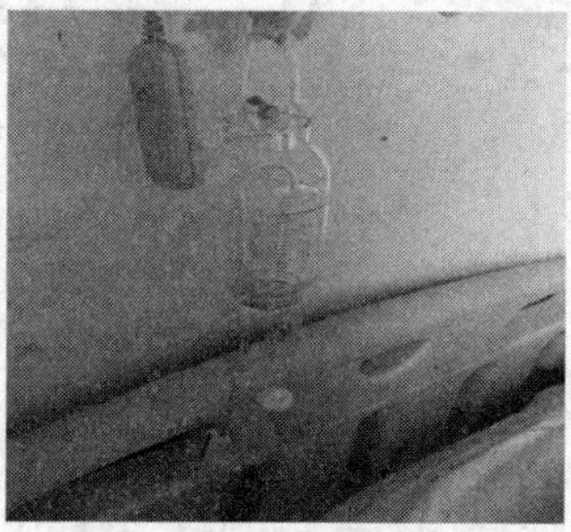
图2-4-4　脑室引流瓶的高度

☞ **健康教育**

1. 患者须头枕无菌治疗巾，保持清洁干燥。
2. 告知患者翻身时避免引流管牵拉、脱落、受压。
3. 引流过程中注意观察伤口敷料有无渗出液，局部有无炎症反应、引流是否通畅。
4. 引流时间一般为 3～5 天，大不于 1 周。

【护理评价】

操作项目	操作内容	标准分	得分
操作准备	准备：着装整洁规范，仪表端庄大方	5	
	评估患者并解释：①评估：患者的年龄、病情、意识、瞳孔大小、对光反射、生命体征。对清醒患者询问有无头疼、恶心等主观感受；对昏迷患者观察其瞳孔、对光反射治疗情况、心理状态及合作程度；②对昏迷不合作的患者要向其家属做好解释，说明脑室引流的目的以及对患者进行保护性约束措施的必要性；对清醒合作的患者介绍脑室引流的目的，取得合作	7	
	操作用物：①治疗盘；②2%碘酊；③75%酒精；④无菌棉签；⑤胶布；⑥纱布；⑦一次性治疗巾；⑧一次性无菌引流袋；⑨必要时准备约束带；⑩记录单；⑪笔；⑫快速手消毒液	12 缺1项扣1分	
操作步骤	（1）核对医嘱	4	
	（2）七步洗手，戴口罩；准备用物	3	
	（3）核对患者床号、姓名、住院号（呼唤患者、核对床头卡及腕带）	6	
	（4）协助清醒合作患者取仰卧位，对于昏迷或躁动不安患者给予保护性约束	4	
	（5）打开引流管口处敷料，夹闭脑室引流管，消毒脑室引流管的开口端	8	
	（6）检查一次性无菌引流袋的开口是否处于关闭状态；去掉前端保护帽，与脑室引流管的开口端连接，并以无菌纱布包裹连接处	3	
	（7）固定引流管于床头	4	
	（8）将一次性治疗巾垫于患者头部下方，打开脑室引流管进行引流	8	
	（9）指导患者或者家属引流管不可受压，扭曲；更换体位时动作幅度要小，防止将引流管牵拉、滑脱；伤口敷料保持清洁干燥	5	
	（10）引流期间注意观察引流管是否通畅及引流液的性质、颜色、量、引流速度；观察患者的意识状态、瞳孔、生命体征，询问患者的主观感受	10	
	（11）整理床单位，询问患者需要	4	
	（12）处理用物，医用垃圾、生活垃圾分类处置	6	
	（13）洗手，取口罩，记录	5	
评价	关心、体贴患者，态度亲切，体现人文关怀	6	
总分		100	

知识拓展

1. 正常情况下脑脊液每3min分泌1ml，每小时分泌20ml，每日400～500ml，引流量不超过500ml为宜。

2. 正常脑脊液无色透明，无沉淀。如大量鲜血或血性脑脊液逐渐加深为脑室出血，如脑脊液混浊，呈毛玻璃状或有絮状物，提示颅内感染。

任务二　颅骨牵引术

要点导航

1. 能说出颅骨牵引术的目的与适应证。
2. 能正确准备颅骨牵引所需用物。

任务导入

田某，男，50岁，因车祸导致颈椎脱位，经过医生颈椎复位后，现协助医生为患者做颅骨牵引。

任务描述

骨牵引：是指将不锈钢针穿入骨骼的坚硬部位，安置好牵引弓后，通过牵引绳及滑轮连接秤砣而组成的牵引装置，使牵引力直接作用于骨骼上，用以对抗肢体肌的痉挛或收缩的力量，达到骨折复位或固定的目的。颅骨牵引适用于各种原因造成的颈椎骨折、颈椎脱位患者，临床研究表明颅骨牵引应用于骨折、骨折脱位伴有脊髓损伤者的疗效十分明显。因此，颅骨牵引常作为颈椎损伤的常规治疗方法，也是术前、术中牵引复位的重要辅助治疗手段之一。

任务实施

【护理评估】

1. 患者　评估患者的年龄、病情、意识、治疗情况、穿刺局部皮肤、心理状态和合作程度。

2. 环境　环境清洁，舒适。

3. 用物　治疗盘内备：常规消毒治疗盘，无菌腰穿包（腰穿针、镊子、洞巾、纱布、棉球），2%盐酸利多卡因注射液，敷贴，无菌手套，2%碘酊，75%酒精，大棉签，必要时备氧气。

【护理问题】

1. 疼痛 与关节脱位引起局部组织损伤及神经受压有关。

2. 躯体活动障碍 与关节脱位、疼痛、制动有关。

【护理措施】

“您好！我是您的责任护士小胡，能告诉我您的名字吗？”“我是田××。”“您好！田先生，由于您颈椎脱位，现在要为您做颅骨牵引，这样可以有利于您的颈椎康复，在牵引的过程中，不会有什么不适。请您配合好吗?”

准备——
1. 护士：服装、鞋帽整洁；仪态大方，举止端庄
2. 物品：合格、完好
3. 环境：整洁，安静，安全
4. 患者：了解目的及方法，愿意合作，合适体位

核对——三查八对

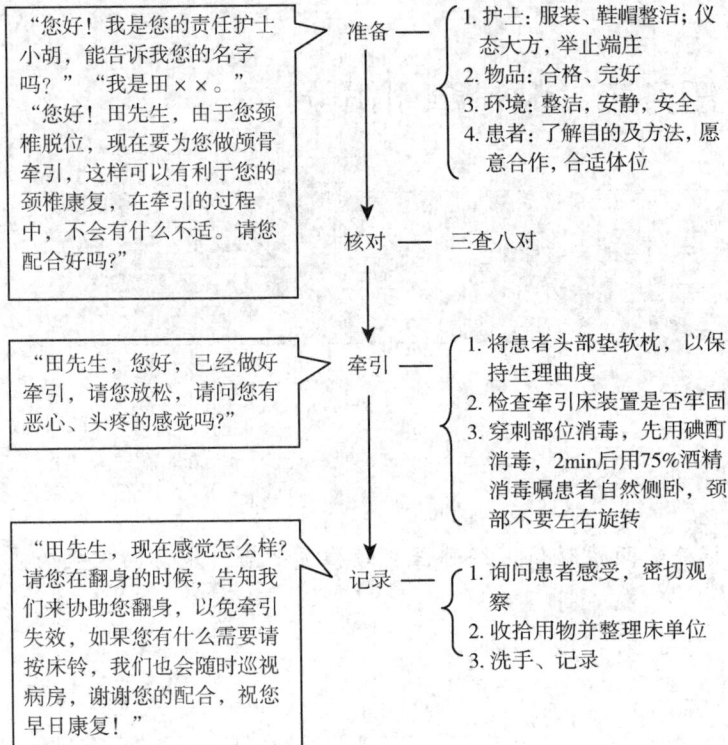

“田先生，您好，已经做好牵引，请您放松，请问您有恶心、头疼的感觉吗?”

牵引——
1. 将患者头部垫软枕，以保持生理曲度
2. 检查牵引床装置是否牢固
3. 穿刺部位消毒，先用碘酊消毒，2min后用75%酒精消毒嘱患者自然侧卧，颈部不要左右旋转

“田先生，现在感觉怎么样?请您在翻身的时候，告知我们来协助您翻身，以免牵引失效，如果您有什么需要请按床铃，我们也会随时巡视病房，谢谢您的配合，祝您早日康复！”

记录——
1. 询问患者感受，密切观察
2. 收拾用物并整理床单位
3. 洗手、记录

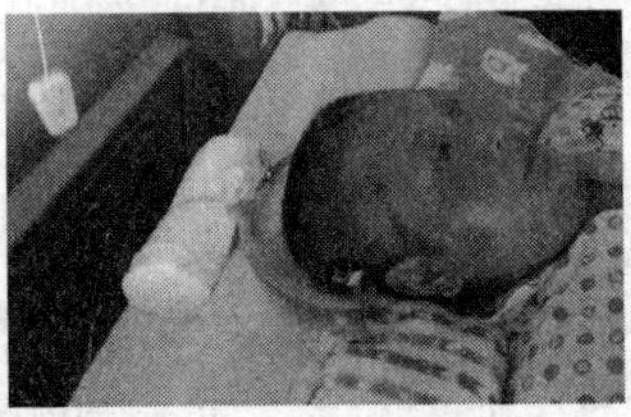

图2-4-5 颅骨牵引（1）

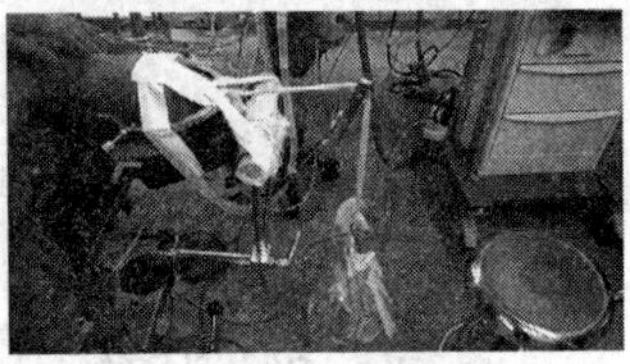

图2-4-6 颅骨牵引（2）

☞ 健康教育

1. 注意患者头部不应顶着床头，沙袋应悬空，不可触及地面，也不能使其摇晃。
2. 告知患者及家属：除非检查、治疗需要，否则不可自行移除沙袋或下床上厕所。

【护理评价】

操作项目	操作内容	标准分	得分
操作准备	准备：着装整洁规范，仪表端庄大方	5	
	评估患者并解释：①评估：患者的年龄、病情、意识、治疗情况、心理状态、合作程度、皮肤情况以及患者体重；②解释颅骨牵引的目的：使移位的颈椎复位，恢复生理曲度，保持稳定，防止脊髓进一步损伤	9	
	操作用物：①牵引弓；②S 状钩；③无菌手套；④无菌纱布；⑤胶布；⑥滑轮；⑦牵引绳；⑧沙袋；⑨碘酊；⑩记录单；⑪75%酒精；⑫快速手消毒液	12 缺 1 项扣 1 分	

续表

操作项目	操作内容	标准分	得分
操作步骤	（1）核对医嘱	4	
	（2）洗手，戴口罩；准备用物	3	
	（3）核对患者床号、姓名、住院号（呼唤患者、核对床头卡及腕带），协助患者取舒适体位	6	
操作步骤	（4）将患者头部垫软枕，以保持生理曲度	4	
	（5）检查牵引床装置是否牢固	8	
	（6）穿刺部位消毒，先用碘酊消毒，2min 后用 75% 酒精消毒	3	
	（7）用湿棉签清洁患者鼻腔并检查	4	
	（8）将 S 状钩挂于牵引弓上，再将牵引绳打结于 S 状钩另一端	6	
	（9）将牵引架固定于床头，使滑轮固定于正中位置，并与患者。身体排列成一直线	6	
	（10）再次核对医嘱，根据医嘱在末端挂上所需重量的沙袋	6	
	（11）足跟垫上软枕，以防足下垂	6	
	（12）交代注意事项，指导预防并发症	4	
	（13）整理床单位，询问患者需要	2	
	（14）处理用物	3	
	（15）洗手，取口罩，记录	3	
评价	关心、体贴患者，态度亲切，体现人文关怀	6	
总分		100	

知识拓展

1. 颅骨牵引的并发症有：钳沟滑脱、切口感染以及硬膜外血肿等。

2. 牵引开始数日应拍 X 片了解骨折端，对线和对位情况，及时调整牵引情况、沙袋重量及体位。

任务三　腰椎穿刺术

要点导航

1. 能说出腰椎穿刺术的目的与适应证。
2. 能配合医生执行腰椎穿刺术。
3. 能正确准备腰椎穿刺术所需用物。

任务导入

黄某，男，40 岁，因腰疼及双下肢疼痛 2 年，加重 10 天，腰部 CT 示 $L_3 \sim L_4$ 有钙化影，神经鞘瘤？建议做增强 MRI，确定病变。测 T 36.9℃，P 80 次/分，R 20 次/分，BP 120/70mmHg。医嘱：行腰椎穿刺术注入造影剂明确诊断。

任务描述

腰椎穿刺术是指用腰穿针以腰椎间隙刺入腰池，测定脑脊液压力，并收集脑脊液进行临床检测的一种技术操作。常用于检查脑脊液的性质，对诊断脑膜炎、脑炎、脑血管病变、颅内肿瘤、脊髓病变等神经系统疾病有重要意义。也可测定颅内压力以及了解蛛网膜下腔是否堵塞等。有时也用于鞘内注射药物或者造影剂协助诊断。

任务实施

【护理评估】

1. 患者　评估患者的年龄、病情、意识、治疗情况、穿刺局部皮肤、心理状态和合作程度。

2. 环境　环境清洁，舒适。

3. 用物　治疗盘内备：常规消毒治疗盘，无菌腰穿包（腰穿针、镊子、洞巾、纱布、棉球），2% 盐酸利多卡因注射液，敷贴，无菌手套，2% 碘酊，75% 酒精，大棉签，必要时备氧气。

【护理问题】

1. 疼痛　与脊髓肿瘤压迫脊髓、神经有关。

2. 潜在并发症　截瘫。

【护理措施】

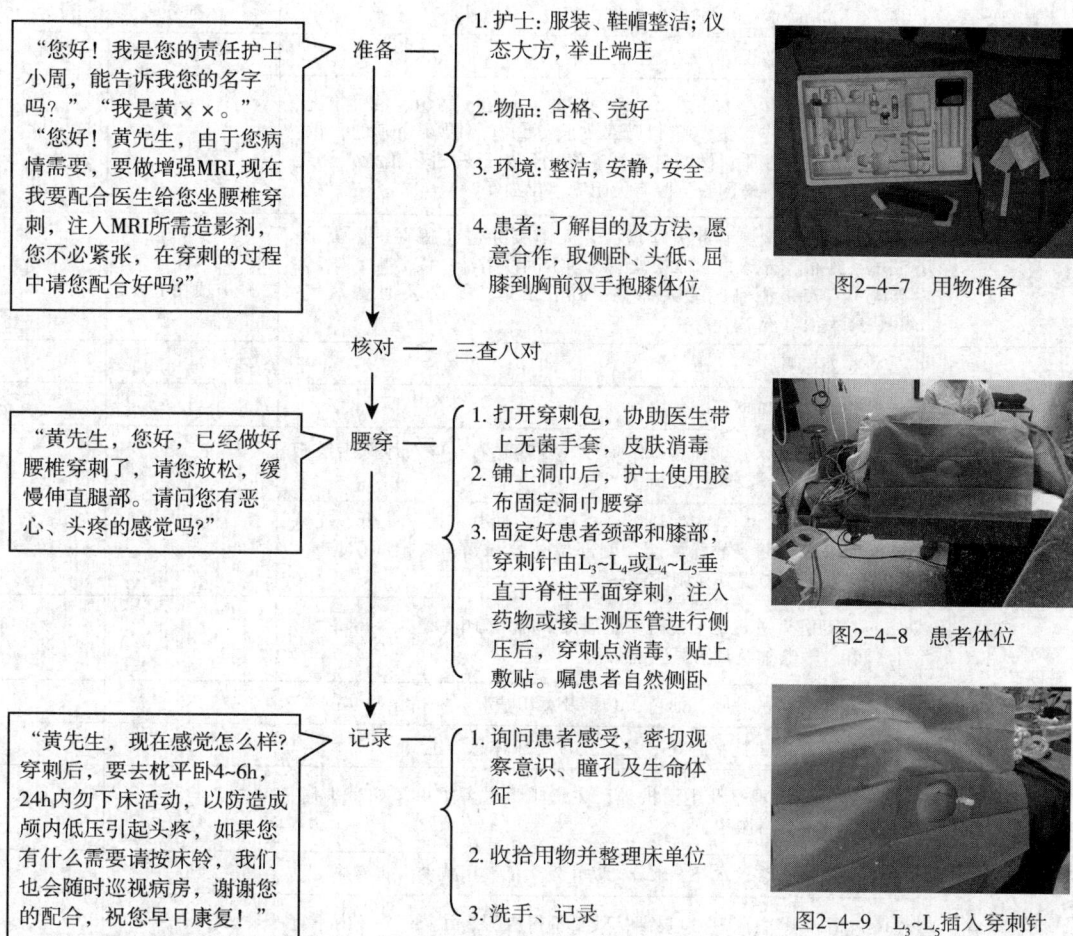

"您好！我是您的责任护士小周，能告诉我您的名字吗？""我是黄××。""您好！黄先生，由于您病情需要，要做增强MRI,现在我要配合医生给您坐腰椎穿刺，注入MRI所需造影剂，您不必紧张，在穿刺的过程中请您配合好吗？"

准备 —
1. 护士：服装、鞋帽整洁；仪态大方，举止端庄
2. 物品：合格、完好
3. 环境：整洁，安静，安全
4. 患者：了解目的及方法，愿意合作，取侧卧、头低、屈膝到胸前双手抱膝体位

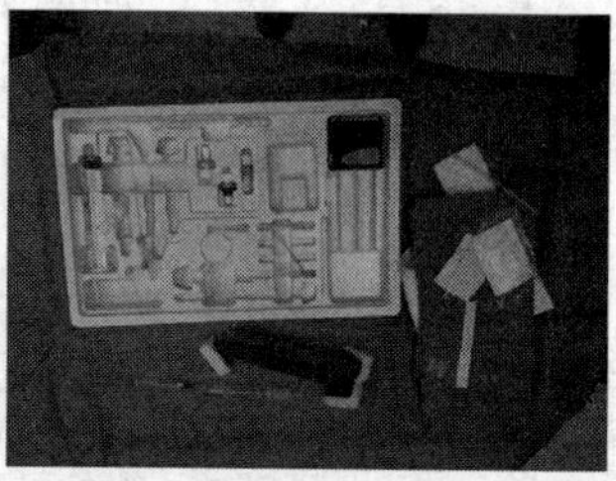

图2-4-7　用物准备

核对 — 三查八对

"黄先生，您好，已经做好腰椎穿刺了，请您放松，缓慢伸直腿部。请问您有恶心、头疼的感觉吗？"

腰穿 —
1. 打开穿刺包，协助医生带上无菌手套，皮肤消毒
2. 铺上洞巾后，护士使用胶布固定洞巾腰穿
3. 固定好患者颈部和膝部，穿刺针由L_3~L_4或L_4~L_5垂直于脊柱平面穿刺，注入药物或接上测压管进行侧压后，穿刺点消毒，贴上敷贴。嘱患者自然侧卧

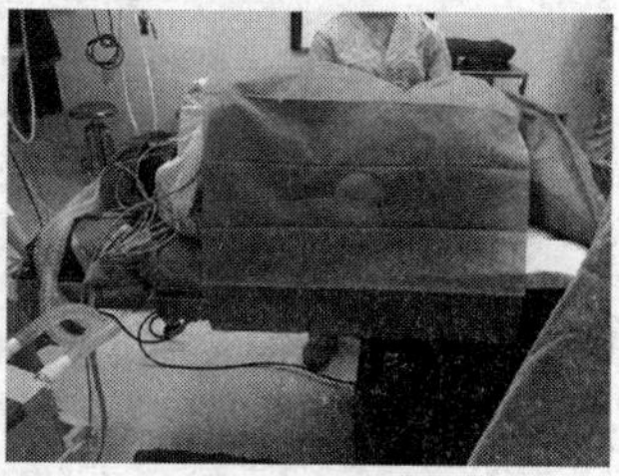

图2-4-8　患者体位

"黄先生，现在感觉怎么样？穿刺后，要去枕平卧4~6h，24h内勿下床活动，以防造成颅内低压引起头疼，如果您有什么需要请按床铃，我们也会随时巡视病房，谢谢您的配合，祝您早日康复！"

记录 —
1. 询问患者感受，密切观察意识、瞳孔及生命体征
2. 收拾用物并整理床单位
3. 洗手、记录

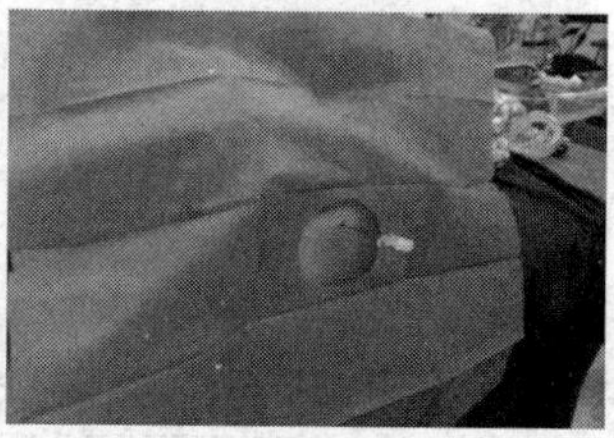

图2-4-9　L_3~L_5插入穿刺针

☞ **健康教育**

1. 患者若有穿刺后头疼，疑似脑脊液渗漏，应告知患者延长平躺时间、增加饮水量以减轻不适。

2. 告知患者腰椎穿刺后应去枕平卧4～6h，24h内勿下床活动；如果穿刺伤口有持续性的出血或澄清液体流出，或出现严重持续性头疼，应立即告知医生。

【护理评价】

操作项目	操作内容	标准分	得分
操作准备	准备：着装整洁规范，仪表端庄大方	5	
	评估患者并解释：①评估：患者的年龄、病情、意识、治疗情况、心理状态、合作程度、穿刺局部皮肤；②解释腰椎穿刺的目的：检查脑脊液的性质；做腰椎麻醉，鞘内注射药物进行治疗。测定颅内压力和了解蛛网膜下腔有无阻塞、出血等	11	
	操作用物：①常规消毒治疗盘；②无菌腰穿包（腰穿针、镊子、洞巾、纱布、棉球）；③2% 盐酸利多卡因注射液；④敷贴；⑤2% 碘酊；⑥75% 酒精；⑦大棉签；⑧记录单；⑨必要时备氧气；⑩快速手消毒液	11 缺 1 项扣 1 分	
操作步骤	（1）核对医嘱	4	
	（2）洗手，戴口罩；准备用物	5	
	（3）核对患者床号、姓名、住院号（呼唤患者、核对床头卡及腕带），协助患者取舒适体位	5	
	（4）关好门窗。配合医生让患者摆体位，使其侧卧、头低、屈膝到胸前双手抱膝、放松，使穿刺部位充分暴露，腰椎间隙增大，可使穿刺顺利，提高穿刺成功率	5	
	（5）协助医生进行手术视野皮肤消毒，铺无菌巾，进行局部麻醉。有脚麻、触电感及时向医生说明	8	
	（6）观察患者的呼吸、面色、心率及意识情况，保持正确体位	8	
	（7）术后患者去枕平卧 6h，之后仍以卧床休息为主	5	
	（8）做好病情观察及生活护理，注意倾听患者主诉，如有头痛、头晕，及时报告医生	5	
	（9）鼓励患者多饮水补充水分，防止发生低颅压减少头痛等并发症	5	
	（10）指导患者保护穿刺局部，敷料不得弄湿、污染，24h 内不宜沐浴，以免引起局部或椎管内、颅内感染	5	
	（11）交代注意事项，指导预防并发症	5	
	（12）整理床单位，询问患者需要	3	
	（13）处理用物	3	
	（14）洗手，取口罩，记录	3	
评价	关心、体贴患者，态度亲切，体现人文关怀	6	
总分		100	

知识拓展

1. 常用穿刺点及穿刺所经解剖结构：成人脊髓多终止于 $L_1 \sim L_2$ 椎间水平，儿童脊髓多终止于 $L_2 \sim L_3$ 椎间隙。腰椎穿刺常用穿刺点是 $L_3 \sim L_4$ 椎间隙。双侧髂脊上缘连线与后正中现相交处为 $L_3 \sim L_4$ 椎间隙。自 $L_3 \sim L_4$ 椎间隙进针，穿刺针依次穿过下列结构：皮肤、脊上韧带、脊间韧带、黄韧带、硬膜外腔、硬脊膜、蛛网膜、蛛网膜下腔。

2. 鞘内给药时，应先放出等量脑脊液，然后再等量置换药液注入。

项目二　颈部疾病患者护理实训

任务一　气管切开的护理

要点导航

1. 能说出气管切开的目的与适应证。
2. 能正确执行气管切开的护理。

任务导入

李某，男，74岁，因药物过敏，导致喉头水肿，协助医生给予气管切开，呼吸机辅助呼吸。遵医嘱予气管切开护理。

任务描述

切开颈段气管，放入金属气管套管，气管切开术是解除喉源性呼吸困难，解除上呼吸道梗阻，缓解严重呼吸困难、窒息和气管内注射药物的一种手术。护理目的是为了保持呼吸道通畅，便于清除呼吸道分泌物，保持局部敷料的清洁、干燥避免感染。

任务实施

【护理评估】

1. 患者　评估患者的年龄、病情、意识状态、呼吸、血氧饱和度、痰液黏稠度和量、伤口情况、两肺呼吸音、治疗情况、心理状态和合作程度。

2. 环境　环境安静，安全，清洁，舒适。

3. 用物

（1）无菌治疗盘内备换药碗2只、开口纱布1块、酒精棉球、无菌镊子2把、同型号内套管1副、弯盘、胶布、一次性手套，吸痰盘内置无菌罐2只（分别盛盐水纱布和生理纱布）、无菌镊子2把、生理盐水、无菌手套、弯盘。

（2）治疗盘外：吸痰装置，吸痰管数根，听诊器。

【护理问题】

1. 低效性呼吸型态 与潮式呼吸、与延髓呼吸中枢受损有关。

2. 恐惧/绝望 与气管切开后失音、依赖呼吸机呼吸、担心预后有关。

3. 有误吸的危险 与恶心呕吐、胃排空延缓、有胃管、气管切开、唾液分泌增加、吞咽障碍及体位受限等有关。

4. 有感染的危险 与气管切开、呼吸机辅助呼吸有关。

5. 潜在并发症 肺不张、意外性脱管、气道梗阻。

【护理措施】

"您好！我是您的责任护士小张，我现在要给您做一下气管切开的护理，目的是为了吸出呼吸道痰液，防止肺部并发症，在操作的过程中会有些不适，但不必紧张，如果有什么问题请您举手示意，请您配合好吗?"

准备 —
1. 护士：服装、鞋帽整洁；仪态大方，举止端庄
2. 物品：合格、完好
3. 环境：整洁，安静，安全
4. 患者：了解目的及方法，愿意合作，合适体位，协助患者去枕，使头尽量后仰

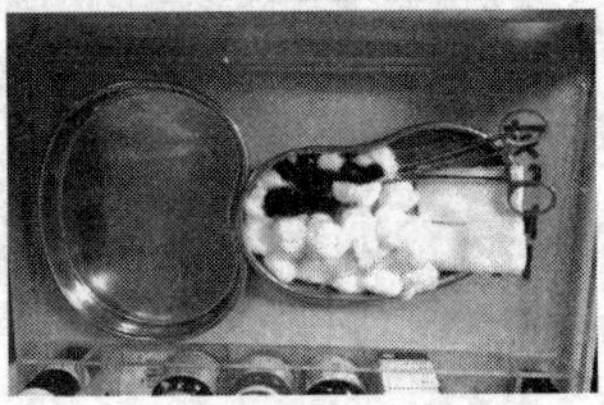

图2-4-10 用物准备

核对 — 三查八对

"您好，李先生，已经给您做好气管护理了，您翻身时，我们都会来协助您的，不必担心气管套管的脱落。"

气管切开 —
1. 评估患者是否先吸痰液；戴一次性手套，一手固定套管，一手旋转套管卡口取内套管于弯盘内
2. 撕开纱布，取下开口纱布，脱去污染手套用无菌镊子取酒精气管切开棉球挤干，一手持镊固定外套管，一手持镊子夹持棉球由内向外擦拭套管外口；同法擦拭套管下方的皮肤，用镊子将开口纱布开口向上置于套管下方，胶布固定
3. 右手持无菌镊将准备好的内套管按气管方向置于外套内，旋转卡口固定，沿套管壁滴入生理盐水0.5ml

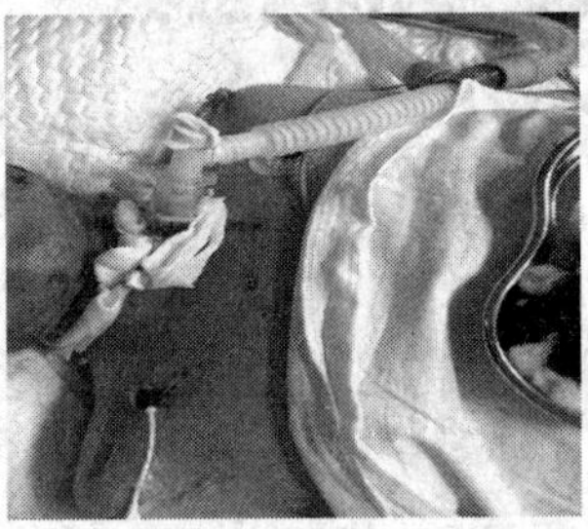

图2-4-11 患者气管切开

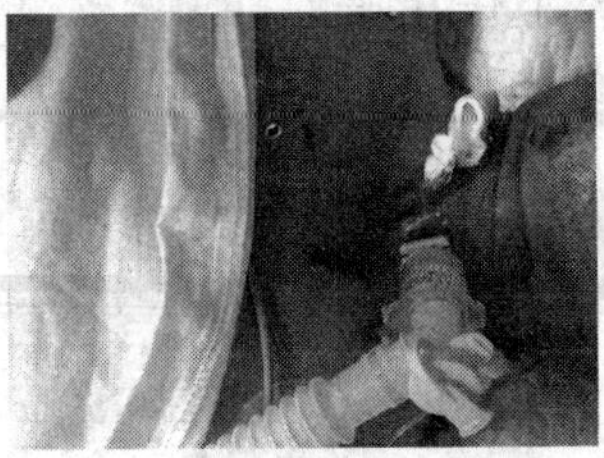

图2-4-12 更换敷料

"李先生，您好，我看了一下您的生命体征，都是正常的，如果您觉得有痰液或者不舒适，请您举手示意，我们都会随时来看您的，谢谢您的配合，祝您早日康复！"

记录 —
1. 观察面色，听两肺呼吸音，根据需要吸痰。用换药碗中的镊子挤干盐水纱布覆盖于套管口
2. 协助患者去舒适体位，整理床单位
3. 清理用物

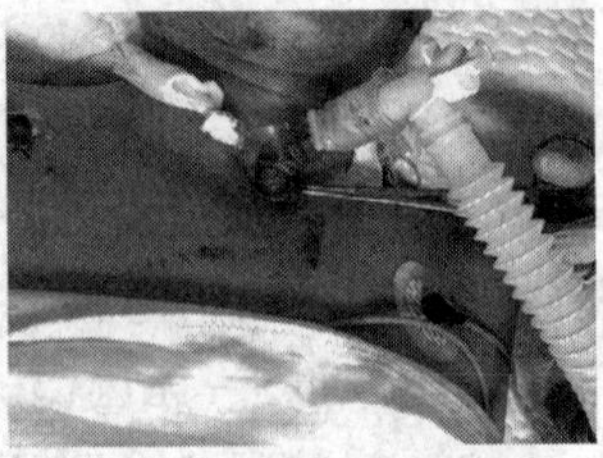

图2-4-13 消毒气管切开伤口

☞ **健康教育**

1. 床头抬高30°，有利于呼吸，尽量避免不必要的搬动，避免引起气管套管移位或刺激黏膜出血，保证气管套管处于中立位，同时合理安排鼻饲时间，在鼻饲前应吸痰，鼻饲后1h应尽量避免吸痰。

2. 告知患者及家属：每隔2h给患者翻一次身，保持功能位，以防肺不张，减少痰液聚积。

【护理评价】

操作项目	操作内容	标准分	得分
操作准备	准备：着装整洁规范，仪表端庄大方	5	
	评估患者并解释：①评估患者的年龄、病情、意识状态、呼吸、血氧饱和度、痰液黏稠度和量、伤口情况、两肺呼吸音、治疗情况、心理状态和合作程度；②目的是为了保持呼吸道通畅，便于清除呼吸道分泌物，保持局部敷料的清洁、干燥避免感染	15	
	操作用物：①换药碗2只；②开口纱布1块；③酒精棉球；④同型号内套管1副；⑤胶布；⑥弯盘；⑦吸痰盘内置无菌罐2只；⑧无菌镊子2把；⑨生理盐水；⑩一次性手套；⑪吸痰装置；⑫快速手消毒液；⑬吸痰管数根；⑭听诊器	14 缺1项扣1分	
操作步骤	（1）核对医嘱	4	
	（2）洗手，戴口罩；准备用物	3	
	（3）核对患者床号、姓名、住院号（呼唤患者、核对床头卡及腕带），协助患者取舒适体位	5	
	（4）协助患者去枕，使头尽量后仰	4	
	（5）戴一次性手套，一手固定套管，一手旋转套管卡口取出内套管于弯盘内	6	
	（6）撕开纱布，取下开口纱布，脱去污染手套	3	
	（7）换药：用无菌镊子取酒精棉球挤干，一手持镊固定外套管，一手持镊子夹持棉球由内向外擦拭套管外口	4	
	（8）用镊子将开口纱布开口向上置于套管下方	5	
	（9）右手持无菌镊将准备好的内套管按气管方向置于外套内，旋转卡口固定	5	
	（10）检查系带松紧度，以容纳一指为宜	5	
	（11）用换药碗中的镊子挤干盐水纱布覆盖于套管口	5	

续表

操作项目	操作内容	标准分	得分
操作步骤	（12）观察面色，听两肺呼吸音，根据需要吸痰	4	
	（13）协助患者去舒适体位，整理床单位	2	
	（14）处理用物。医疗垃圾生活垃圾分类处置	3	
	（15）洗手，取口罩，记录	3	
评价	关心、体贴患者，态度亲切，体现人文关怀	5	
总分		100	

知识拓展

1. 气管切开有 4 种方法：气管切开术；经皮气管切开术；环甲膜切开术；微创气管切开术。

2. 气管切开的禁忌证：Ⅰ度和Ⅱ度呼吸困难、呼吸道暂时性阻塞，可暂缓气管切开、有明显出血倾向要慎重。

任务二　颈托的使用

要点导航

1. 能说出患者佩戴颈托的目的与适应证。
2. 能指导患者正确佩戴颈托。
3. 能正确实施并指导患者使用颈托。

任务导入

何某，男，14 岁，因颈椎术后颈椎康复的需要。遵医嘱佩戴颈托。

任务描述

颈托是颈椎病辅助治疗器具，能起到制动和保护颈椎，减少神经的磨损，减轻椎间关节创伤性反应，并有利于组织水肿的消退和巩固疗效、防止复发的作用。为疑似头颈部受伤患者固定颈椎；防止头部向前前屈或过度伸展。

任务实施

【护理评估】

1. 患者　评估患者的年龄、病情、意识状态、呼吸、伤口情况、治疗情况、心理状态和合作程度。

2. 环境　环境安静，安全，清洁，舒适。

3. 用物　颈托。

【护理问题】

1. 躯体活动障碍

2. 潜在并发症　喉返、喉上神经损伤。

【护理措施】

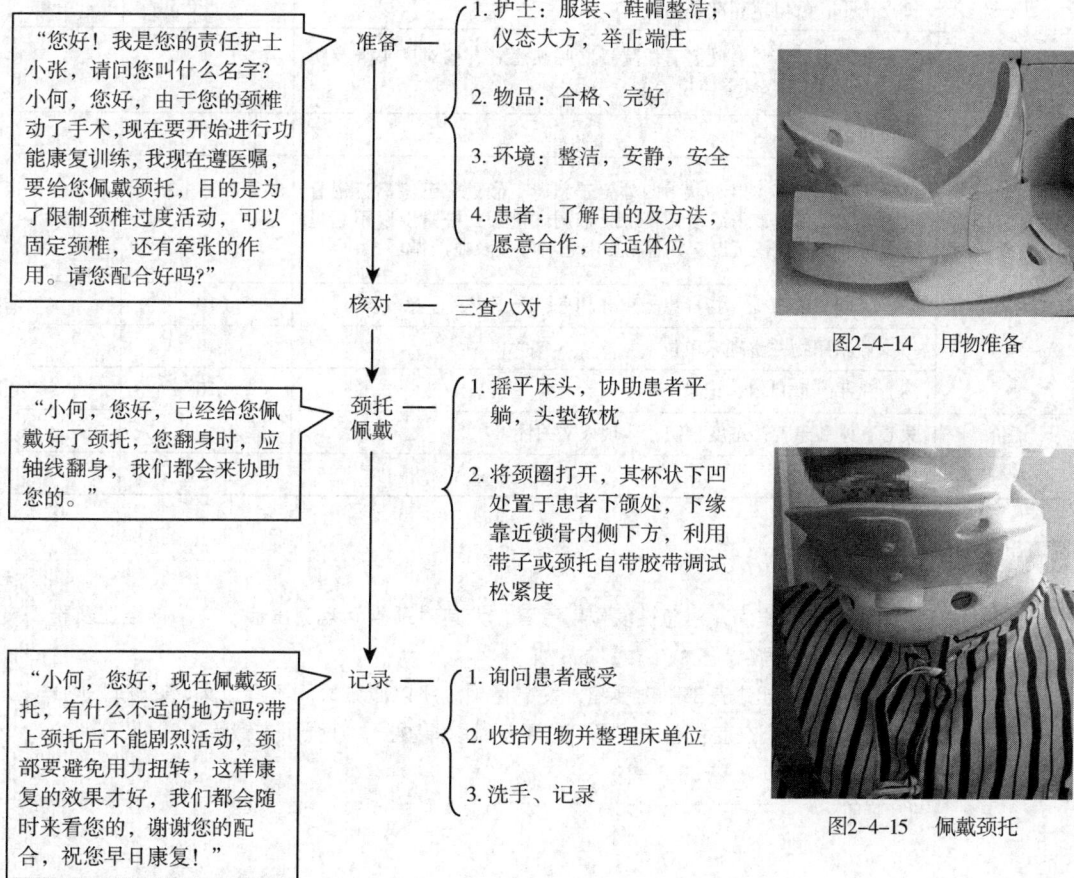

“您好！我是您的责任护士小张，请问您叫什么名字?小何，您好，由于您的颈椎动了手术，现在要开始进行功能康复训练，我现在遵医嘱，要给您佩戴颈托，目的是为了限制颈椎过度活动，可以固定颈椎，还有牵张的作用。请您配合好吗?”

准备 —
- 1. 护士：服装、鞋帽整洁；仪态大方，举止端庄
- 2. 物品：合格、完好
- 3. 环境：整洁，安静，安全
- 4. 患者：了解目的及方法，愿意合作，合适体位

↓

核对 — 三查八对

↓

“小何，您好，已经给您佩戴好了颈托，您翻身时，应轴线翻身，我们都会来协助您的。”

颈托佩戴 —
- 1. 摇平床头，协助患者平躺，头垫软枕
- 2. 将颈圈打开，其杯状下凹处置于患者下颌处，下缘靠近锁骨内侧下方，利用带子或颈托自带胶带调试松紧度

↓

“小何，您好，现在佩戴颈托，有什么不适的地方吗?带上颈托后不能剧烈活动，颈部要避免用力扭转，这样康复的效果才好，我们都会随时来看您的，谢谢您的配合，祝您早日康复！”

记录 —
- 1. 询问患者感受
- 2. 收拾用物并整理床单位
- 3. 洗手、记录

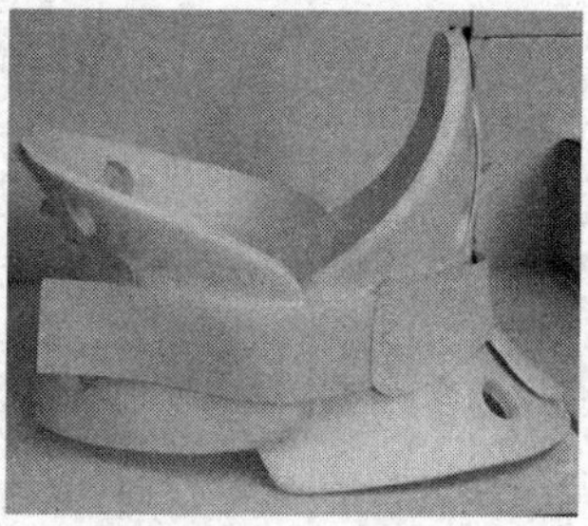

图2-4-14　用物准备

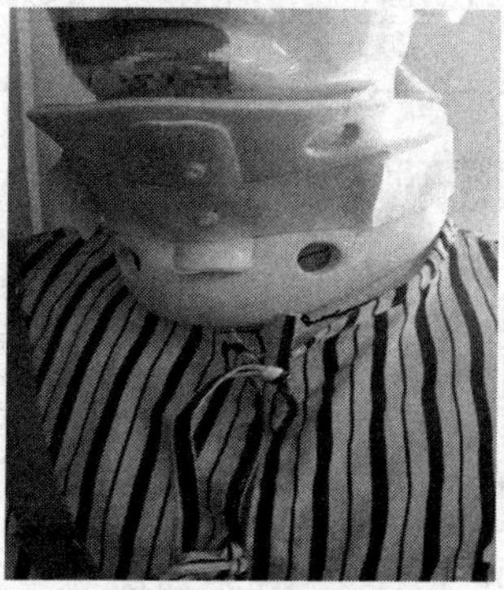

图2-4-15　佩戴颈托

☞ **健康教育**

1. 颈托能支持保护颈椎，但不宜成为受力点；正确上下床，维持脊柱成一直线，可以减少颈椎术后伤口的疼痛和牵扯；颈托佩戴期间应每天清洁支具佩戴处的皮肤。

2. 告知患者及家属：颈托戴好后才能下床活动；平躺于床上时再取，平躺时要垫软枕，枕头的高度不宜超过肩胛骨，使后枕部与肩头处于水平面；侧躺时适当托高颈部，使颈椎与脊柱维持一直线。

【护理评价】

操作项目	操作内容	标准分	得分
操作准备	准备：着装整洁规范，仪表端庄大方	5	
	评估患者并解释：①评估患者的年龄、病情、意识状态、呼吸、血治疗情况、心理状态和合作程度；②目的是为了主要对颈椎起到制动作用，保持颈椎的稳定状态	15	
	操作用物：干净小毛巾，颈托	10	
操作步骤	（1）核对医嘱	5	
	（2）洗手，戴口罩；准备用物	5	
	（3）核对患者床号、姓名、住院号（呼唤患者、核对床头卡及腕带），协助患者取舒适体位	5	
	（4）协助患者平卧	5	
	（5）将颈圈打开，其杯状下凹处置于患者下颌处，下缘靠近锁骨内侧下方，利用带子或颈托自带胶带调试松紧，松紧度以不超过两指为宜，能托住下巴，并且不影响患者呼吸及血液循环	10	
	（6）询问患者感受，指导患者正确翻身，上下床及注意事项	10	
	（7）收拾用物并整理床单位	10	
	（8）洗手，取口罩，记录	10	
评价	关心、体贴患者，态度亲切，体现人文关怀	10	
总分		100	

知识拓展

1. 颈托可用于各型颈椎病，对急性发作期患者，尤其对颈椎间盘突出症、交感神经型及椎动脉型颈椎病的患者更为适合。

2. 长期佩戴颈托可引起颈背部肌肉萎缩，关节僵硬。所以佩戴时间不宜过久，在佩戴颈托期间要经常进行功能锻炼，在症状逐渐减轻后，要及时取掉颈托，加强肌肉锻炼。

项目三　普外科患者护理实训

任务一　协助胸腔穿刺术的护理

要点导航

1. 能说出胸腔穿刺的目的与适应证。
2. 能正确准备胸腔穿刺的用物。
3. 能熟悉如何协助胸腔穿刺技术。

任务导入

李某，男，54 岁，因肺炎好转以后，出现高热、胸痛、呼吸困难、咳嗽、全身乏力、不能平卧或改变体位时咳嗽。测 T 39℃，P 90 次/分，R 24 次/分，BP 130/80mmHg。查体：左侧呼吸运动减弱，肋间隙饱满、增宽，X 线显示下胸部外高内低的弧形致密积液影，阴影遮盖整个膈面，积液量约 500～1000ml。诊断：急性脓胸，协助医生行胸腔穿刺。

任务描述

胸膜腔穿刺术，简称胸穿，是指用无菌的针刺入皮肤、肋间组织、壁层胸膜穿刺进入胸膜腔，这样的操作就叫胸腔穿刺。其目的是诊断作用和治疗作用，诊断作用：抽取少量胸腔内液体标本检测，以明确胸腔积液病因；治疗作用：抽出胸腔内液体，促进肺复张和胸膜腔内给药，达到治疗作用。

任务实施

【护理评估】

1. 患者　评估患者的年龄、病情、生命体征、治疗情况、心理状态和合作程度。

2. 环境　环境安静，安全，清洁，舒适。

3. 用物

（1）治疗盘内：无菌治疗盘 1 套，2.5% 碘酊，75% 酒精，麻醉药物：2% 利多卡因 5ml，5ml 注射器，50ml 注射器，500ml 标本容器 2 个，胶布，无菌手套，量杯，胸腔穿刺包（弯盘 2 个、尾部连接乳胶管的 16 号和 18 号胸腔穿刺针各 1 根、弯止血钳 4 把、洞巾 1 张、巾钳 2 把、棉球 10 个、纱布 2 块、小消毒杯 2 个、标本留置瓶）。

（2）治疗盘外：有靠背的座椅、快速手消毒液。

【护理问题】

1. 气体交换受损 与脓液压迫肺组织、胸壁运动受限有关。

2. 疼痛 与炎症刺激有关。

3. 体温过高 与感染有关。

4. 营养失调 低于机体需要量与营养素摄入不足。

【护理措施】

“您好！我是您的责任护士小王，请问您叫什么名字？您好，李伯伯，我现在要协助您的管床医生给您做胸腔穿刺，请您反坐到这张椅子上，上身前倾，双前臂合抱，这样可以使肋间隙充分暴露。穿刺的目的是为了促进肺复张和胸膜腔内给药，达到治疗作用。穿刺的过程中，会有一些不适，请不要乱动，以免影响医生穿刺，请您配合好吗？”

准备——
1. 护士：服装、鞋帽整洁；仪态大方，举止端庄
2. 物品：合格、完好
3. 环境：整洁，安静，安全
4. 患者：了解目的及方法，愿意合作，协助患者摆放体位

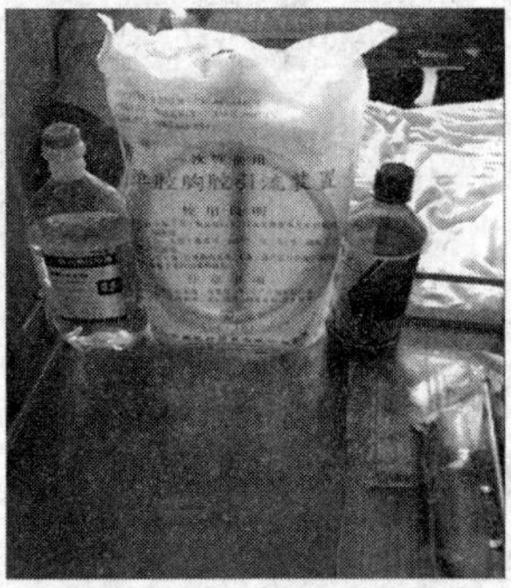

图2-4-16 用物准备（1）

核对——三查八对

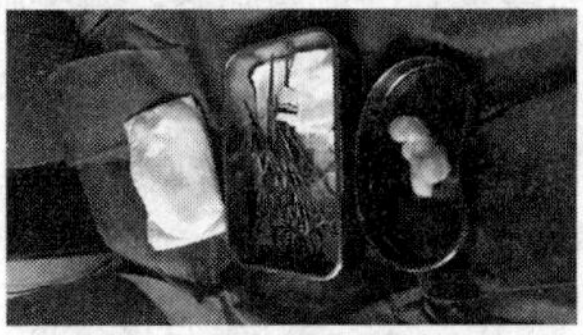

图2-4-17 用物准备（2）

“您好，李伯伯，您有没有哪里不舒服，如心慌、胸疼、出冷汗等？穿刺还有一会儿就结束了。”

胸腔穿刺——
1. 协助医生消毒皮肤，打开胸穿包及无菌手套，医生铺好洞巾后，护士用胶布固定洞巾的四个角
2. 打开利多卡因供医生抽吸做局麻，医生持穿刺针沿肋骨上缘进入胸腔，护士接血管钳，并固定穿刺位置
3. 医生用50ml注射器抽吸胸腔积液时，护士打开血管钳，当针管吸满后，先夹闭针栓再取下注射器
4. 按需要留取胸腔积液标本，根据需要，可注射药物
5. 术毕拔出穿刺针，覆盖无菌纱布，贴上胶布固定

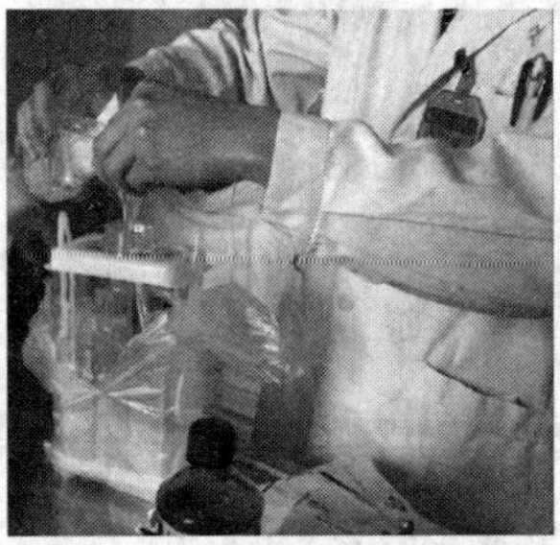

图2-4-18 准备引流瓶

“您好，李伯伯，穿刺已经结束了，您有没有哪里不适？您要注意穿刺部位的敷料，不要碰到水，不要剧烈咳嗽。我们都会随时来看您的，谢谢您的配合，祝您早日康复！”

记录——
1. 一手持镊固定外套管，一手持镊子夹持棉球由内向外擦拭套管外口，用镊子将开口纱布开口向上置于套管下方，观察呼吸、脉搏，穿刺点有无出血或液体渗漏
2. 收拾用物，医用垃圾、生活垃圾分类放置
3. 洗手、取口罩、记录

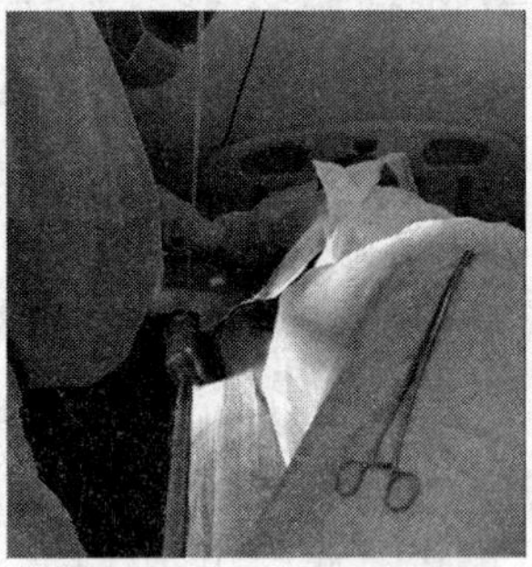

图2-4-19 胸腔穿刺

☞ **健康教育**

1. 协助患者定时翻身与肢体活动，改善局部血液循环，以免压疮和深静脉血栓的发生。

2. 告知患者及家属：保持呼吸道通畅，鼓励患者进行有效咳嗽，咳痰和深呼吸运动，改善患者呼吸功能及利于痰液排出，恢复胸膜腔负压，使肺扩张；多进食高蛋白、高热量、高维生素的食物。

【护理评价】

操作项目	操作内容	标准分	得分
操作准备	准备：着装整洁规范，仪表端庄大方	5	
	评估患者并解释：①评估患者的年龄、病情、意识状态、生命体征、两肺呼吸音、治疗情况、心理状态和合作程度；②目的是为了抽出胸膜腔的积液和积气，减轻液体和气体对肺组织的压迫，使肺组织复张，缓解患者的呼吸困难等症状	15	
	操作用物：①无菌治疗盘1套；②2.5%碘酊；③75%酒精；④麻醉药物：2%利多卡因5ml；⑤胶布；⑥5ml注射器；⑦50ml注射器；⑧500ml标本容器2个；⑨无菌手套；⑩量杯；⑪胸腔穿刺包；⑫快速手消毒液；⑬有靠背的座椅	13 缺1项扣1分	
操作步骤	（1）核对医嘱	5	
	（2）洗手，戴口罩；准备用物	3	
	（3）核对患者床号、姓名、住院号（呼唤患者、核对床头卡及腕带），协助患者取舒适体位	5	
	（4）协助患者摆放体位	4	
	（5）协助医生消毒皮肤	6	
	（6）打开胸穿包及无菌手套	3	
	（7）术者铺好洞巾后，用胶布固定洞巾的四个角	4	
	（8）打开利多卡因供医生抽吸做局麻	5	
	（9）术者持穿刺针沿肋骨上缘进入胸腔，护士接血管钳，并固定穿刺位置	5	
	（10）术者用50ml注射器抽吸胸腔积液时，护士打开血管钳，当针管吸满后，先夹闭针栓再取下注射器。一次抽液量不宜超过1000ml，以防纵隔复位太快，引起循环障碍	5	
	（11）术毕拔出穿刺针，覆盖无菌纱布，贴上胶布固定，并协助患者按压3～5min	5	
	（12）观察患者面色、呼吸、脉搏，穿刺点有无出血或液体渗漏、有无不良反应	4	
	（13）协助患者去舒适体位，整理床单位	2	
	（14）处理用物。医疗垃圾、生活垃圾分类处置	3	
	（15）洗手，取口罩，记录抽出液体颜色、性状、量以及穿刺前、穿刺期间和穿刺后的生命体征	3	
评价	关心、体贴患者，态度亲切，体现人文关怀	5	
总分		100	

知识拓展

1. 穿刺点的选择主要根据患者胸液的范围而定，常选择腋前线第5肋间，腋中线第6~7肋间，腋后线第7~8肋间，肩胛下角第7~8肋间。穿刺点以避免局部皮肤感染灶。

2. 肋间局部解剖：肋间神经、血管位于肋骨下缘，因此，穿刺时应沿肋骨上缘，垂直于皮进针，可以避免损伤肋间神经。

任务二　胸腔闭式引流

要点导航

1. 能说出胸腔闭式引流的目的与适应证。
2. 能掌握胸腔闭式引流的护理操作。

任务导入

宋某，男，34岁，因右胸外伤后肋骨骨折，极度呼吸困难，发绀、烦躁不安。体查：脉搏细速，BP 80/60mmHg，皮肤湿冷，气管左移，颈静脉充盈，头颈部和右胸皮下气肿，右侧胸廓饱满、肋间隙增宽，呼吸幅度降低，叩击呈鼓音，右侧呼吸音消失。诊断为张力性气胸，医生在局麻下行胸穿穿刺留置引流管。

任务描述

胸腔闭式引流是将引流管一端放入胸腔内，而另一端接入比其位置更低的水封瓶，以便排出气体或收集胸腔内的液体，使得肺组织重新张开而恢复功能。作为一种治疗手段广泛地应用于血胸、脓胸、气胸的引流及开胸术后，对于疾病的治疗起着十分重要的作用。

任务实施

【护理评估】

1. 患者　评估患者的年龄、病情、意识状态、呼吸、伤口情况、两肺呼吸音、治疗情况、心理状态和合作程度。

2. 环境　环境安静，安全，清洁，舒适。

3. 用物

（1）治疗盘内：弯盘（内装无齿镊2把，聚维酮碘棉球4只、无菌纱布1块）、血管钳2把、胶布、手套、治疗巾、别针。

（2）治疗盘外：治疗车、一次性封水瓶1只、外用生理盐水、污物桶、快速手消毒液。

【护理问题】

1. 气体交换受损　与疼痛、胸部损伤、胸廓活动受限或肺萎缩有关。

2. 疼痛　与组织损伤有关。

3. 潜在并发症　肺或胸廓感染。

【护理措施】

“您好！我是您的责任护士小杨，请问您叫什么名字?”“您好，宋×，由于您气胸留置引流管，现在我遵医嘱，要给您更换引流瓶，在更换的过程中，不会有什么不适，请不要紧张，我在更换的过程中，请您不要乱动，以免引流管脱落。请您配合好吗?”

准备——
1. 护士：服装、鞋帽整洁；仪态大方，举止端庄
2. 物品：合格、完好
3. 环境：整洁，安静，安全
4. 患者：了解目的及方法，愿意合作，合适体位

↓

核对——三查八对

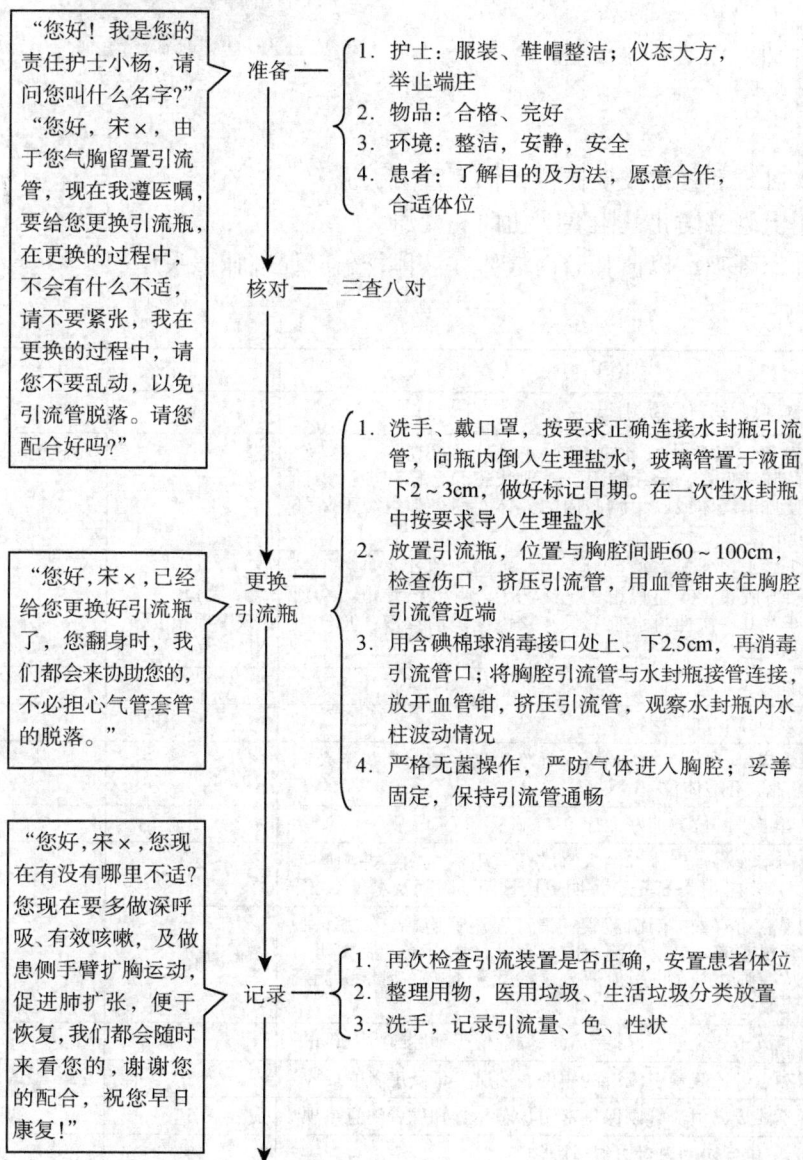

↓

“您好，宋×，已经给您更换好引流瓶了，您翻身时，我们都会来协助您的，不必担心气管套管的脱落。”

更换引流瓶——
1. 洗手、戴口罩，按要求正确连接水封瓶引流管，向瓶内倒入生理盐水，玻璃管置于液面下2～3cm，做好标记日期。在一次性水封瓶中按要求导入生理盐水
2. 放置引流瓶，位置与胸腔间距60～100cm，检查伤口，挤压引流管，用血管钳夹住胸腔引流管近端
3. 用含碘棉球消毒接口处上、下2.5cm，再消毒引流管口；将胸腔引流管与水封瓶接管连接，放开血管钳，挤压引流管，观察水封瓶内水柱波动情况
4. 严格无菌操作，严防气体进入胸腔；妥善固定，保持引流管通畅

↓

“您好，宋×，您现在有没有哪里不适?您现在要多做深呼吸、有效咳嗽，及做患侧手臂扩胸运动，促进肺扩张，便于恢复，我们都会随时来看您的，谢谢您的配合，祝您早日康复!”

记录——
1. 再次检查引流装置是否正确，安置患者体位
2. 整理用物，医用垃圾、生活垃圾分类放置
3. 洗手，记录引流量、色、性状

↓

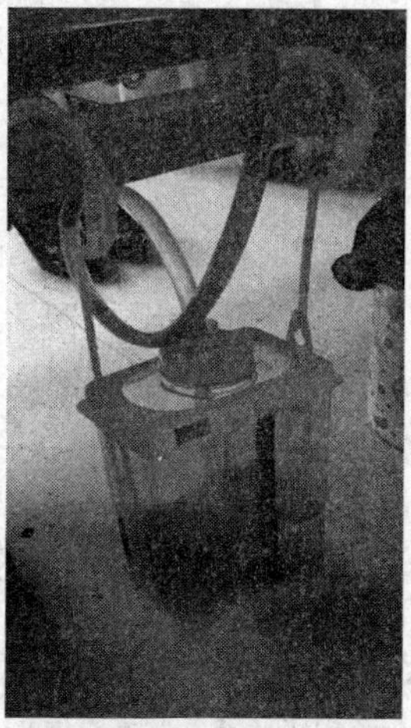

图2-4-20　胸腔引流装置

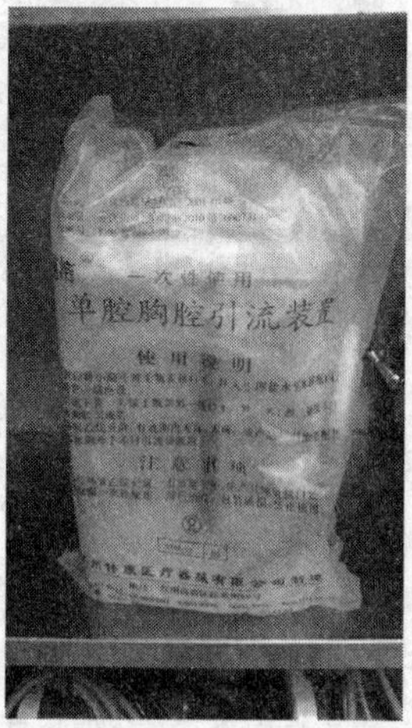

图2-4-21　引流瓶

"您好，宋×，您现在有没有呼吸困难等症状？您的引流瓶中无气体溢出，胸部X线显示肺膨胀良好，无漏气。符合拔管指针，现在为您拔管了，请您配合。拔管后还是要多注意卧床休息，避免劳累。"

拔管——
1. 消毒引流管口及周围皮肤，嘱患者深吸一口气，在其吸气末迅速拔管，并立即用凡士林纱布和厚敷料封闭胸壁伤口并包扎固定
2. 拔管后24h内密切观察患者是否有胸闷、呼吸困难、切口漏气、渗液、出血和皮下气肿

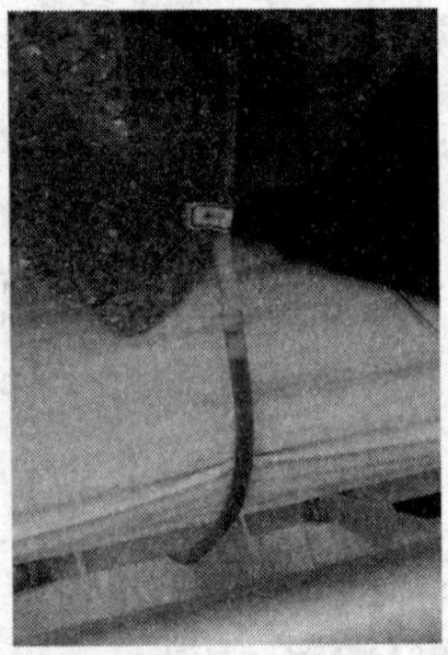
图2-4-22　引流接头

☞ 健康教育

1. 指导患者取半坐卧位和经常改变体位，依靠重力引流。
2. 定时挤压胸腔引流管，防止其阻塞、扭曲和受压。
3. 鼓励患者咳嗽和深呼吸，以便胸腔内气体和液体排出，促进肺扩张。

【护理评价】

操作项目	操作内容	标准分	得分
操作准备	准备：着装整洁规范，仪表端庄大方	5	
	评估患者并解释：①评估患者的年龄、病情、意识状态、呼吸、伤口情况、两肺呼吸音、治疗情况、心理状态和合作程度；②目的是为了以便排出气体或收集胸腔内的液体，使得肺组织重新张开而恢复功能	15	
	操作用物：①弯盘；②无齿镊2把；③聚维酮碘棉球4只；④无菌纱布1块；⑤胶布；⑥血管钳2把；⑦手套；⑧治疗巾；⑨别针；⑩治疗车；⑪一次性封水瓶1只；⑫快速手消毒液；⑬外用生理盐水；⑭污物桶	14 缺1项扣1分	
操作步骤	（1）核对医嘱	5	
	（2）洗手，戴口罩；准备用物	5	
	（3）核对患者床号、姓名、住院号（呼唤患者、核对床头卡及腕带），协助患者取舒适体位	5	
	（4）协助患者半坐卧位，铺好治疗单	5	
	（5）按取无菌溶液将生理盐水倒入胸腔闭式引流瓶内，并用胶布在引流瓶的水平线上做好标记，注明更换日期、时间及水量	6	
	（6）用两把血管钳双重夹闭引流管；消毒引流管连接口，并与胸腔闭式引流管相连接。更换引流瓶时，充分挤压引流管后夹闭引流管上端，从接头处拔开将引流瓶放于治疗车下方，消毒引流管口，连接引流瓶	10	
	（7）将引流瓶放于安全处，保持引流瓶位置低于胸腔60～100cm	5	
	（8）再次核对患者，观察引流液的颜色、性质、量及患者的反应	5	
	（9）嘱患者不要拔出引流管以保持密闭状态，告知患者注意事项	5	
	（10）整理床单位；协助患者去舒适卧位	5	
	（11）处理用物。医疗垃圾、生活垃圾分类处置	5	
	（12）洗手，取口罩，记录日期、时间、引流管情况及引流液的颜色、性质、量以及患者反应等	5	
评价	关心、体贴患者，态度亲切，体现人文关怀	5	
总分		100	

知识拓展

1. 急救知识：在发生胸腔开放性损伤的危机情况下，立即用无菌纱或清洁的敷料或棉织物加压包扎，阻止外界空气通过伤口不断进入胸腔而压迫心肺和大血管；当胸部损伤患者合并昏迷或休克是取平卧位。

2. 更换引流瓶：当引流液超过引流瓶的1/2～2/3时，会造成胸膜腔内液体和气体无法排出，所以引流液太多时应立即更换引流瓶，以维持有效功能。

3. 若是气胸患者拔管，一般在拔管前先夹闭引流管12～24h，观察模拟拔管状态下患者的耐受情况、开放后是否有漏气，再决定是否拔出引流管。

任务三　胃肠减压术的护理

要点导航

1. 能掌握胃肠减压术的目的及适应证。
2. 能正确操作胃肠减压术。

任务导入

杨某，男，34岁，因反复发作性上腹饱胀、腹疼、恶心及呕吐1周，测T 36.5℃，P 75次/分，R 24次/分，BP 130/70mmHg。体查：上腹部膨隆，可见胃型，无明显腹部压痛及肌紧张，肠鸣音正常。X线钡餐示：近端十二指肠扩张、拉长及胃扩张。诊断为良性十二指肠淤滞症，遵医嘱胃肠减压st。

任务描述

胃肠减压术是指利用胃管或双腔管及负压吸引装置作用，将胃肠道中积聚的气体、液体吸出，降低胃肠道内压力，减轻胃肠道的张力，从而改善血液供应，有利于局限炎症。用于消化道及腹部手术，减轻胃肠胀气，增加手术安全性；通过对胃肠减压吸出物的判断，可观察病情变化协助诊断。

任务实施

【护理评估】

1. 患者　评估患者的年龄、病情、意识、治疗情况、鼻腔黏膜有无肿胀、炎症、息肉、鼻中隔弯曲、既往有无鼻部疾患、心理状态和合作程度。

2. 环境 环境清洁，舒适。

3. 用物

（1）治疗盘内备：治疗碗2个（一个内备镊子1把、石蜡油棉球2个、另一个内盛温开水）、纱布2块、压舌板、棉签、无菌手套、弯盘、20ml注射器、胶布。

（2）治疗盘外：快速手消毒液、鼻胃管1根、听诊器、一次性引流袋。

【护理问题】

1. 疼痛 与胃十二指肠黏膜受侵蚀有关。

2. 潜在并发症 出血、感染、胃潴留。

3. 活动无耐力

【护理措施】

“您好！我是您的责任护士小文，能告诉我您的名字吗？”“我是杨×。”“您好！由于您疾病导致上腹饱胀、腹疼、恶心及呕吐，我现在遵医嘱为您胃肠减压，缓解症状，这个操作的过程中会有些不适，不必紧张，请您配合好吗？”

准备——
1. 护士：服装、鞋帽整洁；仪态大方，举止端庄
2. 物品：合格、完好
3. 环境：整洁，安静，安全
4. 患者：了解目的及方法，愿意合作，取半卧位将治疗巾围于患者颌下，弯盘放于方便取处

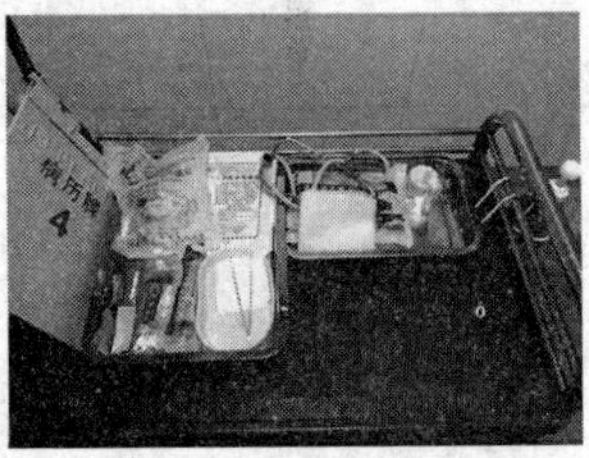
图2-4-1 用物准备

核对——三查八对

“杨×，您好，在胃管插入的过程中，我会教您做吞咽动作，操作中，你可能会流泪，流鼻涕，不必慌张，请您配合，好吗？”

胃肠减压——
1. 戴手套，用石蜡油棉球润滑胃管到所需长度，嘱患者头稍后仰，一手用纱布拿住胃管，一手用无菌镊子夹住胃管前端，沿一侧鼻孔先向上，然后平行再向下缓慢插入
2. 插入胃管至10~15cm处，嘱患者做吞咽动作，当患者吞咽时顺势将胃管向前推进，直至预定长度。如果插入不畅时，应检查胃管是否在口中；为昏迷患者插管时，应先撤去患者枕头，将头后仰，当胃管插入15cm时，将患者头部托起，使下颌靠近胸骨柄，缓慢插入胃管
3. 确定胃管在胃内后，用胶布固定于一侧鼻翼及峡部，胃管末端接一次性引流袋，妥善固定引流袋（或调整减压装置，将胃管与负压装置连接，妥善固定）。用空针抽吸检查引流是否通畅

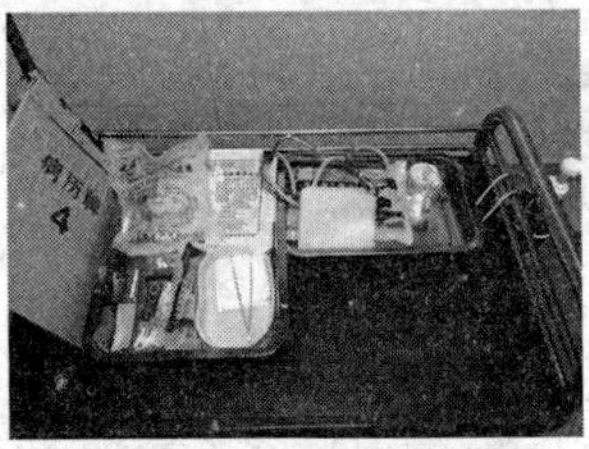
图2-4-2 胃肠减压装置

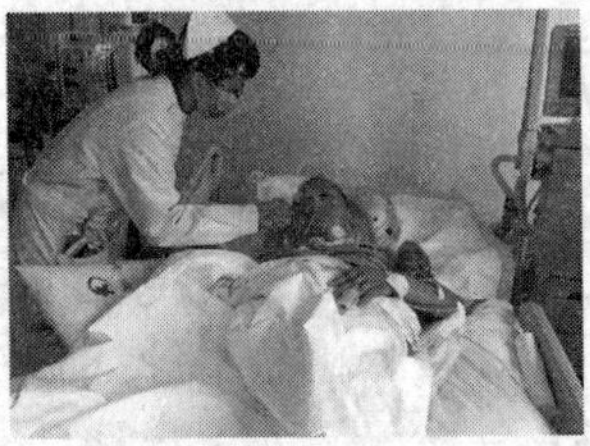
图2-4-3 清洁面部

“杨×，感觉怎么样？已经给您固定好胃肠减压装置了，您有没有哪里不适？您注意变换体位时，不要牵扯到引流管，以免脱出影响减压效果。我们也会随时巡视病房，谢谢您的配合！祝您早日康复。”

记录——
1. 询问患者感受，整理床单位
2. 物品处置，医用垃圾、生活垃圾分类处置
3. 洗手，记录时间、引流液的颜色、性质、量、及患者反应

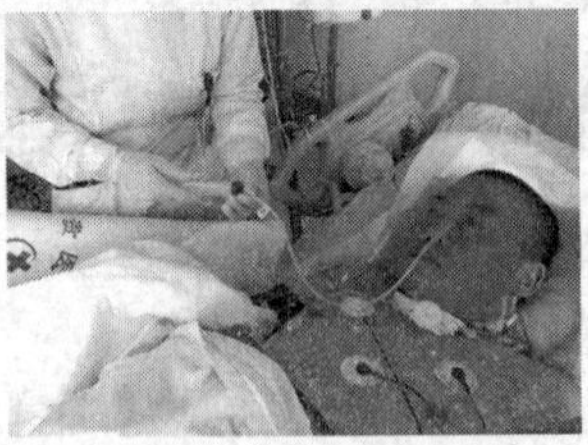
图2-4-4 检测引流是否通畅

☞ **健康教育**

1. 胃肠减压期间，观察引流物的颜色、性质、量，并记录24h引流总量。

2. 告知患者及家属：妥善固定胃肠减压装置，防止变换体位时加重对咽部的刺激，或者受压，脱出影响减压效果。在胃肠减压期间禁止饮水和进食，保持口腔清洁。

【护理评价】

操作项目	操作内容	标准分	得分
操作准备	准备：着装整洁规范，仪表端庄大方	5	
	评估患者并解释：①评估：患者的年龄、病情、意识、治疗情况、心理状态、合作程度、皮肤情况。②解释胃肠减压的目的：将胃肠道中积聚的气体、液体吸出，降低胃肠道内压力，减轻胃肠道的张力，从而改善血液供应，有利于局限炎症	9	
	操作用物：①治疗碗2个（一个内备镊子1把、石蜡油棉球2个、另一个内盛温开水）；②纱布两块；③压舌板；④棉签；⑤胶布；⑥无菌手套；⑦弯盘；⑧20ml注射器；⑨鼻胃管1根；⑩记录单；⑪听诊器；⑫一次性引流袋；⑬快速手消毒液	13 缺1项扣1分	
操作步骤	（1）核对医嘱	4	
	（2）洗手，戴口罩；准备用物	3	
	（3）核对患者床号、姓名、住院号（呼唤患者、核对床头卡及腕带）	6	
	（4）若患者有眼镜或义齿应妥善保管	4	
	（5）协助患者取半坐卧位，将治疗巾围于患者颌下，弯盘放于方便取处	5	
	（6）用手电筒观察鼻腔已确定插入侧，用棉签清洁鼻腔，用注射器检查胃管是否通畅，测量胃管放置长度并做好标记	6	
	（7）戴手套，用石蜡油棉球润滑胃管到所需长度，嘱患者头稍后仰，一手用纱布拿住胃管，一手用无菌镊子夹住胃管前端，沿一侧鼻孔先向上，然后平行再向下缓慢插入	6	
	（8）插入胃管至10～15cm处，嘱患者做吞咽动作，当患者吞咽时顺势将胃管向前推进，直至预定长度（插管的过程中患者如有呛咳、呼吸急促、发绀，可能是误入气管，须立即拔出，稍事休息再行插入；患者如有流泪、流鼻涕应及时擦净，并给予安慰）。如果插入不畅时，应检查胃管是否在口中；为昏迷患者插管时，应先撤去患者枕头，将头后仰，当胃管插入15cm时，将患者头部托起，使下颌靠近胸骨柄，缓慢插入胃管	10	
	（9）当胃管置入预定长度时，可选用以下方法检查胃管是否在胃内：①连接注射器于胃管末端进行抽吸，抽出胃液；②置听诊器于患者胃区，快速经胃管向胃内注入10ml空气，听到过水声；③将胃管末端置于盛水的治疗碗内，无气泡逸出	5	
	（10）确定胃管在胃内后，用胶布固定于一侧鼻翼及峡部，胃管末端接一次性引流袋，妥善固定引流袋（或调整减压装置，将胃管与负压装置连接，妥善固定）	5	
	（11）整理床单位，询问患者需要，协助患者取舒适卧位	5	

续表

操作项目	操作内容	标准分	得分
操作步骤	(12) 交代注意事项，指导患者留置胃肠减压管期间禁止饮水和进食，保持口腔清洁；嘱患者胃肠减压过程中，如有不适（胸闷憋气、恶心、呕吐），应及时告知医护人员	5	
	(13) 处理用物，医疗垃圾、生活垃圾分类处理	3	
	(14) 洗手，取口罩，记录，在护理记录单上记录时间、引流液的颜色、性质、量及患者反应	5	
评价	关心、体贴患者，态度亲切，体现人文关怀	6	
总分		100	

知识拓展

1. 胃管插入长度：一般成人长度为 45～55cm，有两种测量方法：①由鼻尖经耳垂到胸骨剑突处；②前额发际至胸骨剑突处。胃管从鼻前孔插入到胃腔，除鼻前庭为皮肤覆盖外，通过的管道内壁均为黏膜，组织脆弱易损失出血。插管要细心，动作轻柔而准确，以免损伤管道黏膜。

2. 拔管指针有病情好转、腹胀消失、肠鸣音恢复、肛门排气。

任务四　T 形管引流的护理

要点导航

1. 能了解 T 形管引流的目的及适应证。
2. 能正确操作 T 形管引流的技术。

任务导入

陈某，男，53 岁，因持续性右上腹痛 8h，呈阵发性绞痛。伴肩背部放射痛，测 T 37.5℃，P 85 次/分，R 24 次/分，BP 120/70mmHg。体查：腹软，右上腹压痛，无反跳痛，肝脾肋下未触及，无肝区扣痛，无肾区扣痛，Murphy 征（+），肠鸣音 6～7 次/分，查腹部 B 超：胆囊炎，胆囊结石。第二天在全麻下行腹腔镜切除胆囊，术中留置 T 形管引流，遵医嘱 T 形管引流护理。

任务描述

T 管引流是指当患者行胆总管造口术、胆囊切除术或其他胆道外科手术时，因术后可能会发生胆道水肿，为防止胆汁淤积进入腹腔及维持胆道通畅，减轻胆道压力及术后经T型管造影明确有无胆道残余结石而置于胆管处置放T型引流管，将胆汁引流和残余结石引流到体外。

任务实施

【护理评估】

1. 患者　评估患者的年龄、病情、意识、治疗情况、手术情况、心理状态和合作程度。

2. 环境　环境清洁，舒适。

3. 用物

（1）治疗盘内备：2%碘酊，75%酒精，棉签，弯盘1个，止血钳1把，引流袋2个，胶布，治疗巾1块。

（2）治疗盘外：快速手消毒液。

【护理问题】

1. 疼痛　与胆囊结石突然嵌顿及手术创伤有关。

2. 焦虑　与担心疾病预后及手术有关。

3. 知识缺乏　缺乏胆石症和腹腔镜手术的相关知识。

【护理措施】

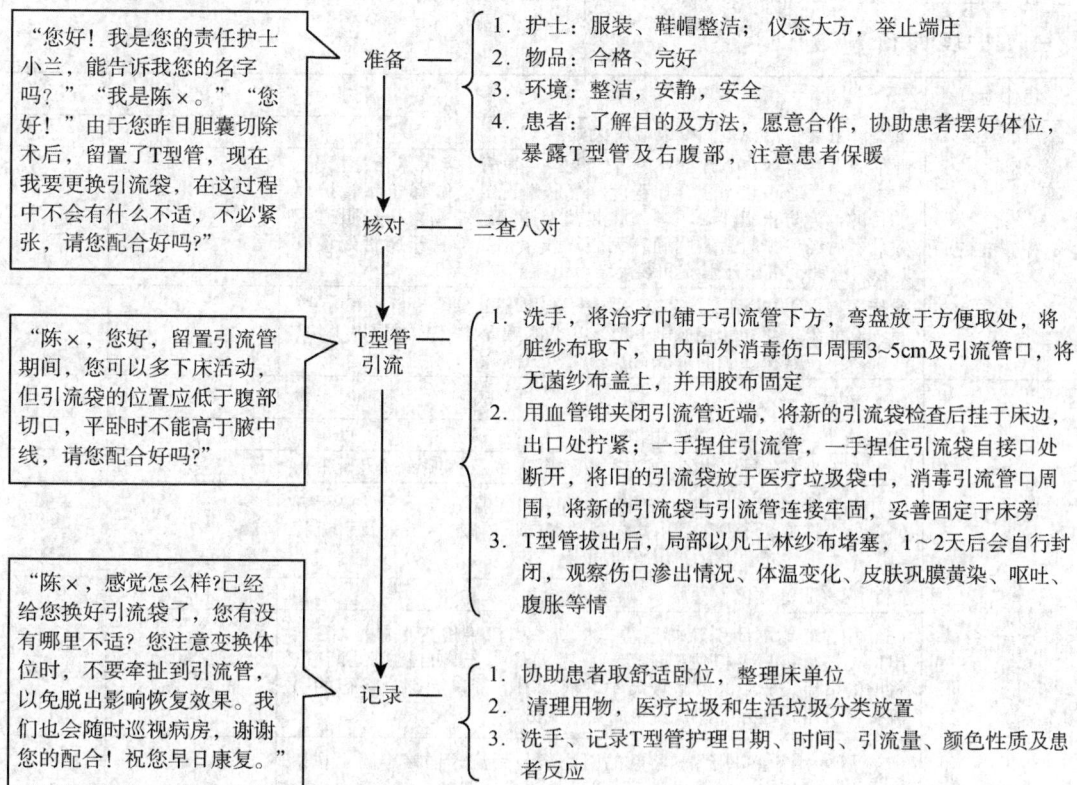

"您好！我是您的责任护士小兰，能告诉我您的名字吗？""我是陈×。""您好！"由于您昨日胆囊切除术后，留置了T型管，现在我要更换引流袋，在这过程中不会有什么不适，不必紧张，请您配合好吗?"

准备——
1. 护士：服装、鞋帽整洁；仪态大方，举止端庄
2. 物品：合格、完好
3. 环境：整洁，安静，安全
4. 患者：了解目的及方法，愿意合作，协助患者摆好体位，暴露T型管及右腹部，注意患者保暖

↓

核对——三查八对

↓

"陈×，您好，留置引流管期间，您可以多下床活动，但引流袋的位置应低于腹部切口，平卧时不能高于腋中线，请您配合好吗?"

T型管引流——
1. 洗手，将治疗巾铺于引流管下方，弯盘放于方便取处，将脏纱布取下，由内向外消毒伤口周围3~5cm及引流管口，将无菌纱布盖上，并用胶布固定
2. 用血管钳夹闭引流管近端，将新的引流袋检查后挂于床边，出口处拧紧；一手捏住引流管，一手捏住引流袋自接口处断开，将旧的引流袋放于医疗垃圾袋中，消毒引流管口周围，将新的引流袋与引流管连接牢固，妥善固定于床旁
3. T型管拔出后，局部以凡士林纱布堵塞，1~2天后会自行封闭，观察伤口渗出情况、体温变化、皮肤巩膜黄染、呕吐、腹胀等情

↓

"陈×，感觉怎么样?已经给您换好引流袋了，您有没有哪里不适？您注意变换体位时，不要牵扯到引流管，以免脱出影响恢复效果。我们也会随时巡视病房，谢谢您的配合！祝您早日康复。"

记录——
1. 协助患者取舒适卧位，整理床单位
2. 清理用物，医疗垃圾和生活垃圾分类放置
3. 洗手、记录T型管护理日期、时间、引流量、颜色性质及患者反应

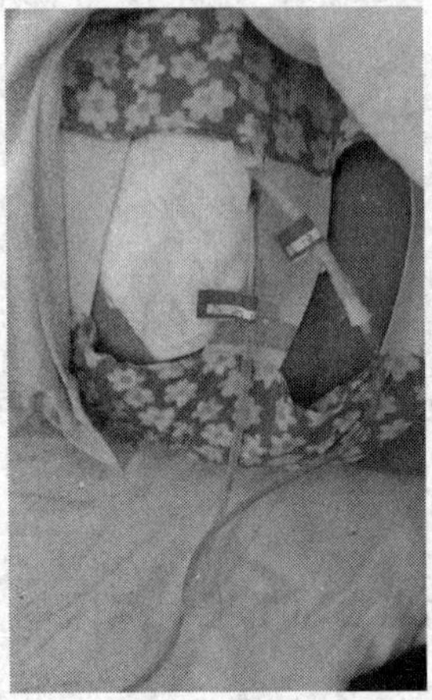

图2-4-27　T型管引流接头

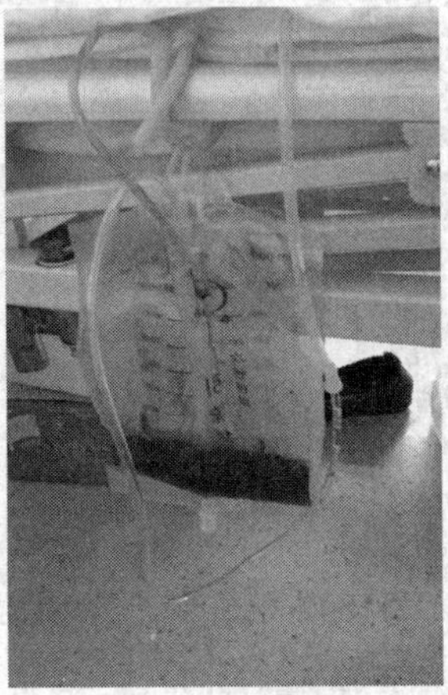

图2-4-28　引流袋

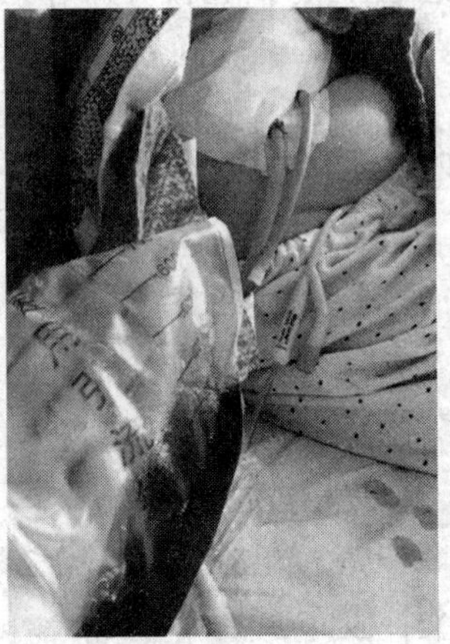

图2-4-29　T型管引流

☞ **健康教育**

1. 指导患者在活动过程中注意保护 T 型管，避免 T 型管脱出；注意观察及保护 T 型管周围皮肤，局部涂氧化锌软膏，防止胆汁侵蚀引起局部皮肤破溃和感染；在进食时夹住 T 型管，使胆汁流入十二指肠，避免脂肪消化不良。

2. 告知患者及家属：拔管后嘱患者平卧、观察伤口有无渗出情况并观察有无发热、恶心、呕吐、腹疼、腹胀等状况。T 型管在拔出后残余窦道在 24 ~48h 可自行闭合。

【护理评价】

操作项目	操作内容	标准分	得分
操作准备	准备：着装整洁规范，仪表端庄大方	6	
	评估患者并解释：①评估：患者的年龄、病情、意识、治疗情况、手术情况、心理状态、合作程度、皮肤情况；②解释 T 型管护理的目的：为防止胆汁淤积进入腹腔及维持胆道通畅，减轻胆道压力及术后经 T 型管造影明确有无胆道残余结石而置于胆管处置放 T 型引流管，将胆汁引流和残余结石引流到体外	10	
	操作用物：①2% 碘酊；②75% 酒精；③棉签；④弯盘 1 个；⑤胶布；⑥无菌手套；⑦止血钳 1 把；⑧引流袋 2 个；⑨治疗巾 1 块；⑩记录单；⑪快速手消毒液；⑫一次性引流袋	13 缺 1 项扣 1 分	
操作步骤	（1）核对医嘱	6	
	（2）洗手，戴口罩；准备用物	6	
	（3）核对患者床号、姓名、住院号（呼唤患者、核对床头卡及腕带）	6	
	（4）协助患者摆好体位，将治疗巾铺于引流管下方，弯盘放于方便取处，将脏纱布取下，由内向外消毒伤口周围 3 ~5cm 及引流管口，将无菌纱布盖上，并用胶布固定	7	
	（5）观察胆汁颜色、性质、量，并记录	6	
	（6）用血管钳夹闭引流管近端，将新的引流袋检查后挂于床边，出口处拧紧；一手捏住引流管，一手捏住引流袋自接口处断开，将旧的引流袋放于医疗垃圾袋中。消毒引流管口周围，将行的引流袋与引流管连接牢固，妥善固定于床旁	6	
	（7）消毒引流管口周围，将新的引流袋与引流管连接牢固，观察有无引流液流出，妥善固定于床旁	6	
	（8）协助患者取舒适体位，整理床单位。指导患者在身体活动过程中保护 T 型管放置或更换引流袋的注意事项	6	

续表

操作项目	操作内容	标准分	得分
操作步骤	(9) T型管拔出后，局部以凡士林纱布堵塞，1～2天后会自行封闭，观察伤口渗出情况、体温变化、皮肤巩膜黄染、呕吐、腹胀等情况	6	
	(11) 整理床单位，询问患者需要，协助患者取舒适卧位	6	
	(12) 洗手，取口罩，记录，在护理记录单上记录时间、引流液的颜色、性质、量及患者反应	6	
评价	关心、体贴患者，态度亲切，体现人文关怀	10	
总分		100	

知识拓展

1. 胆囊系统分肝内和肝外两大系统，包括肝内、肝外胆管、胆囊以及Oddi括约肌等。胆道系统起于肝内毛细血管，开口于十二指肠乳头。

2. B型超声检查是一种安全、快速、经济而又简单准确的检查方法，是普查和诊断胆道疾病的首选方法。对胆囊结石的诊断准确率高度95%以上；对肝胆外结石的诊断准确率亦可达到80%左右；根据胆管有无扩张、扩张部位及程度可对黄疸原因进行定位和定性诊断。

任务五　腹腔引流管护理

要点导航

1. 能掌握腹腔引流的目的及适应证。
2. 能正确实施腹腔引流管的护理。

任务导入

崔某，男，24岁，因“转移性右下腹疼24小时，加重1小时”入院，测T 38.5℃，P 86次/分，R 24次/分，BP 120/60mmHg。体查：上腹部压痛、肌紧张、反跳痛，以麦氏点处最明显。闭孔肌试验（+），腰大肌试验（+）。CT回示：阑尾周围脓肿，腹腔少量积液。血常规回示：白细胞22×10^9/L，中性粒细胞计数90%。诊断为急性阑尾炎，在急诊腹腔镜下行阑尾切除术，术后留置腹腔引流管，遵医嘱行腹腔引流常规护理。

任务描述

腹腔引流术的目的是充分引流或吸出腹腔内残余积血、积液和术后渗液，防止腹腔内感染，观察内出血和并发症；观察术后渗血、出血，如术后少量渗血，引流量可逐渐减少，有鲜红色出血应怀疑有内出血，便于早期的诊断和及时处理；观察和治疗术后并发吻合口瘘、胆瘘、肠瘘等；减压作用，促进愈合。

任务实施

【护理评估】

1. 患者 评估患者的年龄、病情、意识、治疗情况、手术伤口情况、心理状态和合作程度。

2. 环境 环境清洁，舒适。

3. 用物

（1）治疗盘内备：治疗盘，血管钳1把，别针1只，一次性引流袋（瓶）1只，消毒弯盘2只（内放消毒纱布1块，镊子1把），5% PVP 碘液，棉签，无菌手套。

（2）治疗盘外：快速手消毒液。

【护理问题】

1. 疼痛

2. 潜在并发症 切口感染，腹腔脓肿，出血。

3. 有体液不足的危险 与腹腔大量渗液、禁食禁水、体温升高及补液不足有关。

【护理措施】

“您好！我是您的责任护士小李，能告诉我您的名字吗？”“我是崔×。”“您好！由于您3天前行腹腔镜手术，留置了引流管，现在我要更换引流袋，这个操作的过程中不会有什么不适，不必紧张，请您配合好吗？”

准备——
1. 护士：服装、鞋帽整洁；仪态大方，举止端庄
2. 物品：合格、完好
3. 环境：整洁，安静，安全
4. 患者：了解目的及方法，愿意合作，取半卧位

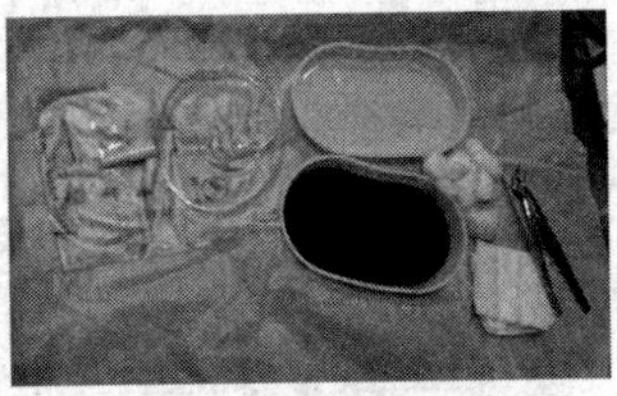

图2-4-30 用物准备

核对——三查八对 洗手 戴口罩

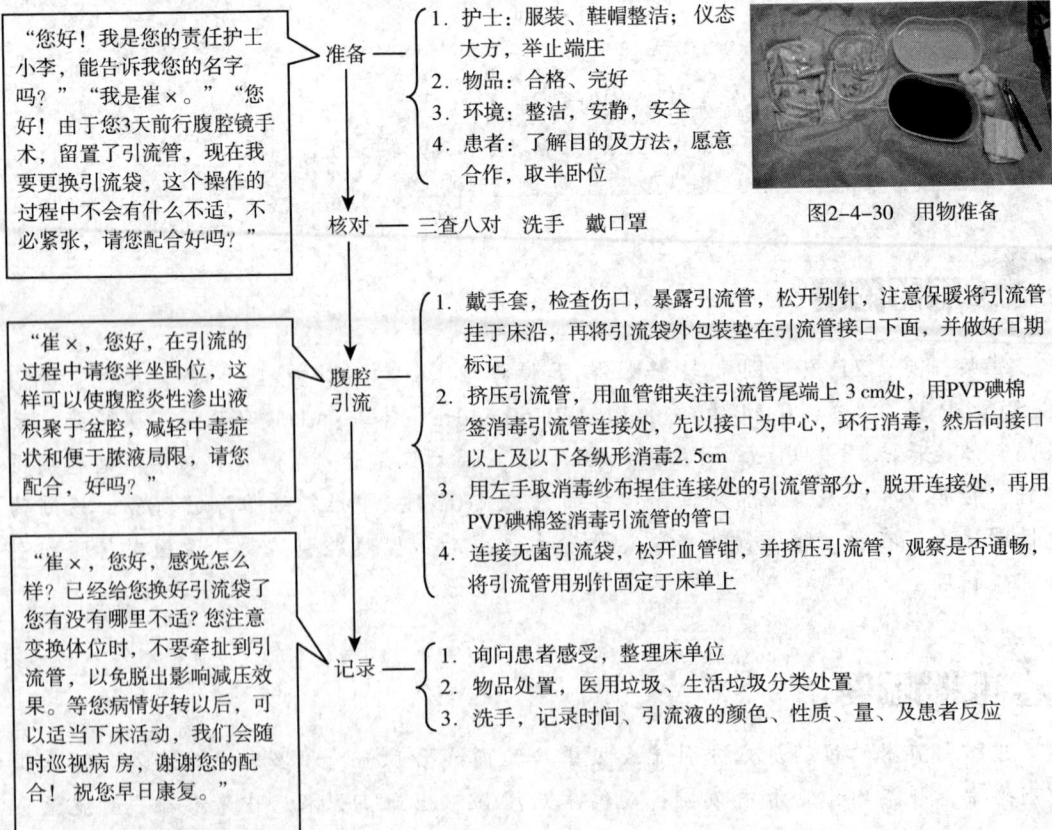

“崔×，您好，在引流的过程中请您半坐卧位，这样可以使腹腔炎性渗出液积聚于盆腔，减轻中毒症状和便于脓液局限，请您配合，好吗？”

腹腔引流——
1. 戴手套，检查伤口，暴露引流管，松开别针，注意保暖将引流管挂于床沿，再将引流袋外包装垫在引流管接口下面，并做好日期标记
2. 挤压引流管，用血管钳夹注引流管尾端上3 cm处，用PVP碘棉签消毒引流管连接处，先以接口为中心，环行消毒，然后向接口以上及以下各纵形消毒2.5cm
3. 用左手取消毒纱布捏住连接处的引流管部分，脱开连接处，再用PVP碘棉签消毒引流管的管口
4. 连接无菌引流袋，松开血管钳，并挤压引流管，观察是否通畅，将引流管用别针固定于床单上

“崔×，您好，感觉怎么样？已经给您换好引流袋了您有没有哪里不适？您注意变换体位时，不要牵扯到引流管，以免脱出影响减压效果。等您病情好转以后，可以适当下床活动，我们会随时巡视病房，谢谢您的配合！祝您早日康复。”

记录——
1. 询问患者感受，整理床单位
2. 物品处置，医用垃圾、生活垃圾分类处置
3. 洗手，记录时间、引流液的颜色、性质、量、及患者反应

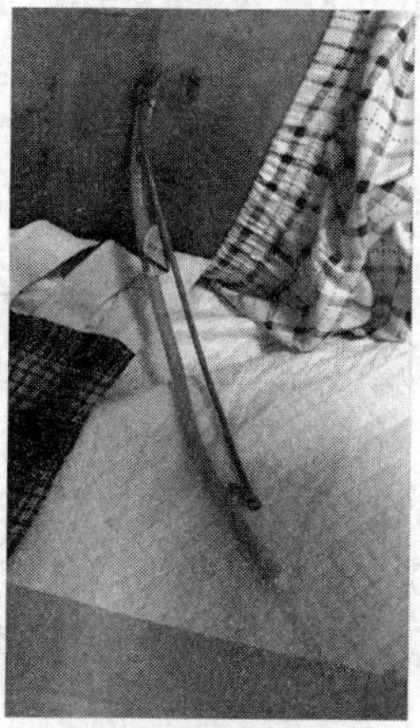

图2-4-31　腹腔引流管

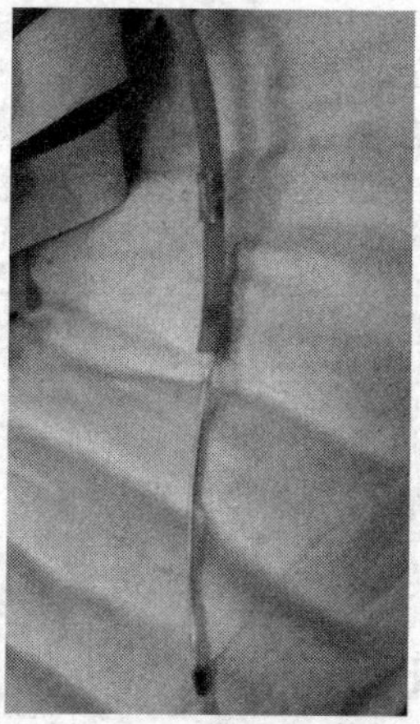

图2-4-32　引流管接头

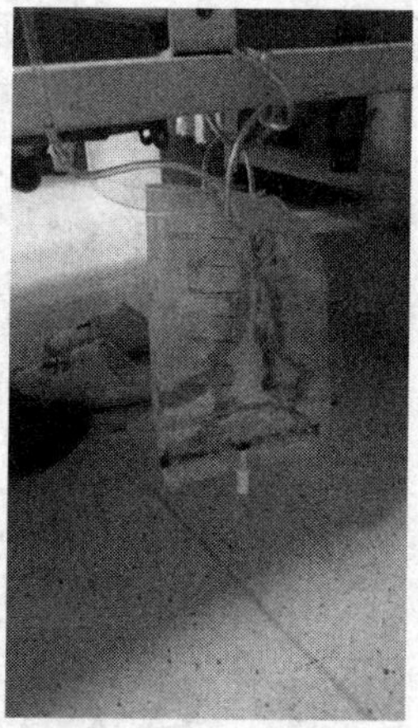

图2-4-33　固定引流袋

☞ **健康教育**

1. 腹腔引流期间，观察引流物的颜色、性质、量，并记录24h引流总量。注意引流的血性液应由多到少，由浓变淡。如果引流液由淡变浓，突然增加应注意内出血的发生。腹腔引流管如果放置时间长，应在伤口换药时轻转动引流管，避免长时间固定不动导致拔管困难或造成局部损伤。

2. 告知患者及家属：妥善固定腹腔引流，防止变换体位时扭曲、受压、折叠，在给患者做处置、翻身时，一定要注意保护引流管，避免导管脱出。平卧时引流袋位置高度应低于腋中线，立位时低于腹部切口，引流管有血块、脓块时，应反复挤压引流管近端促其排出，必要时可以用生理盐水冲洗。

【护理评价】

操作项目	操作内容	标准分	得分
操作准备	准备：着装整洁规范，仪表端庄大方	5	
	评估患者并解释：①评估：患者的年龄、病情、意识、治疗情况、手术伤口情况、心理状态、合作程度；②解释胃肠减压的目的：将渗出液引出体外，减少毒素吸收，随时观察有无吻合口出血和漏的发生，及时给予相应的处置。引流气体，液体（消化液，腹腔液，脓液，切口渗出液）至体外，降低局部压力，减少粘连，促进愈合	10	
	操作用物：①治疗盘；②血管钳1把；③别针1只；④一次性引流袋（瓶）1只；⑤胶布；⑥无菌手套；⑦消毒弯盘2只（内放消毒纱布1块，镊子1把）；⑧5% PVP 碘液；⑨棉签；⑩记录单；⑪听诊器；⑫快速手消毒液	12 缺1项扣1分	
操作步骤	（1）核对医嘱	4	
	（2）洗手，戴口罩；准备用物	5	
	（3）核对患者床号、姓名、住院号（呼唤患者、核对床头卡及腕带）	6	
	（4）协助患者取半坐卧位，将治疗巾围于引流管周围，弯盘放于方便取处	5	
	（5）检查伤口，暴露引流管，松开别针，注意保暖	5	

续表

操作项目	操作内容	标准分	得分
操作步骤	(6) 检查无菌引流袋是否密封，过期。打开外包装，检查引流袋有无破损或管子扭曲，将引流管挂于床沿，再将引流袋外包装垫在引流管接口下面将引流管挂于床沿，并做好日期标记	6	
	(7) 戴手套，挤压引流管，用血管钳夹注引流管尾端上 3cm 处	6	
	(8) 用 PVP 碘棉签消毒引流管连接处，先以接口为中心，环行消毒，然后向接口以上及以下各纵形消毒 2.5cm	6	
	(9) 用左手取消毒纱布捏住连接处的引流管部分，脱开连接处	5	
	(10) 再用 PVP 碘棉签消毒引流管的管口。连接无菌引流袋，松开血管钳，并挤压引流管，观察是否通畅，将引流管用别针固定于床单上	5	
	(11) 整理床单位，询问患者需要，协助患者取舒适卧位	5	
	(12) 交代注意事项，指导患者留置胃肠减压管期间禁止饮水和进食，保持口腔清洁；嘱患者胃肠减压过程中，如有不适（胸闷憋气、恶心、呕吐），应及时告知医护人员	5	
	(13) 处理用物，医疗垃圾、生活垃圾分类处理	5	
	(14) 洗手，取口罩，记录，在护理记录单上记录时间、引流液的颜色、性质、量及患者反应	5	
评价	关心、体贴患者，态度亲切，体现人文关怀	6	
总分		100	

知识拓展

1. 腹腔引流液出现金黄色或黑绿色提示胆漏；腹腔引流液出现稀薄的肠内容物或粪便类的臭味或渗出物提示肠漏；放置胰周的引流管出现透明、清凉或大米汤样液体提示胰漏；术后 48h 内观察出血情况，出血的标准是：出血>300ml/h 或 12h 出血量>3000ml，如无引流物引出可能管道被堵塞，如引流液为血液且速度快或多，并观察脉搏细速提示有出血现象。观察出现以上现象均立即报告医生，给予相应处置，必要时做好二次手术准备。

2. 拔管后护理：拔管 24h 内应指导患者健侧卧位，注意观察敷料是否清洁、干燥，观察局部有无渗出、出血、血肿等，发现异常及时报告医生进行处置。

任务六　肛管排气法

要点导航

1. 能了解肛管排气的目的。
2. 能正确行肛管排气的操作。

任务导入

林某，男，59岁，因行腹部手术1周后，感腹胀不适，测T 36.8℃，P65次/分，R 24次/分，BP 130/90mmHg。体查：腹部膨隆，无明显腹部压痛及肌紧张。遵医嘱行肛管排气st。

任务描述

肛管排气是指将肛管由肛门插入直肠，排除肠腔内积气的方法。目的是为了排除肠腔内积气，以减轻腹胀。

任务实施

【护理评估】

1. 患者　评估患者的年龄、病情、意识、治疗情况、肛周皮肤情况、是否有肛周疾病、心理状态和合作程度。

2. 环境　环境清洁，舒适。

3. 用物

（1）治疗盘内备：弯盘、26号肛管、橡胶管连接玻璃管、玻璃瓶（内盛3/4或1/2水）、凡士林、棉签、胶布、别针、卫生纸。

（2）治疗盘外：快速手消毒液、必要时备屏风。

【护理问题】

1. 腹胀

2. 潜在并发症　出血、感染。

【护理措施】

"您好！我是您的责任护士小杨，能告诉我您的名字吗?""我是林×。""您好！由于您手术导致胃肠道胀气，我现在遵医嘱为您肛管排气，缓解症状，这个操作的过程中会有些不适，不必紧张，请您配合好吗?"

准备——
1. 护士：服装、鞋帽整洁；仪态大方，举止端庄
2. 物品：合格、完好
3. 环境：整洁，安静，安全
4. 患者：了解目的及方法，愿意合作

核对——三查八对

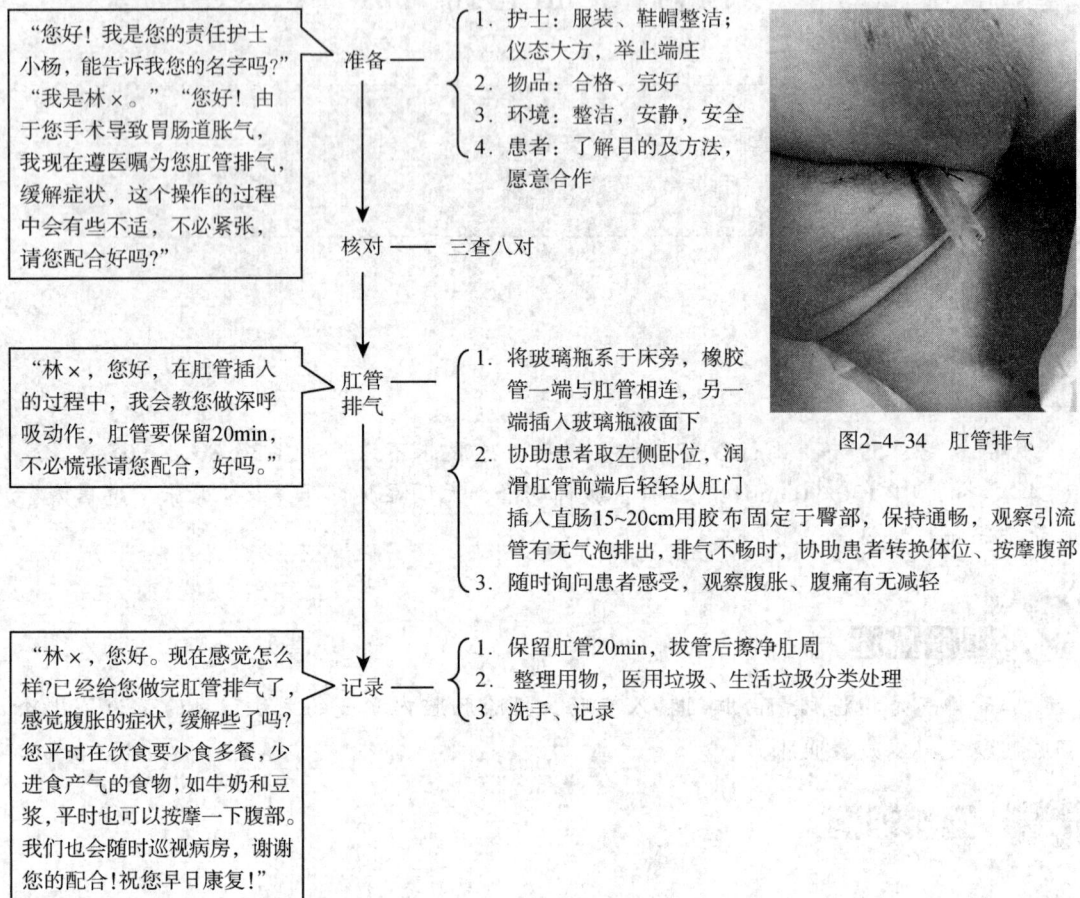

"林×，您好，在肛管插入的过程中，我会教您做深呼吸动作，肛管要保留20min，不必慌张请您配合，好吗。"

肛管排气——
1. 将玻璃瓶系于床旁，橡胶管一端与肛管相连，另一端插入玻璃瓶液面下
2. 协助患者取左侧卧位，润滑肛管前端后轻轻从肛门插入直肠15~20cm用胶布固定于臀部，保持通畅，观察引流管有无气泡排出，排气不畅时，协助患者转换体位、按摩腹部
3. 随时询问患者感受，观察腹胀、腹痛有无减轻

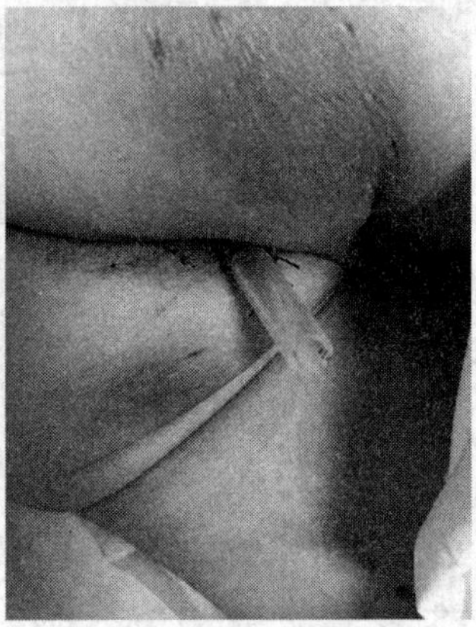

图2-4-34 肛管排气

"林×，您好。现在感觉怎么样?已经给您做完肛管排气了，感觉腹胀的症状，缓解些了吗?您平时在饮食要少食多餐，少进食产气的食物，如牛奶和豆浆，平时也可以按摩一下腹部。我们也会随时巡视病房，谢谢您的配合！祝您早日康复！"

记录——
1. 保留肛管20min，拔管后擦净肛周
2. 整理用物，医用垃圾、生活垃圾分类处理
3. 洗手、记录

☞ **健康教育**

1. 给予患者心理护理，防止不良情绪、焦躁、忧虑、悲伤等不良情绪，这些都可以使消化功能减弱，或刺激胃部造成过多的胃酸，使腹胀加剧。

2. 告知患者及家属：禁食清淡易消化饮食，腹胀期间禁止进食产气食物。

【护理评价】

操作项目	操作内容	标准分	得分
操作准备	准备：着装整洁规范，仪表端庄大方	6	
	评估患者并解释：①评估：患者的年龄、病情、意识、治疗情况、肛周情况、心理状态、合作程度、皮肤情况；②解释肛管排气的目的：排除肠腔内积气，以减轻腹胀	10	
	操作用物：①弯盘；②26 号肛管；③橡胶管连接玻璃管；④玻璃瓶（内盛 3/4 或 1/2 水）；⑤凡士林；⑥棉签；⑦胶布；⑧别针；⑨卫生纸；⑩记录单；⑪快速手消毒液；⑫必要时备屏风	12 缺 1 项扣 1 分	

续表

操作项目	操作内容	标准分	得分
操作步骤	(1) 核对医嘱	6	
	(2) 洗手，戴口罩；准备用物	6	
	(3) 核对患者床号、姓名、住院号（呼唤患者、核对床头卡及腕带）	6	
	(4) 调节室温，注意保护患者隐私	6	
	(5) 协助患者取左侧卧位，润滑肛管前端后轻轻从肛门插入直肠15～20 cm用胶布固定于臀部，肛管另一端连接插入水中的引流管，并保持通畅	8	
	(6) 观察引流管有无气泡排出，排气不畅时，协助患者转换体位、按摩腹部	6	
	(7) 保留肛管20min，拔管后擦净肛周，整理用物	6	
	(8) 随时询问患者感受，观察腹胀、腹痛有无减轻	10	
	(9) 整理床单位，询问患者需要，协助患者取舒适卧位，交代注意事项	6	
	(10) 处理用物，医疗垃圾、生活垃圾分类处理	6	
	(11) 洗手，取口罩，记录	6	
评价	关心、体贴患者，态度亲切，体现人文关怀	6	
总分		100	

知识拓展

腹胀是由于肠道内存在过量的气体所致，是自觉腹部胀气感和客观腹部气体滞留两种现象的综合表现。腹部手术后肠胀气，多为肠蠕动减慢、肠麻痹所致。肠管不规则蠕动或肛门尚未排气、腹胀而引起腹部疼痛或胀痛，严重时可影响呼吸及循环功能，还可加重切口疼痛和诱发切口裂开，直接影响患者的预后。腹部手术后肠蠕动的恢复通常需要 3 天左右。

项目四 泌尿系统疾病患者护理实训

任务一　密闭式膀胱冲洗术

要点导航

1. 了解密闭式膀胱冲洗术的适应证。
2. 熟悉密闭式膀胱冲洗术的目的以及注意事项。
3. 能正确实施密闭式膀胱冲洗术。

任务导入

张某，男，35 岁，尿频、尿急、尿痛并伴肉眼血尿 2 天，膀胱镜检查示：膀胱三角区毛细血管扩张并黏膜水肿。查体 T 37.5℃，P 80 次/分，R 20 次/分，BP 130/80mmHg。诊断：膀胱炎。医嘱：膀胱冲洗。Qd。

任务描述

密闭式膀胱冲洗术是指通过留置导尿管或耻骨上膀胱造瘘管，将药液输注膀胱内，然后再经导管排出体外，如此反复多次将膀胱内残渣、血液、脓液等冲出防止感染或堵塞尿路，为膀胱冲洗。

任务实施

【护理评估】

1. 患者　评估患者的年龄、病情、意识、治疗情况、心理状态和合作程度。

2. 环境　环境清洁。

3. 用物　膀胱造口管，气囊导尿管，无菌冲洗瓶（或袋）连冲洗引流管 1 套，无菌尿袋 1 只，无菌纱布，血管钳，弯盘，2% 碘酊，75% 酒精等。如无留置导尿者须准备导尿用物。无菌冲洗药液：生理盐水。

【护理问题】

1. 恐惧与焦虑

2. 排尿异常

3. 潜在并发症　感染

【护理措施】

"您好！我是您的责任护士小李，能告诉我您的名字吗？""我是张××。""您好！张先生，您最近感觉尿频、尿急、尿痛，我现在遵医嘱给你进行膀胱冲洗，目的是为了减轻膀胱黏膜充血。请您配合一下好吗？"

准备——
1. 护士：服装、鞋帽整洁；仪态大方，举止端庄
2. 物品：合格、完好
3. 环境：整洁，安静，安全
4. 患者：了解目的及方法，愿意合作，合适体位

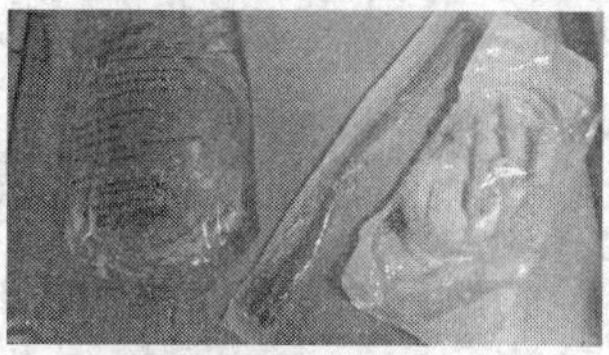

图2-4-35　用物准备

核对——三查八对

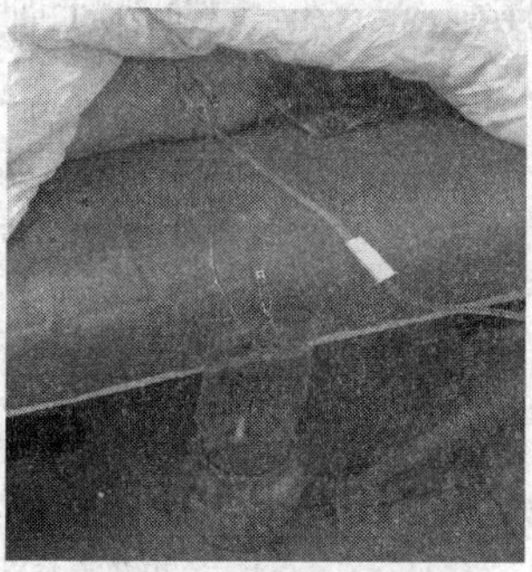

图2-4-36　接头连接

"现在要给您进行膀胱冲洗了，用的是无菌的生理盐水，温度在35℃左右，在冲洗的过程中有什么不适请您按铃，我也会随时来看您的，不必紧张，注意冲洗时不要自己按压膀胱，不要折叠和按压冲洗管和引流管。"

膀胱冲洗
1. 冲洗瓶连冲洗引流管，吊挂于离床60～100cm，打开膀胱冲洗开关
2. 夹闭导尿管，将"Y"型管一头连接管和冲洗管
3. 打开冲洗管，夹闭引流管，根据医嘱调节冲洗速度，一般每分钟80～100滴；待患者有尿意或滴入冲洗液200～300ml后，夹闭冲洗管，打开引流管，如此反复进行，冲洗至流出清澈液为止。观察引流液的颜色、性状、有无血块，患者是否不适

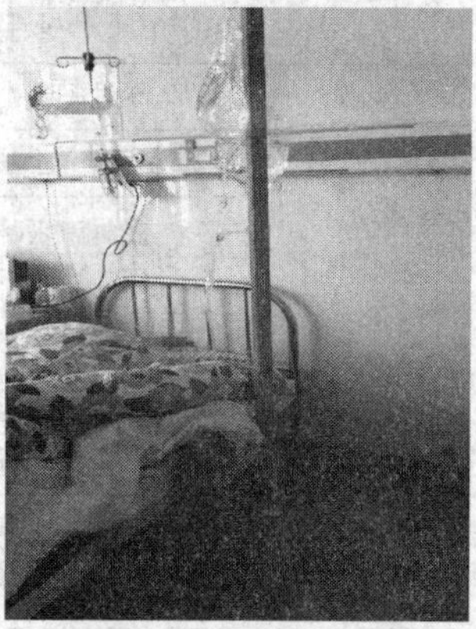

图2-4-37　膀胱冲洗

"张先生，现在已经给您冲洗完膀胱了，您有没有什么不适？谢谢您的配合，祝您早日康复。"

记录——在护理记录单上记录膀胱冲洗日期、时间、冲洗液名称、冲洗量、引流量、引流物性质、患者生命体征及反应等

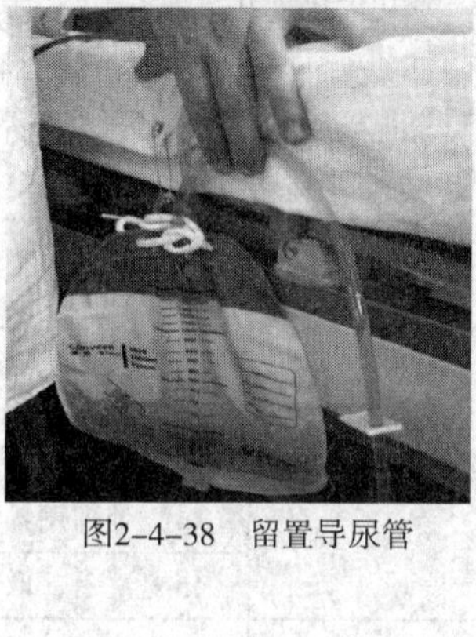

图2-4-38　留置导尿管

☞健康教育

1. 引流管妥善固定于床边，避免扭曲、受压、保持引流通畅，各管口连接牢靠避免脱开。灌注溶液的速度，应遵医嘱或根据流出液的颜色进行调节。一般滴速为 60 ~ 80 滴/分。

2. 冲洗时密切观察引流液的速度、颜色、浑浊度、有无血凝块。怀疑有持续性出血现象，应立即告知医生。冲洗时，冲洗瓶内的液面距床面 60 ~ 100cm，但勿超过 100cm，以免灌注压力太强，从而损失膀胱黏膜；小于 60cm，则压力太小。不利于液体流入。引流管应低于耻骨联合，以便引流彻底。

【护理评价】

操作项目	操作内容	标准分	得分
操作准备	准备：着装整洁规范，仪表端庄大方	5	
操作准备	评估患者并解释：①评估：患者的年龄、病情、意识、治疗情况、心理状态及合作程度；取得患者合作；②解释冲洗膀胱的目的、方法、注意事项	10 缺 1 项扣 1 分	
操作准备	操作用物：①治疗盘；②消毒物品 1 套；③无菌膀胱冲洗装置 1 套；④冲洗溶液；⑤弯盘 1 个；⑥便器；⑦便器巾；⑧必要时准备导尿用物与三腔导尿管 1 个；⑨必要时准备屏风；⑩治疗单；⑪笔；⑫快速手消毒液	12 缺 1 项扣 1 分	
操作步骤	(1) 核对医嘱	4	
操作步骤	(2) 七步洗手法洗手，戴口罩；准备用物	3	
操作步骤	(3) 核对患者床号、姓名、住院号（呼唤患者、核对床头卡及腕带），协助患者取舒适体位	6	
操作步骤	(4) 留置导尿管者，打开引流管，放出尿液	4	
操作步骤	(5) 开启冲洗瓶盖中心部分，常规消毒瓶塞，将膀胱冲洗液悬挂在输液架上，打开膀胱冲洗装置，将冲洗液与冲洗管相连接	3	
操作步骤	(7) 排气后关闭冲洗管	4	
操作步骤	(8) 夹闭导尿管，将“Y”形管一头连接冲洗管，另外两头分别连接导尿管和引流管，连接前对各个连接部分进行消毒	8	
操作步骤	(9) 打开冲洗管，夹闭引流管，根据医嘱调节冲洗速度；待患者有尿意或滴入冲洗溶液 200 ~ 300ml 后，夹闭冲洗管，打开引流管，排出冲洗液，如此反复进行	4	
操作步骤	(10) 冲洗液全部引流出后，关闭导管、引流管及冲洗调节夹	4	
操作步骤	(11) 取下冲洗管，消毒侧管口与尿袋连接，妥善固定，低于膀胱位置	4	
操作步骤	(12) 交代注意事项	6	
操作步骤	(13) 整理床单位，协助患者取舒适卧位，询问患者需要	4	
操作步骤	(14) 处理用物	3	
操作步骤	(15) 洗手，取口罩，记录（引流液的量、性质及患者反应）	3	
评价	关心、体贴患者，态度亲切，体现人文关怀	6	
总分		100	

知识拓展

1. 其他常用的冲洗溶液有：生理盐水、0.02%呋喃西林溶液、3%硼酸溶液、0.1%新霉素溶液等。

2. 膀胱为腹膜外器官，空虚时位于骨盆深处，受骨盆、盆底筋膜和肌肉保护。

3. 膀胱冲洗的原理：用虹吸原理将灌入的液体引流出来的方法。

任务二　留置导尿管的膀胱功能训练

要点导航

1. 能说出留置导尿管进行膀胱训练的目的。
2. 能正确指导患者执行留置导尿管膀胱功能训练。
3. 能正确执行留置导尿管的膀胱训练。

任务导入

苏某，男，25岁，因车祸至尿道骑跨伤，造成尿道断裂，现留置导尿管3天。遵医嘱对患者进行留置导尿管的膀胱训练。

任务描述

留置导尿管的膀胱训练是指重新训练适当的排尿方式，为拔出尿管做准备；训练正常的排尿功能，维持膀胱的正常功能。适用于因手术治疗而留置导尿管；神经性膀胱炎；张力性尿失禁；脊髓损伤合小便失禁的患者。

任务实施

【护理评估】

1. 患者　评估患者的年龄、病情、意识状态、伤口情况、治疗情况、心理状态和合作程度。

2. 环境　环境安静，安全，清洁，舒适。

3. 用物

（1）治疗盘内：血管钳。

（2）治疗盘外：快速手消毒液。

【护理问题】

1. 恐惧与焦虑 与外伤打击、害怕手术和担心预后不良有关。

2. 组织灌流量改变 与创伤、尿外有关。

3. 排尿异常 与尿路感染、尿道损伤、尿瘘及尿道狭窄有关。

4. 潜在并发症 感染。

【护理措施】

“您好！请问您叫什么名字?苏先生，我是您的责任护士小张，由于您留置导尿管，我现在要指导您膀胱功能的训练，目的是为了训练正常的排尿功能，维持膀胱的正常功能，不必紧张，请您配合好吗?”

准备
1. 护士：服装、鞋帽整洁；仪态
2. 物品：合格、完好
3. 环境：整洁，安静，安全
4. 患者：了解目的及方法，愿意合作

↓

核对 —— 三查八对

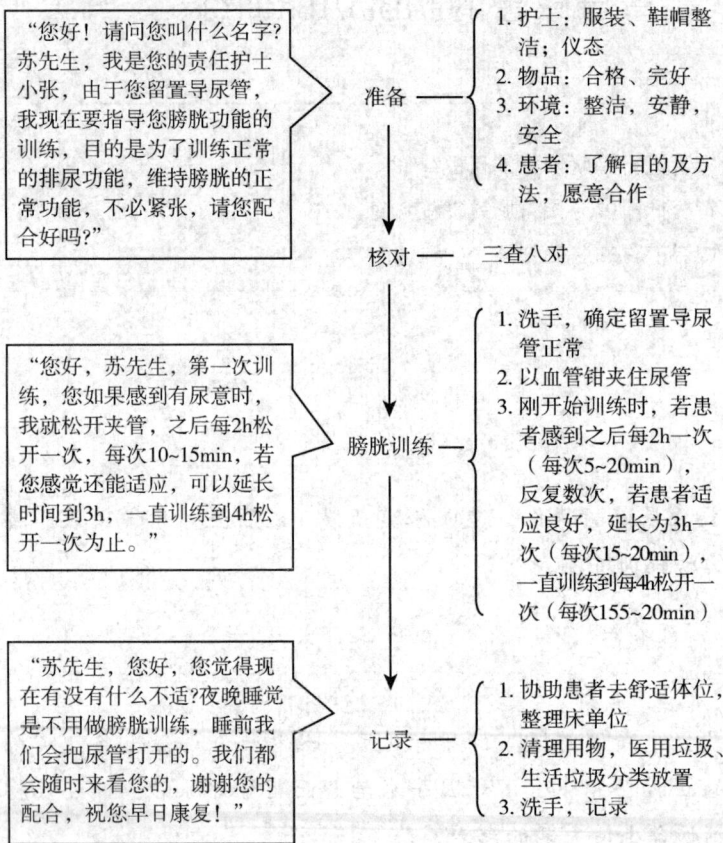

↓

“您好，苏先生，第一次训练，您如果感到有尿意时，我就松开夹管，之后每2h松开一次，每次10~15min，若您感觉还能适应，可以延长时间到3h，一直训练到4h松开一次为止。”

膀胱训练
1. 洗手，确定留置导尿管正常
2. 以血管钳夹住尿管
3. 刚开始训练时，若患者感到之后每2h一次（每次5~20min），反复数次，若患者适应良好，延长为3h一次（每次15~20min），一直训练到每4h松开一次（每次155~20min）

↓

“苏先生，您好，您觉得现在有没有什么不适?夜晚睡觉是不用做膀胱训练，睡前我们会把尿管打开的。我们都会随时来看您的，谢谢您的配合，祝您早日康复！”

记录
1. 协助患者去舒适体位，整理床单位
2. 清理用物，医用垃圾、生活垃圾分类放置
3. 洗手，记录

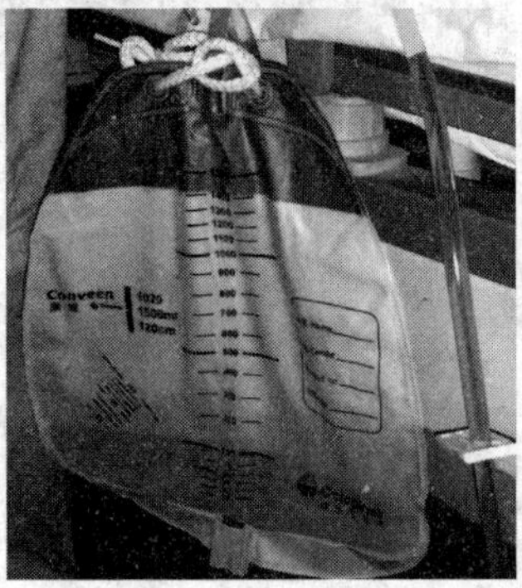

图2-4-39 导尿管夹闭开关

☞健康教育

1. 因手术需要而暂时留置导尿管的患者，根据患者的训练情况，一般 2 天即可拔出尿管。

2. 告知患者及家属：膀胱训练期间勿饮用利尿的饮料，如豆浆、茶、咖啡等。

【操作评价】

操作项目	操作内容	标准分	得分
护理评价	准备：着装整洁规范，仪表端庄大方	5	
	评估患者并解释：①评估患者的年龄、病情、意识状态、生命体征、尿管通畅情况、伤口情况、两肺呼吸音、治疗情况、心理状态和合作程度；②目的是为了重新训练适当的排尿方式，为拔出尿管做准备；训练正常的排尿功能，维持膀胱的正常功能	15	
	操作用物：①血管钳；②快速手消毒液	10	
操作步骤	（1）核对医嘱	6	
	（2）洗手，戴口罩；准备用物	6	
	（3）核对患者床号、姓名、住院号（呼唤患者、核对床头卡及腕带），协助患者取舒适体位	6	
	（4）确定留置导尿管正常	6	
	（5）血管钳夹住尿管	6	
	（6）开始训练时，若患者感到有尿意，松开止血钳，后每2h一次（每次15～20min），反复数次，若患者适应良好，延长为3h一次（每次15～20min），一直训练到每4h松开一次（每次15～20min）	10	
	（7）膀胱训练期间，注意观察患者反应。指导患者夜晚睡时是不用做膀胱训练，睡前把尿管完全打开的，第二天早晨6点，重新夹住尿管开始训练	6	
	（8）协助患者取舒适体位，整理床单位	6	
	（9）处理用物，医疗垃圾生活垃圾分类处置	6	
	（10）洗手，取口罩，记录	6	
评价	关心、体贴患者，态度亲切，体现人文关怀	6	
总分		100	

知识拓展

1. 膀胱平滑肌和尿道括约肌受脑、脊髓中枢神经系统控制，并产生排尿反射。膀胱空虚时并不是一个腔闭塞的挛缩球形，而呈萎陷的囊袋状，当尿液流入膀胱时，萎陷的囊袋逐渐展开贮存尿液，因膀胱具有顺应性，当贮存尿液400ml时而产生排尿反射。

2. 根据患者的残余尿量制订间歇导尿的时间计划，并定时导尿，每次导出尿液量不应超过500ml，防止膀胱过胀致破裂和导尿量过多致虚脱。做好记录，以便观察膀胱功能的恢复情况。

任务三　凯格尔运动训练逼尿肌功能的恢复

要点导航

1. 能了解做凯格尔运动训练的目的。
2. 能正确指导患者做凯格尔运动。
3. 能掌握凯格尔运动在训练逼尿肌功能的恢复中的作用。

任务导入

吴某，男，65岁，因前列腺增生症，3天前在局麻下行TURP手术，术中留置导尿管，现对患者进行逼尿肌功能康复的训练。

任务描述

凯格尔运动又称盆底肌训练法，目的在于借着伸展骨盆底的耻骨尾骨肌来增强肌肉张力，是对女性治疗阴道脱垂以及预防子宫脱垂的好方法，以及治疗男性的前列腺疼痛、良性前列腺增生肿大和前列腺炎，也对于治疗男、女性的尿失禁有所帮助。训练方法：患者反复收缩和松弛包括尿道括约肌在内泌尿生殖器的骨盆横纹肌，同时保持臀部、腹部及股部的肌肉放松，即收缩上提肛门，收缩尿道。盆底肌运动可以增强盆底肌肉的收缩力，使损伤的尿道括约肌恢复其正常张力从而达到有效预防尿失禁的目的，因此在行前列腺切除之前行盆底肌训练可防止或减少尿控障碍发生的危险。

任务实施

【护理评估】

1. 患者　评估患者的年龄、病情、意识状态、伤口情况、治疗情况、心理状态和合作程度。

2. 环境　环境安静，安全，清洁，舒适。

3. 用物　必要时备屏风。

【护理问题】

1. 排尿异常　与膀胱出口梗阻、逼尿肌受损、留置尿管和手术刺激有关。

2. 疼痛　与逼尿肌功能不稳定、导管刺激、血块堵塞冲洗管引起的膀胱痉挛有关。

3. 潜在并发症　TUR 综合征、尿频、尿失禁、出血。

【护理措施】

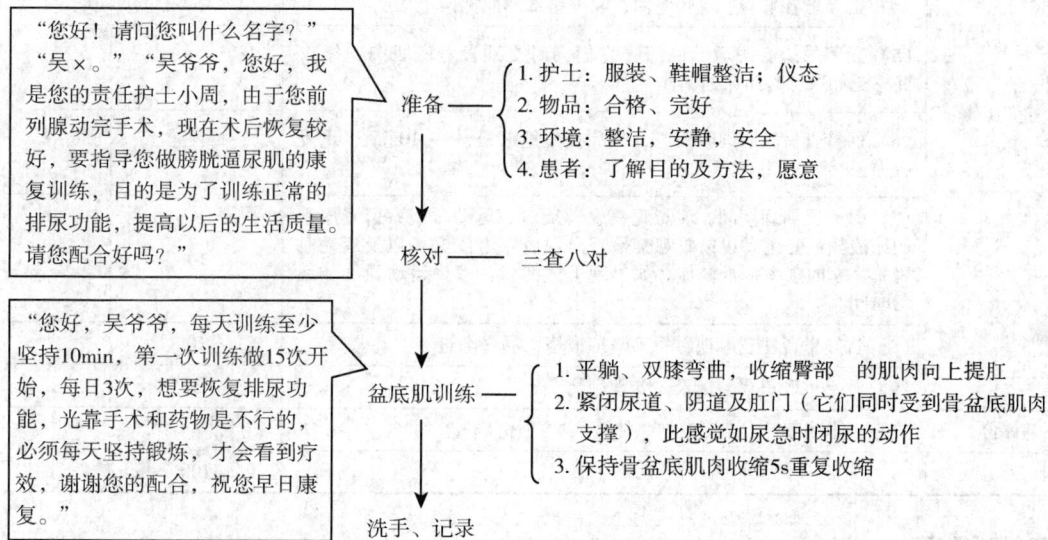

“您好！请问您叫什么名字？”“吴×。”“吴爷爷，您好，我是您的责任护士小周，由于您前列腺动完手术，现在术后恢复较好，要指导您做膀胱逼尿肌的康复训练，目的是为了训练正常的排尿功能，提高以后的生活质量。请您配合好吗？”

准备——
1. 护士：服装、鞋帽整洁；仪态
2. 物品：合格、完好
3. 环境：整洁，安静，安全
4. 患者：了解目的及方法，愿意

↓

核对——三查八对

↓

“您好，吴爷爷，每天训练至少坚持10min，第一次训练做15次开始，每日3次，想要恢复排尿功能，光靠手术和药物是不行的，必须每天坚持锻炼，才会看到疗效，谢谢您的配合，祝您早日康复。”

盆底肌训练——
1. 平躺、双膝弯曲，收缩臀部　的肌肉向上提肛
2. 紧闭尿道、阴道及肛门（它们同时受到骨盆底肌肉支撑），此感觉如尿急时闭尿的动作
3. 保持骨盆底肌肉收缩5s重复收缩

↓

洗手、记录

☞健康教育

1. 若患者会阴肌肉收缩无力，可做以下运动以加强肌肉收缩力。仰卧姿势：双膝屈曲约 45°，双膝用力向内收缩内侧肌肉。双膝曲起，提起臀部。双膝屈曲 45°，收缩肛门肌肉。掌握收紧会阴肌肉时，运动时尤其要注意收紧会阴肌肉。仰卧时，双膝微分约 45°，收紧约 5 ~ 10 分钟/次，然后放松 10s，重复 10 次。

2. 术后生命体征平稳后的卧床期间：嘱患者做肛门会阴的收缩运动，即腹部、会阴、肛门同时收缩，感觉肛门有收缩、强劲有力，且每次持续收缩 30s 以上有效。每日早、中、晚锻炼 3 次，每次连续缩肛 100 下，每次不少于 30s。运动时观察留置尿管的尿液颜色变化（以肉眼观察是否出现血尿为依据）以及运动时膀胱痉挛的频率是否增加，如出现上述症状，减少运动强度和运动时间。

【护理评价】

操作项目	操作内容	标准分	得分
操作准备	准备：着装整洁规范，仪表端庄大方	10	
	评估患者并解释：①评估患者的年龄、病情、意识状态、生命体征、尿管通畅情况、伤口情况、治疗情况、心理状态和合作程度；②目的是为了增强盆底肌肉的收缩力，使损伤的尿道括约肌恢复其正常张力从而达到有效预防尿失禁的目的	20	
	操作用物：必要时备屏风	10	

续表

操作项目	操 作 内 容	标准分	得分
操作步骤	(1) 核对医嘱	5	
	(2) 洗手，戴口罩；准备用物	5	
	(3) 核对患者床号、姓名、住院号（呼唤患者、核对床头卡及腕带），协助患者取舒适体位	10	
	(4) 指导患者平躺、双膝弯曲，收缩臀部的肌肉向上提肛	5	
	(5) 紧闭尿道、阴道及肛门（它们同时受到骨盆底肌肉支撑），此感觉如尿急时闭尿的动作	5	
	(6) 保持骨盆底肌肉收缩5s，然后慢慢地放松，5～10s后，重复收缩	10	
	(7) 盆骨肌训练期间，注意观察患者反应。运动时观察留置尿管的尿液颜色变化（以肉眼观察是否出现血尿为依据）以及运动时膀胱痉挛的频率是否增加，如出现上述症状，减少运动强度和运动时间	10	
	(8) 告知患者注意事项，每天坚持锻炼，循序渐进	10	
	(9) 洗手，取口罩，记录。处理用物	5	
评价	关心、体贴患者，态度亲切，体现人文关怀	5	
总分		100	

知识拓展

盆底肌是由尿道括约肌、提肛肌、肛门括约肌组成，其功能是支撑腹腔脏器；肛提肌由耻尾肌和髂尾肌组成，两者与坐骨尾骨肌一起形成一个支撑盆腔内脏的肌肉隔膜，以对抗因腹内压增高所致的盆腔脏器下垂；盆底的肌肉筋膜和韧带是连接提肛肌至尿道的主要组织，对尿道发挥收缩作用。

项目五 骨科疾病患者护理实训

任务一　石膏绷带固定患者的护理

要点导航

1. 能了解上石膏的目的。
2. 能正确准备上石膏的用物并掌握上石膏患者的护理。

任务导入

罗某，男，29 岁，因从高处坠落摔伤左腿，查体：左小腿局部肿胀，压痛明显，X 线提示胫腓骨干骨折，协助医生，准备用物给患者上石膏。

任务描述

石膏绷带固定的目的是维持治疗体位，固定骨折脱位；用于肢体肌腱、血管、神经损失、吻合术后，维持机体位置，保持组织修复；在肢体矫形术后，固定肢体，对抗软组织痉挛，防止畸形再发；可固定肢体，减轻疼痛，促进修复。

任务实施

【护理评估】

1. 患者　评估患者的年龄、病情、意识、治疗情况、皮肤情况、测量肢体长度和周径、心理状态和合作程度。

2. 环境　环境清洁，舒适。

3. 用物　石膏绷带数卷、各种棉垫（毛巾、棉纸卷、棉织套筒等）、绷带数卷、石膏刀、剪刀、夹板、40°C 温水、塑料桶；快速手消毒液。

【护理问题】

1. 有周围神经血管功能障碍的危险　与骨和软组织创伤、石膏固定不当有关。

2. 疼痛　与骨折、软组织损伤、肌痉挛有关。

3. 有感染的危险 与组织损伤、开放性骨折、牵引或应用外固定架有关。

4. 潜在并发症 肌萎缩、关节僵硬及深静脉血栓有关。

【护理措施】

“您好！我是您的责任护士小郑，能告诉我您的名字吗？”“我是罗×。”“您好！由于您胫腓骨干骨折，我现在要协助医生为您打石膏，目的是为了骨折复位后，保持良好的位置，以便肢体恢复，在这过程中，不会有什么不适，不必紧张，请您配合好吗?”

准备 —
1. 护士：服装、鞋帽整洁；仪态大方，举止端庄
2. 物品：合格、完好
3. 环境：整洁，安静，安全
4. 患者：了解目的及方法，愿意合作，清洗患肢，检查皮肤有无破损，垫治疗巾在患肢下

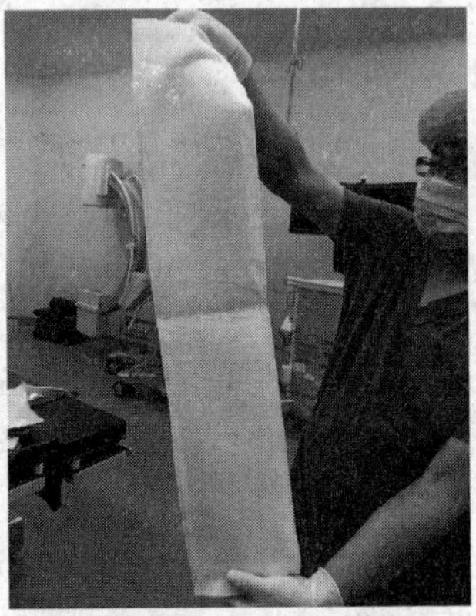
图2-4-40 用物准备

核对 —— 三查八对

“罗×，您好，请您放松，我现在要给您测量一下您左腿的长度、周径以及要给您擦洗一下左腿，为打石膏做准备。”

石膏固定 —
1. 先将棉卷包裹患肢，将石膏绷带浸入40℃的温水中等没有气泡后，两手握住石膏绷带的两端，挤出多余水分
2. 协助术者上石膏，由患肢的下端往上，均匀地包裹患肢，每一圈石膏绷带压住前一圈的1/3，一般包5~7圈绷带边缘，关节部及骨折部分多包2~3层，露出远端指观察肢体末端血液循环
3. 包扎时，随时观察患者反应，告知患者石膏产热反应约10~15min，用手把石膏面摸镜匀，用湿毛巾擦云患肢皮肤上多余的石膏，用剪刀将石膏桶边缘修整齐，标记好包扎日期
4. 为了检查伤口、拆线、伤口相应部位开窗，石膏未干之前，灯照射时，应距石膏30~50cm

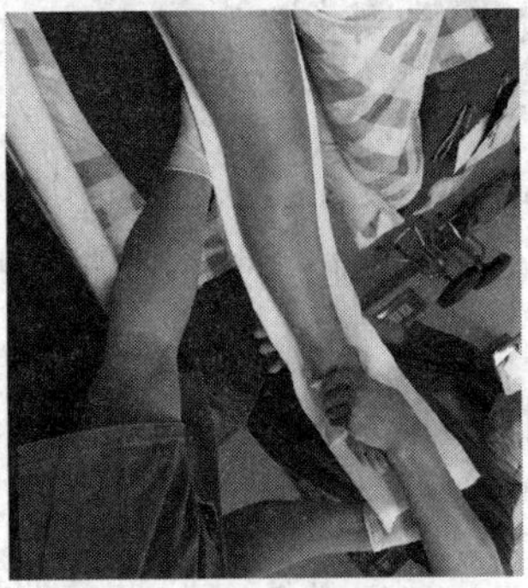
图2-4-41 体位摆放，抬高患肢

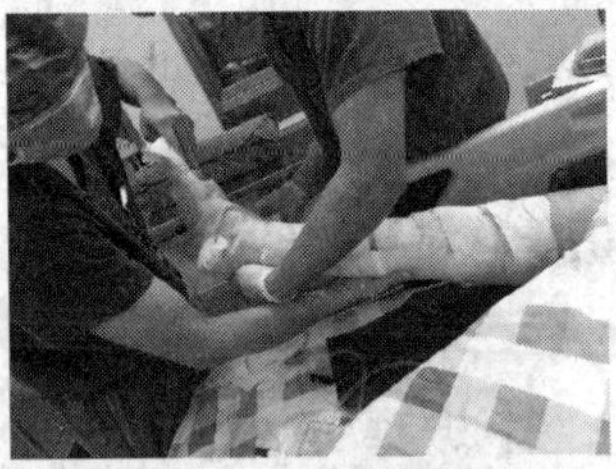
图2-4-42 石膏绷带固定

“罗×，您好。现在感觉怎么样?已经给您固定好石膏了，石膏未干前请您避免肢体活动，导致石膏断裂，回病房后，我会协助您抬高患肢，可以利于肢体远端血液回流。我们会随时巡视病房。谢谢！”

记录 —
1. 协助患者取舒适卧位，抬
2. 整理用物，医用垃圾、生活垃圾分类放置
3. 洗手、记录患者反应

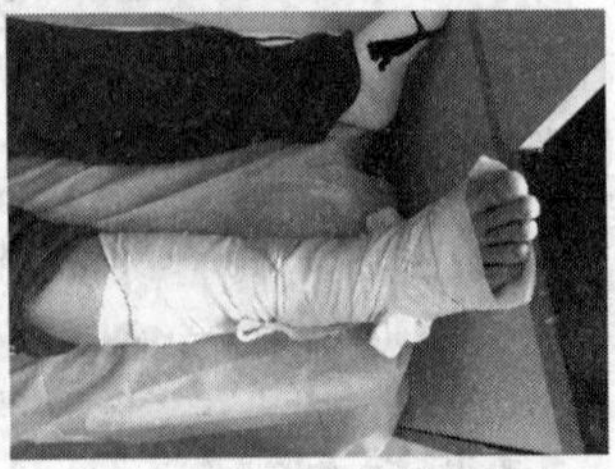
图2-4-43 固定好的石膏

☞健康教育

1. 患者须睡硬板床，搬运患者时，需以手掌来支撑石膏部位。石膏干后，指导患者上石膏的肢体做关节运动及肌肉等长收缩运动，协助患者每2h翻一次身，预防褥疮。观察感染征象，如发热、石膏内发出腐臭气味、肢体邻近淋巴结有压痛等。

2. 观察上石膏肢体的血液循环及肌肉运动情况，观察肢体末端血循环，颜色是否发紫、发青，肿胀，活动度、感觉有否麻木、疼痛；如有须及时报告，可采取石膏正中切开，局部开窗减压等措施，不要随便给镇痛剂。开窗减压后局部用纱布、棉垫垫在窗口皮肤上，外再覆盖原石膏片后用绷带包扎，避免组织水肿。

3. 加强局部皮肤按摩。用手指沾酒精伸入石膏边缘里面进行皮肤、尾骶部、足外踝未包石膏的骨突部位进行按摩。

【护理评价】

操作项目	操 作 内 容	标准分	得分
操作准备	准备：着装整洁规范，仪表端庄大方	5	
	评估患者并解释：①评估：患者的年龄、病情、意识、治疗情况、皮肤情况、测量肢体长度和周径、心理状态、合作程度、皮肤情况；②解释石膏绷带的目的：维持治疗体位，固定骨折脱位	8	
	操作用物：①石膏绷带数卷；②各种棉垫（毛巾、棉纸卷、棉织套筒等）；③绷带数卷；④石膏刀；⑤剪刀；⑥夹板；⑦40°C 温水；⑧塑料桶	8 缺1项扣1分	
操作步骤	（1）核对医嘱	5	
	（2）洗手，戴口罩；准备用物	5	
	（3）核对患者床号、姓名、住院号（呼唤患者、核对床头卡及腕带）	5	
	（4）清洁患者打石膏部位的肢体	5	
	（5）协助医生摆体位，在打石膏的部位垫上治疗巾	5	
	（6）先将棉卷包裹患肢，将石膏绷带侵入40℃的温水中等没有气泡后，两手握住石膏绷带的两端，挤出多余水分	5	
	（7）协助术者上石膏，由患肢的下端往上，均匀地包裹患肢，每一圈石膏绷带压住前一圈的1/3，一般包5～7圈绷带边缘，关节部及骨折部分多包2～3层，露出远端指观察肢体末端血液循环	6	
	（8）包扎时，随时观察患者反应，告知患者石膏产热反应约10～15min，用手把石膏面摸匀，用湿毛巾擦去患肢皮肤上多余的石膏，用剪刀将石膏桶边缘修整齐，标记好包扎日期	8	

续表

操作项目	操 作 内 容	标准分	得分
操作步骤	(9) 自然风干或照灯，在石膏未干前搬运时忌挤、压、碰撞，以免变形压迫皮肤	5	
	(10) 清洁暴露肢端，抬高患者使处于功能位，观察患肢肢端血运、指趾活动、感觉、肿胀、足背动脉搏动情况	5	
	(11) 整理床单位，询问患者需要，协助患者取舒适卧位	5	
	(12) 交代注意事项，指导患者功能锻炼，预防肌肉萎缩、关节僵硬、垂足。保暖防冻伤，加强翻身拍背，防止肺部感染及压疮	5	
	(13) 处理用物，医疗垃圾、生活垃圾分类处理	5	
	(14) 洗手，取口罩，记录，在护理记录单上记录时间、患者反应	5	
评价	关心、体贴患者，态度亲切，体现人文关怀	5	
总分		100	

知识拓展

1. 石膏固定范围一般需要固定骨折部位的远端及近端关节。如前臂骨折需要固定肘关节及腕关节；小腿部位骨折需要固定膝关节及踝关节；另外，下肢的长腿骨折应尽可能使用前后托，这样可以防止单独后托在膝关节固定过程中，力臂较长发生断裂，从而影响固定效果。

2. 石膏的塑形固化是利用了无水硫酸钙（熟石膏）遇水变成带结晶水的硫酸钙（生石膏）结晶硬化的原理，临床上可制作成不同规格的石膏。传统的石膏廉价，操作方便，但不耐磨，不防水，容易断裂，重量大。随着科学技术的进步，临床上目前用高分子材料制作的类石膏夹板或卷带，其原理也是高分子有机材料遇水或空气中水蒸气硬化成塑料样结构，但硬化后质地硬，容易造成皮肤压迫，特别是边缘锐利，要注意防护，衬垫要充足。新型石膏耐磨、防水、不易断裂，但费用高。

任务二　骨科牵引术患者的护理

要点导航

1. 能说出骨科牵引的目的及适应证。
2. 能正确实施骨科牵引术的护理措施。

任务导入

乔某，男，50岁，因行从高处摔下，右腿摔伤，X线回示右股骨颈骨折，协助医生给患者右下肢牵引。

任务描述

牵引技术就是应用作用力与反作用力的原理，纠正畸形，复位固定，缓解疼痛，促进愈合，方便护理。骨折急救时应用，可临时稳定骨折端，减轻疼痛，防止休克发生，避免加重损伤；骨折脱位治疗时，牵引可实现复位，矫正畸形，维持对位；对于关节畸形或挛缩，牵引可达到纠正关节挛缩的目的；术前牵引可纠正骨折缩短畸形或软组织挛缩，便于术中复位；术后牵引可悬吊患肢，减轻肿胀；对于腰腿疼，颈肩痛，牵引可使轻、中度突出椎间盘复位，缓解疼痛；骨骼病变包括骨肿瘤、骨髓炎和骨结核等，用皮肤牵引可防止病理性骨折。

任务实施

【护理评估】

1. 患者　评估患者的年龄、病情、意识、治疗情况、皮肤情况、测量肢体长度和周径、心理状态和合作程度。

2. 环境　环境清洁，舒适。

3. 用物

（1）皮牵引：牵引床、皮肤牵引套、牵引绳、砝码、枕头、棉垫、胶布。

（2）骨牵引：牵引床、骨牵引器械包（内备骨锤、手摇钻、骨圆针及克氏针）、75%酒精、棉签。

【护理问题】

1. 躯体活动障碍　与骨折、牵引或石膏固定有关。

2. 疼痛　与骨折、软组织损伤、肌痉挛有关。

3. 有感染的危险　与组织损伤、开放性骨折、牵引或应用外固定架有关。

4. 潜在并发症　骨折移位。

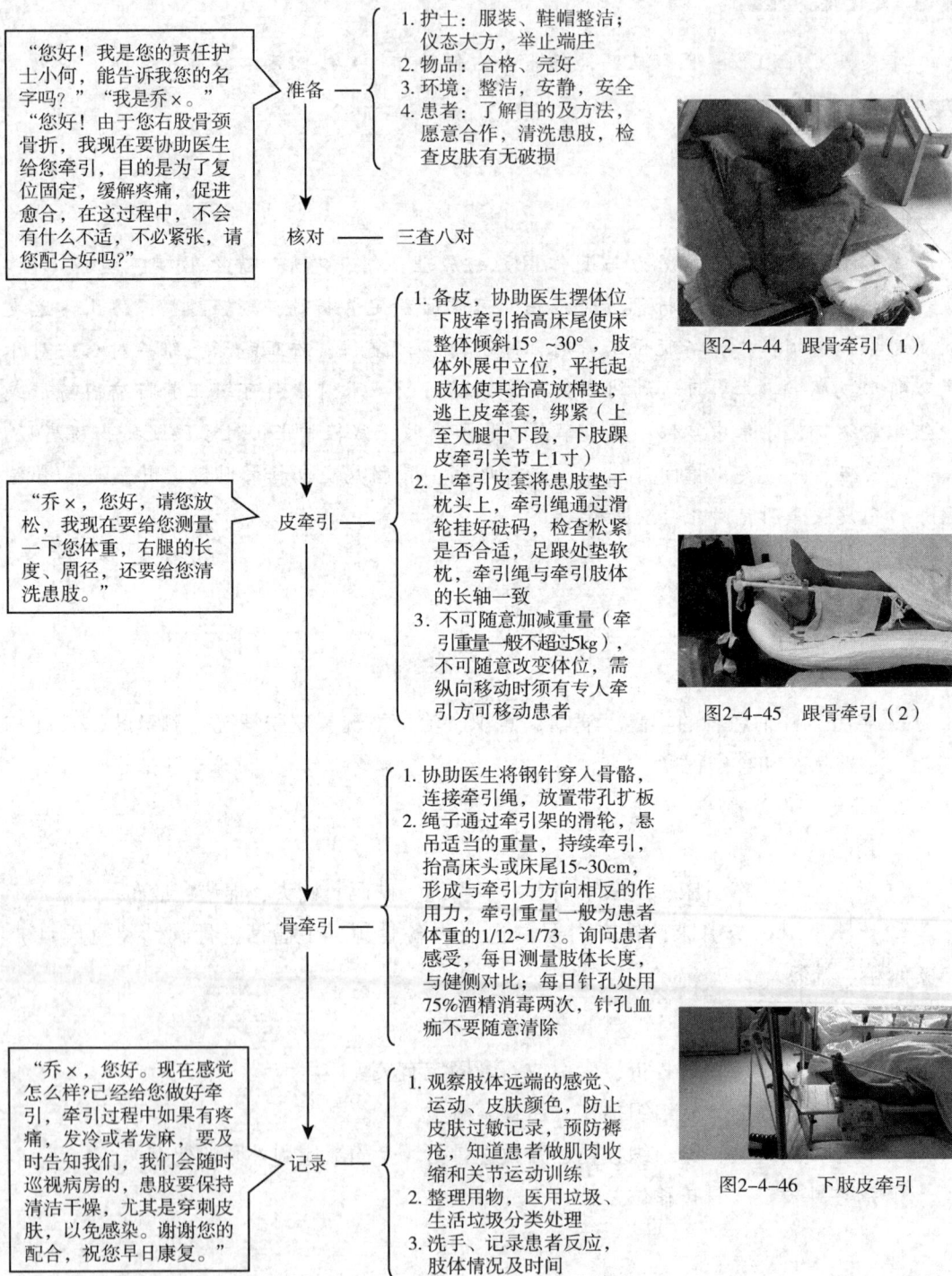

【护理措施】

"您好！我是您的责任护士小何，能告诉我您的名字吗？""我是乔×。""您好！由于您右股骨颈骨折，我现在要协助医生给您牵引，目的是为了复位固定，缓解疼痛，促进愈合，在这过程中，不会有什么不适，不必紧张，请您配合好吗?"

准备
1. 护士：服装、鞋帽整洁；仪态大方，举止端庄
2. 物品：合格、完好
3. 环境：整洁，安静，安全
4. 患者：了解目的及方法，愿意合作，清洗患肢，检查皮肤有无破损

核对 —— 三查八对

"乔×，您好，请您放松，我现在要给您测量一下您体重，右腿的长度、周径，还要给您清洗患肢。"

皮牵引
1. 备皮，协助医生摆体位下肢牵引抬高床尾使床整体倾斜15°~30°，肢体外展中立位，平托起肢体使其抬高放棉垫，逃上皮牵套，绑紧（上至大腿中下段，下肢踝皮牵引关节上1寸）
2. 上牵引皮套将患肢垫于枕头上，牵引绳通过滑轮挂好砝码，检查松紧是否合适，足跟处垫软枕，牵引绳与牵引肢体的长轴一致
3. 不可随意加减重量（牵引重量一般不超过5kg），不可随意改变体位，需纵向移动时须有专人牵引方可移动患者

骨牵引
1. 协助医生将钢针穿入骨骼，连接牵引绳，放置带孔扩板
2. 绳子通过牵引架的滑轮，悬吊适当的重量，持续牵引，抬高床头或床尾15~30cm，形成与牵引力方向相反的作用力，牵引重量一般为患者体重的1/12~1/73。询问患者感受，每日测量肢体长度，与健侧对比；每日针孔处用75%酒精消毒两次，针孔血痂不要随意清除

"乔×，您好。现在感觉怎么样?已经给您做好牵引，牵引过程中如果有疼痛，发冷或者发麻，要及时告知我们，我们会随时巡视病房的，患肢要保持清洁干燥，尤其是穿刺皮肤，以免感染。谢谢您的配合，祝您早日康复。"

记录
1. 观察肢体远端的感觉、运动、皮肤颜色，防止皮肤过敏记录，预防褥疮，知道患者做肌肉收缩和关节运动训练
2. 整理用物，医用垃圾、生活垃圾分类处理
3. 洗手、记录患者反应，肢体情况及时间

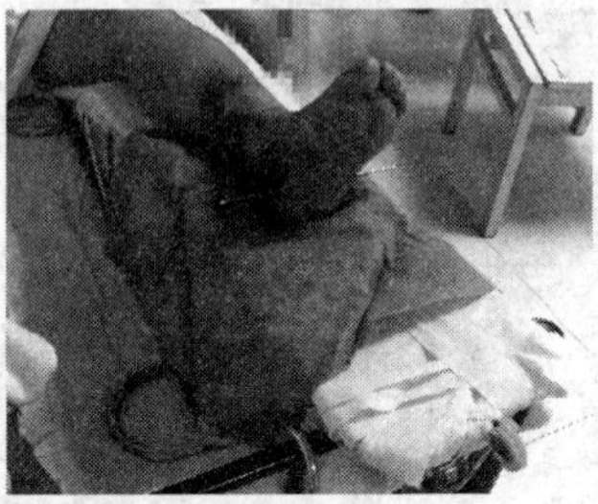
图2-4-44　跟骨牵引（1）

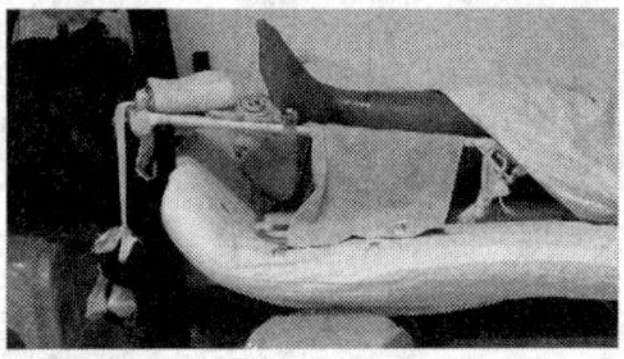
图2-4-45　跟骨牵引（2）

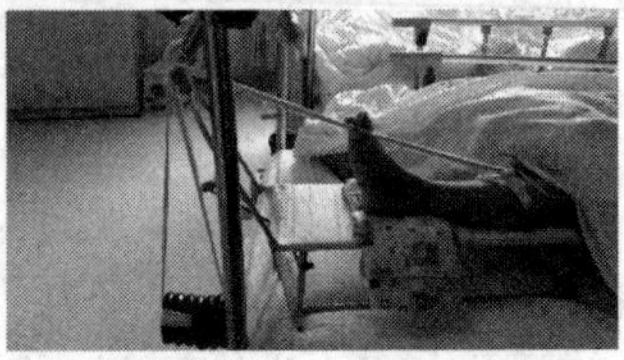
图2-4-46　下肢皮牵引

☞健康教育

1. 每天取下牵引装置并清洁皮肤，观察有无胶布的过敏现象，观察皮肤有无受压或者末梢皮肤受压的情况，如疼痛、发麻、发冷、苍白、肿胀、足背动脉搏动减弱等。

2. 协助患者翻身预防褥疮，维持患肢的功能位置，牵引绳脱落时，须重新包扎，牵引；下肢牵引时，可将床尾抬高，以免患者滑向床尾，且能产生反作用力增加牵引效果。

3. 指导患者及家属，给予患者清淡易消化饮食，多饮水，预防泌尿感染及便秘。

【护理评价】

操作项目	操 作 内 容	标准分	得分
操作准备	准备：着装整洁规范，仪表端庄大方	5	
	评估患者并解释：①评估：患者的年龄、病情、意识、治疗情况、皮肤情况、测量肢体长度和周径、心理状态、体重、合作程度、皮肤情况；②解释牵引的目的：复位固定，缓解疼痛，促进愈合	10	
	操作用物：(1) 皮牵引：①牵引床；②皮肤牵引套；③牵引绳；④砝码；⑤枕头；⑥棉垫；⑦胶布 (2) 骨牵引：⑧牵引床；⑨骨牵引器械包（内备骨锤、手摇钻、骨圆针及克氏针）；⑩75%酒精；⑪棉签	11 缺1项扣1分	
操作步骤	(1) 核对医嘱	5	
	(2) 洗手，戴口罩；准备用物	5	
	(3) 核对患者床号、姓名、住院号（呼唤患者、核对床头卡及腕带）	5	
	(4) 清洁患者患肢，根据需要备皮	5	
	(5) 助医生摆体位下肢牵引抬高床尾使床整体倾斜15°～30°，肢体外展中立位，平托起肢体使其抬高放棉垫，套上皮牵套，绑紧（上至大腿中下段，下肢踝关节上1寸）	5	
	(6) 上牵引皮套将患肢垫于枕头上，牵引绳通过滑轮挂好砝码，检查松紧是否合适，足跟处垫软枕，牵引绳与牵引肢体的长轴一致	5	
	(7) 不可随意加减重量（牵引重量一般不超过5kg），不可随意改变体位，需纵向移动时须有专人牵引方可移动患者	6	
	(8) 每日测量肢体长度，与健侧对比；每日针孔处用75%酒精消毒两次，针孔血痂不要随意清除	6	
	(9) 询问患者感受，观察肢体远端的感觉、运动、皮肤颜色，防止皮肤过敏	6	
	(10) 整理床单位，询问患者需要，协助患者取舒适卧位	5	
	(11) 交代注意事项，指导患者功能锻炼，预防肌肉萎缩、关节僵硬、垂足。保暖防冻伤，加强翻身拍背，防止肺部感染及压疮	6	
	(12) 处理用物，医疗垃圾、生活垃圾分类处理	5	
	(13) 洗手，取口罩，记录，在护理记录单上记录时间、患者反应	5	
评价	关心、体贴患者，态度亲切，体现人文关怀	5	
总分		100	

知识拓展

1. 牵引的重量开始宜大，一段时间后根据影像结果决定减轻重量，保持合适的维持重量。牵引方向特别是四肢骨折的牵引，应与骨折近端的纵轴一致。牵引体位既要舒适，又要兼顾治疗需要。

2. 牵引种类很多，除了上述常用的皮牵引和骨牵引，临床工作中还会遇到多种牵引，如外固定架牵引、指甲牵引、颈椎卧式牵引等。维持有效牵引要注意调整牵引重量、牵引方向及牵引体位，滑动牵引要注意调整床尾高度，避免身体滑动造成牵引失效。

任务三　夹板固定

要点导航

1. 能说出夹板固定的目的及适应证。
2. 能了解夹板固定的操作步骤。

任务导入

徐某，男，20岁，因骑摩托车摔伤，X线回示左肱骨干骨折，协助医生给患者行小夹板固定。

任务描述

小夹板固定是利用与肢体外形相适应的特制夹板做外固定物，间接固定骨折部位，使骨折或脱位在愈合过程中保持良好的对位。因其固定一般不超过关节，所以关节仍可伸屈，有利于康复锻炼和功能恢复，并可缩短骨折愈合的时间。此法是目前骨折外固定治疗中最常用、最简单的方法之一。早在晋代就有记载，这一治疗方法应用了上千年，积累了丰富的经验。

任务实施

【护理评估】

1. 患者　评估患者的年龄、病情、意识、治疗情况、皮肤情况、血液循环，包括肿胀、皮肤温度、感觉、动脉搏动情况、有无活动及功能障碍、心理状态和合作程度。

2. 环境　环境清洁，舒适。

3. 用物　与肢体各部位大小相应的规格不同的小夹板、衬垫、绷带、75%酒精、快速手消毒液。

【护理问题】

1. 躯体活动障碍　与骨折、牵引或石膏固定有关。

2. 疼痛　与骨折、软组织损伤、肌痉挛有关。

3. 潜在并发症　骨折移位。

【护理措施】

“您好！我是您的责任护士小刘，能告诉我您的名字吗？”“我是徐×。”“您好！由于您左肱骨干骨折，我现在要协助医生给您做小夹板固定，目的是为了利于康复锻炼和功能恢复，并可缩短骨折愈合的时间，在这过程中，不会有什么不适，不必紧张，请您配合好吗？”

准备

1. 护士：服装、鞋帽整洁；仪态大方，举止端庄
2. 物品：合格、完好
3. 环境：整洁，安静，安全
4. 患者：了解目的及方法，愿意合作，检查皮肤有无破损

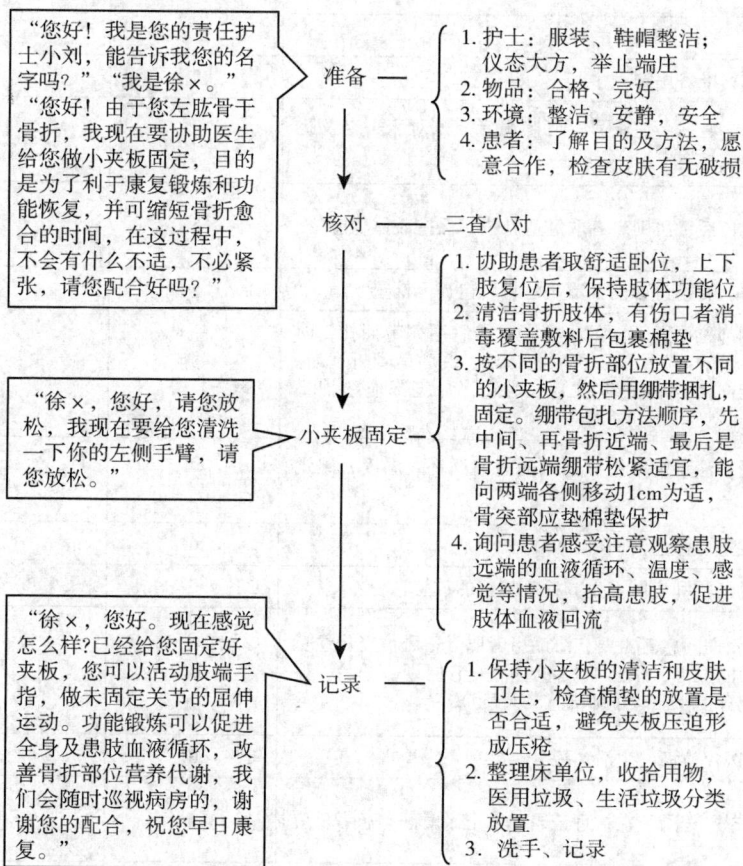

核对——三查八对

“徐×，您好，请您放松，我现在要给您清洗一下你的左侧手臂，请您放松。”

小夹板固定

1. 协助患者取舒适卧位，上下肢复位后，保持肢体功能位
2. 清洁骨折肢体，有伤口者消毒覆盖敷料后包裹棉垫
3. 按不同的骨折部位放置不同的小夹板，然后用绷带捆扎，固定。绷带包扎方法顺序，先中间、再骨折近端、最后是骨折远端绷带松紧适宜，能向两端各侧移动1cm为适，骨突部应垫棉垫保护
4. 询问患者感受注意观察患肢远端的血液循环、温度、感觉等情况，抬高患肢，促进肢体血液回流

“徐×，您好。现在感觉怎么样?已经给您固定好夹板，您可以活动肢端手指，做未固定关节的屈伸运动。功能锻炼可以促进全身及患肢血液循环，改善骨折部位营养代谢，我们会随时巡视病房的，谢谢您的配合，祝您早日康复。”

记录

1. 保持小夹板的清洁和皮肤卫生，检查棉垫的放置是否合适，避免夹板压迫形成压疮
2. 整理床单位，收拾用物，医用垃圾、生活垃圾分类放置
3. 洗手、记录

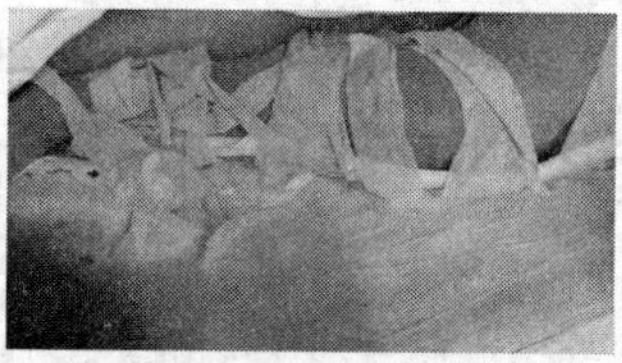

图2-4-47　夹板固定

☞**健康教育**

1. 指导患者进食高蛋白、高热量、富含钙、维生素及易消化的食物，鼓励多饮水、多食蔬菜和水果，保证营养，养成定时排便的习惯，预防便秘的发生。

2. 指导患者小夹板固定肢体的功能锻炼，合理安排运动强度。运动量、运动时间要因人因病而异，循序渐进，切忌盲目地进行粗暴活动，以免造成新的损伤。

【护理评价】

操作项目	操 作 内 容	标准分	得分
操作准备	准备：着装整洁规范，仪表端庄大方	5	
	评估患者并解释：①评估：患者的年龄、病情、意识、治疗情况、皮肤情况、血液循环，包括肿胀、皮肤温度、感觉、动脉搏动情况、心理状态、合作程度；②解释小夹板固定的目的：康复锻炼和功能恢复，并可缩短骨折愈合的时间	10	
	操作用物：①肢体各部位大小相应的规格不同的小夹板；②衬垫；③绷带；④75%酒精；⑤快速手消毒液	10 缺1项扣2分	
操作步骤	(1) 核对医嘱	5	
	(2) 洗手，戴口罩；准备用物	5	
	(3) 核对患者床号、姓名、住院号（呼唤患者、核对床头卡及腕带）	5	
	(4) 患者上下肢复位后，协助患者取舒适卧位，保持肢体功能位	5	
	(5) 清洁骨折肢体，有伤口者消毒覆盖敷料后包裹上棉垫	5	
	(6) 按不同的骨折部位放置不同的小夹板，然后用绷带捆扎，固定。绷带包扎方法顺序，先中间，再骨折近端，最后是骨折远端。绷带松紧适宜，能向两端各侧移动1cm为适，骨突部应垫棉垫保护	8	
	(7) 询问患者感受，注意观察患肢远端的血液循环、温度、感觉等情况	6	
	(8) 抬高患肢，促进肢体血液回流	6	
	(9) 保持小夹板的清洁和皮肤卫生，检查棉垫的放置	5	
	(10) 整理床单位，询问患者需要，协助患者取舒适卧位交代注意事项，指导患者功能锻炼，预防肌肉萎缩、关节僵硬、垂足。保暖防冻伤，加强翻身拍背，防止肺部感染及压疮	10	
	(11) 处理用物，医疗垃圾、生活垃圾分类处理	10	
	(12) 洗手，取口罩，记录，在护理记录单上记录时间、患者反应	5	
评价	关心、体贴患者，态度亲切，体现人文关怀	5	
总分		100	

知识拓展

小夹板固定术是利用力量相等而方向相反的外固定力，抵消骨折端移位倾向力。利用外固定装置的杠杆来对应机体内部的杠杆，使肢体内部因骨折所致的不平衡重新恢复平衡。通过捆扎带对夹板的束缚力向固定垫加压，施以矫正骨折端成角和侧方移位的应力。在夹板有效固定的同时通过肌肉的主动收缩活动增强内在固定力，矫正残余的畸形。

任务四　脊柱疾病患者的轴线翻身法

要点导航

1. 能了解轴线翻身适合于哪种疾病的患者。
2. 能正确指导协助患者轴线翻身。

任务导入

张某，女，50岁，因骑自行车摔伤，X线回示颈椎脱位，经过医生颈椎复位后，戴颈托固定，遵医嘱每2h轴线翻身。

任务描述

轴线翻身目的是协助脊椎损伤、脊椎手术、髋关节术后、颅骨牵引患者在床上翻身；保持脊椎平直，预防脊椎再损伤及关节脱位；预防压疮，改善患者舒适感。

任务实施

【护理评估】

1. 患者　评估患者的年龄、病情、意识、治疗情况、皮肤情况、有无活动及功能障碍、损伤部位、伤口情况和管路、骨折、牵引情况、心理状态和合作程度。

2. 环境　环境清洁，舒适。

3. 用物　软枕头3个。

【护理问题】

1. 躯体活动障碍　与骨折、牵引或石膏固定有关。

2. 疼痛　与骨折、软组织损伤、肌痉挛有关。

【护理措施】

"您好！我是您的责任护士小孟，能告诉我您的名字吗？""我是张×。""您好！我现在要协助翻身，您已经平卧两个小时了，我将帮助您更换一下卧位，这样可以减少局部皮肤组织的受压，预防压疮的形成，您也会感觉舒服一些，因为您的颈椎有损伤，待会儿我们会有专人固定您的头部，您别紧张，不要用力，只需要放松就可以了。"

准备——
1. 护士：服装、鞋帽整洁；仪态
2. 物品：合格、完好
3. 环境：整洁，安静，安全
4. 患者：了解目的及方法，愿意合作大方，举止端庄

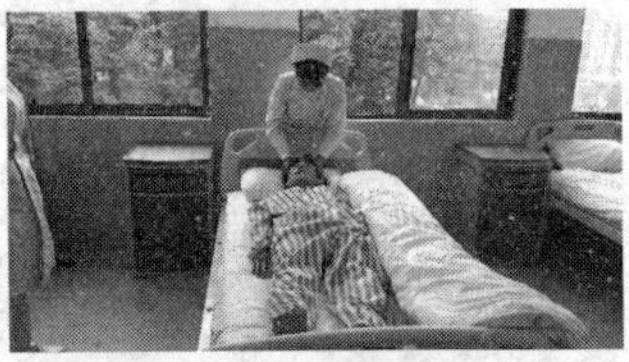
图2-4-48　松开床尾盖被，并将被盖三折

核对——三查八对

"张阿姨，您好，请您放松，我们现在要为您翻身了，翻身的过程中，如果您有什么不适，请您告知我。"

轴线翻身——
1. 先到对侧拉起床栏，松开床扎，将床拉出，取下床头栏，松开床尾盖被，并将被盖三折
2. 第一操作者站于患者床头，一手固定患者头颈部，移去枕头，一手沿纵轴向上略加牵引，使头、颈随躯干一起缓慢移动；第二操作者将双手伸至对侧分别扶托患者肩部和腰部；第三操作者将双手伸至对侧分别扶托患者腰部和臀部。使头、颈、肩、腰、髋保持在同一水平线，翻转时保持脊柱平至侧卧位，翻身角度不超过60°。三人同时用力翻转至侧卧位，翻身时注意观察患者病情变化
3. 观察枕后、肩胛、骶尾部、足跟受压皮肤情况，头部放好枕头将一软枕放于患者背部支撑身体，另一软枕放于两膝之间并使双膝呈自然弯曲状

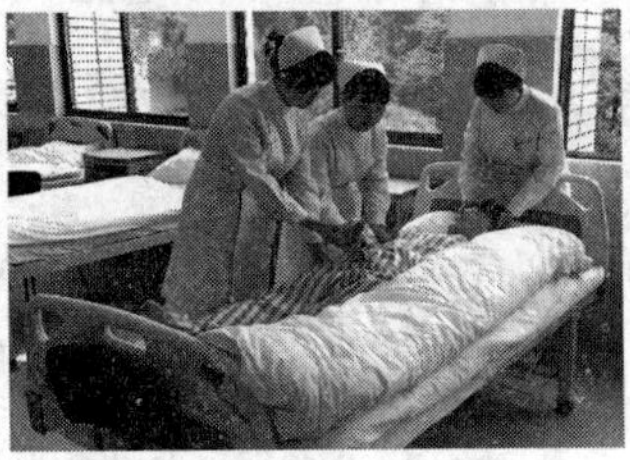
图2-4-49　固定患者头部

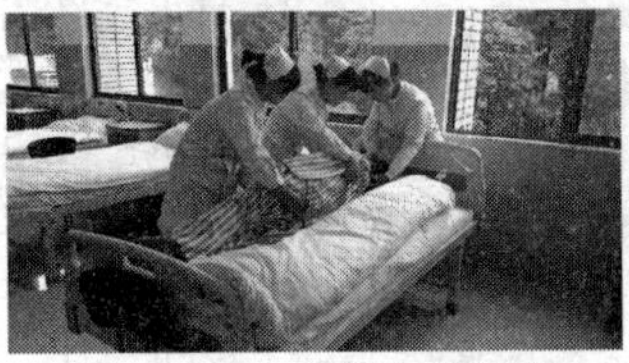
图2-4-50　协助患者翻身

"张阿姨，您好。现在感觉怎么样?已经给您翻好身了，您的枕后、肩胛、骶尾部皮肤完好，足跟皮肤完好。请进食清淡易消化饮食，多饮水，保持大便通畅，我们会随时巡视病房的，谢谢您的配合，祝您早日康复。"

记录——
1. 盖好被子，询问患者卧位是否舒适及需要
2. 整理床单位，收拾用物，医用垃圾、生活垃圾分类放置
3. 洗手、记录翻身日期、时间、受压部位皮肤情况骨突部

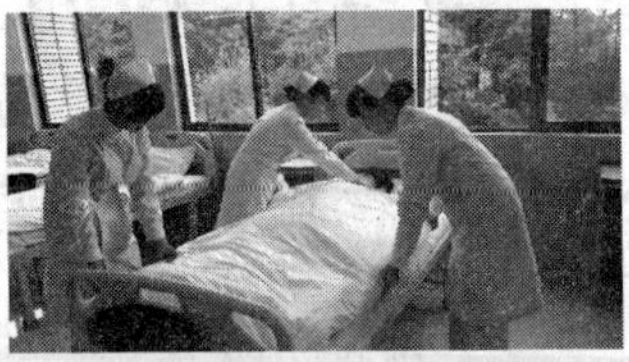
图2-4-51　整理床单位

☞**健康教育**

1. 翻转患者时，应注意保暖并防止坠床；注意保持脊柱平直，以维持脊柱的正确生理弯度，避免由于躯干扭曲，加重脊柱骨折、脊髓损伤和关节脱位。翻身角度不可超过60°，以免由于脊柱负重太大而引起关节突骨折；患者有颈椎损伤时，勿扭曲或旋转患者头部，以免椎中神经受损引起呼吸肌麻痹而死亡，患者无颈椎损伤时可由两位操作者完成轴线翻身的发生。

2. 指导患者进食高蛋白、高热量、富含钙、维生素及易消化的食物，鼓励多饮水、多食蔬菜和水果，保证营养，养成定时排便的习惯，预防便秘。

【护理评价】

操作项目	操作内容	标准分	得分
操作准备	准备：着装整洁规范，仪表端庄大方	5	
	评估患者并解释：①评估：患者：评估患者的年龄、病情、意识、治疗情况、皮肤情况、有无活动及功能障碍、损伤部位、伤口情况和管路是否妥善固定、骨折、牵引情况、心理状态和合作程度；②解释轴线翻身的目的：预防褥疮，增加患者舒适感	10	
	操作用物：3 个软枕头	10 缺 1 项扣 2 分	
操作步骤	（1）核对医嘱	5	
	（2）洗手，戴口罩；准备用物	5	
	（3）核对患者床号、姓名、住院号（呼唤患者、核对床头卡及腕带）	5	
	（4）移去枕头，松开被尾，并将被盖三折，翻身时注意保暖	5	
	（5）将各种引流管、输液装置放置妥当	5	
	（6）第一操作者站于患者床头，一手固定患者头颈部，移去枕头，一手沿纵轴向上略加牵引，使头、颈随躯干一起缓慢移动；第二操作者将双手伸至扶托患者腰部和臀部。使头、颈、肩、腰、髋保持在对侧分别扶托患者肩部和腰部；第三操作者将双手伸至对侧分别扶托患者腰部和臀部。使头、颈、肩、腰、髋保持在一水平线，翻转时保持脊柱平至侧卧位，翻身角度不超过60°，三人同时用力翻转至侧卧位，翻身时注意观察患者病情变化	15	
	（7）观察枕后、肩胛、骶尾部、足跟受压皮肤情况，头部放好枕头将一软枕放于患者背部支撑身体，另一软枕放于两膝之间并使双膝呈自然弯曲状	10	
	（8）盖好被子，询问患者卧位是否舒适及需要	5	
	（9）加强翻身拍背，防止肺部感染及压疮	5	
	（10）洗手，取口罩，记录，在护理记录单上记录时间、患者反应	10	
评价	关心、体贴患者，态度亲切，体现人文关怀	5	
总分		100	

知识拓展

人类脊柱由 24 块椎骨（颈椎 7 块，胸椎 12 块，腰椎 5 块）、1 块骶骨和 1 块尾骨借韧带、关节及椎间盘连接而成。脊柱上端承托颅骨，下联髋骨，中附肋骨，并作为胸腔、腹腔和盆腔的后壁。脊柱具有支持躯干、保护内脏、保护脊髓和进行运动的功能。

项目六 手术患者护理实训

任务一 外科洗手训练指导

要点导航

1. 能熟练操作外科刷手法。
2. 能了解外科刷手法的重要性。

任务导入

李某，男，34 岁，因诊断为急性腹膜炎，拟行急诊手术剖腹探查，征求患者及家属同意后，通知手术室准备行急诊手术。请手术室护士准备配合。

任务描述

外科洗手是指用手消毒剂清除或杀灭手部暂居菌或减少常居菌的过程，维持较长的抑菌作用，确保手术安全，防止术后感染。

手术人员进入手术室应先在更衣室更换手术室已准备好的已消毒的鞋、衣裤、口罩和帽子。里面的衣服不能超出手术衣裤，帽子应将头发全部遮盖。口罩必须盖住口鼻。手术室的鞋子和衣裤不能穿出手术室。

任务实施

【护理评估】

1. 评估 进行外科手术前或其他按外科手术洗手要求的操作之前。

2. 环境 环境与设施符合医院手术室刷手间的要求，洗手间用物摆放整齐，水温、室温适宜。

3. 用物 洗手设施、盛装好的洗手液、无菌插手巾、盛装手消毒机的出液器、无菌手刷。用物备齐、放置有序。

【护理问题】

1. 疼痛 与腹膜炎炎症刺激有关。

2. 潜在并发症 腹腔脓肿或切口感染。

【护理措施】

修剪指甲，清除甲下污垢；打开水龙头用流动水冲洗双手、前臂和上臂10cm的位置；取4~5ml皂液按六步洗手法清洗上述区域冲净皂液。第一步：掌心相对，手指并拢相互摩擦；第二步：手心对手背沿指缝相互搓擦，交换进行；第三步：掌心相对，双手交叉沿指缝相互摩擦；第四步：一手握另一手大拇指旋转搓擦，交换进行；第五步：弯曲各手指关节，在另一手掌心旋转搓擦，交换进行；第六步：搓洗手腕，交换进行，每一步不少于15s，冲净皂液。取无菌刷，蘸皂液。取无菌刷蘸取洗手液洗刷两手臂，按从指尖到肘上10cm的顺序，两臂交替刷洗，不得漏刷，刷洗约3min，以流水冲净，注意：冲洗时，手指向上肘朝下，水由手、上臂至肘部淋下，不得让肘部的水返流到手，并勿在肘后部皮肤上遗留泡沫。刷洗完后，使用无菌毛巾彻底擦干双手，将毛巾斜对角折叠，先由一手从手腕上擦至肘上，不得回擦；翻转毛巾同法擦另一手臂，不可触碰他物，如误触他物，必须重新刷洗

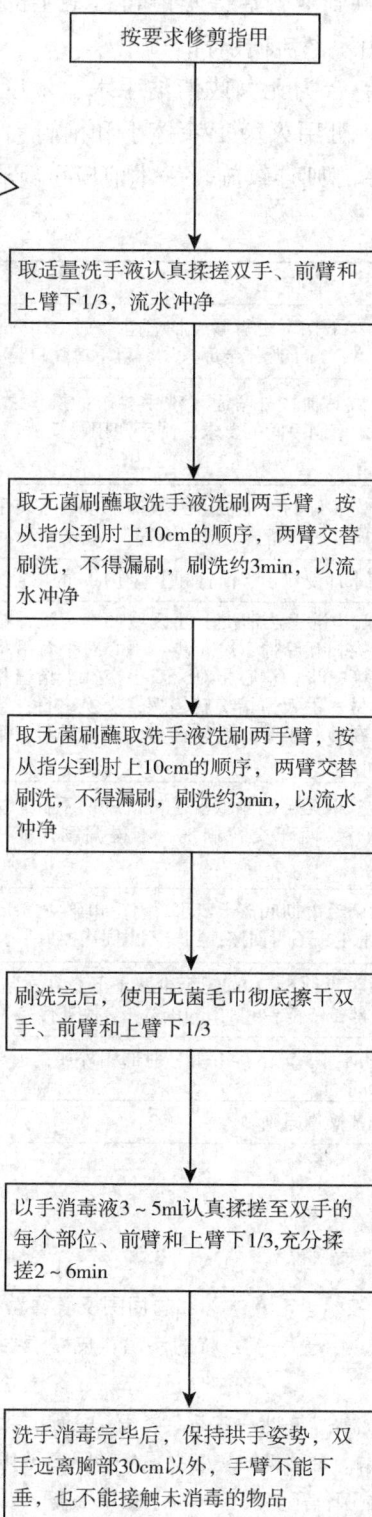

按要求修剪指甲

↓

取适量洗手液认真揉搓双手、前臂和上臂下1/3，流水冲净

↓

取无菌刷蘸取洗手液洗刷两手臂，按从指尖到肘上10cm的顺序，两臂交替刷洗，不得漏刷，刷洗约3min，以流水冲净

↓

取无菌刷蘸取洗手液洗刷两手臂，按从指尖到肘上10cm的顺序，两臂交替刷洗，不得漏刷，刷洗约3min，以流水冲净

↓

刷洗完后，使用无菌毛巾彻底擦干双手、前臂和上臂下1/3

↓

以手消毒液3～5ml认真揉搓至双手的每个部位、前臂和上臂下1/3,充分揉搓2～6min

↓

洗手消毒完毕后，保持拱手姿势，双手远离胸部30cm以外，手臂不能下垂，也不能接触未消毒的物品

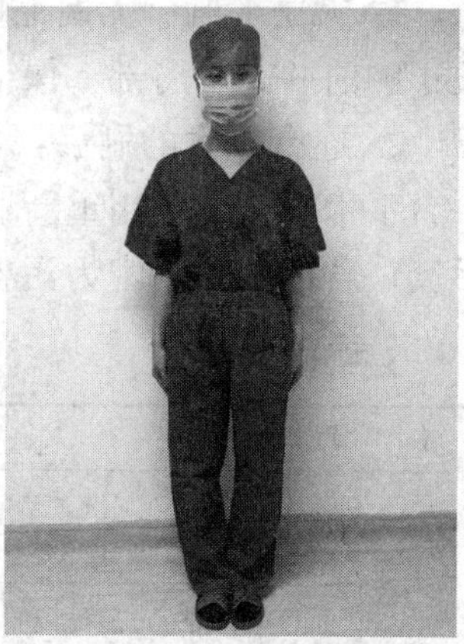

图2-4-52　着装准备

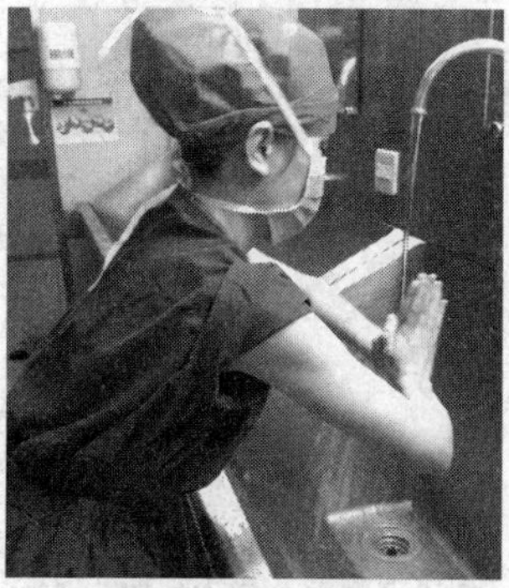

图2-4-53　刷手

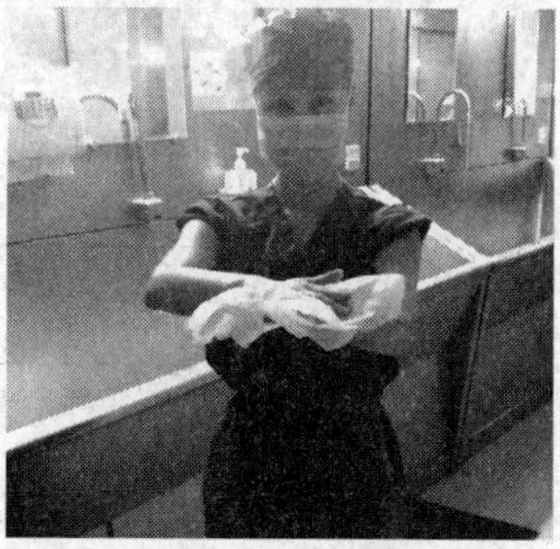

图2-4-54　擦手

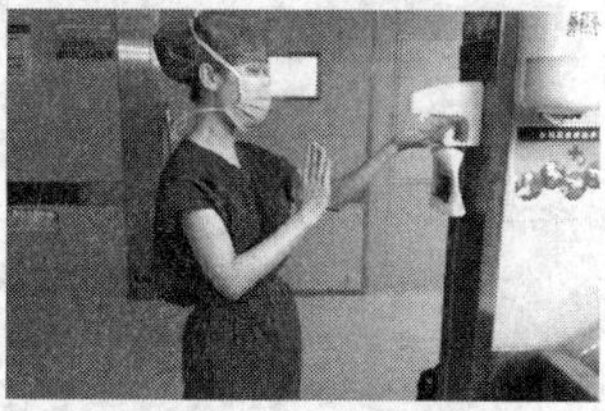

图2-4-55　消毒

☞健康教育

1. 无菌毛刷、无菌毛巾接触到上臂后，不能再接触手部和前臂，刷洗过程中双手位于胸前并高于肘部，保证水由手部流向肘部。

2. 连台手术的刷手：若前一台为无菌或清洁手术，术后手套未破，需连续施行另一台手术时，可不用重新刷手，可用灭菌王涂擦手和前臂，再穿无菌手术衣和戴无菌手套。若前一台手术为污染手术，则连续施行手术前应重新刷手。

【护理评价】

操作项目	操作内容	标准分	得分
操作准备	准备：穿洗手衣裤，上衣下摆塞进裤腰，袖管卷至肘上 10cm 以上。正确佩戴帽子、口罩，帽子遮住全部头发，口罩遮住口鼻	10	
	评估：进行外科手术前或其他按外科手术洗手要求的操作之前。环境与设施符合医院手术室刷手间的要求，洗手间用物摆放整齐，水温、室温适宜	20	
	操作用物：洗手设施、盛装好的洗手液、无菌插手巾、盛装手消毒机的出液器、无菌手刷。用物备齐、放置有序		
操作步骤	(1) 打开水龙头用流动水冲洗双手、前臂和上臂 10cm 的位置	5	
	(2) 取 4 ~5ml 皂液按七步洗手法清洗上述区域冲净皂液；第一步：掌心相对，手指并拢相互摩擦；第二步：手心对手背沿指缝相互搓擦，交换进行；第三步：掌心相对，双手交叉沿指缝相互摩擦；第四步：一手握另一手大拇指旋转搓擦，交换进行；第五步：弯曲各手指关节，在另一手掌心旋转搓擦，交换进行；第六步：搓洗手腕，交换进行	10	
	(3) 取无菌刷，蘸皂液。取无菌刷蘸取洗手液洗刷两手臂，按从指尖到肘上 10cm 的顺序，两臂交替刷洗，不得漏刷，刷洗约 3min，以流水冲净	10	
	(4) 刷洗完后，使用无菌毛巾彻底擦干双手，将毛巾斜对角折叠，先由一手从手腕上擦至肘上，不得回擦；翻转毛巾同法擦另一手臂	10	
	(5) 用脚踩免洗外科手消毒剂 5 ~10ml（至少踩 4 下）在右掌心，认真揉搓至左手的每个部位、前臂和肘上 10cm。交换进行	10	
	(6) 消毒后双手置于胸前、手臂不得下垂、肘部稍外展，远离自己身体，立即进入手术间	10	
评价	操作熟练，没有违反无菌操作原则	10	
总分		100	

知识拓展

1. 皮肤细菌滋生，从皮肤的皱褶、毛囊的深部向周围及表面繁殖。一般皮肤皱褶及毛囊的细菌每 30min 左右即可繁殖 1 次，由于手术区域的渗出，皮肤表面出汗、器械的更换等原因，均可使皮肤表面的细菌发生移位。

2. 在工作中由于频繁地洗手，每个护士手中都会备有护手霜，大部分免洗外科手消毒剂成分为葡萄糖酸洗必泰（CHG）及乙醇。葡萄糖酸洗必泰是一种阳离子化学物质，可快速杀菌，同时能与皮肤细胞结合，产生持久的抗菌作用；凡士林护手霜中阴离子表面活性剂可杀灭洗必泰等阳离子化学物质残留于皮肤的抗菌作用。同时护手霜无防护污染装置，反复使用可增加细菌污染。

任务二 手术人员的无菌操作

要点导航

能熟练操作穿无菌手术衣和戴手套，在不违反无菌操作的状态下进行无菌操作。

任务导入

唐某，女，27岁，因诊断为重症胰腺炎并多器官功能障碍，拟行急诊手术清除胰腺，征求患者及家属同意后，通知手术室准备行急诊手术。请手术室护士准备配合。

任务描述

穿手术衣和戴手套的目的是隔绝手术室医护人员及衣物上的细菌，防止细菌移位到手术切口和皮肤引起感染。任何一种洗手方法都不能完全消灭皮肤深处的细菌，这些细菌在手术过程中逐渐移行到皮肤表面并迅速繁殖生长。所以，外科洗手之后仍不能直接接触无菌物品和手术切口，必须穿上无菌手术衣、无菌手套，方可进行手术。

任务实施

【护理评估】

1. 评估 进行外科手术前或其他按外科手术洗手要求洗手。

2. 环境 环境与设施符合医院手术室要求，温度适宜。

3. 用物 无菌手术衣、一次性无菌手套。要求手术衣、手套大小合适。

【护理问题】

1. 疼痛 与胰腺及其周围组织炎症有关。

2. 有体液不足的危险 与渗出、出血、呕吐、禁食有关。

3. 潜在并发症 MODS、感染、出血、胰瘘或肠瘘。

【护理措施】

取手术衣，将衣领提起轻轻抖开

从器械台上抓取一件折叠的手术衣，手不得触及下面的手术衣，远离胸前及手术台和其他人员，辨认手术衣的前后及上下，用双手分别提起手术衣的衣领两端，轻抖开手术衣，内面朝自己，有腰带的一面向外

将手术衣轻掷向上的同时，顺势将双手和前臂伸入衣袖内，并向前平行伸展

将手术衣略向上抛起，顺势双手同时插入袖筒，手伸向前，不可高举过肩，待巡回护士在后面协助穿衣，伸双手出袖口（若为无接触戴手套，双手不伸出袖口），不得用未戴手套的手拉衣服或接触

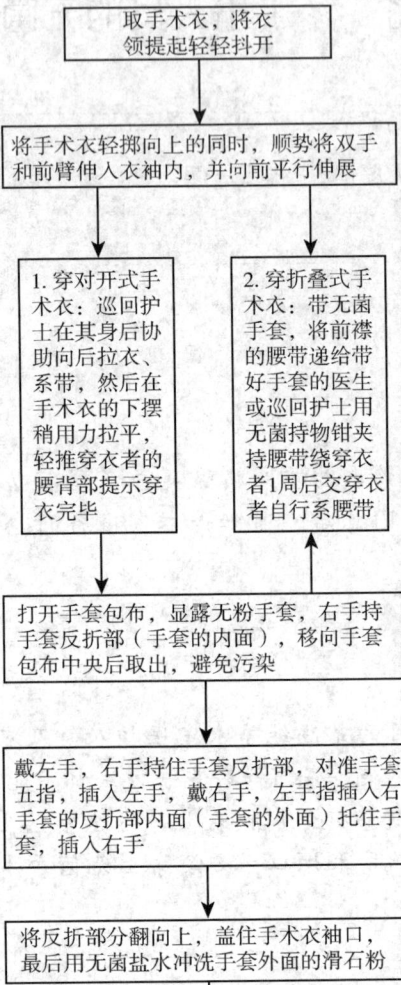

1. 穿对开式手术衣：巡回护士在其身后协助向后拉衣、系带，然后在手术衣的下摆稍用力拉平，轻推穿衣者的腰背部提示穿衣完毕

2. 穿折叠式手术衣：带无菌手套，将前襟的腰带递给带好手套的医生或巡回护士用无菌持物钳夹持腰带绕穿衣者1周后交穿衣者自行系腰带

打开手套包布，显露无粉手套，右手持手套反折部（手套的内面），移向手套包布中央后取出，避免污染

戴左手，右手持住手套反折部，对准手套五指，插入左手，戴右手，左手指插入右手套的反折部内面（手套的外面）托住手套，插入右手

将反折部分翻向上，盖住手术衣袖口，最后用无菌盐水冲洗手套外面的滑石粉

脱手术衣

1. 他人帮助脱衣：自己双手抱肘，由巡回护士将手术衣肩部向肘部翻转，然后再向手的方向扯脱，则手套的腕部就随着翻转于手上

2. 个人脱手术衣：左手抓住右肩手术衣，自上拉下，使衣袖外翻。同法拉下左肩手术衣。脱下全部手术衣，使衣里外翻，保护手臂及衣裤不被手术衣外面所污染

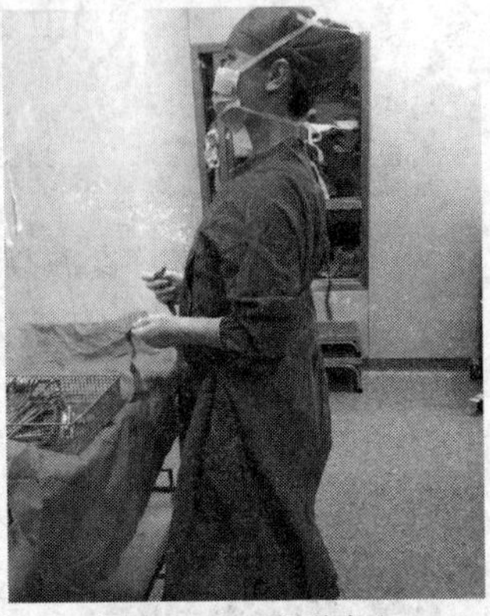

图2-4-56　穿手术衣

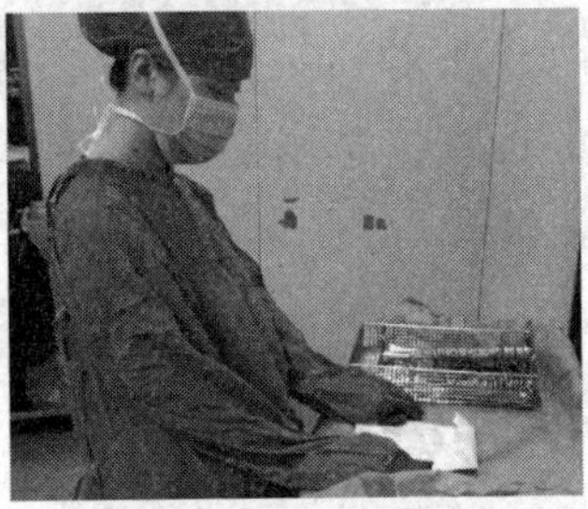

图2-4-57　取手套

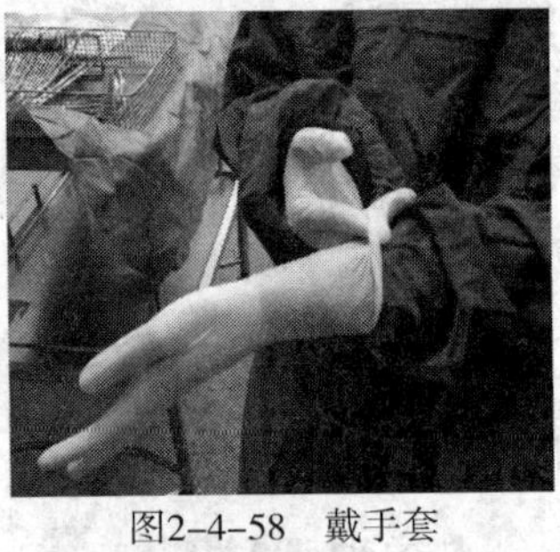

图2-4-58　戴手套

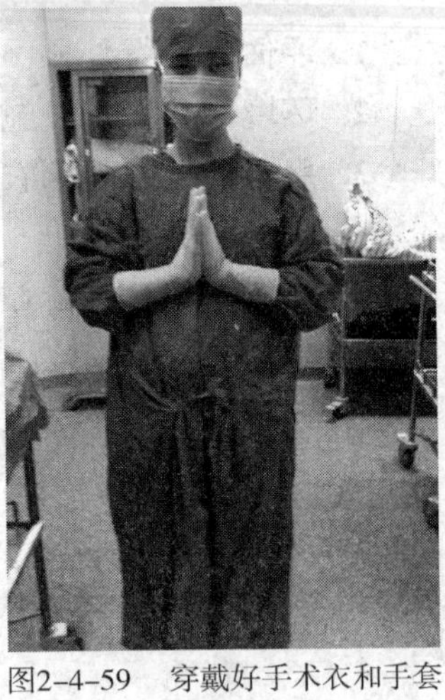

图2-4-59　穿戴好手术衣和手套

☞健康教育

1. 连台手术的脱手套法：首先脱去手术衣，将戴手套的右手插入左手手套外面脱去手套，注意手套不可触及左手皮肤，然后左手拇指伸入右手鱼际肌之间，向下脱去右手套。此时注意右手不可触及手套外面，以确保手不被手套外的细菌污染。脱去手套后，双手需重新消毒或刷洗消毒后方可参加下一台手术。

2. 穿对开式手术衣无菌区域为：颈以下、腰以上的胸前、双手、前臂，腋中线的侧胸；穿折叠式手术衣无菌区域为：颈以下、腰以上的胸前、双手、前臂、侧胸及手术衣后背。

【护理评价】

操作项目	操 作 内 容	标准分	得分
操作准备	准备：穿洗手衣裤，上衣下摆塞进裤腰，袖管卷至肘上 10cm 以上。正确佩戴帽子、口罩，帽子遮住全部头发，口罩遮住口鼻；已按外科刷手法洗手及手臂	10	
	评估：进行外科手术前或其他按外科手术洗手要求的操作之前。环境与设施符合医院手术室刷手间的要求，室温适宜	20	
	操作用物：无菌手术衣、一次性无菌手套。要求手术衣、手套大小合适		
操作步骤	(1) 双手保持正确姿势，即双手放在腰以上水平、胸前位置（双手合并上举、曲肘 90°于胸前姿势），取手术衣，选择较宽敞处站立。取衣时避免拖拉手术衣	10	
	(2) 手持手术衣衣领，抖开衣服，使手术衣内面朝向自己。抖开时动作应轻巧，勿使手术衣触碰其他物品或地面，将手术衣轻轻上抛，双手顺势插入袖筒，注意两臂前伸，不可高举过肩及向两侧伸展	10	
	(3) 手提衣领内面将袖口后拉，使双手伸出，系好衣领后带，双手交叉，身体略向前倾，用手指夹起腰带递向后方的巡回护士，接住腰带并系好腰带。双手保持在腰以上、胸前及视线范围内，注意双手不能触摸手术衣外面或其他物品	10	
	(4) 巡回护士撕开一次性手套的外包装袋，由器械护士取出内包装袋。器械护士打开手套内包装袋，捏住手套口向外翻折的部分，取出手套。分清左、右手。左手持双手套折叠口处，右手伸入手套内。注意未戴手套的手不可触及手套外面	10	
	(5) 将已戴手套的右手插入左手套翻折部内面，左手伸入手套内将手套翻折部套在手术衣袖口外面。注意已戴手套的手只能触及手套的外面	10	
	(6) 脱手术衣：左手抓住右肩手术衣外面，自上拉下，使衣袖由里外翻，同样方法拉下左肩，然后脱下手术衣，并使衣里外翻，保护手臂及洗手衣裤不被手术衣外面所污染，将手术衣扔于污物袋内	10	
评价	操作熟练，态度严肃、认真，无菌观念强，器械护士与巡回护士配合良好	10	
总分		100	

知识拓展

手术室应每天进行空气消毒，特殊感染手术后用500mg/L有效氯消毒液进行地面及房间物品的擦拭。每个月做一次空气洁净度和生物微粒监测。定期对空气净化系统和设备进行维护保养。当今对空气与物品消毒的观念正在更新，更倾向于对手术间内物体表面、地面及墙面等的彻底清洁、干燥以及环境、空气的净化，而不是强调采用消毒方法。

任务三　手术室人员配合

要点导航

1. 能按无菌操作铺好无菌器械台。
2. 掌握手术中的装卸刀片及穿针线的技能。

任务导入

李某，男，34岁，因诊断为急性腹膜炎，拟行急诊手术剖腹探查，征求患者及家属同意后，通知手术室准备行急诊手术。现洗手护士已穿好手术衣，戴好无菌手套，现与手术医生及巡回护士进行消毒铺巾及准备手术器械。

任务描述

手术器械台管理提供了一个无菌的桌面，可更方便地使用手术器械及用物，配合术者，缩短手术时间，使无菌器械处于功能位。

任务实施

【护理评估】

1. 评估　进行外科手术前已洗手、穿好无菌手术衣，戴好无菌手套。

2. 环境　环境与设施符合医院手术室间的要求，室温适宜。

3. 用物　器械桌、无菌器械包。用物备齐，放置有序。

【护理问题】

1. 疼痛　与腹膜炎炎症刺激有关。

2. 潜在并发症　腹腔脓肿或切口感染。

【护理措施】

手术开始前洗手护士检查无菌器械包名称、在有效期内、灭菌指示胶带变色，包布无潮湿、破损，将无菌包放在器械车上，按无菌原则打开无菌包的第一层包布，无菌单应垂下台面不少于30cm。手术开始前15~20min洗手、穿无菌手术衣及戴无菌手套。洗手护士持无菌持物钳打开器械包的第二层包布，夹出其中的灭菌指示卡，检查其变为黑色指示为灭菌合格。将一次性耗材用无菌持物钳夹到无菌台上，根据手术步骤、使用先后把各种器械、敷料等物品分类顺序排列。保持手术野、器械托盘及器械桌的整洁、干燥。器械用后，迅速整理，擦净血迹。器械及用物按次序排列整齐。用于不洁部位的器械，要区别分放，防止污染扩散。随时注意术中的进展情况，若发现大出血、心跳骤停意外时，应沉着果断及时与巡回护士联系，尽早备好抢救

检查器械包的消毒日期，包装是否完整

↓

将器械包放到器械桌中央，打开器械包的第一层包布，先打开对侧，再打开近侧

↓

洗手护士，双手伸入包布褶皱处，打开内层包布，先铺近身端：将包布提起拉向自己，使其离开桌面，自行垂下，再铺对侧桌面

↓

手术所需器械、一次性用品由巡回护士打开外层包布，由洗手护士取出，按顺序放到器械桌上

↓

由洗手护士和巡回护士清点桌面上的每一项物品，由巡回护士做好清点物品记录

↓

协助术者铺巾，洗手护士将无菌手术巾折边1/4递向术者，递巾钳给术者，固定手术巾交角处

↓

洗手护士术中协助术者手术，如：传递器械、装（卸）刀片、穿针线等

↓

装、卸手术刀片：安装刀片，用持针器针器夹持刀片背侧的中上1/3处，角度为45°左右，将刀片的槽口内上沿与刀柄槽凸部的上沿对合，向下嵌入。取刀片时，保持刀尖水平偏下15°左右，用持针器夹持刀片尾端背侧，稍稍提起刀片。向刀尖方向顺势推下。同时放下刀片和刀柄

↓

手术器械、敷料、用物的传递方法：手术刀片传递法：手持刀柄背，刀刃面向下，柄尾向术者水平传递或用弯盘传递。

1. 血管钳、手术剪传递方法：右手拇指握住器械凸侧上1/3处，食指、中指、环指握住器械凹侧中部，器械的尖端向上，通过腕力将器械柄环部拍打在术者掌心上
2. 手术镊传递方法：右手握住镊子尖端，闭合开口，尖端向下，通过腕力垂直传递
3. 持针器传递方法：缝针的针孔朝向医师的虎口，缝线搭在手背或用左手夹持缝线传递
4. 拉钩传递方法：传递拉钩前用生理盐水浸湿，右手握住拉钩的前端，将柄平行传递给术者
5. 纱布垫的传递方法：纱布垫浸湿打开，用镊子夹其一角传递
6. 脑棉片的传递方法：脑棉片浸湿后，分开放在治疗碗内，一手用无齿镊夹持非带线的一端，一手牵住带线端，术者用镊子夹持棉片的非带线端使用。穿好针时：针尖朝上，线必须在托盘上。

常用缝针有两类。缝合皮肤用角针，缝合血管神经等用圆针

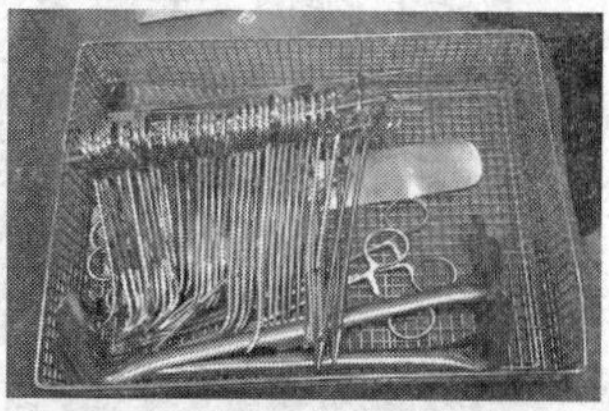
图2-4-60　打开器械包

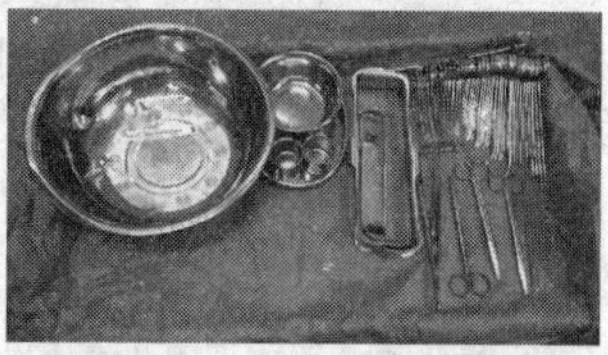
图2-4-61　铺好器械包

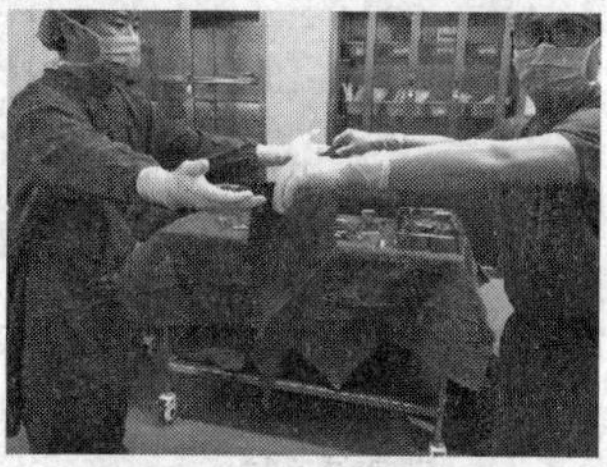
图2-4-62　递巾

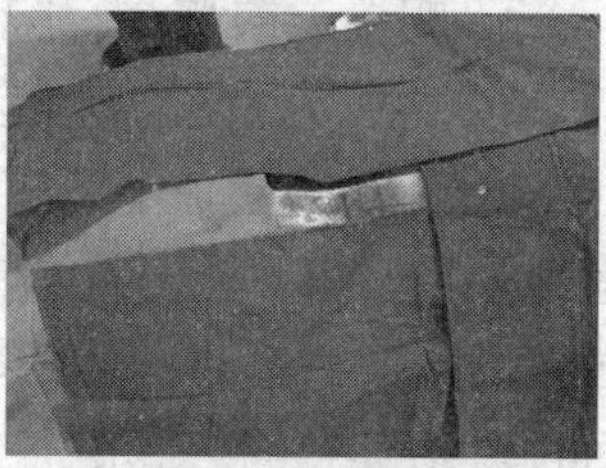
图2-4-63　铺巾

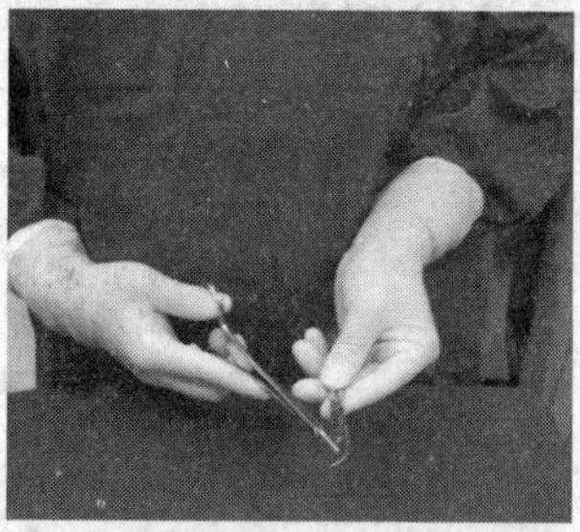
图2-4-64　装刀片

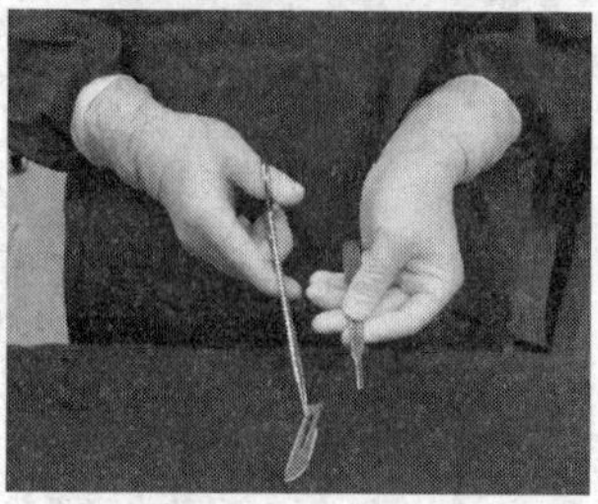
图2-4-65　卸刀片

穿针线：
1. 根据所用缝针种类、型号选择不同的持针器
2. 右手握持针器，用距持针器尖端2~4mm处夹持缝针，夹持点为在针的后1/3处，针的半弧形面与持针器保持垂直
3. 左手接过持针器，握住中部，右手拇指、食指夹线，线从中指、环指缝间穿过
4. 线头对准针眼、右手中指靠在持针器上，从针的半弧形外侧穿线，线穿过后立即用拇指压住针眼处
5. 右手食指绕过持针器于拇指夹住线并拉出线头，回头线长度至持针器1/2处
6.线绕过针尾，夹在持针器尖端

器械及物品术前、术中缝合伤口时，与巡回护士准确细致地清点器械、纱布、纱垫、缝针等，核实后登记。术毕再自行清点一次，确保无误，以防遗留在体腔或组织内。保留切出的任何组织，需送检部分用10%福尔马林固定，术毕写上患者姓名、病室、日期等并填好送留标本登记簿

关闭切口前，再由洗手护士和巡回护士清点器械、纱布、缝针等无误方可关腹

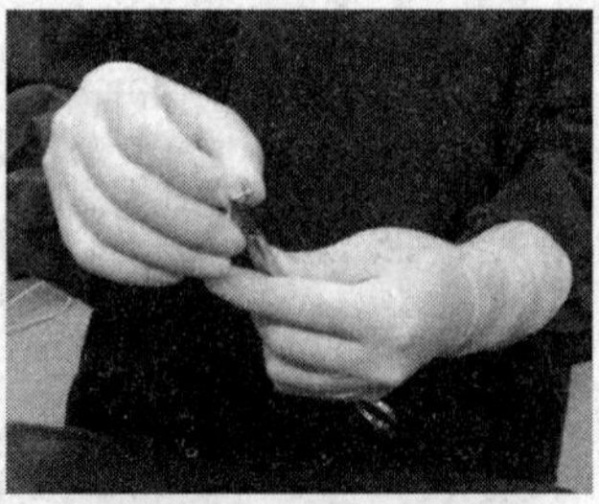
图2–4–66　手持持针器穿线

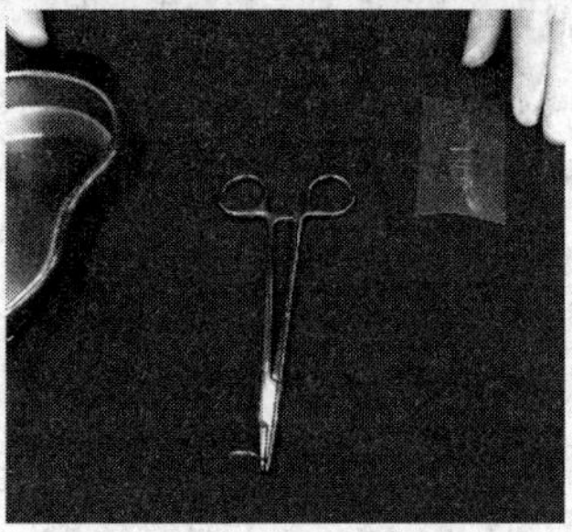
图2–4–67　穿好针摆放的位置

☞**健康教育**

1. 明确无菌概念，腰部以下和肩部以上视为污染区，保持无菌物品的无菌状态，无菌包破损、潮湿均视为污染不得使用，手术中手套破损要及时更换。

2. 为了洗手护士了解手术步骤，迅速、准确、有效传递手术用品，缩短手术时间，避免差错，洗手护士与术者位置的取向关系是：护士站在术者的对侧；洗手护士与患者位置的取向关系是：仰卧时站在左侧（盆腔手术站在右侧），侧卧位时站在其腹侧，俯卧位时站其右侧。

【护理评价】

操作项目	操 作 内 容	标准分	得分
操作准备	准备：穿洗手衣裤，上衣下摆塞进裤腰，袖管卷至肘上 10cm 以上。正确佩戴帽子、口罩，帽子遮住全部头发，口罩遮住口鼻，已按外科洗手法	10	
	评估：进行外科手术按要求外科刷手，环境与设施符合医院手术室刷手间的要求，洗手间用物摆放整齐，水温、室温适宜	5	
	操作用物：器械桌、无菌器械包。用物备齐，放置有序	5	
操作步骤	（1）将无菌器械包放入器械桌上，选择范围较为宽敞的区域开台。先查器械包名称、有效期、化学指示胶带。徒手打开外层包布，用无菌持物钳开内层包布：顺序为：先对侧、后近侧	7	
	（2）手术所需器械、一次性用品有巡回护士打开外层包布，由洗手护士取出，按顺序放到器械桌上	7	
	（3）术前、与巡回护士准确细致地清点器械、纱布、纱垫、缝针等，核实后登记	7	

续表

操作项目	操作内容	标准分	得分
操作步骤	(4) 保持手术野、器械托盘及器械桌的整洁、干燥。器械用后，迅速取回，擦净血迹。器械及用物按次序排列整齐	7	
	(5) 安装手术刀片：用持针器夹持刀片前端背侧，将刀片与刀柄槽对合，向下嵌入。取下手术刀片：再用持针器夹持刀片尾端背侧，稍稍提起刀片，向上顺势推下	8	
	(6) 穿针引线：右手握持针器，用距持针器尖端 2～4mm 处夹持缝针。左手接过持针器，握住中部，右手拇指、食指夹线，线从中指、环指缝间穿过。线头对准针眼、右手中指靠在持针器上，线穿过后立即用拇指压住针眼处。右手食指绕过持针器于拇指夹住线并拉出线头，回头线长度至持针器 1/2 处。线绕过针尾，夹在持针器尖端	8	
	(7) 右手食指绕过持针器于拇指夹住线并拉出线头，回头线长度至持针器 1/2 处。线绕过针尾，夹在持针器尖端	8	
	(8) 保留切出的任何组织，需送检部分用 10% 福尔马林固定，术毕写上病人姓名、病室、日期等并填好送留标本登记簿	8	
	(9) 关闭切口前，再由洗手护士和巡回护士清点器械、纱布、缝针等无误方可关腹；处理术后器械及其他物品。精密、锐利手术器械分别处理，切勿损坏及遗失零件。并对手术间进行清理整顿	10	
评价	操作熟练，没有违反无菌操作原则	10	
总分		100	

任务四　换药法

要点导航

1. 能了解无菌换药法的目的。
2. 能正确地实施对伤口的护理。

任务导入

吴某，男，29 岁，因被锐器刺伤右手肘部，伤口约 5cm 并流血，遵医嘱：换药 qd。

任务描述

敷料交换：又称换药，是处理伤口的基本措施。对于清洁伤口，换药的目的是对伤口施以检查和消毒；对于感染伤口是清除分泌物、异物或坏死组织，保持引流通畅、控制伤口感染、促进肉芽组织生长和伤口愈合。

【护理评估】

1. 患者　评估患者的年龄、病情、意识、治疗情况、受伤处有无淤青、肿胀、疼痛、功能障碍、伤口的大小和深度、有无出血、出血量、有无合并伤如骨折及其他器官损伤、心理状态和合作程度。

2. 环境 环境清洁，舒适。

3. 用物

（1）治疗盘内备：碗盘，棉球，75%酒精，棉签，无菌治疗碗2个，无齿镊2把，生理盐水，胶布，治疗巾，绷带，凡士林纱布，血管钳，手术刀，手术剪，手套，注射器。

（2）治疗盘外：快速手消毒液，污物桶。

【护理问题】

1. 疼痛 与损伤导致局部炎症反应或伤口感染有关。

2. 组织完整性受损 与致伤因子导致皮肤组织结构破坏有关。

3: 潜在并发症 伤口出血、感染、挤压综合征。

【护理措施】

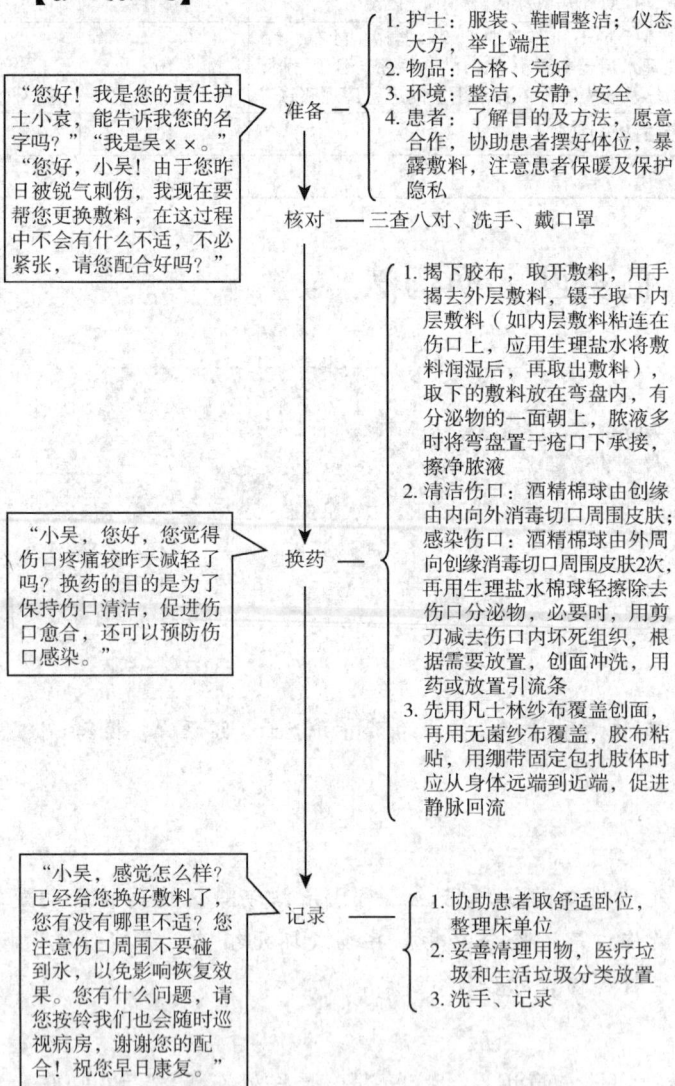

“您好！我是您的责任护士小袁，能告诉我您的名字吗？”“我是吴××。”“您好，小吴！由于您昨日被锐气刺伤，我现在要帮您更换敷料，在这过程中不会有什么不适，不必紧张，请您配合好吗？”

准备 —
1. 护士：服装、鞋帽整洁；仪态大方，举止端庄
2. 物品：合格、完好
3. 环境：整洁，安静，安全
4. 患者：了解目的及方法，愿意合作，协助患者摆好体位，暴露敷料，注意患者保暖及保护隐私

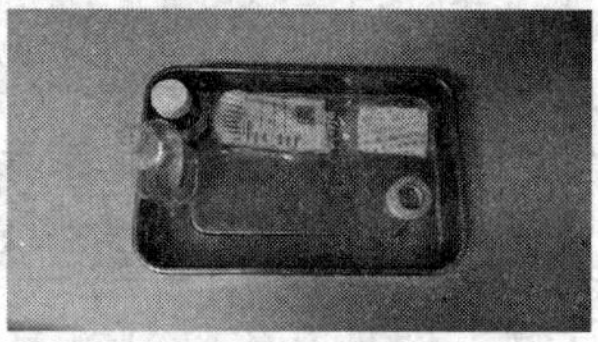

图2-4-68 用物准备

↓

核对 — 三查八对、洗手、戴口罩

↓

“小吴，您好，您觉得伤口疼痛较昨天减轻了吗？换药的目的是为了保持伤口清洁，促进伤口愈合，还可以预防伤口感染。”

换药 —
1. 揭下胶布，取开敷料，用手揭去外层敷料，镊子取下内层敷料（如内层敷料粘连在伤口上，应用生理盐水将敷料润湿后，再取出敷料），取下的敷料放在弯盘内，有分泌物的一面朝上，脓液多时将弯盘置于疮口下承接，擦净脓液
2. 清洁伤口：酒精棉球由创缘由内向外消毒切口周围皮肤；感染伤口：酒精棉球由外周向创缘消毒切口周围皮肤2次，再用生理盐水棉球轻擦除去伤口分泌物，必要时，用剪刀减去伤口内坏死组织，根据需要放置，创面冲洗，用药或放置引流条
3. 先用凡士林纱布覆盖创面，再用无菌纱布覆盖，胶布粘贴，用绷带固定包扎肢体时应从身体远端到近端，促进静脉回流

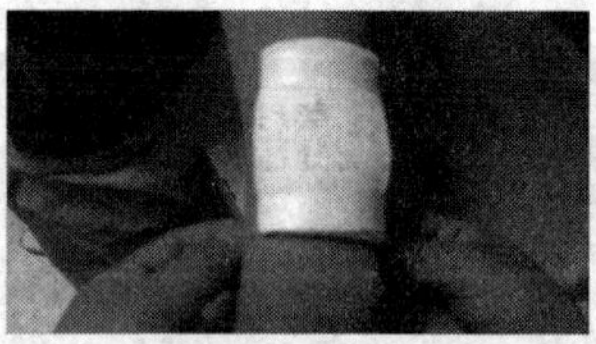

图2-4-69 固定

↓

“小吴，感觉怎么样？已经给您换好敷料了，您有没有哪里不适？您注意伤口周围不要碰到水，以免影响恢复效果。您有什么问题，请您按铃我们也会随时巡视病房，谢谢您的配合！祝您早日康复。”

记录 —
1. 协助患者取舒适卧位，整理床单位
2. 妥善清理用物，医疗垃圾和生活垃圾分类放置
3. 洗手、记录

☞健康教育

1. 指导患者保持敷料清洁干燥，敷料潮湿时，应立即更换。若患者疼痛厉害，可告知医生，遵医嘱服用止疼药。

2. 换药时间依伤口情况和分泌物的多少而定。一期愈合伤口术后 2 ~ 3 天换药一次，如无感染至拆线才换药；分泌物不多，肉芽组织生长良好的伤口，每日或隔日换药一次；脓性分泌物，多重感染的伤口，每日 1 次或数次。

3. 换药顺序是根据清洁或污染程度，先换清洁伤口，再换污染伤口，感染伤口，最后换特异性感染伤口，用过的器械单独消毒灭菌，换下的敷料立即烧毁。

【护理评价】

操作项目	操作内容	标准分	得分
操作准备	准备：着装整洁规范，仪表端庄大方	5	
	评估患者并解释：①评估：患者的年龄、病情、意识、治疗情况、受伤处有无淤青、肿胀、疼痛、功能障碍、伤口的大小和深度、有无出血、出血量、有无合并伤如骨折及其他器官损伤、心理状态和合作程度；②解释换药的目的：对于清洁伤口，换药的目的是对伤口施以检查和消毒；对于感染伤口是清除分泌物、异物或坏死组织，保持引流通畅、控制伤口感染、促进肉芽组织生长和伤口愈合	8	
	操作用物：①碗盘；②棉球；③75% 酒精；④棉签；⑤无菌治疗碗 2 个；⑥无齿镊 2 把；⑦生理盐水；⑧胶布；⑨治疗巾；⑩绷带；⑪凡士林纱布；⑫血管钳；⑬手术刀；⑭手术剪；⑮手套；⑯注射器；⑰快速手消毒液；⑱污物桶	18 缺 1 项扣 1 分	
操作步骤	（1）核对医嘱	5	
	（2）洗手，戴口罩；准备用物	5	
	（3）核对患者床号、姓名、住院号（呼唤患者、核对床头卡及腕带）	5	
	（4）协助患者摆好体位	5	
	（5）先用手取下伤口外层绷带及敷料。撕胶布时应自伤口由外向里，可用手指轻轻推揉贴在皮肤上的胶布边沿，切不可垂直地向上拉掉，以免产生疼痛或将表皮撕脱。若遇胶布粘着毛发时，可剪去毛发或用汽油、乙醚、松节油等浸润后揭去	8	
	（6）伤口内层敷料及引流物，应用无菌镊取下，揭起时应沿伤口长轴方向进行。若内层敷料与创面干结成痂，则可将未干结成痂的敷料剪去，留下已干结成痂的敷料使其愈合；若创面内层敷料被脓液浸透，可用双氧水或生理盐水浸湿，待敷料与创面分离后再轻轻地顺创口长轴揭去。在换药过程中两把换药镊要保持其中一把始终处于相对的无菌状态，不可污净不分，随意乱用	8	
	（7）取下的污秽敷料均放在弯盘内，有分泌物的一面朝上不得随意丢弃，以防污染环境或交叉感染	6	

续表

操作项目	操 作 内 容	标准分	得分
操作步骤	(8) 去除敷料后，70% 酒精棉球在创口周围由内向外消毒，注意勿使消毒液流入伤口内。若创周皮肤粘有较多胶布痕迹及污垢，则用松节油或汽油棉棒擦去，以减少对皮肤的刺激。清洁伤口：酒精棉球由创缘由内向外消毒切口周围皮肤；感染伤口：酒精棉球由外周向创缘消毒切口周围皮肤 2 次，再用生理盐水棉球轻擦除去伤口泌物，必要时，用剪刀减去伤口内坏死组织，根据需要放置，创面冲洗，用药或放置引流条	9	
	(9) 先用凡士林纱布覆盖创面，再用无菌纱布覆盖，胶布粘贴，用绷带固定包扎肢体时应从身体远端到近端，促进静脉回流	6	
	(11) 整理床单位，询问患者需要，协助患者取舒适卧位	5	
	(12) 洗手，取口罩，记录，在护理记录单上记录	5	
评价	关心、体贴患者，态度亲切，体现人文关怀	5	
总分		100	

知识拓展

损伤的修复：损伤愈合的基础是组织的修复。基本方式是由伤处增生的细胞和间质细胞填充、连接和替代损伤后的缺损组织。理想的修复是缺损组织完全由原来性质的组织细胞修复，恢复其原有的结构组织和功能，称为完全修复；大多数组织伤后不能由原来性质的细胞修复而是由其他性质的细胞增生替代而形成瘢痕愈合，达到结构和功能的稳定。

第五篇　妇产科护理学实训

项目一 妇科实训

任务一 会阴擦洗

要点导航

1. 能说出会阴擦洗适应人群和注意事项。
2. 能正确实施会阴擦洗。
3. 能与患者进行良好的沟通交流，能正确指导患者。

任务导入

陈某，女，15 岁，因先天性直肠阴道瘘，行修补术，术后医嘱：会阴擦洗 bid。

任务描述

会阴擦洗是用消毒液棉球清除会阴部分泌物，保持会阴及肛门部清洁，促进舒适和会阴伤口愈合；防止生殖系统、泌尿系统逆行感染的方法。

任务实施

【护理评估】

1. 患者 评估患者的年龄、病情、意识、治疗情况、心理状态和合作程度。

2. 环境 清洁、光线适宜，关闭门窗，请多余人员离开。

3. 用物

（1）会阴擦洗盘：无菌碗，棉球，无菌镊子，血管钳（卵圆钳），弯盘，一次性垫巾，一次性手套。

（2）消毒溶液：1∶5000 高锰酸钾溶液或 0.02% 碘伏溶液。

【护理问题】

1. 疼痛
2. 有感染的危险

【护理措施】

> "您好！我是您的责任护士李××，你可以叫我李阿姨，能告诉我您的名字吗？""我是陈××。""您好！小陈，您会阴部刚做过手术，为了保持会阴部清洁、促进伤口愈合，防止感染，医生建议给您做会阴擦洗。您的身体有没有不舒服的地方，没有是吗？您先去解小便，我去准备用物。"

准备
1. 护士：服装、鞋帽整洁；仪态大方，举止端庄
2. 物品：合格、完好
3. 环境：整洁，安静，安全，屏风遮挡
4. 患者：了解目的及方法，愿意合作，合适体位

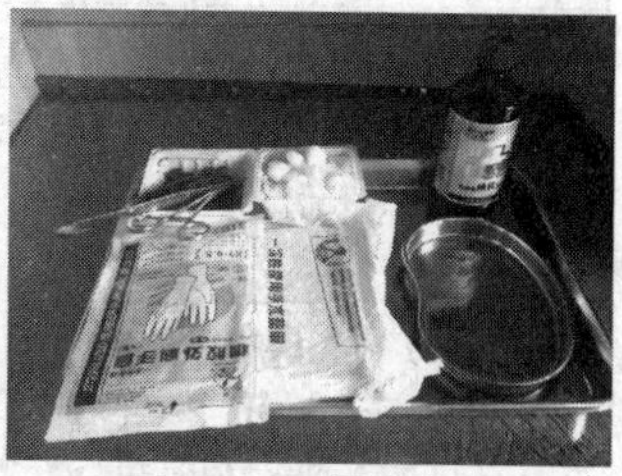

图2-5-1　用物准备

↓

核对——三查八对

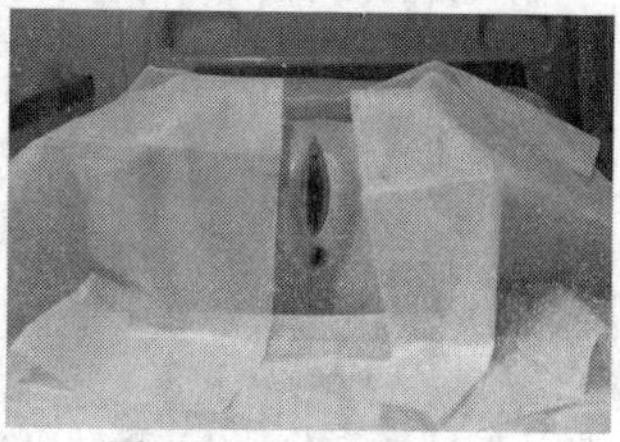

图2-5-2　屈膝仰卧位

↓

> "小陈，请配合我脱下一只裤腿，把臀部稍抬点，我给您铺垫巾，现在要给您擦洗了，有点凉，擦到伤口处会有些痛。"

擦洗
1. 脱对侧裤腿盖在近侧腿部，仰卧屈膝外展
2. 弯盘、无菌碗置于患者两腿间
3. 镊子夹取浸透消毒液棉球
4. 第一遍为自上而下，由外向内
5. 第二遍以伤口为中心，由内向外，最后肛门
6. 第三遍顺序同第二遍
7. 用无菌纱布擦干或自行晾干

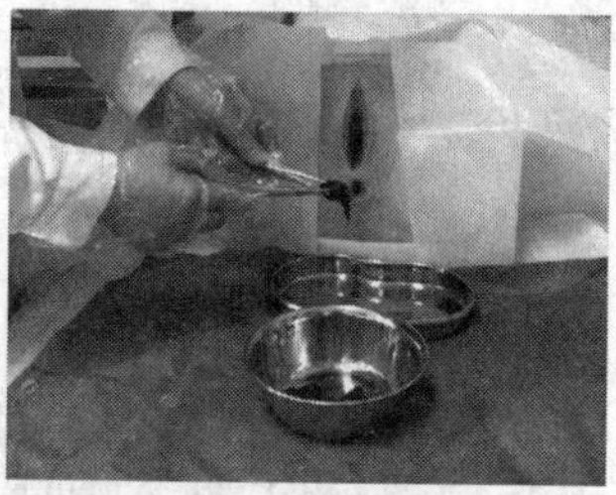

图2-5-3　夹取碘伏棉球

↓

> "小陈，现在擦洗完了，感觉怎么样？如果您有什么需要请按床铃，我们也会随时巡视病房，谢谢您的配合！"

整理
1. 撤去垫巾
2. 协助穿好裤子，取合适体位
3. 观察并记录

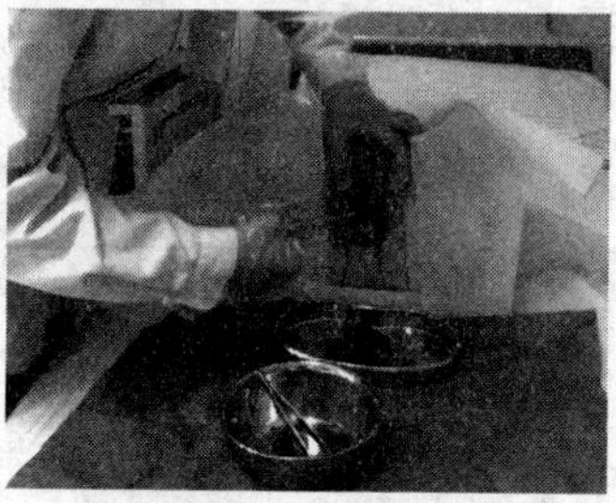

图2-5-4　擦洗伤口

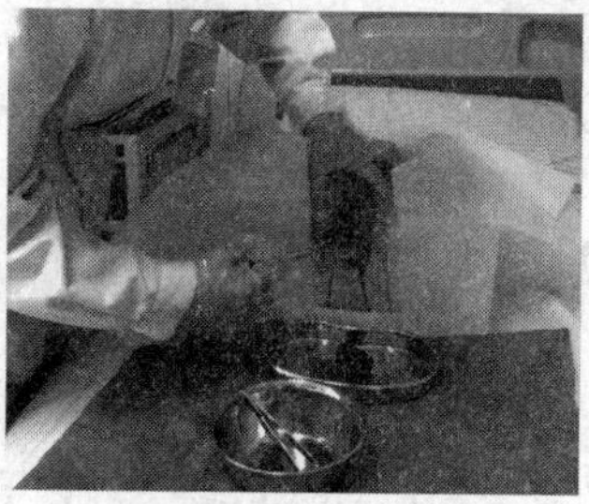

图2-5-5　擦洗小阴唇

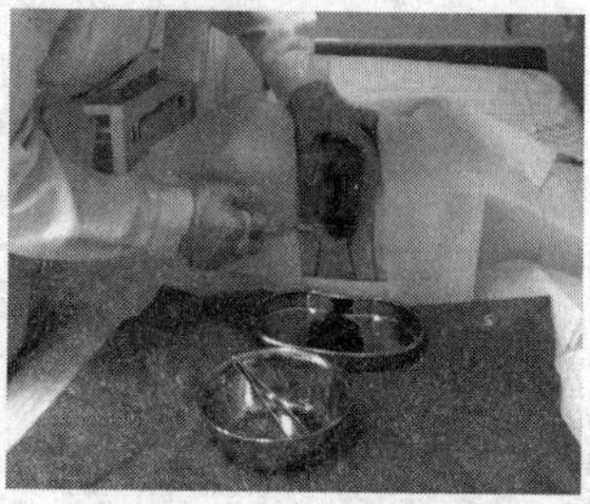

图2-5-6　擦洗肛门

☞健康教育

1. 注意保持会阴部清洁，大便后及时清洗。
2. 告知患者如感觉会阴部疼痛加剧、出血等及时通知医护人员。

【护理评价】

操作项目	操 作 内 容	标准分	得分
操作准备	准备：着装整洁规范，仪表端庄大方	5	
	评估患者并解释：①评估：患者的年龄、合作程度、伤口情况、分泌物量、性质、有无异味；②解释会阴擦洗目的：清洁会阴，促进伤口愈合，防止感染；③嘱患者自解小便	10 缺1项扣1分	
	操作用物：①一次性手套；②一次性垫巾；③消毒溶液：1：5000高锰酸钾或0.02%碘伏；④无菌碗；⑤弯盘；⑥棉球；⑦镊子；⑧血管钳（卵圆钳）；⑨快速手消毒液	9 缺1项扣1分	
操作步骤	（1）两人核对医嘱	4	
	（2）洗手，戴口罩；准备用物	3	
	（3）核对患者床号、姓名、住院号（呼唤患者、核对床头卡及腕带）	5	
	（4）屏风遮挡，协助患者脱裤，摆体位，铺一次性垫巾	6	
	（5）弯盘、无菌碗置于两腿间	4	
	（6）戴手套，两手各持镊子和血管钳，镊子夹取无菌消毒棉球，血管钳接过棉球进行擦洗	6	
	（7）第一遍：自上而下，由外向内，擦净外阴血迹、分泌物或其他污垢	6	
	（8）第二遍：会阴伤口-尿道口-阴道口-对侧小阴唇-近侧小阴唇-对侧大阴唇-近侧大阴唇-阴阜-对侧大腿内侧上1/3-近侧大腿内侧上1/3-会阴体-肛门	12	
	（9）第三遍顺序同第二遍。根据需要增加擦洗次数，直至擦净	6	
	（10）用无菌纱布擦干或自行晾干	2	
	（11）每个棉球限用一次，用过的棉球放于弯盘内	4	
	（12）如有留置尿管，自尿道口顺导尿管擦洗干净	4	
	（13）撤用物，协助穿好裤子，整理床单位，询问患者有无不适	4	
	（14）处理用物	2	
	（15）洗手，取口罩，记录	2	
评价	关心、体贴患者，态度亲切，体现人文关怀	6	
总分		100	

知识拓展

1. 擦洗时注意观察会阴部及伤口周围有无红肿、炎性分泌物及伤口愈合情况；留置导尿，观察导尿管是否通畅，有无扭曲、变形。

2. 如会阴水肿，可用50%硫酸镁或95%酒精湿热敷。

任务二　阴道窥器的使用

要点导航

1. 能说出使用阴道窥器的注意事项。
2. 能正确使用阴道窥器。
3. 能与患者进行良好的沟通交流。

任务导入

李某，女，33 岁，已婚已产，外阴瘙痒 3 天来诊，外阴红肿、充血，大量豆腐渣样分泌物，准备进行阴道窥器检查，并取分泌物送检以协助诊断。

任务描述

阴道窥器检查是使用阴道窥器对阴道及宫颈进行检查，观察阴道和宫颈有无异常的方法。

任务实施

【护理评估】

1. 患者　评估患者的年龄、病情、意识、婚姻状况、心理状态和合作程度，是否处于月经期。

2. 环境　温暖、清洁、光线适宜，屏风遮挡。

3. 用物

（1）治疗盘：一次性手套，一次性垫巾，一次性阴道窥器，石蜡油（或生理盐水），宫颈刮板，载玻片。

（2）妇科检查床，单头无影灯。

【护理问题】

1. 有皮肤完整性受损的危险
2. 焦虑

【护理措施】

"您好！我是护士小李，能告诉我您的名字吗？""我是李××。""您好！李女士，您外阴瘙痒，分泌物增多，为了确诊，需要用阴道窥器进行阴道和宫颈的检查，并取分泌物。您的月经有没有来潮，没有是吗？您先去解小便，我去准备用物。"

准备——
1. 护士：服装、鞋帽整洁；仪态大方，举止端庄
2. 物品：合格、完好
3. 环境：整洁，安静，温暖，屏风遮挡
4. 患者：了解目的及方法，愿意合作，合适体位

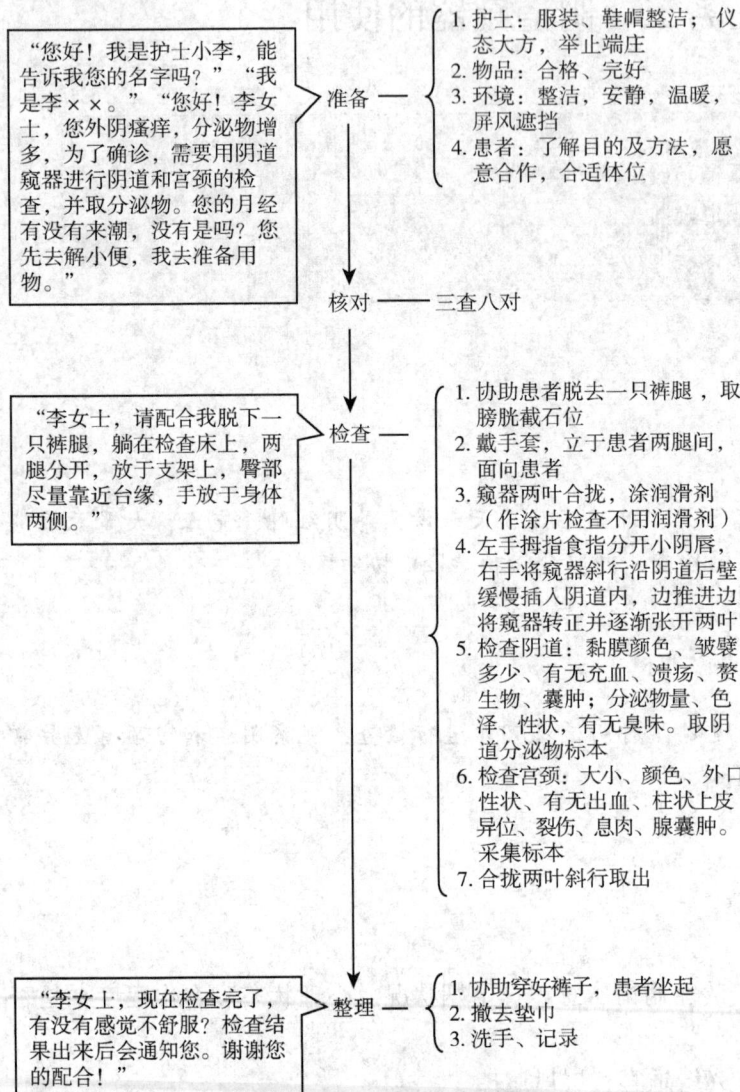

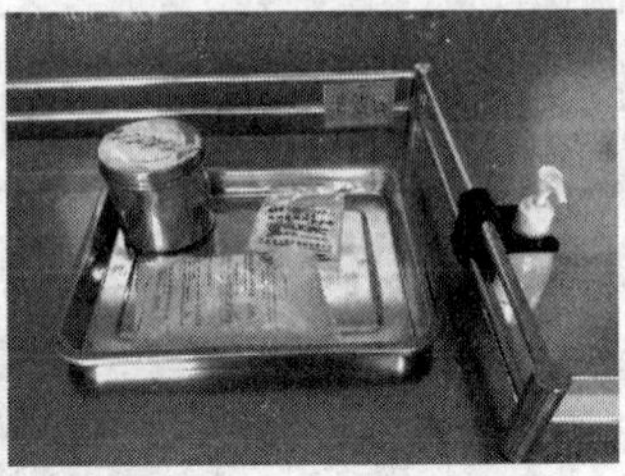

图2-5-7　用物准备

核对——三查八对

"李女士，请配合我脱下一只裤腿，躺在检查床上，两腿分开，放于支架上，臀部尽量靠近台缘，手放于身体两侧。"

检查——
1. 协助患者脱去一只裤腿，取膀胱截石位
2. 戴手套，立于患者两腿间，面向患者
3. 窥器两叶合拢，涂润滑剂（作涂片检查不用润滑剂）
4. 左手拇指食指分开小阴唇，右手将窥器斜行沿阴道后壁缓慢插入阴道内，边推进边将窥器转正并逐渐张开两叶
5. 检查阴道：黏膜颜色、皱襞多少、有无充血、溃疡、赘生物、囊肿；分泌物量、色泽、性状，有无臭味。取阴道分泌物标本
6. 检查宫颈：大小、颜色、外口性状、有无出血、柱状上皮异位、裂伤、息肉、腺囊肿。采集标本
7. 合拢两叶斜行取出

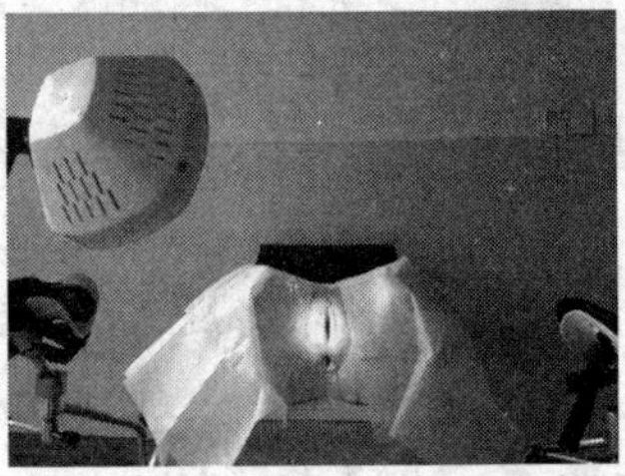

图2-5-8　膀胱截石位

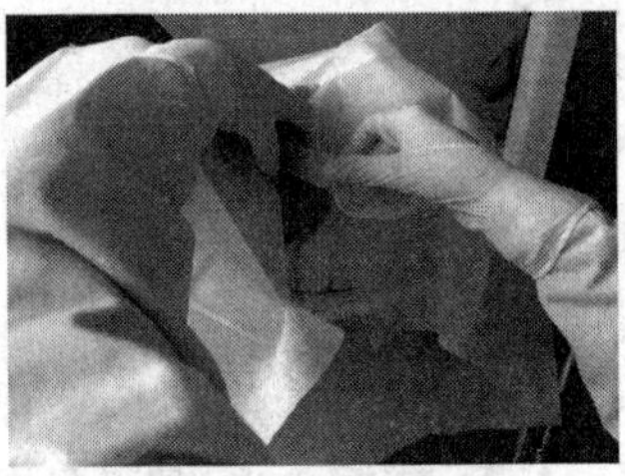

图2-5-9　放置窥器

"李女士，现在检查完了，有没有感觉不舒服？检查结果出来后会通知您。谢谢您的配合！"

整理——
1. 协助穿好裤子，患者坐起
2. 撤去垫巾
3. 洗手、记录

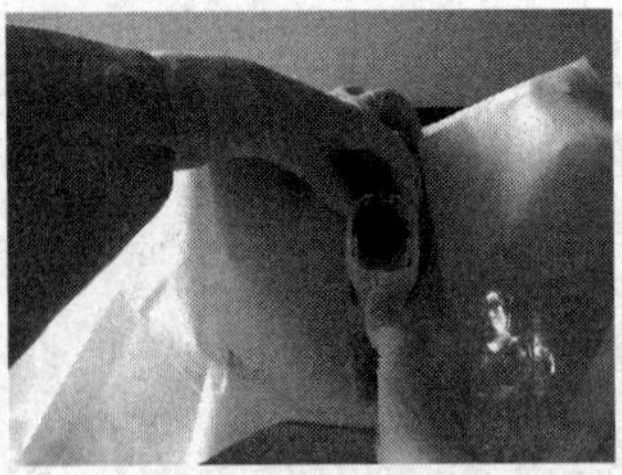

图2-5-10　张开两叶

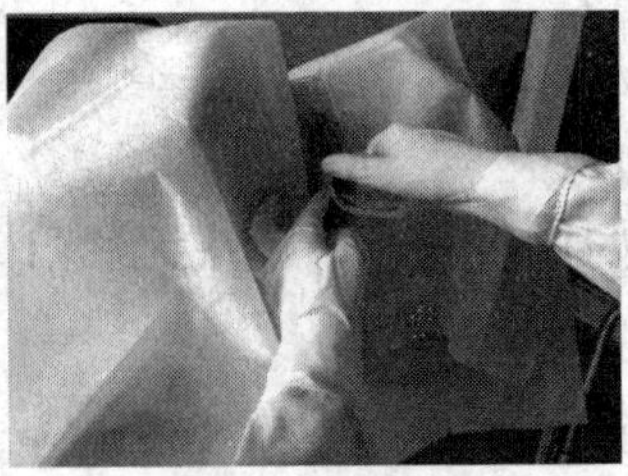

图2-5-11　取出窥器

☞健康教育

1. 外阴瘙痒时禁忌抓挠、用开水烫等方式止痒。
2. 检查时放松腹肌。

【护理评价】

操作项目	操作内容	标准分	得分
操作准备	准备：着装整洁规范，仪表端庄大方	5	
	评估患者并解释：①评估：患者的年龄、病情、意识、婚姻状况、心理状态及合作程度，是否处于月经期；②解释阴道窥器检查的目的；③嘱患者自解小便	10 缺1项扣1分	
	操作用物：①一次性手套；②一次性垫巾；③一次性阴道窥器；④石蜡油（生理盐水）；⑤宫颈刮板；⑥载玻片；⑦单头无影灯；⑧笔；⑨快速手消毒液	9 缺1项扣1分	
操作步骤	（1）两人核对医嘱	4	
	（2）洗手，戴口罩；准备用物	3	
	（3）核对患者床号、姓名、住院号（呼唤患者、核对床头卡及腕带）	5	
	（4）屏风遮挡，铺一次性垫巾，协助患者脱裤，摆体位，放松	5	
	（5）戴手套，立于患者两腿间，面向患者	4	
	（6）两叶合拢，润滑前端（涂片检查时用生理盐水）	4	
	左手拇指、示指分开小阴唇，右手将窥器斜行沿阴道后壁缓慢插入阴道内，边推进边将窥器转正并逐渐张开两叶，直至完全暴露宫颈	10	
	（8）检查阴道通畅、壁光滑、颜色，皱襞，分泌物，取材	10	
	（9）检查宫颈外口、大小、出血、糜烂、囊肿、息肉、分泌物，涂片	10	
	（10）检查完毕，合拢窥器两叶取出	4	
	（11）协助患者坐起，穿上裤子	4	
	（12）撤去用物，询问患者有无不适	4	
	（13）处理用物	2	
	（14）洗手，取口罩，记录	3	
评价	关心、体贴患者，态度亲切，体现人文关怀	6	
总分		100	

知识拓展

1. 应根据患者阴道大小和阴道壁松弛情况，选择合适的阴道窥器，临床常用鸭嘴形阴道窥器。

2. 阴道窥器是肉眼观察阴道和宫颈情况，而阴道镜是利用放大镜，配合光源及滤镜作用，检查阴道、宫颈。

任务三　双合诊检查技术

要点导航

1. 能说出双合诊检查的注意事项。
2. 能正确、轻柔地进行双合诊检查。
3. 能与患者进行良好的沟通交流。

任务导入

王某，女性，48岁，因月经周期缩短，经期延长及经量增多1年就诊，患者既往月经正常，3~4/30天，经量中等，无痛经。近1年来月经周期缩短，经期延长7/24天，经量明显增多，不伴痛经。G2P2，均为足月顺产。实验室检查：WBC 6.8×10^9/L，Hb 85g/L，PLT 190×10^9。需行双合诊检查。

任务描述

双合诊是检查者一手的两指或一指放入阴道，另一手在腹部配合检查。

任务实施

【护理评估】

1. 患者　评估患者的年龄、病情、意识、婚姻状况、心理状态和合作程度，是否处于月经期。

2. 环境　温暖、清洁、光线适宜，屏风遮挡。

3. 用物

（1）治疗盘：一次性手套，一次性垫巾，石蜡油。

（2）妇科检查床，单头无影灯。

【护理问题】

1. 营养失调　低于机体需要量。

2. 焦虑

【护理措施】

"您好！我是护士小李，能告诉我您的名字吗？""我是王××。""您好！王女士，您现在月经异常，为了协助诊断，需要进行双合诊检查。您的月经有没有来潮，没有是吗？您先去解小便，我去准备用物。"

准备 —
1. 护士：服装、鞋帽整洁；仪态大方，举止端庄
2. 物品：合格、完好
3. 环境：整洁，安静，温暖，屏风遮挡
4. 患者：了解目的及方法，愿意合作，合适体位

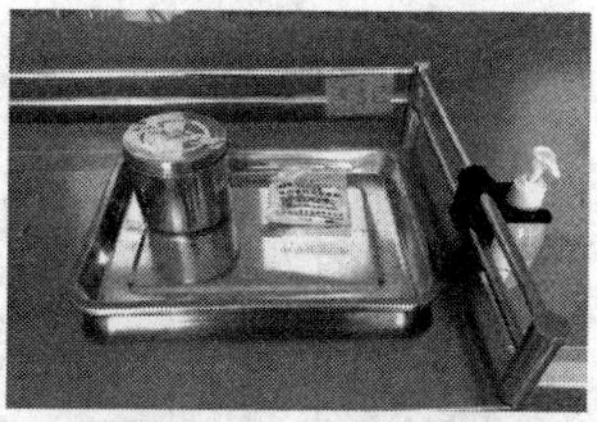

图2-5-12　用物准备

↓

核对 —— 三查八对

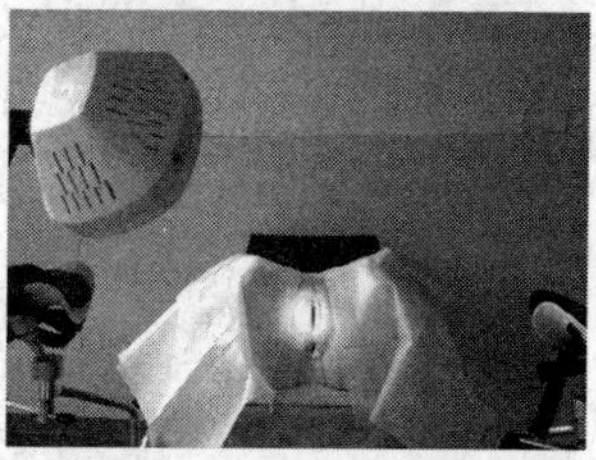

图2-5-13　膀胱截石位

↓

"王女士，请配合我脱下一只裤腿，躺在检查床上，两腿分开，放于支架上，臀部尽量靠近台缘，手放于身体两侧，放松。"

检查 —
1. 协助患者脱去一只裤腿，取膀胱截石位
2. 立于患者两腿间，面向患者，戴无菌手套
3. 右手（或左手）食、中指蘸润滑剂，顺阴道后壁轻轻插入
4. 检查阴道情况
5. 扪触宫颈，有无接触性出血，宫颈外口方向
6. 两指放在宫颈后方，另一手掌心朝下，手指平放在患者腹部平脐处
7. 阴道内手指向上向前抬举宫颈，腹部手指往下往后按压腹壁，逐渐向耻骨联合移位。扪清子宫
8. 阴道内两指移至一侧穹窿部，往上向盆腔深部扪触，另一手从同侧下腹壁髂嵴水平开始，由上往下按压，扪触子宫附件区

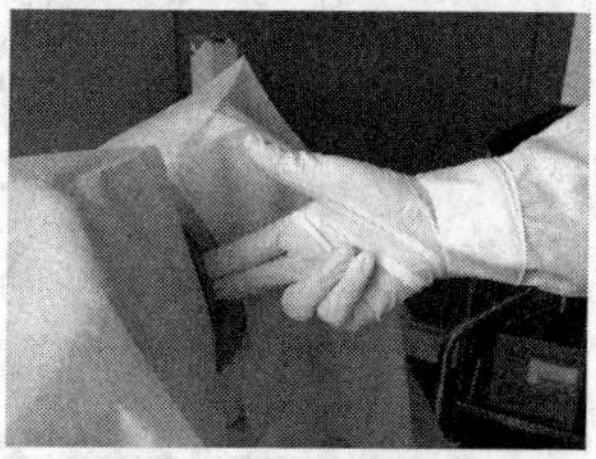

图2-5-14　插入阴道

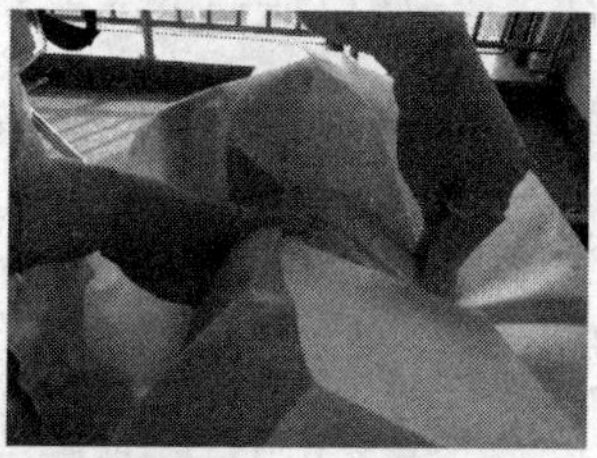

图2-5-15　两手配合

↓

"王女士，现在检查完了，有没有感觉不舒服？谢谢您的配合！初步怀疑是子宫肌瘤，还要进一步确诊。"

整理 —
1. 协助穿好裤子，患者坐起
2. 撤去垫巾
3. 洗手、记录

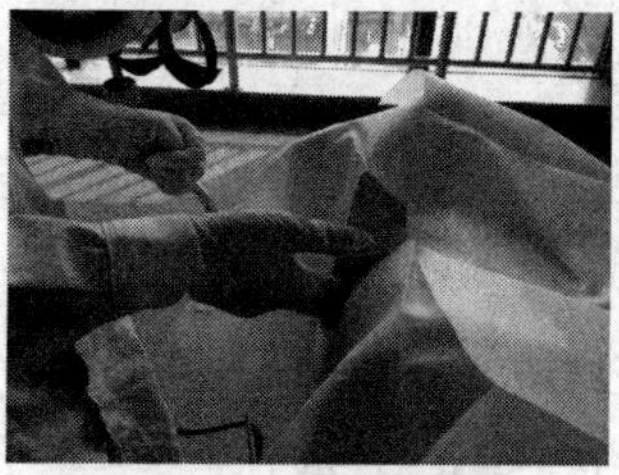

图2-5-16　取出手指

☞**健康教育**

1. 检查时放松腹肌。
2. 正常卵巢偶可扪及，触后稍有酸胀感，正常输卵管不能扪及。

3. 无性生活患者禁用双合诊检查，应行直肠-腹部诊，确有必要时，应先征得患者及家属同意后，方可实施。

【护理评价】

操作项目	操 作 内 容	标准分	得分
操作准备	准备：着装整洁规范，仪表端庄大方	5	
	评估患者并解释：①评估：患者的年龄、病情、意识、婚姻状况、心理状态及合作程度，是否处于月经期；②解释双合诊检查的目的；③嘱患者自解小便	10 缺 1 项扣 1 分	
	操作用物：①一次性手套；②一次性垫巾；③石蜡油；④单头无影灯；⑤笔；⑥快速手消毒液	6 缺 1 项扣 1 分	
操作步骤	（1）两人核对医嘱	4	
	（2）洗手，戴口罩；准备用物	3	
	（3）核对患者床号、姓名、住院号（呼唤患者、核对床头卡及腕带）	5	
	（4）屏风遮挡，铺一次性垫巾，协助患者脱裤，摆体位，放松	5	
	（5）戴手套，立于患者两腿间，面向患者	4	
	（6）右手（或左手）食、中指蘸润滑剂，顺阴道后壁轻轻插入	4	
	检查阴道：通畅度、深度、弹性，畸形、瘢痕、肿块，穹窿 扪触宫颈：大小、性状、硬度，外口，有无接触性出血	12	
	（8）两指放在宫颈后方，另一手掌心朝下，手指平放在患者腹部平脐处	6	
	（9）阴道内手指向上向前抬举宫颈，腹部手指往下往后按压腹壁，逐渐向耻骨联合移位	6	
	（10）扪清子宫位置、大小、形状、软硬度、活动度、有无压痛	6	
	（11）阴道内两指移至一侧穹窿部，往上向盆腔深部扪触，另一手从同侧下腹壁髂嵴水平开始，由上往下按压	6	
	（12）触摸子宫附件：有无肿块、增厚、压痛	3	
操作步骤	（13）协助患者坐起，穿上裤子	2	
	（14）撤去用物，询问患者有无不适	2	
	（15）处理用物	2	
	（16）洗手，取口罩，记录	3	
评价	关心、体贴患者，态度亲切，体现人文关怀	6	
总分		100	

知识拓展

1. 双合诊是妇科检查中最重要的项目。

2. 三合诊检查即腹部、阴道、直肠联合检查，一手示指放入阴道，中指放入直肠，其余步骤同双合诊。

任务四　阴道冲洗技术

要点导航

1. 能说出阴道冲洗技术的适应证、禁忌证和注意事项。
2. 能正确、轻柔地进行阴道冲洗。
3. 能与患者进行良好的沟通交流。

任务导入

王某，女，45 岁，入院诊断为宫颈病变 CIN2 级。行经腹全子宫切除手术。术前准备：阴道冲洗。

任务描述

阴道冲洗技术是用消毒液对阴道进行冲刷式清洗的一项技术，是妇科临床工作中最常用的护理操作技术之一。

任务实施

【护理评估】

1. 患者　评估患者的年龄、意识、合作程度、有无急性生殖器炎症，是否处于月经期，会阴清洁度。

2. 环境　温暖、清洁、光线适宜，屏风遮挡。

3. 用物

（1）无菌灌洗筒，橡皮管，阴道灌洗头，弯盘，阴道窥器，水温计，无菌纱球，一次性垫巾，一次性手套，便盆。

（2）遵医嘱准备灌洗液。常用有 1∶5000 高锰酸钾、生理盐水、1% 乳酸溶液、0.5% 醋酸溶液、2% ~4% 碳酸氢钠溶液。

【护理问题】

1. 焦虑
2. 恐惧

【护理措施】

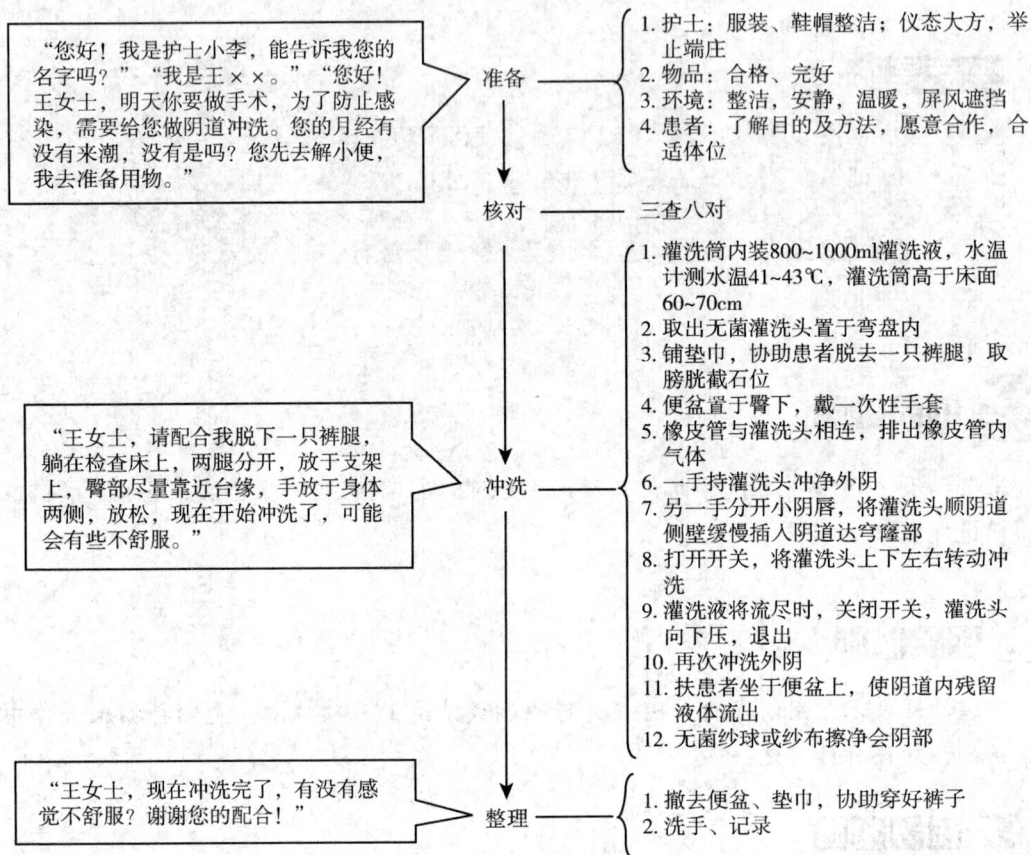

“您好！我是护士小李，能告诉我您的名字吗？”“我是王××。”“您好！王女士，明天你要做手术，为了防止感染，需要给您做阴道冲洗。您的月经有没有来潮，没有是吗？您先去解小便，我去准备用物。”

准备
1. 护士：服装、鞋帽整洁；仪态大方，举止端庄
2. 物品：合格、完好
3. 环境：整洁，安静，温暖，屏风遮挡
4. 患者：了解目的及方法，愿意合作，合适体位

↓

核对 —— 三查八对

↓

“王女士，请配合我脱下一只裤腿，躺在检查床上，两腿分开，放于支架上，臀部尽量靠近台缘，手放于身体两侧，放松，现在开始冲洗了，可能会有些不舒服。”

冲洗
1. 灌洗筒内装800~1000ml灌洗液，水温计测水温41~43℃，灌洗筒高于床面60~70cm
2. 取出无菌灌洗头置于弯盘内
3. 铺垫巾，协助患者脱去一只裤腿，取膀胱截石位
4. 便盆置于臀下，戴一次性手套
5. 橡皮管与灌洗头相连，排出橡皮管内气体
6. 一手持灌洗头冲净外阴
7. 另一手分开小阴唇，将灌洗头顺阴道侧壁缓慢插入阴道达穹窿部
8. 打开开关，将灌洗头上下左右转动冲洗
9. 灌洗液将流尽时，关闭开关，灌洗头向下压，退出
10. 再次冲洗外阴
11. 扶患者坐于便盆上，使阴道内残留液体流出
12. 无菌纱球或纱布擦净会阴部

↓

“王女士，现在冲洗完了，有没有感觉不舒服？谢谢您的配合！”

整理
1. 撤去便盆、垫巾，协助穿好裤子
2. 洗手、记录

☞健康教育

1. 宫颈癌有活动性出血、月经期、产后或人工流产后宫口未闭合者不宜冲洗。
2. 未婚妇女不行阴道冲洗。

【护理评价】

操作项目	操 作 内 容	标准分	得分
操作准备	准备：着装整洁规范，仪表端庄大方	5	
	评估患者并解释：①评估：患者的年龄、意识、合作程度、有无急性生殖器炎症，是否处于月经期，会阴清洁度；②解释阴道冲洗的目的；③嘱患者自解小便	8 缺1项扣1分	
	操作用物：①无菌灌洗筒；②橡皮管；③阴道灌洗头；④弯盘；⑤阴道窥器；⑥水温计；⑦无菌纱球；⑧一次性垫巾；⑨一次性手套；⑩便盆；⑪灌洗液；⑫快速手消毒液	12 缺1项扣1分	

续表

操作项目	操 作 内 容	标准分	得分
操作步骤	(1) 两人核对医嘱	4	
	(2) 洗手，戴口罩；准备用物	3	
操作步骤	(3) 核对患者床号、姓名、住院号（呼唤患者、核对床头卡及腕带）	5	
	(4) 屏风遮挡，铺一次性垫巾，协助患者脱裤，摆体位，放松，置便盆	6	
	(5) 灌洗筒内装 800 ~ 1000ml 灌洗液，水温计测水温，灌洗筒高于床面 60 ~ 70cm	6	
	(6) 戴手套，橡皮管与灌洗头相连，排出橡皮管内气体	6	
	(7) 一手持灌洗头冲净外阴，另一手分开小阴唇，将灌洗头顺阴道侧壁缓慢插入阴道达穹窿部，将灌洗头上下左右转动冲洗	12	
	(8) 灌洗液将流尽时，关闭开关，灌洗头向下压，退出	8	
	(9) 再次冲洗外阴	3	
	(10) 扶患者坐于便盆上，使阴道内残留液体流出	4	
	(11) 无菌纱球或纱布擦净会阴部	3	
	(12) 协助患者穿上裤子	2	
	(13) 撤去用物，询问患者有无不适	2	
	(14) 处理用物	2	
	(15) 洗手，取口罩，记录	3	
评价	关心、体贴患者，态度亲切，体现人文关怀	6	
总分		100	

知识拓展

1. 灌洗筒距床面不超过 70cm，防止压力过大，灌洗液流出过快，在阴道内停留时间过短，达不到效果；灌洗液温度不宜过高或过低，造成烫伤或不适。

2. 必要时，可用阴道窥器打开阴道，直视下冲洗效果更佳。

3. 滴虫性阴道炎患者应用酸性溶液，念珠菌性阴道炎用碱性溶液，非特异性炎症用一般消毒液或 0.9% Nacl 溶液。

任务五　阴道或宫颈上药技术

要点导航

1. 能说出阴道或宫颈上药的适应证、禁忌证和注意事项。
2. 能正确、准确地进行阴道或宫颈上药。
3. 能与患者进行良好的沟通交流，指导患者自行上药。

任务导入

李某，女，33岁，已婚已产，外阴瘙痒3天来诊，外阴红肿、充血，大量豆腐渣样分泌物，诊断为念珠菌性阴道炎。医嘱：2%～4%碳酸氢钠溶液阴道冲洗，制霉菌素片50万υ阴道塞药，每日1次。

任务描述

阴道、宫颈上药是将药物通过阴道涂抹到阴道壁或宫颈黏膜上，达到局部治疗的目的，是治疗各种阴道炎和急慢性子宫颈炎的有效方法。

任务实施

【护理评估】

1. 患者　评估患者的年龄、意识、合作程度、自理能力，是否处于月经期，会阴有无开放性伤口。

2. 环境　温暖、清洁、光线适宜，屏风遮挡。

3. 用物

（1）阴道冲洗用物一套，阴道窥器，一次性垫巾，一次性手套，干棉球，长棉签，带尾线的大棉球。

（2）遵医嘱准备药物。

【护理问题】

1. 有皮肤完整性受损的危险
2. 焦虑

【护理措施】

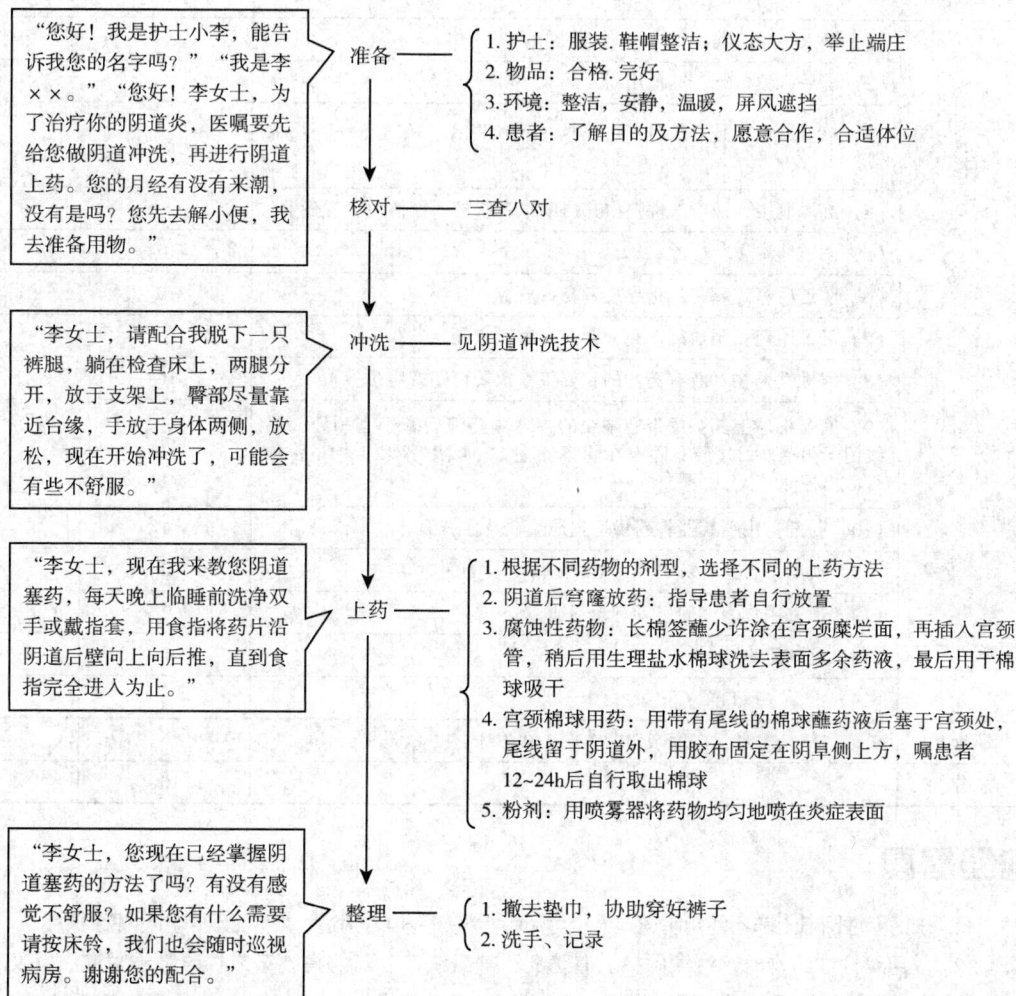

"您好！我是护士小李，能告诉我您的名字吗？""我是李××。""您好！李女士，为了治疗你的阴道炎，医嘱要先给您做阴道冲洗，再进行阴道上药。您的月经有没有来潮，没有是吗？您先去解小便，我去准备用物。"

准备——
1. 护士：服装.鞋帽整洁；仪态大方，举止端庄
2. 物品：合格.完好
3. 环境：整洁，安静，温暖，屏风遮挡
4. 患者：了解目的及方法，愿意合作，合适体位

↓

核对——三查八对

↓

"李女士，请配合我脱下一只裤腿，躺在检查床上，两腿分开，放于支架上，臀部尽量靠近台缘，手放于身体两侧，放松，现在开始冲洗了，可能会有些不舒服。"

冲洗——见阴道冲洗技术

↓

"李女士，现在我来教您阴道塞药，每天晚上临睡前洗净双手或戴指套，用食指将药片沿阴道后壁向上向后推，直到食指完全进入为止。"

上药——
1. 根据不同药物的剂型，选择不同的上药方法
2. 阴道后穹窿放药：指导患者自行放置
3. 腐蚀性药物：长棉签蘸少许涂在宫颈糜烂面，再插入宫颈管，稍后用生理盐水棉球洗去表面多余药液，最后用干棉球吸干
4. 宫颈棉球用药：用带有尾线的棉球蘸药液后塞于宫颈处，尾线留于阴道外，用胶布固定在阴阜侧上方，嘱患者12~24h后自行取出棉球
5. 粉剂：用喷雾器将药物均匀地喷在炎症表面

↓

"李女士，您现在已经掌握阴道塞药的方法了吗？有没有感觉不舒服？如果您有什么需要请按床铃，我们也会随时巡视病房。谢谢您的配合。"

整理——
1. 撤去垫巾，协助穿好裤子
2. 洗手、记录

☞健康教育

1. 月经来潮或阴道出血停止阴道上药，防止逆行感染。
2. 上药期间禁止性生活。

【护理评价】

操作项目	操 作 内 容	标准分	得分
操作准备	准备：着装整洁规范，仪表端庄大方	5	
	评估患者并解释：①评估：患者的年龄、意识、合作程度、自理能力，是否处于月经期，会阴有无开放性伤口；②解释阴道、宫颈上药的目的；③嘱患者自解小便	8 缺1项扣1分	
	操作用物：①阴道冲洗用物一套；②阴道窥器；③一次性垫巾；④一次性手套；⑤干棉球；⑥长棉签；⑦带尾线的大棉球；⑧遵医嘱用药；⑨快速手消毒液	9 缺1项扣1分	

续表

操作项目	操 作 内 容	标准分	得分
操作步骤	(1) 两人核对医嘱	4	
	(2) 洗手，戴口罩；准备用物	3	
	(3) 核对患者床号、姓名、住院号（呼唤患者、核对床头卡及腕带）	5	
	(4) 屏风遮挡，铺一次性垫巾，协助患者脱裤，摆体位，置便盆	5	
	(5) 阴道冲洗	10	
	(6) 阴道后穹窿塞药：指导患者自行放置	10	
	(7) 局部用药：阴道窥器充分暴露阴道和宫颈	2	
	(8) 腐蚀性药物：蘸有药物的长棉签涂擦阴道壁或宫颈	10	
	(9) 宫颈棉球上药：用带有尾线的棉球蘸药液后塞于宫颈处，尾线留于阴道外，用胶布固定在阴阜侧上方，嘱患者 12 ~ 24h 后自行取出棉球	10	
	(10) 粉剂：用喷雾器将药物均匀地喷在炎症表面	4	
	(11) 协助患者穿上裤子	2	
	(12) 撤去用物，询问患者有无不适	2	
	(13) 处理用物	2	
	(14) 洗手，取口罩，记录	3	
评价	关心、体贴患者，态度亲切，体现人文关怀	6	
总分		100	

知识拓展

1. 未婚女性阴道上药不能用阴道窥器，可用手指将药片推入阴道，如为油膏可用棉棒涂抹。

2. 应用腐蚀性药物时，注意保护阴道壁及正常组织，上药前将纱布或棉球垫于阴道后壁及后穹窿处，以免药液下流腐蚀正常组织。

3. 宫颈上如有局限性囊肿，应先刺破，并挤出黏液后再上药。

4. 阴道、宫颈局部上药一般为 1 次 1 天，7 ~ 10 天为 1 个疗程。

任务六　会阴湿热敷技术

要点导航

1. 能说出会阴湿热敷的适应证、禁忌证和注意事项。
2. 能正确地进行会阴湿热敷技术。
3. 能与患者进行良好的沟通交流。

任务导入

徐某，女，25岁，39^{+4}周，顺产一女婴，第二产程延长，会阴侧切，产后第二天会阴切口水肿。医嘱：95%酒精会阴湿热敷。

任务描述

会阴湿热敷是应用热原理和药物化学反应对会阴部进行外敷，促进血液循环，增强局部白细胞的吞噬作用和组织活力，使血肿局限，促进局部组织的生长和修复。

任务实施

【护理评估】

1. 患者　评估患者的年龄、意识、合作程度、自理能力，会阴有无开放性伤口。

2. 环境　温暖、清洁、光线适宜，屏风遮挡。

3. 用物　无菌碗（2个），无菌纱布若干，无菌镊子（2把），棉垫，一次性垫巾，凡士林，棉签，带盖搪瓷碗（沸水或煮沸的热敷溶液），水温计，必要时备热水袋。

【护理问题】

1. 疼痛

2. 皮肤完整性受损

【护理措施】

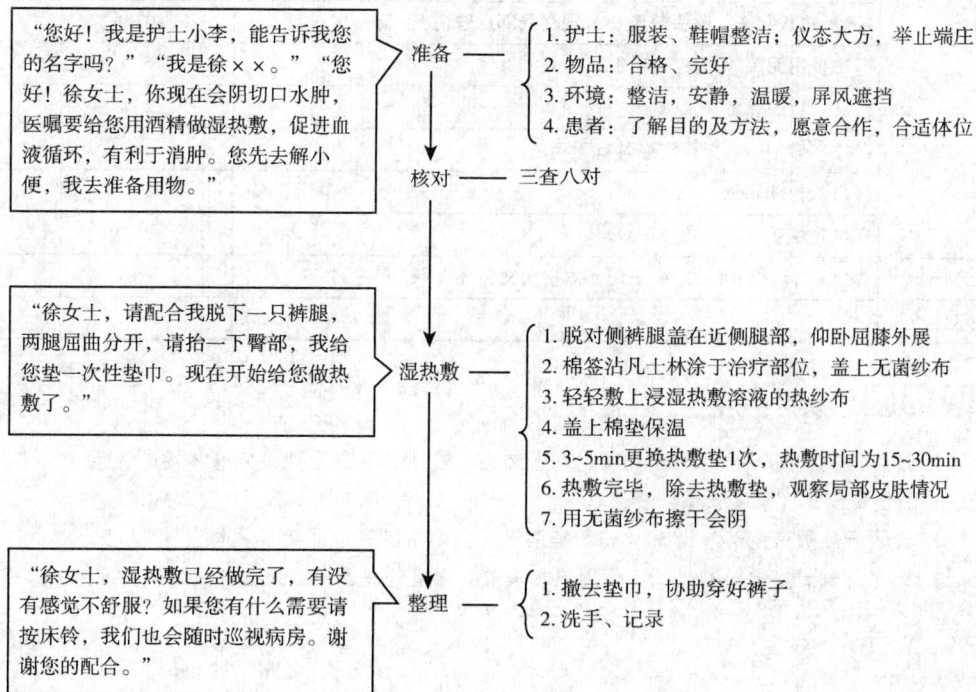

"您好！我是护士小李，能告诉我您的名字吗？""我是徐××。""您好！徐女士，你现在会阴切口水肿，医嘱要给您用酒精做湿热敷，促进血液循环，有利于消肿。您先去解小便，我去准备用物。"

准备 ——
1. 护士：服装、鞋帽整洁；仪态大方，举止端庄
2. 物品：合格、完好
3. 环境：整洁，安静，温暖，屏风遮挡
4. 患者：了解目的及方法，愿意合作，合适体位

↓

核对 —— 三查八对

↓

"徐女士，请配合我脱下一只裤腿，两腿屈曲分开，请抬一下臀部，我给您垫一次性垫巾。现在开始给您做热敷了。"

湿热敷 ——
1. 脱对侧裤腿盖在近侧腿部，仰卧屈膝外展
2. 棉签沾凡士林涂于治疗部位，盖上无菌纱布
3. 轻轻敷上浸湿热敷溶液的热纱布
4. 盖上棉垫保温
5. 3~5min更换热敷垫1次，热敷时间为15~30min
6. 热敷完毕，除去热敷垫，观察局部皮肤情况
7. 用无菌纱布擦干会阴

↓

"徐女士，湿热敷已经做完了，有没有感觉不舒服？如果您有什么需要请按床铃，我们也会随时巡视病房。谢谢您的配合。"

整理 ——
1. 撤去垫巾，协助穿好裤子
2. 洗手、记录

☞健康教育

1. 如外阴部卫生条件差，可先自行清洁。
2. 湿热敷过程中如感觉局部不适或异常感觉，要及时通知医护人员。

【护理评价】

操作项目	操作内容	标准分	得分
操作准备	准备：着装整洁规范，仪表端庄大方	5	
	评估患者并解释：①评估：患者的年龄、意识、合作程度、自理能力，会阴有无开放性伤口；②解释会阴湿热敷的目的；③嘱患者自解小便	7 缺1项扣1分	
	操作用物：①无菌碗；②无菌纱布；③一次性垫巾；④棉垫；⑤无菌镊子；⑥棉签；⑦凡士林；⑧带盖搪瓷碗（沸水或煮沸的热敷溶液）；⑨水温计	9 缺1项扣1分	
操作步骤	（1）两人核对医嘱	4	
	（2）洗手，戴口罩；准备用物	3	
	（3）核对患者床号、姓名、住院号（呼唤患者、核对床头卡及腕带）	5	
	（4）屏风遮挡，协助患者脱裤，铺一次性垫巾，摆体位	4	
	（5）棉签沾凡士林涂于治疗部位，盖上无菌纱布	10	
	（6）轻轻敷上浸湿热敷溶液的热纱布	6	
	（7）盖上棉垫保温	6	
	（8）3～5min 更换热敷垫1次，热敷时间为15～30min	10	
	（9）热敷完毕，除去热敷垫，观察局部皮肤情况	10	
	（10）用无菌纱布擦干会阴	6	
	（11）协助患者穿上裤子	2	
	（12）撤去用物，询问患者有无不适	2	
	（13）处理用物	2	
	（14）洗手，取口罩，记录	3	
评价	关心、体贴患者，态度亲切，体现人文关怀	6	
总分		100	

知识拓展

1. 湿热敷的温度一般为41～48℃，对于休克、昏迷、感觉迟钝，全麻未清醒，老人、小儿应注意防止烫伤，观察皮肤颜色变化。

2. 会阴湿热敷常用溶液为50%硫酸镁溶液，会阴水肿者选择95%乙醇。

3. 为了延长更换敷料的时间，可用热水袋放在棉垫外保温，或用红外线照射。

项目二　产科实训

任务一　腹部四步触诊技术

要点导航

1. 能说出四步触诊每一步的目的、注意事项。
2. 能正确实施四步触诊技术。
3. 能与患者进行良好的沟通交流。

任务导入

胡某，女，25 岁，36^{+2}周，产前检查。

任务描述

四步触诊技术是孕妇腹部检查的内容之一，是为了明确孕妇和胎儿的健康状况，了解胎儿大小、胎先露、胎方位、先露部是否衔接。

任务实施

【护理评估】

1. 患者　评估孕妇的年龄、意识、合作程度、孕周、预产期、腹部皮肤情况。

2. 环境　清洁、光线适宜，关闭门窗，请多余人员离开。

3. 用物

（1）治疗盘：指甲剪、快速手消毒剂、弯盘。

（2）孕妇检查床、屏风。

【护理问题】

1. 自我形象紊乱
2. 焦虑

【护理措施】

“您好！我是您的责任护士李××，能告诉我您的名字吗？”“我是胡××。”“您好！胡女士，您之前一直按时做产前检查吗？”“是的。”“为了了解宝宝的大小、胎位，先露是否衔接，现在要给您做四步触诊，您先去解小便，我去准备用物。”

准备 —
1. 护士：服装、鞋帽整洁；仪态大方，举止端庄
2. 物品：合格、完好
3. 环境：整洁，安静，安全，屏风遮挡
4. 患者：了解目的及方法，愿意合作，合适体位

核对 — 三查八对

“胡女士，请配合我躺在检查床上，两腿屈曲分开，放松，把腹部暴露出来。”

触诊 —
1. 协助孕妇仰卧在检查床上，双腿屈曲分开
2. 护士站在孕妇右侧，面对孕妇头部
3. 第一步：双手置于宫底，摸宫底高度手指腹相对交替轻推
4. 第二步：双手分别置于腹部两侧手固定，另一手轻轻深按，两手交替
5. 第三步：右手拇指与四指分开，置于耻骨联合上方，握住胎先露部左右推动
6. 第四步：护士面向孕妇足部，手分别放于先露部两侧向骨盆入口方向深按

“胡女士，现在检查完了，感觉怎么样？宝宝大小、胎位都正常。谢谢你的配合！”

整理 —
1. 协助穿好衣物，取合适体位
2. 告知孕妇并记录

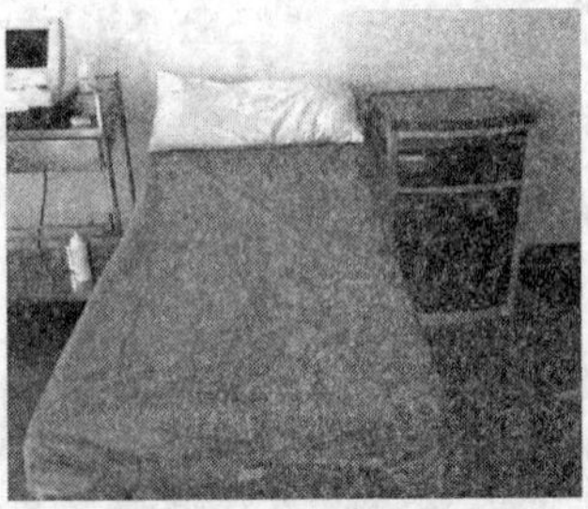
图2-5-17 用物准备

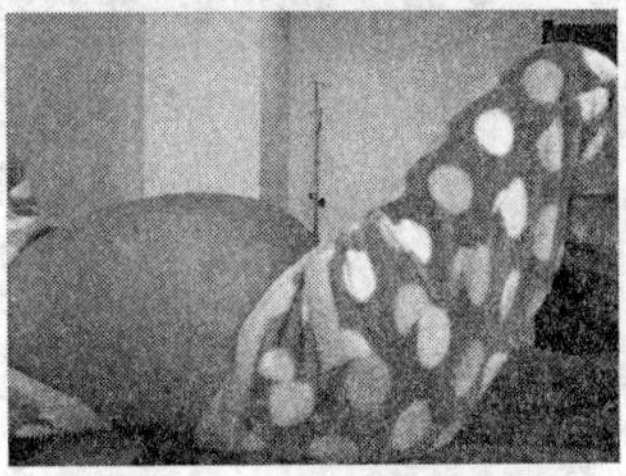
图2-5-18 屈膝仰卧位

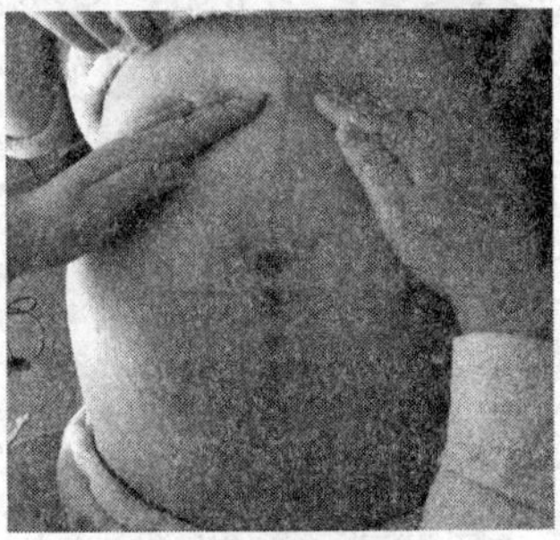
图2-5-19 第一步

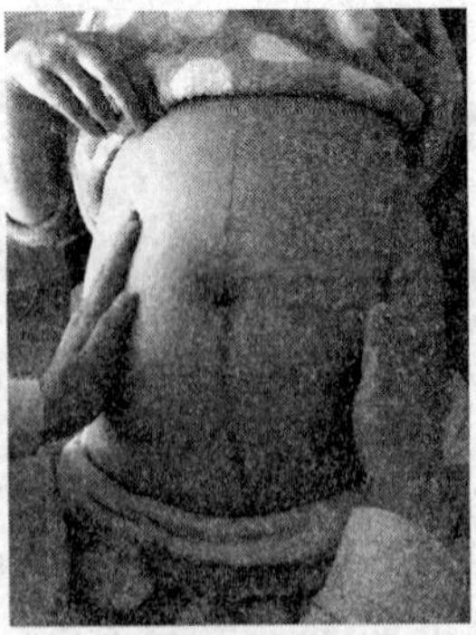
图2-5-20 第二步

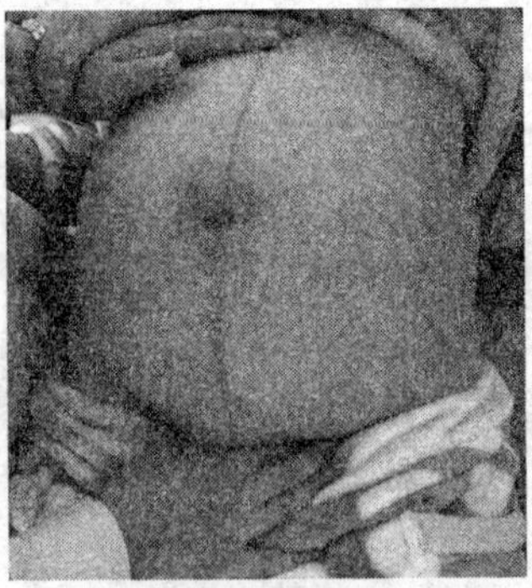
图2-5-21 第三步

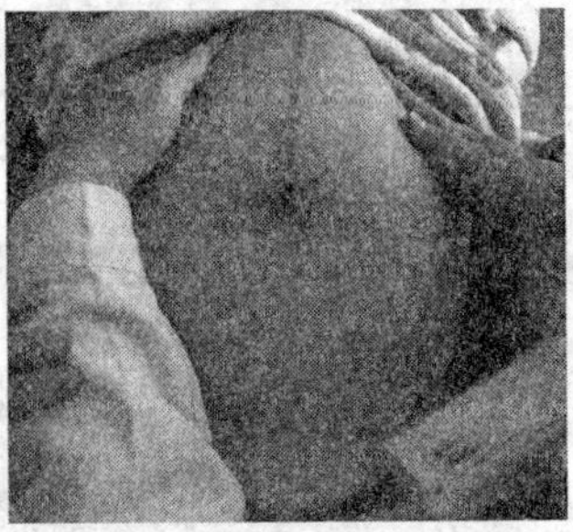
图2-5-22 第四步

☞健康教育

1. 注意孕后期合理营养、休息，休息时采用左侧卧位。
2. 指导孕妇自我监护，每天早中晚各数1小时胎动。

【护理评价】

操作项目	操 作 内 容	标准分	得分
操作准备	准备：着装整洁规范，仪表端庄大方	5	
	评估患者并解释：①评估：孕妇的年龄、意识、合作程度、孕周、预产期、腹部皮肤情况；②解释四部触诊的目的；③嘱患者自解小便	10 缺1项扣1分	
	操作用物：①指甲剪；②弯盘；③快速手消毒液；④检查床；⑤屏风	5 缺1项扣1分	
操作步骤	（1）两人核对医嘱	4	
	（2）修剪指甲，洗手，戴口罩；准备用物	4	
	（3）核对孕妇床号、姓名、住院号（呼唤患者、核对床头卡及腕带）	5	
	（4）屏风遮挡，协助孕妇上检查床，仰卧，双腿屈曲分开，放松	6	
	（5）观察腹部皮肤有无发红、破溃、疖肿、瘢痕	4	
	（6）站在孕妇右侧，面对孕妇头部	2	
	（7）第一步：双手置于宫底，摸宫底高度	4	
	（8）双手指腹相对交替轻推，判断宫底胎儿部分	8	
	（9）第二步：双手分别置于腹部两侧	2	
	（10）一手固定，另一手轻轻深按，两手交替，逐渐向下移至子宫体部和子宫下端	6	
	（11）第三步：右手拇指与四指分开，置于耻骨联合上方，握住胎先露部左右推动	8	
	（12）第四步：护士面向孕妇足部	2	
	（13）两手分别放于先露部两侧向骨盆入口方向深按	8	
	（14）协助穿好衣物，取舒适体位	4	
	（15）综合评定检查结果告知孕妇	4	
	（16）洗手，取口罩，记录	3	
评价	关心、体贴患者，态度亲切，体现人文关怀	6	
总分		100	

知识拓展

1. 腹部四部触诊可以了解子宫大小、胎儿大小、胎产式、胎先露和胎方位，以及胎儿是否衔接。

2. 定期产前检查可以监护孕妇及胎儿的健康状况，及早发现并治疗合并症和并发症，及时纠正胎位异常，及时发现胎儿发育异常。

任务二　宫高、腹围测量技术

要点导航

1. 能说出宫高、腹围测量的目的、注意事项、正常妊娠周数对应的宫高、腹围。

2. 能正确实施宫高、腹围测量技术。

3. 能与患者进行良好的沟通交流。

任务导入

胡某，女，25 岁，36^{+2}周，产前检查。

任务描述

宫高、腹围测量技术是孕妇腹部检查的内容之一，通过宫高和腹围可以初步判断子宫大小与妊娠周数是否相符，从而推测胎儿健康状况。

任务实施

【护理评估】

1. 患者　评估孕妇的年龄、意识、合作程度、孕周、预产期、腹部皮肤情况。

2. 环境　清洁、光线适宜，关闭门窗，请多余人员离开。

3. 用物

（1）治疗盘：指甲剪、快速手消毒剂、弯盘、软尺。

（2）孕妇检查床、屏风。

【护理问题】

1. 自我形象紊乱

2. 焦虑

【护理措施】

> “您好！我是您的责任护士李××，能告诉我您的名字吗？”“我是胡××。”“您好！胡女士，您之前一直按时做产前检查吗？”“是的。”“为了了解宝宝的大小，现在要给您测量宫高和腹围，您先去解小便，我去准备用物。”

准备
1. 护士：服装、鞋帽整洁；仪态大方，举止端庄
2. 物品：合格、完好
3. 环境：整洁，安静，安全，屏风遮挡
4. 患者：了解目的及方法，愿意合作，合适体位

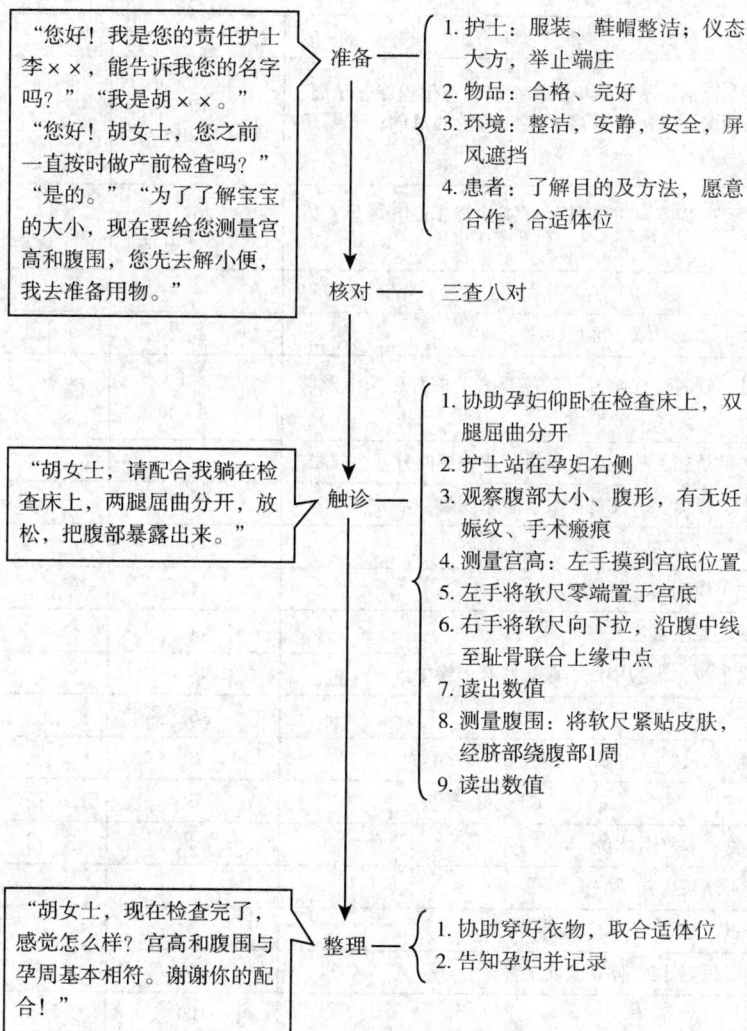

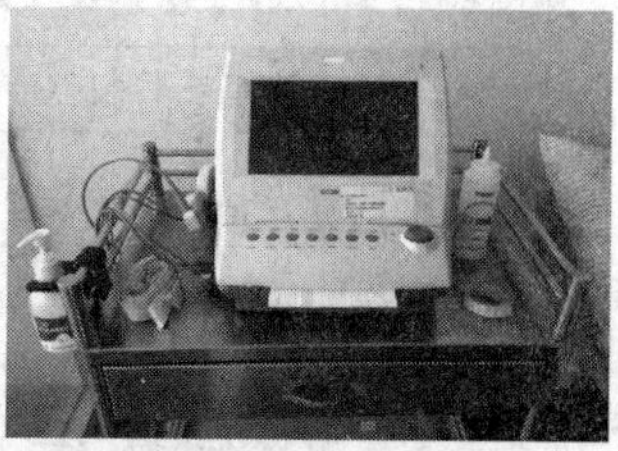

图2-5-23　用物准备

核对 —— 三查八对

> “胡女士，请配合我躺在检查床上，两腿屈曲分开，放松，把腹部暴露出来。”

触诊
1. 协助孕妇仰卧在检查床上，双腿屈曲分开
2. 护士站在孕妇右侧
3. 观察腹部大小、腹形，有无妊娠纹、手术瘢痕
4. 测量宫高：左手摸到宫底位置
5. 左手将软尺零端置于宫底
6. 右手将软尺向下拉，沿腹中线至耻骨联合上缘中点
7. 读出数值
8. 测量腹围：将软尺紧贴皮肤，经脐部绕腹部1周
9. 读出数值

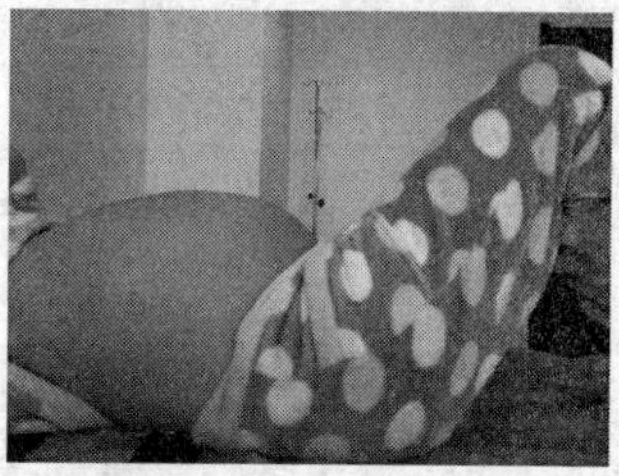

图2-5-24　屈膝仰卧位

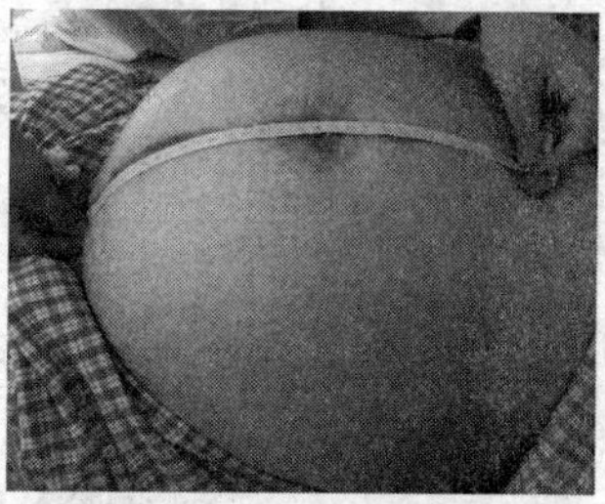

图2-5-25　测量宫高

> “胡女士，现在检查完了，感觉怎么样？宫高和腹围与孕周基本相符。谢谢你的配合！”

整理
1. 协助穿好衣物，取合适体位
2. 告知孕妇并记录

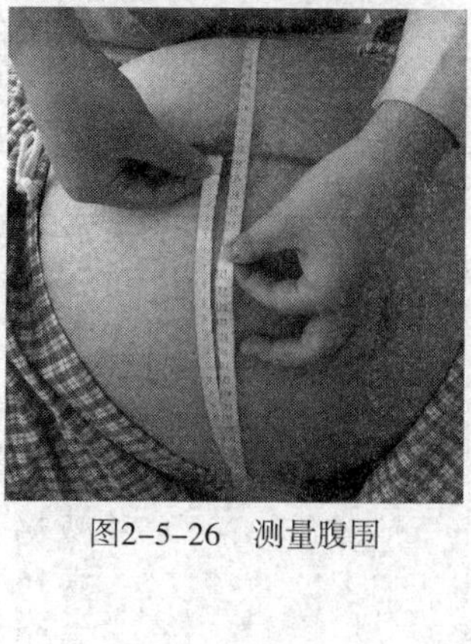

图2-5-26　测量腹围

☞**健康教育**

1. 注意孕后期合理营养，休息时采用左侧卧位。
2. 指导孕妇自我监护，每天早中晚各数1小时胎动。
3. 定期进行产前检查。

【护理评价】

操作项目	操 作 内 容	标准分	得分
操作准备	准备：着装整洁规范，仪表端庄大方	5	
	评估患者并解释：①评估：孕妇的年龄、意识、合作程度、孕周、预产期、腹部皮肤情况；②解释宫高、腹围测量的目的；③嘱患者自解小便	10 缺1项扣1分	
	操作用物：①指甲剪；②弯盘；③软尺；④检查床；⑤屏风；⑥快速手消毒液	6 缺1项扣1分	
操作步骤	（1）两人核对医嘱	4	
	（2）修剪指甲，洗手，戴口罩；准备用物	4	
	（3）核对孕妇床号、姓名、住院号（呼唤患者、核对床头卡及腕带）	5	
	（4）屏风遮挡，协助孕妇上检查床，仰卧，双腿屈曲分开，放松	6	
	（5）观察腹部大小、腹形、有无妊娠纹、手术瘢痕、水肿	5	
	（6）站在孕妇右侧	3	
	（7）测量宫高：左手摸到宫底位置	4	
	（8）左手将软尺零端置于宫底	3	
	（9）右手将软尺向下拉，沿腹中线至耻骨联合上缘中点	8	
	（10）读出数值	6	
	（11）测量腹围：将软尺紧贴皮肤，经脐部绕腹部1周	8	
	（12）读出数值	6	
	（13）协助穿好衣物，取舒适体位	4	
	（14）综合评定检查结果告知孕妇	4	
	（15）洗手，取口罩，记录	3	
评价	关心、体贴患者，态度亲切，体现人文关怀	6	
总分		100	

知识拓展

宫高正常值表

妊娠周数	手测宫高	尺测宫高
满12周	耻骨联合上	2～3横指
满16周	脐耻之间	
满20周	脐下一横指	18（15.3～21.4）cm
满24周	脐上二横指	24（22～25.1）cm
满28周	脐上三横指	26（22.4～29）cm
满32周	脐剑之间	29（25.3～32.0）cm
满36周	剑突下二横指	32（29.8～34.5）cm
满40周	剑脐之间	33cm

任务三　胎心监护技术

要点导航

1. 能说出正常胎心率，胎心音与胎动和宫缩之间的关系。
2. 能正确实施胎心监护技术。
3. 能与患者进行良好的沟通交流。

任务导入

胡某，女，25 岁，36^{+2}周，产前检查监测胎心。

任务描述

胎心监护技术是用胎心监护仪听诊胎心，可以连续记录胎心率的变化，观察胎动、宫缩，预测胎儿宫内储备能力的功能。

任务实施

【护理评估】

1. 患者　评估孕妇的年龄、意识、合作程度、孕周、预产期、腹部皮肤情况。

2. 环境　清洁、光线适宜，关闭门窗，请多余人员离开。

3. 用物

（1）治疗车：胎心监护仪、医用耦合剂、消毒卫生纸、宽松紧带。

（2）屏风。

【护理问题】

1. 自我形象紊乱
2. 焦虑

【护理措施】

"您好！我是您的责任护士李××，能告诉我您的名字吗？""我是胡××。""您好！胡女士，您之前一直按时做产前检查吗？""是的。""为了了解宝宝在宫内的情况，现在要给您进行胎心监护，您先去解小便，我去准备用物。"

准备
1. 护士：服装、鞋帽整洁；仪态大方，举止端庄
2. 物品：合格、完好
3. 环境：整洁，安静，安全，屏风遮挡
4. 患者：了解目的及方法，愿意合作，合适体位

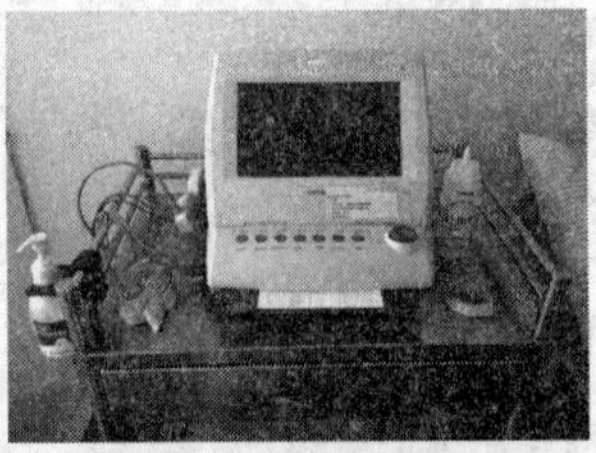
图2-5-27　用物准备

核对——三查八对

"胡女士，请配合我躺在检查床上，放松，把腹部暴露出来。"

监护
1. 协助孕妇仰卧在检查床上，暴露腹部
2. 护士站在孕妇右侧
3. 观察腹部大小、腹形，有无妊娠纹、手术瘢痕
4. 按照四步触诊法判断胎背的位置
5. 涂医用耦合剂于孕妇腹部（胎背位置）
6. 打开胎心监护仪电源开关
7. 胎心探头置于胎背处，听到胎心音固定探头
8. 宫缩探头置于宫底，固定妥当
9. 打开仪器打印开关
10. 将胎动探头交予孕妇，指导孕妇有胎动时按钮
11. 连续监测30min，关闭打印开关，撤出探头关闭电源

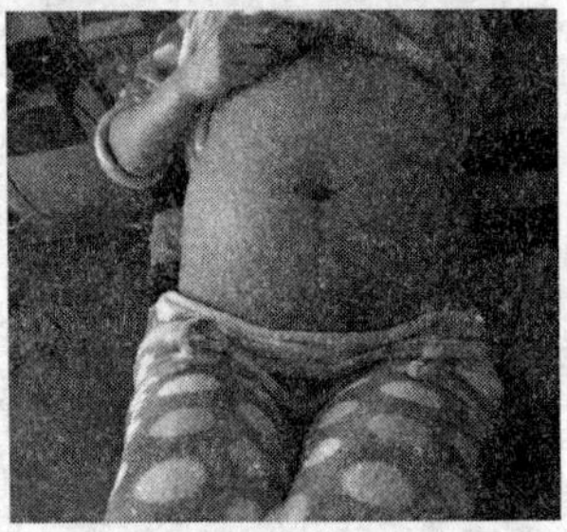
图2-5-28　孕妇仰卧

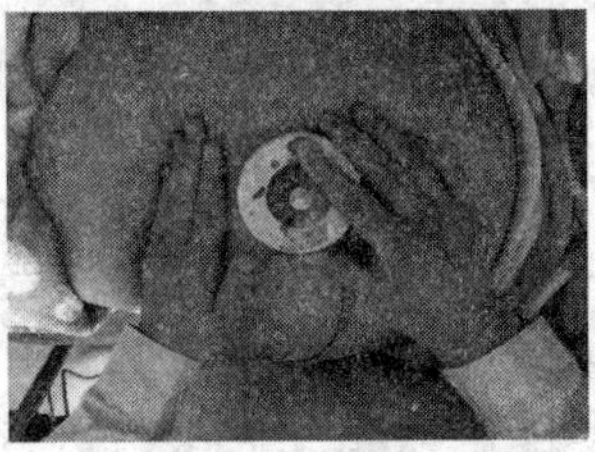
图2-5-29　放置宫缩探头

"胡女士，胎心监护做完了，宝宝胎心是正常的，不用担心。谢谢你的配合！"

整理
1. 消毒卫生纸擦去孕妇腹部及探头上的耦合剂
2. 协助穿好衣物，取合适体位
3. 评估胎心监测得分并告知孕妇，记录

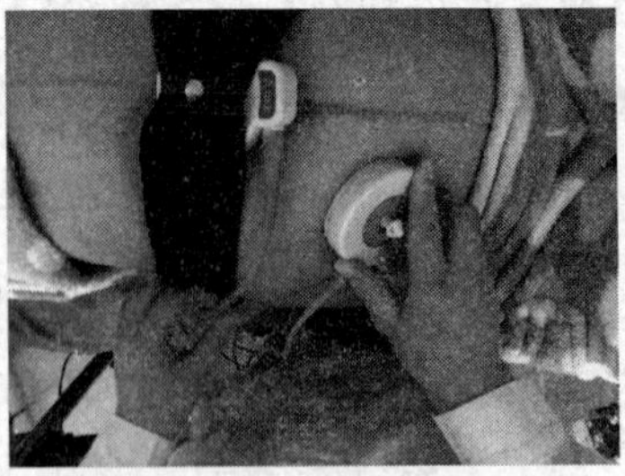
图2-5-30　放置胎心探头

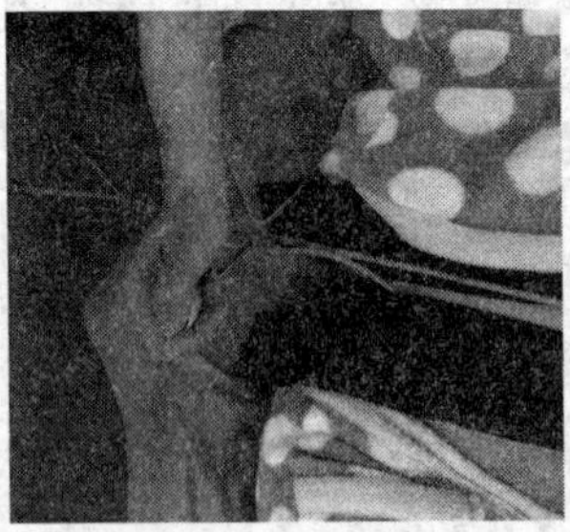
图2-5-31　胎动探头

☞**健康教育**

1. 注意孕后期合理营养，休息时采用左侧卧位。
2. 指导孕妇自我监护，每天早中晚各数1小时胎动。
3. 定期进行产前检查。

【护理评价】

操作项目	操作内容	标准分	得分
操作准备	准备：着装整洁规范，仪表端庄大方	5	
	评估患者并解释：①评估：孕妇的年龄、意识、合作程度、孕周、预产期、腹部皮肤情况；②解释胎心监护的目的；③嘱患者自解小便	10 缺1项扣1分	
	操作用物：①胎心监护仪；②医用耦合剂；③消毒卫生纸；④宽松紧带；⑤屏风；⑥快速手消毒液	6 缺1项扣1分	
操作步骤	（1）两人核对医嘱	4	
	（2）修剪指甲，洗手，戴口罩；准备用物	4	
	（3）核对孕妇床号、姓名、住院号（呼唤患者、核对床头卡及腕带）	5	
	（4）屏风遮挡，协助孕妇上检查床，仰卧，放松	5	
	（5）观察腹部大小、腹形、有无妊娠纹、手术瘢痕、水肿	5	
	（6）站在孕妇右侧	3	
	（7）按照四步触诊法判断胎背的位置	8	
	（8）涂医用耦合剂于孕妇腹部（胎背位置），打开胎心监护仪电源开关	4	
	（9）胎心探头置于胎背处，听到胎心音固定探头，宫缩探头置于宫底，固定妥当	8	
	（10）打开仪器打印开关	2	
	（11）将胎动探头交予孕妇，指导孕妇有胎动时按按钮	8	
	（12）连续监测30min，关闭打印开关，撤出探头，关闭电源	6	
	（13）消毒卫生纸擦去孕妇腹部及探头上的耦合剂，协助穿好衣物	4	
	（14）评估胎心监测得分并告知孕妇	4	
	（15）洗手，取口罩，记录	3	
评价	关心、体贴患者，态度亲切，体现人文关怀	6	
总分		100	

知识拓展

正常胎心率为120～140次/分，如胎心>160次/分或<120次/分提示胎儿宫内缺氧。

任务四　新生儿沐浴技术

要点导航

1. 能说出新生儿沐浴的注意事项。
2. 能正确实施新生儿沐浴技术。
3. 能有效地与新生儿家长进行沟通交流。

任务导入

张某，女，25 岁，39^{+4}周，子宫下段剖宫产术产下一女婴，Apgar 评分 10 分，出生后第二天沐浴。

任务描述

新生儿沐浴是采用盆浴或淋浴的方法清洁皮肤，促进血液循环，增强对皮肤的感觉刺激，促进感觉和知觉发展。

任务实施

【护理评估】

1. 新生儿　评估新生儿的评分、皮肤、四肢活动、脐带情况、吃奶时间。

2. 环境　清洁、光线适宜，关闭门窗，温度适宜。

3. 用物

（1）大浴巾、小毛巾、干净衣物、尿布、水温计、棉签、安尔碘、弯盘、婴儿秤。

（2）可另备梳子、指甲剪、沐浴露、爽身粉、护臀膏。

【护理问题】

自理缺陷

【护理措施】

"您好！我是您的责任护士李××，能告诉我您的名字吗？""我是张××。""您好！张女士，马上要给你的宝宝洗澡了，洗澡可以清洁皮肤，促进血液循环，让宝宝感觉舒服。让您的家人和我一起把宝宝抱到沐浴室。"

准备
1. 护士：服装、鞋帽整洁；仪态大方，举止端庄
2. 物品：合格、完好
3. 环境：整洁，安静，安全，温暖
4. 家长：了解目的及方法，愿意合作

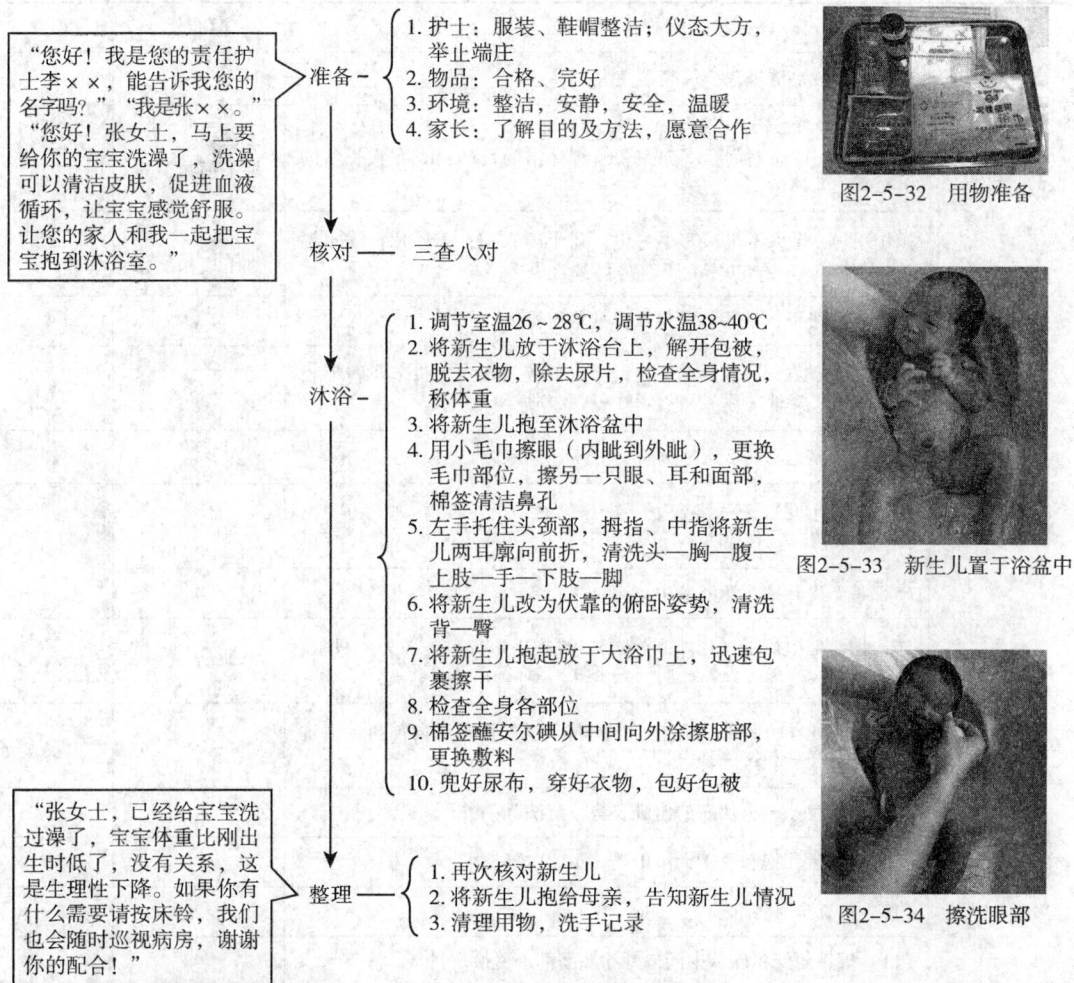

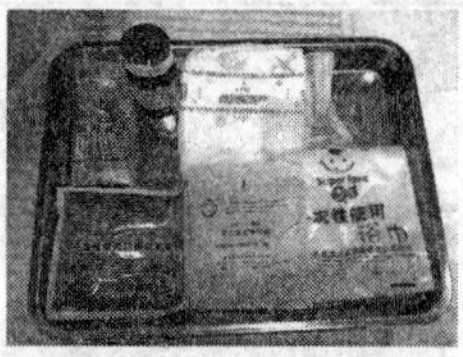

图2-5-32　用物准备

↓

核对 —— 三查八对

↓

沐浴
1. 调节室温26～28℃，调节水温38~40℃
2. 将新生儿放于沐浴台上，解开包被，脱去衣物，除去尿片，检查全身情况，称体重
3. 将新生儿抱至沐浴盆中
4. 用小毛巾擦眼（内眦到外眦），更换毛巾部位，擦另一只眼、耳和面部，棉签清洁鼻孔
5. 左手托住头颈部，拇指、中指将新生儿两耳廓向前折，清洗头—胸—腹—上肢—手—下肢—脚
6. 将新生儿改为伏靠的俯卧姿势，清洗背—臀
7. 将新生儿抱起放于大浴巾上，迅速包裹擦干
8. 检查全身各部位
9. 棉签蘸安尔碘从中间向外涂擦脐部，更换敷料
10. 兜好尿布，穿好衣物，包好包被

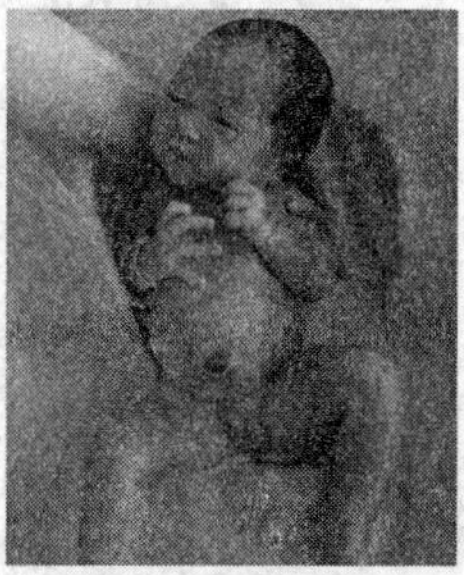

图2-5-33　新生儿置于浴盆中

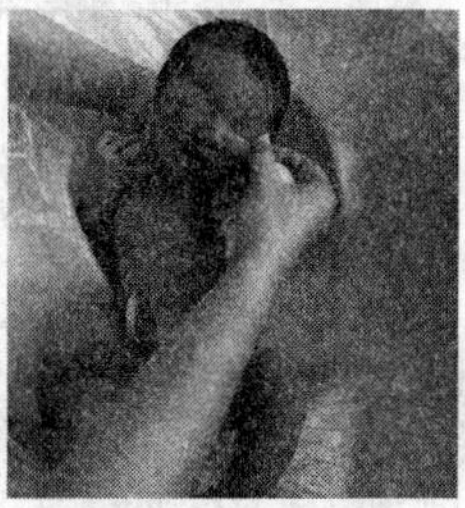

图2-5-34　擦洗眼部

↓

整理
1. 再次核对新生儿
2. 将新生儿抱给母亲，告知新生儿情况
3. 清理用物，洗手记录

"张女士，已经给宝宝洗过澡了，宝宝体重比刚出生时低了，没有关系，这是生理性下降。如果你有什么需要请按床铃，我们也会随时巡视病房，谢谢你的配合！"

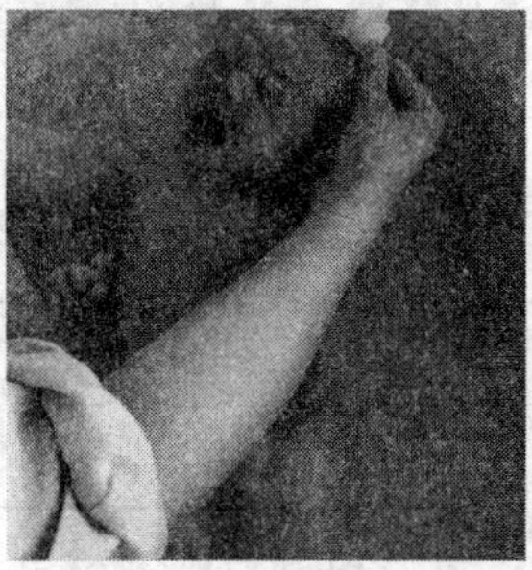

图2-5-35　清洗头部

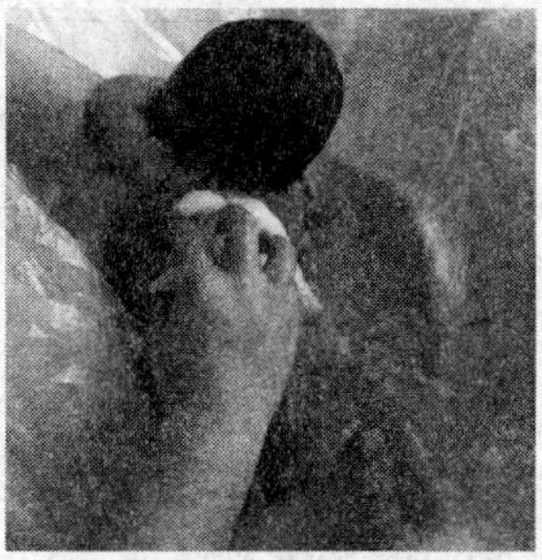

图2-5-36　清洗背部

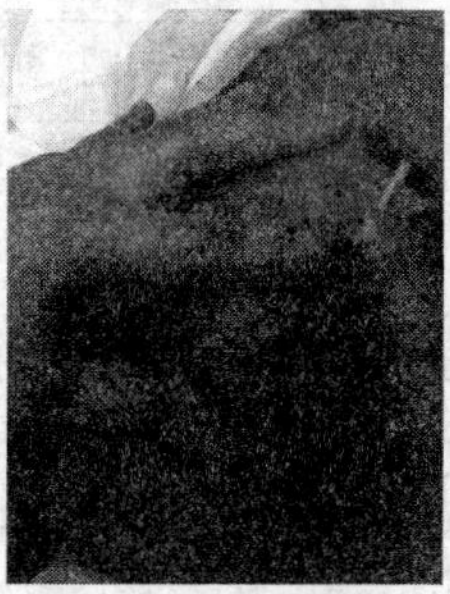

图2-5-37　脐部护理

☞**健康教育**

1. 产妇注意会阴部清洁。
2. 指导产妇母乳喂养。

【护理评价】

操作项目	操作内容	标准分	得分
操作准备	准备：着装整洁规范，仪表端庄大方	5	
	评估新生儿并解释：①评估：新生儿的评分、皮肤、四肢活动、脐带情况、吃奶时间；②向家长解释沐浴的目的；③在家长陪同下至新生儿沐浴室	8 缺1项扣1分	
	操作用物：①大浴巾；②小毛巾；③干净衣物；④尿片；⑤水温计；⑥棉签；⑦安尔碘；⑧弯盘；⑨婴儿秤	9 缺1项扣1分	
操作步骤	（1）修剪指甲，洗手，戴口罩；准备用物	4	
	（2）核对产妇床号、姓名、住院号（呼唤、核对床头卡及腕带），核对新生儿腕带（床号、母亲姓名、性别）	6	
	（3）调节室温26～28℃，调节水温38～40℃	4	
	（4）将新生儿放于沐浴台上，解开包被，脱去衣物，除去尿片，检查全身情况，称体重	6	
	（5）将新生儿抱至沐浴盆中	4	
	（6）用小毛巾擦眼（内眦到外眦），更换毛巾部位，擦另一只眼、耳和面部（额头—鼻翼—面颊—下颏），棉签清洁鼻孔	9	
	（7）左手托住头颈部，拇指、中指将新生儿两耳廓向前折，清洗头—胸—腹—上肢—手—下肢—脚	10	
	（8）将新生儿改为伏靠的俯卧姿势，清洗背—臀	4	
	（9）将新生儿抱起放于大浴巾上，迅速包裹擦干	4	
	（10）检查全身各部位	2	
	（11）棉签蘸安尔碘从中间向外涂擦脐部，更换敷料	4	
	（12）兜好尿布，穿好衣物，包好包被	6	
	（13）再次核对新生儿	2	
	（14）将新生儿抱给母亲，告知新生儿情况	4	
	（15）洗手，取口罩，记录	3	
评价	关心、体贴产妇，态度亲切，体现人文关怀	6	
总分		100	

知识拓展

1. 沐浴时注意观察新生儿皮肤和全身情况，如有异常及时处理。
2. 新生儿Apgar评分5分以下、头皮血肿、颅内出血、病情不稳定暂不沐浴。
3. 沐浴的时间应选择在喂奶前或喂奶后1h进行，以防呕吐和溢奶。

任务五　新生儿抚触技术

要点导航

1. 能说出新生儿抚触的优点。
2. 能正确实施新生儿抚触技术。
3. 能有效地与新生儿家长进行沟通交流。

任务导入

张某，女，25 岁，39^{+4}周，子宫下段剖宫产术产下一女婴，Apgar 评分 10 分，出生后第二天进行新生儿抚触。

任务描述

新生儿抚触是护理人员或新生儿的父母用双手有技巧地对新生儿进行的全身按摩，通过抚触可以促进新生儿神经系统的发育，提高免疫力，促进消化功能，增进亲子情感交流。

任务实施

【护理评估】

1. 新生儿　评估新生儿的评分、日龄、四肢活动、脐带情况、吃奶时间。

2. 环境　清洁、光线适宜，关闭门窗，温度适宜。

3. 用物　大浴巾、润肤油（按摩油）、干净衣物、尿片。

【护理问题】

自理缺陷

【护理措施】

“您好！我是您的责任护士李××，能告诉我您的名字吗？”“我是张××。”“您好！张女士，马上要给你的宝宝进行抚触，抚触可以促进宝宝消化，增强抵抗力，促进神经系统发育。让您的家人和我一起把宝宝抱到抚触室。”

准备——
1. 护士：服装、鞋帽整洁；仪态大方，举止端庄
2. 物品：合格、完好
3. 环境：整洁，安静，安全，温暖
4. 家长：了解目的及方法，愿意合作

↓

核对——三查八对

↓

抚触——
1. 调节室温28℃以上，可播放轻柔的音乐
2. 将新生儿放于抚触台上，解开包被脱去衣物，除去尿片，检查全身情况，与新生儿目光对视交流
3. 倒抚触油于掌心，准备抚触
4. 轻轻按摩头面部：两拇指指腹从眉间向两侧推至发际；两拇指从下颌中央向两侧以上滑行，上下唇形成微笑状；一手托头，一手指腹从前额发际向枕后抚摸，避开囟门，示指中指在耳后乳突处轻压一下，同法抚触另一半头部
5. 抚触胸部：双手分别放于两侧肋缘，右手向上滑向新生儿右肩，左手同法进行，注意避开乳头
6. 抚触腹部：顺时针方向画半圆，避开脐部
7. 抚触四肢：两手交替握住新生儿上肢，从上臂至手腕轻轻挤捏，拇指指腹从新生儿掌心向手指方向按摩，从手指根部向指尖轻轻挤捏，同法按摩下肢及脚趾
8. 抚触背部：将新生儿翻成俯卧位，双手放于脊椎两侧，向外移动按摩，从背部上端逐渐向下至臀部
9. 最后由头顶沿脊椎抚触至骶部、臀部
10. 兜好尿布，穿好衣物，包好包被

↓

整理——
1. 再次核对新生儿
2. 将新生儿抱给母亲，告知新生儿情况
3. 清理用物，洗手记录

“张女士，已经给宝宝抚触完了，宝宝很舒服很高兴。如果你有什么需要请按床铃，我们也会随时巡视病房，谢谢你的配合！”

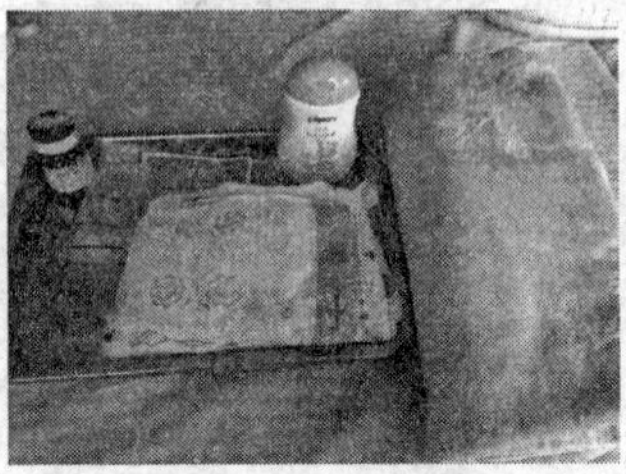

图2-5-38　用物准备

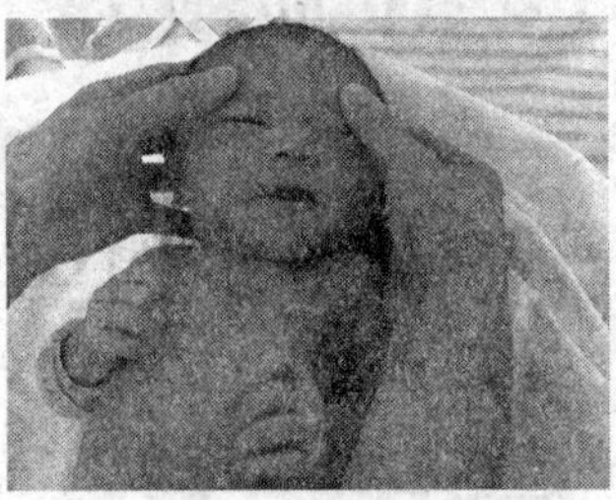

图2-5-39　眉间向两侧

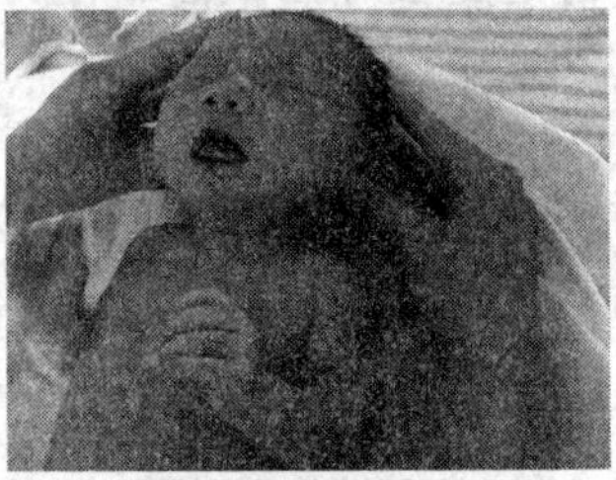

图2-5-40　上下唇形成微笑

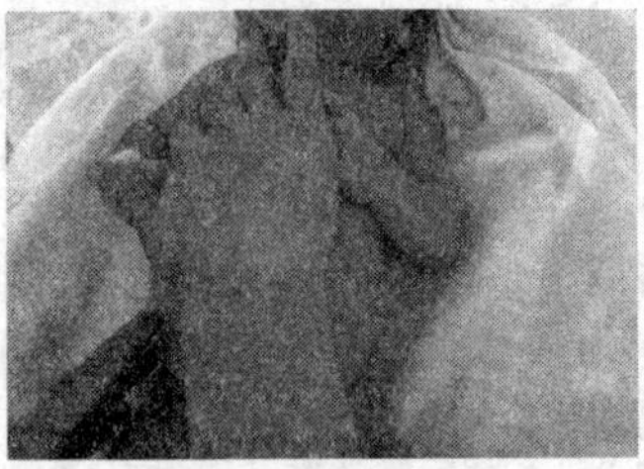

图2-5-41　抚触胸部

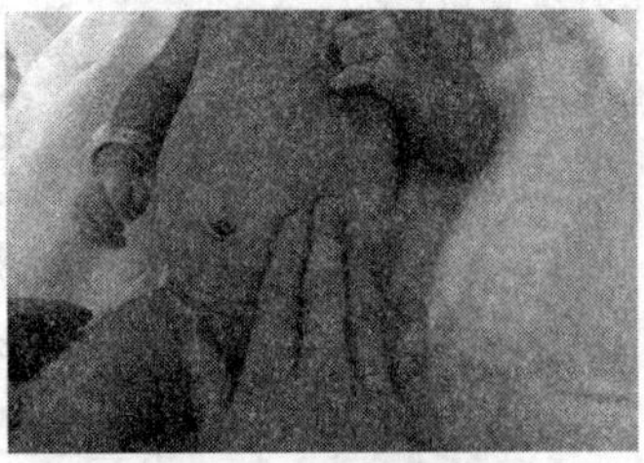

图2-5-42　抚触腹部

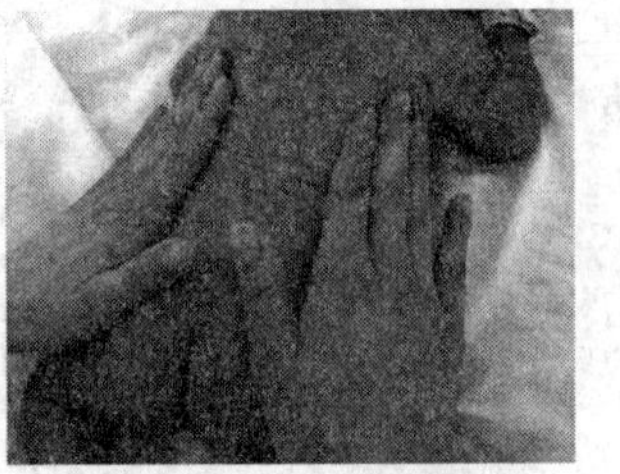

图2-5-43　抚触背部

☞健康教育

1. 产妇注意会阴部清洁。

2. 指导产妇母乳喂养。

【护理评价】

操作项目	操作内容	标准分	得分
操作准备	准备：着装整洁规范，仪表端庄大方	5	
	评估新生儿并解释：①评估：新生儿的评分、皮肤、四肢活动、脐带情况、吃奶时间；②向家长解释抚触的目的；③在家长陪同下至新生儿抚触室	8 缺1项扣1分	
	操作用物：①大浴巾；②按摩油；③干净衣物；④尿片	4 缺1项扣1分	
操作步骤	（1）修剪指甲，洗手，戴口罩；准备用物	4	
	（2）核对产妇床号、姓名、住院号（呼唤、核对床头卡及腕带），核对新生儿腕带（床号、母亲姓名、性别）	6	
	（3）调节室温28℃以上，播放轻柔音乐	4	
	（4）将新生儿放于抚触上，解开包被，脱去衣物，除去尿片，检查全身情况，与新生儿目光相对交流	8	
	（5）倒抚触油于掌心	4	
	抚触顺序： 头面部—胸部—腹部—上肢—手—下肢—脚—背部—臀部	28	
	（7）每个部位重复4～6次	4	
	（8）最后由头顶沿脊椎抚触至骶部、臀部	4	
	（9）兜好尿布，穿好衣物，包好包被	6	
	（10）再次核对新生儿	2	
	（11）将新生儿抱给母亲，告知新生儿情况	4	
	（12）洗手，取口罩，记录	3	
评价	关心、体贴产妇，态度亲切，体现人文关怀	6	
总分		100	

知识拓展

1. 抚触不是一种机械运动，是一种爱与治疗，要让宝宝感觉到愉快。

2. 改良法抚触顺序：背部—臀部—额部—下颌—头部—胸部—腹部—上肢—下肢，先俯卧再仰卧，可使宝宝感到安全、舒适，适于抚触容易哭闹的宝宝。

任务六　会阴冲洗消毒技术

要点导航

1. 能说出会阴冲洗消毒技术的适应证和注意事项。
2. 能正确地进行会阴消毒冲洗。
3. 能与患者进行良好的沟通交流。

任务导入

王某，女，27 岁，孕 39^{+2} 周，LOA，临产 10h，宫口开大 5cm，宫缩 40～50″/2～3′，中等强度，胎膜已破，进入产房做好接产准备。

任务描述

会阴冲洗消毒是用肥皂水、温开水将外阴清洁后，再用消毒液消毒外阴的技术，为阴道操作和分娩做好准备。

任务实施

【护理评估】

1. 患者　评估产妇的年龄、意识、合作程度、精神心理状态，会阴部条件及清洁度，阴道出血，羊水量、色、气味。

2. 环境　温暖、清洁、光线适宜，屏风遮挡。

3. 用物

（1）治疗盘：治疗碗，无菌大镊子，无菌大纱球，2%肥皂水，无菌纱布，无菌巾，5%聚维酮碘。

（2）冲洗壶，温开水，水温计，便盆，一次性垫巾，污物桶。

【护理问题】

1. 疼痛
2. 焦虑

【护理措施】

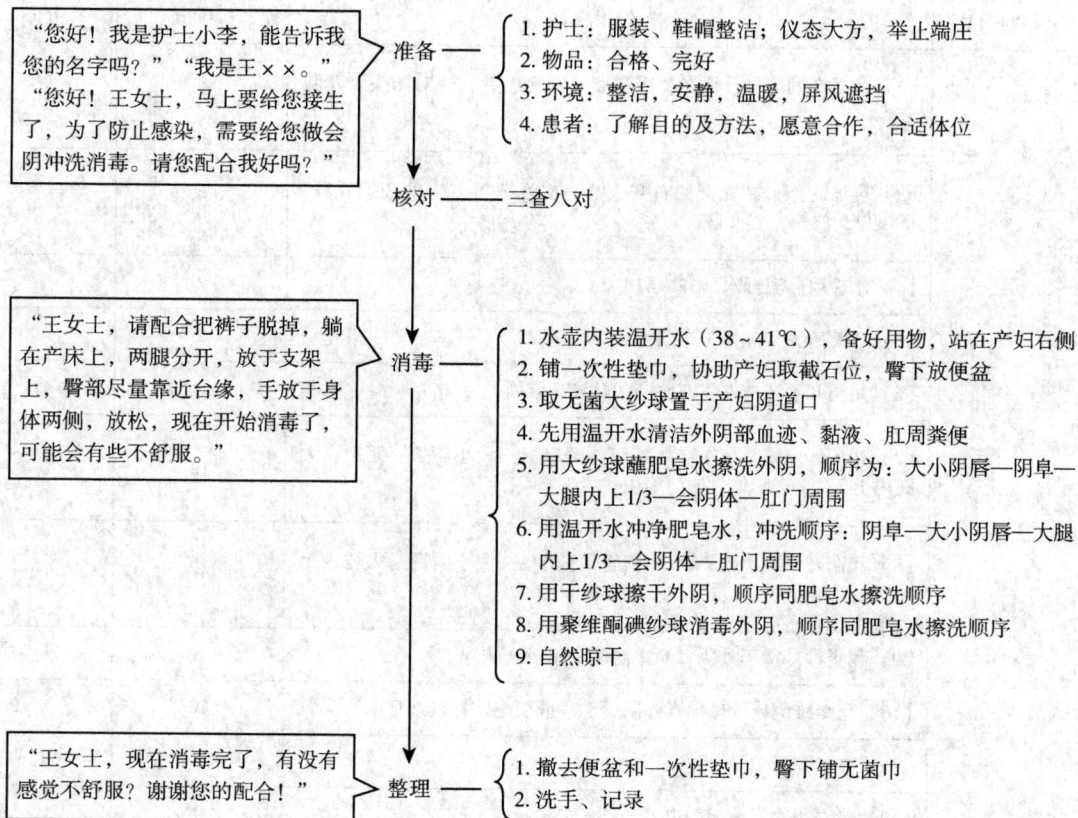

“您好！我是护士小李，能告诉我您的名字吗？”“我是王××。”“您好！王女士，马上要给您接生了，为了防止感染，需要给您做会阴冲洗消毒。请您配合我好吗？”

准备——
1. 护士：服装、鞋帽整洁；仪态大方，举止端庄
2. 物品：合格、完好
3. 环境：整洁，安静，温暖，屏风遮挡
4. 患者：了解目的及方法，愿意合作，合适体位

核对——三查八对

“王女士，请配合把裤子脱掉，躺在产床上，两腿分开，放于支架上，臀部尽量靠近台缘，手放于身体两侧，放松，现在开始消毒了，可能会有些不舒服。”

消毒——
1. 水壶内装温开水（38～41℃），备好用物，站在产妇右侧
2. 铺一次性垫巾，协助产妇取截石位，臀下放便盆
3. 取无菌大纱球置于产妇阴道口
4. 先用温开水清洁外阴部血迹、黏液、肛周粪便
5. 用大纱球蘸肥皂水擦洗外阴，顺序为：大小阴唇—阴阜—大腿内上1/3—会阴体—肛门周围
6. 用温开水冲净肥皂水，冲洗顺序：阴阜—大小阴唇—大腿内上1/3—会阴体—肛门周围
7. 用干纱球擦干外阴，顺序同肥皂水擦洗顺序
8. 用聚维酮碘纱球消毒外阴，顺序同肥皂水擦洗顺序
9. 自然晾干

“王女士，现在消毒完了，有没有感觉不舒服？谢谢您的配合！”

整理——
1. 撤去便盆和一次性垫巾，臀下铺无菌巾
2. 洗手、记录

☞**健康教育**

在操作过程中不要抬起臀部，宫缩来时身体不能左右翻动，外阴消毒后不能污染消毒区域。

【护理评价】

操作项目	操 作 内 容	标准分	得分
操作准备	准备：着装整洁规范，仪表端庄大方	5	
	评估患者并解释：①评估：产妇的年龄、意识、合作程度、精神心理状态，会阴部条件及清洁度，阴道出血，羊水量、色、气味；②解释会阴消毒的目的	8 缺1项扣1分	
	操作用物：①治疗碗；②无菌大镊子；③无菌大纱球；④2%肥皂水；⑤无菌纱布；⑥无菌巾；⑦碘伏溶液；⑧冲洗壶；⑨温开水；⑩水温计；⑪一次性垫巾；⑫便盆；⑬污物桶	13 缺1项扣1分	
	（1）洗手，戴口罩；准备用物	3	

续表

操作项目	操作内容	标准分	得分
操作准备	(2) 核对产妇床号、姓名、住院号（呼唤患者、核对床头卡及腕带）	5	
	(3) 屏风遮挡，站在产妇右侧，铺一次性垫巾，协助产妇脱裤，摆体位，放松，置便盆	7	
	(4) 水壶内装温开水（38～41℃）	2	
	(5) 取无菌大纱球置于产妇阴道口	2	
	(6) 用温开水清洁外阴部血迹、黏液、肛周粪便	6	
	(7) 用大纱球蘸肥皂水擦洗外阴，顺序为：大小阴唇—阴阜—大腿内上1/3—会阴体—肛门周围	10	
	(8) 用温开水冲净肥皂水，冲洗顺序阴阜—大小阴唇—大腿内上1/3—会阴体—肛门周围	6	
	(9) 用干纱球擦干外阴，顺序同肥皂水擦洗顺序	6	
	(10) 用聚维酮碘纱球消毒外阴，顺序同肥皂水擦洗顺序	10	
	(11) 自然晾干	2	
	(12) 撤去用物，铺无菌巾	4	
	(13) 处理用物	2	
	(14) 洗手，取口罩，记录	3	
评价	关心、体贴患者，态度亲切，体现人文关怀	6	
总分		100	

知识拓展

1. 冲洗消毒的原则为：自上而下，对侧到近侧，从内到外再到下。

2. 纱球擦洗外阴原则每处用1个纱球。

3. 有研究，产妇产前采用0.5%碘伏行两步会阴消毒与传统肥皂水擦洗、清水冲洗、消毒棉球擦干、消毒溶液消毒四步会阴消毒法，在消毒后的细菌生长方面、会阴伤口愈合情况均无差异，且两步会阴消毒操作时间少于四步会阴消毒法。

任务七　接生技术

要点导航

1. 能说出正常的分娩机制。
2. 能正确地进行会阴保护和娩出胎盘。
3. 能与患者进行良好的沟通交流。

任务导入

王某，女，27岁，孕39^{+2}周，LOA，临产10h，宫口开全，宫缩60"/1-2'，中等强度，胎膜已破，进入产房已做好会阴消毒，准备接产。

任务描述

接生技术是帮助产妇娩出胎儿和胎盘，同时保护会阴，预防会阴撕裂，防止感染的一项技术。

任务实施

【护理评估】

1. 患者　评估产妇的年龄、意识、合作程度、精神心理状态，产程进展，会阴部条件，阴道出血，羊水量、色、气味。

2. 环境　温暖、清洁、光线适宜，屏风遮挡。

3. 用物

（1）产包：双层大单，治疗巾，洞巾，手术衣，纱布，带尾纱条，气门芯，护脐卷。

（2）器械包：血管钳，持针器，有齿镊，弯盘，会阴侧切剪，脐带剪桶。

（3）无菌手套，缝合针线，消毒用物，产妇急救药品，新生儿急救用物。

【护理问题】

1. 疼痛
2. 焦虑

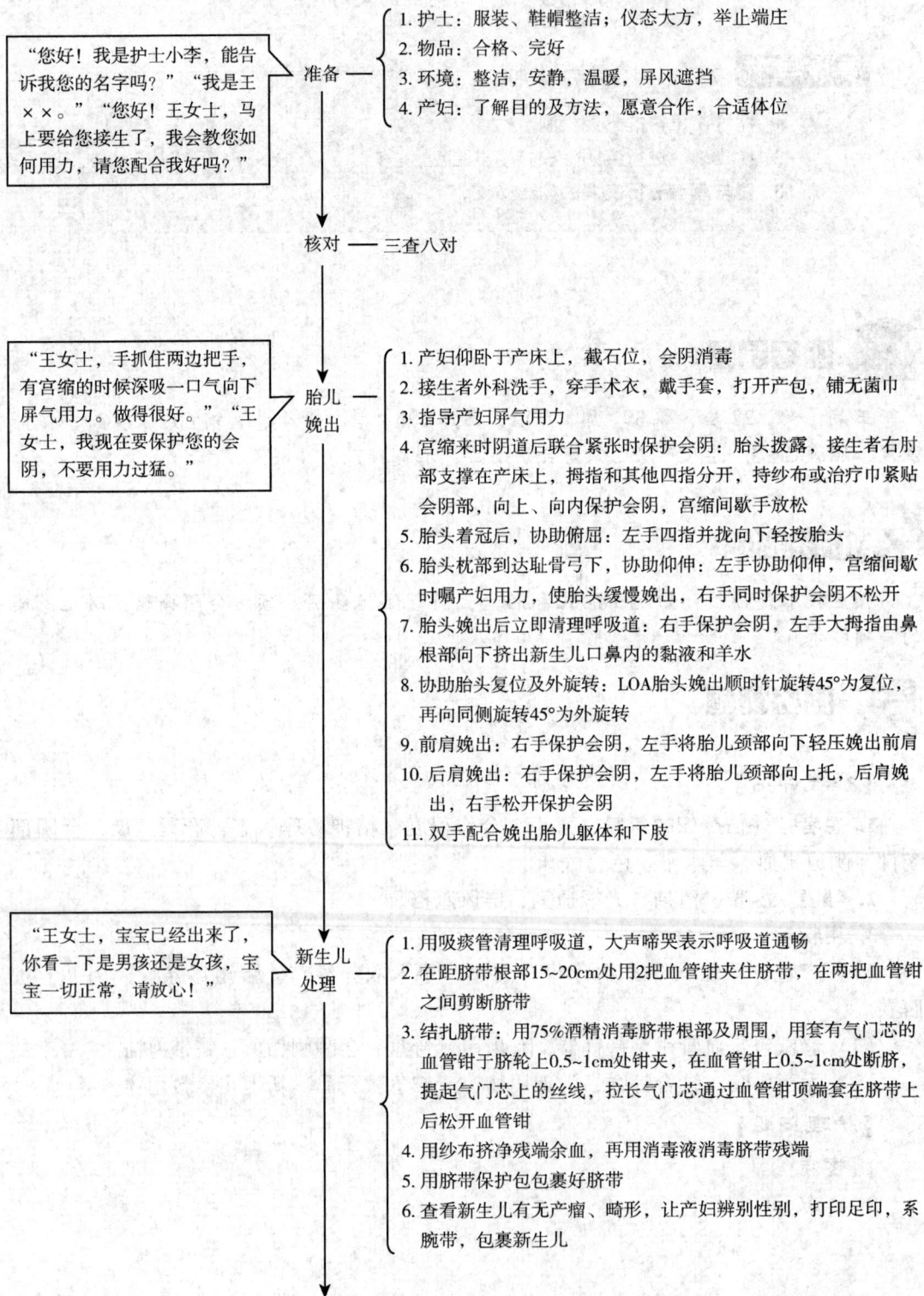

【护理措施】

“您好！我是护士小李，能告诉我您的名字吗？”“我是王××。”“您好！王女士，马上要给您接生了，我会教您如何用力，请您配合我好吗？”

准备
1. 护士：服装、鞋帽整洁；仪态大方，举止端庄
2. 物品：合格、完好
3. 环境：整洁，安静，温暖，屏风遮挡
4. 产妇：了解目的及方法，愿意合作，合适体位

↓

核对 —— 三查八对

↓

“王女士，手抓住两边把手，有宫缩的时候深吸一口气向下屏气用力。做得很好。”“王女士，我现在要保护您的会阴，不要用力过猛。”

胎儿娩出
1. 产妇仰卧于产床上，截石位，会阴消毒
2. 接生者外科洗手，穿手术衣，戴手套，打开产包，铺无菌巾
3. 指导产妇屏气用力
4. 宫缩来时阴道后联合紧张时保护会阴：胎头拨露，接生者右肘部支撑在产床上，拇指和其他四指分开，持纱布或治疗巾紧贴会阴部，向上、向内保护会阴，宫缩间歇手放松
5. 胎头着冠后，协助俯屈：左手四指并拢向下轻按胎头
6. 胎头枕部到达耻骨弓下，协助仰伸：左手协助仰伸，宫缩间歇时嘱产妇用力，使胎头缓慢娩出，右手同时保护会阴不松开
7. 胎头娩出后立即清理呼吸道：右手保护会阴，左手大拇指由鼻根部向下挤出新生儿口鼻内的黏液和羊水
8. 协助胎头复位及外旋转：LOA胎头娩出顺时针旋转45°为复位，再向同侧旋转45°为外旋转
9. 前肩娩出：右手保护会阴，左手将胎儿颈部向下轻压娩出前肩
10. 后肩娩出：右手保护会阴，左手将胎儿颈部向上托，后肩娩出，右手松开保护会阴
11. 双手配合娩出胎儿躯体和下肢

↓

“王女士，宝宝已经出来了，你看一下是男孩还是女孩，宝宝一切正常，请放心！”

新生儿处理
1. 用吸痰管清理呼吸道，大声啼哭表示呼吸道通畅
2. 在距脐带根部15~20cm处用2把血管钳夹住脐带，在两把血管钳之间剪断脐带
3. 结扎脐带：用75%酒精消毒脐带根部及周围，用套有气门芯的血管钳于脐轮上0.5~1cm处钳夹，在血管钳上0.5~1cm处断脐，提起气门芯上的丝线，拉长气门芯通过血管钳顶端套在脐带上后松开血管钳
4. 用纱布挤净残端余血，再用消毒液消毒脐带残端
5. 用脐带保护包包裹好脐带
6. 查看新生儿有无产瘤、畸形，让产妇辨别性别，打印足印，系腕带，包裹新生儿

↓

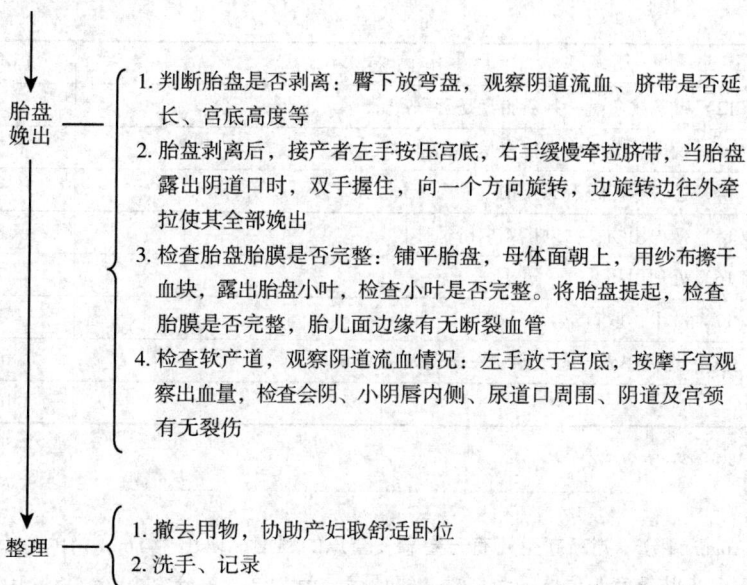

↓

胎盘娩出 ——
1. 判断胎盘是否剥离：臀下放弯盘，观察阴道流血、脐带是否延长、宫底高度等
2. 胎盘剥离后，接产者左手按压宫底，右手缓慢牵拉脐带，当胎盘露出阴道口时，双手握住，向一个方向旋转，边旋转边往外牵拉使其全部娩出
3. 检查胎盘胎膜是否完整：铺平胎盘，母体面朝上，用纱布擦干血块，露出胎盘小叶，检查小叶是否完整。将胎盘提起，检查胎膜是否完整，胎儿面边缘有无断裂血管
4. 检查软产道，观察阴道流血情况：左手放于宫底，按摩子宫观察出血量，检查会阴、小阴唇内侧、尿道口周围、阴道及宫颈有无裂伤

↓

整理 ——
1. 撤去用物，协助产妇取舒适卧位
2. 洗手、记录

☞**健康教育**

宫缩时，深呼吸减轻疼痛，教会产妇屏气用力。

【护理评价】

操作项目	操作内容	标准分	得分
操作准备	准备：着装整洁规范，仪表端庄大方	5	
	评估患者并解释：①评估：产妇的年龄、意识、合作程度、精神心理状态，产程进展，会阴部条件，阴道出血，羊水量、色、气味；②教会产妇如何用力	6 缺1项扣1分	
	操作用物：①产包；②器械包；③无菌手套；④缝合针线；⑤消毒用物；⑥产妇急救药品；⑦新生儿急救用物	7 缺1项扣1分	
	（1）核对产妇床号、姓名、住院号（呼唤患者、核对床头卡及腕带）	3	
	（2）产妇仰卧于产床上，截石位，会阴消毒	3	
	（3）外科洗手，穿手术衣，戴手套，打开产包，铺无菌巾	5	
	（4）宫缩来时阴道后联合紧张时保护会阴，宫缩间歇手放松	5	
	（5）胎头着冠后，协助俯屈	5	
	（6）协助仰伸，在宫缩间歇时娩出胎头	5	
	（7）挤压口鼻，清理呼吸道	5	
	（8）压颈部娩出前肩	5	
	（9）托颈部娩出后肩，松开保护会阴的手	5	
	（10）双手配合娩出胎体和下肢	5	
	（11）结扎脐带，查看新生儿，辨别性别，打印足印，系腕带，包裹新生儿	6	

续表

操作项目	操 作 内 容	标准分	得分
操作准备	（12）臀下放弯盘，判断胎盘是否剥离	5	
	（13）娩出胎盘胎膜，检查是否完整	5	
	（14）检查软产道有无损伤	5	
	（15）撤去用物，协助产妇取舒适体位	3	
	（16）处理用物	3	
	（17）洗手，取口罩，记录	3	
评价	关心、体贴患者，态度亲切，体现人文关怀	6	
总分		100	

知识拓展

新生儿 Apgar 评分：判断新生儿有无窒息及窒息的程度，以出生 1min 内的心率、呼吸、肌张力、喉反射、皮肤颜色 5 项体征为依据，每项满分为 2 分，总分为 10 分。8 ~ 10 分为正常新生儿，4 ~ 7 分为轻度窒息，0 ~ 3 分为重度窒息。

任务八　会阴切口及缝合术

要点导航

1. 能说出会阴切开术的适应证。
2. 能正确地进行会阴切口及缝合。
3. 能与患者进行良好的沟通交流。

任务导入

王某，女，27 岁，孕 39^{+2} 周，LOA，临产 10h，宫口开大 10cm，宫缩 60″/1－2′，中等强度，胎膜已破，估计胎儿体重 3500g，为避免第二产程延长，会阴部撕裂，行会阴侧切。

任务描述

会阴切口缝合术是产科最常用手术，常用的手术方式有：会阴侧斜切开和会阴正中切开两种。

任务实施

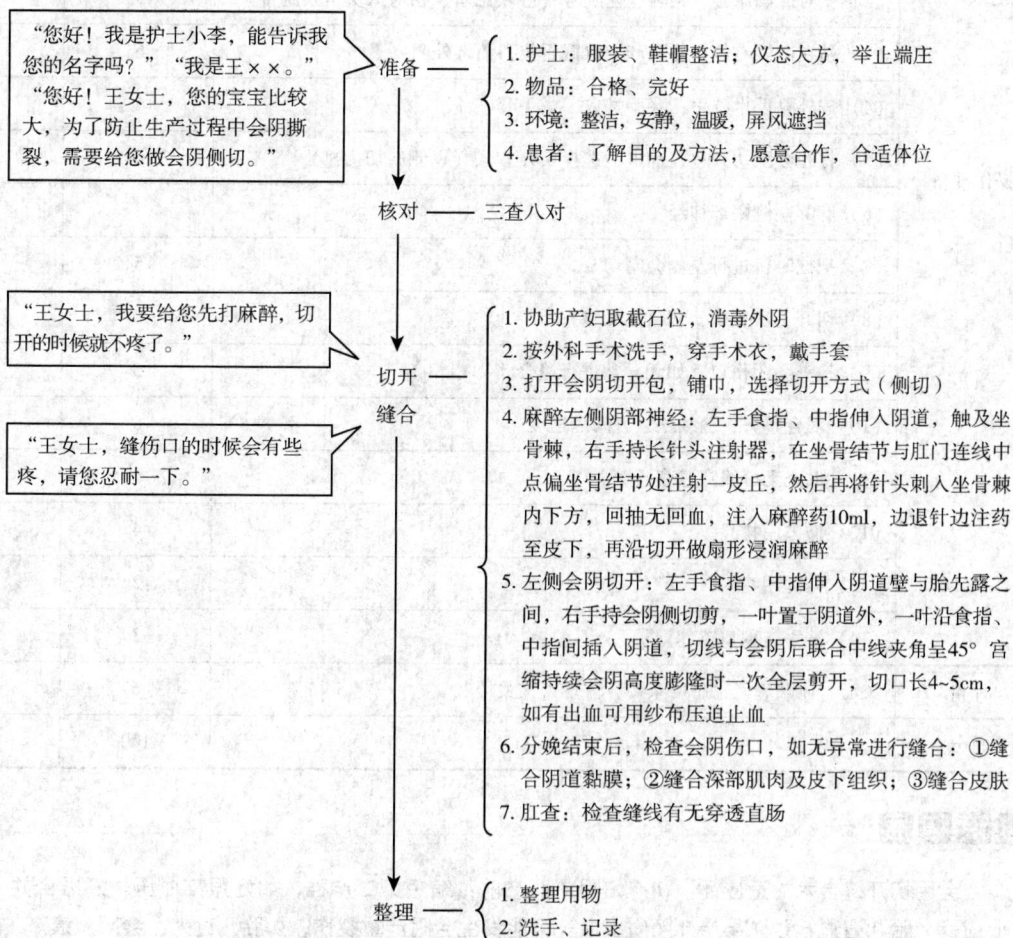

【护理评估】

1. 患者　评估产妇的年龄、生命体征、精神心理状态、孕周、身高、体重、胎儿大小、胎心。

2. 环境　温暖、清洁、光线适宜，屏风遮挡。

3. 用物

（1）会阴切开包：侧切剪，线剪，持针器，缝针，血管钳，带尾纱布，纱布，长穿刺针，弯盘。

（2）无菌手套，20ml 注射器，0.5% 普鲁卡因或利多卡因，缝线，5% 聚维酮碘。

【护理问题】

1. 疼痛
2. 焦虑

【护理措施】

> “您好！我是护士小李，能告诉我您的名字吗？”“我是王××。”“您好！王女士，您的宝宝比较大，为了防止生产过程中会阴撕裂，需要给您做会阴侧切。”

准备 ——
1. 护士：服装、鞋帽整洁；仪态大方，举止端庄
2. 物品：合格、完好
3. 环境：整洁，安静，温暖，屏风遮挡
4. 患者：了解目的及方法，愿意合作，合适体位

↓

核对 —— 三查八对

↓

> “王女士，我要给您先打麻醉，切开的时候就不疼了。”

> “王女士，缝伤口的时候会有些疼，请您忍耐一下。”

切开缝合 ——
1. 协助产妇取截石位，消毒外阴
2. 按外科手术洗手，穿手术衣，戴手套
3. 打开会阴切开包，铺巾，选择切开方式（侧切）
4. 麻醉左侧阴部神经：左手食指、中指伸入阴道，触及坐骨棘，右手持长针头注射器，在坐骨结节与肛门连线中点偏坐骨结节处注射一皮丘，然后再将针头刺入坐骨棘内下方，回抽无回血，注入麻醉药10ml，边退针边注药至皮下，再沿切开做扇形浸润麻醉
5. 左侧会阴切开：左手食指、中指伸入阴道壁与胎先露之间，右手持会阴侧切剪，一叶置于阴道外，一叶沿食指、中指间插入阴道，切线与会阴后联合中线夹角呈45°宫缩持续会阴高度膨隆时一次全层剪开，切口长4~5cm，如有出血可用纱布压迫止血
6. 分娩结束后，检查会阴伤口，如无异常进行缝合：①缝合阴道黏膜；②缝合深部肌肉及皮下组织；③缝合皮肤
7. 肛查：检查缝线有无穿透直肠

↓

整理 ——
1. 整理用物
2. 洗手、记录

☞健康教育

1. 术后产妇健侧卧位，保持外阴清洁干燥，每天两次会阴擦洗，大小便后及时清洗外阴。

2. 伤口肿胀疼痛，可用50%硫酸镁湿热敷，会阴侧斜切术后5日拆线，会阴正中切开术后3日拆线。

3. 按时复诊。

【护理评价】

操作项目	操作内容	标准分	得分
操作准备	准备：着装整洁规范，仪表端庄大方	5	
	评估患者并解释：①评估：产妇的年龄、生命体征、精神心理状态，孕周，身高，体重、胎儿大小、胎心；②解释会阴切开的目的	9 缺1项扣1分	
	操作用物：①会阴切开包；②无菌手套；③20ml注射器；④0.5%普鲁卡因或利多卡因；⑤缝线；⑥5%聚维酮碘	5 缺1项扣1分	
	（1）洗手，戴口罩；准备用物	3	
	（2）核对产妇床号、姓名、住院号（呼唤患者、核对床头卡及腕带）	5	
	（3）站在产妇右侧，协助产妇取截石位，消毒外阴	6	
	（4）按外科手术洗手，穿手术衣，戴手套	6	
	（5）打开会阴切开包，铺巾，选择切开方式（以侧斜切为例）	6	
	（6）麻醉左侧阴部神经	8	
	（7）把握时机进行左侧会阴切开	5	
	（8）切开手法正确，切口边缘整齐	8	
	（9）检查会阴伤口，如无异常进行缝合	6	
	（10）对合整齐，缝线松紧、间隔适度	8	
	（11）肛查无缝线穿过直肠壁	5	
	（12）撤去用物	4	
	（13）处理用物	2	
	（14）洗手，取口罩，记录	3	
评价	关心、体贴患者，态度亲切，体现人文关怀	6	
总分		100	

知识拓展

会阴切开缝合术的适应证：初产妇阴道助产前；缩短第二产程，如妊娠高血压、妊娠合并心脏病、胎儿窘迫；预防早产儿颅内出血；可能发生会阴严重裂伤，如胎儿过大、会阴瘢痕。

任务九　母乳喂养指导

要点导航

1. 能说出母乳喂养的知识。
2. 能教会产妇掌握正确的喂哺姿势。
3. 能有效地与产妇及家属进行沟通交流。

任务导入

张某，女，25岁，39^{+4}周，子宫下段剖宫产术产下一女婴，Apgar评分10分，产妇返回病房，一般情况良好，意识清醒，主诉不知如何喂养新生儿。

任务描述

纯母乳喂养是指婴儿从出生到产后6个月，除母乳外，不给婴儿添加任何其他食物和饮料，包括水。

任务实施

【护理评估】

1. 患者

（1）产妇：评估产妇的生命体征、意识、恶露排出情况、合作程度、活动能力。

（2）新生儿：评估新生儿的评分，有无畸形，颅内出血。

2. 环境　清洁、光线适宜，关闭门窗，温度适宜，必要时屏风遮挡。

3. 用物

（1）小毛巾、软枕、清洁容器。

（2）温水、洗手液。

【护理问题】

1. 知识缺乏
2. 母乳喂养无效

【护理措施】

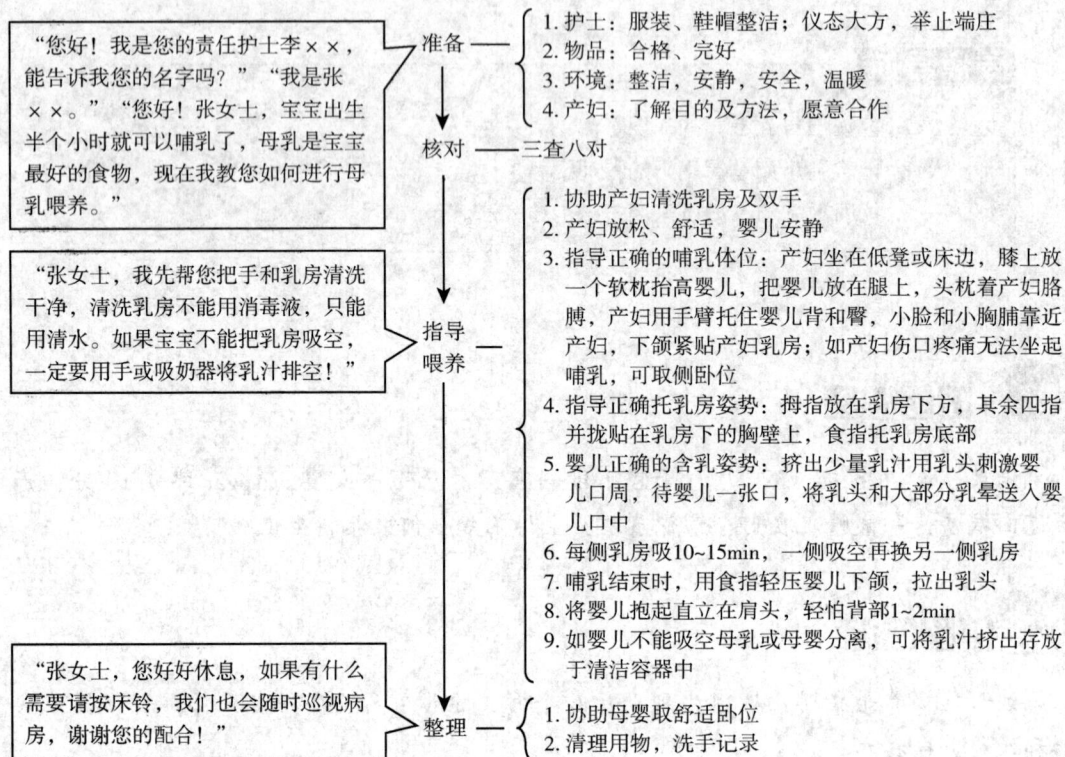

"您好！我是您的责任护士李××，能告诉我您的名字吗？""我是张××。""您好！张女士，宝宝出生半个小时就可以哺乳了，母乳是宝宝最好的食物，现在我教您如何进行母乳喂养。"

准备——
1. 护士：服装、鞋帽整洁；仪态大方，举止端庄
2. 物品：合格、完好
3. 环境：整洁，安静，安全，温暖
4. 产妇：了解目的及方法，愿意合作

↓

核对——三查八对

↓

"张女士，我先帮您把手和乳房清洗干净，清洗乳房不能用消毒液，只能用清水。如果宝宝不能把乳房吸空，一定要用手或吸奶器将乳汁排空！"

指导喂养——
1. 协助产妇清洗乳房及双手
2. 产妇放松、舒适，婴儿安静
3. 指导正确的哺乳体位：产妇坐在低凳或床边，膝上放一个软枕抬高婴儿，把婴儿放在腿上，头枕着产妇胳膊，产妇用手臂托住婴儿背和臀，小脸和小胸脯靠近产妇，下颌紧贴产妇乳房；如产妇伤口疼痛无法坐起哺乳，可取侧卧位
4. 指导正确托乳房姿势：拇指放在乳房下方，其余四指并拢贴在乳房下的胸壁上，食指托乳房底部
5. 婴儿正确的含乳姿势：挤出少量乳汁用乳头刺激婴儿口周，待婴儿一张口，将乳头和大部分乳晕送入婴儿口中
6. 每侧乳房吸10~15min，一侧吸空再换另一侧乳房
7. 哺乳结束时，用食指轻压婴儿下颌，拉出乳头
8. 将婴儿抱起直立在肩头，轻怕背部1~2min
9. 如婴儿不能吸空母乳或母婴分离，可将乳汁挤出存放于清洁容器中

↓

"张女士，您好好休息，如果有什么需要请按床铃，我们也会随时巡视病房，谢谢您的配合！"

整理——
1. 协助母婴取舒适卧位
2. 清理用物，洗手记录

☞**健康教育**

1. 不要在婴儿哭泣或欢笑的时候喂奶，不要等婴儿很饿了才喂，吃得太急容易呛奶甚至窒息，婴儿吃饱后不能勉强再喂。

2. 边喂奶边观察婴儿脸色表情，乳房不能堵住婴儿鼻孔。

【护理评价】

操作项目	操 作 内 容	标准分	得分
操作准备	准备：着装整洁规范，仪表端庄大方	5	
	评估新生儿并解释：①评估：产妇的生命体征、意识、恶露排出情况、合作程度、活动能力；新生儿的评分，有无畸形，颅内出血；②向产妇解释母乳喂养的好处	9 缺1项扣1分	
	操作用物：①小毛巾；②软枕；③清洁容器；④温水；⑤洗手液	5 缺1项扣1分	

续表

操作项目	操 作 内 容	标准分	得分
操作步骤	（1）修剪指甲，洗手，戴口罩；准备用物	4	
	（2）核对产妇床号、姓名、住院号（呼唤、核对床头卡及腕带），核对新生儿腕带（床号、母亲姓名、性别）	6	
	（3）协助产妇清洗乳房及双手	4	
	（4）产妇放松、舒适，婴儿安静	4	
	（5）指导正确的哺乳体位，坐位或侧卧位	10	
	（6）指导正确托乳房姿势	10	
	（7）婴儿正确的含乳姿势	10	
	（8）每次乳房吸 10～15min，一侧吸空再换另一侧	5	
	（9）哺乳结束时，用示指轻压婴儿下颌，拉出乳头	5	
	（10）将婴儿抱起直立在肩头，轻怕背部 1～2min	5	
	（11）如婴儿不能吸空母乳或母婴分离，可将乳汁挤出存放于清洁容器中	5	
	（12）协助母婴取舒适体位	4	
	（13）洗手，取口罩，记录	3	
评价	关心、体贴产妇，态度亲切，体现人文关怀	6	
总分		100	

知识拓展

1. 母乳喂养的好处：母乳中含丰富的优质蛋白质、不饱和脂肪酸、糖类，有利于婴儿消化吸收；母乳中含多种抗体，增强婴儿的抗病能力；母乳温度适宜，喂养方便、经济；通过哺乳，可促进子宫收缩，预防产后出血；通过哺乳增进母子感情。

2. 产后 30min 是新生儿吸吮最兴奋阶段，应尽早开奶。

项目三 计划生育实训

任务一 宫内节育器放置及取出技术

要点导航

1. 能说出宫内节育器放置及取出的时间，禁忌证和注意事项。
2. 能正确地实施宫内节育器的放置及取出。
3. 能与患者进行良好的沟通交流。

任务导入

王某，女，27 岁，G2P1，剖宫产后 8 个月，因不想再要孩子，要求给予宫内节育器放置。

任务描述

宫内节育器放置是将节育器放入宫腔内，阻止精子和卵子结合或改变宫腔环境来达到避孕目的的方法，宫内节育器取出技术是利用取环器将宫腔内的节育器取出的技术。

任务实施

【护理评估】

1. 患者 评估患者的孕产史、月经史，精神心理状态，有无生殖器官急慢性炎症、宫颈口过松，有无严重全身性疾病，有无铜过敏。

2. 环境 温暖、清洁、光线适宜，屏风遮挡。

3. 用物

（1）放置节育器：无菌上环包（宫颈钳，子宫探针，放环器，子宫探针，止血钳，大棉球，纱布，洞巾，弯盘），节育器。

（2）取出节育器：无菌取环包（宫颈钳，子宫探针，取环器，子宫探针，止血钳，大棉球，纱布，洞巾，弯盘）。

（3）消毒用物，无菌手套，阴道窥器。

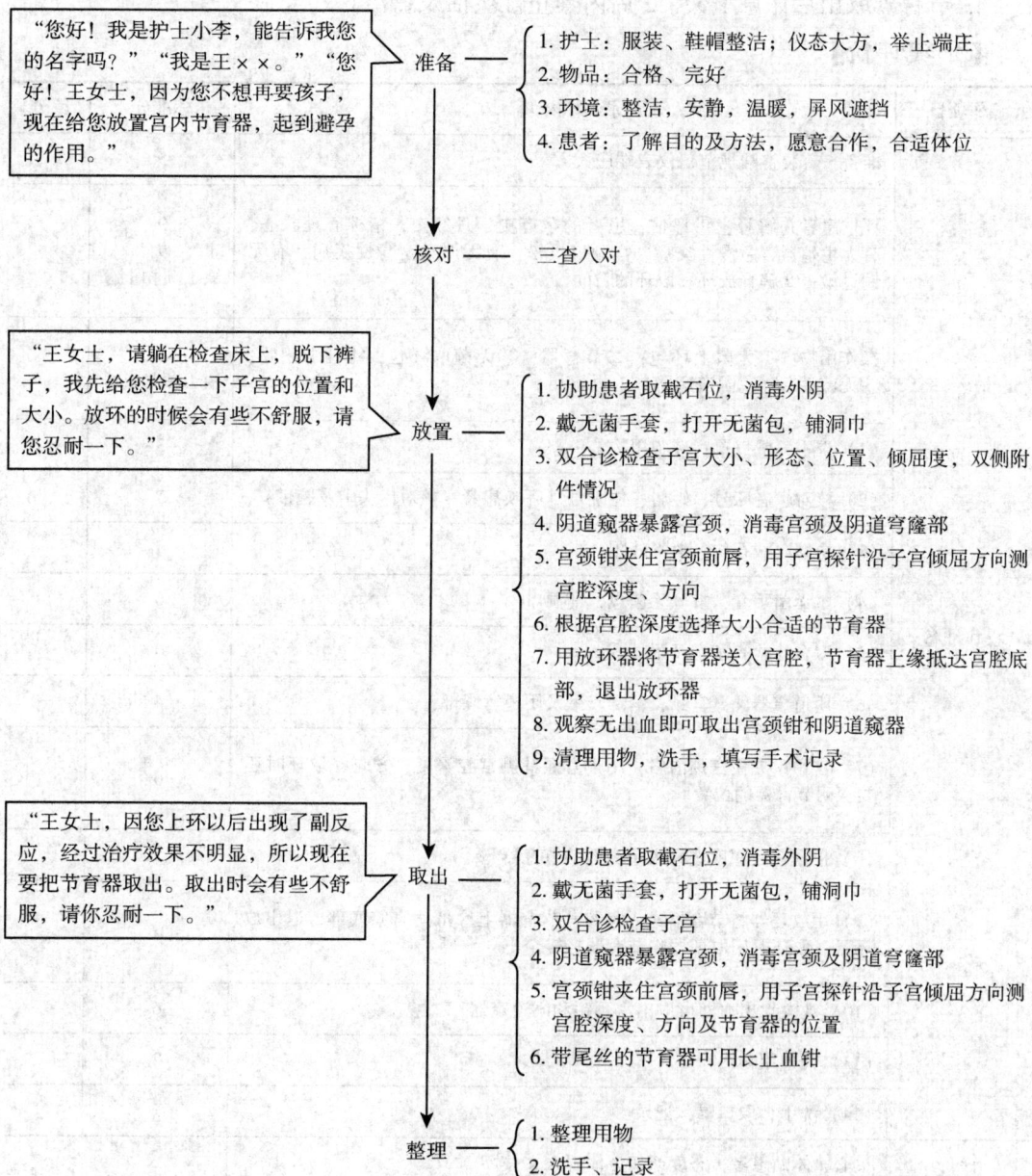

【护理问题】

1. 有感染的危险
2. 疼痛

【护理措施】

"您好！我是护士小李，能告诉我您的名字吗？""我是王××。""您好！王女士，因为您不想再要孩子，现在给您放置宫内节育器，起到避孕的作用。"

准备——
1. 护士：服装、鞋帽整洁；仪态大方，举止端庄
2. 物品：合格、完好
3. 环境：整洁，安静，温暖，屏风遮挡
4. 患者：了解目的及方法，愿意合作，合适体位

↓

核对——三查八对

↓

"王女士，请躺在检查床上，脱下裤子，我先给您检查一下子宫的位置和大小。放环的时候会有些不舒服，请您忍耐一下。"

放置——
1. 协助患者取截石位，消毒外阴
2. 戴无菌手套，打开无菌包，铺洞巾
3. 双合诊检查子宫大小、形态、位置、倾屈度，双侧附件情况
4. 阴道窥器暴露宫颈，消毒宫颈及阴道穹窿部
5. 宫颈钳夹住宫颈前唇，用子宫探针沿子宫倾屈方向测宫腔深度、方向
6. 根据宫腔深度选择大小合适的节育器
7. 用放环器将节育器送入宫腔，节育器上缘抵达宫腔底部，退出放环器
8. 观察无出血即可取出宫颈钳和阴道窥器
9. 清理用物，洗手，填写手术记录

↓

"王女士，因您上环以后出现了副反应，经过治疗效果不明显，所以现在要把节育器取出。取出时会有些不舒服，请你忍耐一下。"

取出——
1. 协助患者取截石位，消毒外阴
2. 戴无菌手套，打开无菌包，铺洞巾
3. 双合诊检查子宫
4. 阴道窥器暴露宫颈，消毒宫颈及阴道穹窿部
5. 宫颈钳夹住宫颈前唇，用子宫探针沿子宫倾屈方向测宫腔深度、方向及节育器的位置
6. 带尾丝的节育器可用长止血钳

↓

整理——
1. 整理用物
2. 洗手、记录

☞**健康教育**

1. 宫内节育器放置后3个月内每次月经期间要注意观察节育器有无脱落，术后第3、6、12个月各复查一次，以后每年复查一次。

2. 放置后可有少量出血和下腹不适，应休息3天，1周内禁忌重体力劳动，2周内忌性生活及盆浴。

3. 保持外阴部清洁，出现腹痛、发热、出血量大于月经量，持续7天以上应随时就诊。

4. 节育器取出后休息1天，2周内禁止性生活及盆浴。

【护理评价】

操作项目	操 作 内 容	标准分	得分
操作准备	准备：着装整洁规范，仪表端庄大方	5	
	评估患者并解释：①评估：患者的孕产史、月经史，精神心理状态，有无生殖器官急慢性炎症、宫颈口过松，有无严重全身性疾病，有无铜过敏；②解释放环和取环的目的	9 9 缺1项扣1分	
	操作用物：①无菌上环包；②节育器；③无菌取环包；④消毒用物；⑤无菌手套；⑥阴道窥器	5 缺1项扣1分	
	（1）洗手，戴口罩；准备用物	3	
	（2）核对患者床号、姓名、住院号（呼唤患者、核对床头卡及腕带）	5	
	（3）协助取截石位，消毒外阴	4	
	（4）戴无菌手套，打开无菌包，铺洞巾	6	
	（5）双合诊检查子宫及附件	6	
	（6）阴道窥器暴露宫颈，消毒宫颈及阴道穹窿部	4	
	（7）宫颈钳夹住宫颈前唇，用子宫探针测宫腔深度、方向（取环时还要探明节育器的位置）	6	
	（8）根据宫腔深度选择大小合适的节育器	5	
	（9）用放环器将节育器送入宫腔，节育器上缘抵达宫腔底部，退出放环器（取环时用取环器将节育器轻轻牵出）	16	
	（10）观察无出血即可取出宫颈钳和阴道窥器	6	
	（13）处理用物	2	
	（14）洗手，取口罩，记录	3	
评价	关心、体贴患者，态度亲切，体现人文关怀	6	
总分		100	

知识拓展

1. 宫内节育器放置的时间：月经干净后3～7天；人工流产术后即刻且宫腔深度<10cm者；正常分娩后42天且子宫恢复正常者；剖宫产后6个月；哺乳期闭经排除早期妊娠。

2. 宫内节育器放置禁忌证：妊娠或妊娠可疑者；人工流产、分娩或剖宫产后有妊娠组织残留或感染可能者；生殖器官慢性炎症；宫颈过松、重度陈旧性子宫颈裂伤或子宫脱垂者；生殖器官肿瘤、子宫畸形者；严重的慢性全身性疾病患者。

3. 宫内节育器取出适应证：放置宫内节育器后副反应严重、治疗无效或出现并发症者；放置期限已满需更换者；改用其他避孕措施或绝育者；计划再生育者；绝经1年者；节育器嵌顿或移位者。

4. 宫内节育器取出时间：月经干净后3～7天；因副反应、并发症需取器者，可随时取出；带器妊娠，在人工流产同时取出。

任务二　人工流产负压吸引术

要点导航

1. 能说出负压吸宫术的适应证和禁忌证。
2. 能正确地实施负压吸宫术操作。
3. 能与患者进行良好的沟通交流。

任务导入

王某，女，35岁，G4P2，现停经7周，尿HCG（+），妇科检查子宫如孕7周大小，B超可见孕囊，因计划生育，需终止妊娠，行人工流产负压吸引术。

任务描述

人工流产负压吸引术是利用负压吸引的方法将妊娠物从宫腔中吸出，从而终止妊娠，适用于妊娠10周以内的患者。

任务实施

【护理评估】

1. 患者　评估患者的精神心理状态，体温，月经史、孕产史、孕周，有无严重的全身急慢性疾病，有无生殖器官急性炎症。

2. 环境　温暖、清洁、光线适宜，屏风遮挡。

3. 用物

（1）人工流产包：阴道窥器，洞巾，宫颈钳，子宫探针，宫颈扩张器一套，小头卵圆钳，刮匙，吸管一套，弯盘。

（2）无菌手套，消毒用物，人工流产负压吸引器。

【护理问题】

1. 疼痛
2. 紧张

【护理措施】

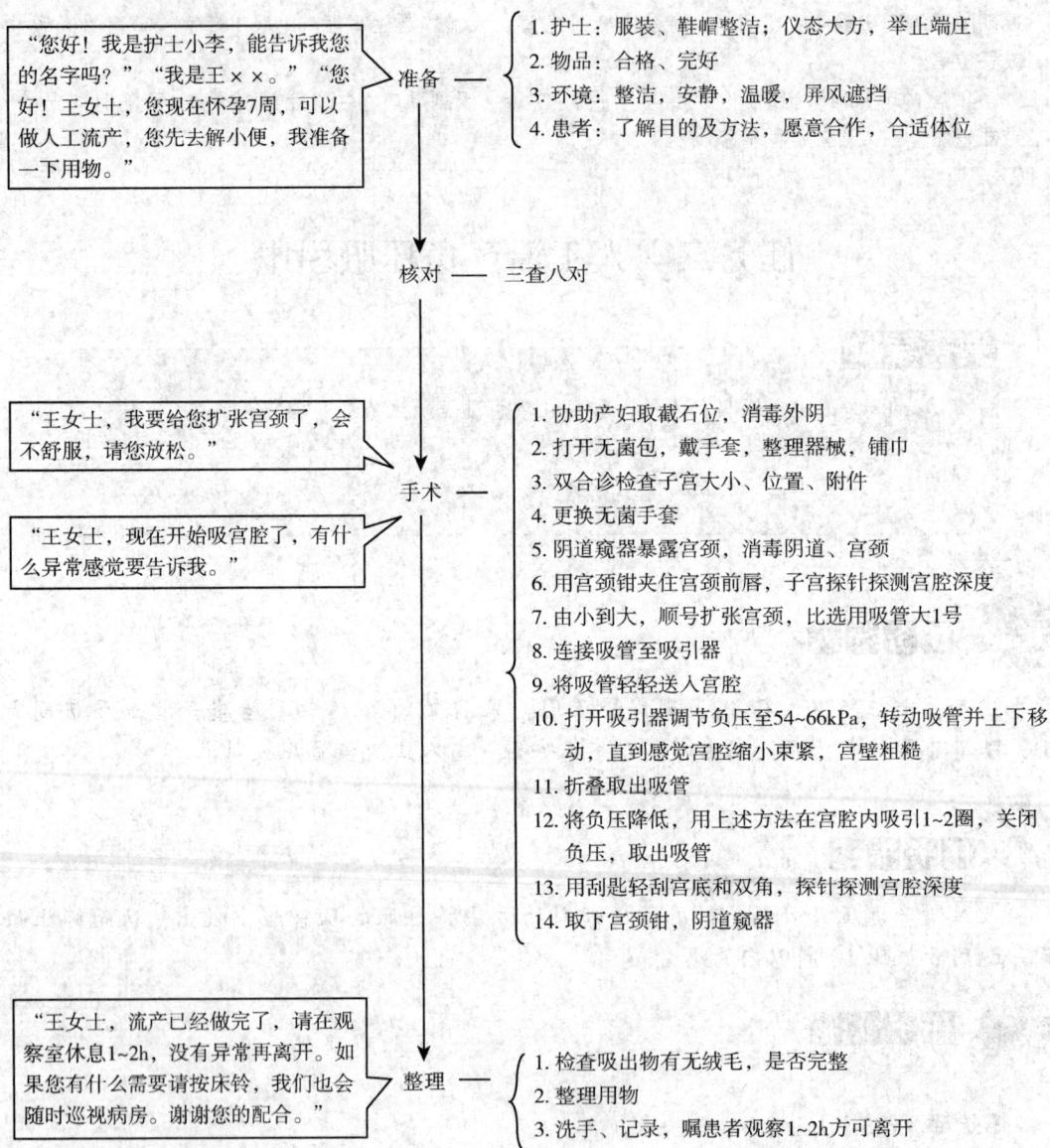

“您好！我是护士小李，能告诉我您的名字吗？”“我是王××。”“您好！王女士，您现在怀孕7周，可以做人工流产，您先去解小便，我准备一下用物。”

准备 —
1. 护士：服装、鞋帽整洁；仪态大方，举止端庄
2. 物品：合格、完好
3. 环境：整洁，安静，温暖，屏风遮挡
4. 患者：了解目的及方法，愿意合作，合适体位

↓

核对 — 三查八对

↓

“王女士，我要给您扩张宫颈了，会不舒服，请您放松。”

“王女士，现在开始吸宫腔了，有什么异常感觉要告诉我。”

手术 —
1. 协助产妇取截石位，消毒外阴
2. 打开无菌包，戴手套，整理器械，铺巾
3. 双合诊检查子宫大小、位置、附件
4. 更换无菌手套
5. 阴道窥器暴露宫颈，消毒阴道、宫颈
6. 用宫颈钳夹住宫颈前唇，子宫探针探测宫腔深度
7. 由小到大，顺号扩张宫颈，比选用吸管大1号
8. 连接吸管至吸引器
9. 将吸管轻轻送入宫腔
10. 打开吸引器调节负压至54~66kPa，转动吸管并上下移动，直到感觉宫腔缩小束紧，宫壁粗糙
11. 折叠取出吸管
12. 将负压降低，用上述方法在宫腔内吸引1~2圈，关闭负压，取出吸管
13. 用刮匙轻刮宫底和双角，探针探测宫腔深度
14. 取下宫颈钳，阴道窥器

↓

“王女士，流产已经做完了，请在观察室休息1~2h，没有异常再离开。如果您有什么需要请按床铃，我们也会随时巡视病房。谢谢您的配合。”

整理 —
1. 检查吸出物有无绒毛，是否完整
2. 整理用物
3. 洗手、记录，嘱患者观察1~2h方可离开

☞**健康教育**

1. 术后休息 2 周，禁止性生活和盆浴 1 个月，术后 1 个月复诊。
2. 注意外阴清洁，每天用消毒液清洗，用消毒会阴垫。

【护理评价】

操作项目	操 作 内 容	标准分	得分
操作准备	准备：着装整洁规范，仪表端庄大方	5	
	评估患者并解释：①评估：患者的精神心理状态，体温，月经史、孕产史、孕周，有无严重的全身急慢性疾病，有无生殖器官急性炎症；②解释负压吸宫术的目的；③嘱患者排空膀胱	9 缺1项扣1分	
	操作用物：①人工流产包；②无菌手套；③消毒用物；④吸引器	4 缺1项扣1分	
	（1）洗手，戴口罩；准备用物	3	
	（2）核对患者床号、姓名、住院号（呼唤患者、核对床头卡及腕带）	5	
	（3）协助取截石位，消毒外阴	4	
	（4）打开无菌包，戴手套，整理器械，铺巾	6	
	（5）双合诊检查子宫大小、位置、附件	6	
	（6）更换无菌手套	2	
	（7）阴道窥器暴露宫颈，消毒阴道、宫颈	5	
	（8）宫颈钳夹住宫颈前唇，子宫探针探测宫腔深度	6	
	（9）顺号扩张宫颈，比选用吸管大1号	6	
	（10）将吸管轻轻送入宫腔，打开吸引器调节负压至54～66kPa，转动吸管	8	
	（11）折叠取出吸管，将负压降低，在宫腔内吸引1～2圈	6	
	（12）关闭负压，取出吸管	4	
	（13）用刮匙轻刮宫底和双角，探针探测宫腔深度	8	
	（14）取下宫颈钳，阴道窥器	2	
	（15）处理用物，洗手，取口罩，记录，嘱患者观察1～2h方可离开	5	
评价	关心、体贴患者，态度亲切，体现人文关怀	6	
总分		100	

知识拓展

1. 人工流产负压吸引术的禁忌证：各种疾病的急性期或严重的全身性疾病；生殖器官急性炎症；妊娠剧吐酸中毒尚未纠正；术前8h两次体温不低于37.5°C。

2. 人工流产负压吸引术的并发症：术中出血；子宫穿孔；人工流产综合反应；吸空、漏吸；吸宫不全；感染；羊水栓塞。

第六篇　儿科护理学实训

项目一　儿科一般护理技术

要点导航

1. 能测量小儿体格发育的主要指标，评价小儿健康和营养状态。
2. 能给小儿更换尿布，及时正确处理臀红。
3. 能给小儿沐浴，清洁皮肤。
4. 能正确实施小儿包裹、抚触和喂养技术。

任务导入

某女足月顺产42天，由母亲怀抱来院做体格检查，并咨询有关儿童保健的知识，如果你是该小儿的责任护士，请为该小儿列出你的工作任务。

任务描述

1. 为了了解小儿的健康情况，应该为其做体格测量。
2. 为了预防臀红，应该教会家长为其更换尿布。
3. 为了小儿皮肤清洁，应该教会家长掌握沐浴技术。
4. 为了小儿保暖，应该教会家长包裹技术。
5. 为了小儿的健康成长，学会小儿抚触和喂养技术。

任务实施

任务一　测量小儿体格发育指标

【目的】

1. 评价小儿体格发育和营养状况，以及了解病情变化的重要指标。
2. 学会根据体重身长测量结果来评估小儿营养状态。

【准备】

1. 护士准备　衣帽整洁，七步洗手，剪短指甲。

2. 患者准备　理解配合。

3. 用物准备 婴儿磅秤、身高测量床、皮尺、尿布、清洁布、记录本。

4. 环境准备 安静，温湿度、光线适宜，屏风遮挡。

【实施】

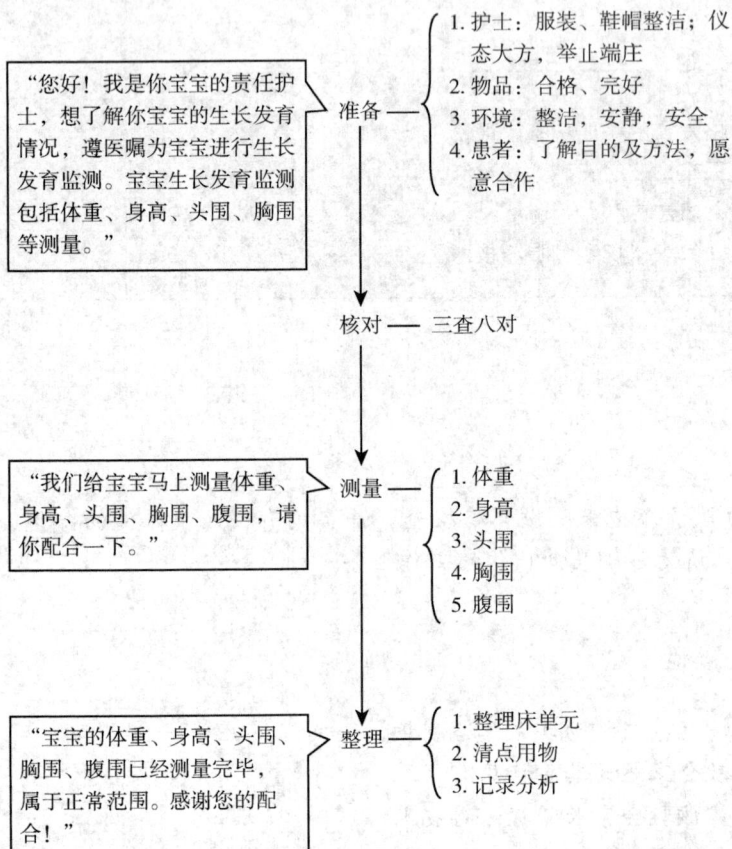

“您好！我是你宝宝的责任护士，想了解你宝宝的生长发育情况，遵医嘱为宝宝进行生长发育监测。宝宝生长发育监测包括体重、身高、头围、胸围等测量。”

准备——
1. 护士：服装、鞋帽整洁；仪态大方，举止端庄
2. 物品：合格、完好
3. 环境：整洁，安静，安全
4. 患者：了解目的及方法，愿意合作

↓

核对—— 三查八对

↓

“我们给宝宝马上测量体重、身高、头围、胸围、腹围，请你配合一下。”

测量——
1. 体重
2. 身高
3. 头围
4. 胸围
5. 腹围

↓

“宝宝的体重、身高、头围、胸围、腹围已经测量完毕，属于正常范围。感谢您的配合！”

整理——
1. 整理床单元
2. 清点用物
3. 记录分析

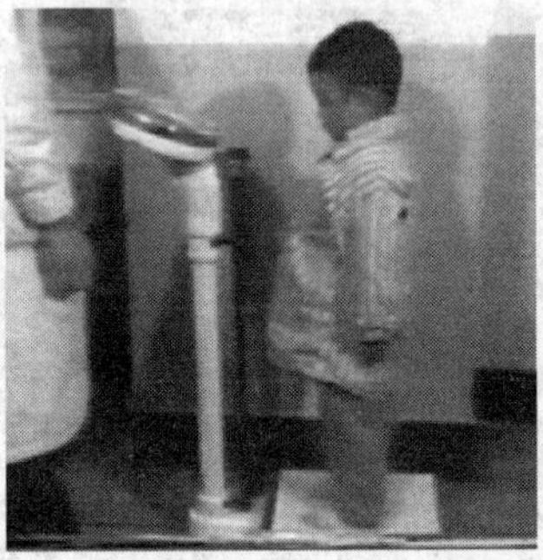

图2-6-1 测体重

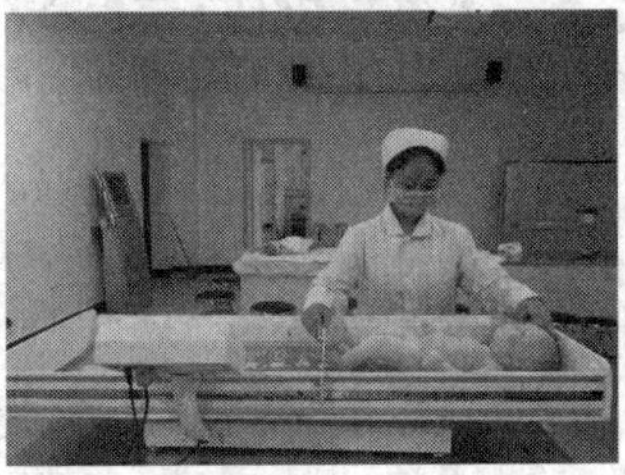

图2-6-2 测身高

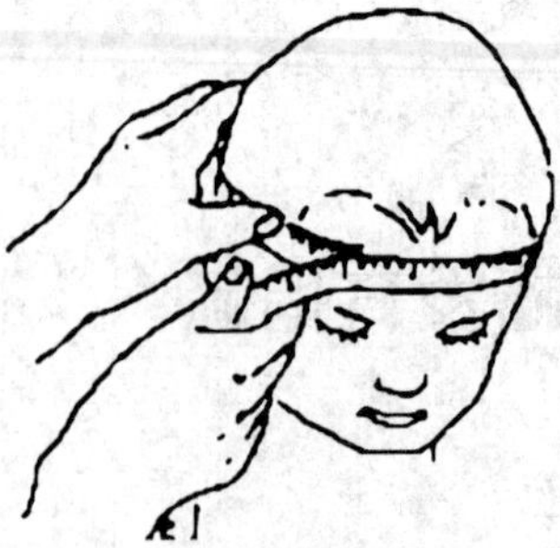

图2-6-3 测头围

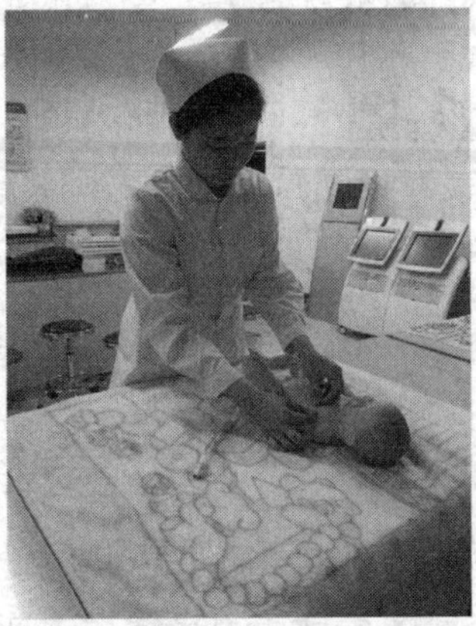

图2-6-4 测胸围

【评价】

操作项目	操作内容	标准分	得分
素质要求	1. 职业素养：具备本岗位护士应具有的知识、技能和素养	5	
	2. 礼仪规范：衣、帽、鞋整洁，仪表大方、举止端庄，态度和蔼，自然	5	
操作前准备	1. 护士：洗手，戴口罩	2	
	2. 环境：整洁、安静、明亮、温暖	2	
	3. 用物：①体重：婴儿磅秤或站立式磅秤；②身高：身高计，量板；③头围、胸围、腹围：卷尺	4	
	4. 患者：理解配合	2	
操作步骤	称体重 (1) 站立式磅秤：协助患儿脱下外套及鞋子，站在秤上，当磅秤指标稳定时读数；再将患儿穿衣鞋。记录精确到50～100g (2) 婴儿磅秤：适当除去婴儿衣服及尿布，磅秤放平稳并垫上一次性治疗巾，再校零；将婴儿轻轻放在磅秤上，当磅秤的指针稳定时读数；给婴儿穿衣，包尿布。记录精确到10g	20	
	测量身高 (1) 身高计：协助小儿脱下衣帽鞋，背靠身高计立柱，抬头挺胸收腹，使脚跟、臀部及肩胛同时接触立柱，移动身高计顶板与小儿头部接触，读数。记录到0.1cm (2) 量板：小儿脱下衣帽鞋，仰卧于量板，助手将小儿扶正，头顶接触头板，测量者一手按直小儿膝部，使两下肢伸直贴底板，一手移动足板使其紧贴小儿两足底并与底板垂直，读数。记录到0.1cm	20	
	测量头围：以卷尺经眉弓上方、枕后结节绕头一周的长度。记录到0.1cm 测量胸围：以卷尺沿乳头下缘水平，经两侧肩胛骨下缘绕胸一周的长度。记录到0.1cm	10	
	测量腹围 (1) 协助患儿平躺，拉起衣服至剑突处，露出腹部 (2) 用卷尺从患儿腰背部绕至脐上，测量腹部最高点。如为小婴儿，通过剑突与脐的中点绕腹一周的长度。记录到0.1cm	20	
评价	操作方法：程序正确，动作规范，操作熟练	3	
	操作效果：家属配合，测量结果准确，观察记录及时	4	
	护患沟通：解释合理、有效，体现人文关怀，有爱心、同情心和耐心	3	
总分		100	

任务二　更换尿布技术

【目的】

保持臀部皮肤清洁、干燥、舒适，预防尿布皮炎发生或使原有尿布皮炎逐步痊愈。

【准备】

1. 护士准备　衣帽整洁，七步洗手，剪短指甲。

2. 患者准备 理解配合。

3. 用物准备 长方形尿布，盆内盛温水，尿布桶、小方巾、鞣酸软膏。

4. 环境准备 安静，温湿度、光线适宜，屏风遮挡。

【实施】

“您好！请问你的宝宝叫什么名字？” “×××。” “我能看一下宝宝的胸牌和腕牌吗？” “当然可以。” “×室×床×家长，你好，我是你宝宝的责任护士小李。”

准备 —
1. 护士：服装、鞋帽整洁；仪态大方，举止端庄
2. 物品：合格、完好
3. 环境：整洁，安静，安全
4. 患者：了解目的及方法，愿意合作

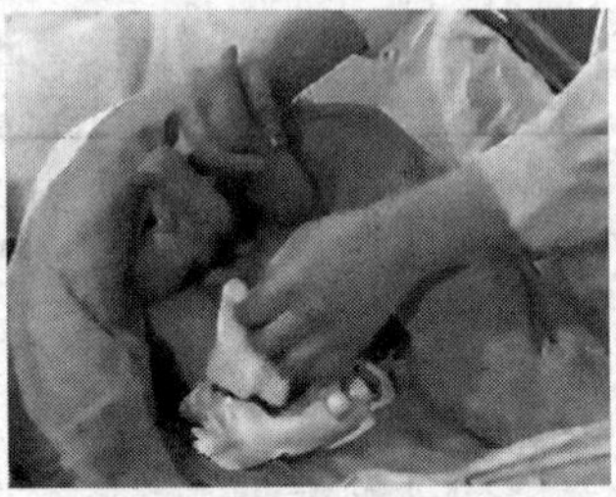

图2-6-5 取湿尿布

“由于你的宝宝排便了，及时更换可以防止红臀，现为你的宝宝更换尿布。”

核对 — 三查八对

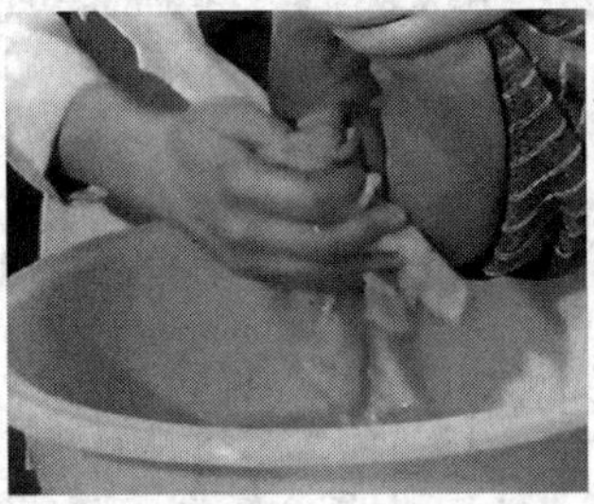

图2-6-6 擦洗

充满爱心地看着宝宝并对宝宝说：“宝宝拉干净了吗？我们来换尿布。”

操作过程 —
1. 取湿尿布：尿布的污湿布部分卷在里面，取出放进尿布桶
2. 清洁臀部：清洗会阴及臀部；自上而下，自内而外；柔湿巾擦干净
3. 换干尿布：抓住婴儿的两脚并抬起，使臀部抬高，将折好的尿布垫好
4. 固定尿布：将准备的松紧带套圈套在婴儿的腰部，将尿布的前后两端固定

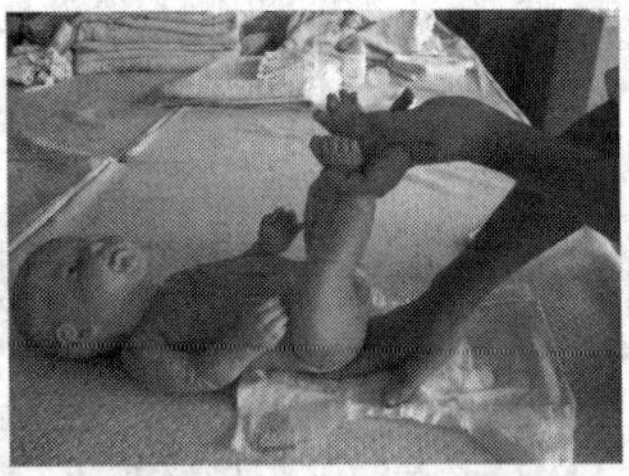

图2-6-7 更换干净尿布

“换完尿布，宝宝变干净了，很舒服吧。”

整理 —
1. 拉平衣服，盖好被褥
2. 整理床单位及用物
3. 洗手，记录小便性状

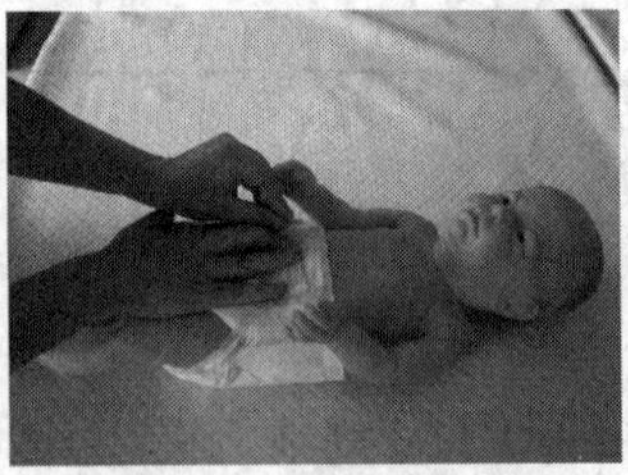

图2-6-8 固定尿布

【评价】

操作项目		操作内容	标准分	得分
素质要求		1. 职业素养：具备本岗位护士应具有的知识、技能和素养	5	
		2. 礼仪规范：衣、帽、鞋整洁，仪表大方、举止端庄，态度和蔼，自然	5	
操作前准备		1. 护士：洗手，戴口罩	2	
		2. 环境：整洁、安静、明亮、温暖	2	
		3. 用物：尿布、松紧带、爽身粉、必要时备温水等	4	
		4. 患者：理解配合	2	
操作步骤	（1）准备尿布	将尿布折合成合适的长条形，宽度及厚度以能兜住尿液而又能使小儿的两腿舒适活动为宜	10	
	（2）取湿尿布	拉开婴儿的盖被，解开污湿的尿布，轻提婴儿两脚，抬直臀部，取下湿尿布，将污湿的尿布的污湿面卷在里面	10	
	（3）清洁臀部	护士一手提起患儿的两脚，露出臀部，另一手用洁净的布擦净会阴及臀部，也可以用温水清洗臀部，擦干、涂爽身粉	10	
	（4）换干尿布	抓住婴儿的两脚并抬起，使臀部抬高，将折好的尿布垫好	10	
	（5）固定	将准备的松紧带套圈套在婴儿的腰部，将尿布的前后两端固定	10	
	（6）整理	拉平婴儿衣服，盖好被子，将换下的湿尿布清洗	10	
	（7）洗手	整理物品后洗手	5	
	（8）记录	记录换尿布的时间	5	
评价		1. 操作方法：程序正确，动作规范，操作熟练	3	
		2. 操作效果：家属配合，观察记录及时	4	
		3. 护患沟通：解释合理、有效，体现人文关怀，有爱心、同情心和耐心	3	
总分			100	

任务三　新生儿沐浴技术

【目的】

1. 清洁皮肤，预防感染。
2. 促进新陈代谢、促进食欲和睡眠，有利于新生儿生长发育
3. 观察及了解新生儿全身情况，及时发现疾病及早治疗

【准备】

1. 护士准备　衣帽整洁，七步洗手，剪短指甲。

2. 患者准备　理解配合。

3. 用物准备　长方形尿布，盆内盛温水，尿布桶、小方巾、鞣酸软膏。

4. 环境准备　安静，温湿度、光线适宜，屏风遮挡。

【实施】

“您好！请问你的宝宝叫什么名字？”“×××。”“我能看一下宝宝的胸牌和腕牌吗？”“当然可以。”“×室×床×家长，你好，我是你宝宝的责任护士小李。”

准备 —
1. 护士：服装、鞋帽整洁；仪态大方，举止端庄
2. 物品：合格、完好
3. 环境：整洁，安静，安全
4. 患者：了解目的及方法，愿意合作

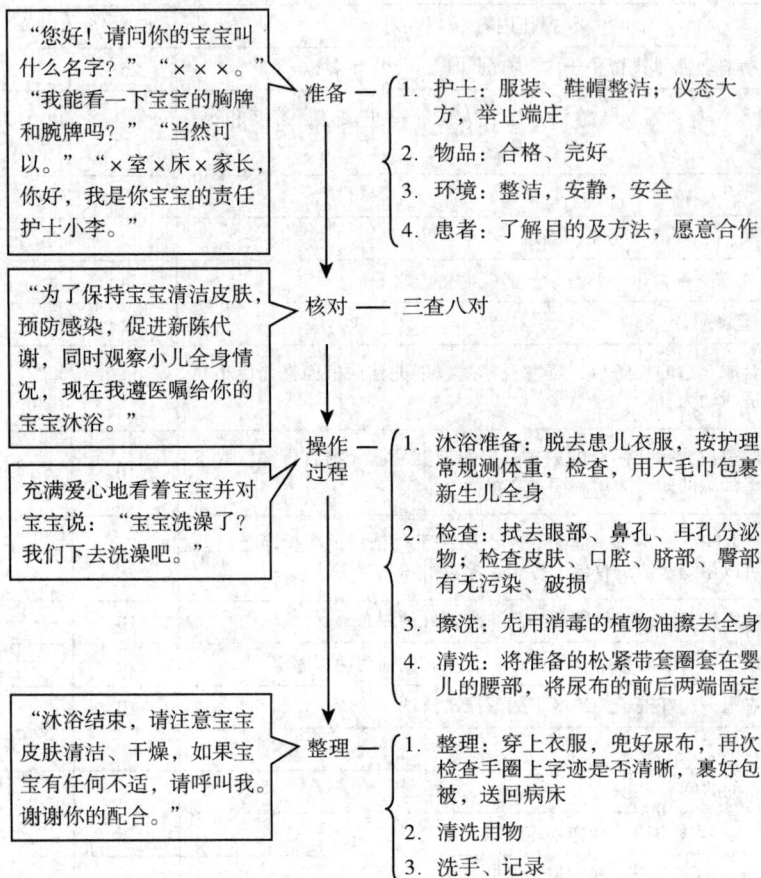

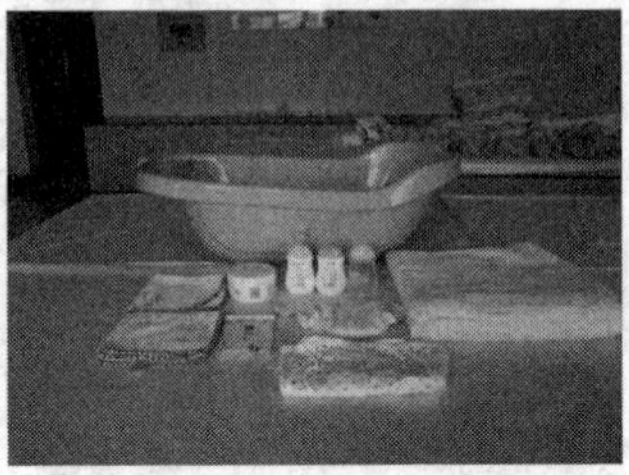
图2-6-9 沐浴前准备

“为了保持宝宝清洁皮肤，预防感染，促进新陈代谢，同时观察小儿全身情况，现在我遵医嘱给你的宝宝沐浴。”

核对 — 三查八对

充满爱心地看着宝宝并对宝宝说：“宝宝洗澡了？我们下去洗澡吧。”

操作过程 —
1. 沐浴准备：脱去患儿衣服，按护理常规测体重，检查，用大毛巾包裹新生儿全身
2. 检查：拭去眼部、鼻孔、耳孔分泌物；检查皮肤、口腔、脐部、臀部有无污染、破损
3. 擦洗：先用消毒的植物油擦去全身
4. 清洗：将准备的松紧带套圈套在婴儿的腰部，将尿布的前后两端固定

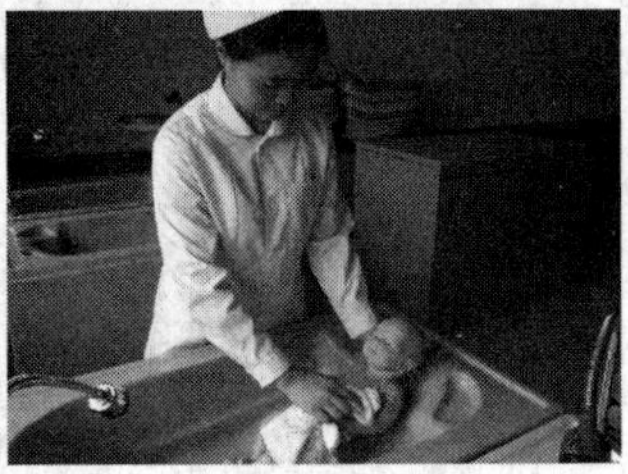
图2-6-10 沐浴

“沐浴结束，请注意宝宝皮肤清洁、干燥，如果宝宝有任何不适，请呼叫我。谢谢你的配合。”

整理 —
1. 整理：穿上衣服，兜好尿布，再次检查手圈上字迹是否清晰，裹好包被，送回病床
2. 清洗用物
3. 洗手、记录

【评价】

操作项目		操作内容	标准分	得分
素质要求	仪表	着装规范	3	
	行为	大方、得体	4	
	言谈	语言规范、态度温和	3	
操作前准备	小儿	评估患儿全身与四肢活动及皮肤完整性、有无感染	2	
		评估喂奶时间	2	
	环境	病室安静、整洁，温湿度适宜	2	
	护士	衣着整洁、指甲修剪并洗手，戴口罩，去手表等佩戴物	2	
	用物	备齐用物	1	
		摆放合理	1	

续表

操作项目		操作内容	标准分	得分
操作过程	核对解释	核对小儿	3	
		告知家长操作目的	2	
	沐浴前	抱婴儿于沐浴台上，解开衣物、尿裤，再次核对手圈、胸牌，称体重	10	
	沐浴	以手腕内侧试水温，擦洗头部。洗头时用左手拇指和中指将新生儿双耳廓折向前方盖往外耳道，清水清洗脸部（顺序）	10	
		清洗全身（注意顺序）	15	
	沐浴后	擦干全身。颈下、腋下、腹股沟、腘窝擦爽身粉，臀部擦软膏，兜尿布	10	
		正确处理脐部，协助患儿穿上衣服	5	
	小儿	检查手圈、胸牌，核对母亲姓名、床号等。将新生儿送回病房	5	
	用物	整理用物，医疗垃圾与生活垃圾分类处理	2	
	护士	洗手、记录并签名	3	
评价		1. 操作方法：程序正确，动作规范，操作熟练	3	
		2. 操作效果：家属配合，观察记录及时	4	
		3. 护患沟通：解释合理、有效，体现人文关怀，有爱心、同情心和耐心	3	
总得分			100	

任务四 新生儿抚触技术

【目的】

1. 能有助于增加新生儿体重，改变睡眠节律，提高应激能力。
2. 促进新生儿神经系统的发育，有益于新生儿的生长发育。
3. 提高母亲的良性反馈，促进母乳增加，有助于母乳喂养。
4. 增强新生儿机体的免疫力，有助于疾病康复。

【准备】

1. 护士准备 衣帽整洁，七步洗手，剪短指甲。
2. 患者准备 理解配合。
3. 用物准备 毛毯、婴儿润肤油。
4. 环境准备 安静，温湿度、光线适宜，屏风遮挡。

【实施】

"您好！请问你的宝宝叫什么名字？""×××。""我能看一下宝宝的胸牌和腕牌吗？""当然可以。""×室×床×家长，你好，我是你宝宝的责任护士小李。"

准备 —
1. 护士：服装、鞋帽整洁；仪态大方，举止端庄
2. 物品：合格、完好
3. 环境：整洁，安静，安全
4. 患者：了解目的及方法，愿意合作

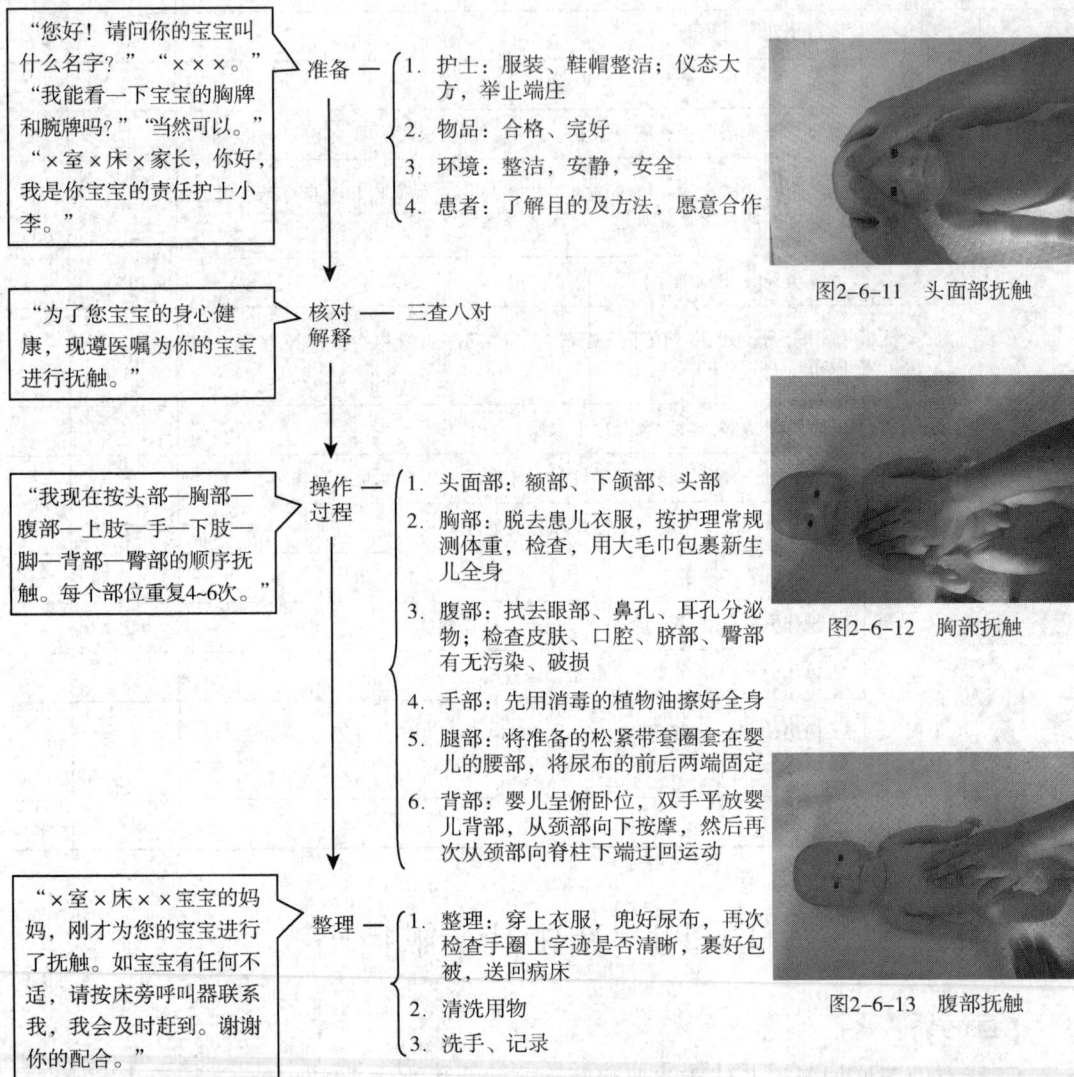

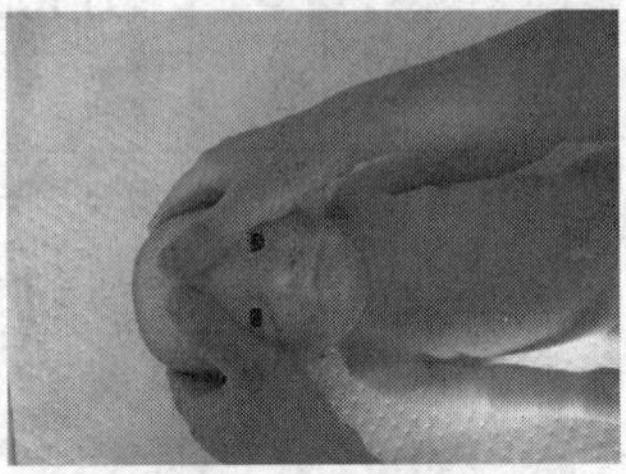

图2-6-11　头面部抚触

"为了您宝宝的身心健康，现遵医嘱为你的宝宝进行抚触。"

核对解释 — 三查八对

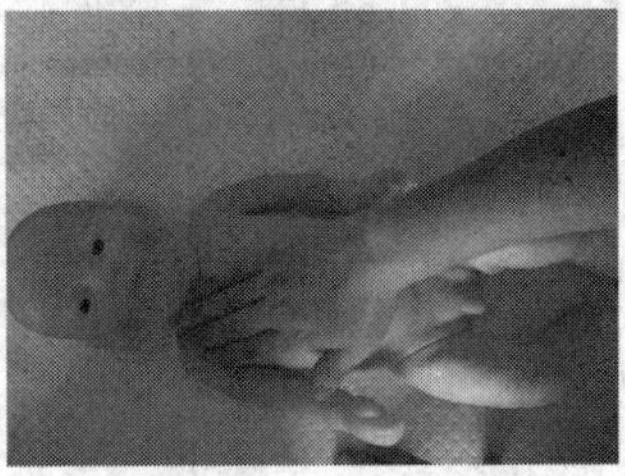

图2-6-12　胸部抚触

"我现在按头部—胸部—腹部—上肢—手—下肢—脚—背部—臀部的顺序抚触。每个部位重复4~6次。"

操作过程 —
1. 头面部：额部、下颌部、头部
2. 胸部：脱去患儿衣服，按护理常规测体重，检查，用大毛巾包裹新生儿全身
3. 腹部：拭去眼部、鼻孔、耳孔分泌物；检查皮肤、口腔、脐部、臀部有无污染、破损
4. 手部：先用消毒的植物油擦好全身
5. 腿部：将准备的松紧带套圈套在婴儿的腰部，将尿布的前后两端固定
6. 背部：婴儿呈俯卧位，双手平放婴儿背部，从颈部向下按摩，然后再次从颈部向脊柱下端迂回运动

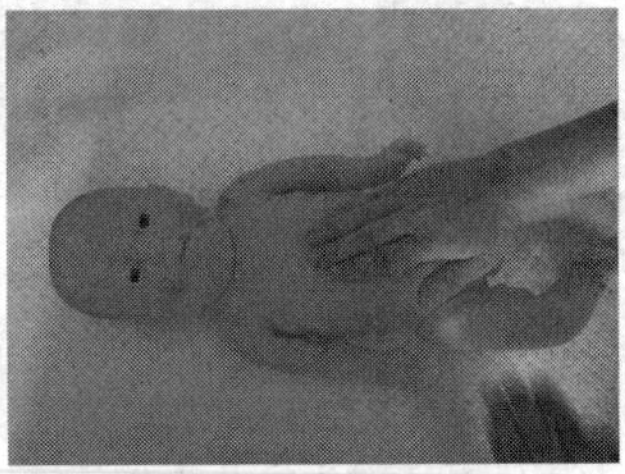

图2-6-13　腹部抚触

"×室×床××宝宝的妈妈，刚才为您的宝宝进行了抚触。如宝宝有任何不适，请按床旁呼叫器联系我，我会及时赶到。谢谢你的配合。"

整理 —
1. 整理：穿上衣服，兜好尿布，再次检查手圈上字迹是否清晰，裹好包被，送回病床
2. 清洗用物
3. 洗手、记录

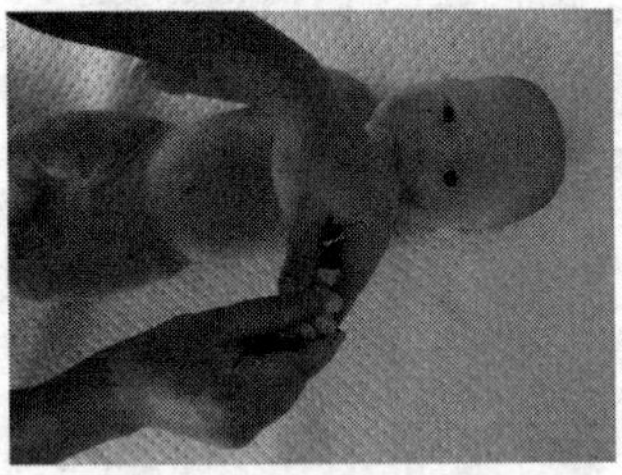

图2-6-14　手部抚触

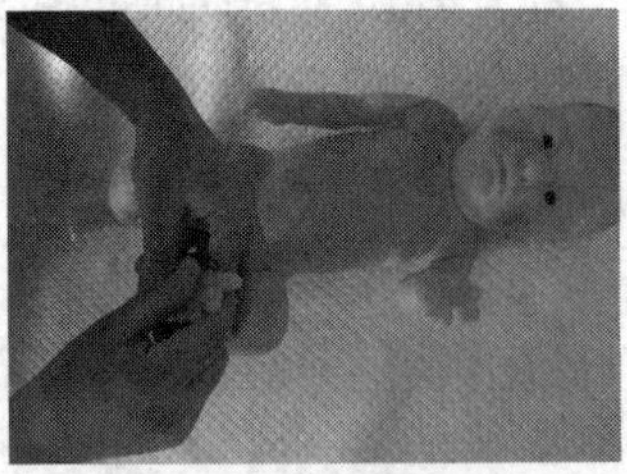

图2-6-15　足部抚触

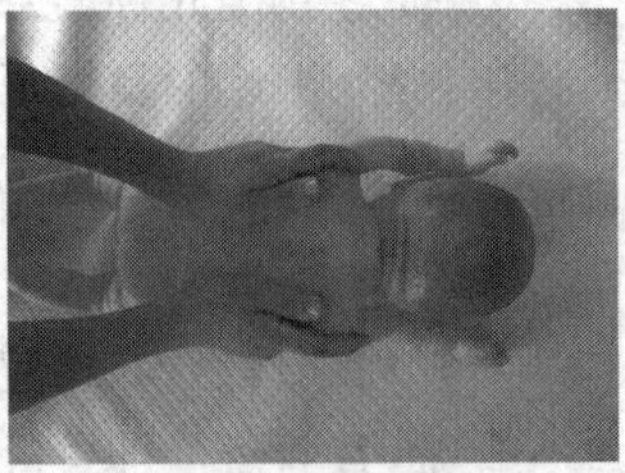

图2-6-16　背部抚触

【评价】

操作项目	操作内容	标准分	得分
素质要求	1. 职业素养：具备本岗位护士应具有的知识、技能和素养	5	
	2. 礼仪规范：衣、帽、鞋整洁，仪表大方、举止端庄，态度和蔼，自然	5	
操作前准备	1. 用物准备：柔软毛巾被，尿片，柔湿巾，衣物，润肤油等	4	
	2. 婴儿准备：不易太饱或太饿，最好在餐后半小时进行	2	
	3. 环境准备：温暖安静，舒缓音乐	2	
	4. 自身准备：洗净双手，取下首饰；取适量婴儿油，将手搓热	2	
操作步骤	按摩步骤——可以打乱抚触顺序，也可选其中几节进行抚触 第一步：头面部（舒缓面部紧绷）——永远的微笑 （1）从前额中心用双手拇指往外推压；（2）从下颌中心用双手拇指往两侧上方推压，划出微笑状；（3）从前额发际抚向脑后，两中指耳后按压片刻	10	
	第二步：胸部（顺畅呼吸循环）——交叉循环 双手放在两侧肋缘，右手向上滑向对侧肩膀，复原；左手以同样的方法进行，在胸部划成一个大的交叉	10	
	第三步：腹部（有助于肠胃活动） 按顺时针方向按摩腹部，但是在脐痂未脱落前不要按摩该区域 I：用右手在婴儿的左腹由上往下划一个英文字母“I” L：再依操作者的方向由左至右划一个倒写的“L” U：最后由左至右划一个倒写的“U”	15	
	第四步：手部（增加灵活反应）——挤挤捏捏反反复复 （1）用一只手捏住一只婴儿胳膊，从上臂到手腕轻轻挤捏；（2）双手夹住小手臂，上下搓滚；（3）在确保手部不受伤的前提下，用拇指从手掌心按摩至手指	10	
	第五步：腿部（增加运动协调功能） （1）从一侧大腿至踝部轻轻挤捏；（2）接下来双手夹住婴儿的小腿，上下搓滚；（3）在确保脚踝不受伤害的前提下，用拇指从脚后跟按摩至脚趾	10	
	第六步：背部（舒缓背部肌肉） 婴儿呈俯卧位，双手平放婴儿背部，从颈部向下按摩，然后再次从颈部向脊柱下端迂回运动	10	
评价	1. 操作方法：程序正确，动作规范，操作熟练	3	
	2. 操作效果：家属配合，观察记录及时	4	
	3. 护患沟通：解释合理、有效，体现人文关怀，有爱心、同情心和耐心	3	
总分		100	

任务五　新生儿奶瓶喂奶技术

【目的】

具有吸吮、吞咽能力的婴幼儿摄取营养。

【准备】

1. 护士准备　衣帽整洁，七步洗手，剪短指甲。

2. 患者准备　理解配合。

3. 用物准备　面巾纸数块，温热的牛奶适量，无菌奶瓶、奶嘴各 1 个，新生儿姓名奶条 1 个，尿裤（备用）1 块，手消毒液 1 瓶。

4. 环境准备　安静，温湿度、光线适宜，屏风遮挡。

【实施】

“您好！请问你的宝宝叫什么名字？”“×××。”“我能看一下宝宝的胸牌和腕牌吗？”“当然可以。”“×室×床×家长，你好，我是你宝宝的责任护士小李。”

准备 —
1. 护士：服装、鞋帽整洁；仪态大方，举止端庄
2. 物品：合格、完好
3. 环境：整洁，安静，安全
4. 患者：了解目的及方法，愿意合作

↓

“由于你的宝宝腹泻，遵医嘱为你的宝宝进行奶粉乳瓶喂养。”

核对解释 —— 三查八对

↓

充满爱心地看着宝宝并对宝宝说：“宝宝现在吃的乳汁是香香的奶粉喔。”

操作过程 —
1. 抱起患儿：用毛毯裹好患儿，斜抱患儿
2. 围巾：用饭巾围在患儿颈部
3. 测奶温：滴1~2滴乳液于手腕内侧试温
4. 喂乳：右手将乳瓶倒装，乳头内充满乳液，喂乳

↓

“宝宝好棒喔！”拍背，右侧卧位，防止溢乳，记录喂乳情况。

整理 —
1. 擦拭口角
2. 拍背、喂奶后体位
3. 整理用物、记录

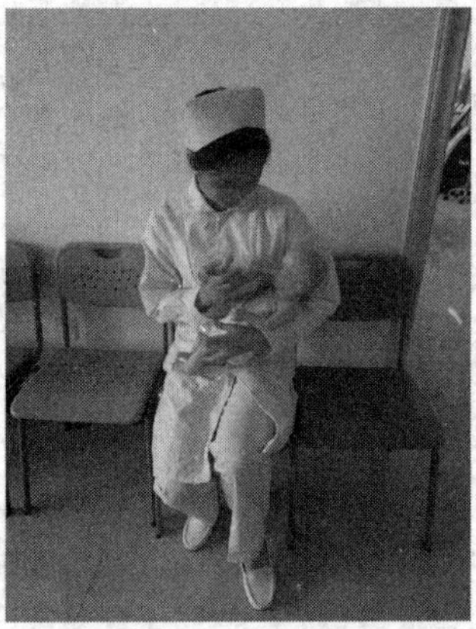

图2-6-17　喂奶

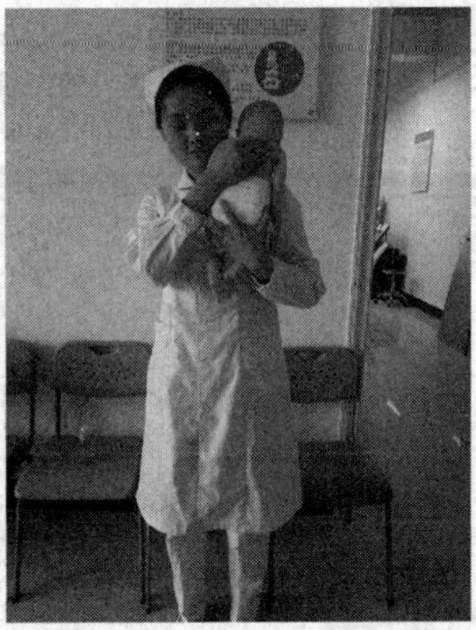

图2-6-18　喂奶后体位

【评价】

操作项目	操作内容	标准分	得分
素质要求	1. 职业素养：具备本岗位护士应具有的知识、技能和素养	5	
	2. 礼仪规范：衣、帽、鞋整洁，仪表大方、举止端庄，态度和蔼，自然	5	
操作前准备	1. 护士：洗手，戴口罩	2	
	2. 环境：整洁、安静、明亮、温暖	2	
	3. 用物：面巾纸数块，温热的牛奶适量，无菌奶瓶、奶嘴各1个，新生儿姓名奶条1个，尿裤（备用）1块，手消毒液1瓶	4	
	4. 患者：理解配合	2	
操作步骤	1. 备齐用物至新生儿床旁，核对床号、床头卡和腕带信息，观察患儿一般情况（一处不符合要求扣1分）	5	
	2. 检查新生儿尿布，必要时予以更换（一处不符合要求扣1分）	5	
	3. 洗手（一处不符合要求扣1分）	2	
	4. 检查牛奶温度，并注意奶孔大小（一处不符合要求扣1分）	3	
	5. 核对新生儿姓名，床号与奶瓶的奶条是否吻合（一处不符合要求扣1分）	5	
	6. 将面巾纸垫在新生儿颈部（一处不符合要求扣1分）	2	
	7. 将新生儿抱起，注意保暖，以手臂环抱新生儿头部并用身体支持新生儿（一处不符合要求扣1分）	5	
	8. 利用觅乳反射，使新生儿张嘴，倾斜奶瓶使牛奶充满整个奶嘴，再放在新生儿舌上，即开始喂食（一处不符合要求扣2分）	10	
	9. 喂食中可轻轻移动奶瓶，以刺激吸吮（一处不符合要求扣1分）	3	
	10. 若新生儿停止吸吮，则予以轻拍背后再喂，或在喂奶约10min及喂食完毕后各拍背1次以驱尽胃内空气（一处不符合要求扣2分）	10	
	11. 随时用面巾擦拭新生儿嘴边溢出的奶。喂食中随时观察新生儿的呼吸、面色、有无呛咳等异常情况（一处不符合要求扣2分）	5	
	12. 将新生儿放回小床，取新生儿舒适的体位（将头侧向一边，避免溢奶后窒息）（一处不符合要求扣2分）	5	
	13. 整理用物，洗手（一处不符合要求扣1分）	5	
	14. 记录新生儿吃奶的情况，有无大小便及其他异常情况（一处不符合要求扣1分）	5	
评价	1. 操作方法：程序正确，动作规范，操作熟练	3	
	2. 操作效果：家属配合，观察记录及时	4	
	3. 护患沟通：解释合理、有效，体现人文关怀，有爱心、同情心和耐心	3	
合计		100	

任务六　婴儿包裹技术

【目的】

使婴儿有足够的温暖和安全感，减少因刺激、摇动带来的不适。

【准备】

1. 护士准备　衣帽整洁，七步洗手，剪短指甲。

2. 患者准备　理解配合。

3. 用物准备　毯子（薄被子或婴儿专用包被均可），绳带子。

4. 环境准备　安静，温湿度、光线适宜，屏风遮挡。

【实施】

“您好！请问你的宝宝叫什么名字？”“×××。”“我能看一下宝宝的胸牌和腕牌吗？”“当然可以。”“×室×床×家长，你好，我是你宝宝的责任护士小李。”

准备 —
1. 护士：服装、鞋帽整洁；仪态大方，举止端庄
2. 物品：合格、完好
3. 环境：整洁，安静，安全
4. 患者：了解目的及方法，愿意合作

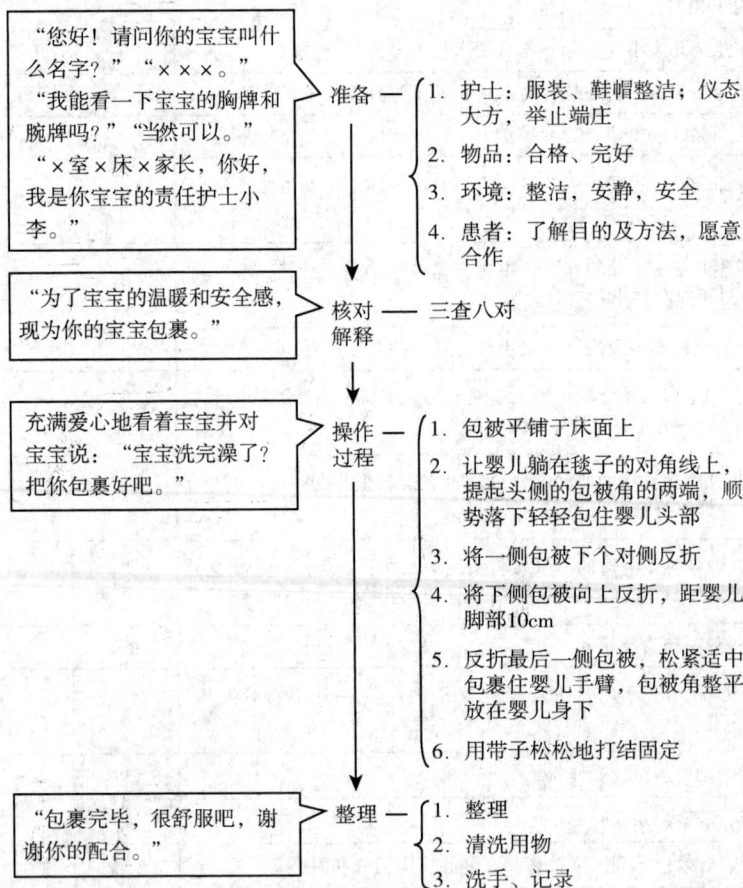

↓

“为了宝宝的温暖和安全感，现为你的宝宝包裹。”

核对解释 — 三查八对

↓

充满爱心地看着宝宝并对宝宝说：“宝宝洗完澡了？把你包裹好吧。”

操作过程 —
1. 包被平铺于床面上
2. 让婴儿躺在毯子的对角线上，提起头侧的包被角的两端，顺势落下轻轻包住婴儿头部
3. 将一侧包被下个对侧反折
4. 将下侧包被向上反折，距婴儿脚部10cm
5. 反折最后一侧包被，松紧适中包裹住婴儿手臂，包被角整平放在婴儿身下
6. 用带子松松地打结固定

↓

“包裹完毕，很舒服吧，谢谢你的配合。”

整理 —
1. 整理
2. 清洗用物
3. 洗手、记录

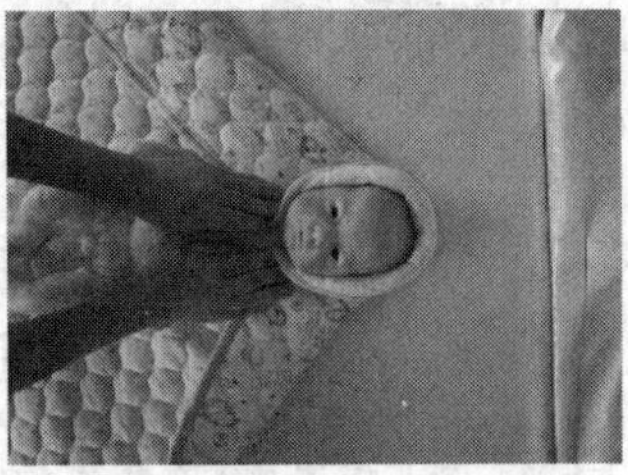

图2-6-19　包住婴儿头部

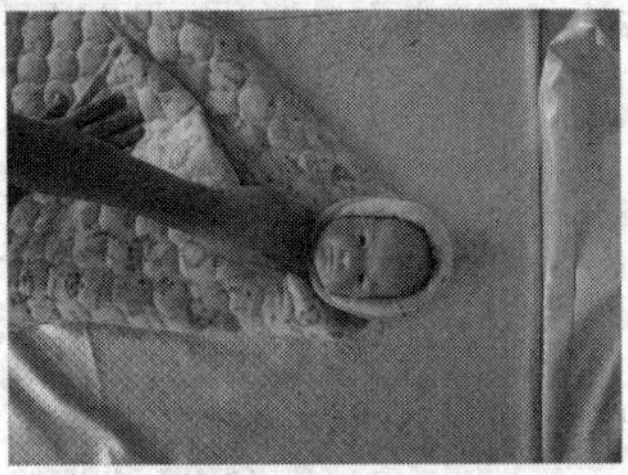

图2-6-20　反折

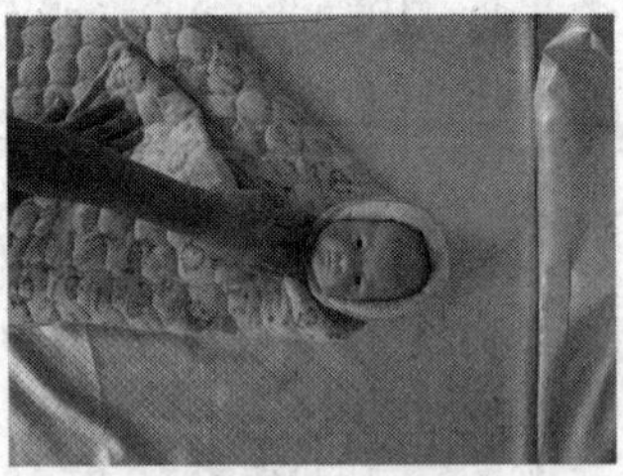

图2-2-21　向上反折

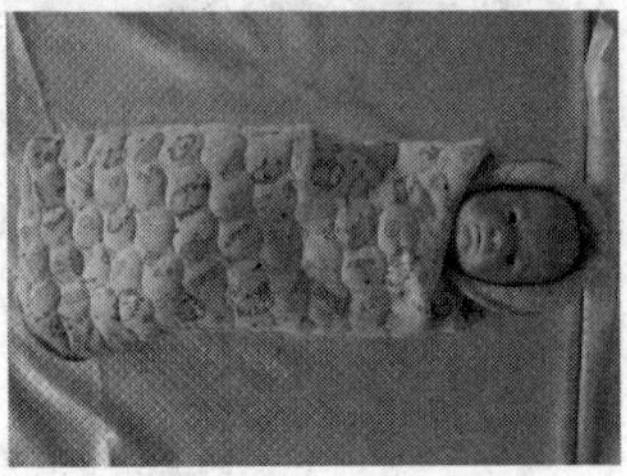

图2-2-22　包裹完毕

【评价】

操作项目	操作内容	标准分	得分
素质要求	1. 职业素养：具备本岗位护士应具有的知识、技能和素养	5	
	2. 礼仪规范：衣、帽、鞋整洁，仪表大方、举止端庄，态度和蔼，自然	5	
操作前准备	1. 护士：洗手，戴口罩	2	
	2. 环境：整洁、安静、明亮、温暖	2	
	3. 用物：备齐用物、摆放合理	4	
	4. 患者：理解配合	2	
操作步骤	1. 关好门窗、调节室温	5	
	2. 毯子平铺，放置小儿体位合适	5	
	3. 整理小儿衣物	5	
	4. 包裹步骤正确	5	
	5. 包裹方法正确	5	
	6. 折叠长度适宜	5	
	7. 松紧适宜	5	
	8. 美观整齐	10	
	9. 动作轻重适宜，有条不紊，注意保护婴儿	5	
	10. 操作手法轻柔熟练	5	
	11. 置患儿舒适体位	5	
	12. 整理包被	5	
	13. 洗手、记录并签名	5	
评价	1. 操作方法：程序正确，动作规范，操作熟练	3	
	2. 操作效果：家属配合，观察记录及时	4	
	3. 护患沟通：解释合理、有效，体现人文关怀，有爱心、同情心和耐心	3	
合计		100	

项目二 儿科协助诊断技术

要点导航

能正确实施颈外静脉、股静脉穿刺采血法。

任务导入

患儿，男，8 个月，因腹泻呕吐 2 天入院，查体：T 38.5℃，P 140 次/分，R 42 次/分，BP 50/35mmHg，体重 8Kg。请思考如果你是该小儿的责任护士，为了明确检查，你应该做什么。

任务描述

1. 为了明确小儿的检查，可以做大便检查（常见基护技术）。
2. 为了抽血检查，学会颈外静脉、股静脉采血技术。

任务实施

任务一 小儿颈外静脉穿刺采血技术

【目的】

1. 评价小儿体格发育和营养状况，以及了解病情变化的重要指标。
2. 学会根据体重身长测量结果来评估小儿营养状态。

【准备】

1. 护士准备 衣帽整洁，七步洗手，剪短指甲。

2. 患者准备 理解配合。

3. 用物准备 治疗盘内放置：碘状、无菌棉签、采血试管、化验单、5ml 注射器 1～2 个、棉垫 1 块。

4. 环境准备 安静，温湿度、光线适宜，屏风遮挡。

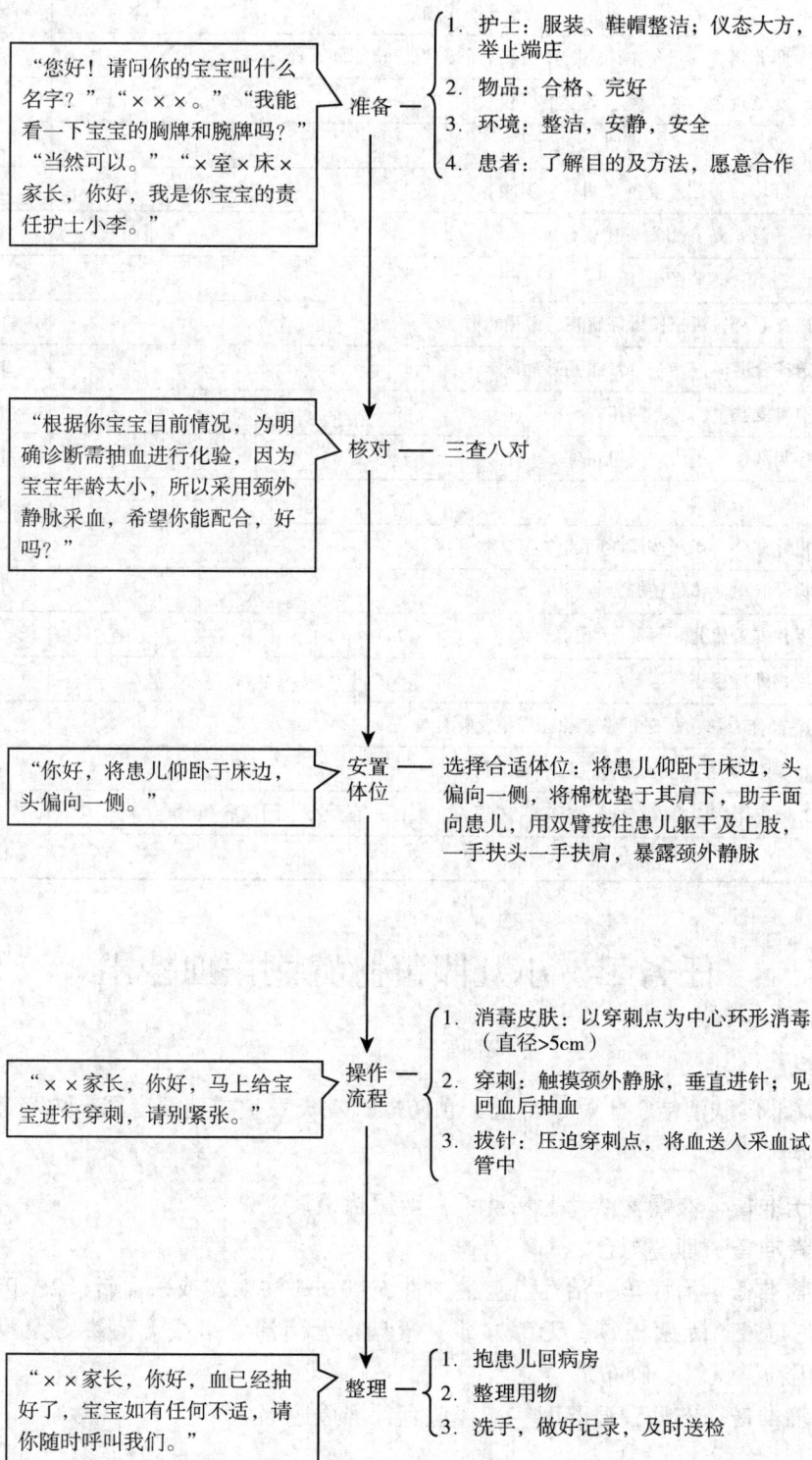

【实施】

准备

“您好！请问你的宝宝叫什么名字？”“×××。”“我能看一下宝宝的胸牌和腕牌吗？”“当然可以。”“×室×床×家长，你好，我是你宝宝的责任护士小李。”

1. 护士：服装、鞋帽整洁；仪态大方，举止端庄
2. 物品：合格、完好
3. 环境：整洁，安静，安全
4. 患者：了解目的及方法，愿意合作

核对

“根据你宝宝目前情况，为明确诊断需抽血进行化验，因为宝宝年龄太小，所以采用颈外静脉采血，希望你能配合，好吗？”

三查八对

安置体位

“你好，将患儿仰卧于床边，头偏向一侧。”

选择合适体位：将患儿仰卧于床边，头偏向一侧，将棉枕垫于其肩下，助手面向患儿，用双臂按住患儿躯干及上肢，一手扶头一手扶肩，暴露颈外静脉

操作流程

“××家长，你好，马上给宝宝进行穿刺，请别紧张。”

1. 消毒皮肤：以穿刺点为中心环形消毒（直径>5cm）
2. 穿刺：触摸颈外静脉，垂直进针；见回血后抽血
3. 拔针：压迫穿刺点，将血送入采血试管中

整理

“××家长，你好，血已经抽好了，宝宝如有任何不适，请你随时呼叫我们。”

1. 抱患儿回病房
2. 整理用物
3. 洗手，做好记录，及时送检

【评价】

操作项目	操作内容	标准分	得分
素质要求	1. 职业素养：具备本岗位护士应具有的知识、技能和素养	5	
	2. 礼仪规范：衣、帽、鞋整洁，仪表大方、举止端庄，态度和蔼，自然	5	
操作前准备	1. 护士：洗手，戴口罩	2	
	2. 环境：整洁、安静、明亮、温暖	2	
	3. 用物：备齐用物、摆放合理	4	
	4. 患者：理解配合	2	
操作步骤	三查七对，对家长做好解释，争取合作	10	
	选择合适体位，充分暴露颈外静脉	10	
	消毒皮肤范围、方法正确	5	
	穿刺部位、手法、时机正确	10	
	采血方法正确	5	
	拔针方法，局部按压时间、方法正确	10	
	拔针后患儿体位正确	10	
	妥善安置患儿	5	
	用物处理妥当	5	
评价	1. 操作方法：程序正确，动作规范，操作熟练	3	
	2. 操作效果：家属配合，观察记录及时	4	
	3. 护患沟通：解释合理、有效，体现人文关怀，有爱心、同情心和耐心	3	
总计		100	

任务二　小儿股静脉穿刺采血技术

【目的】

保持臀部皮肤清洁、干燥、舒适，预防尿布皮炎发生或使原有尿布皮炎逐步痊愈。

【准备】

1. 护士准备　衣帽整洁，七步洗手，剪短指甲。

2. 患者准备　理解配合。

3. 用物准备　治疗车、治疗盘、一次性5～10ml注射器或采血针、2%碘酊、75%乙醇、手消毒液、无菌棉签、无菌方纱、弯盘、无菌治疗巾或无菌垫、无菌棉球、输液或输血用物、试管、胶布。

4. 环境准备　安静，温湿度、光线适宜，屏风遮挡。

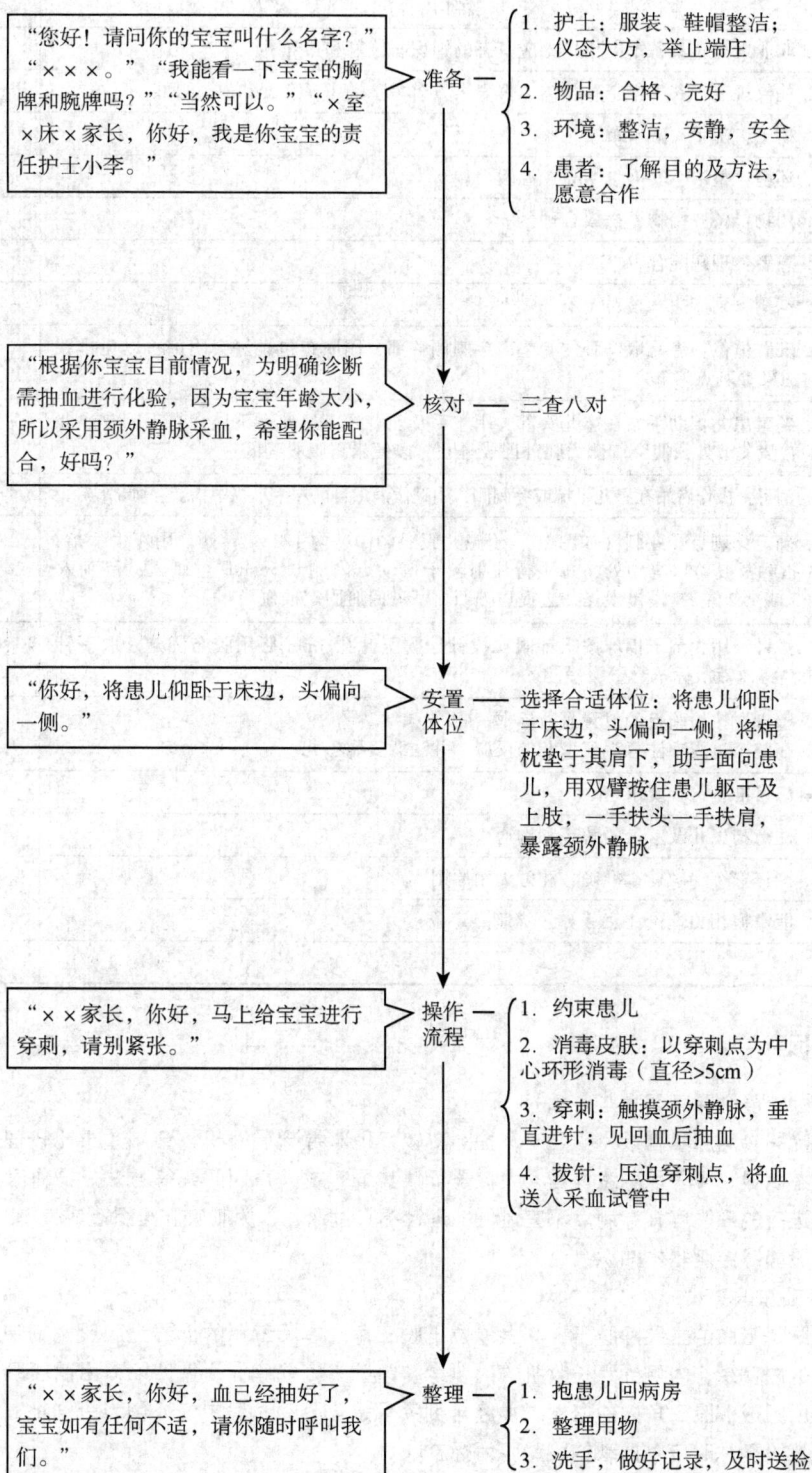

【实施】

“您好！请问你的宝宝叫什么名字？”“×××。”“我能看一下宝宝的胸牌和腕牌吗？”“当然可以。”“×室×床×家长，你好，我是你宝宝的责任护士小李。”

准备

1. 护士：服装、鞋帽整洁；仪态大方，举止端庄
2. 物品：合格、完好
3. 环境：整洁，安静，安全
4. 患者：了解目的及方法，愿意合作

“根据你宝宝目前情况，为明确诊断需抽血进行化验，因为宝宝年龄太小，所以采用颈外静脉采血，希望你能配合，好吗？”

核对——三查八对

“你好，将患儿仰卧于床边，头偏向一侧。”

安置体位——选择合适体位：将患儿仰卧于床边，头偏向一侧，将棉枕垫于其肩下，助手面向患儿，用双臂按住患儿躯干及上肢，一手扶头一手扶肩，暴露颈外静脉

“××家长，你好，马上给宝宝进行穿刺，请别紧张。”

操作流程

1. 约束患儿
2. 消毒皮肤：以穿刺点为中心环形消毒（直径>5cm）
3. 穿刺：触摸颈外静脉，垂直进针；见回血后抽血
4. 拔针：压迫穿刺点，将血送入采血试管中

“××家长，你好，血已经抽好了，宝宝如有任何不适，请你随时呼叫我们。”

整理

1. 抱患儿回病房
2. 整理用物
3. 洗手，做好记录，及时送检

【评价】

操作项目	操作内容	标准分	得分
素质要求	1. 职业素养：具备本岗位护士应具有的知识、技能和素养	5	
	2. 礼仪规范：衣、帽、鞋整洁，仪表大方、举止端庄，态度和蔼，自然	5	
操作前准备	1. 护士：洗手，戴口罩	2	
	2. 环境：整洁、安静、明亮、温暖	2	
	3. 用物：备齐用物、摆放合理	4	
	4. 患者：理解配合	2	
操作步骤	1. 携用物到床边，核对、解释	5	
	2. 安置体位：患儿取仰卧位，垫高穿刺侧臀部，用尿布包裹好会阴部，以免排尿时污染穿刺点	10	
	3. 约束患儿：助手站在患儿头部，用左手及前臂约束患儿左下肢，右手固定患儿的右膝关节处，使穿刺侧大腿外展成蛙状，以便暴露腹股沟区	10	
	4. 消毒：操作者站在患儿足端或穿刺侧，用碘伏消毒自己左手示指中指及穿刺部位	10	
	5. 确定穿刺点及穿刺（如图1）：于患儿腹股沟中、内1/3交界处，用左手示指、中指触及股动脉搏动处，右手持注射器于搏动点内侧0.5cm垂直刺入，待刺入1/3或1/2左右，慢慢上提，边提边抽回血，见回血固定抽血	20	
	6. 拔针：用无菌干棉球按压针眼，拔针，按压针孔5min后用胶布固定。取下针头，将血液沿标本管壁缓慢注入	10	
	7. 整理，按检验目的放置血液标本。 8. 在整个过程中注意观察患儿的反应，并注意安慰患儿	5	
评价	1. 患者准备符合要求	10	
	2. 注意与患儿及家长的解释和沟通		
	3. 操作熟练、敏捷、准确，注意无菌原则		
	4. 能掌握相关理论注意（如：穿刺点定位）		
总分		100	

知识拓展

一、颈外静脉穿刺有哪些要点

患儿啼哭，静脉暴露最为明显时，护士应较好地掌握穿刺时机，穿刺效果比较理想。如果患儿哭闹不明显，可采取刺激耳垂，大孩子可嘱其屏气或大声叫妈妈等方法。操作时严格掌握穿刺点和进针的深浅度，穿刺点不宜过低，进针不宜过深，以免刺破肺组织造成气胸。

二、股静脉穿刺基本知识

1. 基础知识

股静脉是下肢的主要静脉干，其上段位于股三角内。股三角的上界为腹股沟韧带，外侧界为缝匠肌的内侧缘，内侧界为长收肌的内侧缘，前壁为阔筋膜，后壁凹陷，由髂腰肌与耻骨肌及其筋膜所组成。股三角内的血管、神经排列关系是：股动脉居中，外侧为股神经，内侧为股静脉。寻找股静脉时应以搏动的股动脉为标志。

2. 适应证：急救时做加压输液、输血或采血标本，临床上最常用于婴幼儿静脉采血。

3. 相对禁忌证：下肢静脉血栓、出血倾向者。

项目三　儿科协助治疗技术

要点导航

1. 能成功实施小儿头皮静脉输液技术。
2. 能正确给小儿实施温箱保温、光照疗法。
3. 能成功实施小儿心肺复苏、评价复苏效果。

任务导入

王某之子，出生后5天，以“拒食、反应差1天，皮肤黄染并加重10小时”入院。如果你是该小儿的责任护士，请为该小儿列出协助治疗的工作任务。

任务描述

1. 如果给予患者输液，应该给予头皮静脉穿刺建立静脉通道。
2. 如果体温过低，可给予温箱治疗。
3. 如果胆红素过高，则应给患者实施光照疗法。
4. 如果心跳、呼吸停止，则应给予小儿心肺复苏术。

任务实施

任务一　头皮静脉穿刺技术

【目的】

补充营养，排除毒素，增加有效循环血量。纠正水和电解质紊乱，维持机体酸碱平衡。输入药物达到治疗疾病的目的。

【准备】

1. 护士准备　衣帽整洁，七步洗手，剪短指甲。

2. 患者准备　理解配合。

3. 用物准备　一次性输液器，液体，药物及输液卡；治疗盘内置：75%乙醇、无菌棉签、弯盘、胶布、头皮针；其他物品：剃须刀，纱布，小枕，必要时备沙袋或约束带。

4. 环境准备 安静，温湿度、光线适宜，屏风遮挡。

【实施】

“您好！请问你的宝宝叫什么名字？”“×××。”“我能看一下宝宝的胸牌和腕牌吗？”“当然可以。”“×室×床×家长，你好，我是你宝宝的责任护士小李。”

准备

1. 护士：服装、鞋帽整洁；仪态大方，举止端庄
2. 物品：合格、完好
3. 环境：整洁，安静，安全
4. 患者：了解目的及方法，愿意合作

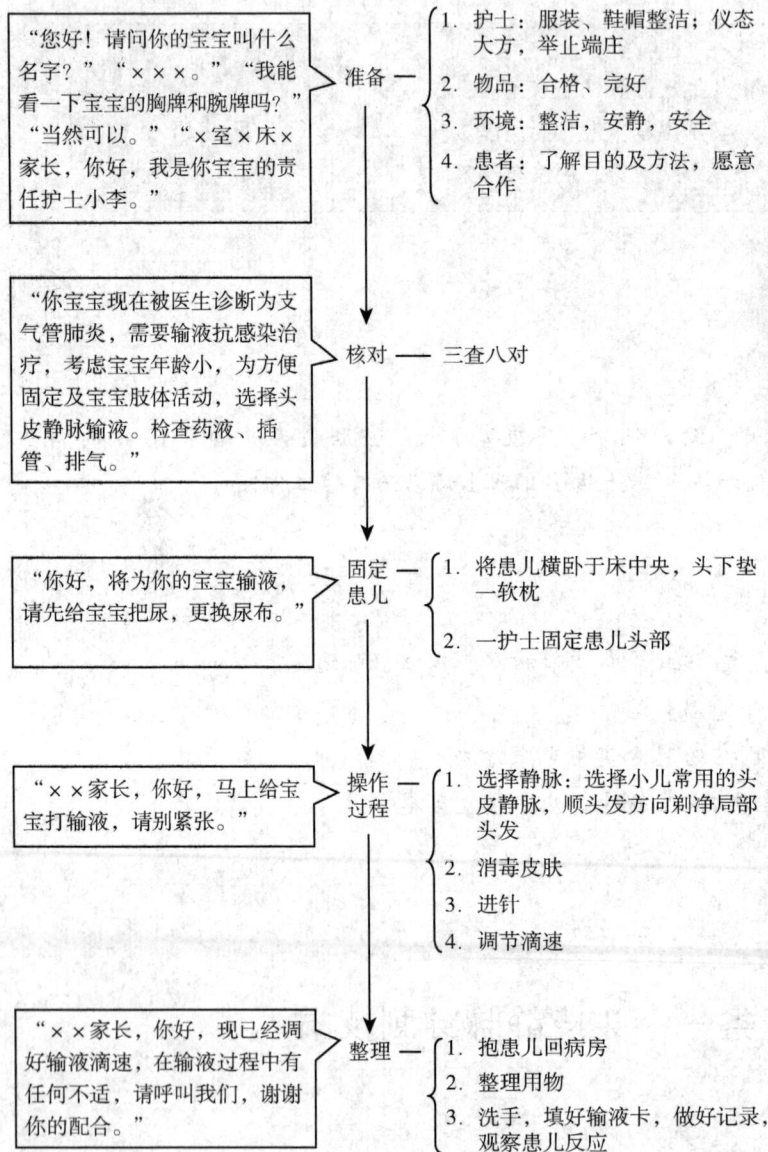

“你宝宝现在被医生诊断为支气管肺炎，需要输液抗感染治疗，考虑宝宝年龄小，为方便固定及宝宝肢体活动，选择头皮静脉输液。检查药液、插管、排气。”

核对 — 三查八对

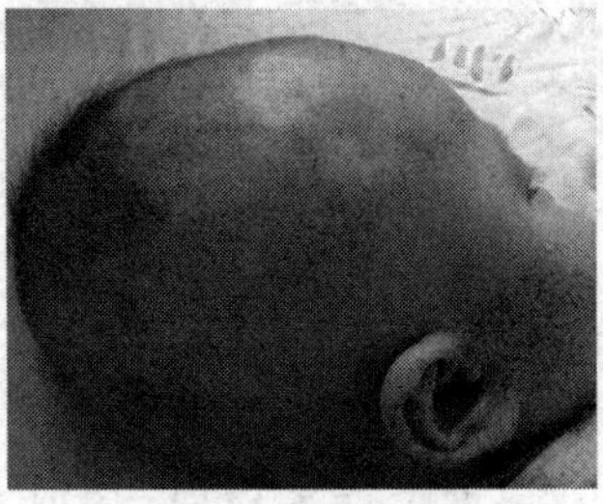

图2-6-23 选择静脉

“你好，将为你的宝宝输液，请先给宝宝把尿，更换尿布。”

固定患儿

1. 将患儿横卧于床中央，头下垫一软枕
2. 一护士固定患儿头部

“××家长，你好，马上给宝宝打输液，请别紧张。”

操作过程

1. 选择静脉：选择小儿常用的头皮静脉，顺头发方向剃净局部头发
2. 消毒皮肤
3. 进针
4. 调节滴速

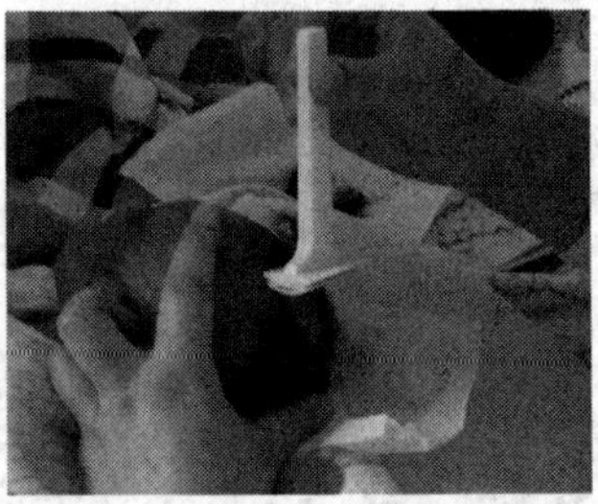

图2-6-24 备皮

“××家长，你好，现已经调好输液滴速，在输液过程中有任何不适，请呼叫我们，谢谢你的配合。”

整理

1. 抱患儿回病房
2. 整理用物
3. 洗手，填好输液卡，做好记录，观察患儿反应

【评价】

操作项目	操作内容	标准分	得分
素质要求	1. 职业素养：具备本岗位护士应具有的知识、技能和素养	5	
	2. 礼仪规范：衣、帽、鞋整洁，仪表大方、举止端庄，态度和蔼，自然	5	
操作前准备	1. 护士准备 （1）了解患儿病情、年龄、意识状态、对输液的认识程度、心理状态，观察穿刺部位的皮肤及血管状况 （2）根据患儿的年龄做好解释工作 （3）操作前洗手、戴口罩 2. 用物准备 （1）输液器、液体及药液 （2）治疗盘：内置碘伏、棉签、弯盘、胶布、头皮针（4～5.5 号）、无菌巾内放入已吸入生理盐水或 10% 葡萄糖 2ml 的注射器 （3）其他物品：剃刀、污物杯、肥皂、纱布，必要时备约束带 3. 患儿准备：为小婴儿更换尿布，协助幼儿排尿 4. 环境准备：清洁、宽敞、操作前半小时停止扫地及更换床单	10	
操作步骤	1. 在治疗室内按医嘱准备好药液 2. 携用物至床边，核对、向家长解释。将液体挂在输液架上，排尽气体	15	
	3. 穿刺过程 （1）将枕头放在床沿，使患儿横卧于床中央，助手固定患儿头部 （2）穿刺者位于患儿头端，选择静脉，必要时顺头发方向剃净局部头发 （3）操作者常规消毒皮肤后，左手绷紧皮肤，右手持针将针头向心方向平行刺入皮肤，见回血后如无异常，用胶布固定。（营养不良及新生儿体弱、特殊患儿，可先用注射器接头皮针，驱除针内气体再刺入，抽出回血，取下 2ml 注射器将头皮针与输液器连接在用胶布固定）	40	
	4. 根据医嘱调节滴数，整理床单位 5. 整理用物，洗手记录 6. 输液过程中观察输液情况	15	
评价	1. 操作熟练、流畅，注意无菌原则	0	
	2. 注意与患儿及家长的解释和沟通		
	3. 注意输液过程中的观察和故障排除		
总分		100	

任务二　温箱的使用技术

【目的】

温箱为体温调节差的患儿，尤其是未成熟儿创造一个温、湿度适宜的环境，使患儿体温保持稳定，以提高未成熟儿的成活率，利于高危患儿的生长发育。

【准备】

1. 护士准备　衣帽整洁，七步洗手，剪短指甲。

2. 患者准备　理解配合。

3. 用物准备　新生儿温箱、新生儿消毒衣被、婴儿床单、床垫、尿布、蒸馏水、手消毒液、消毒溶液及小毛巾、体温计、护理记录单。

4. 环境准备 安静，温湿度、光线适宜，屏风遮挡。

【实施】

“您好！请问你的宝宝叫什么名字？”“×××。”“我能看一下宝宝的胸牌和腕牌吗？”“当然可以。”“×室×床×家长，你好，我是你宝宝的责任护士小李。”

准备 —
1. 护士：服装、鞋帽整洁；仪态大方，举止端庄
2. 物品：合格、完好
3. 环境：整洁，安静，安全
4. 患者：了解目的及方法，愿意合作

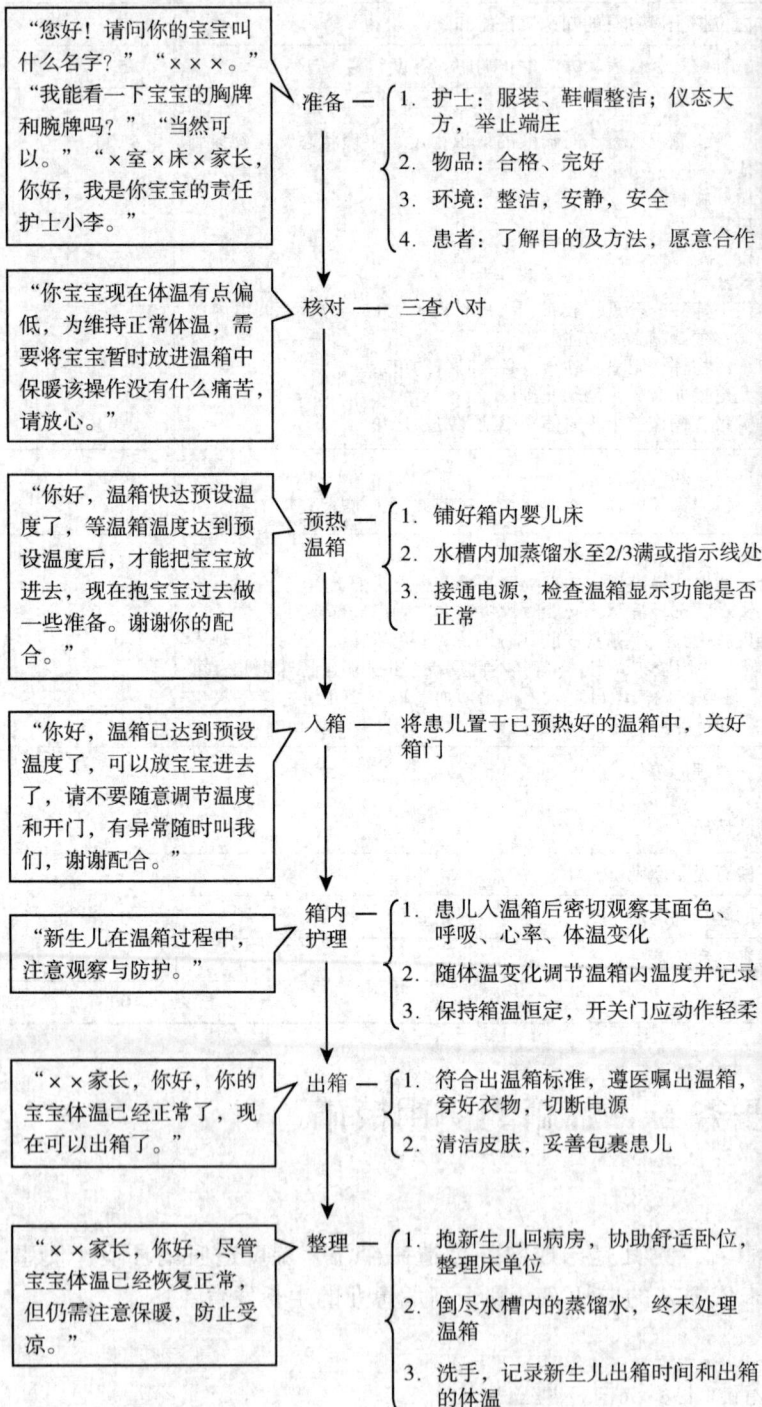

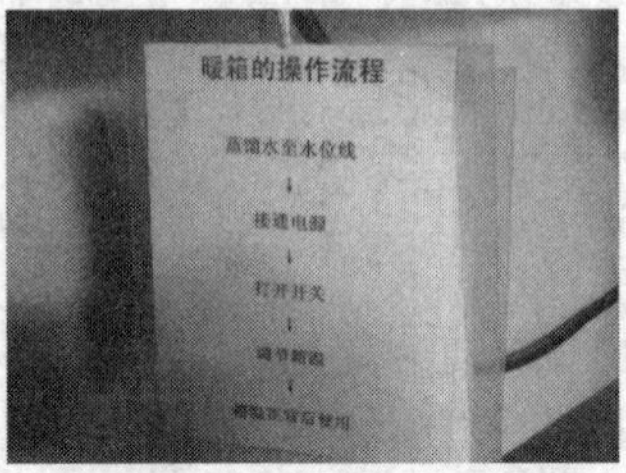

图2-6-25　入箱前准备（1）

“你宝宝现在体温有点偏低，为维持正常体温，需要将宝宝暂时放进温箱中保暖该操作没有什么痛苦，请放心。”

核对 —— 三查八对

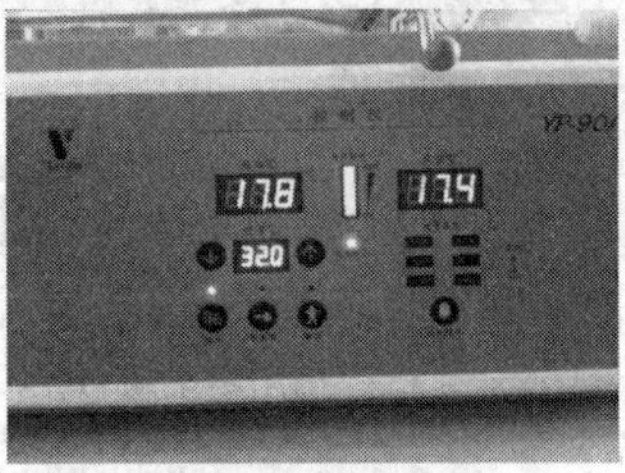
图2-6-26　入箱前准备（2）

“你好，温箱快达预设温度了，等温箱温度达到预设温度后，才能把宝宝放进去，现在抱宝宝过去做一些准备。谢谢你的配合。”

预热温箱 —
1. 铺好箱内婴儿床
2. 水槽内加蒸馏水至2/3满或指示线处
3. 接通电源，检查温箱显示功能是否正常

“你好，温箱已达到预设温度了，可以放宝宝进去了，请不要随意调节温度和开门，有异常随时叫我们，谢谢配合。”

入箱 —— 将患儿置于已预热好的温箱中，关好箱门

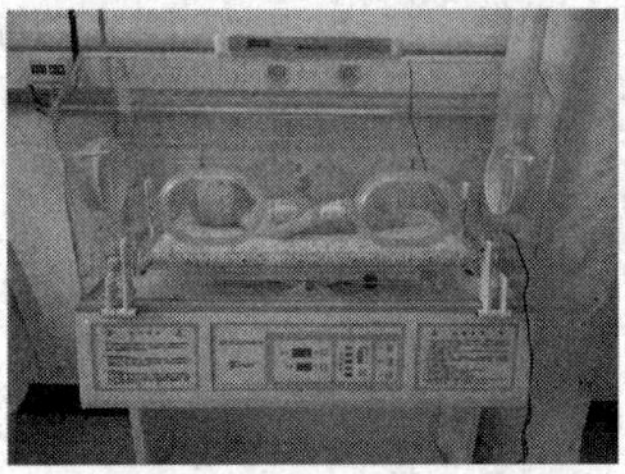
图2-6-27　入箱后护理

“新生儿在温箱过程中，注意观察与防护。”

箱内护理 —
1. 患儿入温箱后密切观察其面色、呼吸、心率、体温变化
2. 随体温变化调节温箱内温度并记录
3. 保持箱温恒定，开关门应动作轻柔

“××家长，你好，你的宝宝体温已经正常了，现在可以出箱了。”

出箱 —
1. 符合出温箱标准，遵医嘱出温箱，穿好衣物，切断电源
2. 清洁皮肤，妥善包裹患儿

“××家长，你好，尽管宝宝体温已经恢复正常，但仍需注意保暖，防止受凉。”

整理 —
1. 抱新生儿回病房，协助舒适卧位，整理床单位
2. 倒尽水槽内的蒸馏水，终末处理温箱
3. 洗手，记录新生儿出箱时间和出箱的体温

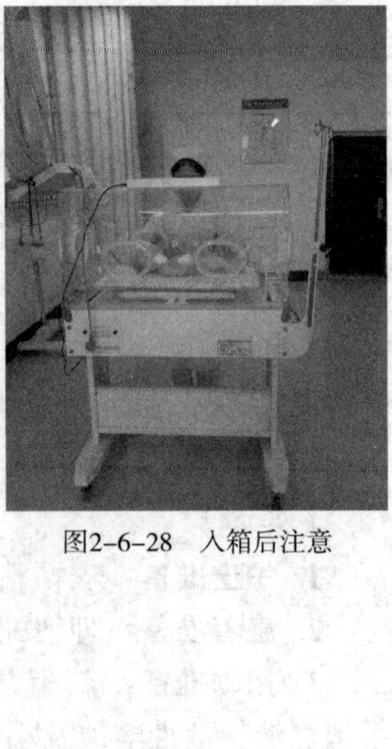
图2-6-28　入箱后注意

【评价】

操作项目		分值	考核内容	评分标准	得分
礼仪要求	仪表	3	着装规范	未做到不得分	
	行为	4	大方、得体	未做到不得分	
	言谈	3	语言规范、态度温和	未做到不得分	
操作前准备	小儿	2	评估患儿	未评估不得分	
		3	协助患儿穿清洁单衣，必要时更换尿布	未做到不得分	
	环境	2	病室安静、整洁，温湿度适宜	不符合要求不得分	
	护士	4	衣着整洁、指甲修剪并洗手，戴口罩，去手表等佩戴物	违反一项扣1分	
	用物	2	检查温箱	未检查扣2分，缺一件扣1分	
		2	备齐用物、摆放合理		
操作步骤	核对解释	3	核对小儿	未核对不得分	
		2	告知家长操作目的	未向家长解释操作目的不得分	
	加水湿化	5	向水槽内加蒸馏水至2/3满或指示线处	未加水不得分；蒸馏水加入过多或过少酌情扣分	
	铺床单	5	温箱内铺上清洁床单	未铺单不得分；床单不平整扣3分	
	设定温湿度	10	接通电源，设定所需的温湿度，预热温箱	未设箱温不得分，设置不正确或湿度不达标扣5分	
	入箱	5	箱内达预设温湿度后，将患儿抱入温箱，关好箱门	安置患儿欠妥扣3分，边门未关严扣2分	
		2	记录	未记录不得分	
	箱内护理	5	密切观察患儿面色、生命体征等	酌情扣分	
		6	监测箱温和患儿体温，及时记录	未按时监测、记录不得分	
		6	保持箱内温度恒定，开关箱门应动作轻柔	未做到不得分	
	出箱	6	患儿符合出温箱标准，遵医嘱出温箱，穿好衣物，切断电源	出温箱标准掌握不全不得分；患儿衣物穿戴不平整扣2分，未切断电源扣2分	
操作后处理	小儿	1	置患儿舒适体位	未做到不得分	
	用物	2	整理用物	不符合要求不得分	
		4	温箱终末消毒	未消毒不得分，消毒不符合要求酌情扣分	
	护士	3	洗手、记录并签名	一项未做到扣1分	

续表

操作项目	分值	考核内容	评分标准	得分
评价	1	操作熟练、规范	未做到不得分	
	2	对患儿的爱伤观念强	未做到不得分	
	2	温箱操作正确、终末消毒方法正确	未做到不得分	
	5	目的明确，注意事项熟记	酌情扣分	
总得分				

任务三　光照疗法

【目的】

为新生儿高胆红素血症的辅助治疗疗法，适用于未结合（游离）胆红素增高的新生儿。主要通过荧光照射使患儿血液中的未结合胆红素

氧化分解为水溶性胆红素，随胆汁、尿液排出体外，防止核黄疸的发生。

【准备】

1. 护士准备　衣帽整洁，七步洗手，剪短指甲。

2. 患者准备　理解配合。

3. 用物准备　光疗箱、新生儿护眼罩、尿布、无菌蒸馏水、工作人员用墨镜、护理记录单。

4. 环境准备　安静，温湿度、光线适宜，屏风遮挡。

【实施】

“您好！请问你的宝宝叫什么名字？”“×××。”“我能看一下宝宝的胸牌和腕牌吗？”“当然可以。”“×室×床×家长，你好，我是你宝宝的责任护士小李。”

准备 —
1. 护士：服装、鞋帽整洁；仪态大方，举止端庄
2. 物品：合格、完好
3. 环境：整洁，安静，安全
4. 患者：了解目的及方法，愿意合作

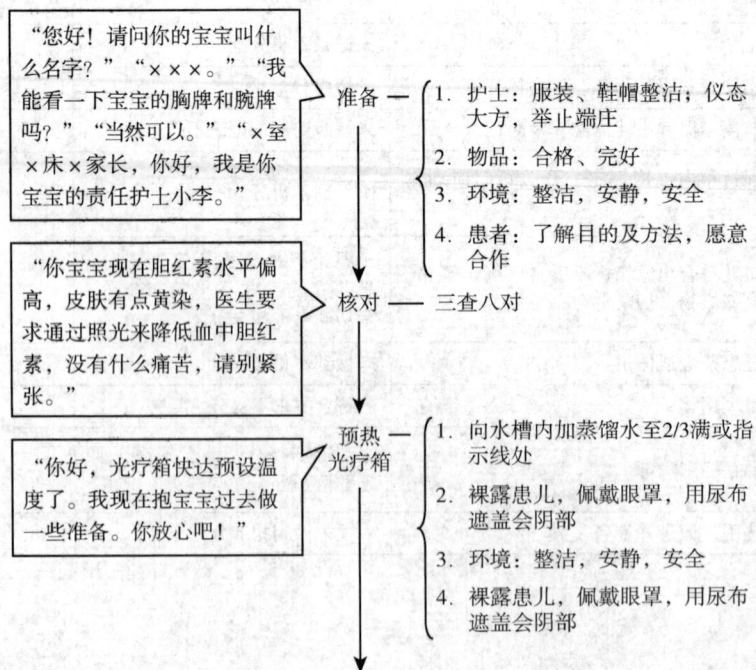

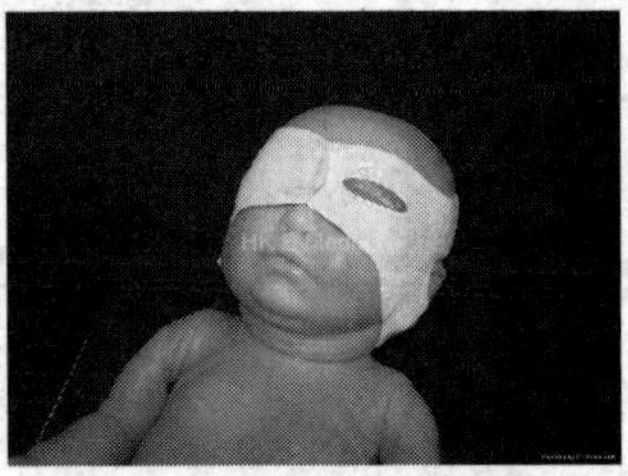

图2-6-29　患儿准备

“你宝宝现在胆红素水平偏高，皮肤有点黄染，医生要求通过照光来降低血中胆红素，没有什么痛苦，请别紧张。”

核对 — 三查八对

“你好，光疗箱快达预设温度了。我现在抱宝宝过去做一些准备。你放心吧！”

预热光疗箱 —
1. 向水槽内加蒸馏水至2/3满或指示线处
2. 裸露患儿，佩戴眼罩，用尿布遮盖会阴部
3. 环境：整洁，安静，安全
4. 裸露患儿，佩戴眼罩，用尿布遮盖会阴部

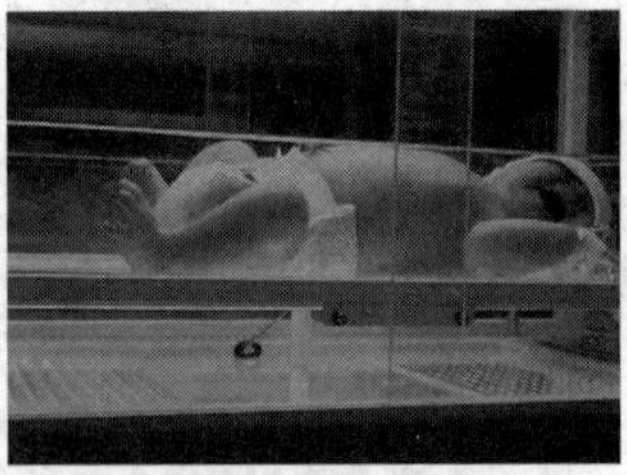

图2-6-30　光疗

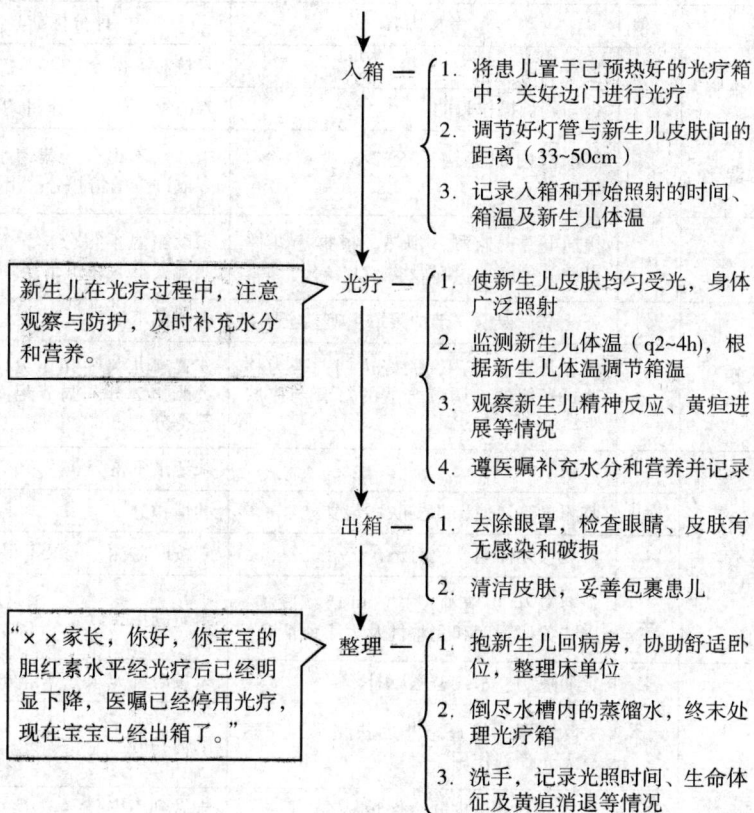

入箱
1. 将患儿置于已预热好的光疗箱中，关好边门进行光疗
2. 调节好灯管与新生儿皮肤间的距离（33~50cm）
3. 记录入箱和开始照射的时间、箱温及新生儿体温

新生儿在光疗过程中，注意观察与防护，及时补充水分和营养。

光疗
1. 使新生儿皮肤均匀受光，身体广泛照射
2. 监测新生儿体温（q2~4h)，根据新生儿体温调节箱温
3. 观察新生儿精神反应、黄疸进展等情况
4. 遵医嘱补充水分和营养并记录

出箱
1. 去除眼罩，检查眼睛、皮肤有无感染和破损
2. 清洁皮肤，妥善包裹患儿

"××家长，你好，你宝宝的胆红素水平经光疗后已经明显下降，医嘱已经停用光疗，现在宝宝已经出箱了。"

整理
1. 抱新生儿回病房，协助舒适卧位，整理床单位
2. 倒尽水槽内的蒸馏水，终末处理光疗箱
3. 洗手，记录光照时间、生命体征及黄疸消退等情况

【评价】

操作项目		分值	考核内容	评分标准	得分
礼仪要求	仪表	3	着装规范	未做到不得分	
	行为	4	大方、得体	未做到不得分	
	言谈	3	语言规范、态度温和	未做到不得分	
操作前准备	小儿	2	评估患儿	未评估不得分	
		3	清洁皮肤，剪短指甲、趾甲	未做到不得分	
	环境	2	病室安静、整洁，温湿度适宜	不符合要求不得分	
	护士	4	衣着整洁、指甲修剪并洗手，戴口罩，去手表等佩戴物，佩戴墨镜	违反一项扣1分	
	用物	2	检查光疗箱	未检查扣2分，缺一件扣1分	
		2	备齐用物、摆放合理		

续表

项目		分值	考核内容	评分标准	得分
操作过程	核对解释	3	核对小儿	未核对不得分	
		2	告知家长操作目的	未向家长解释操作目的不得分	
	加水湿化	5	向水槽内加蒸馏水至2/3满或指示线处	未加水不得分；蒸馏水加入过多或过少酌情扣分	
	设定温湿度	10	接通电源，监测，预热，根据患儿体重调节箱温和箱内温度	未设箱温不得分，设置不正确或湿度不达标扣5分	
	入箱	4	患儿全身裸露，带护眼罩，遮盖会阴	未防护不得分	
		5	将患儿置于箱内，关好边门；若为移动式光仪器，调节合适的灯管与皮肤距离	安置患儿欠妥扣3分，边门未关严扣2分。调节距离不正确不得分	
	光疗	2	记录	未记录不得分	
		4	监测温箱，使患儿皮肤均匀受光	酌情扣分	
		4	监测患儿体温，及时记录	未按时监测、记录不得分	
		4	观察新生儿精神反应、呼吸、脉搏、皮肤黄疸程度和完整性及大小便情况	未做到不得分	
	出箱	4	定期喂奶、水或遵医嘱补液	未按时补充水分不得分	
		4	去除眼罩，检查患儿皮肤黏膜，观察有无光疗副作用	酌情扣分	
		4	测体温、清洁皮肤、保暖	未做到不得分	
操作后处理	小儿	1	置患儿舒适体位	未做到不得分	
	用物	2	整理用物	不符合要求不得分	
		4	光疗箱终末消毒	未消毒不得分，消毒不符合要求酌情扣分	
	护士	3	洗手、记录并签名	一项未做到扣1分	
综合评价		1	操作熟练、规范	未做到不得分	
		2	对患儿的爱伤观念强	未做到不得分	
		2	温箱操作正确、终末消毒方法正确	未做到不得分	
相关理论		5	目的明确，注意事项熟记	酌情扣分	
总得分					

任务四　小儿心肺复苏技术

【目的】

用人工方法为窒息新生儿重建呼吸和循环功能，尽快恢复新生儿肺部气体交换及全身血液和氧的供给，维持生命。

【准备】

1. 护士准备　衣帽整洁，七步洗手，剪短指甲。

2. 患者准备　理解配合。

3. 用物准备　呼吸加压皮囊、面罩、氧气连接管、氧气流量表、护理记录单及相关药物（肾上腺素、纳洛酮、5%碳酸氢钠）。

4. 环境准备　安静，温湿度、光线适宜，屏风遮挡。

【实施】

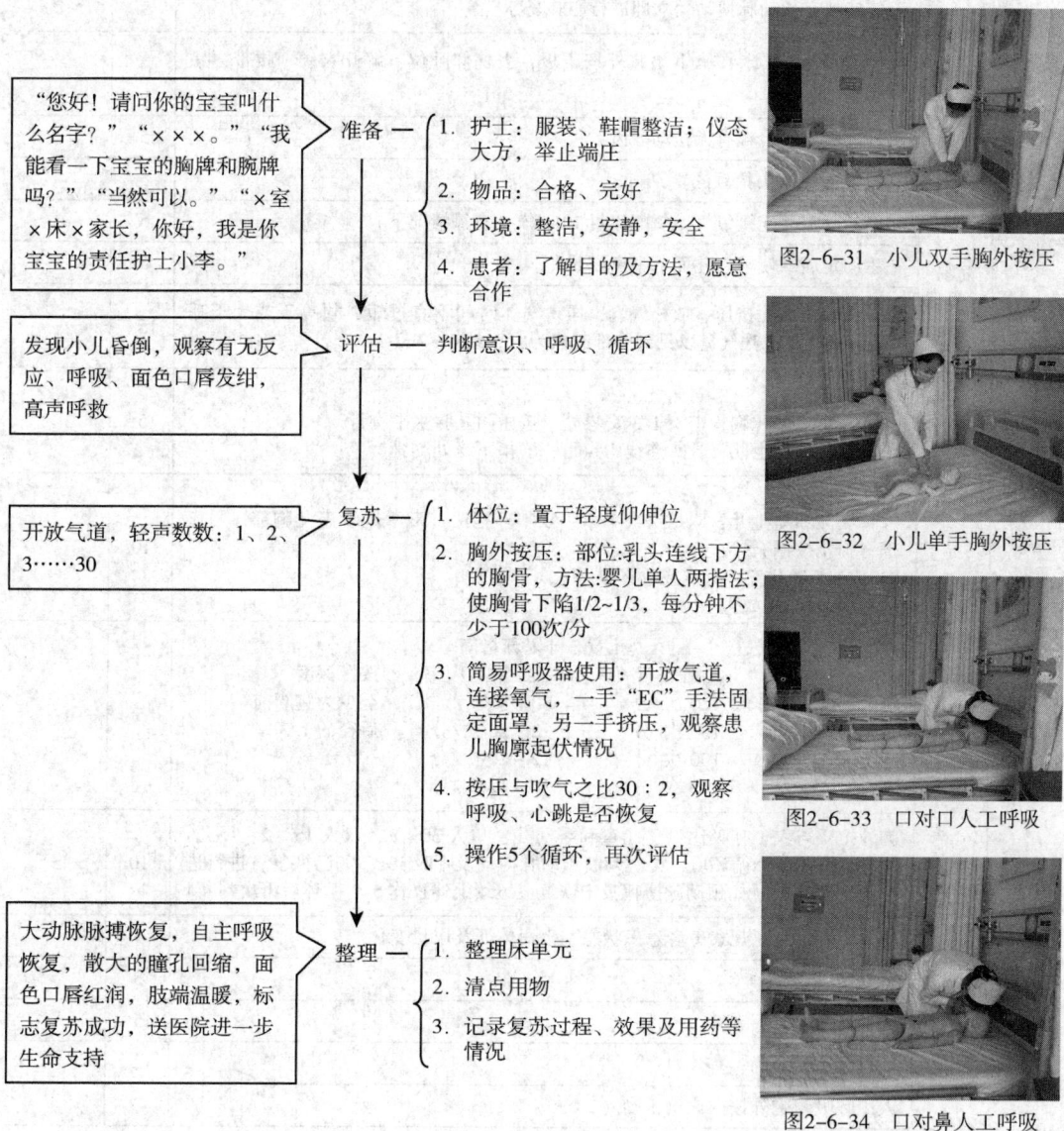

“您好！请问你的宝宝叫什么名字？”“×××。”“我能看一下宝宝的胸牌和腕牌吗？”“当然可以。”“×室×床×家长，你好，我是你宝宝的责任护士小李。”

准备 —
1. 护士：服装、鞋帽整洁；仪态大方，举止端庄
2. 物品：合格、完好
3. 环境：整洁，安静，安全
4. 患者：了解目的及方法，愿意合作

发现小儿昏倒，观察有无反应、呼吸、面色口唇发绀，高声呼救

评估 — 判断意识、呼吸、循环

开放气道，轻声数数：1、2、3……30

复苏 —
1. 体位：置于轻度仰伸位
2. 胸外按压：部位:乳头连线下方的胸骨，方法:婴儿单人两指法；使胸骨下陷1/2~1/3，每分钟不少于100次/分
3. 简易呼吸器使用：开放气道，连接氧气，一手“EC”手法固定面罩，另一手挤压，观察患儿胸廓起伏情况
4. 按压与吹气之比30：2，观察呼吸、心跳是否恢复
5. 操作5个循环，再次评估

大动脉脉搏恢复，自主呼吸恢复，散大的瞳孔回缩，面色口唇红润，肢端温暖，标志复苏成功，送医院进一步生命支持

整理 —
1. 整理床单元
2. 清点用物
3. 记录复苏过程、效果及用药等情况

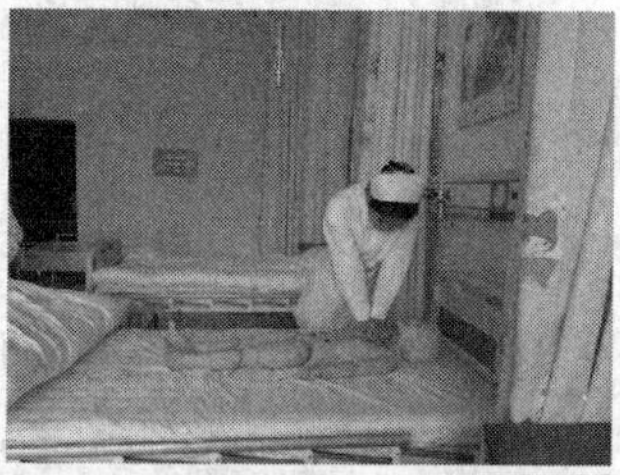

图2-6-31　小儿双手胸外按压

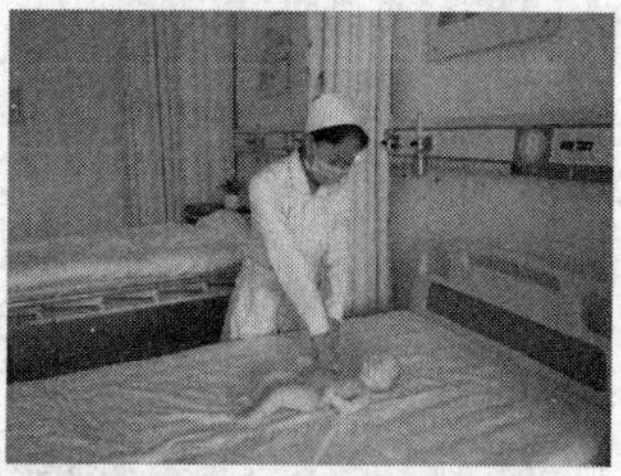

图2-6-32　小儿单手胸外按压

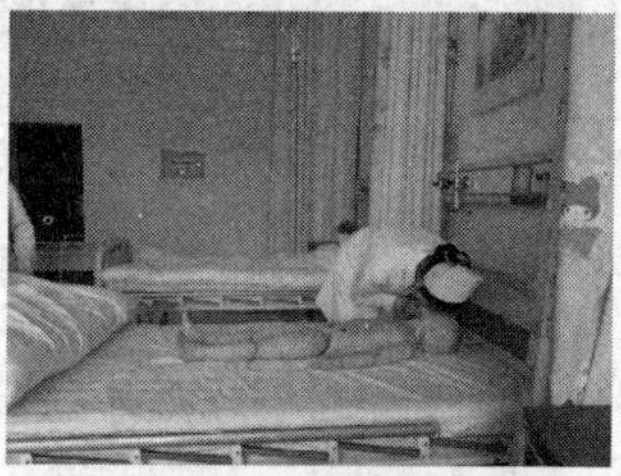

图2-6-33　口对口人工呼吸

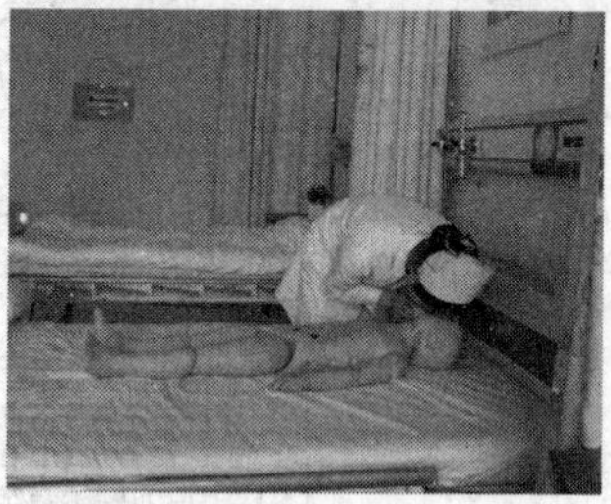

图2-6-34　口对鼻人工呼吸

【评价】

操作项目		操作内容	满分	实际得分
仪表		按医院护士要求着装	5	
评估		判断患者意识：呼叫患者、轻拍患者肩部，判断患者意识丧失，立即呼救	3	
		判断患者呼吸：通过眼看、面感、耳听三步骤来完成。眼看：胸部有无起伏；面感：有无气流流出；耳听：有无呼吸音。无反应表示呼吸停止	3	
		判断患者颈动脉搏动：操作者示指和中指指尖触及患者气管正中部（相当于喉结的部位），向同侧下方滑动至胸锁乳突肌前缘凹陷处。判断时间小于10s，不能确认有颈动脉搏动，立即进行心肺复苏	4	
操作过程	开放气道	将床放平，（软床）胸下垫胸外按压板，去枕仰卧位，解开衣领、腰带，暴露胸部	10	
		清理呼吸道，检查有无松动牙齿	5	
		开放气道（仰头抬颏法）	5	
	简易呼吸器	将简易呼吸器连接氧气，氧气流量10L/分（有氧情况下）	5	
		一手固定面罩使与患儿面部呈密闭状	5	
		另一手节律性地挤压、放松气囊，压入气体时间不宜过短，须等于或大于呼吸周期的1/3，吹气量以见到胸部起伏为宜，约6～7ml/kg	5	
	胸外按压	确定按压部位 （1）儿童：患儿胸骨中下1/3交界处，按压两乳腺水平胸骨 （2）婴儿和新生儿：乳头连线中点下一横指下缘处胸骨	5	
		按压方法 （1）婴儿和新生儿：双指法或单掌、双掌环抱法（双手围绕患儿胸部，用双拇指按压） （2）1～8岁儿童：双掌或单掌按压 （3）>8岁：同成人	10	
		儿童心肺复苏指南 年龄 / 心脏按压频率 / 人工呼吸频率 / 按压深度 新生儿（1月内） / 120次/分 / 30次/分 / 至少为胸廓前后径的1/3 婴儿（1岁内） / 100次/分 / 12～20次/分 1～8岁 / 100次/分 / 12～20次/分 >8岁 / 100次/分 / 10～12次/分	5	
		胸外按压与人工呼吸比例：儿童和婴幼儿：单人30：2，双人15：2；婴儿：3：1。操作5个循环后，再次判断颈动脉搏动及呼吸10s，如已恢复，进行进一步生命支持（如颈动脉搏呼吸未恢复，继续上述操作5个循环后再次判断）	10	
		安置患者，注意观察患者意识状态、生命体征及尿量变化	5	
操作后		整理用物	5	
		洗手、记录、签字	5	
评价		动作迅速、准确、有效	2	
		人工呼吸与胸外按压比例正确（2：30）	3	
总分			100	

知识拓展

肾上腺素在小儿心肺复苏中的作用

1. 对小儿心搏停止是最优选的药物。

2. 缺血缺氧诱发的心动过缓，在针对原因处理（纠正缺氧，解除气道梗阻）同时辅用肾上腺素。

3. 复苏后心动过缓经单次肾上腺素仅暂时有效时，常持续输注或泵注肾上腺素。

4. pea（pulseless electric activity），是心电机械分离的（emd）的一种特殊类型。特点是大动脉搏动缺失，伴 qrs 波增宽的心动过缓。emd 常见于重症低血容量，qrs 波狭而快甚或心率正常，张力性气胸及心包填塞时亦会发生。cpr 同时应针对病因急救处理。

5. 室颤：电去颤无效时需加用肾上腺素（3 ~ 5min 用药一次并逐次增量）。

6. 复苏后器官血流低灌注。小儿几乎无冠脉病变很少顾虑引起心律失常和心肌耗氧量增加引起心肌缺血的危险。

第七篇　五官科护理学实训

项目一　眼科护理实训

任务一　滴眼药护理操作技术

要点导航

1. 能说出滴眼药技术目的和注意事项。
2. 能正确实施滴眼药技术。
3. 能与患者进行良好的沟通交流，能正确指导患者。

任务导入

王某，男，32岁，眼干、眼痒，结膜充血，T 36.5℃，P 82次/分，R 18次/分，BP 110/75mmHg，医嘱：0.3%妥布霉素滴眼剂，1~2h滴眼1次。

任务描述

滴眼药是指通过将药液滴于眼部，以达到预防、治疗眼部疾病，及散瞳、缩瞳及表面麻醉等作用。

任务实施

【护理评估】

1. 患者　评估患者的年龄、病情、意识、治疗情况、过敏史、心理状态和合作程度。

2. 环境　环境清洁。

3. 用物

（1）治疗盘内备：滴眼液、消毒棉签。

（2）治疗盘外：护理记录单，快速手消毒剂。

【护理问题】

1. 急性疼痛
2. 有传播感染的危险

【护理措施】

“您好！我是您的责任护士小李，能告诉我您的名字吗？”“我是王××。”“您好！王先生，您最近总感觉眼睛干痒，医生建议给您滴眼药水，达到眼睛局部消炎止痒的目的。我现在准备给您滴眼药。”

准备 —
1. 护士：服装、鞋帽整洁；仪态大方，举止端庄
2. 物品：合格、完好
3. 环境：整洁，安静，安全
4. 患者：了解目的及方法，愿意合作

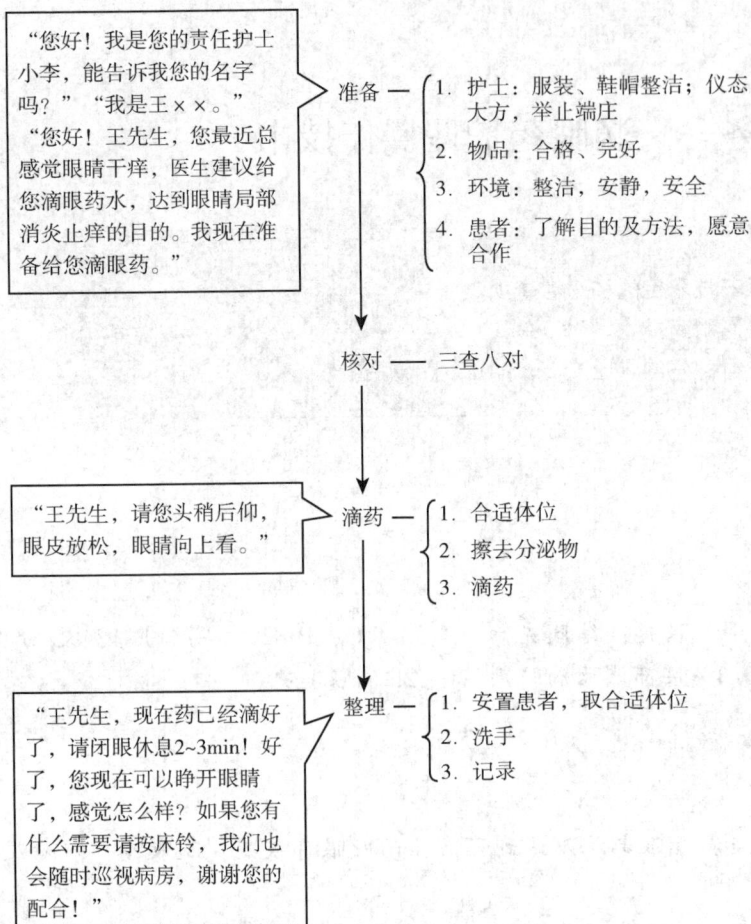

核对 —— 三查八对

“王先生，请您头稍后仰，眼皮放松，眼睛向上看。”

滴药 —
1. 合适体位
2. 擦去分泌物
3. 滴药

“王先生，现在药已经滴好了，请闭眼休息2~3min！好了，您现在可以睁开眼睛了，感觉怎么样？如果您有什么需要请按床铃，我们也会随时巡视病房，谢谢您的配合！”

整理 —
1. 安置患者，取合适体位
2. 洗手
3. 记录

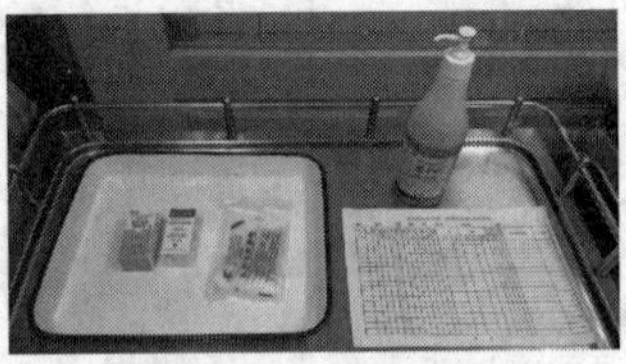

图2-7-1 用物准备

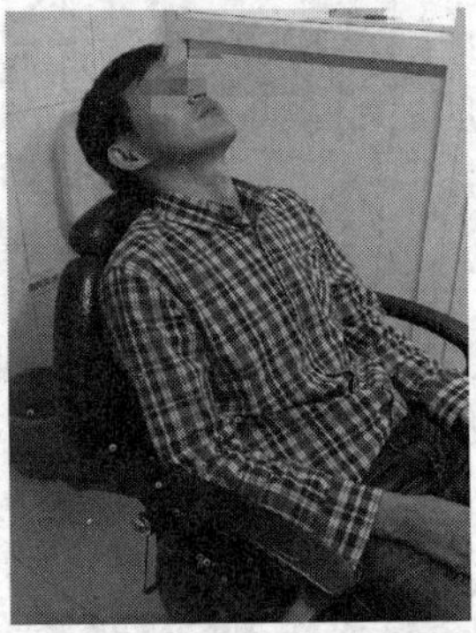

图2-7-2 坐位，头稍后仰

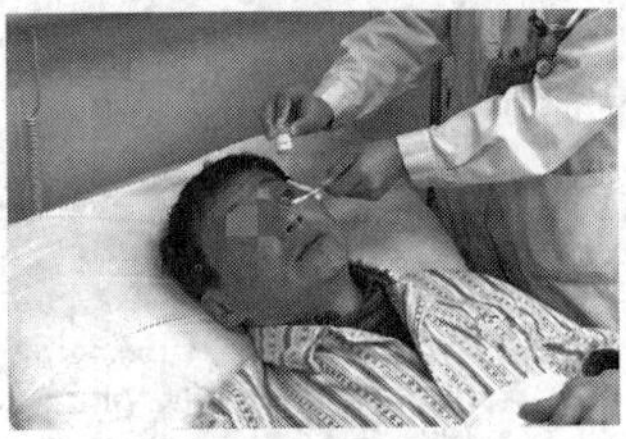

图2-7-3 滴眼药

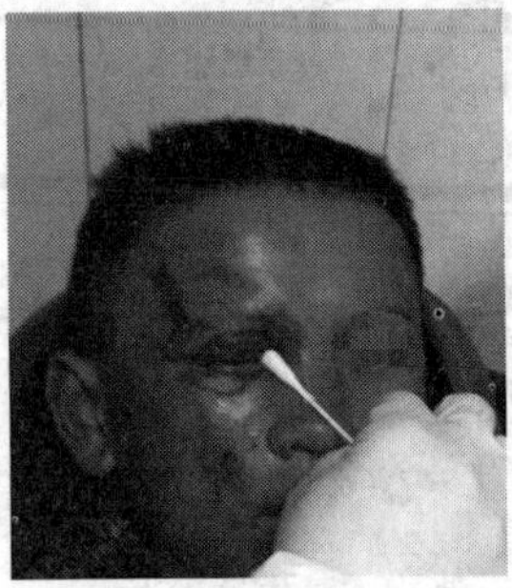

图2-7-4 压迫泪囊部

☞**健康教育**

滴眼药时，眼药水会顺着鼻腔流到嘴里，使嘴里发苦，只需要喝一口清水，多漱几次口就可以缓解。

【护理评价】

操作项目	操作内容	标准分	得分
操作准备	准备：着装整洁规范，仪表端庄大方	5	
	评估患者并解释：①评估：患者的年龄、病情、意识、治疗情况、过敏史、心理状态及合作程度；②解释滴眼药的目的：预防、治疗眼部疾病；散瞳、缩瞳及表面麻醉	10	
	操作用物：①滴眼液；②消毒棉签；③护理记录单；④快速手消毒液	5	
操作步骤	（1）两人核对医嘱	5	
	（2）洗手，戴口罩；准备用物	5	
	（3）核对患者床号、姓名、住院号（呼唤患者、核对床头卡及腕带）	5	
	（4）检查药物有效期、有无变质及混浊	10	
	（5）以棉签轻拭除去眼部分泌物	5	
	（6）协助患者取坐位或仰卧位，头稍后仰，眼睑放松，眼向上看	5	
	（7）左手将患者下眼睑轻轻向下方牵拉，右手持药瓶	5	
	（8）距眼2～3cm处将药液1～2滴滴入患者下部结膜囊内	5	
	（9）轻提上眼睑，使药液均匀扩散于眼球表面，拭干流出的药液	5	
	（10）轻轻闭眼休息2～3min	5	
	（11）整理用物，协助患者取舒适体位，感谢患者配合	5	
	（12）对物品进行分类处置	5	
	（13）七步洗手法清洗双手，做好记录	5	
评价	关心、体贴患者，态度亲切，体现人文关怀	10	
总分		100	

知识拓展

1. 滴药时，滴管口或瓶口距离眼部2～3cm，勿触及睑缘、睫毛和手指，以免污染。

2. 滴药时，勿压迫眼球，尤其是有角膜溃疡和角膜有伤口的患者。

3. 滴入阿托品类药物时，应压迫泪囊部2～3min，以免鼻腔黏膜吸收引起中毒。

4. 特别注意核对散瞳剂与缩瞳剂、腐蚀性药物，切忌滴错，以免造成严重后果。

5. 同时滴数种药液时，先滴刺激性弱的药物，再滴刺激性强的药物。眼药水与眼药膏同时使用时，先滴眼药水后涂眼药膏，每次每种药需间隔5～10min。

任务二　涂眼药膏护理操作技术

要点导航

1. 能说出涂眼药膏技术目的和注意事项。
2. 能正确实施涂眼药膏技术。
3. 能与患者进行良好的沟通交流，能正确指导患者。

任务导入

王某，男，32 岁，畏光、流泪，眼睑、结膜高度水肿和充血，T 36.5℃，P 82 次/分，R 18 次/分，BP 110/75mmHg，医嘱：红霉素眼药膏 Qn。

任务描述

涂眼药膏技术是指通过将药膏涂于眼部，以达到预防、治疗眼部疾病，可用于眼睑闭合不全、绷带加压包扎前需要保护角膜以及需要做睑球分离的患者。

任务实施

【护理评估】

1. 患者　评估患者的年龄、病情、意识、治疗情况、过敏史、心理状态和合作程度。

2. 环境　环境清洁。

3. 用物

（1）治疗盘内备：眼药膏、消毒棉签。

（2）治疗盘外：护理记录单，快速手消毒剂。

【护理问题】

1. 急性疼痛

2. 有传染的危险

3. 潜在并发症　角膜炎症、溃疡和穿孔。

【护理措施】

“您好！我是您的责任护士小李，能告诉我您的名字吗？”“我是王××。”“您好！王先生，您最近总感觉眼睛痒疼，医生建议给您涂眼药膏，达到眼睛局部消炎止痒的目的。我现在准备给您涂眼药膏。”

准备——
1. 护士：服装、鞋帽整洁；仪态大方，举止端庄
2. 物品：合格、完好
3. 环境：整洁，安静，安全
4. 患者：了解目的及方法，愿意合作

核对——三查八对

“王先生，请您头稍后仰，眼皮放松，眼睛向上看。”

涂药——
1. 合适体位
2. 擦去分泌物
3. 涂药

“王先生，现在药已经涂好了，感觉怎么样？您可以闭着眼睛睡觉了！如果您有什么需要请按床铃，我们也会随时巡视病房，谢谢您的配合！”

整理——
1. 安置患者，取合适体位
2. 洗手
3. 记录

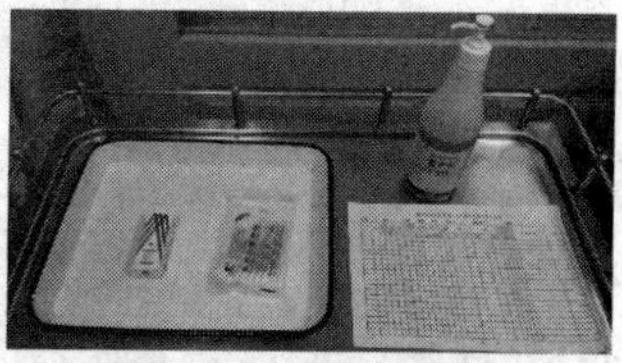

图2-7-5　用物准备

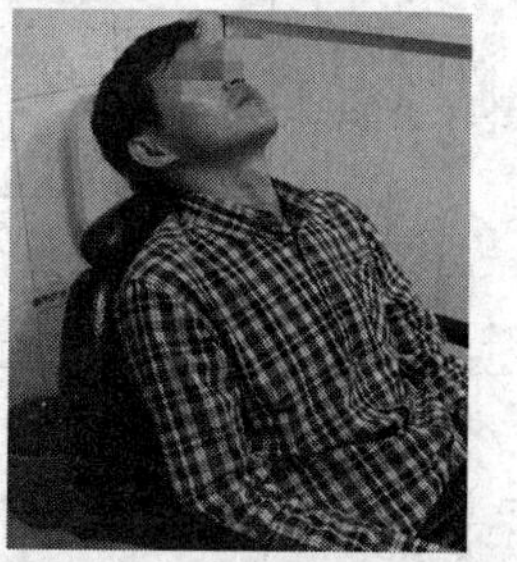

图2-7-6　坐位，头稍后仰

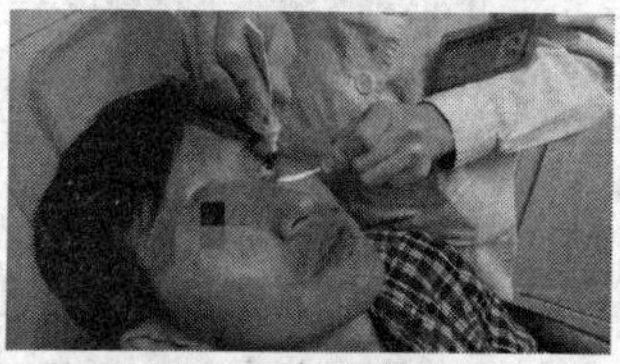

图2-7-7　涂眼药

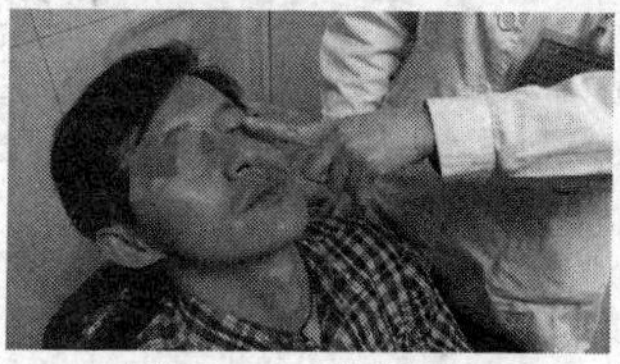

图2-7-8　按摩眼睑

☞**健康教育**

每天于睡觉前涂眼药膏，涂眼药膏后避免下床活动。

【护理评价】

操作项目	操作内容	标准分	得分
操作准备	准备：着装整洁规范，仪表端庄大方	5	
	评估患者并解释：①评估：患者的年龄、病情、意识、治疗情况、过敏史、心理状态及合作程度；②解释涂眼药膏的目的：预防、治疗眼部疾病；用于眼睑闭合不全、绷带加压包扎前需要保护角膜以及需要做睑球分离的患者	10	
	操作用物：①眼药膏；②消毒棉签；③护理记录单；④快速手消毒剂	5	

续表

操作项目	操作内容	标准分	得分
操作步骤	(1) 两人核对医嘱	5	
	(2) 洗手，戴口罩；准备用物	5	
	(3) 核对患者床号、姓名、住院号（呼唤患者、核对床头卡及腕带）	5	
	(4) 检查药物有效期、外观是否完整、有无破损	10	
	(5) 以棉签轻拭除去眼部分泌物	5	
	(6) 协助患者取坐位或仰卧位，头稍后仰，眼睑放松，眼向上看	5	
	(7) 左手将患者下睑轻轻向下方牵拉，右手持药膏	5	
	(8) 将药膏挤入下穹窿	10	
	(9) 闭眼，按摩眼睑使眼膏均匀分布于结膜囊内	5	
	(10) 整理用物，协助患者取舒适体位，感谢患者配合	5	
	(11) 对物品进行分类处置	5	
	(12) 七步洗手法清洗双手，做好记录	5	
评价	关心、体贴患者，态度亲切，体现人文关怀	10	
总分		100	

知识拓展

1. 涂眼药膏时，管口勿触及睑缘、睫毛和手指，以免污染。

2. 涂眼药膏时，应先挤出一小段药膏弃去。

3. 眼药膏比眼药水在结膜囊内停留时间长，作用时间久，可减少用药次数，但眼药膏影响视力，应在睡前或手术后使用。

任务三　结膜囊冲洗技术

要点导航

1. 能说出结膜囊冲洗技术目的和注意事项。
2. 能正确实施结膜囊冲洗技术。
3. 能与患者进行良好的沟通交流，能正确指导患者。

任务导入

王某，男，32 岁，眼红、异物感、眼痛、畏光、伴水样分泌物，T 36.5℃，P 82 次/分，R 18 次/分，BP 110/75mmHg，医嘱：生理盐水冲洗结膜囊 st。

任务描述

结膜囊冲洗技术是指通过用冲洗液冲洗结膜囊，以达到清除结膜囊内的异物、酸碱化学物质和脓性分泌物，也可用于手术前清洁患者的结膜囊。

任务实施

【护理评估】

1. 患者　评估患者的年龄、病情、意识、治疗情况、心理状态和合作程度。

2. 环境　环境清洁。

3. 用物

（1）治疗盘内备：冲洗用吊瓶、受水器、消毒棉球、洗眼液。

（2）治疗盘外：护理记录单，快速手消毒剂。

【护理问题】

1. 急性疼痛
2. 有传染的危险

【护理措施】

“您好！我是您的责任护士小李，能告诉我您的名字吗？”“我是王××。”“您好！王先生，您最近总感觉眼睛里有异物，眼睛有很多分泌物，医生建议给您冲洗，达到清除异物的目的。我现在准备给您冲洗。”

准备 —
1. 护士：服装、鞋帽整洁；仪态大方，举止端庄
2. 物品：合格、完好
3. 环境：整洁，安静，安全
4. 患者：了解目的及方法，愿意合作

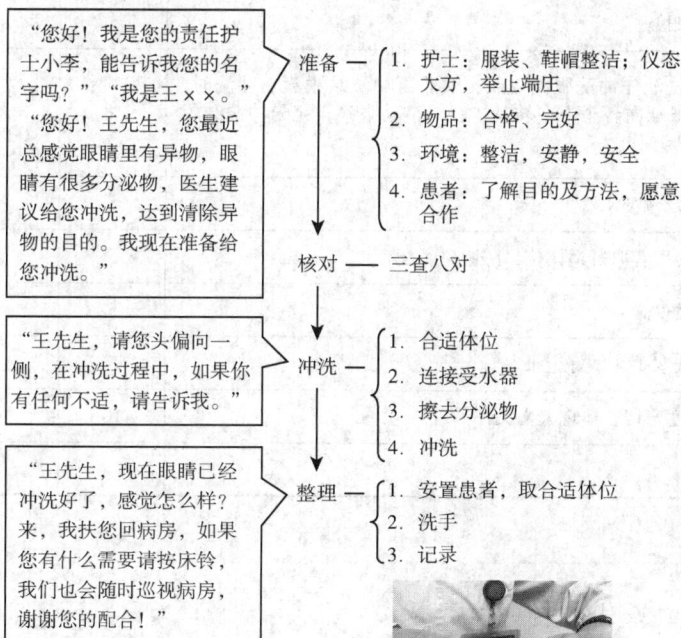

↓

核对 — 三查八对

↓

“王先生，请您头偏向一侧，在冲洗过程中，如果你有任何不适，请告诉我。”

冲洗 —
1. 合适体位
2. 连接受水器
3. 擦去分泌物
4. 冲洗

↓

“王先生，现在眼睛已经冲洗好了，感觉怎么样？来，我扶您回病房，如果您有什么需要请按床铃，我们也会随时巡视病房，谢谢您的配合！”

整理 —
1. 安置患者，取合适体位
2. 洗手
3. 记录

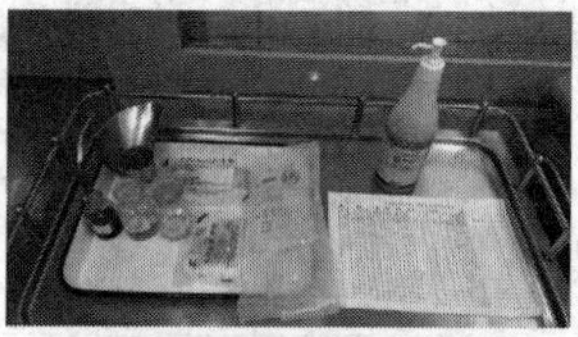

图2-7-9　用物准备

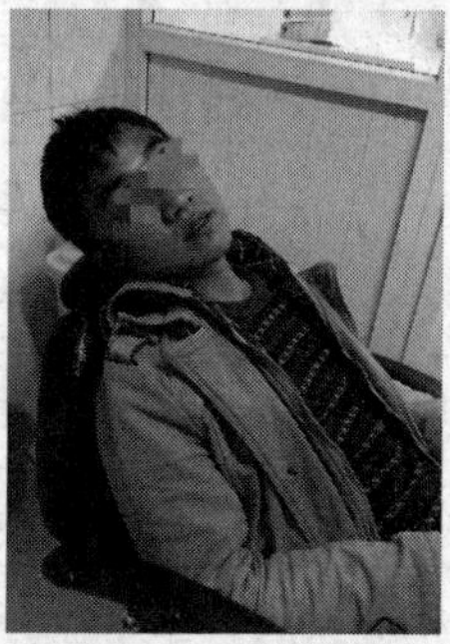

图2-7-10　坐位，头偏向一侧

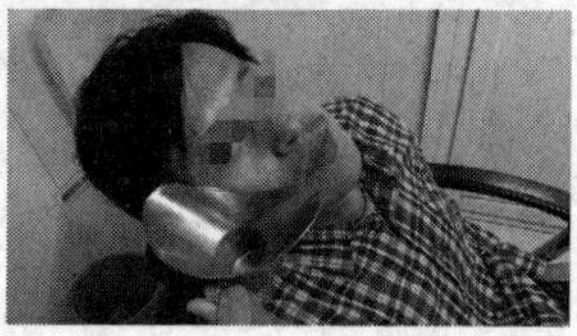

图2-7-11　连接受水器

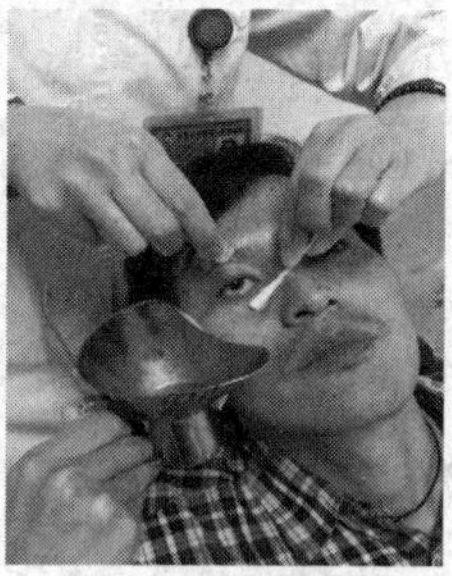

图2-7-12　冲洗

☞健康教育

介绍结膜囊冲洗的目的和意义，取得患者的配合。

【护理评价】

操作项目	操作内容	标准分	得分
操作准备	准备：着装整洁规范，仪表端庄大方	5	
	评估患者并解释：①评估：患者的年龄、病情、意识、治疗情况、过敏史、心理状态及合作程度；②解释结膜囊冲洗的目的：清除结膜囊内的异物、酸碱化学物质和脓性分泌物；可用于手术前清洁患者的结膜囊	10	
	操作用物：①冲洗用吊瓶；②受水器；③干消毒棉球；④冲洗液；⑤护理记录单；⑥快速手消毒剂	5	
操作步骤	（1）两人核对医嘱	5	
	（2）洗手，戴口罩；准备用物	5	
	（3）核对患者床号、姓名、住院号（呼唤患者、核对床头卡及腕带）	5	
	（4）检查冲洗液有效期及性状	10	
	（5）协助患者取坐位或仰卧位，头偏向一侧	5	
	（6）连接受水器，紧贴患眼侧颊部或颞侧	5	
	（7）擦净眼分泌物及眼膏	5	
	（8）分开上下睑，冲洗液先冲洗眼睑皮肤，然后再冲洗结膜囊。冲洗时，嘱患者向上看，同时眼球向各个方向转动，轻轻推动眼睑，充分冲洗结膜各部	10	
	（9）用棉球拭净眼睑及颊部水滴	5	
	（10）整理用物，协助患者取舒适体位，感谢患者配合	5	
	（11）对物品进行分类处置	5	
	（12）七步洗手法清洗双手，做好记录	5	
评价	关心、体贴患者，态度亲切，体现人文关怀	10	
总分		100	

知识拓展

1. 冲洗液不可直接冲在角膜上，也不可进入健眼。
2. 常用冲洗液有：生理盐水、3%硼酸液、2%碳酸氢钠液。
3. 冲洗液应保持适宜的温度，一般以35～40℃为宜。
4. 化学伤冲洗应充分暴露上下穹窿部，反复多次冲洗，防化学物质残留。
5. 如有大块异物不易冲去，可用消毒棉签擦去，冲洗液要足够，冲洗时间不少于15min。
6. 有眼球穿通伤及较深的角膜溃疡者禁忌冲洗。

任务四　泪道冲洗技术

要点导航

1. 能说出泪道冲洗技术目的和注意事项。
2. 能正确实施泪道冲洗技术。
3. 能与患者进行良好的沟通交流，能正确指导患者。

任务导入

王某，男，32岁，泪溢，下睑外翻，T 36.5℃，P 82次/分，R 18次/分，BP 110/75mmHg，医嘱：生理盐水泪道冲洗，st。

任务描述

泪道冲洗技术是指通过用冲洗液冲洗泪道，以诊断、治疗泪道疾病，也可用于内眼手术前清洁泪道。

任务实施

【护理评估】

1. 患者　评估患者的年龄、病情、意识、治疗情况、心理状态和合作程度。

2. 环境　环境清洁。

3. 用物

（1）治疗盘内备：注射器、泪道冲洗针头、泪点扩张器、丁卡因滴眼液、消毒棉签、冲洗液。

（2）治疗盘外：护理记录单，快速手消毒剂。

【护理问题】

“您好！我是您的责任护士小李，能告诉我您的名字吗？”“我是王××。”“您好！王先生，您最近总不停流眼泪，医生建议给您冲洗下泪道，达到疏通泪道的目的。我现在准备给您冲洗。”

准备 —
1. 护士：服装、鞋帽整洁；仪态大方，举止端庄
2. 物品：合格、完好
3. 环境：整洁，安静，安全
4. 患者：了解目的及方法，愿意合作，合适体位

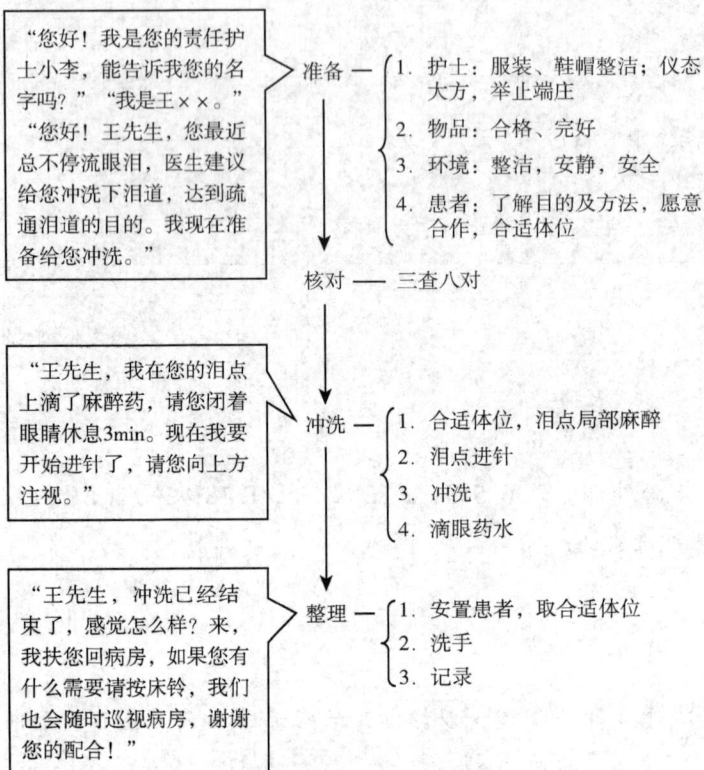

核对 —— 三查八对

“王先生，我在您的泪点上滴了麻醉药，请您闭着眼睛休息3min。现在我要开始进针了，请您向上方注视。”

冲洗 —
1. 合适体位，泪点局部麻醉
2. 泪点进针
3. 冲洗
4. 滴眼药水

“王先生，冲洗已经结束了，感觉怎么样？来，我扶您回病房，如果您有什么需要请按床铃，我们也会随时巡视病房，谢谢您的配合！”

整理 —
1. 安置患者，取合适体位
2. 洗手
3. 记录

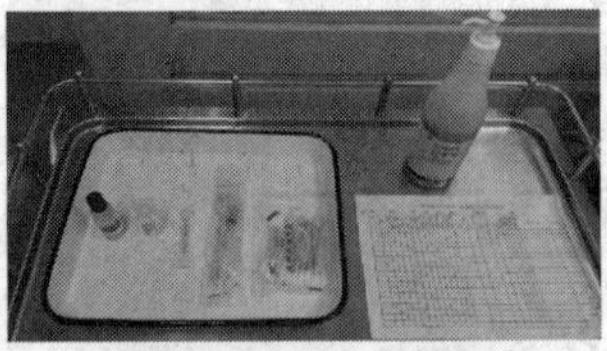
图2-7-13　用物准备

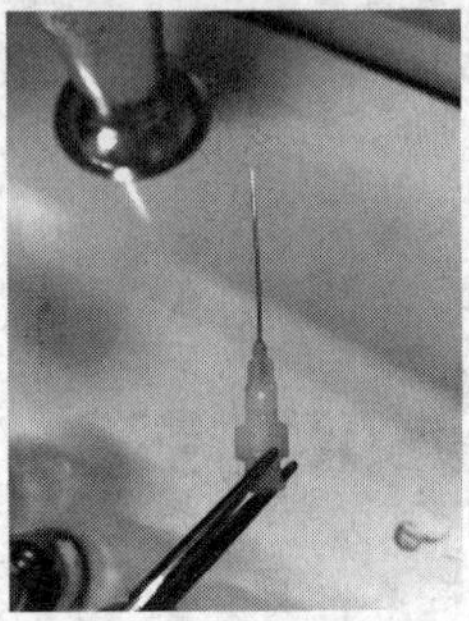
图2-7-14　泪道冲洗针头

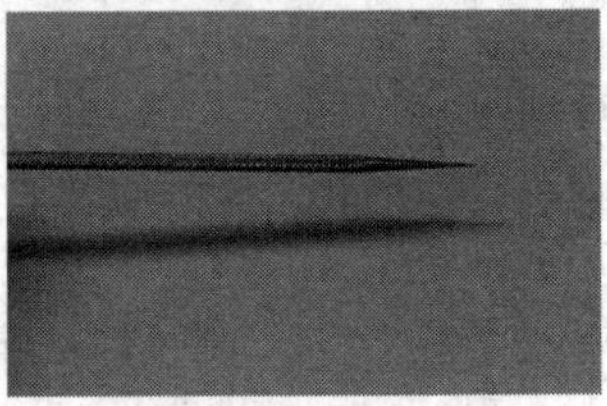
图2-7-15　泪点扩张器

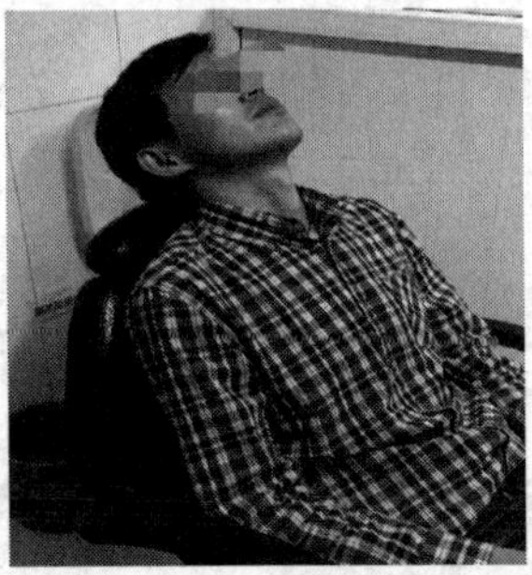
图2-7-16　坐位

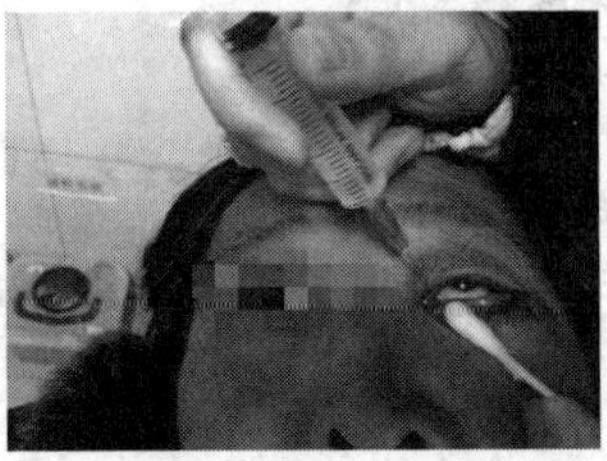
图2-7-17　泪点垂直进针

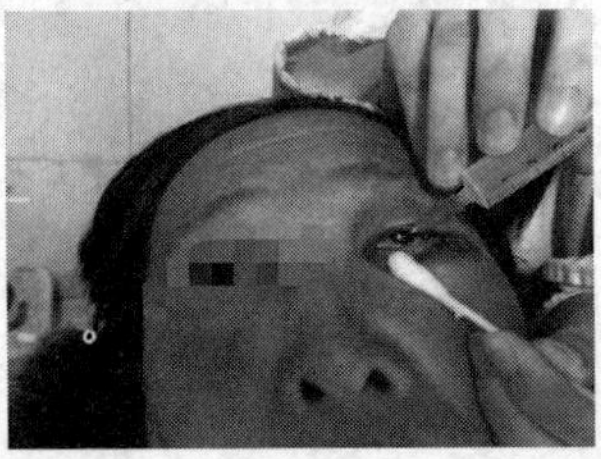
图2-7-18　泪点水平进针

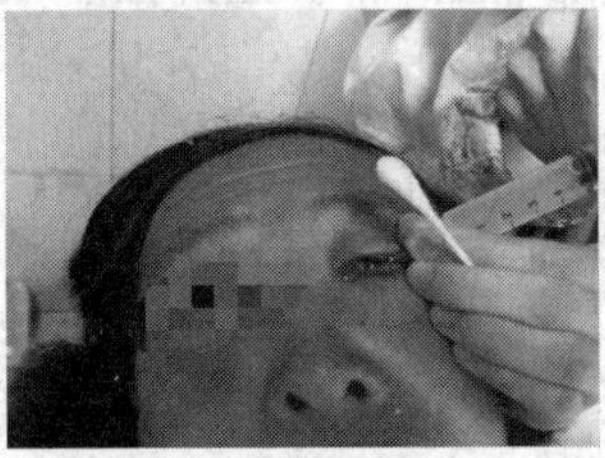
图2-7-19　泪道冲洗

☞**健康教育**

1. 介绍结膜囊冲洗的目的和意义，取得患者的配合。
2. 泪道冲洗时，注入液体自鼻孔流出或有水流入口中都是正常现象。

【护理评价】

操作项目	操 作 内 容	标准分	得分
操作准备	准备：着装整洁规范，仪表端庄大方	5	
	评估患者并解释：①评估：患者的年龄、病情、意识、治疗情况、过敏史、心理状态及合作程度；②解释泪道冲洗的目的：诊断、治疗泪道疾病；用于内眼手术前清洁泪道	10	
	操作用物：①注射器；②泪道冲洗针头；③泪点扩张器；④丁卡因滴眼液；⑤消毒棉签；⑥冲洗液；⑦护理记录单；⑧快速手消毒剂	5	
操作步骤	（1）两人核对医嘱	5	
	（2）洗手，戴口罩；准备用物	5	
	（3）核对患者床号、姓名、住院号（呼唤患者、核对床头卡及腕带）	5	
	（4）检查冲洗液有效期及性状	5	
	（5）协助患者取坐位或仰卧位	5	
	（6）压迫泪囊将其中的分泌物挤出，然后用蘸有丁卡因滴眼液的棉签夹于上下泪点间，闭眼3min	5	
	（7）左手轻轻牵拉下睑，嘱患者向上方注视，右手持注射器将针头垂直插入泪小点1～1.5mm，再水平方向向鼻侧插入泪囊至鼻骨。泪小点狭小者先用扩张器扩张	10	
	（8）取坐位者，嘱患者低头；取仰卧位者，嘱患者头偏向患侧。将针稍往后退，注入冲洗液	10	
	（9）点抗生素眼药水	5	
	（10）整理用物，协助患者取舒适体位，感谢患者配合	5	
	（11）对物品进行分类处置	5	
	（12）七步洗手法清洗双手，做好记录	5	
评价	关心、体贴患者，态度亲切，体现人文关怀	10	
总分		100	

知识拓展

1. 如进针遇有阻力，不可强行推进。

2. 勿反复冲洗，避免黏膜损伤或粘连引起泪小管阻塞。

3. 急性炎症、囊有大量分泌物时，不宜进行泪道冲洗。

4. 注入液体自鼻孔流出或患者自述有水流入口中，提示泪道通畅；如注入液体通而不畅，有液体从鼻腔滴出，提示有鼻泪管狭窄；如进针时阻力大，冲洗液由原泪点或上泪点溢出，提示泪总管阻塞；如针头可触及骨壁，但冲洗液逆流，鼻腔内无水，提示鼻泪管阻塞；冲洗后，泪小点有脓性分泌物溢出，提示为慢性泪囊炎；冲洗时发现下睑肿胀，提示发生假道或针头误入皮下，必须停止冲洗。

项目二 耳鼻喉科护理实训

任务一 额镜使用技术

要点导航

1. 能说出额镜技术目的和注意事项。
2. 能正确实施额镜使用技术。
3. 能与患者进行良好的沟通交流，能正确指导患者。

任务导入

王某，女，32岁，鼻塞、流涕，张口呼吸，T 38.5℃，P 98次/分，R 23次/分，BP 115/75mmHg，医嘱：额镜检查 st。

任务描述

额镜是耳鼻喉科医护人员必备之检查辅助设备，额镜可以将光线反射聚焦到检查或治疗部位，利于检查者观察或治疗。额镜使用技术是每个耳鼻喉科医护人员必须掌握的技术。

任务实施

【护理评估】

1. 患者 评估患者的年龄、病情、意识、治疗情况、心理状态和合作程度。

2. 环境 环境清洁。

3. 用物 额镜、光源、护理记录单、快速手消毒剂。

【护理问题】

1. 舒适受损 鼻塞、流涕、张口呼吸。

2. 体温过高 与急性炎症引起的全身反应有关。

3. 潜在并发症 鼻窦炎、中耳炎、肺炎等。

4. 知识缺乏　缺乏疾病相关的知识。

【护理措施】

“您好！我是您的责任护士小李，能告诉我您的名字吗？”“我是王××。”“您好！王先生，您最近总感觉鼻塞，流涕，呼吸不顺畅，我要给您的鼻腔做个检查。请您先用纸巾轻轻地擤出鼻涕。”

准备 —
1. 护士：服装、鞋帽整洁；仪态大方，举止端庄
2. 物品：合格、完好
3. 环境：整洁，安静，安全
4. 患者：了解目的及方法，愿意合作

核对 —— 三查八对

“王姐，请您面朝我坐好。请您放松，我只是检查下您鼻腔的情况，不涉及任何的有创操作。”

检查 —
1. 指导患者摆体位
2. 调节额镜及灯源
3. 检查

“王姐，现在已经检查好了，您的鼻腔没有什么大问题，就是有点充血水肿，我会将检查结果及时反馈给主管医生！好了，现在我扶您回病房，如果您有什么需要请按床铃，我们也会随时巡视病房，谢谢您的配合！”

整理 —
1. 协助患者回病房，取舒适体位
2. 洗手、记录
3. 整理用物

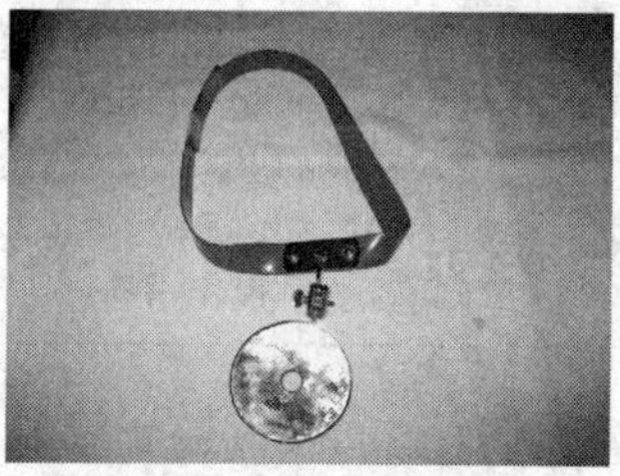

图2-7-20 额镜

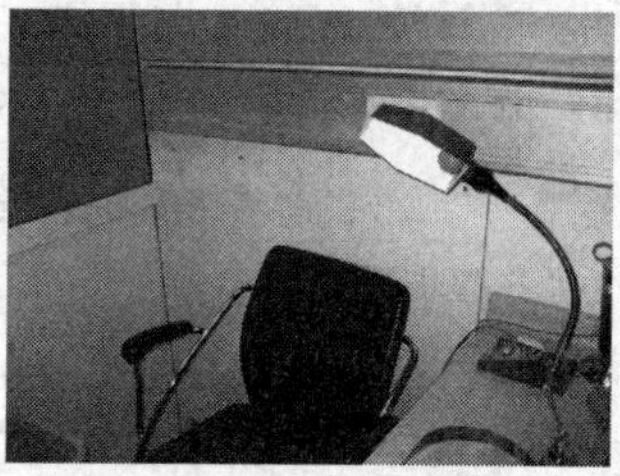

图2-7-21 环境

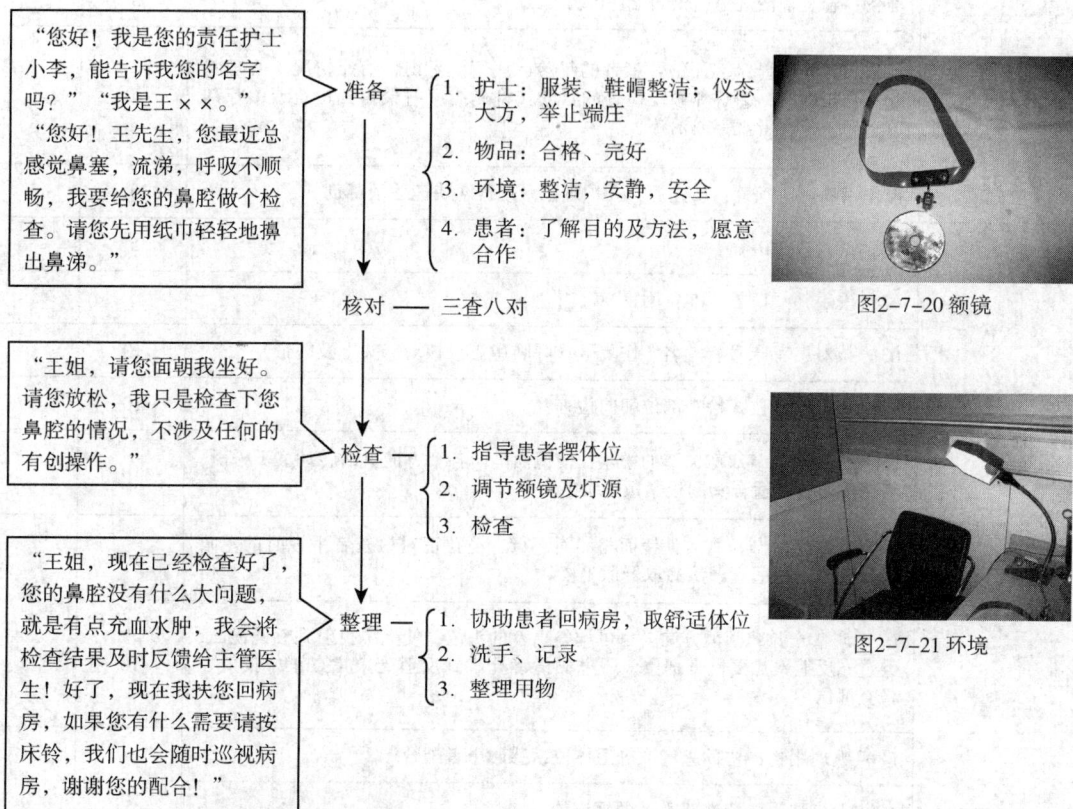

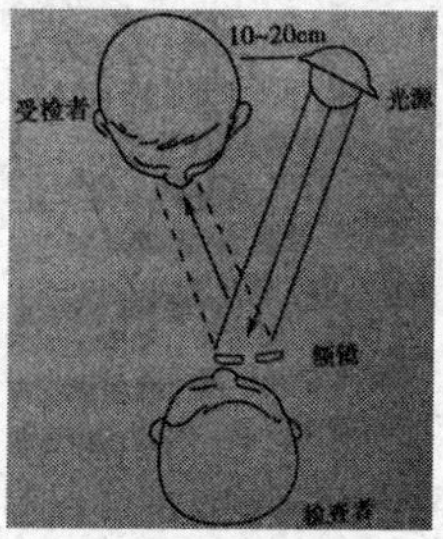

图2-7-22 额镜检查示意图

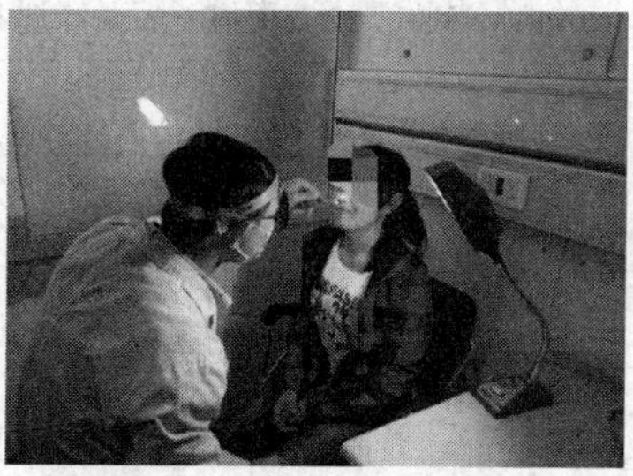

图2-7-23 额镜检查中

☞健康教育

告知患者额镜检查的目的，取得患者的配合。

【护理评价】

操作项目	操 作 内 容	标准分	得分
操作准备	准备：着装整洁规范，仪表端庄大方	5	
	评估患者并解释：①评估：患者的年龄、病情、意识、治疗情况、心理状态及合作程度；②解释额镜检查的目的：将光线反射聚焦到检查或治疗部位，利于检查者观察或治疗	10	
	操作用物：①额镜；②光源；③护理记录单；④快速手消毒剂	5	
操作步骤	(1) 两人核对医嘱	5	
	(2) 洗手，戴口罩；准备用物	5	
	(3) 核对患者床号、姓名、住院号（呼唤患者、核对床头卡及腕带）	10	
	(4) 患者取坐位，检查部位朝向检查者	10	
	(5) 戴镜前调节双球关节的松紧，使镜面能向各个方向灵活转动又不松滑，将额带调整至适合头围松紧戴于头上	10	
	(6) 将双球关节拉直，使镜面与额面平行，镜孔正对检查者平视时的左眼或右眼，远近适宜，然后取舒适坐姿	10	
	(7) 调整光源和额镜方向，也可调整患者的头位，使光源投射到额镜镜面，经过光反射聚焦到检查部位。通过额镜镜孔看到反射光束焦点正好投射在检查部位	10	
	(8) 整理用物，协助患者取舒适体位，感谢患者配合	5	
	(9) 七步洗手法清洗双手，做好记录	5	
评价	关心、体贴患者，态度亲切，体现人文关怀	10	
总分		100	

知识拓展

1. 保持检查者瞳孔、镜孔、反光焦点和检查部位呈一直线。

2. 检查时，检查者单眼视线向正前方通过镜孔看到反光焦点落在检查部位，但另一眼保持自然睁开，不能挤眼、眯眼或闭眼。

3. 检查者姿势要保持端正，不可弯腰、扭颈或歪头迁就光源。

4. 额镜镜面是一个能聚光的凹面反光镜，直径一般为 8cm，焦距约 25cm，中央有一窥视小孔直径约 1.4cm。额带可通过旋钮来调节适当的松紧。镜体借一转动灵活的双球关节连接于额带上。

任务二　外耳道滴药技术

要点导航

1. 能说出外耳道滴药技术目的和注意事项。
2. 能正确实施外耳道滴药技术。
3. 能与患者进行良好的沟通交流，能正确指导患者。

任务导入

王某，女，32岁，耳痛，听力减退、耳鸣及耳流脓，T 38.5℃，P 98次/分，R 21次/分，BP 115/75mmHg，医嘱：0.3%氧氟沙星滴耳液滴耳 Qid。

任务描述

外耳道滴药是指通过给药，达到软化耵聍，及治疗耳道及中耳疾病的目的。

任务实施

【护理评估】

1. 患者　评估患者的年龄、病情、意识、治疗情况、心理状态和合作程度。

2. 环境　环境清洁。

3. 用物　滴耳液、消毒棉球、护理记录单、快速手消毒剂。

【护理问题】

1. 急性疼痛

2. 体温过高

3. 潜在并发症　急性乳突炎、耳源性脑脓肿等。

4. 知识缺乏

【护理措施】

"您好！我是您的责任护士小李，能告诉我您的名字吗？""我是王××。""您好！王姐，您最近总感觉耳朵疼，耳朵里面有脓性分泌物，医生建议给您的耳朵里滴点药，以起到局部消炎的作用。"

准备 —
1. 护士：服装、鞋帽整洁；仪态大方，举止端庄
2. 物品：合格、完好
3. 环境：整洁，安静，安全
4. 患者：了解目的及方法，愿意合作

核对 — 三查八对

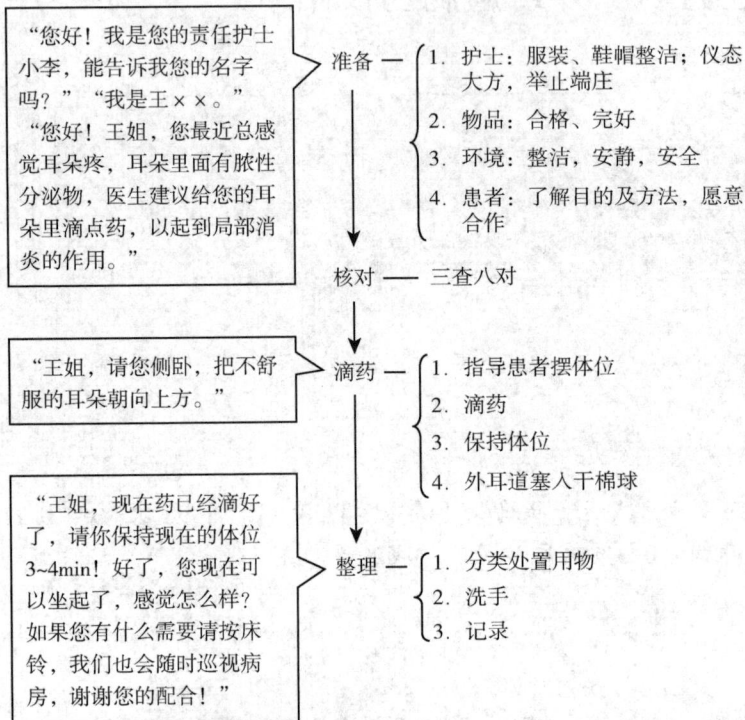

"王姐，请您侧卧，把不舒服的耳朵朝向上方。"

滴药 —
1. 指导患者摆体位
2. 滴药
3. 保持体位
4. 外耳道塞入干棉球

"王姐，现在药已经滴好了，请你保持现在的体位3~4min！好了，您现在可以坐起了，感觉怎么样？如果您有什么需要请按床铃，我们也会随时巡视病房，谢谢您的配合！"

整理 —
1. 分类处置用物
2. 洗手
3. 记录

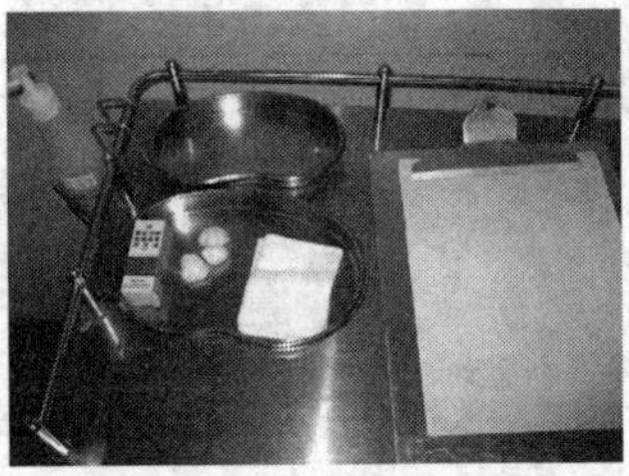
图2-7-24 用物准备

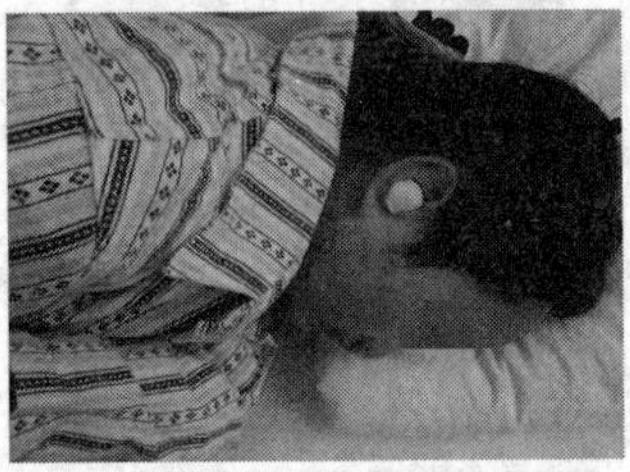
图2-7-25 侧卧，头侧向健侧

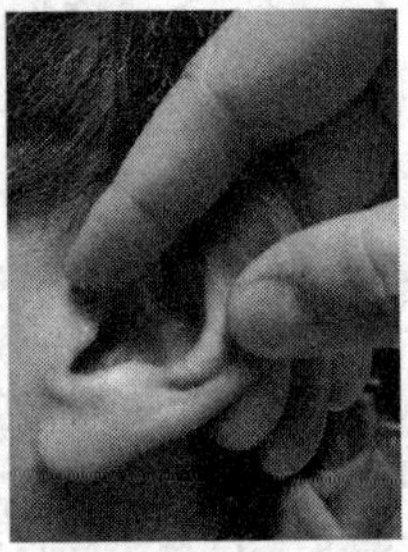
图2-7-26 成人耳廓向后上方牵拉，滴药

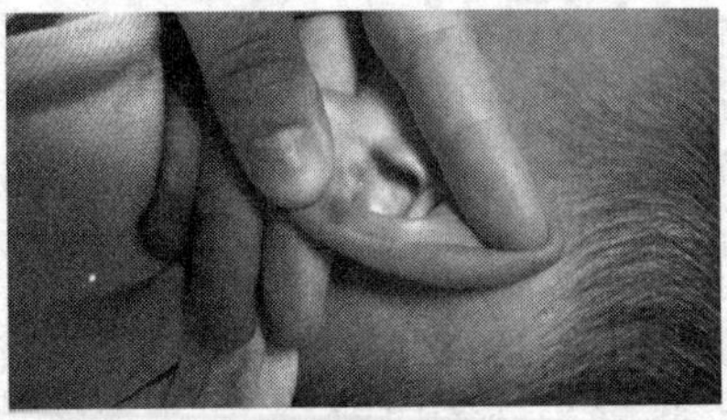
图2-7-27 小儿耳廓向后下方牵拉，滴药

☞健康教育

1. 告知患者外耳道滴药的目的，取得患者的配合。
2. 告知患者滴入药液量多时，滴药后可能有耳塞、闷胀感，减轻患者的不安。

【护理评价】

操作项目	操 作 内 容	标准分	得分
操作准备	准备：着装整洁规范，仪表端庄大方	5	
	评估患者并解释：①评估：患者的年龄、病情、意识、治疗情况、心理状态及合作程度；②解释外耳道滴药的目的：软化耵聍；治疗耳道及中耳疾病的目的	10	
	操作用物：①滴耳药；②消毒干棉球；③护理记录单；④快速手消毒剂	5	

续表

操作项目	操作内容	标准分	得分
操作步骤	（1）两人核对医嘱	5	
	（2）洗手，戴口罩；准备用物	5	
	（3）核对患者床号、姓名、住院号（呼唤患者、核对床头卡及腕带）	5	
	（4）患者侧卧或坐位，头侧向健侧，患耳向上	10	
	（5）成人耳廓向后上方牵拉，小儿向后下方，将外耳道拉直，将滴耳液顺耳道后壁滴入2～3滴	10	
	（6）用手反复轻按耳屏几下，使药液流入耳道四壁及中耳腔内	10	
	（7）保持体位3～4min，外耳道塞入干棉球，以免药液流出	10	
	（8）整理用物，协助患者取舒适体位，感谢患者配合	5	
	（9）对物品进行分类处置	5	
	（10）七步洗手法清洗双手，做好记录	5	
评价	关心、体贴患者，态度亲切，体现人文关怀	10	
总分		100	

知识拓展

1. 药液温度以接近体温为宜，不宜太热或太凉，以免刺激迷路，引起眩晕、恶心呕吐等不适感。
2. 滴药前，必须将外耳道脓液洗净。

任务三　外耳道冲洗技术

要点导航

1. 能说出外耳道冲洗技术目的和注意事项。
2. 能正确实施外耳道冲洗技术。
3. 能与患者进行良好的沟通交流，能正确指导患者。

任务导入

王某，男，耳痛，听力减退，有耳闷塞感，T 36.5℃，P 82 次/分，R 18 次/分，BP 115/75mmHg，医嘱：生理盐水外耳道冲洗 st。

任务描述

外耳道冲洗是指通过用冲洗液冲洗外耳道，以冲出阻塞外耳道的耵聍、表皮栓和异物，达到保持外耳道清洁的目的。

任务实施

【护理评估】

1. 患者 评估患者的年龄、病情、意识、治疗情况、心理状态和合作程度。

2. 环境 环境清洁。

3. 用物 受水器、治疗碗、装有细塑料管的橡皮球、温生理盐水、纱布、额镜、耳棉签、护理记录单、快速手消毒剂。

【护理问题】

1. 感知障碍
2. 有感染的危险
3. 有继发损伤鼓膜的危险
4. 知识缺乏

【护理措施】

“您好！我是您的责任护士小李，能告诉我您的名字吗？”“我是王××。”“您好！王先生，您最近总感觉耳朵闷闷的，听力不好，医生建议冲洗您的耳道，以彻底冲出阻塞外耳道的耵聍。”

准备 —
1. 护士：服装、鞋帽整洁；仪态大方，举止端庄
2. 物品：合格、完好
3. 环境：整洁，安静，安全
4. 患者：了解目的及方法，愿意合作

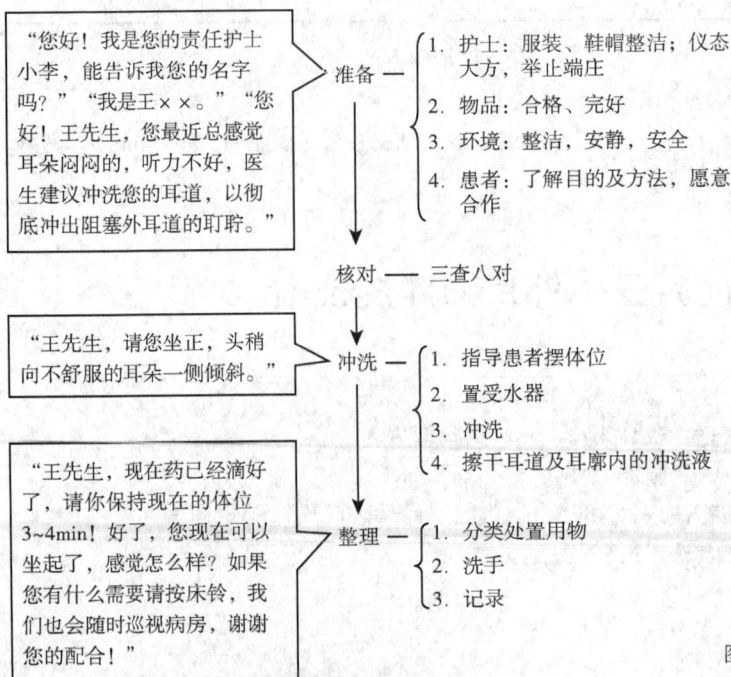

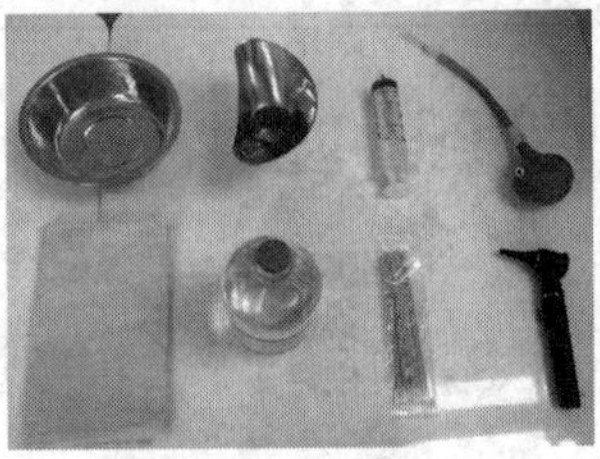

图2-7-28　用物准备

核对 — 三查八对

“王先生，请您坐正，头稍向不舒服的耳朵一侧倾斜。”

冲洗 —
1. 指导患者摆体位
2. 置受水器
3. 冲洗
4. 擦干耳道及耳廓内的冲洗液

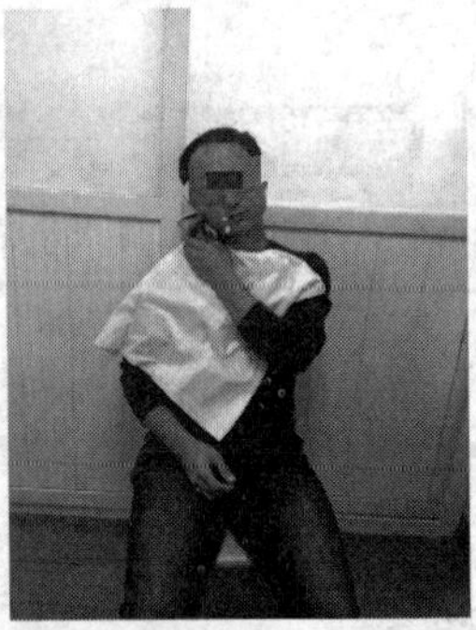

图2-7-29　坐位，头稍向患侧倾斜

“王先生，现在药已经滴好了，请你保持现在的体位3~4min！好了，您现在可以坐起了，感觉怎么样？如果您有什么需要请按床铃，我们也会随时巡视病房，谢谢您的配合！”

整理 —
1. 分类处置用物
2. 洗手
3. 记录

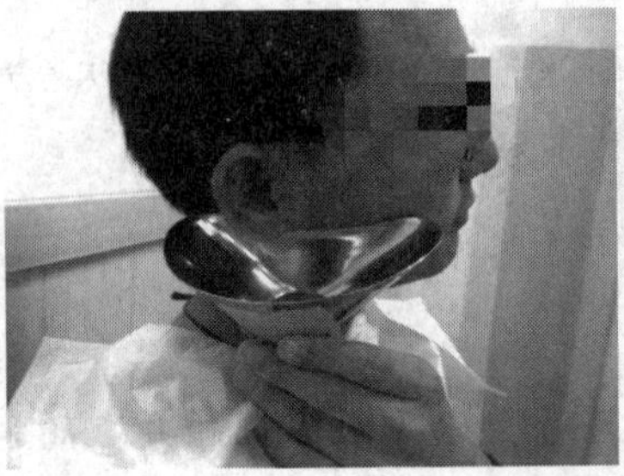

图2-7-30　受水器置于患耳垂下方

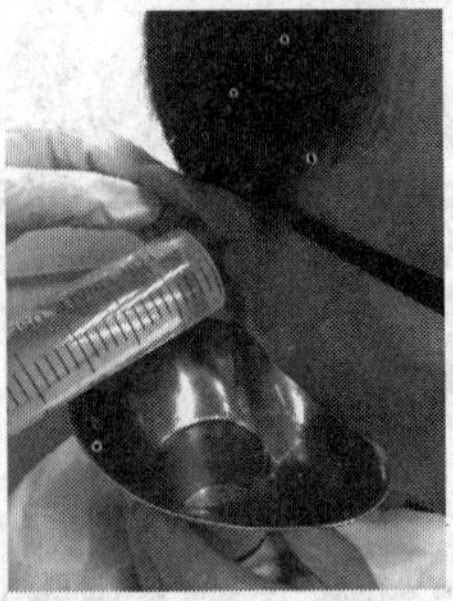

图2-7-31　冲洗外耳道

☞**健康教育**

1. 告知患者外耳道滴药的目的，取得患者的配合。
2. 告知患者冲洗过程时，如出现头晕或突然耳部疼痛，应立即停止示意护士。

【护理评价】

操作项目	操 作 内 容	标准分	得分
操作准备	准备：着装整洁规范，仪表端庄大方	5	
	评估患者并解释：①评估：患者的年龄、病情、意识、治疗情况、心理状态及合作程度；②解释外耳道冲洗的目的：冲出阻塞外耳道的耵聍、表皮栓和异物，达到保持外耳道清洁的目的	10	
	操作用物：①受水器；②治疗碗；③装有细塑料管的橡皮球；④温生理盐水；⑤纱布；⑥额镜；⑦耳棉签；⑧护理记录单；⑨快速手消毒剂	10	
操作步骤	（1）两人核对医嘱	5	
	（2）洗手，戴口罩；准备用物	5	
	（3）核对患者床号、姓名、住院号（呼唤患者、核对床头卡及腕带）	5	
	（4）患者取坐位	5	
	（5）将弯盘置于患耳垂下方，紧贴皮肤，头稍向患侧倾斜	10	
	（6）左手向后上方牵拉耳廓（小儿向后下方），右手将吸满温生理盐水装有塑料管的橡皮球对准外耳道后上壁方向冲洗，使水沿外耳道后上壁进入耳道深部，借回流力量冲出耵聍或异物	10	
	（7）用纱布擦干耳廓，用棉签擦净耳道内残留的水，额镜检查外耳道内是否清洁	10	
	（8）整理用物，协助患者取舒适体位，感谢患者配合	5	
	（9）对物品进行分类处置	5	
	（10）七步洗手法清洗双手，做好记录	5	
评价	关心、体贴患者，态度亲切，体现人文关怀	10	
总分		100	

知识拓展

1. 坚硬而大的耵聍、尖锐的异物、中耳炎鼓膜穿孔、急性中耳炎、急性外耳道炎，不宜做外耳道冲洗。

2. 冲洗液温度以接近体温为宜，不宜太热或太凉，以免刺激迷路，引起眩晕、恶心呕吐等不适感。

3. 冲洗时不可对准鼓膜，用力不宜过大，以免损伤鼓膜；也不可对准耵聍或异物，以免将其冲至外耳道深部，更不利取出。

4. 若耵聍未软化，可用耵聍钩钩出，或嘱患者再滴3%的碳酸氢钠溶液2～3天后再冲洗。

5. 若冲洗过程中，患者出现头晕、恶心、呕吐或突然耳部疼痛，应立即停止冲洗并检查外耳道，必要时请医生共同处理。

任务四　鼻腔滴药技术

要点导航

1. 能说出鼻腔滴药技术目的和注意事项。
2. 能正确实施鼻腔滴药技术。
3. 能与患者进行良好的沟通交流，能正确指导患者。

任务导入

王某，女，32 岁，鼻腔黏膜肿胀、分泌物增多，T 36.5℃，P 82 次/分，R 18 次/分，BP 115/75mmHg，医嘱：1%麻黄碱生理盐水滴鼻 Tid。

任务描述

鼻腔滴药是指通过给药，收缩或湿润鼻腔黏膜，改善鼻腔黏膜状况，达到引流、消炎、通气的作用。

任务实施

【护理评估】

1. 患者　评估患者的年龄、病情、意识、治疗情况、心理状态和合作程度。

2. 环境　环境清洁。

3. 用物

（1）治疗盘内备：滴鼻药、清洁棉球或纸巾少许。

（2）治疗盘外：护理记录单。

【护理问题】

1. 舒适受损

2. 潜在并发症　鼻窦炎、中耳炎。

3. 知识缺乏

【护理措施】

“您好！我是您的责任护士小李，能告诉我您的名字吗？”“我是王××。”“您好！王姐，您最近总感觉鼻腔不舒适，呼吸不顺畅，医生建议给您的鼻腔里滴点药，以减轻鼻腔的充血症状。请您先用纸巾轻轻地擤出鼻涕。”

准备 —
1. 护士：服装、鞋帽整洁；仪态大方，举止端庄
2. 物品：合格、完好
3. 环境：整洁，安静，安全
4. 患者：了解目的及方法，愿意合作，合适体位

核对 —— 三查八对

“王姐，请您躺平，我会在您的肩下垫个枕头，使您的头能够尽量后仰，每侧鼻腔我会给您滴3~4滴药水。”

滴药 —
1. 指导患者摆体位
2. 滴药
3. 保持体位，擦拭外流药液

“王姐，现在药已经滴好了，请你保持现在的体位2~3min！好了，您现在可以坐起了，感觉怎么样？如果您有什么需要请按床铃，我们也会随时巡视病房，谢谢您的配合！”

整理 —
1. 分类处置用物
2. 洗手
3. 记录

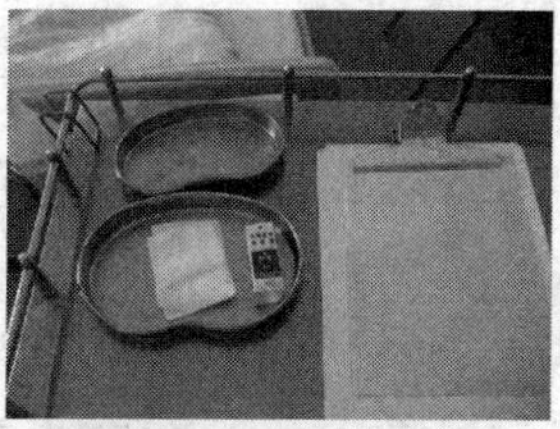
图2-7-32　用物准备

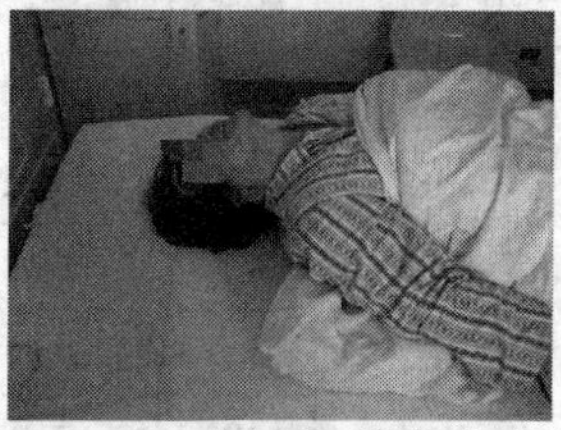
图2-7-33　头低肩下垫枕仰卧位

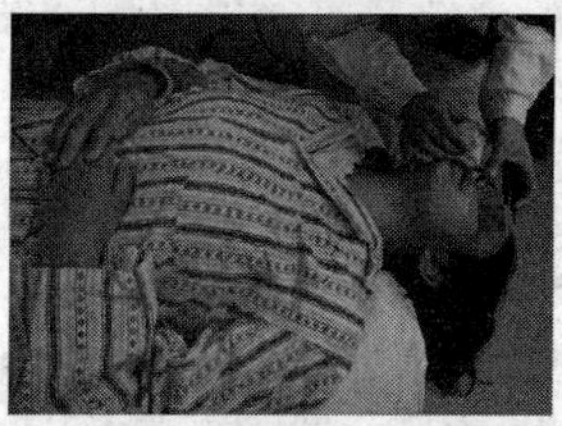
图2-7-34　头悬于床沿下仰卧位

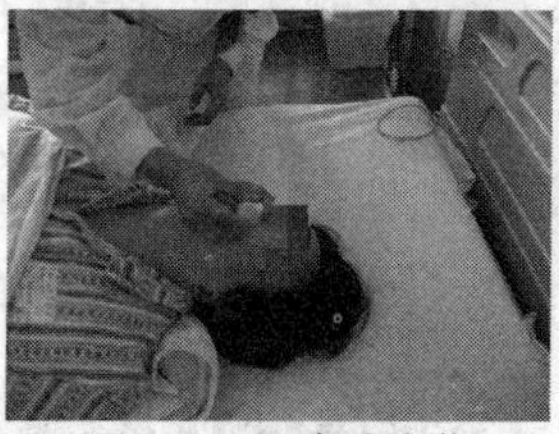
图2-7-35　鼻腔滴药

☞**健康教育**

告知患者滴药时勿吞咽，以免药液进入咽部引起不适。

【护理评价】

操作项目	操作内容	标准分	得分
操作准备	准备：着装整洁规范，仪表端庄大方	5	
	评估患者并解释：①评估：患者的年龄、病情、意识、治疗情况、心理状态及合作程度；②解释鼻腔滴药的目的：保持鼻腔引流通畅，达到治疗目的；保持鼻腔润滑，防止干燥结痂；保持鼻腔内纱条润滑，以利抽取	10	
	操作用物：①滴鼻药；②清洁棉球少许	5	

续表

操作项目	操作内容	标准分	得分
操作步骤	（1）两人核对医嘱	5	
	（2）洗手，戴口罩；准备用物	5	
	（3）核对患者床号、姓名、住院号（呼唤患者、核对床头卡及腕带）	10	
	（4）先将鼻涕轻轻擤出，仰卧于床上，头悬于床沿下或肩下垫枕头，头尽量向后仰，使鼻部低于口和咽部的位置	10	
	（5）取滴管置于鼻孔上方约2cm处，将药液滴入鼻腔内，避免滴管头触及鼻部污染药液	10	
	（6）轻捏鼻翼，使药液充分与鼻腔黏膜接触，保持原体位停2～3min方能坐起	10	
	（7）用棉球或纸巾擦去外流的药液	5	
	（8）整理用物，协助患者取舒适体位，感谢患者配合	5	
	（9）对物品进行分类处置	5	
	（10）七步洗手法清洗双手，做好记录	5	
评价	关心、体贴患者，态度亲切，体现人文关怀	10	
总分		100	

知识拓展

1. 滴药时，滴管口或瓶口勿触及鼻孔，以免污染药液。

2. 常用的滴鼻液有：减充血类，如1%麻黄碱生理盐水等；消炎类，如抗生素类滴鼻液等；激素类，丙酸倍氯米松等；抗过敏类，如酮替芬滴鼻液。

任务五　鼻腔冲洗技术

要点导航

1. 能说出鼻腔冲洗技术目的和注意事项。
2. 能正确实施鼻腔冲洗技术。
3. 能与患者进行良好的沟通交流，能正确指导患者。

任务导入

王某，女，32岁，鼻塞、脓涕、嗅觉改变，头痛，T 37.5℃，P 94次/分，R 20次/分，BP 115/75mmHg，医嘱：生理盐水 鼻腔冲洗 st。

任务描述

鼻腔冲洗是指通过用冲洗液冲洗鼻腔，以达到清洁鼻腔、湿润黏膜，减轻臭味，促进黏膜功能恢复的目的。

任务实施

【护理评估】

1. 患者　评估患者的年龄、病情、意识、治疗情况、心理状态和合作程度。

2. 环境　环境清洁。

3. 用物　洗鼻器、温生理盐水1000～1500ml、脸盆1只、纱布少许、护理记录单、快速手消毒剂。

【护理问题】

1. 急性疼痛

2. 体温过高

3. 潜在并发症　急性咽炎、喉炎、扁桃体炎等。

4. 知识缺乏

【护理措施】

“您好！我是您的责任护士小李，能告诉我您的名字吗？”“我是王××。”“您好！王姐，您最近总感觉鼻塞，呼吸不顺畅，您的鼻腔里面有很多脓液，医生建议给您冲洗下鼻腔，以清除鼻腔中的脓性分泌物。”

准备 —
1. 护士：服装、鞋帽整洁；仪态大方，举止端庄
2. 物品：合格、完好
3. 环境：整洁，安静，安全
4. 患者：了解目的及方法，愿意合作

↓

核对 —— 三查八对

↓

“王姐，请您坐在椅子上，头向前倾，请您用手按住橄榄头将其固定，张口呼吸，头侧向一侧。”

冲洗 —
1. 指导患者摆体位
2. 连接冲洗装置
3. 冲洗
4. 擦干脸部

↓

“王姐，现在冲洗已经完成了，您感觉怎么样？如果您有什么需要请按床铃，我们也会随时巡视病房，谢谢您的配合！”

整理 —
1. 分类处置用物
2. 洗手
3. 记录

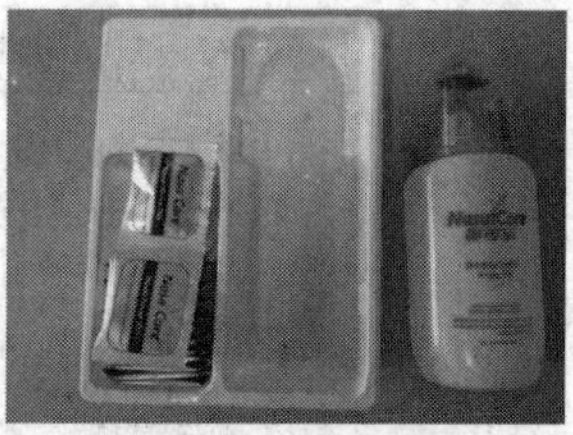

图2-7-36　用物准备

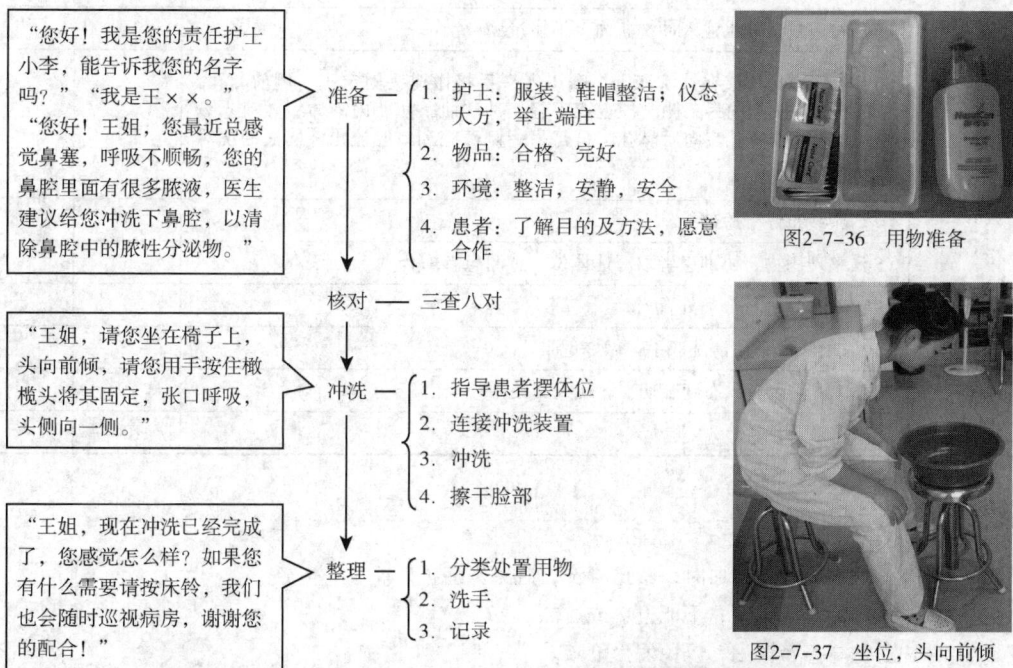

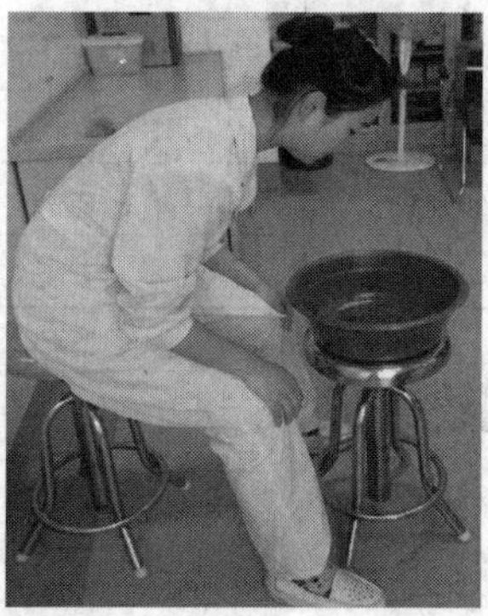

图2-7-37　坐位，头向前倾

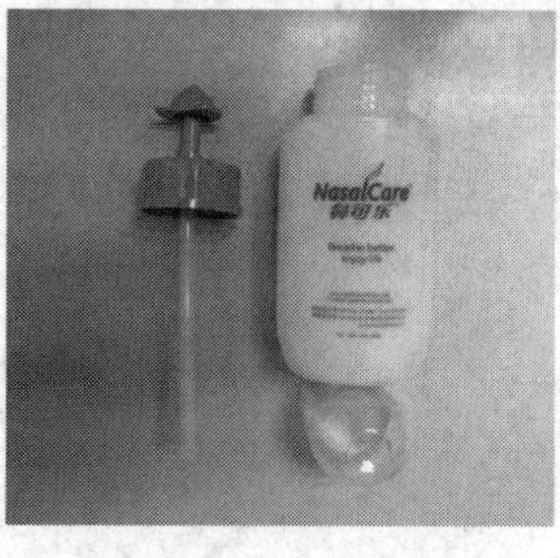

图2-7-38　简易洗鼻器

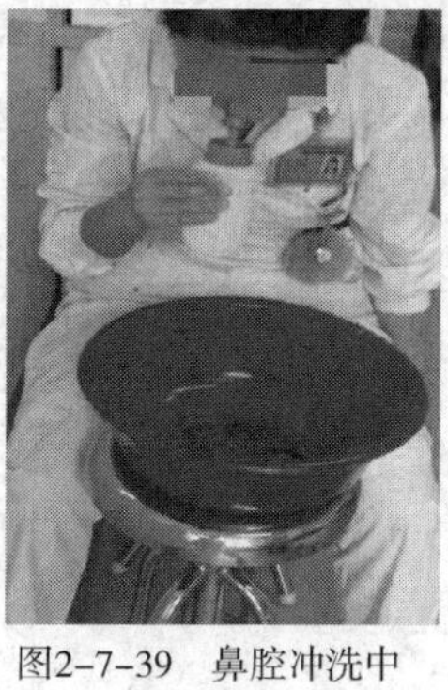

图2-7-39　鼻腔冲洗中

☞健康教育

告知患者鼻腔冲洗的目的，取得患者的配合。

【护理评价】

操作项目	操作内容	标准分	得分
操作准备	准备：着装整洁规范，仪表端庄大方	5	
	评估患者并解释：①评估：患者的年龄、病情、意识、治疗情况、心理状态及合作程度；②解释鼻腔冲洗的目的：清洁鼻腔、湿润黏膜，减轻臭味，促进黏膜功能恢复	10	
	操作用物：①洗鼻器；②温生理盐水 1000～1500ml；③脸盆 1 只；④纱布少许；⑤护理记录单；⑥快速手消毒剂	5	
操作步骤	（1）两人核对医嘱	5	
	（2）洗手，戴口罩；准备用物	5	
	（3）核对患者床号、姓名、住院号（呼唤患者、核对床头卡及腕带）	5	
	（4）患者取坐位，头向前倾	5	
	（5）将适量温盐水注入冲洗瓶内，不能过满	10	
	（6）将橄榄头连接在冲洗瓶上，嘱患者一手将橄榄头固定于一侧前鼻孔，张口呼吸，头侧向另一侧。护士双手轻压冲洗瓶，使瓶内液体缓缓流入鼻腔，盐水经前鼻孔流向后鼻孔，再经另一侧鼻腔和口腔流出。同法冲洗对侧鼻腔	20	
	（7）用纱布擦干脸部	5	
	（8）整理用物，协助患者取舒适体位，感谢患者配合	5	
	（9）对物品进行分类处置	5	
	（10）七步洗手法清洗双手，做好记录	5	
评价	关心、体贴患者，态度亲切，体现人文关怀	10	
总分		100	

知识拓展

1. 鼻腔有急性炎症及出血时，禁止冲洗，避免炎症扩散。
2. 水温以接近体温为宜，不能过冷或过热。
3. 冲洗时勿与患者谈话，以免发生呛咳。
4. 冲洗时发生鼻腔出血，应立即停止冲洗。

项目三　口腔科护理

任务一　口腔内科常用材料调拌技术

要点导航

1. 能说出口腔内科常用调拌技术适应证和注意事项。
2. 能正确实施口腔内科常用材料调拌技术。
3. 能与患者进行良好的沟通交流，能正确指导患者。

任务导入

王某，男，54岁，因左上前磨牙深龋，常因食物嵌塞影响咀嚼，要求治疗修复。无自发痛及冷热刺激痛史。根据医嘱准备充填材料调拌。

任务描述

根管糊剂调拌法：用根管充填剂将根管堵塞、封闭，防止再感染以及促进根尖周病变愈合。

玻璃离子粘固剂调拌法：

1. 用于窝洞充填。
2. 粘接固定修复体或带环等。

磷酸锌粘固剂调拌法：

1. 用于暂时充填或窝洞垫底。
2. 粘接固定修复体。

藻酸钾印模材料调拌法：用于牙体缺损、牙列缺失、缺损修复或正畸治疗时取印模。

任务实施

【护理评估】

1. 患者　评估患者的年龄、口腔卫生情况、患牙部位、患牙治疗情况、心理状态和合作程度。

2. 环境　环境整洁、温度适宜。

3. 用物

（1）根管糊剂调拌法

①治疗车上：根管充填粉和液，碘伏，牙胶尖，2%碘酊，75%乙醇；消毒干燥的玻璃调和板及粘固粉调刀，吸唾器，酒精灯，火柴。

②治疗器械盘内：口镜，镊子，探针，无菌棉花及纸捻，口杯，纸巾，光滑髓针(扩大针或侧压针)、剔刮器等。

（2）玻璃离子粘固剂调拌法：治疗车上备玻璃离子水门汀粉和液，调拌纸，塑料调刀，匙子，充填器等。

（3）磷酸锌粘固剂调拌法：治疗车上备磷酸锌粘固粉和正磷酸水溶液，消毒干燥的玻璃调和板，不锈钢调刀。

（4）藻酸钾印模材料调拌法：治疗车上备藻酸钾印模材料，匙子，量杯，清水，无菌托盘，橡皮碗，石膏调刀。

【护理问题】

1. 组织完整性受损

2. 潜在并发症 牙髓炎、根尖周炎、颌面部间隙感染。

3. 知识缺乏

【护理措施】

“您好！我是您的责任护士小李，能告诉我您的名字吗？”“我是王××。”“您好！王大爷，您痛的那颗牙齿中间已经坏掉了，有个洞，所以食物嵌在里面就会痛。需要给您实施牙齿充填术，以后就不会再嵌食物在里面了，我先去准备一下充填的材料，您稍等。”

准备 —
1. 护士：服装、鞋帽整洁；仪态大方，举止端庄
2. 物品：合格、完好
3. 环境：整洁，安静，安全
4. 患者：了解目的及方法，愿意合作，合适体位

↓

核对 — 三查八对

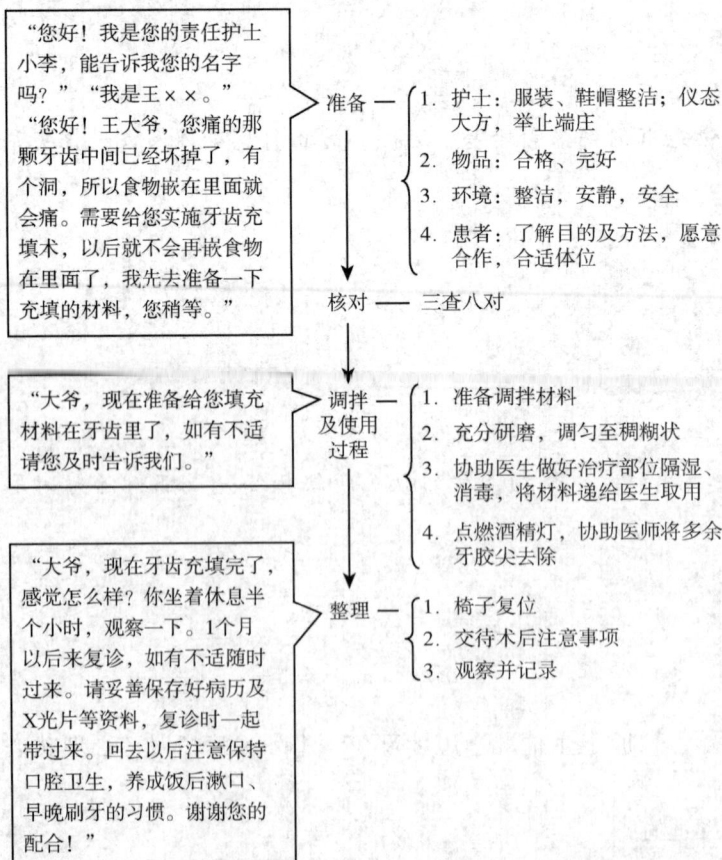

↓

“大爷，现在准备给您填充材料在牙齿里了，如有不适请您及时告诉我们。”

调拌及使用过程 —
1. 准备调拌材料
2. 充分研磨，调匀至稠糊状
3. 协助医生做好治疗部位隔湿、消毒，将材料递给医生取用
4. 点燃酒精灯，协助医师将多余牙胶尖去除

↓

“大爷，现在牙齿充填完了，感觉怎么样？你坐着休息半个小时，观察一下。1个月以后来复诊，如有不适随时过来。请妥善保存好病历及X光片等资料，复诊时一起带过来。回去以后注意保持口腔卫生，养成饭后漱口、早晚刷牙的习惯。谢谢您的配合！”

整理 —
1. 椅子复位
2. 交待术后注意事项
3. 观察并记录

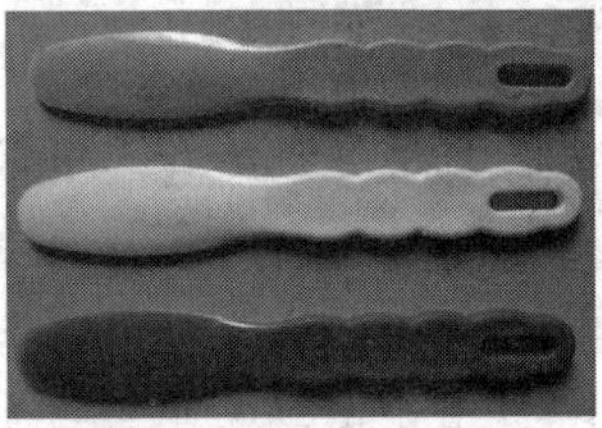

图2-7-40 常用调拌刀

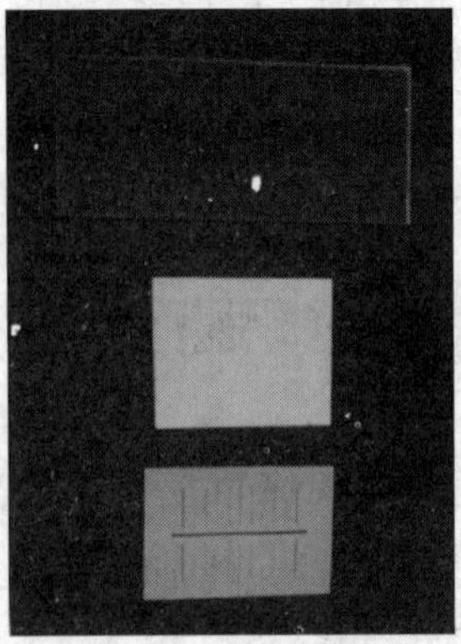

图2-7-41 常用调拌板

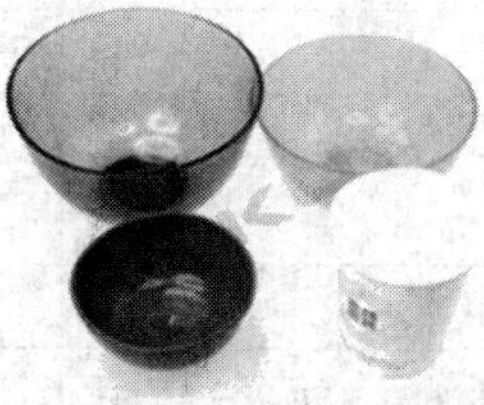

图2-7-42　常用调拌材料

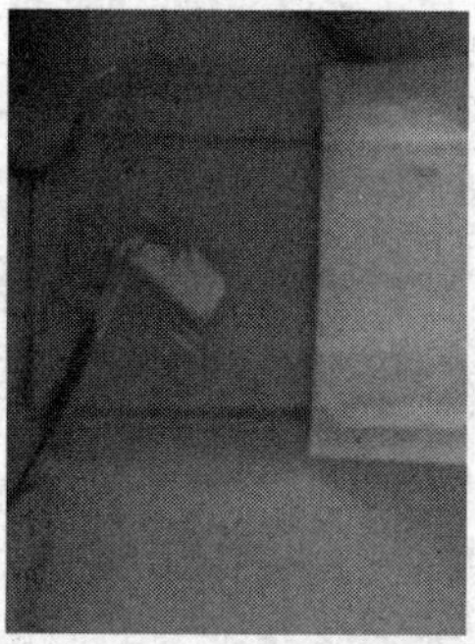

图2-7-43　氧化锌材料调拌

☞健康教育

1. 完成治疗后，向患者交待注意事项及是否预约时间，如充填后仍有疼痛不适及时复诊。

2. 开展卫生宣教，保持口腔卫生，养成饭后漱口、早晚刷牙的习惯，培养用牙线清洁的习惯。

3. 指导患者合理饮食，限制蔗糖的摄入等。

4. 增强牙齿抗龋能力，如氟化物牙膏防龋、窝沟封闭；注意孕妇及婴幼儿的合理营养。

5. 定期口腔检查，早发现，早治疗。

【护理评价】

根管糊剂调拌法评分标准

操作项目	操作内容	标准分	得分
操作准备	准备：着装整洁规范，仪表端庄大方	5	
	评估患者并解释：①评估：患者的年龄、口腔卫生情况、患牙部位、患牙治疗情况、心理状态及合作程度；②解释调拌材料的目的：用根管充填剂将根管堵塞、封闭，防止再感染以及促进根尖周病变愈合	9 缺1项扣1分	
	操作用物：①玻璃离子水门汀粉和液；②调拌纸；③塑料调刀；④匙子；⑤充填器	12 缺1项扣1分	
操作步骤	（1）两人核对医嘱	4	
	（2）洗手，戴口罩；准备用物	3	
	（3）核对患者姓名，协助患者取舒适椅位	6	
	（4）询问患者，有活动义齿，应取下放入漱口杯；如有眼镜，取下妥善放置	4	
	（5）取适量根管充填粉和液（可加入适量碘仿），分别放置在玻璃调合板上	8	
	（6）取根管充填粉适量，将根管充填粉与根管充填液充分研磨后，按同一方向用旋转推开法调匀	3	
	（7）调匀至稠糊状，调制材料应在30～60s内完成	8	

续表

操作项目	操 作 内 容	标准分	得分
操作步骤	(8) 待医师处理完根管后，协助医师做好治疗部位隔湿、消毒工作	4	
	(9) 将调制好的根管糊剂及牙胶尖递给医师取用	4	
	(10) 待医师根管充填完毕，点燃酒精灯，将剔刮器一头烧热递给医师，医师将多余牙胶尖去除	4	
	(11) 待医师窝洞垫底或永久性充填完后将椅子复位	4	
	(12) 向患者交待术后注意事项并嘱患者妥善保存好病历及 X 线片等资料	6	
	(13) 询问患者需要	4	
	(14) 处理用物	3	
	(15) 洗手，取口罩，记录	3	
评价	操作过程中遵循无菌操作原则，关心、体贴患者，态度亲切，体现人文关怀	6	
总分		100	

玻璃离子粘固剂调拌法评分标准

操作项目	操 作 内 容	标准分	得分
操作准备	准备：着装整洁规范，仪表端庄大方	5	
	评估患者并解释：①评估：患者的年龄、口腔卫生情况、患牙部位、患牙治疗情况、心理状态及合作程度；②解释调拌材料的目的：a. 用于窝洞充填。b. 粘接固定修复体或带环等	9 缺 1 项扣 1 分	
	操作用物：①玻璃离子水门汀粉和液；②剔刮器；③调拌纸；④塑料调刀；⑤匙子；⑥充填器	12 缺 1 项扣 2 分	
操作步骤	(1) 两人核对医嘱	4	
	(2) 洗手，戴口罩；准备用物	3	
	(3) 核对患者姓名，协助患者取舒适椅位	6	
	(4) 询问患者，有活动义齿，应取下放入漱口杯；如有眼镜，取下妥善放置	4	
	(5) 取适量玻璃离子水门汀粉，分别放置在玻璃调合板上	4	
	(6) 将玻璃离子水门汀粉分成 2 份，分次将粉混入液体中，用旋转排开法调拌均匀呈拉丝状或面团状	7	
	(7) 粉液比适中，参考体积比例充填时约为 2∶1，粘接时约为 1∶2	6	
	(8) 调拌时将粉分次均匀加入液体中，调刀要紧贴调和板，按同一方向调拌以免渗入气泡，调制材料应在 30～60s 内完成	6	
	(9) 将拉丝状的材料一部分提供给医师冲入根管内或预备牙体上；另一部分用调刀均匀涂抹在修复体上，粘接固定修复体	6	
	(10) 将拉丝状的材料均匀涂抹在带环龈方的内测面一周，粘接带环	4	
	(11) 将面团状的材料放在调拌纸上递给医师，作窝洞充填	4	

续表

操作项目	操 作 内 容	标准分	得分
操作步骤	(12) 向患者交待术后注意事项并嘱患者妥善保存好病历及X线片等资料	4	
	(13) 将椅子复位，询问患者需要	4	
	(14) 处理用物	3	
	(15) 洗手，取口罩，记录	3	
评价	调和纸、调刀、修复体、带环均应清洁、干燥，关心、体贴患者，态度亲切，体现人文关怀	6	
总分		100	

磷酸锌粘固剂调拌法评分标准

操作项目	操 作 内 容	标准分	得分
操作准备	准备：着装整洁规范，仪表端庄大方	5	
	评估患者并解释：①评估：患者的年龄、口腔卫生情况、患牙部位、患牙治疗情况、心理状态及合作程度；②解释调拌材料的目的：用根管充填剂将根管堵塞、封闭，防止再感染以及促进根尖周病变愈合	9 缺1项扣1分	
	操作用物：①磷酸锌粘固粉；②正磷酸水溶液；③消毒干燥的玻璃调和板；④不锈钢调刀	12 缺1项扣3分	
操作步骤	(1) 两人核对医嘱	4	
	(2) 洗手，戴口罩；准备用物	3	
	(3) 核对患者姓名，协助患者取舒适椅位	6	
	(4) 询问患者，如有活动义齿，应取下放入漱口杯；如有眼镜，取下妥善放置	4	
	(5) 取适量磷酸锌粘固粉和正磷酸水溶液分别放置于调和板上，盖好瓶盖（以免液体挥发，粉末潮解）	8	
	(6) 用调刀将磷酸锌粘固粉分成2份，首先将1份粉剂加入液体中，按同一方向旋转推开法调匀	3	
	(7) 将剩余的1份粉分次少量徐徐加入，调成稀薄糊状用于粘接修复体，或调匀至稠糊状作暂时充填用，或调匀至面团状作窝洞垫底用	8	
	(8) 调制时调刀要紧贴调和板，按同一方向调拌，以免渗入气泡，影响效果，调拌时，只能将粉逐次加入液体中，而不能加液于粉中。整个调拌过程应在30～60s内完成	4	
	(9) 将拉丝状的材料一部分提供给医师冲入根管内或预备牙体上；另一部分用调刀均匀涂抹在修复体上，粘接固定修复体	4	
	(10) 将拉丝状的材料均匀涂抹在带环龈方的内侧面一周，粘接带环	4	
	(11) 将面团状的材料放在调拌纸上递给医师，作窝洞充填	4	
	(12) 向患者交待术后注意事项并嘱患者妥善保存好病历及X光片等资料	6	

续表

操作项目	操 作 内 容	标准分	得分
操作步骤	(13) 椅子归位，询问患者需要	4	
	(14) 处理用物	3	
	(15) 洗手，取口罩，记录	3	
评价	调和板、调刀清洁、干燥。关心、体贴患者，态度亲切，体现人文关怀	6	
总分		100	

藻酸钾印模材料调拌法评分标准

操作项目	操 作 内 容	标准分	得分
操作准备	准备：着装整洁规范，仪表端庄大方	5	
	评估患者并解释：①评估：患者的年龄、口腔卫生情况、患牙部位、患牙治疗情况、心理状态及合作程度；②解释调拌材料的目的：用于牙体缺损、牙列缺失、缺损修复或正畸治疗时取印模	9 缺1项扣1分	
	操作用物：①藻酸钾印模材料；②匙子；③量杯；④清水；⑤无菌托盘；⑥橡皮碗；⑦石膏调刀	12 缺1项扣2分	
操作步骤	(1) 两人核对医嘱	4	
	(2) 洗手，戴口罩；准备用物	3	
	(3) 核对患者姓名，协助患者取舒适椅位	6	
	(4) 询问患者，如有活动义齿，应取下放入漱口杯；如有眼镜，取下妥善放置	4	
	(5) 取适量藻酸钾印模材料粉放入橡皮碗内，按商品要求的水粉比加入清水	5	
	(6) 用调刀将水粉充分混合，将调刀面贴紧橡皮碗内壁，用旋转法或八字法均匀调拌材料至凝胶状	6	
	(7) 将调拌好的材料收拢于橡皮碗一侧，用调刀反复挤压排出气泡，使印模材料均匀细腻	6	
	(8) 调拌时，调刀与橡皮碗内壁平面接触，开始10~20s时，轻轻调拌或同时转动橡皮碗，使水粉均匀掺和，然后增加调和速度，调拌应在45s左右完成	6	
	(9) 取上颌模型：把调好的印模材料聚呈圆球状从托盘远中方向向近中轻轻推入，一次性置于托盘内，递给医师	4	
	(10) 取下颌模型：把调好的印模材聚呈条状从托盘的一端向另一端旋转盛入，分两次置于托盘内，递给医师	4	
	(11) 取印模后，嘱患者漱口，协助患者擦净口周	4	
	(12) 给患者预约复诊时间，并嘱患者妥善保存好病历及X光片等资料	4	
	(13) 椅子归位，询问患者需要	4	

续表

操作项目	操 作 内 容	标准分	得分
操作步骤	（14）将印模和技工单送技工室，处理用物	5	
	（15）洗手，取口罩，记录	3	
评价	托盘应干燥、无油脂。关心、体贴患者，态度亲切，体现人文关怀	6	
总分		100	

知识拓展

1. 龋病按龋坏的程度可分为浅龋、中龋和深龋。
2. 口腔保健措施有：刷牙、牙线、牙签、漱口、牙龈按摩、龈上洁治、窝沟封闭。

任务二　口腔冲洗

要点导航

1. 能说出口腔冲洗适应证和注意事项。
2. 能正确实施口腔冲洗。
3. 能与患者进行良好的沟通交流，能正确指导患者。

任务导入

王某，男，54 岁，左侧腮腺肿瘤切除术后，医嘱：口腔冲洗。

任务描述

1. 清洁口腔，去除口臭，预防创口感染，促进创口愈合。
2. 观察创口、皮瓣及颌间固定等情况。

任务实施

【护理评估】

1. 患者　评估患者的年龄、口腔卫生情况、张口度及皮瓣血供情况、口腔创口及口角有无裂开、心理状态和合作程度。

2. 环境　环境整洁、温度适宜。

3. 用物　治疗盘内放无菌治疗碗，50ml 注射器及冲洗针头，冲洗液（如 1% 双氧水、生理盐水等），口镜，弯盘，治疗巾，一次性吸痰管，棉签，金霉素眼膏，手电筒，床边备吸引器，必要时备开口器等。

【护理问题】

1. 疼痛
2. 口腔黏膜改变
3. 有感染的危险

【护理措施】

“您好！我是您的责任护士小李，能告诉我您的名字吗？”“我是王××。”“您好！王大爷，为了预防您术后发生口腔感染。需要给您进行口腔冲洗和局部治疗，促进创口愈合，我先去准备一下用物，您稍等。”

准备 —
1. 护士：服装、鞋帽整洁；仪态大方，举止端庄
2. 物品：合格、完好
3. 环境：整洁，安静，安全
4. 患者：了解目的及方法，愿意合作，合适体位

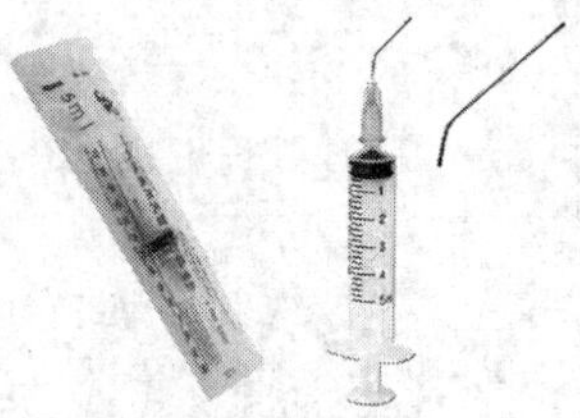

图2-7-44　一次性口腔冲洗针

核对 —— 三查八对

“大爷，请您把嘴张开，我检查一下口腔，有假牙吗？没有呀。我现在要给您冲洗口腔，如有不适请您及时告诉我们。”

口腔冲洗 —
1. 打开吸引器，调节压力，试吸，关闭吸引器
2. 治疗巾垫于颌下，弯盘置于口角旁，检查口腔
3. 冲洗口腔前庭、固有口腔
4. 擦净面部，观察口腔，涂药

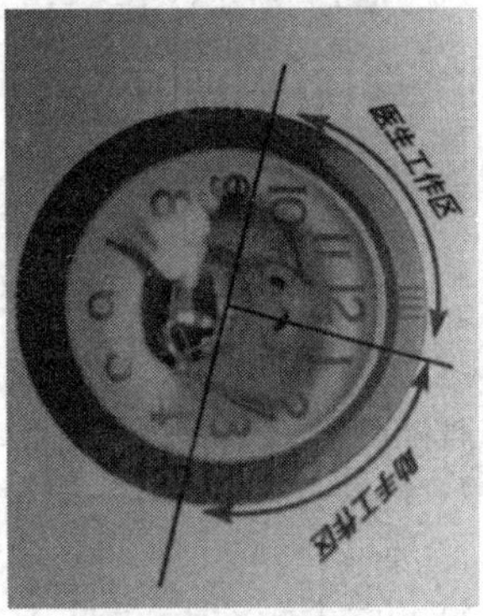

图2-7-45　医护位置

“大爷，现在口腔冲洗完了，感觉怎么样？您先休息，有不舒适立即告诉我。以后每天我都会来给您冲洗和换药。注意保持口腔卫生，养成饭后漱口、早晚刷牙的习惯，不要触及感染部位，多喝水，清淡饮食。谢谢您的配合！”

整理 —
1. 安置患者体位
2. 终末处理
3. 观察并记录

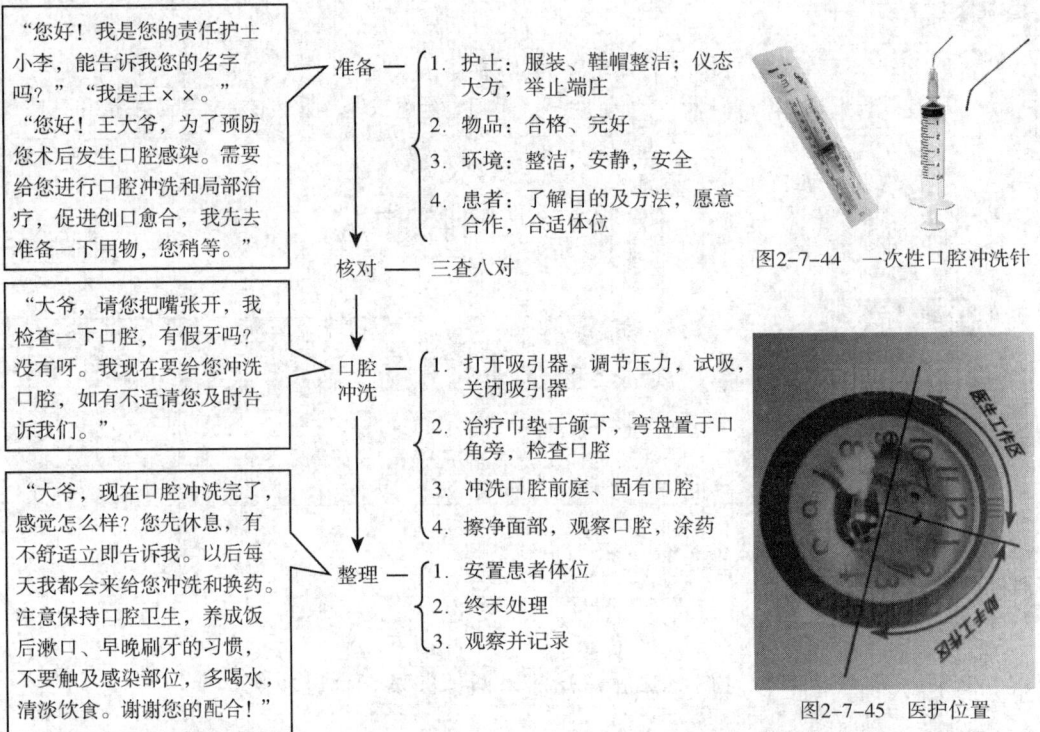

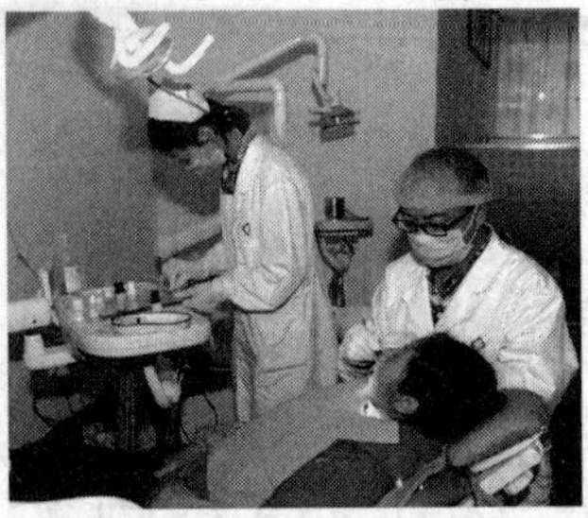

图2-7-46　检查口腔

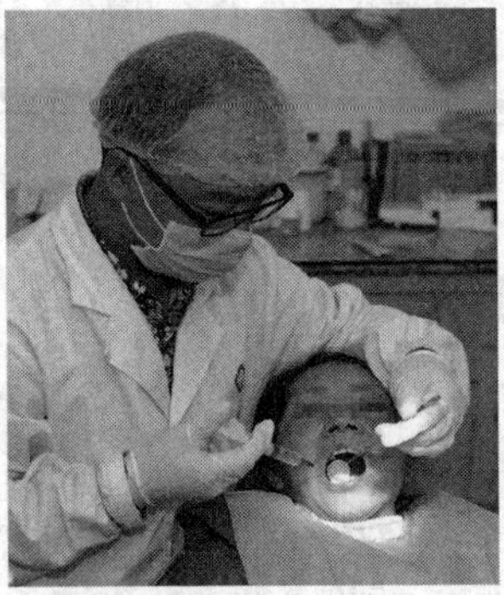

图2-7-47　冲洗口腔

☞**健康教育**

1. 完成治疗后，向患者交待注意事项及是否预约时间，如冲洗后仍有疼痛不适及时复诊。

2. 开展卫生宣教，保持口腔卫生，养成饭后漱口、早晚刷牙的习惯，培养用牙线清洁的习惯。

3. 指导患者合理饮食，提高机体抵抗能力。

4. 定期口腔检查，早发现，早治疗。

【护理评价】

口腔冲洗评分标准

操作项目	操作内容	标准分	得分
操作准备	准备：着装整洁规范，仪表端庄大方	5	
	评估患者并解释：①评估：患者的年龄、口腔卫生情况、张口度及皮瓣血供情况、口腔创口及口角有无裂开、心理状态及合作程度；②解释口腔冲洗的目的：a. 清洁口腔，去除口臭，预防创口感染，促进创口愈合；b. 观察创口、皮瓣及颌间固定等情况	9 缺1项扣1分	
	操作用物：①无菌治疗碗；②50ml 注射器及冲洗针头；③冲洗液（如1%双氧水、生理盐水等）；④口镜；⑤弯盘；⑥治疗巾；⑦一次性吸痰管；⑧棉签；⑨金霉素眼膏；⑩手电筒；⑪床边备吸引器；⑫必要时备开口器	12 缺1项扣1分	
操作步骤	（1）核对患者姓名，协助患者取舒适椅位	4	
	（2）打开吸引器，调节压力 成人：200～300mmHg（0.027～0.040Mpa） 小儿：150～250mmHg（0.020～0.033Mpa）	5	
	（3）连接吸痰管并试吸是否通畅，关闭吸引器	4	
	（4）治疗巾垫于颌下，弯盘置于口角旁	4	
	（5）检查口角及口腔创口有无裂开、皮瓣血供及固定夹板有无松动等，如有活动义齿，应取下妥善放置	5	
	（6）用50ml 注射器抽取冲洗液，接上冲洗接头或吸痰管，冲洗口腔前庭：由后向前冲洗对侧上、下颌牙间隙（夹板）及唇颊龈沟内残留物；同法冲洗近侧	7	
	（7）冲洗固有口腔：如无颌间结扎，嘱患者张口，依次冲洗上、下颌牙间隙，硬腭及舌表面附着物；如有颌间结扎，则从一侧磨牙后区或缺牙间隙内放入吸痰管冲洗固有口腔	7	
	（8）冲洗时，勿指向软腭或咽喉部，以免引起恶心或剧烈呛咳	4	
	（9）边冲边吸（吸水由另一护士协助完成），吸水时，吸痰管应放在口腔正常组织部位，避免因吸力或移动伤及创口或皮瓣	4	
	（10）吸引器贮液瓶吸出液不要过满，并及时倾倒	4	
	（11）擦净面部，观察口腔黏膜有无损伤，创口有无裂开，口角干裂处涂抹金霉素眼膏	4	
	（12）对患者进行健康教育，并嘱患者妥善保存好病历及X光片等资料	6	
	（13）椅子归位，询问患者需要	4	
	（14）处理用物	3	
	（15）洗手，取口罩，记录	3	

续表

操作项目	操作内容	标准分	得分
评价	口腔冲洗过程中未发生口腔组织机械性损伤，患者口腔清洗干净，关心、体贴患者，态度亲切，体现人文关怀	6	
总分		100	

知识拓展

1. 口腔检查常用器械主要有：口镜、镊子、探针。

2. 口腔检查的基本方法有：问诊、视诊、探诊、叩诊、嗅诊、触诊、咬诊、牙髓活力检查。

第八篇　疼痛护理学实训

任务一　疼痛的药物治疗

要点导航

1. 能掌握疼痛治疗中常见的药物。
2. 能了解非甾体抗炎药物的不良反应。
3. 能与患者进行良好的沟通交流，能正确指导患者。

任务导入

张某，男性，32 岁，因关节疼痛入院，测 T 36.8℃，P 90 次/分，R 20 次/分，BP 130/80mmHg，无药物过敏史，现遵医嘱予拜阿司匹林 100mg 口服 Bid。

任务描述

药物治疗是疼痛治疗最基本、最常用的方法。在药物治疗疼痛时，所选择的药物种类很多，主要有 3 种类型：①阿片类镇痛药，如吗啡、哌替啶、芬太尼、美沙酮等；②非阿片类镇痛药，如水杨酸类药物、苯胺类药物、非甾体抗炎药等；③其他辅助类药物，如激素、解痉药、维生素类药物，局部麻醉药和抗抑郁类药物等。

任务实施

【护理评估】

1. 患者　评估患者的年龄、病情、意识、治疗情况、心理状态和合作程度。

2. 环境　环境清洁。

3. 用物　药车、阿司匹林 100mg、温开水、用药记录单、快速手消毒液。

【护理问题】

1. 疼痛　与体温升高导致头疼有关。

2. 体液不足　与发热导致液体丢失有关。

【护理措施】

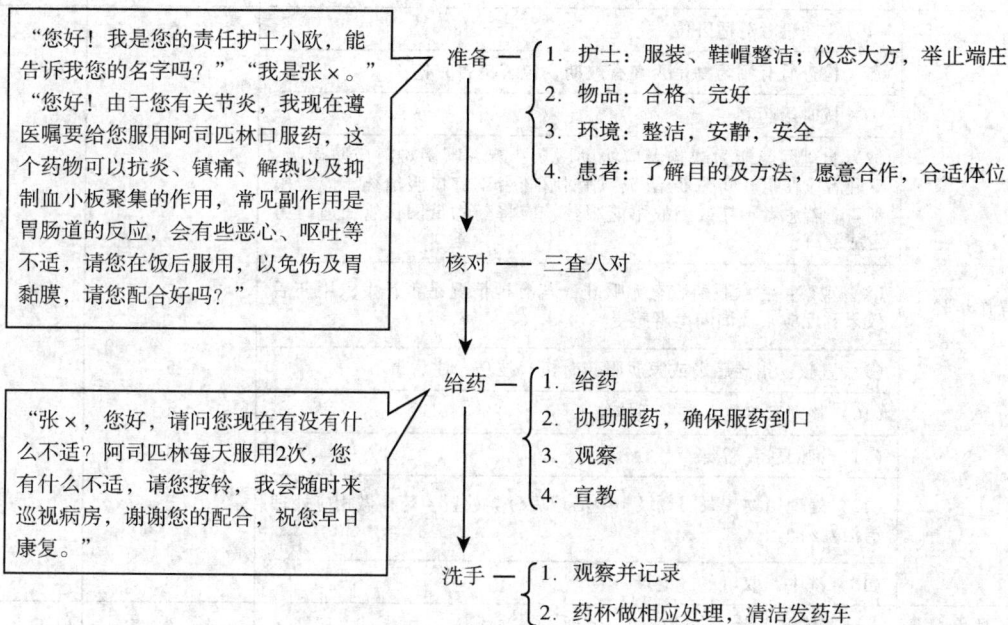

"您好！我是您的责任护士小欧，能告诉我您的名字吗？""我是张×。""您好！由于您有关节炎，我现在遵医嘱要给您服用阿司匹林口服药，这个药物可以抗炎、镇痛、解热以及抑制血小板聚集的作用，常见副作用是胃肠道的反应，会有些恶心、呕吐等不适，请您在饭后服用，以免伤及胃黏膜，请您配合好吗？"

准备 —
1. 护士：服装、鞋帽整洁；仪态大方，举止端庄
2. 物品：合格、完好
3. 环境：整洁，安静，安全
4. 患者：了解目的及方法，愿意合作，合适体位

↓

核对 —— 三查八对

↓

给药 —
1. 给药
2. 协助服药，确保服药到口
3. 观察
4. 宣教

"张×，您好，请问您现在有没有什么不适？阿司匹林每天服用2次，您有什么不适，请您按铃，我会随时来巡视病房，谢谢您的配合，祝您早日康复。"

↓

洗手 —
1. 观察并记录
2. 药杯做相应处理，清洁发药车

☞健康教育

1. 加强镇痛药物自我管理知识的宣教，使患者了解常用镇痛药物的作用、用药方法、用药剂量以及使用后可能出现的副反应，增强用药安全意识，严禁药物滥用的发生。

2. 密切观察药物治疗可能出现的副作用或并发症，如阿片类药物常见的副作用包括有皮肤瘙痒，便秘、尿潴留，恶心、呕吐，呼吸抑制；非甾体类抗炎药可出现胃肠道反应、过敏反应、肝肾损害；局部麻醉药可产生神经毒性、组织毒性、高敏反应、中枢神经毒性反应、心脏毒性反应等。

【护理评价】

操作项目	操 作 内 容	标准分	得分
操作准备	准备：着装整洁规范，仪表端庄大方	5	
	评估患者并解释：①评估：患者的年龄、病情、意识、治疗情况、药物过敏史情况、心理状态及合作程度；②解释止疼药的目的：缓解疼痛，消除局部炎症	8	
	操作用物：①遵医嘱选用相对应的止疼药；②温水；③用药记录单；④笔；⑤快速手消毒液	10 缺1项扣1分	
操作步骤	（1）两人核对医嘱	5	
	（2）洗手，戴口罩；准备用物	5	
	（3）核对患者床号、姓名、住院号（呼唤患者、核对床头卡及腕带）	6	

续表

操作项目	操作内容	标准分	得分
操作步骤	(4) 协助患者舒适卧位	6	
	(5) 检查所有用药物是否在有效期，包装是否完整	4	
	(6) 按时给药	5	
	(7) 自理服药能力缺陷者应协助服药，有吞咽困难时应防误吸；呕吐者应在呕吐间隙期给药，剧烈呕吐者不宜口服给药。应看服到口。若患者不在或因故不能服药，应将药物带回保管，适时再发或交班	10	
	(8) 观察：注意服药后有无呕吐，若有视情况是否补发，用药后效果及反应，及询问患者感受	10	
	(9) 宣教：指导患者或家属服药时机、技巧、注意事项	5	
	(10) 整理床单位，取舒适体位	4	
	(11) 询问患者需要	5	
	(12) 处理用物，医用垃圾、生活垃圾分类放置，药杯做相应处理清洁发药车	5	
	(13) 洗手，取口罩，记录	3	
评价	关心、体贴患者，态度亲切，体现人文关怀	4	
总分		100	

任务二　神经阻滞与局部注射治疗

要点导航

1. 能说出神经阻滞的适应证。
2. 能正确协助医生实施神经阻滞。
3. 能与患者进行良好的沟通交流，能正确指导患者。

任务导入

张某，男性，39 岁，既往有冠心病史。因急性腰扭伤入院，现协助医生给予患者腰大肌间沟神经阻滞。

任务描述

神经阻滞是利用物理或化学的方法使之作用于外周神经干、神经丛、脊神经根及交感神经等神经组织内或附近，以阻断神经传导功能的治疗方法。由于该疗法具有起效迅速、效果确切、不良反应少及安全价廉等优点，成为疼痛的主要治疗手段之一。

任务实施

【护理评估】

1. **患者**　评估患者的年龄、病情、意识、治疗情况、皮肤周围情况、心理状态和合作程度。

2. **环境**　环境清洁。

3. **用物**

（1）治疗盘内备：无菌持物镊、无菌棉签、常规消毒液（2% 碘酊和 70% 乙醇）、2ml 或 5ml 注射器、5 或 7 号针头、利多卡因注射液、维生素 B_{12} 注射液、盐酸地塞米松注射液、0. 9% Nacl 生理盐水及抢救用药。

（2）治疗盘外：记录单、快速手消毒液。

【护理问题】

1. 疼痛

2. 躯体活动障碍

【护理措施】

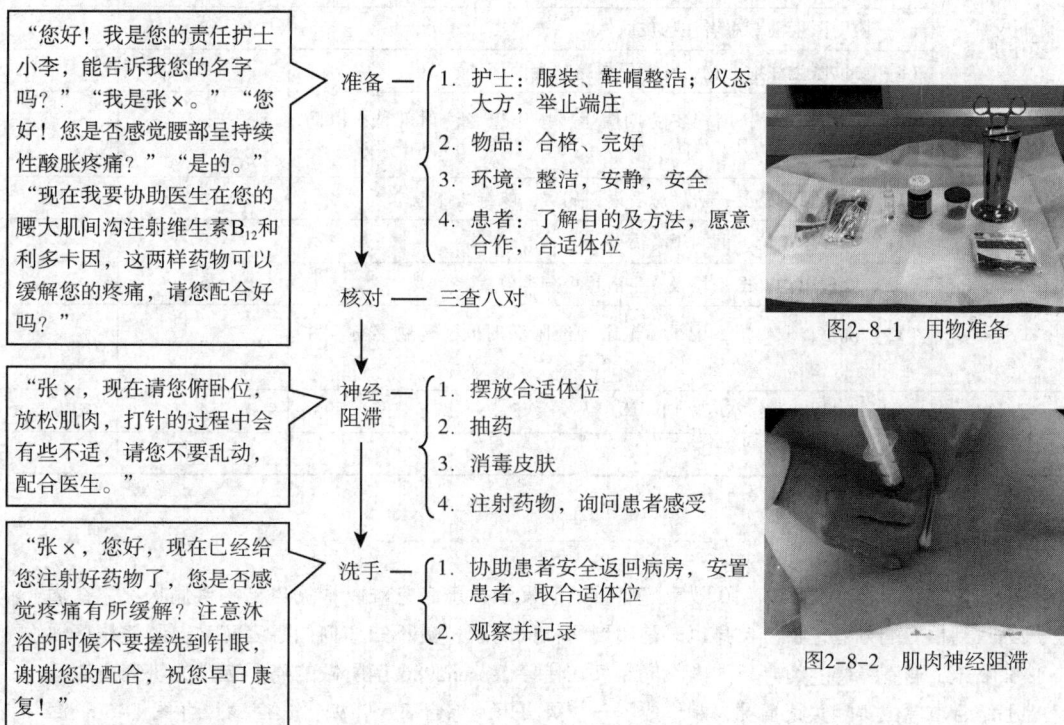

“您好！我是您的责任护士小李，能告诉我您的名字吗？”“我是张×。”“您好！您是否感觉腰部呈持续性酸胀疼痛？”“是的。”“现在我要协助医生在您的腰大肌间沟注射维生素 B_{12} 和利多卡因，这两样药物可以缓解您的疼痛，请您配合好吗？”

准备 —— 1. 护士：服装、鞋帽整洁；仪态大方，举止端庄
2. 物品：合格、完好
3. 环境：整洁，安静，安全
4. 患者：了解目的及方法，愿意合作，合适体位

核对 —— 三查八对

“张×，现在请您俯卧位，放松肌肉，打针的过程中会有些不适，请您不要乱动，配合医生。”

神经阻滞 —— 1. 摆放合适体位
2. 抽药
3. 消毒皮肤
4. 注射药物，询问患者感受

“张×，您好，现在已经给您注射好药物了，您是否感觉疼痛有所缓解？注意沐浴的时候不要搓洗到针眼，谢谢您的配合，祝您早日康复！”

洗手 —— 1. 协助患者安全返回病房，安置患者，取合适体位
2. 观察并记录

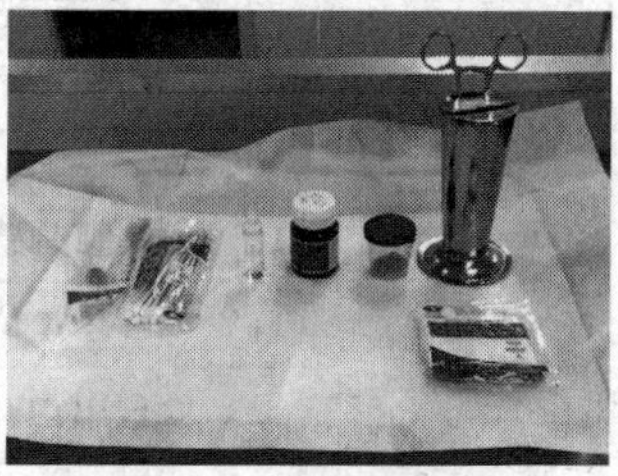

图2-8-1　用物准备

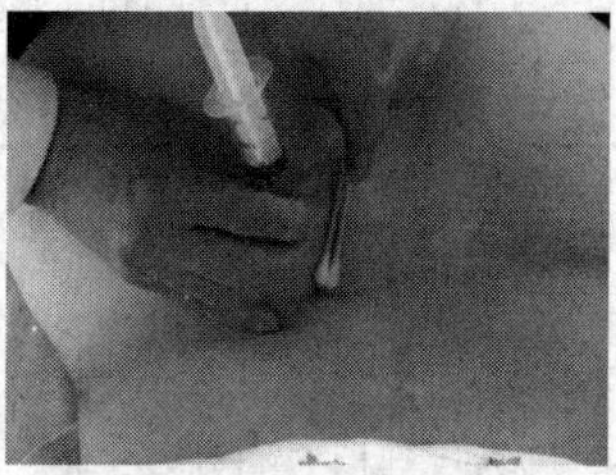

图2-8-2　肌肉神经阻滞

☞**健康教育**

1. 注意卧床休息，避免劳累。

2. 告知糖尿病患者，神经阻滞里面的药物含有激素，血糖可能会一过性的升高，不必担心。

【护理评价】

操作项目	操 作 内 容	标准分	得分
操作准备	准备：着装整洁规范，仪表端庄大方	5	
	评估患者并解释：①评估：患者的年龄、病情、意识、治疗情况、皮肤周围情况、心理状态及合作程度；②解释神经阻滞目的：缓解疼痛，消除局部炎症	10	
	操作用物：①无菌持物镊；②无菌棉签；③常规消毒液（2%碘酊和70%乙醇）；④2ml或5ml注射器；⑤8或7号针头；⑥利多卡因注射液；⑦维生素 B_{12} 注射液；⑧盐酸地塞米松注射液；⑨0.9% Nacl生理盐水；⑩抢救用药；⑪用氧记录单；⑫笔；⑬快速手消毒液	13 缺1项扣1分	
操作步骤	（1）两人核对医嘱	5	
	（2）洗手，戴口罩；准备用物	5	
	（3）核对患者床号、姓名、住院号（呼唤患者、核对床头卡及腕带）	6	
	（4）协助患者取俯卧位	6	
	（5）检查所有用物是否在有效期，包装是否完整	8	
	（6）按无菌操作抽吸药物	5	
	（7）协助医生消毒患者注射皮肤	5	
	（8）协助医生注射药物，注意不要跨越无菌区	5	
	（9）注射完以后，用棉签协助医生，按压患者注射部位，以防出血	5	
	（10）询问患者感受，协助患者返回病房，取舒适体位	4	
	（11）整理床单位，询问患者需要	6	
	（12）处理用物，医用垃圾、生活垃圾分类放置	5	
	（13）洗手，取口罩，记录。记录神经阻滞时间、药物名称，并签名	3	
评价	关心、体贴患者，态度亲切，体现人文关怀	4	
总分		100	

知识拓展

临床医务人员在使用0～10数字疼痛量表时发现，患者常难以根据自己的疼痛状况，在痛尺上找到相应的分值，护士自身也时常遇到同样的问题，更不知如何向患者宣教，致使疼痛评估在临床上遇到障碍。为此，国内临床专家在借鉴Jensen1986年所做的痛尺选择的研究方法基础上结合本单位实际实践情况，制作成了一些更实用的综合痛尺，如：长海痛尺（图1-5 长海痛尺）、贵医痛尺（图1-6 贵医痛尺）等。

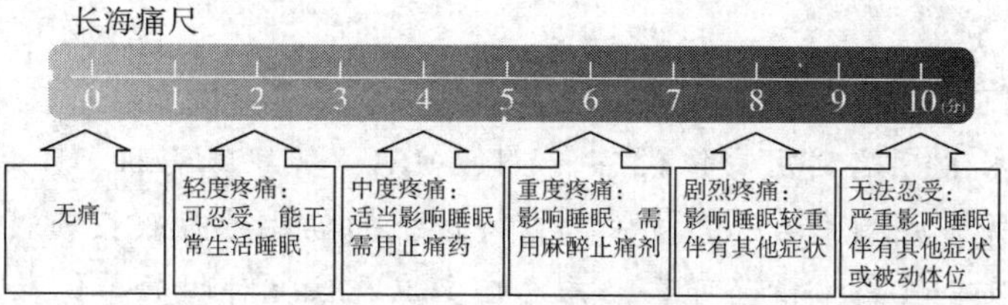

图 2-8-3　长海疼尺

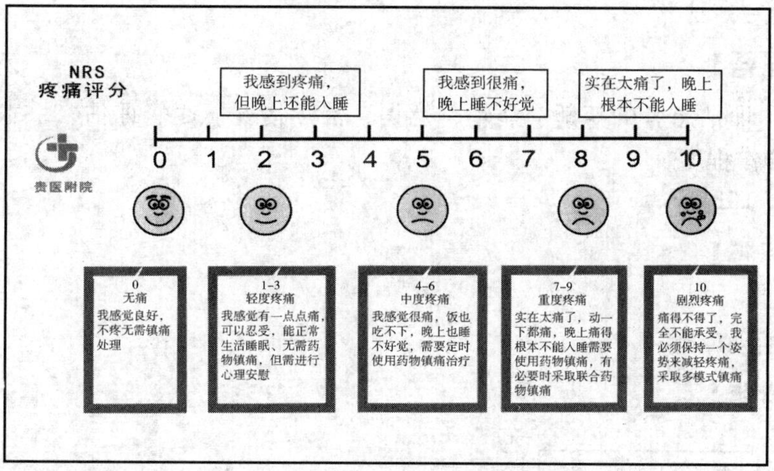

图 2-8-4　贵医疼尺

任务三　微创介入治疗

要点导航

1. 能说出微创治疗的目的。
2. 能正确实施微创介入治疗后的术后护理。
3. 能与患者进行良好的沟通交流，能正确指导患者。

任务导入

谢某，男性，59 岁，诊断为腰椎间盘突出。自诉：腰臀部疼痛 2 年，加重 3 天，入院后 1 周，物理治疗及神经阻滞不能缓解疼痛，予明日在全麻下行椎间盘胶原酶溶解术。

任务描述

疼痛微创介入治疗是利用影像设备（CT、MRI、数字减影机、B超等）引导穿刺针进行精确定位并完成相关治疗的方法，它将传统的模糊治疗改良为精确的靶点治疗。具有微小创伤、安全性高、精确可靠、并发症少以及住院时间短等优点。

任务实施

【护理评估】

1. 患者 评估患者的年龄、病情、意识、治疗情况、疼痛评估、手术伤口情况、心理状态和合作程度。

2. 环境 环境清洁。

【护理问题】

1. 疼痛
2. 躯体活动障碍

【护理措施】

> “您好！我是您的责任护士小戴，能告诉我您的名字吗？”“我是谢×。”“谢伯伯，您好！您明天早上9点要在全麻下行椎间盘胶原酶溶解术，目的是为了切除突出的椎间盘，减轻对周围组织的压迫，缓解疼痛。这种介入治疗是一种比较新的技术，创伤小、预后好。”

准备 —
1. 护士：服装、鞋帽整洁；仪态大方，举止端庄
2. 物品：合格、完好
3. 环境：整洁，安静，安全
4. 患者：了解目的及方法，愿意合作，合适体位

↓

核对 —— 三查八对

↓

术前护理 —
1. 充分做好疼痛的评估
2. 心理护理
3. 皮肤准备、术前床上排便训练及特殊体位训练等

↓

> “谢伯伯，您好，您现在感觉怎么样，您刚刚下手术，6个小时内不能饮水，您得平卧24h，我会协助您每2h翻身，请您配合好吗？”

术后护理 —
1. 要密切观察患者的生命体征，及时预防和处理并发症
2. 腰椎间盘髓核融解术后要求24h平卧
3. 观察患者穿刺部位敷料情况，注意穿刺侧皮肤颜色、温度、感觉、运动的变化

↓

记录 —
1. 洗手、记录
2. 后期指导患者功能康复训练
3. 指导患者3个月不能负重，久站，久行以及久坐

☞**健康教育**

1. 术前训练患者，在床上排大小便，以免术后卧床，不习惯在床上排便造成便秘

或尿潴留。

2. 患者一般需住院 3 ~5 天即可出院。出院后继续休息 2 周，指导患者做好腰背肌锻炼。应在 4 ~6 周后进行腰背肌的锻炼。锻炼要循序渐进，避免疲劳。日常生活应避免弯腰搬重物。禁止搬东西时旋转腰部。

【护理评价】

操作项目	操 作 内 容	标准分	得分
操作准备	准备：着装整洁规范，仪表端庄大方	5	
	评估患者并解释：①评估：患者的年龄、病情、意识、治疗情况、疼痛评估、皮肤周围情况、心理状态及合作程度；②解释介入手术的目的：缓微小创伤、安全性高、精确可靠、并发症少以及减少住院时间	10	
操作步骤	(1) 两人核对医嘱	5	
	(2) 洗手，戴口罩	5	
	(3) 核对患者床号、姓名、住院号（呼唤患者、核对床头卡及腕带）	6	
操作步骤	(4) 术前护理：心理护理。护理人员，首先从心理角度了解患者的想法和顾虑，结合科室配置的解剖、生理和穿刺的图片，以及治疗出院患者的术前、术后 CT 或 MRI 图片的对比，用通俗易懂的语言，做细致的讲解，以消除患者的顾虑	10	
	(5) 术前准备：床上训练排大小便，皮肤准备。腰椎患者：下腹部垫一圆枕，术前 1 天要让患者在床上俯卧，下腹部放一枕头，每次训练 20 ~30min，1 天训练 5 ~6 次。颈椎患者：指导患者推拉气管练习：手术前一天护士应指导和示范练习推拉气管，目的是防止术中损伤气管，开始时 5 ~10 分钟/次，以后逐渐增加至 10 ~20min，如此训练 1 ~2 天，为适应术中穿刺顺利。为避免咳嗽，有吸烟习惯的患者，应在术前一段时间戒烟	10	
	(6) 术后护理：严格观察患者生命体征，翻身时要缓慢，这一点对老年人来说更重要，以免翻身后，腹部垫枕去掉，腹腔大量血液的突然冲入，造成体位性低血压，翻身后，及时检查患者双下肢的感觉及运动情况。观察腰痛及双下肢疼痛较术前的变化情况，并加以记录	10	
	(7) 指导患者及其家属术后 6h 才能饮水进食，进食清淡易消化饮食	5	
	(8) 协助患者每 2h 轴线翻身 1 次，注意腰部运动。颈部制动护理：术后患者一般去枕平卧，颈部制动 2 ~3 天，4h 后可在床上活动，如翻身、活动下肢等。第 2 天可带颈托下床活动	10	
	(9) 观察腰痛及双下肢疼痛较术前的变化情况，并加以记录	5	
	(10) 经常询问患者感受，做好疼痛评估	5	
	(11) 指导术后患者进行功能锻炼，以及正确的佩戴腰围和颈托	6	
评价	关心、体贴患者，态度亲切，体现人文关怀	6	
总分		100	

知识拓展

能够用来帮助关闭疼痛闸门的多种技术：

（1）分散大脑注意力：户外散步，观赏风景，听轻音乐，在小雨中做伸展运动。

（2）控制你的情绪和对压力的反应。

（3）练习放松和生物反馈技术。

（4）用湿毛巾进行热或冷刺激。

（5）加强社会支持系统，理解和关爱疼痛患者，减轻患者的经济和心理压力。

任务四　疼痛的物理治疗

要点导航

1. 能了解疼痛物理治疗的目的。
2. 能说出物理治疗的种类。
3. 能与患者进行良好的沟通交流，能正确指导患者。

任务导入

成某，女性，50岁，因双膝骨性关节炎，双膝关节呈胀痛，协助医生给予患者双膝关节穴位注射，并配合中频理疗、中药熏药、磁热疗法，每日两次。

任务描述

应用自然界中及人工的各种物理因子作用于机体，达到治疗和预防疼痛的目的，称物理镇痛，或理疗镇痛。临床上常用的物理镇痛疗法包括有电疗法、经皮神经电刺激、超声波疗法和冲击波疗法、光疗法、磁疗法等。

任务实施

【护理评估】

1. 患者　评估患者的年龄、病情、意识、治疗情况、皮肤周围情况、心理状态和合作程度。

2. 环境　环境清洁。

3. 用物　中频理疗仪、熏蒸床、磁疗仪、快速手消毒剂、记录单。

【护理问题】

1. 疼痛　与损伤导致炎症反应有关。

2. 躯体活动障碍　与组织结构损伤及疼痛有关。

3. 潜在并发症　与感染、功能障碍有关。

【护理措施】

> "您好！我是您的责任护士小王，能告诉我您的名字吗？""我是成×。""您好！成阿姨，我现在要给您做一些物理理疗、中药熏药和磁治疗，包括：中频疗，这些治疗都有利于您双膝关节炎症和积水的吸收，可以促进疾病的恢复。"

准备
1. 护士：服装、鞋帽整洁；仪态大方，举止端庄
2. 物品：合格、完好
3. 环境：整洁，安静，安全
4. 患者：了解目的及方法，愿意合作，合适体位

↓

核对 —— 三查八对

↓

> "成阿姨，现在已经给您固定好中频理疗的电极片了，在治疗的过程中请您不要使用手机，以免发生触电。在做中药熏药的时候，请您不要随意调节温度，以免烫伤皮肤。"

物理治疗
1. 摆放合适体位
2. 做中频理疗时，固定好电极片，调节好电流量
3. 熏蒸时，应暴露疼痛部位，注意患者保暖
4. 询问患者感受，观察患者反应

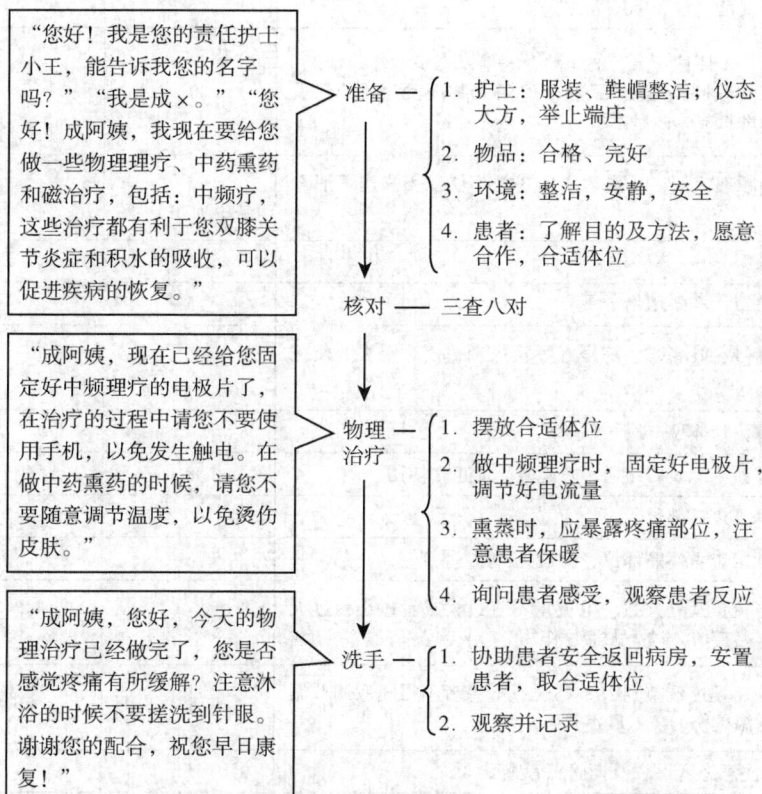

↓

> "成阿姨，您好，今天的物理治疗已经做完了，您是否感觉疼痛有所缓解？注意沐浴的时候不要搓洗到针眼。谢谢您的配合，祝您早日康复！"

洗手
1. 协助患者安全返回病房，安置患者，取合适体位
2. 观察并记录

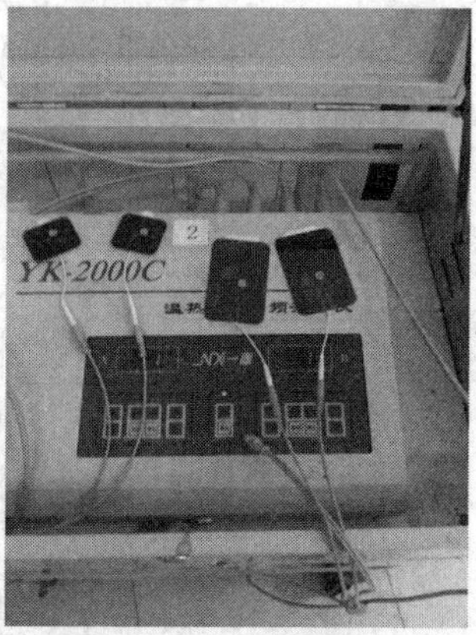

图2-8-5　中频理疗仪

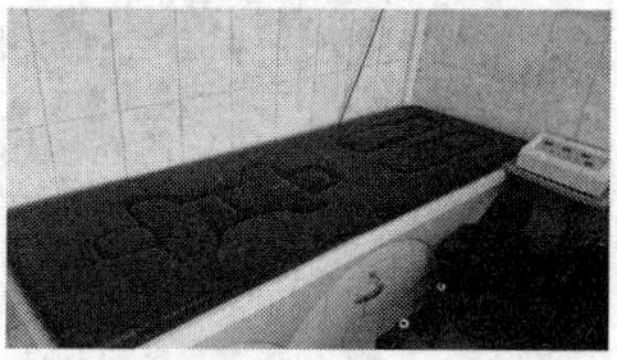

图2-8-6　熏蒸床

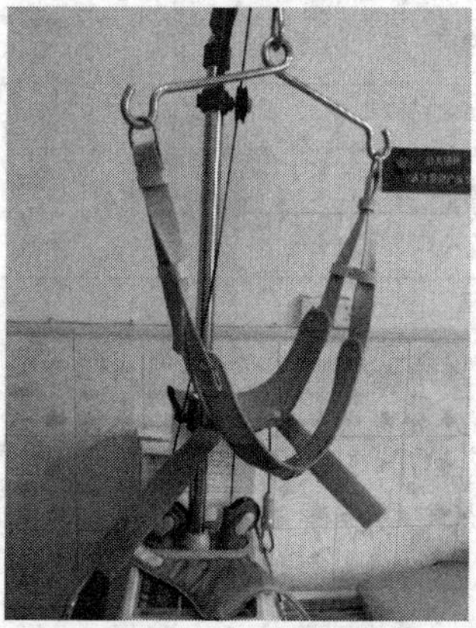

图2-8-7　颈椎牵引

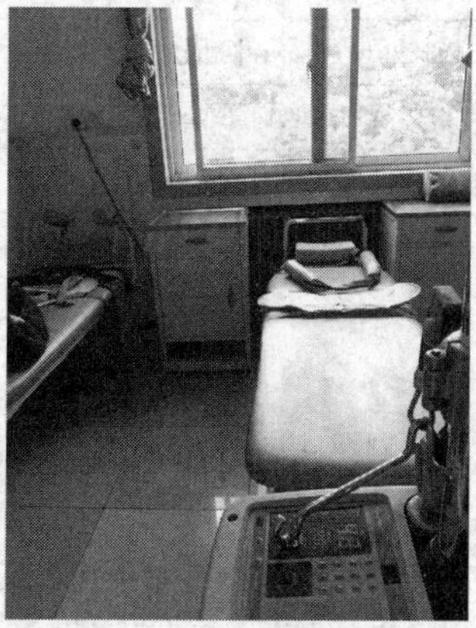

图2-8-8　腰椎牵引

☞**健康教育**

1. 患者在治疗期间应多休息，避免劳累，避免空腹做治疗。
2. 恶性肿瘤、出血或出血倾向、活动性肺结核、肝肾功能严重障碍者、全身衰弱

者、安装人工起搏器等禁忌常规电治疗。

【护理评价】

操作项目	操作内容	标准分	得分
操作准备	准备：着装整洁规范，仪表端庄大方	5	
	评估患者并解释：①评估：患者的年龄、病情、意识、治疗情况、皮肤周围情况、心理状态及合作程度；②解释物理治疗目的：缓解疼痛，消除局部炎症，减轻水肿	7	
	操作用物：①中频理疗仪；②熏蒸床；③磁疗仪；④快速手消毒液；⑤记录单	5 缺1项扣1分	
操作步骤	（1）两人核对医嘱	5	
	（2）洗手，戴口罩；准备用物	5	
	（3）核对患者床号、姓名、住院号（呼唤患者、核对床头卡及腕带）	8	
	（4）协助患者取治疗体位	6	
	（5）检查所有仪器电源是否接通，一起是否能正常使用	8	
	（6）帮助患者暴露疼痛部位	6	
	（7）将电极片固定患者疼痛部位，应避免针眼	8	
	（8）调节适当电流量及处方数，电流量不宜过大或者过小，过大会一过性地引起电击伤，过小无治疗作用	8	
	（9）熏蒸时，应将温度调节到38～45°C，嘱患者不得随意调节温度，以免引起低温烫伤，皮肤破溃	8	
	（10）治疗期间注意患者保暖，询问患者感受	6	
	（11）协助患者返回病房，整理床单位，询问患者需要	6	
	（12）处理用物，医用垃圾、生活垃圾分类放置	5	
	（13）洗手，取口罩，记录。并签名	5	
评价	关心、体贴患者，态度亲切，体现人文关怀	5	
总分		100	

知识拓展

护理人员要及时、如实、准确地记录护理计划实施情况、参与患者的反应情况及产生的新需求等，体现疼痛护理的动态性和连续性。护理记录单有些医院或病房根据该医院或专科患者的情况不同，使用自行印制的疼痛护理记录单。

疼痛护理记录单

姓名______ 性别_____ 年龄____ 主要诊断：____________

疼痛评估量表选择

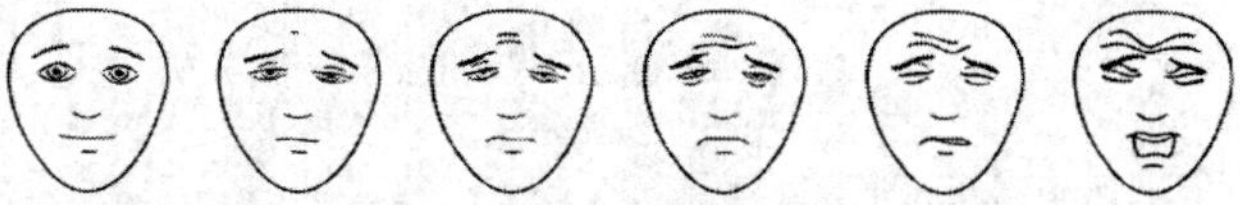

□面部表情疼痛量表

0 2 4 6 8 10

无疼痛　有一点疼痛　轻度疼痛　疼痛明显　疼痛较严重　剧烈疼痛

□数字评定量表

0 1 2 3 4 5 6 7 8 9 10

无痛　中等疼痛　最痛

□词语描述量表

无痛　轻度痛　中度痛　重度痛　极度痛　最痛

0 2 4 6 8 10

护理措施

日期、时间												
疼痛评分												
疼痛分类												
疼痛部位												
卧床休息/活动情况												
解释病情安慰患者												
取舒适体位												
分散注意力												
冷敷/热敷												
理疗												
通知医生												
遵医嘱止疼药/PCA 治疗	时间											
	途径											
	药品											
拒绝治疗												

责任护士：　　　　　　　　　　　　　审核者：

第九篇　精神科护理学实训

项目一　临床心理评估技术

任务一　抑郁情绪的评估技术

要点导航

1. 能说出抑郁情绪评估的目的和注意事项。
2. 能正确实施抑郁情绪评估技术。
3. 能与患者进行良好的沟通交流，能正确指导患者。

任务导入

王某，女，32 岁，情绪低落、兴趣减退，早醒多梦，T 36.5℃，P 82 次/分，R 18 次/分，BP 110/70mmHg，评估患者抑郁程度。

任务描述

抑郁情绪的评估是指通过心理测量工具所获得的信息，对个体抑郁情绪作全面、系统和深入地客观描述。

任务实施

【护理评估】

1. 患者　评估患者的年龄、病情、意识、治疗情况、心理状态和合作程度。

2. 环境　清洁，安静，安全。

3. 用物　9 条目患者健康问卷和笔。

【护理问题】

无望，绝望

【实施原则】

1. 动态实时原则

2. 综合灵活原则

【注意事项】

1. 护理人员的要求 经过严格训练、熟悉测验；按标准化程序操作；热情、耐心、尊重受试人员；操作熟练，与受试人员关系良好。

2. 患者的要求 意识清醒；精力充沛、自愿合作。

3. 环境的要求 安静清洁，室内忌新奇华丽的装饰，避免分散注意力。

【实施过程】

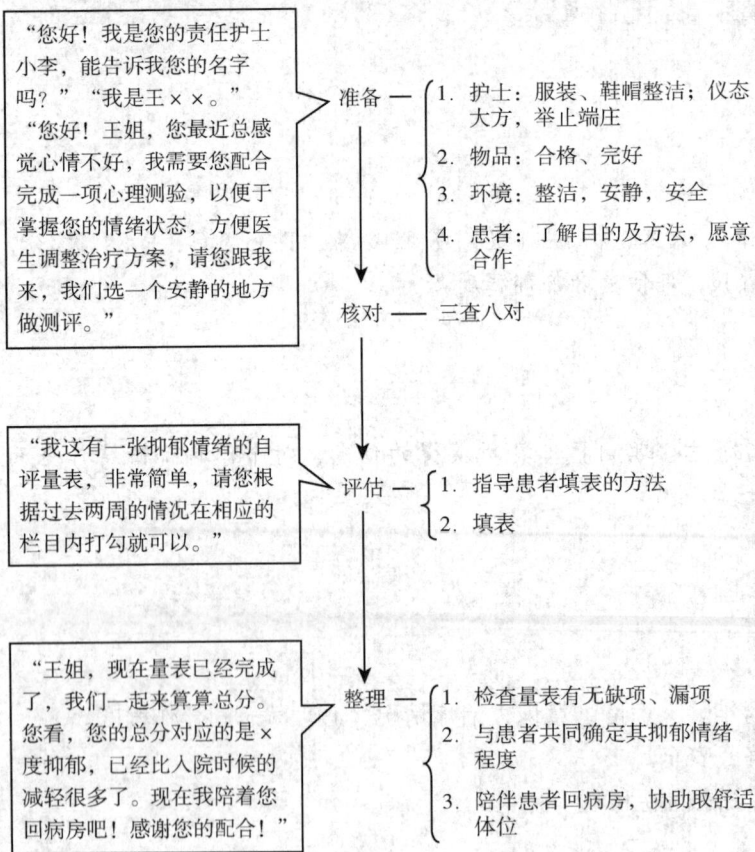

“您好！我是您的责任护士小李，能告诉我您的名字吗？”“我是王××。”“您好！王姐，您最近总感觉心情不好，我需要您配合完成一项心理测验，以便于掌握您的情绪状态，方便医生调整治疗方案，请您跟我来，我们选一个安静的地方做测评。”

准备 —
1. 护士：服装、鞋帽整洁；仪态大方，举止端庄
2. 物品：合格、完好
3. 环境：整洁，安静，安全
4. 患者：了解目的及方法，愿意合作

↓

核对 —— 三查八对

↓

“我这有一张抑郁情绪的自评量表，非常简单，请您根据过去两周的情况在相应的栏目内打勾就可以。”

评估 —
1. 指导患者填表的方法
2. 填表

↓

“王姐，现在量表已经完成了，我们一起来算算总分。您看，您的总分对应的是×度抑郁，已经比入院时候的减轻很多了。现在我陪着您回病房吧！感谢您的配合！”

整理 —
1. 检查量表有无缺项、漏项
2. 与患者共同确定其抑郁情绪程度
3. 陪伴患者回病房，协助取舒适体位

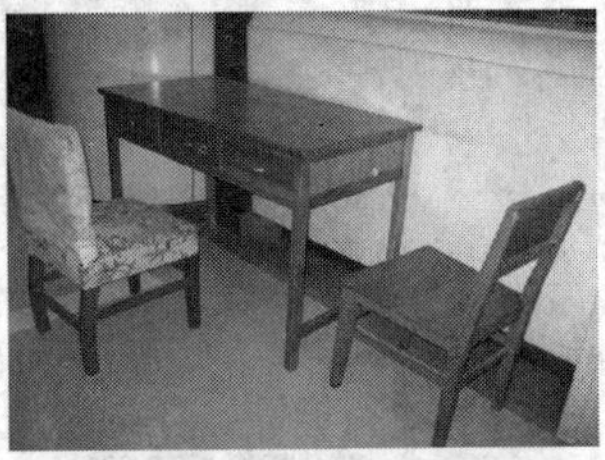

图2-9-1 环境准备

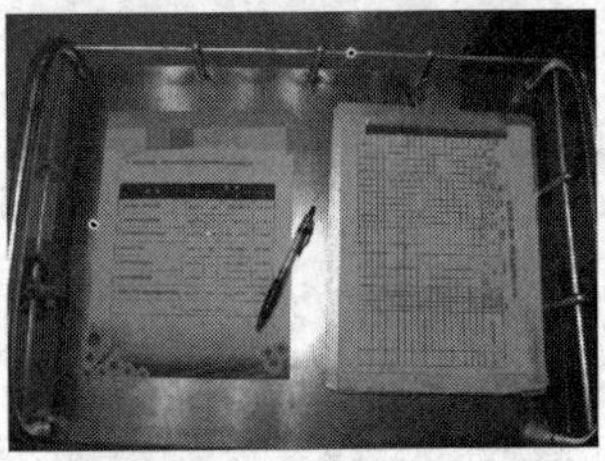

图2-9-2 用物准备

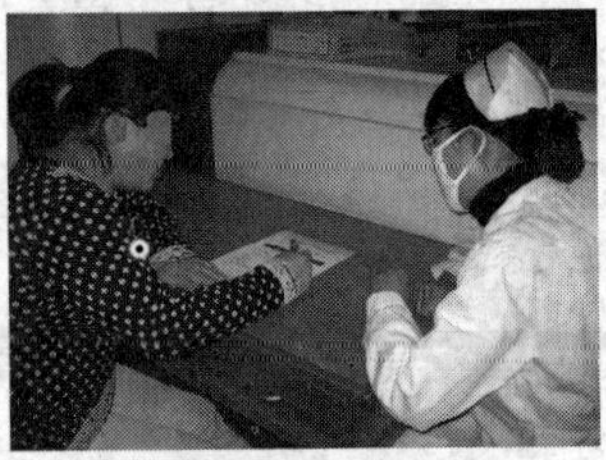

图2-9-3 测评过程

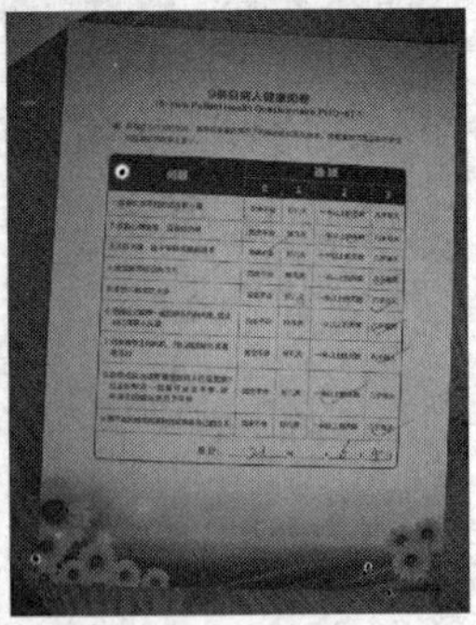

图2-9-4 测评结束

9条目患者健康问卷（PHQ-9）

在过去的两周里，您生活中以下症状出现的频率有多少？在符合您的数字选项上划“√”。

序号	条目	评分			
1	做事时提不起劲或没有兴趣	完全不会	好几天	一半以上的天数	几乎每天
2	感到心情低落、沮丧或绝望	0	1	2	3
3	入睡困难、睡不安稳或睡眠过多	0	1	2	3
4	感觉疲倦或没有活力	0	1	2	3
5	食欲不振或吃太多	0	1	2	3
6	觉得自己很糟或觉得自己很失败，或让自己或家人失望	0	1	2	3
7	对事物专注困难，例如阅读报纸或看电视时	0	1	2	3
8	动作或说话速度缓慢到别人已经察觉？或正好相反——烦躁或坐立不安、动来动去的情况更胜于平常	0	1	2	3
9	有不如死掉或用某种方式伤害自己的念头	0	1	2	3
总分__=（ __+ __+ __）					

附表1　PHQ-9量表

【评价测评结果】

0～4分　正常

5～9分　轻度抑郁

10～14分　中度抑郁

15～19分　中重度抑郁

20～27分　重度抑郁

【操作评价】

操作项目	操作内容	标准分	得分
操作准备	准备：着装整洁规范，仪表端庄大方	5	
	评估患者并解释：①评估：患者的年龄、病情、意识、治疗情况、心理状态及合作程度；②解释抑郁情绪评估的目的：掌握抑郁情绪程度，利用确定治疗方案；利用评价治疗效果；利于调整治疗方案	15	
	操作用物：①患者健康问卷（The Patient Health Questionnaire-9，PHQ-9）；②笔	10	

续表

操作项目	操作内容	标准分	得分
操作步骤	(1) 测评环境准备	10	
	(2) 洗手，准备用物	5	
	(3) 核对患者床号、姓名、住院号（呼唤患者、核对床头卡及腕带）	10	
	(4) 解释填表注意事项	10	
	(5) 计算总分，根据量表总分确定患者抑郁情绪程度	10	
	(6) 陪伴患者回病房，取舒适体位，感谢患者配合	10	
	(7) 七步洗手法清洗双手，量表附于病历夹内	5	
评价	关心、体贴患者，态度亲切，体现人文关怀	10	
总分		100	

知识拓展

PHQ-9 条目少，只有汉密尔顿抑郁量表一半长，却有相似的信效度，严格符合 DSM-IV 的症状学标准，使它区别于其他量表，有双重作用，既可以作为筛查，也可以评估抑郁严重程度。

任务二　焦虑情绪的评估技术

要点导航

1. 能说出焦虑情绪评估的目的和注意事项。
2. 能正确实施抑郁情绪评估技术。
3. 能与患者进行良好的沟通交流，能正确指导患者。

任务导入

王某，女，32 岁，焦虑、担心，伴头痛、气短和轻度的胸痛，T 36.5℃，P 94 次/分，R 21 次/分，BP 120/75mmHg，评估患者焦虑程度。

任务描述

焦虑情绪的评估是指通过心理测量工具所获得的信息，对个体焦虑情绪做全面、系统和深入的客观描述。

任务实施

【护理评估】

1. 患者　评估患者的年龄、病情、意识、治疗情况、心理状态和合作程度。

2. 环境　清洁，安静，安全。

3. 用物　广泛焦虑问卷和笔。

【护理问题】

个人应对无效

【实施原则】

1. 动态实时原则。
2. 综合灵活原则。

【注意事项】

1. 护理人员的要求　经过严格训练、熟悉测验；按标准化程序操作；热情、耐心、尊重受试人员；操作熟练、与受试人员关系良好。

2. 患者的要求　意识清醒；精力充沛、自愿合作。

3. 环境的要求　安静清洁，室内忌新奇华丽的装饰，避免分散注意力。

【实施过程】

“您好！我是您的责任护士小李，能告诉我您的名字吗？”“我是王××。”“您好！王姐，您最近总感觉焦虑不安，我需要您配合完成一项心理测验，以便于掌握您的情绪状态，方便医生调整治疗方案，请您跟我来，我们选一个安静的地方做测评。”

准备 —
1. 护士：服装、鞋帽整洁；仪态大方，举止端庄
2. 物品：合格、完好
3. 环境：整洁，安静，安全
4. 患者：了解目的及方法，愿意合作

核对 —— 三查八对

“我这有一张焦虑情绪的自评量表，非常简单，请您根据过去两周的情况在相应的栏目内打勾就可以。”

评估 —
1. 指导患者填表的方法
2. 填表

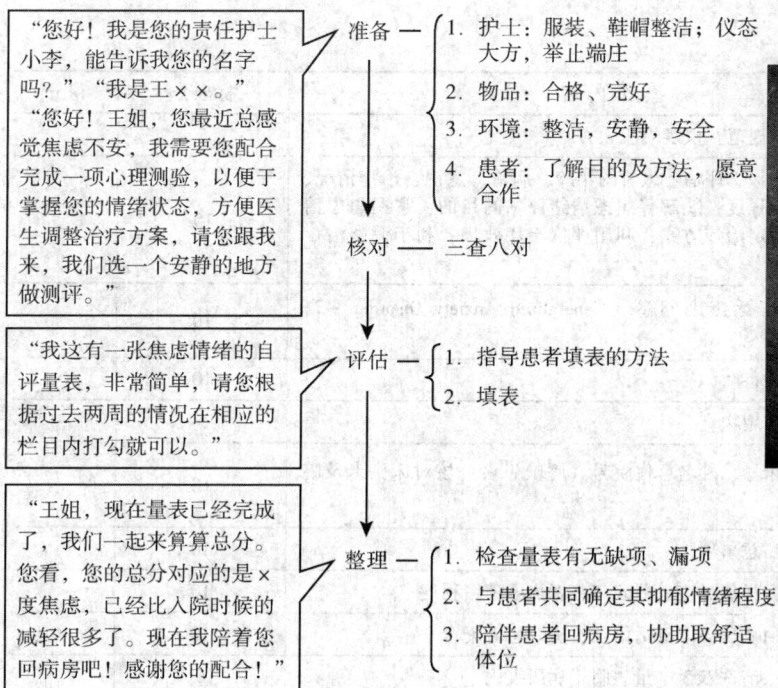

“王姐，现在量表已经完成了，我们一起来算算总分。您看，您的总分对应的是×度焦虑，已经比入院时候的减轻很多了。现在我陪着您回病房吧！感谢您的配合！”

整理 —
1. 检查量表有无缺项、漏项
2. 与患者共同确定其抑郁情绪程度
3. 陪伴患者回病房，协助取舒适体位

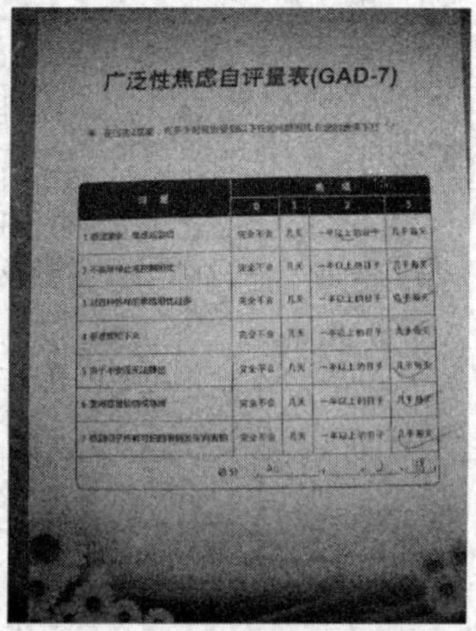

图2-9-5　测评结束

广泛性焦虑自评量表（GAD-7）

在过去的两周里，您生活中以下症状出现的频率有多少？在符合您的数字选项上划“√”。

序号	条目	评分			
1	感觉紧张、焦虑或急切	完全不会	好几天	一半以上的天数	几乎每天
2	不能够停止或控制担忧	0	1	2	3
3	对各种各样的事情担忧过多	0	1	2	3
4	很难放松下来	0	1	2	3
5	由于不安而无法静坐	0	1	2	3
6	变得容易烦恼或急躁	0	1	2	3
7	感到似乎将有可怕的事情发生而害怕	0	1	2	3
				总分__=（ __+ __+ __）	

附表2　GAD-7

【评价测评结果】

0～4 分　正常

5～9 分　轻度焦虑

10～14 分　中度焦虑

15～21 分　重度焦虑

【操作评价】

操作项目	操作内容	标准分	得分
操作准备	准备：着装整洁规范，仪表端庄大方	5	
	评估患者并解释：①评估：患者的年龄、病情、意识、治疗情况、心理状态及合作程度；②解释焦虑情绪评估的目的：掌握焦虑情绪程度，利用确定治疗方案；利用评价治疗效果；利于调整治疗方案	15	
	操作用物：①广泛焦虑问卷（Generalized Anxiety Disorder -7，GAD-9）；②笔	10	
操作步骤	（1）测评环境准备	10	
	（2）洗手，准备用物	5	
	（3）核对患者床号、姓名、住院号（呼唤患者、核对床头卡及腕带）	10	
	（4）解释填表注意事项	10	
	（5）计算总分，根据量表总分确定患者焦虑情绪程度	10	
	（6）陪伴患者回病房，取舒适体位，感谢患者配合	10	
	（7）七步洗手法清洗双手，量表附于病历夹内	5	
评价	关心、体贴患者，态度亲切，体现人文关怀	10	
总分		100	

知识拓展

GAD-7 条目少，只有汉密尔顿焦虑量表一半长，却有相似的信效度，严格符合 DSM-IV 的症状学标准，使它区别于其他量表，有双重作用，既可以作为筛查，也可以评估焦虑严重程度。

任务三 精神症状的评估技术

要点导航

1. 能说出精神症状评估的目的和注意事项。
2. 能正确实施精神症状评估技术。
3. 能与患者进行良好的沟通交流，能正确指导患者。

任务导入

王某，女，32 岁，凭空闻语，疑人害己，行为怪异，T 36.5℃，P 82 次/分，R 18 次/分，BP 110/70mmHg，评估患者精神症状严重程度。

任务描述

精神症状的评估是指通过心理测量工具所获得的信息，对个体精神症状做全面、系统和深入的客观描述。

任务实施

【护理评估】

1. 患者 评估患者的年龄、病情、意识、治疗情况、心理状态和合作程度。

2. 环境 清洁，安静，安全。

3. 用物 护士用住院患者观察量表和笔。

【护理问题】

1. 思维过程改变
2. 感知改变

【实施原则】

1. 动态实时原则
2. 综合灵活原则

【注意事项】

1. 护理人员的要求 经过严格训练、熟悉测验；按标准化程序操作；热情、耐心、尊重受试人员；操作熟练、与受试人员关系良好。

2. 患者的要求 意识清醒；精力充沛、自愿合作。

3. 环境的要求 安静清洁，室内忌新奇华丽的装饰，避免分散注意力。

【实施过程】

"您好！我是您的责任护士小李，能告诉我您的名字吗？""我是王××。""您好！王姐，您最近总能听见有人跟你说话，我需要您配合完成一项心理测验，以便于掌握您的病情，方便医生调整治疗方案，请您跟我来，我们选一个安静的地方做测评。"

准备——
1. 护士：服装、鞋帽整洁；仪态大方，举止端庄
2. 物品：合格、完好
3. 环境：整洁，安静，安全
4. 患者：了解目的及方法，愿意合作

核对——三查八对

"我这有一张量表，非常简单，请您根据过去3天的情况，对我念到的每一个症状明确一个程度，并告诉我。"

评估——
1. 指导患者回答的方法
2. 填表

"王姐，现在量表已经完成了，现在我陪着您回病房吧！您的测评结果我一会计算出来后，会及时反馈给您的主管医生，感谢您的配合！"

整理——
1. 检查量表有无缺项、漏项
2. 陪伴患者回病房，协助取舒适体位
3. 计算，确定患者精神症状的程度

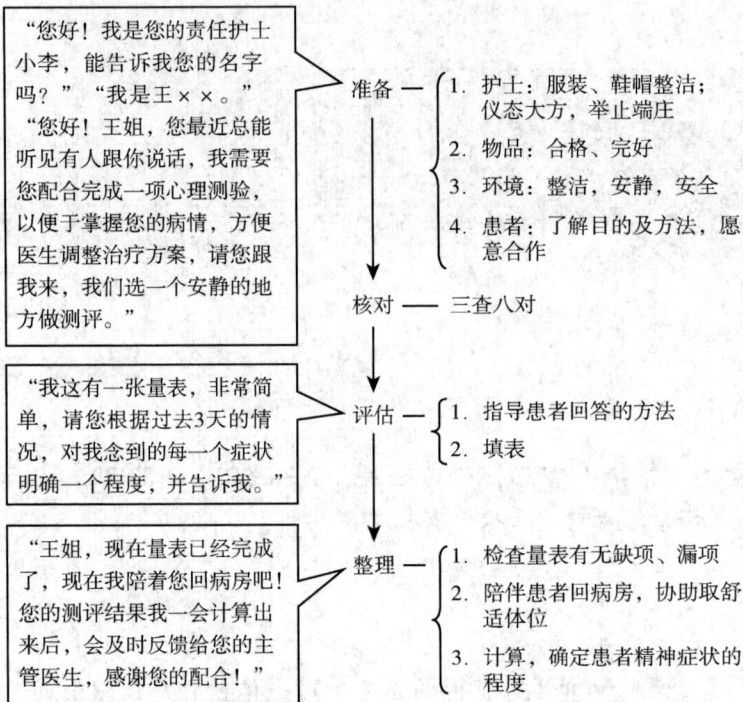

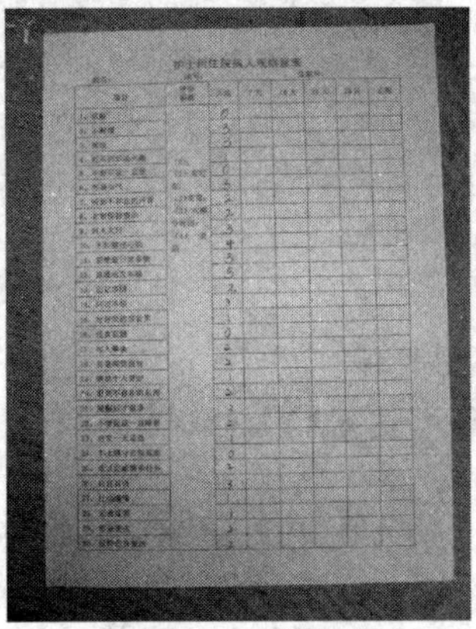

图2-9-6 测评结束

护士用住院患者观察量表（NOSIE）

条目	评分				
	无	有时有	较常有	经常有	总是如此
1. 肮脏	0	1	2	3	4
2. 不耐烦	0	1	2	3	4
3. 哭泣	0	1	2	3	4
4. 对周围活动感兴趣	0	1	2	3	4
5. 不督促就一直做	0	1	2	3	4
6. 容易生气	0	1	2	3	4
7. 听到不存在的声音	0	1	2	3	4
8. 衣着保持整洁	0	1	2	3	4
9. 对人友好	0	1	2	3	4
10. 不如意便心烦	0	1	2	3	4

续表

条目	评分				
	无	有时有	较常有	经常有	总是如此
11. 拒绝做日常事务	0	1	2	3	4
12. 易激动发牢骚	0	1	2	3	4
13. 忘记事情	0	1	2	3	4
14. 问而不答	0	1	2	3	4
15. 对友好的事发笑	0	1	2	3	4
16. 进食狼藉	0	1	2	3	4
17. 与人攀谈	0	1	2	3	4
18. 自觉抑郁沮丧	0	1	2	3	4
19. 谈论个人爱好	0	1	2	3	4
20. 看到不存在的东西	0	1	2	3	4
21. 提醒后才做事	0	1	2	3	4
22. 不督促便一直睡着	0	1	2	3	4
23. 自觉一无是处	0	1	2	3	4
24. 不太遵守医院规则	0	1	2	3	4
25. 难以完成简单任务	0	1	2	3	4
26. 自言自语	0	1	2	3	4
27. 心动缓慢	0	1	2	3	4
28. 无故发笑	0	1	2	3	4
29. 容易发火	0	1	2	3	4
30. 保持自身整洁	0	1	2	3	4

【评价测评结果】

1. 因子分

社会能力=［20-（第13、14、21、24、25项评分之和）］×2

社会兴趣=（第4、9、15、17、19项评分之和）×2

个人整洁=［8+（第8、30项评分之和）-（第1、16项评分之和）］×2

激惹=（第2、6、10、11、12、29项评分之和）×2

精神病=（第7、20、26、28项评分之和）×2

退缩=（第5、22、27项评分之和）×2

抑郁=（第3、18、23项评分之和）×2

2. 积极因素分=社会能力分+社会兴趣分+个人整洁分
3. 消极因素分=激惹分+精神病分+退缩分+抑郁分
4. 病情总估计分=128+积极因素分-消极因素分

【操作评价】

操作项目	操 作 内 容	标准分	得分
操作准备	准备：着装整洁规范，仪表端庄大方	5	
	评估患者并解释：①评估：患者的年龄、病情、意识、治疗情况、心理状态及合作程度；②解释精神症状评估的目的：掌握患者行为精神障碍程度，利用确定治疗方案；利用评价治疗效果；利于调整治疗方案	15	
	操作用物：①护士用住院患者观察量表（Nurses'Observation Scale for Inpatient Evaluation，NOSIE）；②笔	10	
操作步骤	（1）测评环境准备	10	
	（2）洗手，准备用物	5	
	（3）核对患者床号、姓名、住院号（呼唤患者、核对床头卡及腕带）	10	
	（4）解释填表注意事项	10	
	（5）计算，确定患者精神症状程度	10	
	（6）陪伴患者回病房，取舒适体位，感谢患者配合	10	
	（7）七步洗手法清洗双手，量表附于病历夹内	5	
评价	关心、体贴患者，态度亲切，体现人文关怀	10	
总分		100	

知识拓展

NOSIE 侧重于对患者行为精神障碍的纵向观察评定，可以弥补交谈评估的不足，适用于住院的成年精神病患者，特别是慢性精神疾病的患者。

项目二　精神科一般护理技术

任务一　口服给药技术

要点导航

1. 能说出在精神科实施口服给药技术时的注意事项。
2. 能正确实施口服给药技术。
3. 能与患者进行良好的沟通交流，能正确指导患者。

任务导入

王某，女，32 岁，凭空闻语，疑人害己，冲动激惹，T 36.5℃，P 82 次/分，R 18 次/分，BP 110/70mmHg，医嘱：奥氮平 5mg po st。

任务描述

口服给药法是指药物经口服后被胃肠道吸收入血，通过血液循环到达局部或全身组织，达到治疗疾病的目的。

任务实施

【护理评估】

1. 患者　评估患者的年龄、病情、意识、治疗情况、心理状态和合作程度。

2. 环境　环境清洁。

3. 用物

（1）治疗盘内备：药品、纸巾。

（2）治疗盘外：水壶、服药卡、护理记录单。

【护理问题】

1. 暴力行为危险
2. 思维过程改变
3. 个人应对无效

【护理措施】

> "您好！我是您的责任护士小李，能告诉我您的名字吗？""我是王××。""您好！王姐，这么久老有人在耳朵边不停地跟你说话，听烦了吧，吵得您都不能休息好，来把这颗药吃了，美美地睡一觉，就舒服了。"

准备 —
1. 护士：服装、鞋帽整洁；仪态大方，举止端庄
2. 物品：合格、完好
3. 环境：整洁，安静，安全
4. 患者：了解目的及方法，愿意合作

↓

核对 — 三查八对

↓

> "王姐，昨晚您睡了几个小时？晚饭吃的什么？吃了药不能到处走了呀，最好是静静地闭着眼睛躺床上休息。如果您有什么需要请按床铃，我们也会随时巡视病房，谢谢您的配合！"

给药 —
1. 看服到口
2. 检查服药情况、记录
3. 安置患者，取合适体位
4. 整理用物

↓

> "王姐，您现在感觉怎么样？要不要帮你把灯光调暗点？好的，您好好休息吧！"

观察 —
1. 服药半小时后观察用药后治疗效果及不良反应
2. 记录

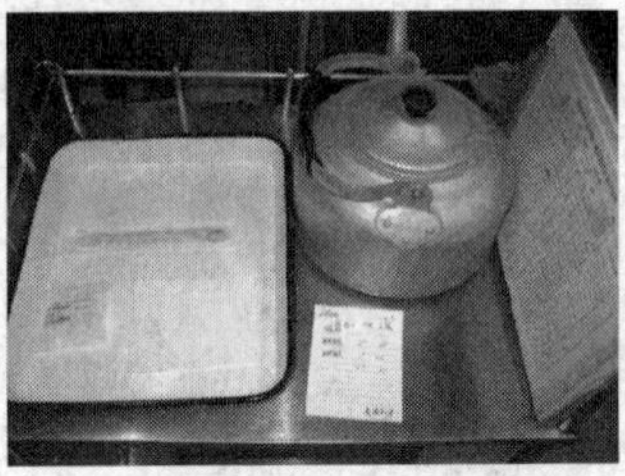

图2-9-7　用物准备

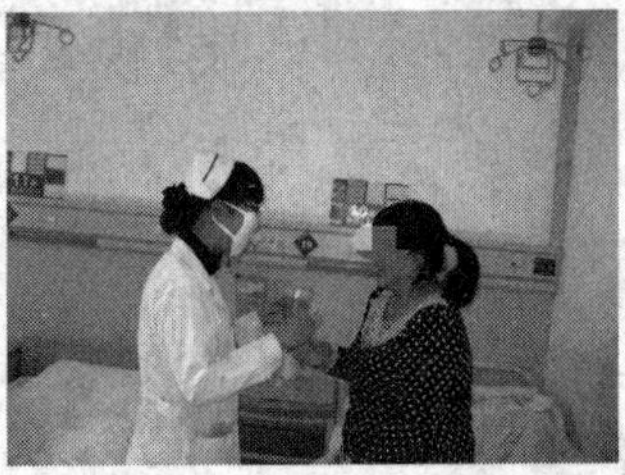

图2-9-8　讲解服药目的

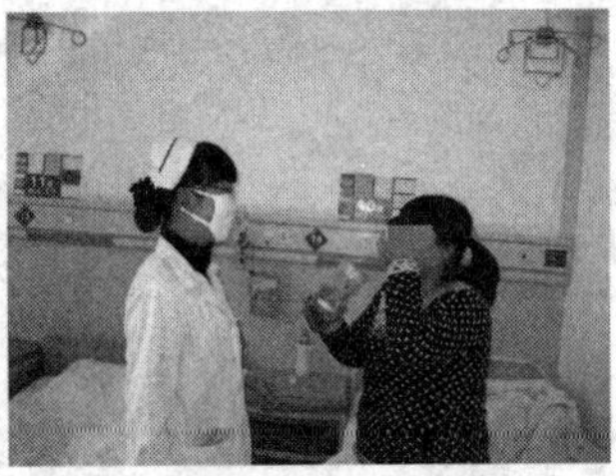

图2-9-9　看服到口

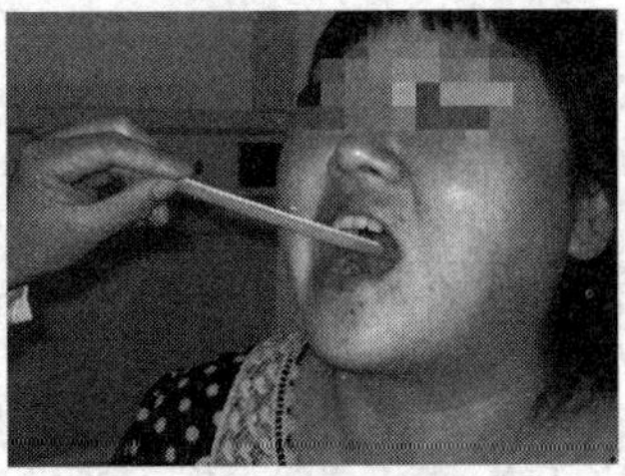

图2-9-10　检查舌下

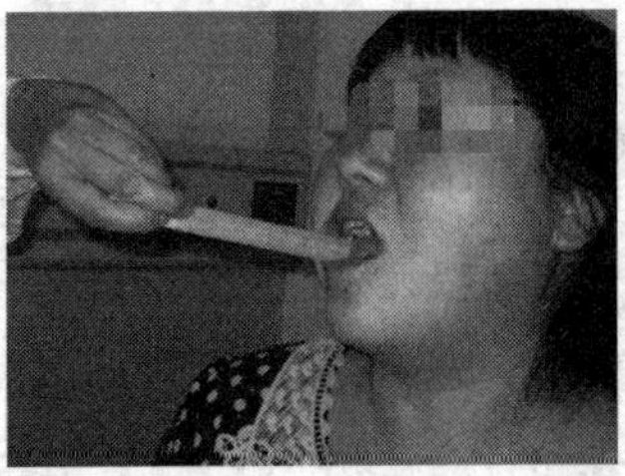

图2-9-11　检查颊部

☞**健康教育**

1. 服药后可能会出现锥体外系、便秘等不良反应，发现不适及时按铃，同时多喝水，增加蔬菜水果的摄入量。

2. 告知患者服药半小时内不能随意离开病床。

【护理评价】

操作项目	操作内容	标准分	得分
操作准备	准备：着装整洁规范，仪表端庄大方	5	
	评估患者并解释：①评估：患者的年龄、病情、意识、治疗情况、心理状态及合作程度；②解释口服给药目的：减轻症状、治疗疾病	10	
	操作用物：①药品；②纸巾；③水壶，内盛温开水；④服药卡；⑤护理记录单；⑥快速手消毒液	10	

续表

操作项目	操 作 内 容	标准分	得分
操作步骤	(1) 两人核对医嘱	5	
	(2) 洗手，戴口罩；准备用物	5	
	(3) 核对患者床号、姓名、住院号（呼唤患者、核对床头卡及腕带），协助患者取舒适体位	5	
	(4) 检查药袋是否完好，核对药品名称、剂量、服用方法	10	
	(5) 看服到口	10	
	(6) 检查患者舌下，两侧颊部，确认药物服下	10	
	(7) 整理床单位，询问患者需要	5	
	(8) 处理用物，洗手，取口罩，记录	5	
	(9) 30min 后，观察，记录	10	
评价	关心、体贴患者，态度亲切，体现人文关怀	10	
总分		100	

知识拓展

1. 重性精神疾病无自知力的患者，往往不会主动配合治疗，会藏药，丢药，针对这类患者，除了看服到口外，必须确认患者确实未将药物藏于舌下或颊部。

2. 抗精神病药物的常见不良反应有：锥体外系不良反应，包括急性肌张力障碍、静坐不能、类帕金森综合征和迟发型运动功能障碍；心血管反应，包括体位性低血压、心动过速、心电图改变；造血系统改变，白细胞减少；代谢和内分泌反应，包括体重增加、闭经或月经不调、泌乳素增高等，其中锥体外系不良反应最为常见，而急性肌张力障碍在用药初期更为常见。

任务二　保护性约束技术（约束带的使用）

要点导航

1. 能说出约束带使用技术的注意事项。
2. 能正确实施约束带使用技术。
3. 能与患者进行良好的沟通交流，能正确指导患者。

任务导入

王某，女，32 岁，凭空闻语，疑人害己，冲动激惹，T 36.5℃，P 82 次/分，R 18 次/分，BP 110/70mmHg，医嘱：保护性约束 st。

任务描述

保护性约束法是指在医疗过程中，医护人员针对患者病情的特殊情况，对其紧急实施的一种强制性的最大限度限制其行为活动的医疗保护措施。

任务实施

【护理评估】

1. 患者 评估患者的年龄、病情、意识、对治疗护理的依从性、肢体活动度和心理状态。

2. 环境 环境清洁安全。

3. 用物 约束带 2～4 条，必要时加胸带一条，快速手消毒液，护理记录单。

【护理问题】

暴力行为危险——针对他人

【护理措施】

“您好！我是王××患者的责任护士小李，能告诉我您与患者的关系吗？”“我是王××的姐姐。”“您好！王姐，今天患者的情绪特别不稳定，为了防止她伤害别人及伤害自己，我们需要对她进行保护性约束。”

准备 —
1. 护士：服装、鞋帽整洁；仪态大方，举止端庄
2. 物品：合格、完好
3. 环境：整洁，安静，安全
4. 患者或患者家属：了解目的及方法，愿意合作，合适体位

↓

核对 —— 三查八对（医嘱及家属知情同意书）

↓

“王姐，昨晚您睡了几个小时？晚饭吃的什么？吃了药不能到处走了呀，最好是静静地闭着眼睛躺床上休息。如果您有什么需要请按床铃，我们也会随时巡视病房，谢谢您的配合！”

约束 —
1. 选择约束部位
2. 约束患者双上肢，必要时约束双下肢及加胸带
3. 安置患者，保持患者处于舒适的功能位
4. 观察约束带松紧度，肢端血运情况

↓

“王姐，您现在感觉怎么样？要不要帮你把灯光调暗点？好的，您好好休息吧！”

观察 —
1. 第15min巡视观察1次
2. 第2h活动肢体1次
3. 记录

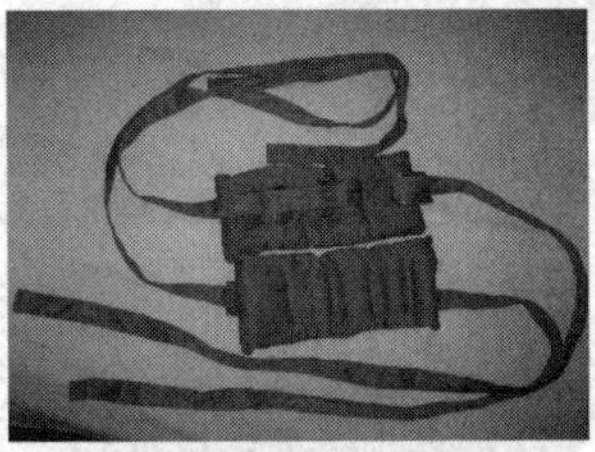

图2-9-12　约束带

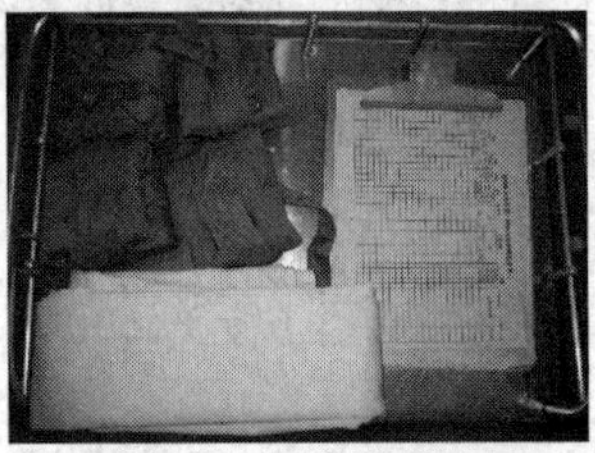

图2-9-13　用物准备

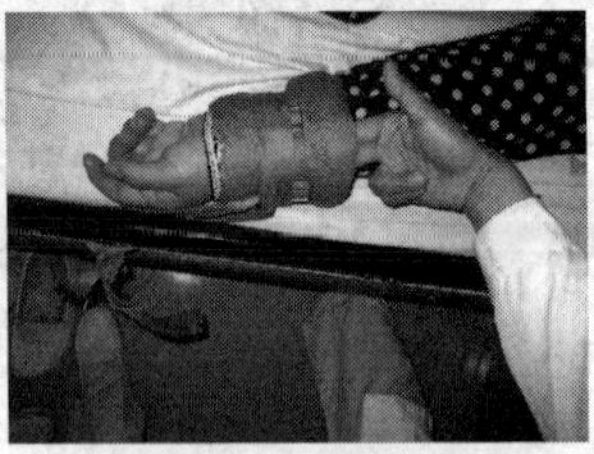

图2-9-14　腕关节约束

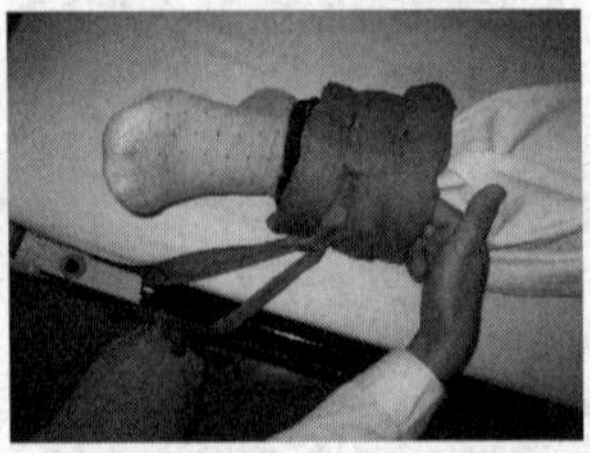

图2-9-15　踝关节约束

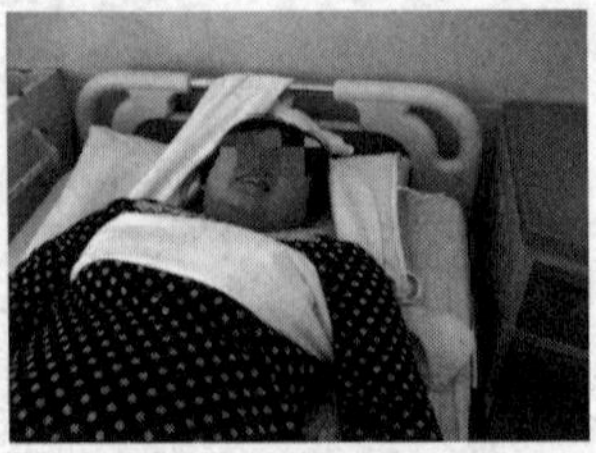

图2-9-16　胸带约束

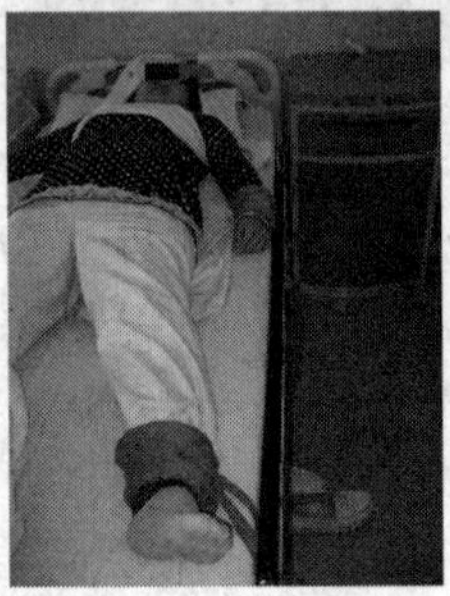

图2-9-17　约束固定

☞健康教育

1. 讲解保护性约束的目的，让患者及患者家属配合，不可以随意松开或调紧约束带。

2. 约束期间，家属不可以离开患者，必须24h留陪。

【护理评价】

操作项目	操作内容	标准分	得分
操作准备	准备：着装整洁规范，仪表端庄大方	5	
	评估患者并解释：①评估：年龄、病情、意识、对治疗护理的依从性、肢体活动度和心理状态；②解释保护性约束的目的：控制患者危险行为的发生（如自杀、自伤、极度兴奋冲动、毁物等），避免患者伤害他人或自己；防止谵妄、躁动的患者坠床；对治疗护理不合作的患者保证治疗得以实施	10	
	操作用物：①约束带2～4条；②胸带1条；③护理记录单；④快速手消毒液	5	
操作步骤	（1）两人核对医嘱及家属知情同意书	10	
	（2）洗手，戴口罩；准备用物	5	
	（3）核对患者床号、姓名、住院号（呼唤患者、核对床头卡及腕带），做好解释工作，尽量争取患者配合，协助患者取平卧位	5	
	（4）根据病情选择约束部位，常用部位为腕、踝关节	5	
	（5）先约束双上肢手腕，必要时约束双下肢踝关节，必要时加胸带1条	10	
	（6）将约束带固定于床上	5	
	（7）约束部位放衬垫，松紧适宜（能放进1或2横指为宜）	5	
	（8）整理床单元，注意保暖	5	
	（9）洗手，记录	10	
	（10）每15min巡视观察1次，每2h肢体活动1次，记录	10	
评价	关心、体贴患者，态度亲切，体现人文关怀	10	
总分		100	

知识拓展

1. 约束带的使用一定要在护士的监护之下，并保证被约束患者不受其他患者的伤害，防止自行解开或被其他患者或家属解开约束而发生危险。

2. 保护性约束多数是在违背精神病患者本人当时意愿的强制性护理方法，限制了患者的活动能力和活动范围，侵犯了患者的合法权利，家属往往对保护性约束的意义也不理解，容易引发医患纠纷，因此在执行保护性约束前，必须签署知情同意书。

任务三　病房安全管理技术

要点导航

1. 能说出病房安全管理技术的注意事项。
2. 能正确实施病房安全管理技术。
3. 能与患者进行良好的沟通交流，能正确指导患者。

任务导入

王某，女，32 岁，凭空闻语，疑人害己，冲动激惹，T 36.5℃，P 82 次/分，R 18 次/分，BP 110/70mmHg，医嘱：24h 加强安全管理。

任务描述

病房安全管理技术是管理科学的一个重要分支，它是为实现安全目标而进行得有关决策、计划、组织和控制等方面的活动。主要运用现代安全管理原理、方法和手段，分析和研究各种不安全因素，从技术上、组织上和管理上采取有力的措施，解决和消除各种不安全因素，防止事故的发生。

任务实施

【护理评估】

1. 患者　评估患者的年龄、病情、意识、治疗情况、心理状态和合作程度。

2. 环境　环境清洁安全。

【护理问题】

1. 暴力行为危险　针对他人。

2. 暴力行为危险　针对自己。

【护理措施】

> “您好！我是您的责任护士小李，能告诉我您的名字吗？”“我是王××。”“您好！王姐，在精神科住院，安全是非常重要的，请您一定提高警惕，剪刀、水果刀等危险物品不能随意放在病房内，使用后，必须妥善保存好。”

准备
1. 护士：服装、鞋帽整洁；仪态大方，举止端庄
2. 病室环境：整洁，安静，安全
3. 治疗环境：整洁，安静，安全
4. 患者或患者家属：了解目的及方法，愿意合作

↓

观察 —— 掌握病情，有针对性地防范

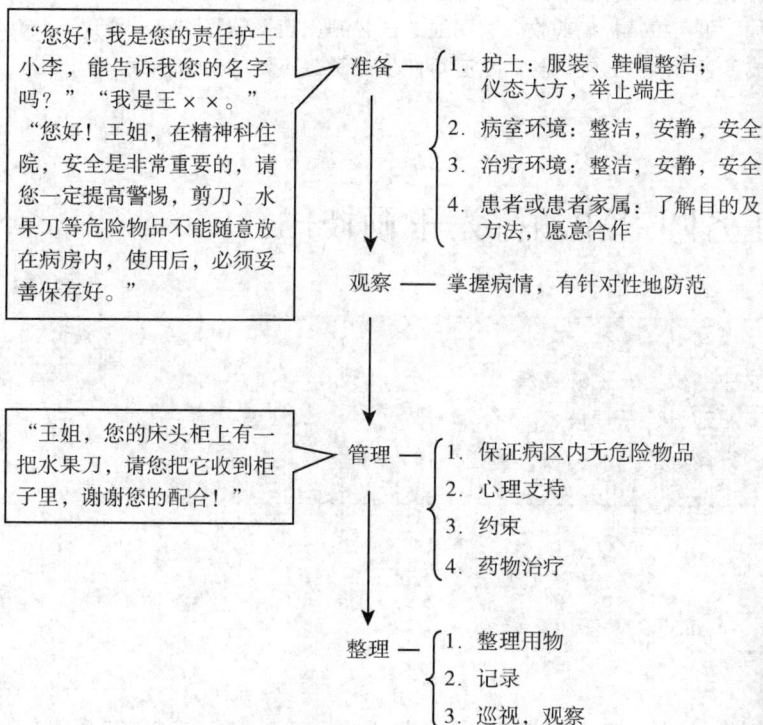

↓

> “王姐，您的床头柜上有一把水果刀，请您把它收到柜子里，谢谢您的配合！”

管理
1. 保证病区内无危险物品
2. 心理支持
3. 约束
4. 药物治疗

↓

整理
1. 整理用物
2. 记录
3. 巡视，观察

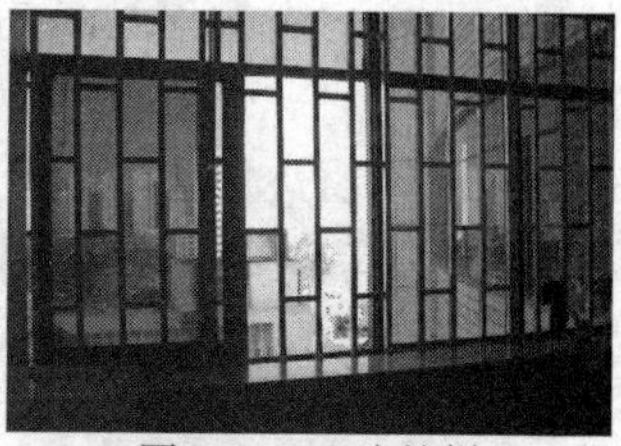

图2-9-18　防护栏

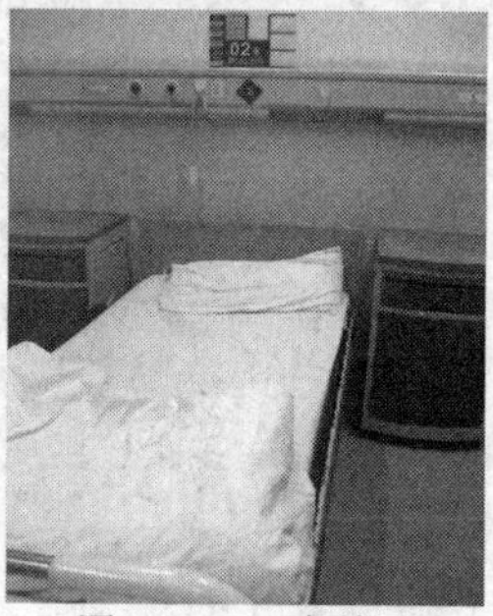

图2-9-19　床单元

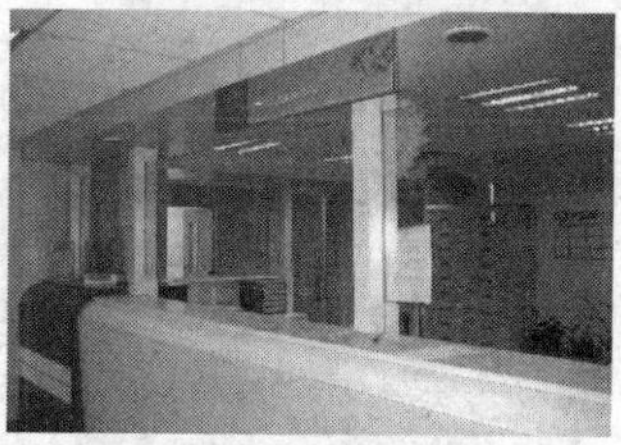

图2-9-20　半封闭式护士站

【健康教育】

讲解病房安全管理的目的，让患者及患者家属配合，管理好各自的危险物品。

【护理评价】

操作项目	操 作 内 容	标准分	得分
操作准备	准备：着装整洁规范，仪表端庄大方	10	
	评估患者并解释：①评估：年龄、病情、意识、治疗情况、心理状态和合作程度；②解释病房安全管理的目的：管理好病房内的各种危险物品，减少、杜绝患者危险行为的发生（如自杀、自伤、极度兴奋冲动、毁物等），避免患者利用危险物品及设施伤害他人或自己	10	
操作步骤	（1）病情观察，有针对性地进行防范	15	
	（2）检查病室内环境，确定安全无危险	15	
	（3）检查治疗室内环境，确定安全无危险	15	
	（4）检查护士站环境，确定安全无危险	15	
	（5）讲解病房安全管理的重要性，使患者及家属主动配合	10	
评价	关心、体贴患者，态度亲切，体现人文关怀	10	
总分		100	

知识拓展

受精神症状的影响，特别是重性精神患者由于受症状的支配，其思维、情感、意志、行为常处于幻觉、妄想之中，加之服用抗精神病药物，有明显的药物副作用及镇静作用，导致某些行为不能自控。不计后果或因患者感觉迟钝，随时都有可能发生意想不到的安全事故，所以必须重视病房安全管理。

任务四　冲动行为干预技术

要点导航

1. 能说出预防冲动行为发生的要点。
2. 能正确实施冲动行为干预技术。
3. 能与患者进行良好的沟通交流，能正确指导患者。

任务描述

王某，女，32 岁，四肢抖动，疑人害己，伴攻击行为，T 36.5℃，P 120 次/分，R 22 次/分，BP 125/85mmHg，医嘱：冲动行为干预 st。

任务描述

冲动行为干预技术是指对于患者突发冲动行为，包括暴力、毁物、伤人、自伤、自杀，医护人员及时控制和保护的治疗措施。

任务实施

【护理评估】

1. 患者　评估患者的年龄、病情、意识、对治疗护理的依从性、肢体活动度和心理状态。

2. 环境　环境清洁安全。

3. 用物　约束用物、静脉注射用物、静脉输液用物、护理记录单、快速手消毒液。

【护理问题】

1. 暴力行为危险　针对他人。

2. 暴力行为危险　针对自己。

【护理措施】

"您好！我是王××患者的责任护士小李，能告诉我您与患者的关系吗？""我是李××。""您好！李姐，今天患者的情绪特别不稳定，有很明显的攻击性行为，为了防止她伤害别人及伤害自己，我们需要对她进行冲动行为控制。"

准备——
1. 护士：服装、鞋帽整洁；仪态大方，举止端庄
2. 用物：合格、完好
3. 环境：整洁，安静，安全
4. 患者或患者家属：了解目的及方法，愿意合作

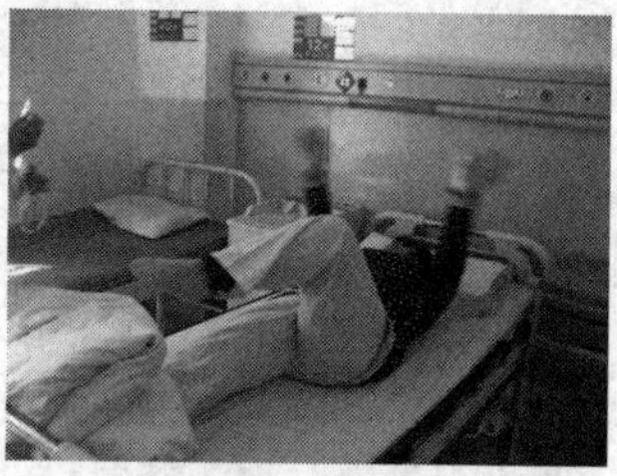

图2-9-21　冲动行为

预防——掌握交流技巧、加强服药管理及环境安全管理

"王姐，请您尽量控制您的情绪，我们不会伤害您，请您把手上的刀递给我，相信我，我会帮助您的！"

处理——
1. 寻求帮助
2. 控制局面
3. 解除武装
4. 隔离与约束
5. 药物治疗

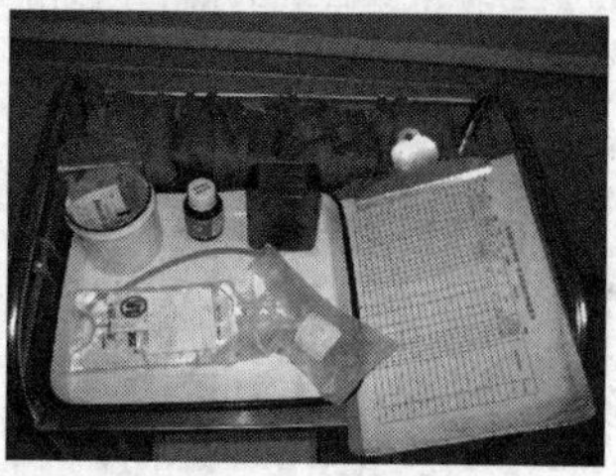

图2-9-22　用物准备

"王姐，您做的非常好，我现在帮你打一针，您好好休息一会儿，等您睡醒了，我再跟你聊天！"

观察——
1. 每15min巡视观察1次
2. 记录

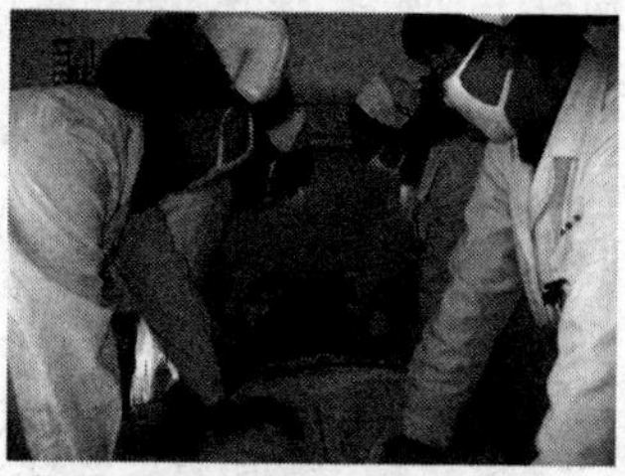

图2-9-23　冲动行为控制

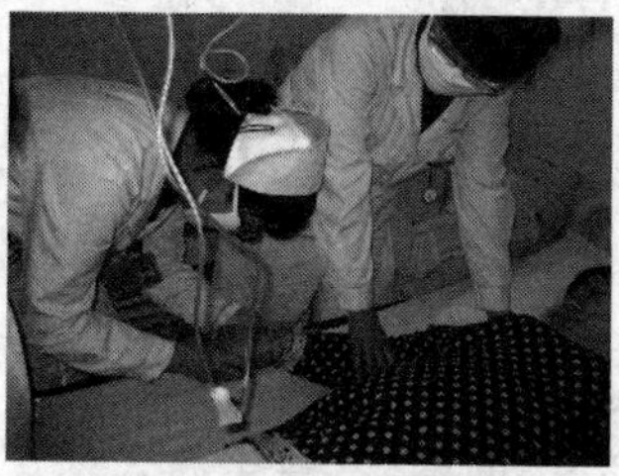

图2-9-24　药物治疗

【健康教育】

1. 讲解冲动行为干预的目的，让患者及患者家属配合。
2. 强调管理好各种危险物品的重要性，使患者及患者家属积极配合。

【护理评价】

操作项目	操作内容	标准分	得分
操作准备	准备：着装整洁规范，仪表端庄大方	5	
	评估患者并解释：①评估：年龄、病情、意识、对治疗护理的依从性、肢体活动度和心理状态；②解释冲动行为干预的目的：预防患者危险行为的发生（如自杀、自伤、极度兴奋冲动、毁物等）；及时制止患者伤害他人或自己	5	
	操作用物：①约束用物；②静脉注射用物；③静脉输液用物；④护理记录单；⑤快速手消毒液	5	

续表

操作项目	操 作 内 容	标准分	得分
操作步骤	(1) 两人核对医嘱	5	
	(2) 洗手，戴口罩；准备用物	5	
	(3) 核对患者床号、姓名、住院号（呼唤患者、核对床头卡及腕带），做好解释工作，尽量争取患者配合	5	
	(4) 寻求帮助	5	
	(5) 控制局面	10	
	(6) 隔离与约束患者	10	
	(7) 药物治疗	10	
	(8) 整理床单元，注意保暖	5	
	(9) 洗手，记录	10	
	(10) 每15min巡视观察1次，记录	10	
评价	关心、体贴患者，态度亲切，体现人文关怀	10	
总分		100	

知识拓展

暴力行为发生的先兆评估包括：(1) 先兆行为：踱步、不能静坐、握拳或用拳击物、下颚紧绷、呼吸增快、突然停止正在进行的动作；(2) 语言方面：威胁真实或想象的对象、强迫他人注意、大声喧哗、妄想性言语；(3) 情感方面：愤怒、敌意、异常焦虑、易激惹、异常欣快、情感不稳定；(4) 意识水平：思维混乱、精神状态突然改变、定向力缺乏、记忆力损害、无力改变自身现状。

任务五　工娱治疗技术

要点导航

1. 能说出工娱治疗技术的注意事项。
2. 能正确实施工娱治疗技术。
3. 能与患者进行良好的沟通交流，能正确指导患者。

任务导入

王某，女，32岁，情绪消沉，孤独无助，懒散，T 36.5℃，P 82次/分，R 18次/分，BP 110/70mmHg，医嘱：工娱治疗 bid。

任务描述

工娱治疗是通过工作、劳动、娱乐和文体活动，缓解精神症状，促使疾病康复，防止精神衰退，提高适应外界环境能力的治疗方法。

任务实施

【护理评估】

1. 患者　评估患者的年龄、病情、意识、治疗情况、心理状态和合作程度。

2. 环境　环境清洁安全。

3. 用物　各种工娱活动物品。

【护理问题】

1. 生活自理缺乏
2. 自尊障碍

【护理措施】

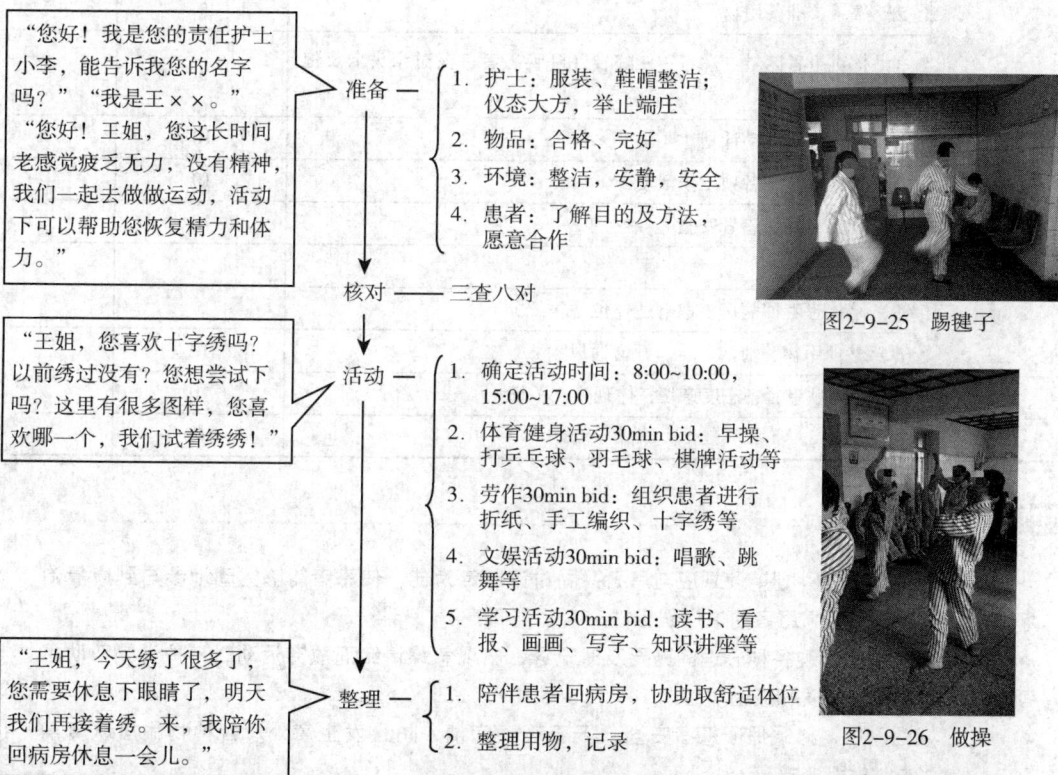

"您好！我是您的责任护士小李，能告诉我您的名字吗？""我是王××。""您好！王姐，您这长时间老感觉疲乏无力，没有精神，我们一起去做做运动，活动下可以帮助您恢复精力和体力。"

准备 —
1. 护士：服装、鞋帽整洁；仪态大方，举止端庄
2. 物品：合格、完好
3. 环境：整洁，安静，安全
4. 患者：了解目的及方法，愿意合作

核对 —— 三查八对

"王姐，您喜欢十字绣吗？以前绣过没有？您想尝试下吗？这里有很多图样，您喜欢哪一个，我们试着绣绣！"

活动 —
1. 确定活动时间：8:00~10:00，15:00~17:00
2. 体育健身活动30min bid：早操、打乒乓球、羽毛球、棋牌活动等
3. 劳作30min bid：组织患者进行折纸、手工编织、十字绣等
4. 文娱活动30min bid：唱歌、跳舞等
5. 学习活动30min bid：读书、看报、画画、写字、知识讲座等

"王姐，今天绣了很多了，您需要休息下眼睛了，明天我们再接着绣。来，我陪你回病房休息一会儿。"

整理 —
1. 陪伴患者回病房，协助取舒适体位
2. 整理用物，记录

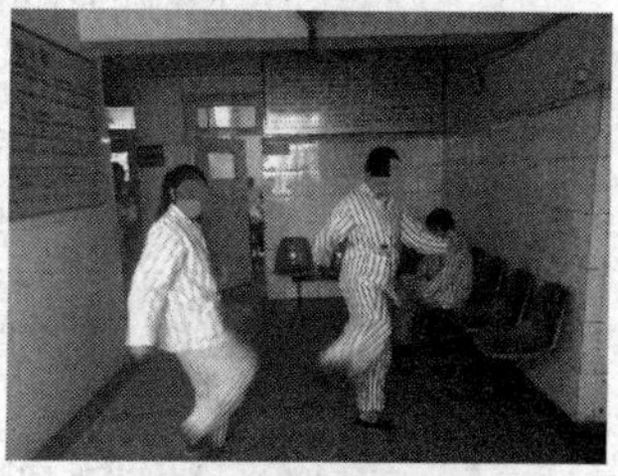
图2-9-25　踢毽子

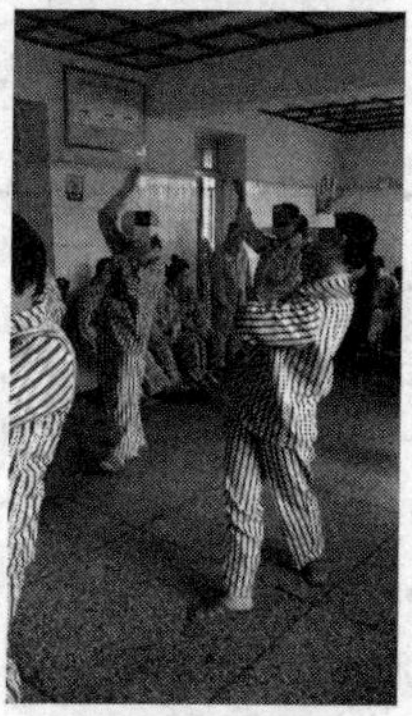
图2-9-26　做操

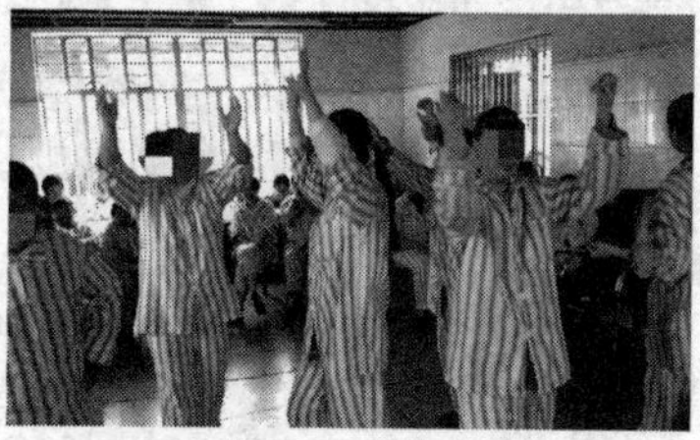
图2-9-27　跳舞

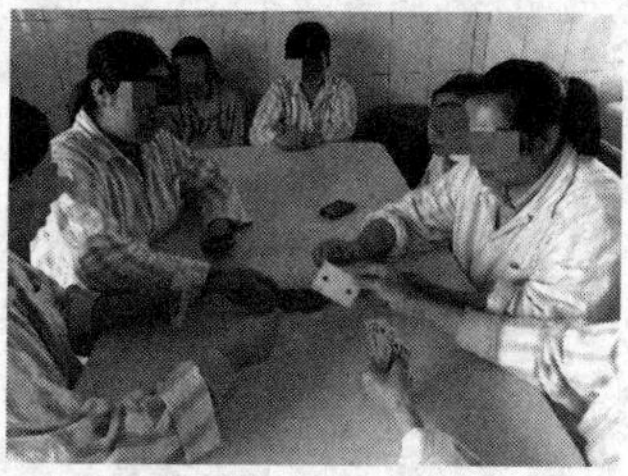
图2-9-28　打牌

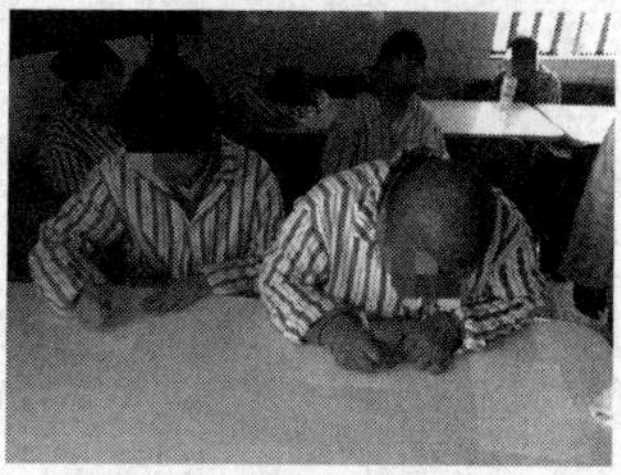
图2-9-29　学习

☞健康教育

1. 鼓励患者参加工娱治疗，改善负性情绪，增强治疗的信心。

2. 恢复期患者多参加工娱治疗，可调节心理状态，提高患者回归社会的适应能力，为出院做准备。

【护理评价】

操作项目	操作内容	标准分	得分
操作准备	准备：着装整洁规范，仪表端庄大方	5	
	评估患者并解释：①评估：患者的年龄、病情、意识、治疗情况、心理状态及合作程度；②解释工娱治疗的目的：通过工作、劳动、娱乐和文体活动，丰富和调节患者的住院生活，缓解精神症状，提高社会适应能力，促进康复	10	
	操作用物：工娱活动所需物品	10	
操作步骤	（1）两人核对医嘱	5	
	（2）洗手；准备用物	5	
	（3）核对患者床号、姓名、住院号（呼唤患者、核对床头卡及腕带）	5	
	（4）讨论确定活动计划	10	
	（5）按计划实施各项工娱活动	10	
	（6）观察、确保患者安全	10	
	（7）记录	5	
	（8）陪伴患者回病房，取舒适体位	5	
	（9）整理用物，清洁卫生，开窗通风	10	
评价	关心、体贴患者，态度亲切，体现人文关怀	10	
总分		100	

知识拓展

1. 工娱治疗应有计划，计划应与患者共同讨论制定为佳，使患者能够主动地参与到康复治疗过程当中，利用提高患者的治疗积极性。

2. 工娱活动中出现各种心理问题要及时疏导，出现急躁情绪而放弃活动时，护士要帮助患者寻找原因，给予启发和鼓励。

3. 工娱活动中，必须保证患者安全，严密观察病情，防止发生意外。各种物品应认真清点，切勿丢失，做好交接班。

项目三　临床心理护理技术

任务一　放松训练技术（呼吸松弛训练技术）

要点导航

1. 能说出呼吸松弛训练技术的注意事项。
2. 能正确实施呼吸松弛训练技术。
3. 能与患者进行良好的沟通交流，能正确指导患者。

任务导入

王某，女，32 岁，焦虑烦躁，紧张不安，害怕与人接触，T 36.5℃，P 82 次/分，R 18 次/分，BP 110/70mmHg，医嘱：呼吸松弛训练 Qd。

任务描述

松弛治疗是通过机体主动放松使人体验到身心的舒适，以调节因紧张反应所造成的心理生理功能紊乱的一种行为治疗方法。

呼吸松弛训练技术是采用稳定的、缓慢的深吸气和深呼气方法，达到松弛目的。

任务实施

【护理评估】

1. 患者　评估患者的年龄、病情、意识、治疗情况、心理状态和合作程度。

2. 环境　环境清洁安全。

3. 用物　沙发、躺椅或床，治疗室，护理记录单。

【护理问题】

1. 焦虑
2. 紧张
3. 个人应对无效

【护理措施】

"您好！我是您的责任护士小李，能告诉我您的名字吗？""我是王××。""您好！王姐，您最近总感觉很紧张焦虑，松弛训练能够有效地缓解紧张焦虑情绪，这个训练每次需要20~30min，您可以换一件宽松舒适的衣服，然后去上一趟卫生间，我10min后来叫您。"

准备 —
1. 护士：服装、鞋帽整洁；仪态大方，举止端庄
2. 物品：合格、完好
3. 环境：整洁，安静，光线柔和，安全
4. 患者：了解目的及方法，愿意合作

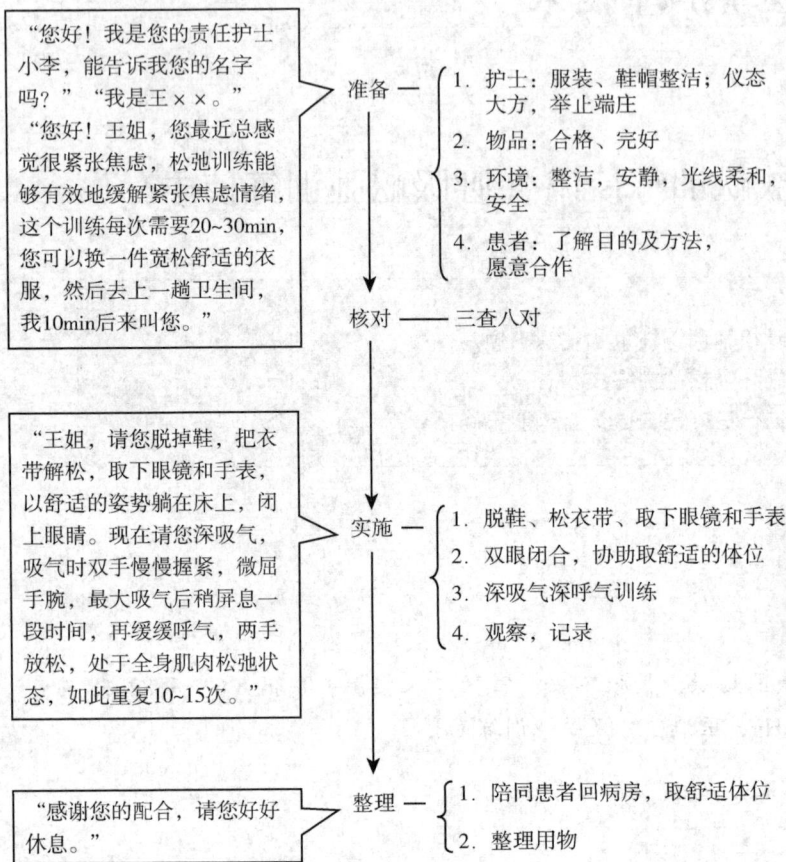

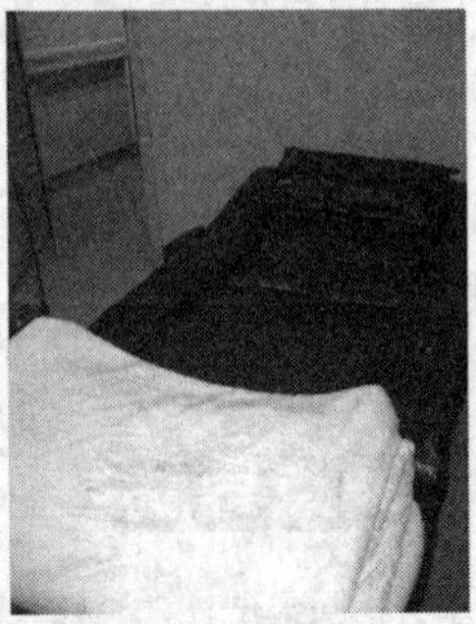

图2-9-30　环境准备

↓

核对 —— 三查八对

↓

"王姐，请您脱掉鞋，把衣带解松，取下眼镜和手表，以舒适的姿势躺在床上，闭上眼睛。现在请您深吸气，吸气时双手慢慢握紧，微屈手腕，最大吸气后稍屏息一段时间，再缓缓呼气，两手放松，处于全身肌肉松弛状态，如此重复10~15次。"

实施 —
1. 脱鞋、松衣带、取下眼镜和手表
2. 双眼闭合，协助取舒适的体位
3. 深吸气深呼气训练
4. 观察，记录

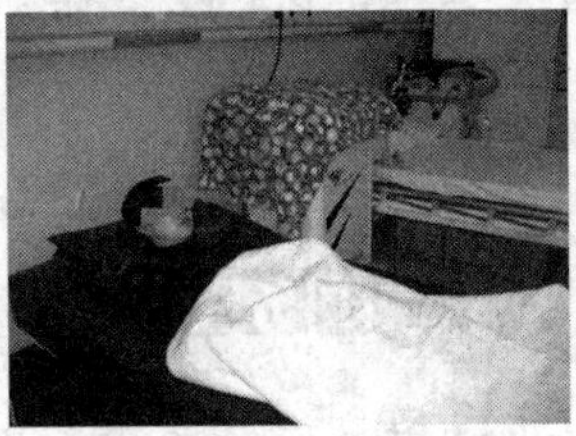

图2-9-31　取平卧位

↓

"感谢您的配合，请您好好休息。"

整理 —
1. 陪同患者回病房，取舒适体位
2. 整理用物

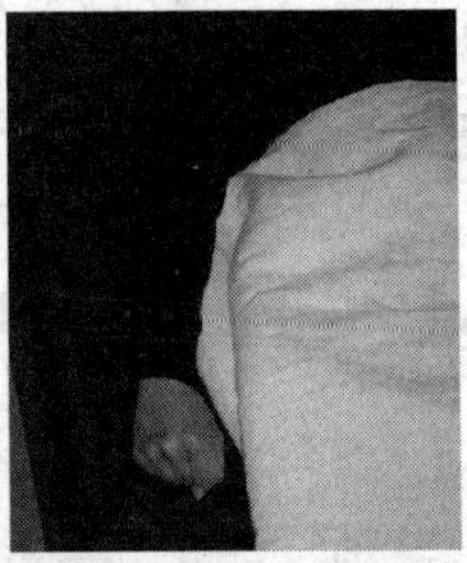

图2-9-32　双手紧握

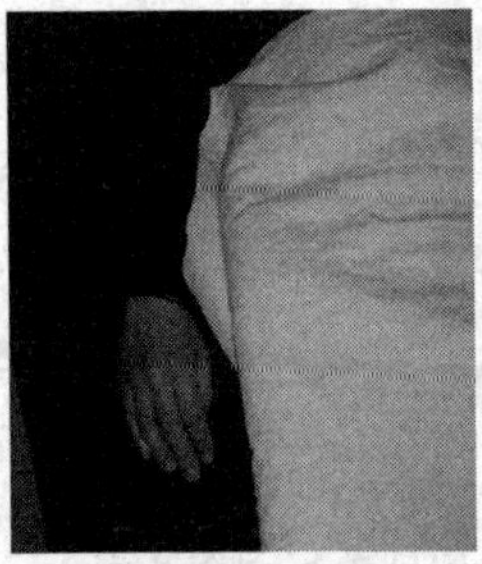

图2-9-33　双手放松

☞**健康教育**

1. 讲解患者呼吸松弛训练的目的，取得患者配合。

2. 为了避免患者有主观上的任务压迫感，应向患者指出，这种方法没有起到效果并不是无能的表现，而是需要进一步地练习。

【护理评价】

操作项目	操作内容	标准分	得分
操作准备	准备：着装整洁规范，仪表端庄大方	5	
	评估患者并解释：①评估：年龄、病情、意识、治疗情况、心理状态、合作程度和欣赏水平；②解释呼吸松弛训练的目的：松弛肌肉、镇静、催眠	10	
	操作用物：①沙发、躺椅或床；②治疗室；③护理记录单	5	
操作步骤	（1）两人核对医嘱	5	
	（2）洗手；准备用物	5	
	（3）核对患者床号、姓名、住院号（呼唤患者、核对床头卡及腕带），做好解释工作，尽量争取患者配合	5	
	（4）嘱患者换穿宽松舒适的衣裤	10	
	（5）脱鞋、解松衣带、取下手表和眼镜	10	
	（6）协助取舒适体位，双眼闭合	10	
	（7）指导患者深呼吸，同时体验肌肉紧张松弛的感觉	10	
	（8）观察，记录	5	
	（9）陪同患者回病房，取舒适体位	5	
	（10）整理用物，清洁卫生，开窗通风	5	
评价	关心、体贴患者，态度亲切，体现人文关怀	10	
总分		100	

知识拓展

1. 合理控制治疗时间，每次治疗控制在20～30min。一般要求连续呼吸20次以上，每分钟呼吸频率在10～15次左右。

2. 松弛疗法具有良好的抗应激效果。在进入放松状态时，交感神经活动功能降低，表现为全身骨骼肌张力下降，即肌肉放松、呼吸频率和心率减慢、血压下降，并有四肢温暖、头脑清醒、心情轻松愉快，全身舒适的感觉。同时加强了副交感神经系统的活动功能，促进合成代谢及有关激素的分泌。

任务二　音乐疗法护理技术

要点导航

1. 能说出音乐疗法护理技术的注意事项。
2. 能正确实施音乐疗法护理技术。
3. 能与患者进行良好的沟通交流，能正确指导患者。

任务导入

王某，女，32岁，焦虑烦躁，全身疼痛，入睡困难，T 36.5℃，P 82次/分，

R 18 次/分,BP 110/70mmHg，医嘱：音乐治疗 Qd。

任务描述

音乐疗法是指科学且系统地运用音乐的特性，通过音乐的特质对人的影响，协助个人在疾病或残障的治疗过程中达到生理、心理、情绪的整合，使患者在疾病或医疗过程中身心改变的一种治疗方式。

任务实施

【护理评估】

1. 患者 评估患者的年龄、病情、意识、治疗情况、心理状态、合作程度和欣赏水平。

2. 环境 环境清洁安全。

3. 用物 CD 机，光盘，耳机，躺椅或床，音乐治疗室，护理记录单。

【护理问题】

1. 焦虑

2. 个人应对无效

【护理措施】

“您好！我是您的责任护士小李，能告诉我您的名字吗？”“我是王××。”“您好！王姐，您最近总感觉全身疼痛，情绪也很焦虑，音乐治疗能够有效地缓解焦虑情绪及疼痛，您喜欢听哪一类型的轻音乐呢？”“我喜欢××音乐。”“好的，我去准备CD带，一会来叫您。”

准备——
1. 护士：服装、鞋帽整洁；仪态大方，举止端庄
2. 物品：合格、完好
3. 环境：整洁，安静，安全
4. 患者：了解目的及方法，愿意合作

↓

核对——三查八对

↓

“王姐，请您静静地闭上眼睛躺在床上，听着音乐深呼吸放松休息。如果您有什么需要请举手示意，我就在您的旁边，谢谢您的配合！”

实施——
1. 选择患者喜欢的音乐
2. 安置患者，保持患者处于舒适的卧位
3. 调节音量
4. 观察，记录

↓

“王姐，您现在感觉怎么样？要不要继续再躺一会？好的，我陪您回病房，感谢您的配合，好好休息！”

整理——
1. 陪同患者回病房，取舒适体位
2. 整理用物

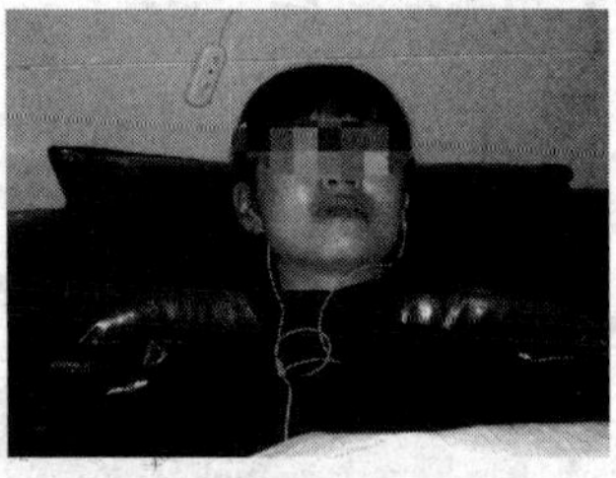

图2-9-34 音乐疗法实施中

☞**健康教育**

1. 讲解患者音乐治疗的目的，取得患者配合。
2. 告知患者掌握好音量的大小，声音不可过大，以免超大音量造成听力障碍。

【护理评价】

操作项目	操 作 内 容	标准分	得分
操作准备	准备：着装整洁规范，仪表端庄大方	5	
	评估患者并解释：①评估：年龄、病情、意识、治疗情况、心理状态、合作程度和欣赏水平；②解释音乐治疗的目的：松弛肌肉、镇静、催眠，可以调节异常情绪，有利于患者的身心健康，即能丰富患者住院生活，又能促使减少精神疾病症状	10	
	操作用物：①CD 机；②光盘；③耳机；④躺椅或床；⑤音乐治疗室；⑥护理记录单	10	
操作步骤	（1）两人核对医嘱	5	
	（2）洗手；准备用物	5	
	（3）核对患者床号、姓名、住院号（呼唤患者、核对床头卡及腕带），做好解释工作，尽量争取患者配合	5	
	（4）根据患者喜好选择音乐	10	
	（5）协助患者取舒适的卧位	5	
操作步骤	（6）调节音量大小至适宜量	10	
	（7）观察，记录	10	
	（8）做好安全护理，管理好电源，防止患者发生意外	5	
	（9）陪同患者回病房，取舒适体位	5	
	（10）整理用物，清洁卫生，开窗通风	5	
评价	关心、体贴患者，态度亲切，体现人文关怀	10	
总分		100	

知识拓展

1. 合理控制治疗时间，每次不超过 1h。

2. 结合患者病情、情绪状态、年龄、文化程度、欣赏水平及爱好选择不同乐曲。对情绪兴奋的患者，先让其听节奏欢快的曲子，如“西班牙斗牛士”等，使患者的兴奋情绪借助音乐充分释放出来，转而再让其听节奏缓慢的、具有镇静性的音乐，如“二泉映月”等曲子，使其兴奋情绪最终平静下来，从而达到控制兴奋的作用；对情绪抑郁、悲观厌世的患者，可先听节奏缓慢音调低沉的乐曲，如“梁祝”等，患者的忧伤情绪宣泄后，再让其听明朗欢快充满希望的乐曲，如歌曲“洗刷刷”等，从而使患者情绪兴奋，增强生活的信心和勇气。

任务三　系统脱敏技术

要点导航

1. 能说出系统脱敏技术的注意事项。
2. 能正确实施系统脱敏技术。
3. 能与患者进行良好的沟通交流，能正确指导患者。

任务导入

王某，女，32岁，接触公共物品后焦虑烦躁，紧张不安，反复多次洗手，T 36.5℃，P 82次/分，R 18次/分，BP 110/70mmHg，医嘱：系统脱敏训练 Qd。

任务描述

系统脱敏治疗是诱导患者有计划、有步骤地暴露在导致焦虑的情境中，并通过身体的放松状态来对抗这种焦虑情绪，从而达到消除焦虑的目的。

任务实施

【护理评估】

1. 患者 评估患者的年龄、病情、意识、治疗情况、心理状态和合作程度。
2. 环境 环境清洁安全。
3. 用物 笔记本、笔、沙发、躺椅或床，治疗室，护理记录单。

【护理问题】

1. 焦虑
2. 紧张
3. 个人应对无效

【护理措施】

“您好！我是您的责任护士小李，能告诉我您的名字吗？”“我是王××。”“您好！王姐，我们在生活中避免不了要接触各种不同的公共物品，要是您每次都不停地洗手，会给您的生理和心理造成负面影响。我们来尝试一种新的系统脱敏训练，好吗？”

准备 —
1. 护士：服装、鞋帽整洁；仪态大方，举止端庄
2. 物品：合格、完好
3. 环境：整洁，安静，光线柔和，安全
4. 患者：了解目的及方法，愿意合作

核对 — 三查八对

“王姐，首先请您练习下我们先前学的呼吸松弛训练法，还记得吗？现在，根据让必须洗手事件的焦虑程度，按从小到大的顺序排列一下各焦虑事件。”

实施 —
1. 学习呼吸松弛训练技术
2. 建立恐怖或焦虑的等级
3. 按由低到高的等级进行脱敏训练
4. 观察，记录

“感谢您的配合，今天您做得很好，明天我们要试着摸摸别人的本子，20min不洗手，请您继续练习呼吸松弛训练技术。”

整理 —
1. 陪同患者回病房，取舒适体位
2. 整理用物

排序	事件	得分
1	拿到别人递来的资料	20
2	碰到门把手	40
3	碰到公共汽车上的扶手	60
4	碰到卫生间的墙壁	80
5	碰到垃圾桶	100

图2-9-35　不适等级表

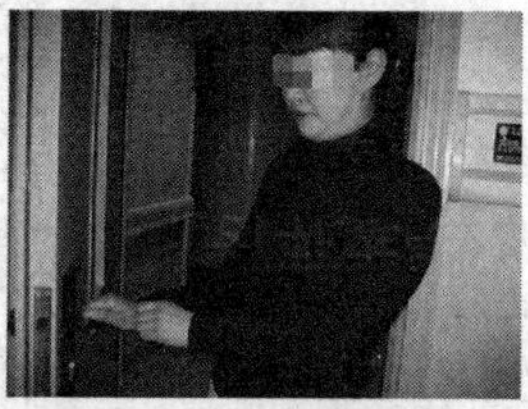

图2-9-36　暴露焦虑事件

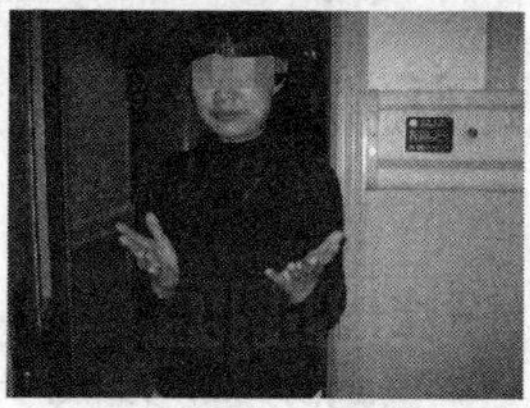

图2-9-37　暴露焦虑事件后患者状态

☞健康教育

1. 讲解患者脱敏训练的目的，取得患者配合。

2. 告知患者呼吸松弛训练技术是系统脱敏训练的基础，必须加强练习，至灵活掌握。

【护理评价】

操作项目	操 作 内 容	标准分	得分
操作准备	准备：着装整洁规范，仪表端庄大方	5	
	评估患者并解释：①评估：年龄、病情、意识、治疗情况、心理状态、合作程度和欣赏水平；②解释系统脱敏训练的目的：通过呼吸松弛训练法使刺激所引起的焦虑或恐怖状态在患者所能忍受的范围之内，经过多次反复的呈现，使其对该刺激不再会感到焦虑和恐怖	10	
	操作用物：①笔记本；②笔；③沙发、躺椅或床；④治疗室；⑤护理记录单	5	

续表

操作项目	操 作 内 容	标准分	得分
操作步骤	(1) 两人核对医嘱	5	
	(2) 洗手；准备用物	5	
	(3) 核对患者床号、姓名、住院号（呼唤患者、核对床头卡及腕带），做好解释工作，尽量争取患者配合	5	
	(4) 嘱患者换穿宽松舒适的衣裤	10	
	(5) 嘱患者练习熟练并掌握呼吸松弛训练技术	10	
	(6) 共同建立恐怖或焦虑等级表	10	
	(7) 按由低到高的恐怖或焦虑等级顺序进行脱敏训练	10	
	(8) 观察，记录	5	
	(9) 陪同患者回病房，取舒适体位	5	
	(10) 整理用物，清洁卫生，开窗通风	5	
评价	关心、体贴患者，态度亲切，体现人文关怀	10	
总分		100	

知识拓展

1. 恐怖或焦虑事件的等级，应根据患者的主观不适感的程度来确定，将患者报告出的恐怖或焦虑事件按等级程度由小到大的顺序排列，记录于笔记本上。

2. 脱敏训练的实施一般分两个步骤：首先是放松，其次是想象脱敏治疗。由护士做口头描述，并要求患者在能清楚地想象此事时，便伸出一个手指头来表示。然后，让患者保持这一想象中的场景。

第十篇　社区、老年护理综合实训

项目一 社区护理实训技术

任务一 家庭访视

要点导航

1. 能根据具体案例做好家庭访视前的准备，制定访视计划。
2. 能根据访视计划开展家庭访视工作。
3. 能做好访视后的工作。
4. 能与社区居民进行良好的沟通交流。

任务导入

李某，女，63岁，因反复头晕8年，加重1月余就诊，于2014年6月在某医院诊断高血压病，既往血压控制不佳，目前服用“拜新同、伊泰青、倍他乐克”控制血压，控制一般。有“高脂血症”病史，间断服用“舒降脂”降脂。肥胖体型，较少体育锻炼，饮食偏咸、肥腻。家族史：父亲有“高血压病”病史。请开展家庭访视。

任务描述

家庭访视，是为了促进和维持个体和家庭的健康，在服务对象的家里进行的有目的的交往活动，是社区护士开展社区护理工作的重要方式。社区护士通过家庭访视可以利用护理专业知识和技能为社区居民提供家庭护理服务，帮助居民预防和发现潜在的影响健康的问题，解决现存的健康问题，为居民适时地提供预防保健工作，帮助家庭成员维护身心健康。

任务实施

【访视前准备】

1. 确定家庭访视的对象、目的、时间和内容。
2. 制定家庭访视计划。
3. 与被访视家庭取得联系，准备家庭访视的用品（用品见家庭访视计划）。

家庭访视计划

家访目标：

1. 使患者的血压达到或接近正常水平，消除症状或延缓并发症。

2. 通过各种健康教育的方式对患者普及高血压病的相关防治知识。

3. 增强高血压病患者的自我管理能力和自我保健能力。

4. 帮助患者在饮食治疗、运动锻炼、生活习惯、生活方式、心理调节、服药情况、血压监测等方面进行主动自我调控。

5. 评估及促进家庭功能，与访视对象建立良好的信赖关系。

家访内容：

1. 明确患者血压控制水平、波动情况、服药行为，以及饮食、运动等行为危险因素控制情况。

2. 了解家庭状况、家庭环境、家庭成员健康状况。

3. 为家庭成员提供必要的体格检查。

4. 讨论提出现存的健康问题，评估可能解决的方法，进行健康指导。

5. 对患者及其家庭成员进行高血压的健康教育，并强化患者及家属对饮食、运动治疗疾病重要性的认识。

家访准备工作：

1. 确定访视对象：李晓英及其家属。

2. 确定访视团队：有 1 名全科医生、1 名全科护士及相关人员组成家访团队。

3. 查看家庭资料：查看家庭健康档案资料，了解该访视对象的家庭背景，尤其是家庭成员的健康状况。

4. 准备物品：体检工具，包括体温计、量尺、电筒、听诊器、血压计等；常用消毒隔离物品及外科器械，如消毒手套、口罩、帽子、工作衣、钳子、剪刀、乙醇、碘伏、一次性注射器和输液器、各种尺寸的敷料、无菌纱布、棉球、棉签、护理记录单、健康教育材料、社区地图、电话本等。

5. 电话预约家访时间：2014 年 11 月 15 日 17：00 ~ 18：00。

6. 安排家访路线：确定交通工具、家访物品、文书记录。

【访视阶段】

护　士：喂，您好！请问是××吗？我是社区里的护士××，今天下午我们来了解一下您的病情状况，您会在家吗？

李阿姨：哦，谢谢，我们下午没事，一直在家。

护　士：好的，我们先准备准备，下午五点来您家，好吗？

李阿姨：好的。

旁　白：叮咚叮咚

儿　子：谁啊？

医　生：你好！这是××家吧？我们是社区医院的，是来进行家访的，麻烦您开开门。

旁白：打开门后，三位医务人员立即将工作证展示给他们表明自己的身份。

儿　子：你们请坐，我给你们倒茶。

旁白：随即家人便端来三杯茶。

医　生：谢谢！

旁白：工作人员坐下后将用品放在一边，拿出随访记录表便开始了谈话。护士填好随访日期、编号及随访方式。

护　士：你的姓名是××吧？

李阿姨：对！

医　生：您高血压已经8年了，这段时间里你自己感到有什么异常状况吗？

李阿姨：有时候会感到头晕、眼花，耳朵里时不时还有嗡嗡的响声。

医　生：李阿姨，我们要帮您测测血压，麻烦你将手平稳地放在沙发扶手上好吗？

旁白：李阿姨放好手臂，护士帮忙测了血压。然后又拿出听诊器听心率。

医　生：刚测的数值稍有点高。

护　士：您的体重是多少呢？

李阿姨：昨天称过65kg。

医　生：您有按时吃药吗？

李阿姨：有，我每天都按医生说的那样定时服药。

医　生：很好。对药物有什么不良反应吗？

李阿姨：没有。

医　生：好的，那请您继续坚持遵医嘱服药。接下来让我们一起来谈一下您的病情以及日后生活中应该注意的问题，您现在的血压是否稳定？

李阿姨：不是很稳定。

医　生：一般多久查一次血压？

李阿姨：平时也没怎么在意，偶尔我儿子提醒我让我去检查，我就去看看。

医　生：您患高血压8年了，但您现在对高血压的相关知识比较缺乏，高血压是一种慢性病，只有平时加以注意，合理按时的服药才能很好地控制，否则很容易导致多器官受害，最终危及生命！其实有很多患有高血压的患者在我们的护理指导下都得到了很好的控制，所以希望您能积极地配合治疗。接下来就让我们的××给您讲一些平时应该注意些什么吧！她在这方面很有经验。

营养师：针对刚才我们工作人员对您进行的了解，我已根据您的病情给您做了一份日常生活的管理注意事项，正确指导您平时应注意的问题，如果有什么疑问请及时提出，我们会为您解答。

李阿姨：好的，我们会认真听。

营养师：首先从生活习惯上您应该限制食盐的摄入，比如做菜时少放盐和酱油。

儿　子：那么该放多少呢，有没有定量啊？

营养师：其实尽量清淡就行了，如果说量呢不能超过6g，也就是一个啤酒瓶盖的量。另外你们家可以去买那种低钠高钾的代用盐，限制钠盐补充钾盐对高血压的控制很有利的。

李阿姨：好的，我们会注意的。

营养师：您血脂高，饮食方面还应注意少吃富含脂肪的食物，特别是饱和脂肪应少吃。食用油的话就使用植物油，并且每天控制在20～25g为宜。

李阿姨：哪些食物中富含饱和脂肪呢？

营养师：比如动物肝脏和动物油之类的。另外还应戒烟限酒，因为吸烟会额外增加患高血压并发症的危险性。

儿　子：哦，好的。

营养师：饮食方面基本就这么多了，现在××讲讲其他应注意的问题。

护　士：除了饮食，运动对于高血压这种慢性病有很大作用。所以平时应进行适宜的运动，比如慢跑，还有像老年人可以打太极拳啊，我们经常看见公园里很多老年人在打太极拳的，这项运动很好。

儿　子：我妈妈锻炼较少。

护　士：应该多锻炼身体，还有就是在面对这个病时不要担心、急躁、影响心情，现在医学这么发达，只要按医嘱服药，平时多注意，这个病是可以控制的。阿姨应该要放松心情，这些家人要特别注意。接下来我们将指导您的用药，因为在这方面我觉得老人家没有很强的意识，高血压是一种慢性疾病，也是一种终生的疾病，如果不遵医嘱停药很容易会导致病情反复。所以应该长期不间断地服药，控制病情，否则时间长了就会导致多器官功能的受损。

李阿姨：（很吃惊）啊？有这么严重吗？会导致哪些呢？

护　士：不要着急，我是说没有控制好的情况下，只要按医嘱服药和注重平时生活习惯不会有大问题的。但是如果发生，就会导致冠心病、高血压脑病、高血压心脏病、慢性肾功能衰竭、脑血管病之类的。脑血管病包括脑出血就是平时说的中风，还有脑梗死……

李阿姨：哦，这么严重啊，我们会注意的。那应该怎样服药呢？

护　士：根据你的病情，不是怎么严重？按时服用这四种药就可以了！

李阿姨：这些我都记住了。那么对于我的病我们还需注意些什么地方？

护　士：现在您的情况还不错，只要养成良好的生活习惯以及按医嘱服药，目前没有其他需要特别注意的地方。还有问题吗？

儿　子：暂时没有了。谢谢你们。

护　士：那么这次的访视就暂时到这吧，你们有什么问题也可以打我们社区的电话咨询或者直接来找我们的社区护士，我们都会认真地为您解答。两个月后的1月15日我们还会再来拜访您的。针对您到时候存在的问题提出一个新的方案。

医　生：那我们就先离开了，有什么情况就打电话到社区卫生中心，我们会向你们解答的。

李阿姨：真是辛苦你们了，再见。

【访视后整理】

1. 完整访视记录

2. 重新检查、更改护理计划

3. 制定下次访视计划

访视记录

一、家访对象：　姓名：李×× 性别：女　年龄：63 岁

现住地址：××××××××××××××××××

联系电话：××××××

二、参加家访人员：全科医师 1 名、护士 1 名及营养师 1 名

三、家访具体时间：2014 年 11 月 15 日 17：00～18：00

患者基本资料

姓名：李××　编号 0012

<table>
<tr><td colspan="2">性　别</td><td colspan="2">0 未知的性别　1 男　2 女 9 未说明的性别　2</td><td>出生日期</td><td colspan="2">1 9 5 9 0 5 2 1</td></tr>
<tr><td colspan="2">身份证号</td><td colspan="2">××××</td><td>家庭电话</td><td colspan="2">××××</td></tr>
<tr><td colspan="2">工作单位</td><td colspan="2">无</td><td>联系人姓名</td><td colspan="2">陈××</td></tr>
<tr><td colspan="2">本人电话</td><td colspan="2">××××</td><td>联系人电话</td><td colspan="2">××××</td></tr>
<tr><td colspan="2">常住类型</td><td colspan="2">1 户籍　2 非户籍　1</td><td>民　族</td><td colspan="2">1 汉族 2 少数民族______　1</td></tr>
<tr><td colspan="2">血　型</td><td colspan="5">1 A 型　2 B 型　3 O 型　4 AB 型　5 不详 / RH 阴性：1 否　2 是　3 不详　1/1</td></tr>
<tr><td colspan="2">文化程度</td><td colspan="5">1 文盲及半文盲　2 小学　3 初中　4 高中/技校/中专　5 大学专科及以上　6 不详　5</td></tr>
<tr><td colspan="2">职　业</td><td colspan="5">1 国家机关、党群组织、企业、事业单位负责人 2 专业技术人员 3 办事人员和有关人员　4 商业、服务业人员　5 农、林、牧、渔、水利业生产人员　6 生产、运输设备操作人员及有关人员　7 军人　8 不便分类的其他从业人员　8</td></tr>
<tr><td colspan="2">婚姻状况</td><td colspan="5">1 未婚　2 已婚　3 丧偶　4 离婚　5 未说明的婚姻状况　2</td></tr>
<tr><td colspan="2">医疗费用
支付方式</td><td colspan="5">1 城镇职工基本医疗保险　2 城镇居民基本医疗保险　3 新型农村合作医疗　4 贫困救助　5 商业医疗保险　6 全公费　7 全自费　8 其他　2/□/□</td></tr>
<tr><td colspan="2">药物过敏史</td><td colspan="5">1 无　有：2 青霉素　3 磺胺　4 链霉素　5 其他　1/□/□/□</td></tr>
<tr><td rowspan="4">既往史</td><td>疾病</td><td colspan="5">1 无　2 高血压　3 糖尿病　4 冠心病　5 慢性阻塞性肺疾病　6 恶性肿瘤　7 脑卒中　8 重性精神疾病　9 结核病　10 肝炎　11 其他法定传染病　12 其他 高脂血症
2　确诊时间 2014 年 6 月；确诊医院：__××市第一人民医院
12　确诊时间 2014 年 9 月；确诊医院：__××市第一人民医院</td></tr>
<tr><td>手术</td><td colspan="5">1 无　2 有：名称 1 __ 时间 __；地点
名称　2 __ 时间 __；地点　1</td></tr>
<tr><td>外伤</td><td colspan="5">1 无　2 有：名称 1 __ 时间 __ / 名称 2 __ 时间　1</td></tr>
<tr><td>输血</td><td colspan="5">1 无　2 有：原 因 1 __ 时间 __；地点
原　因　2 __ 时间 __；地点　1</td></tr>
<tr><td colspan="2" rowspan="3">家族史</td><td>父　亲</td><td>2/□/□/□/□/□</td><td>母　亲</td><td colspan="2">1/□/□/□/□/□</td></tr>
<tr><td>兄弟
姐妹</td><td>1/□/□/□/□/□</td><td>子　女</td><td colspan="2">1/□/□/□/□/□</td></tr>
<tr><td colspan="5">1 无　2 高血压　3 糖尿病　4 冠心病　5 慢性阻塞性肺疾病　6 恶性肿瘤　7 脑卒中　8 重性精神疾病　9 结核病　10 肝炎　11 先天畸形　12 其他</td></tr>
<tr><td colspan="2">家庭生活周期</td><td colspan="5">1 退休期，2 父母独处期（空巢期），3 孩子离家创业期，4 有青少年期，5 有学龄儿童期，6 有学龄前儿童期，7 第一个孩子出生期，8 新婚期　1</td></tr>
</table>

续表

遗传病史	1 无 2 有：疾病名称＿＿＿＿＿＿＿＿＿＿ 1				
残疾情况	1 无残疾　2 视力残疾　3 听力残疾　4 言语残疾　5 肢体残疾　6 智力残疾　7 精神残疾　8 其他残疾　1/□/□/□/□/□/□				
家庭编号	20110456258			户主姓名	陈××
家庭地址	××××××××			家庭电话	××××
家庭总人口	3	现住人口	3	月人均收入	2200 元
住房类型	楼房	居住面积	$78m^2$	燃料类型	天然气
饮用水来源	自来水	卫生设施类型	居室内厕所	家庭经济状况	一般
家庭成员	姓名	性别	出生日期	身份证号	与患者关系
	陈××	男	××××	××××	夫妻
	陈××	男	××××	××××	母子

家庭主要问题

序号	问题	发生时间	记录时间	问题描述（SOAP）	备注

建档时间	2014. 11. 10	建档机构	××社区卫生服务中心	建档责任人	××

患者健康情况

患者反复头晕 8 年，加重 1 月余。患者 8 年前无明显诱因出现头晕，头重脚轻，非天旋地转样，偶伴耳鸣，有视力模糊，无恶心、呕吐，无抽搐，无头痛，无心悸、多汗、肢体麻木等症状，多次到某医院门诊就诊，诊断为高血压病，予“拜新同、伊泰青”等降压治疗，血压控制欠佳。近 1 月来头晕症状加重。患者有高脂血症病史，无糖尿病、冠心病史，无手术史、无输血史、无药物过敏史。其父亲患有高血压，无遗传性疾病

T：36.5℃，P：82 次/分，R：20 次/分，BP：152/82mmHg，意识清楚，全身皮肤黏膜无黄染、苍白，全身浅表淋巴结无肿大，双肺呼吸音清，未闻及干湿性罗音，心率 82 次/分，律齐，未闻及杂音，腹平软，无压痛、反跳痛，未及包块，肝脾肋下未及，肠鸣音正常。双下肢无浮肿，四肢肌力、肌张力正常，生理反射存在，病理反射未引出。
总胆固醇＿5. 8mmol/L＿甘油三酯＿1. 8 mmol/L，血清低密度脂蛋白胆固醇＿5. 0＿mmol/L。
影像学、胸片检查：未见明显异常

评估：（初步印象、疾病诊断或健康问题评估）
1. 高血压，血压控制不佳；
2. 高脂血症，血脂控制尚可；
3. 肥胖，近期体重无明显变化；
4. 缺乏锻炼；
5. 饮食结构不平衡。

处置计划：（包括诊断计划、治疗计划、患者指导计划等）
1. 到门诊就诊，调整降压方案，规律服药治疗；
2. 继续目前的调脂方案，并根据监测结果调整治疗方案；
3. 加强体育锻炼，每周至少3次，每次30分钟左右，保持理想体重；
4. 低盐低脂高血压病饮食，注意饮食结构平衡；
5. 生活作息规律，不适随诊；
6. 定期参加高血压、高血脂健康教育讲座。

高血压患者随访服务记录表

姓名：李××　　　　　　　　　　编号 0012

随访日期		2014年11月20日	年　月　日	年　月　日	年　月　日
随访方式		1门诊 2家庭 3电话 2	1门诊 2家庭 3电话 □	1门诊 2家庭 3电话 □	1门诊 2家庭 3电话 □
症状	1无症状 2头痛头晕 3恶心呕吐 4眼花耳鸣 5呼吸困难 6心悸胸闷 7鼻衄出血不止 8四肢发麻 9下肢水肿	1/□/□/□/ □/□/□/□ 其他：	□/□/□/□/ □/□/□/□ 其他：	□/□/□/□/ □/□/□/□ 其他：	□/□/□/□/ □/□/□/□ 其他：
体征	血压（mmHg）	152/82mmHg			
	体重（kg）	65kg/	/	/	/
	体质指数	29.1			
	心　率	82次　/分	/	/	/
	其　他				
生活方式指导	日吸烟量（支）	/	/	/	/
	日饮酒量（两）	/	/	/	/
	运　动	1次/周　30分钟/次 次/周　分钟/次	次/周　分钟/次 次/周　分钟/次	次/周　分钟/次 次/周　分钟/次	次/周　分钟/次 次/周　分钟/次
	摄盐情况（克/天）	6g/天	/	/	/
	心理调整	1良好　2一般　3差 1	1良好　2一般　3差□	1良好　2一般　3差□	1良好　2一般　3差□
	遵医行为	1良好　2一般　3差 2	1良好　2一般　3差□	1良好　2一般　3差□	1良好　2一般　3差□
辅助检查*		暂缺			

续表

随访日期		2014 年 11 月 20 日		年　月　日		年　月　日		年　月　日	
服药依从性		1 规律 2 间断 3 不服药[1]		1 规律 2 间断 3 不服药□		1 规律 2 间断 3 不服药□		1 规律 2 间断 3 不服药□	
药物不良反应		1 无 2 有__ [1]		1 无 2 有__□		1 无 2 有__□		1 无 2 有__□	
此次随访分类		1 控制满意 2 控制不满意 3 不良反应 4 并发症[1]		1 控制满意 2 控制不满意 3 不良反应 4 并发症　□		1 控制满意 2 控制不满意 3 不良反应 4 并发症　□		1 控制满意 2 控制不满意 3 不良反应 4 并发症□	
用药情况	药物名称 1	拜新同							
	用法	每日 1 次	每次 30 mg	每日　次	每次　mg	每日　次	每次　mg	每日　次	每次　mg
	药物名称 2	伊泰青							
	用法	每日 1 次	每次 150mg	每日　次	每次　mg	每日　次	每次　mg	每日　次	每次　mg
	药物名称 3	倍他乐克							
	用法	每日 1 次	每次 25mg	每日　次	每次　mg	每日　次	每次　mg	每日　次	每次　mg
	其他药物	舒降脂							
	用法	每日 1 次	每次 40mg	每日　次	每次　mg	每日　次	每次　mg	每日　次	每次　mg
转诊	原因								
	机构及科别								
下次随访日期		2015-1-15							
随访医生签名		××							

知识拓展

家庭访视的原则：

（1）保密性原则：确保被访视家庭的秘密。

（2）规范服务原则：履行职责，职责以外的内容不应提供，不能做有害于服务对象的事情。

（3）安全原则：自己安全，家庭成员安全。

（4）资源共享原则：充分利用家庭资源和社区资源。

（5）协同原则：与家庭共同制定护理计划并实施。

任务二　社区居民健康档案建立

要点导航

1. 能说出社区居民健康档案的内容。
2. 能正确实施社区居民健康档案的建立。
3. 能与社区居民进行良好的沟通交流。

任务导入

某街道下辖6个社区，经调查后统计，总人口6905人，其65岁以上的老年人2275人，0～3岁儿童269人，孕产妇64人，慢病801人，残疾520人，重症精神疾病5人。现需为居民建立健康档案。

任务描述

居民健康档案是指记录社区居民健康资料的系统化文件，主要包括：个人健康档案、家庭健康档案及社区健康档案等。居民健康档案是实施国家基本公共卫生服务项目的重要内容，对促进基本公共卫生服务逐步均等化、实现医疗资源信息共享等具有重要意义。

任务实施

【准备工作】

组建卫生服务团队：每个团队由3～5人组成，必须包括1名医生。队员参加统一培训，需掌握：

1. 建立居民健康档案的意义。
2. 询问调查和体格检查的内容和注意事项。
3. 居民健康档案相关文件的填写规范及档案管理的要求。

【建立档案】

摸底调查明确对象 —— 对辖区内所有居民进行登记造册，确定辖区内的老年人、孕产妇、0~36个月儿童、残疾人、慢性病人等重点人群所在的家庭为建档对象

↓

收集资料数据录入 ——
1. 录入员A：询问和收集建档对象个人有效资料，填写《个人基本信息表》《居民健康档案建档登记簿》《家庭健康档案袋（封面）》
2. 录入员B：询问和查阅建档对象个人有效资料，进行一般症状检查，填写《健康体检表》"症状""一般状况""生活方式"和"非免疫规划预防接种史"等栏目资料
3. 医师：按要求对建档对象进行体格检查，填写《健康体检表》

↓

建档 ——
全体成员集中核对已填写资料和建档对象个人有效资料。核对内容为：
1. 建档对象的个人有效资料与健康档案的填写是否相符
2. 各项编号是否完整、准确无误
3. 相关记录表内具体内容是否按《城乡居民健康档案管理服务规范》要求填写，有无漏项等

↓

发放《居民健康档案信息卡》 —— 资料完整后，由录入员A填写《居民健康档案信息卡》，交由村（社区）负责人在规定时间内送达到建档对象手中

↓

存档 —— 档案存放在居民健康档案室

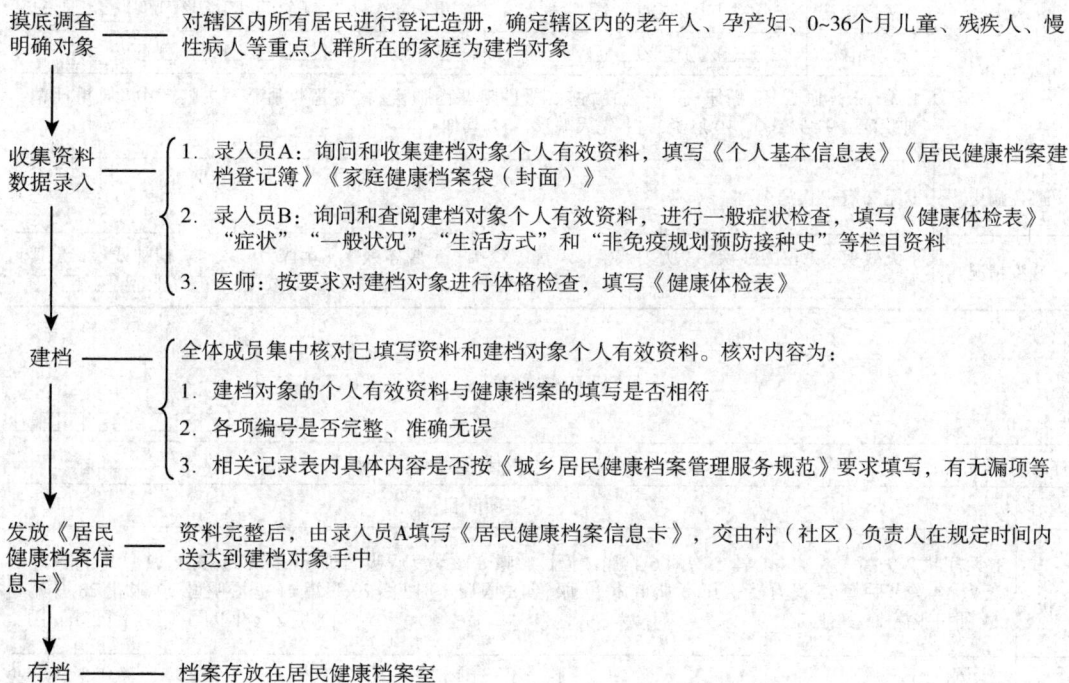

个人基本信息表

姓名：　　编号□□□-□□□□□

<table>
<tr><td colspan="2">性　别</td><td colspan="3">0 未知的性别　1 男　2 女　9 未说明的性别　□</td><td>出生日期</td><td>□□□□ □□ □□</td></tr>
<tr><td colspan="2">身份证号</td><td colspan="2"></td><td>工作单位</td><td colspan="2"></td></tr>
<tr><td colspan="2">本人电话</td><td></td><td>联系人姓名</td><td></td><td>联系人电话</td><td></td></tr>
<tr><td colspan="2">常住类型</td><td colspan="2">1 户籍　2 非户籍　□</td><td>民　族</td><td colspan="2">1 汉族 2 少数民族____　□</td></tr>
<tr><td colspan="2">血　型</td><td colspan="5">1 A 型　2 B 型　3 O 型　4 AB 型　5 不详 / RH 阴性：1 否　2 是　3 不详　□/□</td></tr>
<tr><td colspan="2">文化程度</td><td colspan="5">1 文盲及半文盲　2 小学　3 初中　4 高中/技校/中专　5 大学专科及以上　6 不详　□</td></tr>
<tr><td colspan="2">职　业</td><td colspan="5">1 国家机关、党群组织、企业、事业单位负责人 2 专业技术人员 3 办事人员和有关人员　4 商业、服务业人员　5 农、林、牧、渔、水利业生产人员　6 生产、运输设备操作人员及有关人员　7 军人　8 不便分类的其他从业人员　□</td></tr>
<tr><td colspan="2">婚姻状况</td><td colspan="5">1 未婚　2 已婚　3 丧偶　4 离婚　5 未说明的婚姻状况　□</td></tr>
<tr><td colspan="2">医疗费用支付方式</td><td colspan="5">1 城镇职工基本医疗保险　2 城镇居民基本医疗保险　3 新型农村合作医疗　4 贫困救助　5 商业医疗保险　6 全公费　7 全自费　8 其他______　□/□/□</td></tr>
<tr><td colspan="2">药物过敏史</td><td colspan="5">1 无　有：2 青霉素　3 磺胺　4 链霉素　5 其他______　□/□/□/□</td></tr>
<tr><td rowspan="4">既往史</td><td>疾病</td><td colspan="5">1 无　2 高血压　3 糖尿病　4 冠心病　5 慢性阻塞性肺疾病　6 恶性肿瘤______7 脑卒中　8 重性精神疾病　9 结核病　10 肝炎　11 其他法定传染病　12 其他______
□ 确诊时间　年　月/ □　确诊时间　年　月/ □ 确诊时间　年　月
□ 确诊时间　年　月/ □　确诊时间　年　月/ □ 确诊时间　年　月</td></tr>
<tr><td>手术</td><td colspan="5">1 无　2 有：名称 1 ______ 时间 ______ / 名称 2 ______ 时间______　□</td></tr>
<tr><td>外 伤</td><td colspan="5">1 无　2 有：名称 1 ______ 时间 ______ / 名称 2 ______ 时间______　□</td></tr>
<tr><td>输 血</td><td colspan="5">1 无　2 有：原因 1 ______ 时间 ______ / 原因 2 ______ 时间______　□</td></tr>
</table>

续表

家族史	父　亲	□/□/□/□/□/□____	母　亲	□/□/□/□/□/□____
	兄弟姐妹	□/□/□/□/□/□____	子　女	□/□/□/□/□/□____
	1 无　2 高血压　3 糖尿病　4 冠心病　5 慢性阻塞性肺疾病　6 恶性肿瘤　7 脑卒中　8 重性精神疾病　9 结核病　10 肝炎　11 先天畸形　12 其他			
遗传病史	1 无 2 有：疾病名称____________ □			
残疾情况	1 无残疾　2 视力残疾　3 听力残疾　4 言语残疾　5 肢体残疾　6 智力残疾　7 精神残疾　8 其他残疾________ □/□/□/□/□/□			

健康体检表

姓名：

编号□□□-□□□□□

体检日期	年　月　日		责任医生		
内容	检　查　项　目				
症状	1 无症状 2 头痛 3 头晕 4 心悸 5 胸闷 6 胸痛 7 慢性咳嗽 8 咳痰 9 呼吸困难 10 多饮 11 多尿 12 体重下降 13 乏力 14 关节肿痛 15 视力模糊 16 手脚麻木 17 尿急 18 尿痛 19 便秘 20 腹泻 21 恶心呕吐 22 眼花 23 耳鸣 24 乳房胀痛 25 其他 ________ □/□/□/□/□/□/□/□/□/□				
一般状况	体　温	℃	脉　率	次/分钟	
	呼吸频率	次/分钟	血压	左　侧	/　mmHg
				右　侧	/　mmHg
	身　高	cm	体　重	kg	
	腰　围	cm	体质指数		
	臀　围	cm	腰臀围比值		
	老年人认知功能*	1 粗筛阴性 2 粗筛阳性，简易智力状态检查，总分______ □			
	老年人情感状态*	1 粗筛阴性 2 粗筛阳性，老年人抑郁评分检查，总分______ □			
生活方式	体育锻炼	锻炼频率	1 每天　2 每周一次以上　3 偶尔　4 不锻炼 □		
		每次锻炼时间	分钟	坚持锻炼时间	年
		锻炼方式			
	饮食习惯	1 荤素均衡 2 荤食为主 3 素食为主 4 嗜盐 5 嗜油 6 嗜糖 □/□/□			
	吸烟情况	吸烟状况	1 从不吸烟　2 已戒烟　3 吸烟 □		
		日吸烟量	平均　支		
		开始吸烟年龄	岁	戒烟年龄	岁
	饮酒情况	饮酒频率	1 从不　2 偶尔　3 经常　4 每天 □		
		日饮酒量	平均　两		
		是否戒酒	1 未戒酒　2 已戒酒，戒酒年龄：__岁 □		
		开始饮酒年龄	岁	近一年内是否曾醉酒	1 是　2 否 □
		饮酒种类	1 白酒　2 啤酒　3 红酒　4 黄酒　5 其他____ □/□		

续表

生活方式	职业暴露情况	1 无 2 有（具体职业______从业时间__年） 毒物种类　化学品______防护措施 1 无 2 有__ 毒　物______防护措施 1 无 2 有__ 射　线______防护措施 1 无 2 有__	□ □ □
脏器功能	口　腔	口唇 1 红润 2 苍白 3 发干 4 皲裂 5 疱疹 齿列 1 正常 2 缺齿 3 龋齿 4 义齿（假牙） 咽部 1 无充血 2 充血 3 淋巴滤泡增生	□ □ □
	视　力	左眼______　右眼______（矫正视力：左眼______　右眼______）	
	听　力	1 听见 2 听不清或无法听见	□
	运动功能	1 可顺利完成　2 无法独立完成其中任何一个动作	□
查体	皮　肤	1 正常 2 潮红 3 苍白 4 发绀 5 黄染 6 色素沉着 7 其他______	□
	巩　膜	1 正常 2 黄染 3 充血 4 其他______	□
	淋巴结	1 未触及　2 锁骨上　3 腋窝　4 其他______	□
	肺	桶状胸：1 否　2 是	□
		呼吸音：1 正常　2 异常______	□
		罗　音：1 无　2 干啰音　3 湿啰音　4 其他______	□
	心　脏	心率______次/分钟　心律：1 齐　2 不齐　3 绝对不齐 杂音：1 无　2 有______	□ □
	腹　部	压痛：1 无　2 有______ 包块：1 无　2 有______ 肝大：1 无　2 有______ 脾大：1 无　2 有______ 移动性浊音：1 无　2 有______	□ □ □ □ □
	下肢水肿	1 无　2 单侧　3 双侧不对称　4 双侧对称	□
	足背动脉搏动	1 未触及 2 触及双侧对称 3 触及左侧弱或消失 4 触及右侧弱或消失	□
	肛门指诊*	1 未及异常　2 触痛　3 包块　4 前列腺异常　5 其他______	□
	乳　腺*	1 未见异常 2 乳房切除 3 异常泌乳 4 乳腺包块 5 其他______　□/□/□/□	
	妇科　外阴*	1 未见异常　2 异常______	□
	妇科　阴道*	1 未见异常　2 异常______	□
	妇科　宫颈*	1 未见异常　2 异常______	□
	妇科　宫体*	1 未见异常　2 异常______	□
	妇科　附件*	1 未见异常　2 异常______	□
	其　他*		

续表

辅助检查	空腹血糖 *	________ mmol/L 或________ mg/dL
	血常规 *	血红蛋白________ g/L　白细胞________/L　血小板________/L 其他________
	尿常规 *	尿蛋白________尿糖________尿酮体________尿潜血________ 其他________
	尿微量白蛋白 *	________ mg/dL
	大便潜血 *	1 阴性　2 阳性　□
	肝功能 *	血清谷丙转氨酶______U/L　血清谷草转氨酶 ______U/L 白蛋白 ______g/L　总胆红素 ______μmol/L 结合胆红素 ______μmol/L
	肾功能 *	血清肌酐______μmol/L　血尿素氮______mmol/L 血钾浓度______mmol/L　血钠浓度______mmol/L
	血　脂 *	总胆固醇______mmol/L　甘油三酯______mmol/L 血清低密度脂蛋白胆固醇______mmol/L 血清高密度脂蛋白胆固醇______mmol/L
	糖化血红蛋白 *	____%
	乙型肝炎表面抗原 *	1 阴性　2 阳性　□
	眼　底 *	1 正常　2 异常______　□
	心电图 *	1 正常　2 异常______　□
	胸部 X 线片 *	1 正常　2 异常______　□
	B 超 *	1 正常　2 异常______　□
	宫颈涂片 *	1 正常　2 异常______　□
	其　他 *	
中医体质辨识	平和质	1 是　2 基本是　□
	气虚质	1 是　2 倾向是　□
	阳虚质	1 是　2 倾向是　□
	阴虚质	1 是　2 倾向是　□
	痰湿质	1 是　2 倾向是　□
	湿热质	1 是　2 倾向是　□
	血瘀质	1 是　2 倾向是　□
	气郁质	1 是　2 倾向是　□
	特秉质	1 是　2 倾向是　□

续表

现存主要健康问题	脑血管疾病	1 未发现　2 缺血性卒中 3 脑出血 4 蛛网膜下腔出血 5 短暂性脑缺血发作 6 其他______ □/□/□/□/□
	肾脏疾病	1 未发现　2 糖尿病肾病　3 肾功能衰竭　4 急性肾炎　5 慢性肾炎 6 其他______ □/□/□/□/□
	心脏疾病	1 未发现　2 心肌梗死　3 心绞痛　4 冠状动脉血运重建　5 充血性心力衰竭　6 心前区疼痛　7 其他______ □/□/□/□/□
	血管疾病	1 未发现　2 夹层动脉瘤　3 动脉闭塞性疾病　4 其他______ □/□/□
		1 未发现 2 视网膜出血或渗出 3 视乳头水肿 4 白内障 5 其他______ □/□/□
	神经系统疾病	1 未发现　2 有 ______ □
	其他系统疾病	1 未发现　2 有 ______ □

住院治疗情况	住院史	入/出院日期	原 因	医疗机构名称	病案号
		/			
		/			
	家庭病床史	建/撤床日期	原 因	医疗机构名称	病案号
		/			
		/			

主要用药情况	药物名称	用法	用量	用药时间	服药依从性 1 规律　2 间断　3 不服药
	1				
	2				
	3				
	4				
	5				
	6				

非免疫规划预防接种史	名称	接种日期	接种机构
	1		
	2		
	3		

健康评价	1 体检无异常 2 有异常 异常 1 ______ 异常 2 ______ 异常 3 ______ 异常 4 ______ □

续表

健康指导	1 定期随访 2 纳入慢性病患者健康管理 3 建议复查 4 建议转诊 □/□/□/□	危险因素控制：　□/□/□/□/□/□/□ 1 戒烟　2 健康饮酒　3 饮食　4 锻炼 5 减体重（目标 ______） 6 建议疫苗接种______ 7 其他______

知识拓展

建立居民健康档案的方法和程序：

（1）由社区卫生服务机构医务人员佩戴胸卡、携带卫生部门相关文件，通过入户服务（调查）、疾病筛查、健康体检的方式建立。

（2）居民到社区卫生服务机构接受诊疗服务时建立。

（3）居民主动到所辖社区卫生服务机构接受规定项目的免费体检，并建立健康档案。

（4）建档医生根据居民的主要健康问题和服务提供情况填写相应记录，发放居民档案信息卡，并录入计算机，建立电子化健康档案。健康档案以户为单位，实行一人一档。

任务三　儿童计划免疫

要点导航

1. 能说出国家儿童计划免疫疫苗接种时间。
2. 能说出儿童计划免疫疫苗接种的目的和注意事项。
3. 能正确进行儿童计划免疫疫苗接种。
4. 能与社区居民进行良好的沟通交流。

任务导入

李某之子，胎龄 38^{+4} 周，出生时间 2014-10-24 13：30，剖宫产于××人民医院，医生接生。出生时体重 2. 55kg。Apgar 评分：1 分钟 9 分，5 分钟 10 分，无窒息抢救史。羊水清，量正常，无羊水吸入，无胎粪吸入史，无羊水早破，脐带正常，未出现黄疸。预防接种史：卡介苗、乙肝疫苗已接种。请制定儿童免疫计划。

任务描述

我国卫计委规定，儿童出生后 1 年以内要有计划地接种一些疫苗（称为计划免疫），以预防相应传染病的发生。目前国家计划免疫是 5 苗防 7 病，即卡介苗、脊灰疫苗、百白破三联疫苗、麻疹疫苗和乙肝疫苗，主要预防结核病、脊髓灰质炎、百日咳、白喉、破伤风、麻疹和乙型肝炎。

任务实施

【访视前准备】

1. 确定家庭访视的对象、目的、时间和内容。

2. 制定家庭访视计划。

3. 与被访视家庭取得联系，准备家庭访视的用品：《儿童预防接种证》。

【访视阶段】

护 士：喂，您好！请问是××吗？我是社区里的护士××，今天下午我们准备来您家对小宝宝进行访视，请问下午四点在家吗？

李女士：哦，谢谢，我们下午没事，一直在家。

护 士：好的，我们先准备准备，下午四点来您家。

李女士：好的。

旁 白：叮咚叮咚

李女士：谁啊？

护 士：你好！这是××家吧？我们是社区医院的，是来进行家访的，麻烦您开开门。

旁 白：打开门后，社区护士立即将工作证展示给他们表明自己的身份。

护 士：宝宝出生 10 天了吧？在医院接种了卡介苗和乙肝疫苗的第一针？

李女士：是的。

护 士：还有几种疫苗需要在社区医院接种，这是《儿童预防接种证》，上面清楚地记载何时需要到社区医院接种何种疫苗。

旁 白：李女士接过《儿童预防接种证》并查看。

护 士：我们会提前一天电话通知您到医院接种。您需要带上孩子的《儿童预防接种证》。医生凭证接种，并在证上登记接种的疫苗名称和日期，以防止错种、重种和漏种。

李女士：请问我需要注意些什么呢？

护 士：您来的时候需要掌握孩子的健康情况，注意近几天有无发热、拉肚子、咳嗽等，有无接触过正患传染病的人，以便告诉医生作参考决定能否接种疫苗。接种后，要注意观察孩子是否出现了高热、抽搐、尖叫等反应，或有荨麻疹、哮喘等过敏反应，要及时告知医生。

李女士：好的，我知道了，谢谢！

护 士：请问还有其他问题吗？

李女士：暂时没有了。谢谢你。

护　士：那么这次的访视就暂时到这里，您有什么问题可以打我们社区的电话咨询或者直接来找我们的社区护士，我们都会认真地为您解答。

李女士：辛苦您了，再见。

儿童计划免疫疫苗接种时间表

<table>
<tr><td rowspan="3">阶段</td><td colspan="6">该进行这些预防接种</td></tr>
<tr><td>卡介苗</td><td>糖丸</td><td>百白破
混合制剂</td><td>麻疹疫苗</td><td>乙型脑炎疫苗</td><td>乙肝疫苗</td></tr>
<tr><td>结核病</td><td>小儿麻痹症</td><td>百日咳
破伤风
白喉</td><td>麻疹</td><td>乙脑</td><td>乙肝</td></tr>
<tr><td>出生</td><td>一针</td><td></td><td></td><td></td><td></td><td>第一针</td></tr>
<tr><td>满月</td><td></td><td></td><td></td><td></td><td></td><td></td></tr>
<tr><td>二月</td><td></td><td>第一次</td><td></td><td></td><td></td><td>第二针</td></tr>
<tr><td>三月</td><td></td><td>第二次</td><td>第一针</td><td></td><td></td><td></td></tr>
<tr><td>四月</td><td></td><td>第三次</td><td>第二针</td><td></td><td></td><td></td></tr>
<tr><td>五月</td><td></td><td></td><td>第三针</td><td></td><td></td><td></td></tr>
<tr><td>六月</td><td></td><td></td><td></td><td></td><td rowspan="3">第一针
第二针（与第一针隔 7 ~ 14 天）
第三针（与第二针隔 1 个月）</td><td>第三针</td></tr>
<tr><td>七月</td><td></td><td></td><td></td><td></td><td></td></tr>
<tr><td>八月</td><td></td><td></td><td></td><td></td><td></td></tr>
<tr><td>九月</td><td></td><td></td><td>加强一针</td><td>一针</td><td></td><td></td></tr>
<tr><td>一岁半到二岁</td><td></td><td></td><td></td><td></td><td></td><td></td></tr>
<tr><td>四岁</td><td></td><td>加强一针</td><td></td><td></td><td>加强一针</td><td></td></tr>
<tr><td>七岁</td><td>加强一针</td><td></td><td></td><td>加强一针</td><td></td><td></td></tr>
</table>

儿童计划免疫疫苗使用方法

疫苗名称	接种部位	接种途径	接种剂量（每剂次）	备 注
乙肝疫苗	上臂三角肌	肌内注射	酵母苗 5μg/0.5ml CHO 苗 10μg/1ml	出生后 24 小时内接种第 1 剂次，第 1、2 剂次间隔应不少于 28 天。CHO 疫苗用于新生儿母婴阻断的剂量为 20μg/ml
卡介苗	上臂三角肌中部略下处	皮内注射	0.1ml	

续表

<table>
<tr><th colspan="2">疫苗名称</th><th>接种部位</th><th>接种途径</th><th>接种剂量（每剂次）</th><th>备 注</th></tr>
<tr><td colspan="2">脊灰减毒活疫苗</td><td></td><td>口服</td><td>液体疫苗1滴
糖丸疫苗1粒</td><td>第1、2剂次，第2、3剂次间隔均应不少于28天</td></tr>
<tr><td colspan="2">百白破疫苗</td><td>上臂外侧三角肌</td><td>肌内注射</td><td>0.5ml</td><td>第1、2剂次，第2、3剂次间隔均应不少于28天</td></tr>
<tr><td colspan="2">白破疫苗</td><td>上臂三角肌</td><td>肌内注射</td><td>0.5ml</td><td></td></tr>
<tr><td colspan="2">麻疹疫苗</td><td>上臂外侧三角肌下缘附着处</td><td>皮下注射</td><td>0.5ml</td><td></td></tr>
<tr><td colspan="2">麻腮风疫苗</td><td>上臂外侧三角肌下缘附着处</td><td>皮下注射</td><td>0.5ml</td><td></td></tr>
<tr><td colspan="2">乙脑减毒活疫苗</td><td>上臂外侧三角肌下缘附着处</td><td>皮下注射</td><td>0.5ml</td><td></td></tr>
<tr><td colspan="2">A群流脑疫苗</td><td>上臂外侧三角肌附着处</td><td>皮下注射</td><td>30μg/0.5ml</td><td>第1、2剂次间隔为3个月</td></tr>
<tr><td colspan="2">A+C群流脑疫苗</td><td>上臂外侧三角肌附着处</td><td>皮下注射</td><td>100μg/0.5ml</td><td>第1剂次与A群流脑疫苗第2剂次间隔应不少于12个月，第1、2剂次间隔应不少于3年</td></tr>
<tr><td rowspan="2">甲肝疫苗</td><td>减毒活疫苗</td><td>上臂外侧三角肌附着处</td><td>皮下注射</td><td>1ml</td><td></td></tr>
<tr><td>灭活疫苗</td><td>上臂三角肌附着处</td><td>肌内注射</td><td>0.5ml</td><td>第1、2剂次间隔应不少于6个月</td></tr>
</table>

注：未收入药典的疫苗，其接种部位、途径和剂量参见疫苗使用说明书。

知识拓展

1. 非国家计划免疫疫苗包括

目前我国儿童扩大免疫接种的常用疫苗有麻腮风三联疫苗和季节性疫苗。麻腮风三联疫苗一针即可预防三种疾病：麻疹、风疹、腮腺炎；季节性疫苗有流感、流脑、乙脑等。

2. 小儿在预防接种前家长应该做什么

（1）准备好孩子的《预防接种证》。医生凭证接种，并在证上登记接种的疫苗名称和日期，以防止错种、重种和漏种。

（2）掌握孩子的健康情况，注意近几天有无发热、拉肚子、咳嗽等，有无接触过正患传染病的人，以便告诉医生作参考决定能否接种疫苗。

（3）了解此次要接种的是什么疫苗，以及这种疫苗的作用性质。如果孩子在前一次接种后出现了发高热、抽搐、尖叫等反应，或有荨麻疹、哮喘等过敏反应，要告诉医生。

（4）洗净手臂。冬天接种前最好先洗澡，换上柔软宽大的内衣，既便于挽袖子打针，也不会摩擦针眼处皮肤。

（5）饥饿和过度疲劳时接种，容易发生晕针，所以接种前应让孩子吃好，休息好。

3. 小儿不能进行预防接种的情况

（1）空腹饥饿时，血糖过低，可引起严重反应。

（2）有活动性肺结核、活动期风湿症、过敏性疾病，或患有高血压、肝炎、肾炎等症的患儿，不宜预防接种。

（3）患有荨麻疹、支气管哮喘等过敏性疾病时。

（4）患有皮肤病时。

（5）正在感冒发烧的病儿不宜接种，以免加重病情。

知识拓展

（6）脑或神经系统发育不正常，有脑炎后遗症、癫痫病的患儿，不宜注射乙脑和百日咳预防针，以免引起抽风。

（7）有免疫缺陷的患儿。

（8）腹泻患儿不能吃脊髓灰质炎糖丸疫苗，等痊愈后两周才能吃。

任务四　日常生活活动能力康复锻炼护理综合实训

要点导航

1. 能说出日常康复锻炼的目的和注意事项。
2. 能正确指导患者进行日常康复锻炼。
3. 能与患者进行良好的沟通交流。

任务导入

陈大爷，82 岁，一年前老伴去世后居住于××老年公寓，1 个月前，陈大爷突发脑出血住院。现病情已稳定，于昨日出院。目前日常生活不能自理。请为陈大爷制定日常康复锻炼计划并实施。

任务描述

日常生活活动对于一般人是很容易完成的简单动作，而对于病、伤、残造成的功能障碍者，则是难以完成的复杂动作。通过康复训练及护理，使患者尽可能地获得日常生活活动能力，以提高患者生活质量。

任务实施

【护理评估】

采用《日常生活活动能力量表》评估患者日常生活活动能力。

日常生活活动能力量表

项目	评分	标准	评估日期		
进食	0 5 10	较大或完全依赖 需部分帮助（切面包、抹黄油、夹菜、盛饭） 全面自理（能进各种食物，但不包括取饭、做饭）			
大便	0 5 10	失禁或昏迷 偶有失禁（每周<1 次） 控制			
小便	0 5 10	失禁或昏迷或需由他人导尿 偶有失禁（每 24h<1 次） 控制			
修饰	0 5	需要帮助 自理（洗脸、梳头、刷牙、剃须）			
用厕	0 5 10	依赖他人 需部分帮助 自理（去和离开厕所、使用厕纸、穿脱裤子）			
转移	0 5 10 15	完全依赖他人，无坐位平衡 需大量帮助（1～2 人，身体帮助），能坐 需少量帮助（言语或身体帮助） 自理			
活动	0 5 10 15	不能步行 在轮椅上能独立行动 需 1 人帮助步行（言语或身体帮助） 独立步行（可用辅助器，在家及附近）			
穿衣	0 5 10	依赖他人 需一半帮助 自理（自己系开纽扣，关、开拉锁和穿鞋）			
上下楼梯	0 5 10	不能 需帮助（言语、身体、手杖帮助） 独立上下楼梯			
洗澡	0 5	依赖 自理（无指导能进出浴池并自理洗澡）			
		总得分			
		评估人			

评分结果：满分 100 分。<20 分为极严重功能缺陷，生活完全需要依赖；20～40 分为生活需要很大帮助；40～60 分为生活需要帮助；>60 分为生活基本自理。Barthel 指数得分 40 分以上者康复治疗的效益最大。

【康复训练】

根据评估结果以及患者自理能力进行相应的康复锻炼。

1. 饮食动作训练

（1）进食训练

①身体靠近餐桌，患侧上肢放在桌子上；

②食物及餐具放在便于使用的位置；

③健手握持筷（勺）子，把筷（勺）子放进碗内，拨动筷（勺）子把食物送进口；

④当患侧上肢恢复一定主动运动时，可用患手进食。

（2）饮水训练

①杯中倒入适量温水，放于适当位置；

②健手持杯，端起送至嘴边，倾斜杯子喝水；

③当患侧上肢恢复一定主动运动时，可用患手持杯，健手帮助稳定患手，端起后送至嘴边喝水；

④必要时用吸管饮水。

2. 穿脱衣服训练（开襟）

（1）穿衣

①患者坐位；

②健手找到衣领，将衣领朝前平铺在双膝上，患侧袖子垂直于双腿之间；

③健手将患肢套进衣袖并拉至肩峰，健侧上肢转到身后，将另一侧衣袖拉到健侧斜上方；

④健侧上肢穿入衣袖；

⑤整理并系好扣子。

（2）脱衣

①健手解开扣子；

②健手脱患侧衣服至肩下；

③脱健侧衣服至肩下；

④两侧自然下滑脱出健手；

⑤脱出患手。

（3）穿裤

①患者坐位；

②健手置于患腿腘窝处抬起患腿放在健腿上；

③健手穿患侧裤，拉至膝以上；

④放下患腿；

⑤穿健侧裤腿，拉至膝上；

⑥抬臀或站起向上提至腰部；

⑦整理。

（4）脱裤

①患者站立位；

②脱裤至膝盖；

③坐下抽出健腿；

④抽出患腿；

⑤健腿从地上挑起裤子；

⑥整理。

3. 修饰障碍的康复训练 修饰活动包括洗手和脸、刷牙、梳头修剪指甲等。

（1）洗手、脸

①坐于洗脸池前；

②健手打开水龙头放水，调节水温；

③健手洗脸、患手；

④洗健手，毛巾固定在水池边缘，在毛巾上擦洗；

⑤拧毛巾，毛巾套在水龙头上，健手将两端合拢，向一个方向拧干。

（2）刷牙：健手打开盖，挤出牙膏刷牙。

（3）修剪指甲：指甲剪固定于木板上进行操作。

4. 如厕的康复训练

（1）上厕所前后穿、脱裤子的方法与前述相同。

（2）抓握功能差者，可将卫生纸缠绕在手上使用。

5. 移动的康复训练

（1）肌力低下者

①抓住床栏或床旁的轮椅扶手翻身；

②在床尾系一根绳梯，患者抓住绳梯坐起；

③双上肢无力者：带防滑手套驱动轮椅前进。

（2）协调障碍者的训练（Frenkel 法）

①仰卧位

屈伸一侧下肢：由屈膝位开始，足跟在治疗台上滑动，直至下肢伸直；外展内收髋关节：屈膝，足跟放在治疗台上不动；髋、膝关节伸展，下肢在治疗台上滑动；屈伸髋、膝关节：足跟从治疗台上抬起；足跟放在对侧膝部，沿胫骨向足部滑动；双下肢同时屈伸：足跟在治疗台上滑动；双下肢交替屈伸：令其足跟在治疗台上滑动；一侧下肢屈伸，另一侧下肢外展、内收。

②坐位

患者用足接触康复师的手（每次变动手的位置）；下肢抬起，踏在预先画好的脚印上；一动不动的静坐数分钟；双膝并拢，交替站立、坐下。

③立位、步行

患者在一直线上前后移动其足；沿弯曲的线步行；在两条平行线间沿平行线步行；踏着预先划好的脚印步行。

知识拓展

日常生活活动（activities of daily living，ADL）是指人们在每日生活中，为了照顾自己的衣、食、住、行，保持个人卫生整洁和独立地在社区中生活所必需的一系列的基本活动。日常生活活动能力反映了人们在家庭（或医疗机构）内和社区中活动的最基本的能力。

任务五　临终护理综合实训

要点导航

1. 能说出临终关怀的目的和注意事项。
2. 能正确为患者进行临终护理。
3. 能正确指导患者家属进行临终护理。
4. 能与患者及家属进行良好的沟通交流。

任务导入

李大爷，75 岁，大专文化。因“晚餐后 1 小时突然呕出大量暗红色血液 1 次，伴头晕、乏力”急诊入院，既往有肝硬化病史 10 余年。入院各项检查提示“肝癌晚期”。作为医务人员应对患者进行临终关怀，让患者度过余生。

任务描述

临终关怀是向临终患者及其家属提供一种全面的照料，包括生理、心理、社会等方面，使临终患者生命得到尊重，症状得到控制，生命质量得到提高，家属的身心健康得到维护和增强，使患者在临终时能够无痛苦、安宁、舒适地走完人生的最后旅程。对于临终患者，护理的重点是症状的控制、心理的支持、家属的安慰。

任务实施

【护理评估】

一、患者护理

1. 身体护理

（1）保持个人卫生：条件许可可每日擦浴 1 次，方法见第一部分床上擦浴法。临终患者不再有进食的欲望，亲属及医护人员不应强迫患者进食，注意保持口腔卫生，方法见第一部分口腔护理技术。

（2）注意个人形象：衣服穿戴干净整洁；头发梳理整齐。

（3）控制不良气味：保持室内环境清洁；经常通风换气，可用除味的消毒剂或空气清洁剂。

（4）注意受压部位：2 小时翻身 1 次，及时更换床单、衣物，必要时使用气垫床。

2. 饮食护理　根据患者的饮食习惯调整，尽量创造条件增加患者食欲，给予高蛋白、高热量、易于消化饮食。必要时给予鼻饲、胃肠外营养等。

3. 生理功能护理　认真观察生命体征，维持体温，注意保暖；维持呼吸。

4. 促进睡眠和休息　环境舒适、安静；针对临终者心理、行为特征和个体差异，帮助他们从对死亡的恐惧与不安中解脱出来，建立相对良好的心理状态。

5. 疼痛护理　临终关怀对躯体疼痛的处理原则是以患者无痛苦为目的，基本不控制止痛药的使用，具体方法见第八篇疼痛护理学实训。

6. 心理护理　当死亡不可避免时，患者最大的需求是安宁、避免骚扰，亲属随和地陪伴，给予精神安慰和寄托，对美（如花、音乐等）的需要，或者有某些特殊的需要，如写遗嘱，见见最想见的人等。

二、家属护理

1. 提供信息　将患者的病情及抢救过程向家属做必要解释，减少家属的忧虑及恐惧。

2. 鼓励参与照顾　让家属尽可能做一些力所能及的照顾，如翻身、喂食等，以满足他们对患者临终关怀的心愿，使家属能平静、庄严接受患者的死亡，同时寻找其他支持，如通知其他亲属，帮助做好居丧服务。

3. 心理安慰　做一些必要的心理安慰，如不适、压抑时，可随时到医院咨询。

知识拓展

北京松堂关怀医院：由中国老龄事业发展基金会于 1987 年创立，是国内第一家临终关怀医院。该院集医院、福利院、敬老院职能为一体，以精湛的医术医德和丰富的护理经验，至今已为 18000 多位老人带去了诚挚的关怀。松堂医院在“社会沃母”理论基础上调研后将临终关怀定为 280 天，寓意新的生命在母亲子宫里的 280 天得到呵护，临终患者就像孩子，也同样需要社会的关怀，松堂关怀医院的工作宗旨就是营造美好的“社会沃母”。

项目二 老年护理实训技术

任务一 老年人生活质量的评估

要点导航

1. 能说出老年人生活质量评估的目的和注意事项。
2. 能正确评估老年人生活质量。
3. 能与老年人进行良好的沟通交流。

任务导入

陈大爷，82 岁，1 年前老伴去世后居住于××老年公寓，1 个月前，陈大爷突发脑出血住院，由护工负责日常生活照料。儿子儿媳每周末来看望。目前病情有所好转，可以在床旁活动。请评估陈大爷目前的生活质量。

任务描述

生活质量作为个体生理、心理、社会功能的综合指标，常用来评估老年人群的健康水平、老年疾病的临床治疗效果及预后等。生活质量评价是老年人对生活及其各方面的主观评价，可以反映内、外环境因素对老年人的生理功能、精神和心理状态、社会活动及幸福指数的影响。

任务实施

【准备阶段】

1. 成立评估小组：3 ~4 人，其中指导老师 1 人。指导老师做问卷调查培训，介绍与老年人心理沟通注意事项。

2. 选择调查工具

（1）《老年人生活质量评定表》

（2）《生活满意度指数》

老年人生活质量评定表

姓名：______ 性别：______ 年龄：______ 文化程度：______伴侣（有、无、逝世）：______子女数：______
医疗诊断：1. ______2. ____________3. ______4. ______5. ______

项 目	得分
身体健康：	
1. 疾病症状	
（1）无明显病痛	3分
（2）间或有病痛	2分
（3）经常有病痛	1分
2. 慢性疾病	
（1）无重要慢性病	3分
（2）有，但不影响生活	2分
（3）有，影响生活功能	1分
3. 畸形残疾	
（1）无	3分
（2）有（轻、中度驼背）不影响生活	2分
（3）畸形或因病致残，部分丧失生活能力	1分
4. 日常生活功能	
（1）能适当劳动、爬山、参加体育活动，生活完全自理	3分
（2）做饭、管理钱财、料理家务、上楼、外出坐车等有时需人帮助	2分
（3）丧失独立生活能力	1分
身体健康共计得分	
心理健康：	
5. 情绪、性格	
（1）情绪稳定，性格开朗，生活满足	3分
（2）有时易激动、紧张、忧郁	2分
（3）经常忧郁、焦虑、压抑、情绪消沉	1分
6. 智力	
（1）思维能力、注意力、记忆力都较好	3分
（2）智力有些下降，注意力不集中，遇事易忘，但不影响生活	2分
（3）智力明显下降，说话无重点，思路不清晰，健忘、呆板	1分
7. 生活满意度	
（1）夫妻、子女、生活条件、医疗保健、人际关系等都基本满意	3分
（2）某些方面不够满意	2分
（3）生活满意度差，到处看不惯，自感孤独苦闷	1分
心理健康共计得分	
社会适应：	
8. 人际关系	
（1）夫妻、子女、亲戚朋友之间关系融洽	3分

续表

（2）某些方面虽有矛盾，仍互相往来，相处尚可	2 分
（3）家庭矛盾多，亲朋往来少，孤独	1 分
9. 社会活动	
（1）积极参加社会活动，在社团中任职，关心国家集体大事	3 分
（2）经常参加社会活动，有社会交往	2 分
（3）不参加社会活动，生活孤独	1 分
社会适应共计得分	
环境适应：	
10. 生活方式	
（1）生活方式合理，无烟、酒嗜好	3 分
（2）生活方式基本合理，已戒烟，酒不过量	2 分
（3）生活无规律，嗜烟，酗酒	1 分
11. 环境条件	
（1）居住环境、经济收入、医疗保障较好，社会服务日臻完善	3 分
（2）居住环境不尽如人意，有基本生活保障	2 分
（3）住房、经济收入、医疗费用等造成生活困难	1 分
环境适应共计得分	
总分	

注：评定结果分别按单项分和总分进行分析，得分越高说明老年人的生活质量越高

生活满意度指数调查表

指导语：下面的一些陈述涉及人们对生活的不同感受。请阅读下列每一个问题的陈述，如果你同意该观点，请在“同意”下面画“√”；如果你不同意该观点，请在“不同意”下面画“√”；如果无法肯定是否同意，请在“？”下面画“√”。请务必回答所有问题。

姓名：_____ 性别：_____ 年龄：_____ 文化程度：_____ 伴侣（有、无、逝世）：_____ 子女数：_____
医疗诊断：1. _____ 2. _____ 3. _____ 4. _____ 5. _____

	项　目	同意	不同意	？
	1. 当我老了以后发现事情似乎要比原来想象得好	2	0	1
	2. 与我所认识的多数人相比，我更好地把握了生活的机遇	2	0	1
*	3. 现在是我一生中最沉闷的时期	−2	0	−1
	4. 我现在和年轻时一样幸福	2	0	1
*	5. 我的生活原本应该更好些	−2	0	−1
	6. 现在是我一生中最美好的时光	2	0	1
*	7. 我所做的事多半是令人厌烦和单调乏味的	−2	0	−1
	8. 我估计最近能遇到一些有趣的和令人愉快的事	2	0	1
	9. 我现在做的事和以前做的事一样有趣	2	0	1

续表

	项　目	同意	不同意	?
*	10. 我感到老了，有些累	–2	0	–1
	11. 我感到自己确实上了年纪，但并不为此烦恼	2	0	1
	12. 回首往事，我相当满足	2	0	1
	13. 即使能改变自己的过去，我也不愿有所改变	2	0	1
*	14. 与其他同龄人相比，我曾做出较多愚蠢的决定	–2	0	–1
	15. 与其他同龄人相比，我的外表较年轻	2	0	1
	16. 我已经为一个月甚至一年后该做的事制定了计划	2	0	1
*	17. 回首往事，我有许多想得到的东西未得到	–2	0	–1
*	18. 与其他人相比，我惨遭失败的次数太多了	–2	0	–1
	19. 我在生活中得到了相当多我所期望的东西	2	0	1
*	20. 不管人们怎样说，许多普通人是越过越糟	–2	0	–1
	总分			

注：1. “同意”得2分，“?”得1分，“不同意”得0分。2. 有“＊”为反序计分项目。

【实施评估】

护士：您好！请问是××吗？

陈大爷：是的。

护士：我是护士××，今天感觉怎么样？

陈大爷：今天还不错，儿子儿媳带着孙女来看我了，刚走。

护士：孩子真孝顺，您真幸福啊！大爷，我们现在来做一个调查，主要是想了解您现在的生活状况的，您看怎么样？

陈大爷：好的，要怎么调查呢？

护士：我问您答就可以了。

陈大爷：好的，我知道了。

根据《老年人生活质量评定表》《生活满意度指数调查表》的内容进行询问。

护士：大爷，我们今天就到这里了，谢谢您的配合！

陈大爷：不用谢！

知识拓展

生活质量的内涵：世界卫生组织（WHO）认为生活质量（quality of life，QOF）是指“不同文化和价值体系中的个体，对其生存目标、期望、标准以及关心的事情相关生存状况的感受”。也就是指人们对生活的适应状态和主观感受，通常通过人们对工作、生活、婚姻等领域的态度和满意度等主观指标来测量与评估。

任务二　老年人身体健康的评估

要点导航

1. 能说出老年人身体健康评估的目的和注意事项。
2. 能正确评估老年人的身体状况。
3. 能与老年人进行良好的沟通交流。

任务导入

李大爷，78岁，原某事业单位人事处处长。吸烟40余年，每日1～2包。最近有明显的咳嗽、咳痰，上下楼梯时气喘。家人多次劝告戒烟，无果，认为吸烟不损害健康。

任务描述

老年人身体健康的评估主要包括：健康史、体格检查、功能状态的评估和辅助检查等四个方面。健康史是关于老年人目前与既往的健康状况，老年人对自己健康状况的认识及日常生活和社会活动能力方面的资料。体格检查是根据老年人生理变化和疾病特点，按照视、触、叩、听、嗅顺序，有目的、有重点地进行检查。功能状态的评估即评估老年人处理日常生活的能力。辅助检查主要包括实验室检查、心电图检查、影像学检查等（任务实施具体见健康评估、护基）。

任务实施

【准备工作】

1. 成立评估小组：2～3人，其中全科医师1人。
2. 选择评估工具：《老年人健康评估表》

老年人健康评估表

评估日期：______　资料提供人/关系：______　健康档案/家庭护理病历号：______　姓名：______

性别：______　年龄：______　民族：______　宗教：______　电话号码：

（一）一般情况（选项上划勾）

1. 婚姻状况　（1）独身　（2）已婚　（3）再婚　（4）丧偶　（5）其他

2. 居住类型　（1）独自　（2）同配偶一起　（3）和子女一起　（4）配偶、子女一起　（5）其他（注明）

3. 住房类型　（1）楼房（楼层）　（2）电梯：①有 ②无　（3）平房　（4）其他

4. 居住环境　（1）采光及通风：①好　②一般　③差　（2）人均面积：______m^2　（3）宠物：①猫狗　②鸟　③其他　④无

5. 室内温度　（1）冬季取暖设备：①暖气　②空调　③煤炉　④其他　（2）夏季降温设备：①空调　②电扇　③其他

6. 卫生间　（1）居室内：①坐厕　②蹲厕　（2）公共厕所　（3）其他

7. 主要生活来源　（1）离退休金　（2）儿女　（3）救济金　（4）储蓄　（5）其他亲属

8. 医疗费支付方式　（1）自费　（2）半自费　（3）劳保　（4）公费　（5）社会保险

9. 参加的社会活动类型　（1）公园　（2）老年活动站　（3）老年大学　（4）其他（注明）：

（二）健康状况（选项上划勾）

1. 一般情况：①身高______cm　②体重______kg　③身体指数______　④腰围/臀围______　⑤体温______℃ ⑥脉搏______次/分　⑦呼吸______次/分　⑧血压______mmHg

2. 皮肤：①潮湿　②干燥　③出疹　④指/趾甲问题　⑤瘙痒　⑥发炎/红肿/溃疡：部位　⑦黄染

3. 头/颈部：①头痛　②眩晕　③强直　④压痛　⑤肿块　⑥活动受限

4. 眼/视力：①疼痛　②溢泪　③发痒　④水肿　⑤视力减退　⑥使用助视器：远视、近视镜

5. 耳/听力：①听力下降　②使用助听器　③异常分泌物　④耳鸣　⑤眩晕

6. 鼻部：①流涕　②异常分泌物　③鼻出血　④疼痛　⑤嗅觉异常　⑥鼻塞

7. 口/咽喉：①疼痛　②溃疡　③嘶哑　④吞咽困难　⑤牙龈出血　⑥味觉迟钝　⑦龋齿　⑧义齿　⑨打鼾

8. 呼吸系统：①咳嗽　②呼吸困难　③咯血　④咳痰　⑤胸痛

9. 循环系统：①心前区疼痛　②胸闷、憋气　③心律不齐　④发绀　⑤心悸

10. 消化系统：①食欲不振　②恶心/呕吐/呕血　③鼻/口饲　④腹胀腹痛　⑤便秘　⑥便血　⑦腹泻

11. 泌尿系统：①排尿困难　②尿潴留　③小便混浊/疼痛　④尿失禁　⑤血尿　⑥尿频　⑦多尿　⑧夜尿多　⑨尿急

12. 血液系统：①异常出血　②淋巴结肿大　③贫血

13. 生殖系统：①分泌物异常　②疼痛/瘙痒　③男：前列腺增生/睾丸肿痛　④女：性交疼痛/下腹痛　⑤性生活困难

14. 神经系统：①痴呆　②偏瘫　③四肢/局部麻痹　④震颤/痉挛　⑤感觉异常　⑥协调障碍　⑦记忆障碍

15. 运动系统：①活动减少　②步态不稳/常跌倒　③关节强硬　④坐姿失衡　⑤肢体震颤　⑥使用助行器

（三）慢性病情况（在已确诊病名序号上划勾）

1. 高血压　2. 糖尿病　3. 心血管疾病　4. 脑卒中　5. 恶性肿瘤　6. 哮喘/慢阻肺　7. 结核　8. 骨折/脱臼　9. 关节炎/神经痛　10. 慢性腰痛　11. 白内障/青光眼　12. 肝脏疾病　13. 消化性溃疡　14. 肾脏疾病　15 其他

（四）心理评估（对有问题者在序号上划勾）

1. 记忆功能　①今天几日　②今天星期几　③您出生日期　④讲出现处地址　⑤现在国家主席

是谁　⑥中秋节是哪一天

2. 认知功能

（1）意识状况：①清醒　②嗜睡　③模糊　④浅昏迷　⑤深昏迷

（2）情绪表现：①平静　②不安　③急躁　④激动　⑤忧虑　⑥冷漠

（3）决断与认知：①独立，合理并一贯性　②需要他人提示或指引　③不能做任何决定

（五）日常生活能力（ADL，分数越高，越说明有自理能力）

	自理（10）	需要帮助（5）	全靠他人（0）
1. 穿衣：包括扣纽扣、拉链及穿鞋	10	5	0
2. 进食	10	5	0
3. 仪表：洗脸、梳头、剃须	10	5	0
4. 入厕	10	5	0
5. 沐浴	10	5	0
6. 变换座位及卧位	10	5	0
7. 走动（可用助行器）	10	5	0
8. 上楼梯	10	5	0
9. 排尿控制	10	5	0
10 排便控制	10	5	0

总分：（评价标准：好=100～90 分　一般=85～40 分　差<=35 分）

（六）自我护理能力（在选择的项目上划勾，每一条的项目序号表示分数，越低说明能力越强）

1. 使用电话　（1）能自己打电话　（2）能拨熟悉的电话　（3）能接但不能打电话　（4）不能使用电话

2. 购物　（1）能购买所需之物　（2）能独立买小东西　（3）购物时需陪伴　（4）不能自行购买

3. 食物准备　（1）能独立烹调　（2）有原料则能烹调　（3）对做熟的食物能加热　（4）需别人提供食物

4. 家务料理　（1）能独自完成所有家务　（2）完成较轻的家务　（3）完成部分较轻的家务（4）所有家务均需帮助

5. 洗衣　（1）能洗自己所有衣物　（2）能洗小衣物　（3）不能洗衣

6. 交通方式　（1）能独自使用交通工具　（2）在别人帮助下能乘出租车或公共汽车　（3）不能出外旅行

7. 服药能力　（1）能主动准确服药　（2）能服用事先准备好的药物　（3）不能正确服药

8. 经济理财　（1）能自行理财　（2）能计划日常购物，储蓄及消费时需帮助　（3）不能自行理财

总分：　（评价标准：好=8 分　一般=10～19 分　差>=20 分）

【实施评估】

护　士：您好！请问是××吗？

李大爷：是的。

护　士：我是社区护士××，请问您今天下午 3 点到 4 点有时间吗？

李大爷：有时间。

护　士：请您在今天下午 3 点来我们社区医院，社区医生和护士为您做一个身体健康检查，请一位家属陪同您过来好吗？

李大爷：好的，知道了。谢谢！

下午3点，根据《老年人健康评估表》内容进行询问、评估和检查。

护　士：大爷，我们的检查做完了，有些实验室检查结果要3天之后出来报告，报告出来后我们会电话通知您，谢谢您的配合！

李大爷：不用谢！

知识拓展

老年人身体健康评估的方法主要有：交谈和体格检查。交谈时要注意运用沟通技巧，如减慢语速、采用体贴的语气，保持语音清晰，语言通俗易懂，注意适时停顿，必要时重复。

任务三　老年人合理饮食的指导

要点导航

1. 能正确评估老年人的营养状况。
2. 能根据案例正确指导老年人合理饮食。
3. 能与老年人进行良好的沟通交流。

任务导入

陈阿姨，72岁，由于牙齿脱落无法咀嚼，长期每餐只吃一碗蛋羹，认为鸡蛋有营养，吃它就够了，后因身体不适送往医院就诊，经检查，存在营养不良。

任务描述

合理膳食是指由膳食提供给人体的营养素种类齐全、数量充足，能保证机体各种生理活动的需要。

合理的膳食对中老年人的保健、疾病防治和康复起着非常重要的作用。

任务实施

【准备工作】

1. 成立评估小组：2~3人，其中营养师1人。
2. 选择评估工具：《简易营养评价法》。

简易营养评价法（MNA）

①姓名____ 性别____ 出生年月____ ②家庭地址__________________

③原有疾病______________ ④体重（kg）______ 身高（cm）______ 血压（mmHg）

1. 筛选（按不同程度给予量化评分）

1）既往3个月内是否由于食欲下降、消化问题、咀嚼或吞咽困难而摄食减少？

0=食欲完全丧失 1=食欲中等度下降 2=食欲正常

2）既往3个月内体重下降

0=大于3kg 1=不知道 2=1～3kg 3=无体重下降

3）活动能力

0=需卧床或长期坐着 1=能不依赖床或椅子，但不能外出 2=能独立外出

4）既往3个月内有无重大心理变化或急性疾病？

0=有 1=无

5）神经心理问题

0=严重智力减退或抑郁 1=轻度智力减退 2=无问题

6）BMI（kg/m^2）

0=<19 1=19～<21 2=21～<23 3=≥23

筛选总分：≥12 正常，无需以下评价

≤11 可能营养不良，继续以下评价

2. 评价

7）独立生活（无护理或不住院）？

0=否 1=是

8）每日应用处方药超过三种？

0=是 1=否

9）褥疮或皮肤溃疡？

0=是 1=否

10）每日几次完成全部饭菜？

0=1餐 1=2餐 2=3餐

11）蛋白质摄入情况：

＊每日至少一份奶制品？ A）是 B）否

＊每周二份以上荚果或蛋？ A）是 B）否

＊每日肉、鱼或家禽？ A）是 B）否

0.0=0或1个“是” 0.5=2个“是” 1.0=3个“是”

12）每日二份以上水果或蔬菜？

0=否 1=是

13）每日饮水量（水、果汁、咖啡、茶、奶等）：

0.0=<3杯 0.5=3～5杯 1.0=>5杯

14）喂养方式：

0=无法独立进食 1=独立进食稍有困难 2=完全独立进食

15）自我评定营养状况：

0=营养不良 1=不能确定 2=营养良好

16）与同龄人相比，你如何评价自己的健康状况？

0.0=不太好　0.5=不知道　1.0=好　2.0=较好

17）中臂围（cm）：

0.0=<21　0.5=21～<22　1.0=≥22

18）腓肠肌围（cm）：

0=<31　1=≥31

MNA 分级标准：总分≥24 表示营养状况良好；17～24 为存在营养不良的危险；<17 明确为营养不良。

（三）制定饮食计划

1. 能量需求（kcal/天）

年龄（岁）	能量需求（kcal/天）			
	轻体力活动		中体力活动	
	男	女	男	女
60～	1900	1800	2200	2000
70～	1900	1800	2100	1900
80～	1800	1700		

2. 碳水化合物的摄入量占总热量的55%～65%，一般150g 主食约1200kcal。

3. 蛋白质供给能量占总热量的15%左右。

4. 脂类一般占总热量的20%～25%，其中饱和脂肪酸、单不饱和脂肪酸和多不饱和脂肪酸的比例为1∶1∶1，同时减少胆固醇摄入量，如动物的内脏、脑、蛋黄等，一般少于300mg/天。

5. 其他参照《中国居民膳食指南》中“一、二、三、四、五；红、黄、绿、白、黑”原则。

“一”：每日一袋鲜牛奶，有助于补钙和预防中老年缺钙所致的代谢性骨病。

“二”：每日250g 左右的碳水化合物，相当于主食6 两，具体情况根据各自的劳动强度和理想体重等因人而异。

“三”：每日约三份蛋白质食品，每份高蛋白食品相当：50g 瘦肉、100g 豆腐或一个大鸡蛋或25g 黄豆或100g 鱼虾等。

“四”：有粗有细、不甜不咸、少量多餐、七八分饱，有利均衡营养和健康。

“五”：每日进食约400g 蔬菜和100g 水果，有利补充丰富的维生素、纤维素和微量元素。

“红”：每日饮50ml～100ml 红葡萄酒，可升高HDL-胆固醇，减轻动脉粥样硬化。

“黄”：指黄色蔬菜如胡萝卜、南瓜、玉米和西红柿等，此类蔬菜富含胡萝卜素和B 族维生素等。

“绿”：指绿茶和绿色蔬菜，绿茶含丰富的茶多酚，有较强的抗自由基和抗动脉粥样硬化作用。

“白”：指燕麦粉和燕麦片，适当食用有利降血脂。

“黑”：指香菇、紫菜、黑木耳、黑米、黑面、黑芝麻等，每日10～15g 有明显的抗血小板聚集、抗凝和降胆固醇作用。

6. 三餐热能比例　早、中、晚餐的能量分配分别占总能量的30%、30%、40%。老年人糖耐量降低，可提倡少食多餐，如一日五餐。

【健康指导】

护　士：您好！请问您叫什么名字？

陈阿姨：我叫陈××。

护　士：我是护士××，您这次生病住院是因为营养不良，明天您要出院了，我们现在给您聊聊回家之后怎么吃，好不好？

陈阿姨：好的，谢谢。

护　士：之前您说您一顿只吃一碗蛋羹，这是不行的，营养不够，一般在您这个年纪，考虑到您的活动量，平均每天需要的热量是1800kcal，其中蛋白质约65g。比如说一个一日四餐的菜谱：早餐花卷（标准粉150g）、牛奶200g；加餐圣女果50g；午餐馒头（标准粉150g）、肉丝炒韭菜（猪肉丝25g、韭黄120g、植物油8g）、香菇油菜（香菇30g、油菜100g、植物油5g）、海蛎汤（海蛎肉10g、高汤300ml）；晚餐南瓜米饭100g、清蒸鱼（草鱼80g）、小白菜豆腐汤（小白菜70g、豆腐20g、油1g、汤300ml）。这个菜谱差不多才能保证您一天的营养，您可以根据《中国居民膳食指南》中“一、二、三、四、五；红、黄、绿、白、黑”原则制定一周菜谱，每周不重样的做饭。

陈阿姨：好的，我知道了。非常谢谢你！

知识拓展

1. 关于能量：人体每时每刻都在消耗能量，这些能量是由食物中的产热营养素提供的。食物中能产生热量的营养素有蛋白质、脂肪和碳水化合物。它们经过氧化产生热量供身体维持生命、生长发育和运动。

2. 热量的单位：营养学中用“千卡”做热量的单位。1千卡是1000克水升高1℃所需要的热量。

3. 热量消耗的途径主要有三个部分：第一部分是基础代谢率，约占了人体总热量消耗的65%～70%，第二部分是身体活动，约占总热量消耗的15%～30%，第三部分是食物的热效应，占的比例最少约10%。

任务四　老年人安全用药的指导

要点导航

1. 能正确评估老年人的用药依从性。
2. 能说出老年人合理用药原则。
3. 能正确指导老年人常用药物的用药方法。
4. 能与老年人进行良好的沟通交流。

任务导入

张大爷，75岁，自觉头痛，鼻塞、打喷嚏，凭经验感觉自己感冒了，从备用药箱里找到4种感冒药，查看完药物说明书后，按药物说明书规定的剂量加大一倍服用，认为剂量大点好得快。请为张大爷进行安全用药的指导。

任务描述

安全用药是根据病情、患者体质和药物的全面情况适当选择药物，真正做到“对症下药”，同时以适当的方法、剂量、时间准确用药，并注意药物的禁忌、不良反应、相互作用等。

任务实施

【准备工作】

1. 成立指导小组：2～3 人，其中全科医师 1 人。
2. 选择评估工具《用药管理水平调查表》。

用药管理水平调查表

一、药物使用情况

1. 服药种类：①1 种 ②2 种 ③3 种 ④4 种 ⑤5 种 ⑥6 种及以上
2. 服药类别（多项选择）：①降压药 ②心血管药 ③脑血管药 ④降糖药 ⑤降血脂药 ⑥补钙药 ⑦维生素 ⑧滋补药 ⑨其他______
3. 药品来源（多项选择）：
①医院 ②零售药店 ③个体诊所 ④社区卫生服务中心或服务站
⑤朋友赠送 ⑥推销 ⑦其他______
4. 用药时间：①<1 个月 ②<3 个月 ③<6 个月 ④≥6 个月
5. 服药次数：①1 次/天 ②2 次/天 ③3 次/天 ④3 次以上/天
6. 用药知识获得的途径：
①无 ②医护人员 ③医学书籍 ④广告宣传 ⑤朋友或病友介绍 ⑥其他

二、用药知识掌握情况

	不了解	了解一点	了解	完全了解
1. 是否了解药物服用的正确方式	1	2	3	4
2. 是否了解按时服药的重要性	1	2	3	4
3. 是否了解药物服用剂量	1	2	3	4
4. 是否了解药物的副作用	1	2	3	4
5. 是否了解药物之间的配伍禁忌	1	2	3	4
6. 是否了解如何辨别变质药物	1	2	3	4
7. 是否了解滥用药物的危害	1	2	3	4
8. 是否了解药物保管知识	1	2	3	4

三、用药依从性情况

	根本做不到	偶尔做得到	完全做得到	基本做得到
9. 您能否按照医生要求的次数服药？	1	2	3	4
10. 您能否按照医生要求的剂量服药？	1	2	3	4
11. 您能否按照医生要求的时间服药？	1	2	3	4
12. 自从诊断疾病以来，您能否按照医生的要求长期服药从不间断？	1	2	3	4
13. 自从诊断疾病以来，您能否按照医生的要求服药从不擅自增加或减少药品品种？	1	2	3	4

【健康指导】

护　士：您好！请问您叫什么名字？

张大爷：我叫张××。

护　士：我是护士××，之前您告诉我：您生病后都是自己买药吃，并服用药物说明书规定的多一倍的剂量？

张大爷：是的，人老了，多吃点我觉得这样好得快嘛。

护　士：您这样做是不对的。老年人药物代谢动力学过程减慢，药物排泄功能降低，如老年人的肝脏比年轻人减轻15%，代谢分解及解毒能力明显降低，肝脏容易受到药物的损害，同时老年人肾血流量、肾小球滤过率减少，肾小管重吸收与分泌功能降低，使经肾脏排出的药物时间延长，即便您服用成人剂量的药物都容易导致药物的不良反应，何况您还多服用了一倍的剂量。

张大爷：这么严重啊！

护　士：是的，所以我们生病了一定要看病就医，不要自己随便找点药吃，老年人吃药是有讲究的，如我们有一个老年人用药五原则：①受益原则，就是要有明确的用药适应证，另外还要保证用药的受益/风险比大于1，即便有适应证但用药的受益/风险比小于1时，就不给予药物治疗；②五种药物原则，就是老年人同时用药不能超过5种，同时使用2种药物的潜在药物相互作用发生率为6%，5种药物为50%，8种药物增至100%；③小剂量原则，即老年人服用的药物低于成年人剂量；④择时原则，即需要医生根据您的病情和体质选择最合适的用药时间；⑤暂停用药原则，就是在您用药期间，如果发生任何新的症状，包括躯体、认识或情感方面的症状时，如果停药受益明显多于加药受益，医生就会考虑给您暂时停药。所以生病了不能瞎吃药。

张大爷：好的，我知道了。非常谢谢你！

知识拓展

老年人常见的药物不良反应：

（1）体位性低血压。

（2）药物性尿潴留。

（3）精神症状。

（4）耳毒性。

（5）药物中毒。